高级卫生专业技术资格考试用书

内分泌科学晋升题库

（副主任医师/主任医师）

英腾教育高级职称教研组　编写

中国健康传媒集团

中国医药科技出版社

内 容 提 要

高级卫生专业技术资格考试是申报评审卫生高级专业技术职务资格的必经程序与重要参考依据之一，为了更好地帮助拟晋升副高级和正高级卫生职称考试人员备考刷题与巩固自测，编者根据各学科的《高级卫生专业技术资格考试大纲》（副高级、正高级）各章节中"熟练掌握""掌握"级考点分布，同时深入研析近年考试命题规律与应考策略，甄选 5000～6000 道高度仿真试题，编撰这套《高级卫生专业技术资格考试用书"晋升题库"》系列，配有全部参考答案和难题、易错题精粹解析（覆盖率达 80%），是拟晋升副高级和正高级卫生职称考试人员随学随练、夯基检验的备考制胜题库。

图书在版编目（CIP）数据

内分泌科学晋升题库/英腾教育高级职称教研组编写 . —北京：中国医药科技出版社，2024.2

高级卫生专业技术资格考试用书

ISBN 978 - 7 - 5214 - 4506 - 0

Ⅰ.①内… Ⅱ.①英… Ⅲ.①内分泌学 – 资格考试 – 习题集 Ⅳ.①R58 - 44

中国国家版本馆 CIP 数据核字（2024）第 044448 号

美术编辑 陈君杞

责任编辑 张欢润

版式设计 友全图文

出版 **中国健康传媒集团** | 中国医药科技出版社

地址 北京市海淀区文慧园北路甲 22 号

邮编 100082

电话 发行：010 - 62227427　邮购：010 - 62236938

网址 www.cmstp.com

规格 889×1194mm $\frac{1}{16}$

印张 28 $\frac{3}{4}$

字数 1013 千字

版次 2024 年 2 月第 1 版

印次 2024 年 2 月第 1 次印刷

印刷 河北环京美印刷有限公司

经销 全国各地新华书店

书号 ISBN 978 - 7 - 5214 - 4506 - 0

定价 **188.00 元**

获取新书信息、投稿、为图书纠错，请扫码联系我们。

编写说明

　　根据人力资源和社会保障部、国家卫健委《关于深化卫生事业单位人事制度改革的实施意见》和《关于加强卫生专业技术职务评聘工作的通知》，高级卫生专业技术资格采取考试和评审结合的办法取得。高级卫生专业技术资格考试是申报评审卫生高级专业技术职务资格的必经程序与重要参考依据之一，总分数450~500分，没有合格分数线，排名前60%为合格，其中的40%为优秀，考试成绩当年有效。为了更好地帮助拟晋升副高级和正高级卫生职称考试人员备考刷题与巩固自测，我们组织了从事临床诊疗实践工作多年，在各学科领域内具有较高知名度的专家及教授，根据各学科的《高级卫生专业技术资格考试大纲》（副高级、正高级）各章节中"熟练掌握""掌握"级考点分布，同时深入研析近年考试命题规律与应考策略，甄选5000~6000道高度仿真试题，编撰这套《高级卫生专业技术资格考试用书》"晋升题库"系列，全面覆盖所有人机对话考试题型（副高级：单选题＋多选题＋共用题干单选题＋案例分析题；正高级：多选题＋案例分析题），配有全部参考答案和难题、易错题精粹解析（覆盖率达80%）。

　　本"晋升题库"系列实用性强、针对性准，与《高级卫生专业技术资格考试用书》"拿分考点随身记"系列配合使用，是拟晋升副高级和正高级卫生职称考试人员随学随练、夯基检验的备考制胜题库。

　　由于编者经验和学识有限，书中难免出现不足之处，恳请广大读者与专家批评指正，以便我们不断改正和完善。

编者

目录

题型说明

例：患者，女，36 岁，因乏力、腹胀伴四肢软瘫半月来诊。体检：神清，面红，全身皮肤较黑，多痤疮，口周小须，毳毛增生。胸腹部脂肪肥厚，下腹部宽大紫纹。

1. 下列哪些检查有助于明确诊断

A. 小剂量地塞米松抑制试验

B. 大剂量地塞米松抑制试验

C. 血浆皮质醇分泌节律测定

D. ACTH 分泌节律测定

E. ACTH 兴奋试验

F. CRH 兴奋试验

G. 螺内酯（安体舒通）试验

正确答案：ABCD

解析：皮质醇增多时主要表现为满月脸、水牛背、多血质外貌、向心性肥胖、痤疮、皮肤紫纹、高血压、继发性糖尿病、低钾血症、代谢性碱中毒和骨质疏松等。根据患者病史及查体，初步判断与皮质醇增多有关，为明确诊断，可进行的检查包括：小剂量地塞米松抑制试验（主要用来筛查库欣综合征，是库欣综合征的定性诊断试验），大剂量地塞米松抑制试验（用于鉴别 ACTH 依赖性库欣综合征的病因），血浆皮质醇分泌节律测定（了解垂体肾上腺皮质系统功能），ACTH 分泌节律测定（疑为肾上腺皮质功能减退者诊断或用于鉴别库欣综合征的类型）。

2. 下列检查结果中，可能出现的是

A. 小剂量地塞米松抑制试验能被抑制

B. 大剂量地塞米松抑制试验不能被抑制

C. 血浆皮质醇分泌节律呈早高晚低变化

D. 血浆 ACTH 浓度降低

E. ACTH 兴奋试验无反应

F. CRH 兴奋试验无反应

G. 螺内酯（安体舒通）试验阳性

正确答案：BDEF

解析：根据患者病史及查体，属于皮质醇增多的临床表现，不排除肾上腺皮质肿瘤的可能，可能出现以下结果：因垂体 ACTH 瘤细胞对糖皮质激素的负反馈抑制作用有一定反应，而异源性 ACTH 瘤无反应，故大剂量地塞米松抑制试验不能被抑制，血浆 ACTH 浓度降低，ACTH 兴奋试验无反应，CRH 兴奋试验无反应。

3. 该疾病可能存在下列哪些代谢紊乱

A. 糖代谢异常

B. 高血压

C. 低钾血症

D. 骨质疏松

E. 代谢性碱中毒

F. 肾素 - 血管紧张素浓度降低

G. 肾素 - 血管紧张素浓度升高

正确答案：ABCDE

解析：该疾病有皮质醇增多的临床表现，可能存在糖代谢异常、高血压、低钾血症、骨质疏松、代谢性碱中毒。

第一章　绪　论

一、单选题：每道试题由 **1** 个题干和 **5** 个备选答案组成，题干在前，选项在后。选项 **A**、**B**、**C**、**D**、**E** 中只有 **1** 个为正确答案，其余均为干扰选项。

1. 目前治疗功能减退性内分泌疾病的主要措施是

A. 病因治疗

B. 支持疗法

C. 激素替代治疗

D. 调节神经递质的药物治疗

E. 化学治疗

2. 内分泌疾病最好的治疗方法是

A. 病因治疗　　　　B. 对症治疗

C. 手术治疗　　　　D. 支持疗法

E. 纠正功能紊乱

3. 女性出现脱发应首选的检查为

A. 检查血清性激素水平

B. 检查血清甲状腺激素水平

C. 检查血、尿皮质醇水平

D. 详细询问月经生育史和伴随症状

E. 建议行妇科检查

4. 在内分泌疾病诊断中，易于确定的是

A. 病理诊断　　　　B. 病因诊断

C. 功能状态　　　　D. 细胞学诊断

E. 物理诊断

5. 以下各项中与神经内分泌调节无关的是

A. 激素分泌的昼夜节律

B. 某些神经元释放的神经肽类可通过自由扩散的方式发挥作用

C. 反应性低血糖

D. AVP 的储存与释放

E. 内分泌激素过多时可有精神症状

6. 关于内分泌疾病的治疗，说法正确的是

A. 症状改善，激素水平正常是停止内分泌治疗的指征

B. 有些治疗是根据反馈原理设计的

C. 凡激素水平低者均需替代治疗

D. 为保证血药浓度，替代治疗时应将全天药量均分 3~4 次服用

E. 手术切除肿大的甲状腺是甲亢患者最好的治疗方式

7. 关于生长介素的叙述，错误的是

A. 是在生长激素诱导下由肝脏产生的

B. 又称胰岛素样生长因子

C. 生长激素通过它促进软骨生长

D. 生长激素通过它促进蛋白质合成

E. 生长激素通过它促进脂肪代谢

8. 患者，女，40 岁，因"头晕、失眠、易烦躁 3 个月"来诊，查：身高 155cm，体重 70kg，血压 165/90mmHg，向心性肥胖体型，满月脸，颜面呈暗红色，下腹两侧及大腿外侧可见紫红色条纹。此患者首先应考虑进行何种检查

A. 血 ACTH 测定

B. 颅脑 CT 或 MRI

C. 血、尿皮质醇测定

D. 小剂量地塞米松抑制试验

E. 大剂量地塞米松抑制试验

9. 对生长激素分泌刺激性最强的代谢因素是

A. 低血糖　　　　B. 高血糖

C. 低血脂　　　　D. 高血脂

E. 低蛋白

10. 内分泌是指内分泌腺或组织所分泌的激素

A. 通过血液传递

B. 通过细胞外液局部传递

C. 通过细胞外液邻近传递

D. 直接作用于自身细胞

E. 细胞内直接作用

11. 内分泌系统的反馈调节是指

A. 神经系统对内分泌系统的调节

B. 内分泌系统对神经系统的调节

C. 免疫系统对内分泌系统的调节

D. 内分泌系统对免疫系统的调节

E. 下丘脑 - 垂体 - 靶腺之间的相互调节

12. 关于生长激素作用的叙述，错误的是

A. 加速蛋白质的合成

B. 促进脂肪的合成

C. 生理水平可加强葡萄糖的利用

D. 过量时可抑制葡萄糖的利用

E. 促进骨、软骨、肌肉的分裂增殖

13. 患者，女，40 岁。脸色苍白，乏力 1 年余，月经周期

延长，疑有内分泌腺体功能低下，此时不需做的检查是

    A. 动态功能抑制试验

    B. 动态功能兴奋试验

    C. 靶腺激素测定

    D. 影像学检查

    E. 自身抗体测定

14. 患者，女，38 岁。因婚后 3 年不孕，伴月经稀少、继而闭经 3 个月就诊。尿妊娠试验阴性。在常规体格检查时，哪一项检查最不可忽略

    A. 双下肢是否水肿

    B. 扁桃体是否肿大

    C. 挤压双侧乳房观察是否有乳汁溢出

    D. 面肌叩击试验

    E. 皮肤划痕试验

15. 患者，男，45 岁。因自己发现双侧乳房增大就诊。询问病史发现其性欲降低约 3 年余，近 2 年出现性功能下降、阳痿。为了明确诊断，进行一系列有关检查，但该医师少做了一项检查，而使疾病未得到明确诊断，未做的检查最有可能是

    A. 血浆 ACTH 水平   B. 血浆 PRL 水平

    C. 血浆胰岛素水平   D. 血浆 PTH 水平

    E. 血浆肾素 - 血管紧张素 - 醛固酮水平测定

16. 患者，男，18 岁。因家长发现其第二性征不明显而就诊。查体发现身高 172cm，体重 56kg，胡须缺如，喉结未发育，阴茎如儿童大小，嗅觉减退。下列哪项检查对明确诊断作用不大

    A. 基础 FSH、LH 水平测定

    B. 血浆 PRL 测定

    C. 生长激素分泌激发试验，如胰岛素耐量试验

    D. 甲状腺功能测定

    E. 睾酮测定

17. 下列哪项不是溴隐亭的作用机制

    A. 激动多巴胺受体

    B. 恢复下丘脑 - 垂体促性腺激素的周期性分泌

    C. 恢复卵巢对促性腺激素的反应性

    D. 治疗闭经和不育

    E. 抑制 TSH 的分泌

18. 下列哪种疾病不会引起高促性腺激素性性功能减退症

    A. 隐睾症

    B. 先天性曲细精管发育不良（Klinefelter 综合征）

    C. 腮腺炎

    D. 垂体瘤

    E. 精索静脉曲张

19. 下列有关 LP（a）的描述，错误的是

    A. 电泳后位于前 β 区

    B. 密度大于 LDL

    C. 密度小于 LDL

    D. 是心血管疾病的危险因素

    E. 与遗传有关

20. 下列说法不正确的是

    A. 二磷酸盐可阻止骨细胞和成骨细胞凋亡

    B. 降钙素可阻止骨细胞和成骨细胞凋亡

    C. PTH 可促进骨转换，加速成骨细胞凋亡

    D. 遗传因素决定了 70% ~ 80% 的峰值骨量

    E. 在骨的生长发育期和钙需要量增加时，摄入钙不足将影响骨形成和峰值骨量

21. 患者，男，30 岁，4 年来有先下身渐全身的骨疼痛，近 1 年来行动困难，身高缩短 10cm，半年前出现不明原因的肋骨和股骨上段骨折。诊断应考虑

    A. 骨癌   B. 增生性骨关节炎

    C. 类风湿关节炎   D. 代谢性骨病

    E. 骨髓炎

22. 体重增加时可发生下列哪项变化

    A. 减少肝脏合成载脂蛋白 B

    B. 抑制 LDL 受体的合成和功能

    C. 减少体内胆固醇合成

    D. 使肝内胆固醇池缩小

    E. 使 LDL 生成减少

23. 随着年龄的增加，体内会发生下列哪项变化

    A. LDL 受体活性增加

    B. 机体分解代谢增加

    C. 体内胆酸合成增加

    D. 肝内胆固醇含量增加

    E. 血浆胆固醇减少

24. 患者，女，50 岁，近 8 个月来全身多处骨折。3 个月前右前臂骨折，1 个月前左股骨干骨折，腹平片示：右侧肾结石。该患者应首先检查的项目是

    A. 静脉肾盂造影   B. 血、尿钙磷浓度测定

    C. 骨密度测定   D. 血尿酸

    E. 骨髓检查

25. 下列不属肽类激素的是

    A. 生长激素释放因子（GHRF）

    B. 生长激素（GH）

    C. 卵泡刺激素（FSH）

    D. 雌激素

    E. 催乳素（PRL）

26. 下列激素中，不是类固醇激素的是

    A. 醛固酮   B. 睾丸酮

C. 雌二醇 　　　　D. 皮质醇

E. 促肾上腺皮质激素

27. 下列不属于肽类激素的是

A. 胰岛素原 　　　　B. 胃泌素

C. 抗利尿激素 　　　　D. 皮质醇

E. 促甲状腺素

28. 下列组合不正确的是

A. ACTH——肽类激素

B. TSH——蛋白质类激素

C. Insulin——类固醇激素

D. Cortisol——类固醇激素

E. NA——邻苯二酚胺

29. 下述内分泌调节机制中，属于正反馈调节的是

A. 甲状腺激素分泌增多时，促甲状腺素分泌减少

B. 甲状腺激素分泌减少时，促甲状腺素分泌增多

C. 皮质醇分泌减少时，促肾上腺皮质激素分泌增多

D. 雌激素分泌减少时，促卵泡激素分泌增多

E. 在排卵前雌激素和黄体生成激素分泌均增多

30. 有关内分泌调节机制的叙述，错误的是

A. 促甲状腺激素分泌增多时，甲状腺激素分泌增多

B. 甲状腺激素分泌增多时，促甲状腺激素分泌减少

C. 促甲状腺激素分泌减少时，甲状腺激素分泌减少

D. 甲状腺激素分泌减少时，促甲状腺激素分泌减少

E. 甲状腺激素分泌增多时，促甲状腺激素释放激素不变

31. 关于内分泌功能调节的叙述，错误的是

A. 中枢神经系统通过神经递质直接作用于周围靶腺或靶组织

B. 中枢神经系统通过神经递质调节下丘脑的肽类能神经细胞的功能

C. 周围靶腺分泌的激素，可反作用于相关的促激素腺体（组织）

D. 交感神经兴奋可促进胰高血糖素的分泌

E. 副交感神经兴奋可促进胰岛素的分泌

32. 有关皮质醇生理作用的叙述，错误的是

A. 促进糖异生作用 　　B. 促进蛋白质分解

C. 促进脂肪合成 　　　D. 有抗利尿作用

E. 有抗炎、抗过敏作用

33. 对于内分泌功能减退性疾病行替代治疗，目前使用较普遍的方法是

A. 补充生理需要的靶腺激素

B. 补充药理的靶腺激素

C. 补充生理需要量的垂体激素

D. 补充药理剂量的垂体激素

E. 补充调节神经递质或受体的药物

34. 关于 LATS 的描述，错误的是

A. LATS 是一种 IgE 免疫球蛋白

B. LATS 与 TSH 不完全一样

C. LATS 生物学特性不被 T_3、T_4 所抑制

D. LATS 过多时常致 Graves 病

E. 甲状腺功能亢进症者的亲属中 LATS 可为阳性

35. 关于激素的生理作用，说法错误的是

A. 激素只对具有其受体的靶细胞起作用

B. 调节机体的新陈代谢

C. 调节细胞外液的量和组成成分，维持内环境稳定

D. 不仅能影响细胞原有的代谢过程，还能创造或产生新的功能或反应

E. 调节机体的生长发育和生殖机能

36. 与外分泌腺相比，最符合内分泌腺特征的是

A. 腺体组织中血运丰富

B. 分泌化学物质

C. 可作用于远部位组织

D. 为无导管腺体

E. 可进入血循环

37. 下述哪个器官不属于经典内分泌腺

A. 甲状腺 　　　　B. 前列腺

C. 肾上腺 　　　　D. 垂体

E. 性腺

38. 下列哪个器官中不含内分泌组织

A. 胃肠 　　　　B. 脑

C. 骨 　　　　D. 心脏

E. 肾脏

39. 下列哪种激素更符合异位激素的定义

A. 由膀胱壁间神经节嗜铬细胞分泌的儿茶酚胺

B. 由肾上腺皮质网状带分泌的睾丸酮

C. 由心房细胞分泌的利钠多肽

D. 由小细胞未分化肺癌分泌的抗利尿激素

E. 由胰岛 D 细胞分泌的生长抑素

40. 除胰岛素外下述哪种激素与受体结合后不需要 G 蛋白参与

A. 胰岛素样生长因子Ⅱ

B. 心房利钠多肽

C. 表皮生长激素

D. 甲状旁腺激素

E. 促肾上腺皮质激素

41. 下列不属于激素第二信使的因子是

A. cGMP 　　　　B. Ca^{2+}

C. DAG
D. cAMP

E. Mg^{2+}

42. 关于含氮类激素的作用机制，说法错误的是

A. 所有含氮类激素通过与膜受体结合发挥作用

B. 不同的激素其第二信使也可以不同

C. 不同激素可以使同一第二信使升高或降低

D. 对某种激素而言，其第二信使可以为两种物质

E. 多肽激素使蛋白磷酸化或去磷酸化而呈现效应

43. 神经内分泌组织是指

A. 垂体前叶
B. 垂体后叶

C. 下丘脑
D. 垂体门脉系统

E. 鞍区的颅咽管组织

44. 下述哪一点不符合神经内分泌细胞的特征

A. 属于一些特化的神经细胞

B. 通过胞突接受神经冲动

C. 由轴突释放神经递质

D. 由轴突释放激素物质

E. 释放的激素经血运输后，发挥作用

45. 鉴别原发性和继发性靶腺功能减低最好的方法是

A. 代谢状态的测定

B. 靶腺激素的测定

C. 促激素的测定

D. 测定游离的靶腺激素

E. 影像学检查

46. 下述哪组物质之间不具有反馈关系

A. 甲状旁腺激素与钙离子

B. 胰岛素与葡萄糖

C. 加压素与渗透压

D. 胰岛素与胰高血糖素

E. 甲状腺激素与钾离子

47. 下列哪项检查不是内分泌疾病的病因学检查

A. 激素受体抗体的测定

B. 针吸活检

C. 视野测定

D. 受体功能研究

E. 激素或受体基因的分析

48. 患者，女，32 岁，消瘦、乏力，皮肤色素沉着伴体位性头晕 2 年，继发闭经 1 年，既往无结核病史，血糖 13.1mmol/L，尿酮体（＋＋＋），血清皮质醇低，抗肾上腺抗体和抗胰岛细胞抗体均阳性，应诊断为

A. 肾上腺皮质功能低下
B. 糖尿病 1 型

C. 卵巢功能早衰
D. 糖尿病 2 型

E. 自身免疫性内分泌多腺体病

49. 下列哪组激素不是由非内分泌腺肿瘤分泌

A. 降钙素和生长抑素

B. ACTH 和 TSH

C. 类固醇激素及甲状腺素

D. 血管升压素和绒毛膜促性腺激素

E. 生长激素释放激素和甲状旁腺素

50. 体重指数（BMI）的计算公式为

A. BMI = 体重（kg）/身高（m）^{2}

B. BMI = 体重（kg）^{2}/身高（m）

C. BMI = 体重（kg）^{2}/身高（m）^{2}

D. BMI = 身高（m）/体重（kg）^{2}

E. BMI = 身高（m）^{2}/体重（kg）

51. 酮体包括下列哪些

A. 丙酮
B. 丙酮 β－羟丁酸

C. β－羟丁酸
D. 丙酮、乙酰乙酸

E. 丙酮、β－羟丁酸、乙酰乙酸

52. 患者，女，42 岁，心悸、失眠多年，脾气急，甲状腺^{131}I 摄取率：3 小时 20％，24 小时 45％；T_4 120mmol/L（正常：65～169mmol/L）；T_3 1.7mmol/L（正常：1.1～3.1mmol/L），最可能的诊断是

A. 甲状腺炎
B. 甲亢

C. 单纯性甲状腺肿
D. 神经官能症

E. 结核病

53. 关于 TSAb 的叙述，下列说法正确的是

A. TSH 相同效应的自身抗体

B. TRH 相同效应的自身抗体

C. TH 相同效应的自身抗体

D. TPO 相同效应的自身抗体

E. TRAb 相同效应的自身抗体

54. 下列激素中属于类固醇激素的是

A. 生长激素释放因子
B. 催乳素

C. 雌激素
D. 生长激素

E. 促卵泡激素

55. 激素随血液循环分布于各种组织器官，到达靶细胞与受体结合后发挥生理作用，该分泌方式属于

A. 旁分泌
B. 自分泌

C. 内分泌
D. 胞内分泌

E. 胞外分泌

56. 关于激素的叙述，正确的是

A. 由机体外分泌腺分泌，经导管排出

B. 调节多种酶活性，因此血液浓度较高

C. 血液浓度始终保持同一水平，维持内环境稳定

D. 可与细胞膜上或核内受体结合

E. 经肾代谢，半衰期较长

57. 直接进入细胞核内，与染色体的特异部位结合后才发挥作用的激素有
  A. 糖皮质激素、胰岛素
  B. 糖皮质激素、雄激素
  C. 肾上腺素、去甲肾上腺素
  D. 三碘甲状腺原氨酸、维 A 酸
  E. LHRH、心房肽

58. 内分泌功能减退疾病首选的治疗是
  A. 病因治疗　　　　　B. 对症治疗
  C. 替代治疗　　　　　D. 支持治疗
  E. 放疗及化疗

59. 经肾脏排泄最少的磺脲类药物是
  A. 格列奇特　　　　　B. 格列喹酮
  C. 格列苯脲　　　　　D. 格列美脲
  E. 格列吡嗪

60. 血管升压素不适当分泌综合征最常见的病因是
  A. 小细胞型肺癌　　　B. 淋巴肉瘤
  C. 胰腺癌　　　　　　D. 胸腺癌
  E. 前列腺癌

61. 内分泌功能减退性疾病常用的替代治疗是
  A. 给予生理剂量的靶腺激素
  B. 给予药理剂量的靶腺激素
  C. 给予药理剂量的促垂体激素
  D. 给予药理剂量的垂体激素
  E. 给予调节神经递质或受体的药物

62. 由下丘脑的视上核与室旁核分泌的激素是
  A. 醛固酮　　　　　　B. 降钙素
  C. 精氨酸加压素　　　D. 催乳素
  E. 生长抑素

63. 与内分泌功能亢进无关的是
  A. 内分泌腺破坏　　　B. 多内分泌腺瘤 1 型
  C. 激素受体突变　　　D. 异位内分泌综合征
  E. 内分泌肿瘤

64. 必须通过与细胞膜上受体结合才能发生效应的激素是
  A. 血管升压素、胰岛素样生长因子和儿茶酚胺
  B. 糖皮质激素、儿茶酚胺和甲状腺素
  C. 促肾上腺皮质激素释放激素、醛固酮和甲状腺激素
  D. 胰岛素、前列腺素和雄激素
  E. 胰岛素样生长因子、生长激素和糖皮质激素

65. 能反映下丘脑－垂体－甲状腺轴功能的指标是
  A. TT_3、TT_4　　　B. 促甲状腺素（TSH）
  C. TT_4、FT_4　　　D. TT_3、FT_3

  E. FT_3、FT_4

66. PTH—降钙素—1，25－（OH）$_2$D$_3$调节系统的主要作用是
  A. 调节骨代谢　　　　B. 调节血压
  C. 调节水与电解质平衡　D. 调节血容量
  E. 内分泌调节

67. 不属于按照化学本质分类的激素是
  A. 肽及蛋白质激素　　B. 类固醇激素
  C. 脂类激素　　　　　D. 固醇类激素
  E. 胺类及氨基酸衍生物激素

68. 关于激素敏感性缺陷的叙述，不正确的是
  A. 可表现为功能减低　B. 血中激素水平异常升高
  C. 可表现为功能亢进　D. 血中激素水平异常降低
  E. 主要是受体和（或）受体后缺陷

69. 肾上腺皮质分泌的皮质醇和醛固酮等皮质激素属于
  A. 肽及蛋白质激素　　B. 类固醇激素
  C. 脂肪酸衍生物　　　D. 同醇类激素
  E. 胺类及氨基酸衍生物激素

70. 肽及蛋白质激素传递信息借助于
  A. K^+　　　　　　　B. Na^+
  C. Cl^-　　　　　　　D. Ca^{2+}
  E. H^+

71. 被称为"内分泌之父"的是
  A. 美国的 T. Addison　B. 英国的 Bayliss
  C. 英国的 Starling　　D. 美国的 Hench
  E. 加拿大的 Banting

72. 类固醇激素发挥作用的途径是
  A. 通过与细胞膜受体结合
  B. 通过蛋白激酶 C（PKC）
  C. 通过 C 蛋白
  D. 通过 DG
  E. 通过与细胞核受体结合

73. 以下属于类固醇激素的是
  A. 催乳素　　　　　　B. 胰岛素
  C. 甲状腺激素　　　　D. 降钙素
  E. 雌二醇

74. 储存于囊泡中，受到分泌信号的刺激后，囊泡与细胞膜融合，激素从内分泌细胞中释放出来。下列选项中属于此类激素的是
  A. 类固醇激素　　　　B. 脂肪酸衍生物
  C. 多肽激素　　　　　D. 氨基酸衍生物
  E. 蛋白质激素

二、多选题：每道试题由 **1** 个题干和 **5** 个备选答案组成，题干在前，选项在后。选项 **A、B、C、D、E** 中至少有 **2** 个正确答案。

75. 下列关于乳酸的叙述，正确的是
    A. 乳酸是葡萄糖无氧酵解的产物
    B. 体内乳酸产生的主要部位是骨骼肌、脑、红细胞和皮肤
    C. 乳酸的代谢清除的主要部位为肝脏和肾脏
    D. 乳酸只在肝脏代谢清除
    E. 肌肉不参与乳酸的代谢

76. 下列属于激素第二信使的是
    A. DAG   B. cAMP
    C. cGMP   D. IP_3
    E. Ca^{2+}

77. 内分泌功能亢进的原因可包括
    A. 异位内分泌综合征   B. 多发性内分泌腺瘤
    C. 功能性内分泌肿瘤   D. 激素的敏感性缺陷
    E. 自身免疫病

78. 符合激素化学特点分类的激素是
    A. 肽类激素   B. 类固醇类激素
    C. 脂类激素   D. 氨基酸类激素
    E. 胺类激素

79. 下列疾病中，可引起高血糖的是
    A. 嗜铬细胞瘤   B. Cushing 综合征
    C. 甲亢   D. 甲旁亢
    E. 生长激素瘤

80. 关于激素敏感性的缺陷，叙述正确的是
    A. 可表现为功能减低
    B. 血中激素水平异常升高
    C. 可表现为功能亢进
    D. 血中激素水平异常降低
    E. 主要是受体和（或）受体后缺陷

81. 在评价内分泌激素水平的临床意义时，应注意
    A. 年龄   B. 性别
    C. 营养状况   D. 是否应激
    E. 取血时间

82. 下列哪些疾病可引起多尿
    A. 中枢性尿崩症   B. 肾性尿崩症
    C. DM   D. 甲状旁腺功能亢进症
    E. 充血性心力衰竭

83. 下列各项中能引起多尿的疾病有
    A. 糖尿病   B. 流行性出血热
    C. 精神性烦渴   D. 慢性肾脏疾病

    E. 尿崩症

84. 关于激素作用机理的叙述，正确的是
    A. 激素必须与受体结合才能发挥作用
    B. 激素通过酶发挥生理效能
    C. cAMP 是第二信使
    D. 类固醇激素发挥效应较胺类激素（邻苯二酚胺）快
    E. 激素是由分泌腺分泌

85. 胰岛分泌的激素有
    A. 胃泌素   B. 胰高血糖素
    C. 生长抑素   D. 胰岛素
    E. 降钙素

86. 能使血糖升高的激素有
    A. 生长激素   B. 皮质醇
    C. 胰高血糖素   D. 肾上腺素
    E. 胰岛素

87. 类固醇激素包括
    A. 甲状旁腺激素   B. 盐皮质激素
    C. 生长激素   D. 性激素
    E. 降钙素

88. 胰高血糖素的生理功能有
    A. 促进肝糖原分解
    B. 加强糖异生作用
    C. 加强心肌收缩力，增加心搏量
    D. 刺激生长抑素（SS）分泌
    E. 能直接抑制胰岛素分泌

89. 胰、胃肠均可分泌的激素有
    A. 胰泌素   B. 胃泌素
    C. 胰酶素   D. 胰多肽
    E. 胰岛素

90. 下列哪些检查有助于生长激素腺瘤的诊断
    A. 基础血浆 GH 水平测定
    B. 行口服葡萄糖试验同时测生长激素
    C. IGF－1 测定
    D. CT 检查
    E. TRH 兴奋试验

91. Schmidt 综合征常见于
    A. 肾上腺皮质功能减退
    B. 2 型糖尿病
    C. 甲状腺功能减退
    D. 嗜铬细胞瘤
    E. 1 型糖尿病

92. 以下哪些症状和体征提示可能存在内分泌疾病

A. 肥胖与消瘦   B. 多饮与多尿

C. 溢乳和闭经   D. 头痛和头晕

E. 发热和胸痛

93. 下列属于内分泌系统的是

A. 松果体   B. APUD 细胞

C. 心房肌细胞   D. 骨细胞

E. 维生素 A

94. 下列激素中由下丘脑释放的是

A. CRF（促肾上腺皮质激素释放因子）

B. GHRF（生长激素释放因子）

C. PRF（催乳素释放因子）

D. SS（生长激素释放抑制因子）和 PIF（催乳素抑制因子）

E. PRL（催乳素）

95. 激素水平在人体内保持平衡，主要取决于

A. 激素反馈调节机制   B. 激素的代谢率

C. 激素的生成与代谢   D. 激素与蛋白质的亲和率

E. 激素的浓度

96. 可出现糖耐量减低的疾病有

A. 皮质醇增多症   B. 甲状腺功能亢进

C. 肥胖病   D. 肢端肥大症

E. 2 型糖尿病

97. 下列激素属于肽类激素的是

A. 生长激素释放因子（GHRF）

B. 生长激素（GH）

C. 促卵泡素（FSH）

D. 雌激素

E. 催乳素（PRL）

98. 关于促生长激素作用的叙述，正确的是

A. 加速蛋白质的合成

B. 促进脂肪的合成

C. 生理水平可加强葡萄糖的利用

D. 过量时可抑制葡萄糖的利用

E. 促进骨、软骨、肌肉的分裂增殖

99. 关于内分泌功能调节的叙述，正确的是

A. 中枢神经系统通过神经递质直接作用于周围靶腺或靶组织

B. 中枢神经系统通过神经递质调节下丘脑的肽类能神经细胞的功能

C. 周围靶腺分泌的激素，可反作用于相关的促激素腺体（组织）

D. 交感神经兴奋可促进胰高血糖素的分泌

E. 副交感神经兴奋可促进胰岛素的分泌

100. 关于抗利尿激素的叙述，正确的是

A. 由下丘脑前部视上核和室旁核合成

B. 沿视上垂体束和视旁垂体束运输

C. 贮存在垂体后叶

D. 参与血压、血容量和血浆渗透压的调节

E. 损伤下丘脑的视上核、室旁核时，可发生部分性尿崩

101. 受体的研究方法包括

A. 受体基本特征研究

B. 受体的纯化

C. 受体的亲和标记和理化特性的研究

D. 受体功能的研究和鉴定

E. 受体的在体研究

102. 属于内分泌功能检查的是

A. 血中激素水平的测定

B. 上级腺体激素测定

C. 血液中激素所调节的生化物质水平的测定

D. 核素扫描

E. 自身抗体检测

103. 伴瘤内分泌综合征的诊断依据是

A. 肿瘤和内分泌综合征同时存在，而肿瘤并非发生于正常时分泌该激素的内分泌腺

B. 排除其他可引起有关综合征的原因

C. 肿瘤经特异性治疗后，激素水平下降，内分泌综合征症状缓解

D. 激素分泌呈自主性，不能被正常的反馈机制所抑制

E. 肿瘤伴血或尿中激素水平异常升高

104. 内分泌疾病的诊断主要包括

A. 实验诊断   B. 病因诊断

C. 病理诊断   D. 症状诊断

E. 功能诊断

105. 内分泌疾病定位诊断的方法包括

A. B 超检查   B. 静脉导管分段取血

C. 磁共振成像   D. 放射性核素显像

E. 血清靶器官激素水平测定

106. 关于激素的生理作用，叙述正确的有

A. 通过调节蛋白质、糖和脂肪等物质的代谢与水盐代谢，维持机体代谢的平衡，为生理活动提供能量

B. 促进细胞的分裂与分化，确保各组织、器官的正常生长、发育及成熟，并影响衰老过程

C. 促进生殖器官的发育与成熟，调节生殖过程

D. 影响神经系统的发育及其活动

E. 不仅能影响细胞原有的代谢过程，还能创造或产

生新的功能或反应

107. 下列激素属于肽及蛋白质激素的是

A. 甲状旁腺激素　　B. 胰岛素

C. 下丘脑、垂体激素　D. 雌激素

E. 前列腺素

三、共用题干单选题：叙述一个以单一患者或家庭为中心的临床情景，提出 2～6 个相互独立的问题，问题可随病情的发展逐步增加部分新信息，每个问题只有 1 个正确答案，以考查临床综合能力。答题过程是不可逆的，即进入下一问后不能再返回修改所有前面的答案。

（108～109 共用题干）

患者，女，58 岁，患高血压。测血钾 2.0mmol/L。

108. 为进一步确诊，应做的检查不包括

A. 尿常规（pH、比重、PRO）

B. 醛固酮测定

C. 尿 17 - 羟类固醇

D. 低钠试验

E. 高钠试验

109. 不会引起高血压低血钾的是

A. 摄入甘草

B. 先天性 11 - β 羟类固醇脱氢酶缺陷

C. 异位 ACTH 综合征

D. 原醛症

E. 肾上腺皮质功能减退

（110～111 共用题干）

患者，女，50 岁，腰背及四肢关节酸痛 4 个月，体检发现高血压，B 超发现有右侧尿路结石。

110. 为明确诊断，应首选下列哪项实验室检查

A. 血 UA 测定

B. 四肢关节摄片

C. 血钙、磷、PTH 测定

D. 血 AKP 测定

E. 放射性核素全身骨扫描

111. 若患者检查骨密度示有骨质疏松，可排除下列哪项疾病

A. 原发性甲旁亢

B. 继发性甲旁亢

C. 甲状旁腺功能减退症

D. 甲状腺功能亢进症

E. 骨原发或转移性肿瘤

（112～116 共用题干）

患者，女，50 岁，15 年前生育后闭经、食欲不振，平时感冒、腹泻，需加用糖皮质激素才能较快恢复。查

体：神志清楚，心、肺、腹未见明显异常。

112. 以下检查中最有意义的是

A. ACTH 测定　　　B. ACTH 兴奋试验

C. 尿游离皮质醇测定　D. 血糖测定

E. 血压测定

113. 该患者最可能的疾病是

A. Addison 病　　　B. 继发性闭经

C. 神经性厌食　　　D. Sheehan 综合征

E. 以上都不是

114. 最有效的治疗为

A. 输葡萄糖盐水加胰岛素

B. 输葡萄糖盐水加抗生素

C. 静脉滴注 ACTH

D. 输葡萄糖盐水加氢化可的松

E. 输葡萄糖盐水加地塞米松

115. 对 Addison 病最有诊断价值的检查是

A. ACTH 兴奋试验

B. 血皮质醇测定

C. 尿 17 - 羟和尿 17 - 酮测定

D. 24 小时尿游离皮质醇测定

E. 大、小剂量地塞米松抑制试验

116. 关于库欣病和肾上腺皮质腺瘤激素分泌的区别，说法正确的是

A. 前者分泌的皮质醇较多

B. 前者分泌的醛固酮较多

C. 前者分泌的性激素较多

D. 前者分泌的性激素、醛固酮较多

E. 两者分泌的激素无区别

（117～120 共用题干）

患者以肥胖就诊，血压 160/95mmHg，空腹血糖 6.9mmol/L。

117. 如为 10 岁患儿，接诊时应特别注意

A. 询问生长发育状况和测量身高

B. 询问胎儿期发育及出生体重

C. 测量外生殖器大小

D. 询问肥胖症和糖尿病家族史

E. 寻找皮肤紫纹

118. 如为老年患者，伴剧烈呛咳，则应考虑

A. 高血压合并肺部感染

B. 糖尿病合并肺部感染

C. 糖尿病、肺癌

D. 肺癌、异位内分泌综合征

E. 高血压、支气管扩张

119. 若为 35 岁女性，询问病史时最应注意的是

A. 是否使用糖皮质激素

B. 是否使用利尿剂

C. 月经情况及是否长期使用避孕药

D. 饮食和体力活动史

E. 肥胖症和糖尿病家族史

120. 下列各项化验结果中，提示应行垂体 MRI 检查的是

A. OGTT 有两点异常

B. 尿 24 小时游离皮质醇升高

C. 血中皮质醇昼夜节律紊乱

D. 皮质醇水平升高，不被小、大剂量地塞米松抑制

E. 皮质醇水平升高，不被小剂量地塞米松抑制

(121 ~ 123 共用题干)

患者，男，间断出现发作性软瘫 2 个月，休息后可缓解。近因饮酒后晨起再次发作，伴乏力来诊。查体：神清语利，血压 140/80mmHg，双肺（－），心率 98 次/分，四肢活动无障碍。

121. 目前需要进行下列哪项检查

A. 血钾检测　　　　　B. 血糖检测

C. 头 CT　　　　　　D. 血气分析

E. 下肢血管彩超

122. 抽血化验结果为血钾 2.16mmol/L，该患者最可能的诊断是

A. 嗜铬细胞瘤

B. 甲亢

C. 原发性醛固酮增多症

D. 肾小管酸中毒

E. 周期性麻痹

123. 进一步行尿钾测定，何种结果提示失钾性肾病

A. 尿钾 <20mmol/d　　B. 尿钾 >20mmol/d

C. 尿钾 <30mmol/d　　D. 尿钾 >30mmol/d

E. 尿钾 >50mmol/d

四、案例分析题：每道案例分析题至少 3 个提问。其中正确答案有 1 个或多个，根据选项重要程度不同而得分权重不同。选对得分，选错扣分，扣至本问得分为 0。案例分析题的答题过程是不可逆的，即进入下一问后不能再返回修改所有前面的答案。

(124 ~ 126 共用题干)

患者，女，36 岁，因乏力、腹胀伴四肢软瘫半月来诊。查体：神清，面红，全身皮肤较黑，多痤疮，口周小须，毳毛增生。胸腹部脂肪肥厚，下腹部宽大紫纹。

124. 下列哪些检查有助于明确诊断

A. 小剂量地塞米松抑制试验

B. 大剂量地塞米松抑制试验

C. 血浆皮质醇分泌节律测定

D. ACTH 分泌节律测定

E. ACTH 兴奋试验

F. CRH 兴奋试验

G. 螺内酯（安体舒通）试验

125. 下列检查结果中，可能出现的有

A. 小剂量地塞米松抑制试验能被抑制

B. 大剂量地塞米松抑制试验不能被抑制

C. 血浆皮质醇分泌节律呈早高晚低变化

D. 血浆 ACTH 浓度降低

E. ACTH 兴奋试验无反应

F. CRH 兴奋试验无反应

G. 螺内酯（安体舒通）试验阳性

126. 该疾病可能存在下列哪些代谢紊乱

A. 糖代谢异常

B. 高血压

C. 低钾血症

D. 骨质疏松

F. 代谢性碱中毒

F. 肾素 - 血管紧张素浓度降低

G. 肾素 - 血管紧张素浓度升高

答案和精选解析

一、单选题

1. C 功能减退性内分泌疾病由激素分泌减少或者是激素的调节受限所致，主要治疗措施为激素替代治疗。

2. A　3. D　4. C　5. C　6. B　7. E　8. C

9. A　10. A　11. E

12. B 生长激素促进脂肪的分解。

13. A　14. C　15. B　16. C

17. E 溴隐亭，又称麦角溴胺、α‑麦角隐亭，为多巴胺受体激动剂。本药抑制腺垂体激素催乳素的分泌，而不影响其他垂体激素。主要用于抗震颤麻痹、治疗闭经或溢乳、抑制生理性泌乳、催乳素过高引起的经前期综合征、肢端肥大症、女性不孕症和亨廷顿舞蹈病。临床用于治疗帕金森病，治疗与催乳素有关的生殖系统功能异常，如闭经、溢乳症、经前综合征、产褥期乳腺炎、纤维囊性乳腺瘤、男性阳痿或性欲减退，还可用于治疗垂体腺瘤等。

18. D 高促性腺激素性性腺功能减退症指因睾丸本身发育不良或受到各种损伤，导致睾丸分泌睾酮和产生精子能力下降，伴有垂体 FSH 和 LH 水平升高。常见于 Klinefelter 综合征、隐睾症、精索静脉曲张、睾丸炎。

19. C

20. C PTH 主要作用是使破骨细胞活性和数目增加，使骨钙溶解入血，增高血钙；抑制肾小管对磷的吸收，

促进肠对钙、磷的吸收。

21. D　22. B　23. D　24. B

25. D 肽类激素的主要分泌器官是丘脑下部及脑垂体，主要包括促甲状腺激素释放激素、促红细胞生成素及其类似物、生长激素及其类似物、促皮质激素、促性腺激素、胰岛素及其类似物、胰岛素样生长因子、降钙素、甲状旁腺素等。生长激素释放因子（GHRF）、生长激素（GH）、卵泡刺激素（FSH）、催乳素（PRL）均属于肽类激素。雌激素属于类固醇激素。

26. E 类固醇激素，又称甾体激素，是一类四环脂肪烃化合物，具有环戊烷多氢菲母核。包括由以胆固醇为原材料合成的激素，如醛固酮、皮质醇以及性激素等。醛固酮、睾丸酮、雌二醇、皮质醇均属于类固醇激素，促肾上腺皮质激素属于肽类激素。

27. D

28. C Insulin，又称胰岛素，是由胰岛内的胰岛 β 细胞受内源性或外源性物质如葡萄糖、乳糖、核糖、精氨酸、胰高血糖素等的刺激而分泌的一种蛋白质激素，属于肽类激素。

29. E 正反馈调节指反馈信息不是制约控制部分的活动，而是促进与加强控制部分的活动。其意义在于使生理过程不断加强，直至最终完成生理功能。在完整的月经周期中，随着卵泡的逐渐发育，雌激素分泌增加，接近排卵时雌激素水平可达到一个高峰，且持续时间长，可正反馈作用于下丘脑、垂体，促使促卵泡刺激素、黄体生成素达到高峰，导致成熟卵泡排卵。在正反馈情况时，反馈控制系统处于再生状态。生命活动中常见的正反馈调节有排便、排尿、射精、分娩、血液凝固等。

30. D 垂体能通过合成和分泌促甲状腺激素来影响甲状腺的活动。体内甲状腺激素的浓度高于正常水平，就反馈性抑制垂体合成和分泌促甲状腺激素，还要进一步反馈性抑制下丘脑合成和分泌促甲状腺激素释放激素来减弱垂体的活动，使甲状腺合成和分泌甲状腺激素的量减少。如果体内的甲状腺激素的水平下降，则反馈性地促进垂体合成和分泌促甲状腺激素，还可以促进下丘脑合成和分泌促甲状腺激素释放激素，进一步促进垂体的活动，使促甲状腺激素分泌增多，进一步加强甲状腺的活动。

31. A 内分泌功能的调节：中枢神经系统通过神经递质调节下丘脑的肽类能神经细胞，然后作用于周围靶腺或靶组织，周围靶腺分泌激素作用于机体，同时周围靶腺分泌的激素，可反作用于相关的促激素腺体（组织）。

32. C 皮质醇生理作用包括：抗炎、抗过敏、抗利尿、促进糖异生、促进蛋白质和脂肪的分解。皮质醇可增高血浆胆固醇，激活四肢皮下的酯酶，促使皮下脂肪分解，而重新分布在面部、上胸部、颈背部、腹部和臀部，形成向心性肥胖。

33. A 内分泌功能减退性疾病行替代治疗时，目前较普遍使用的方法是补充生理需要的靶腺激素。内分泌功能减退性疾病在临床表现为相关激素缺乏、不足，治疗上是用外源性人工合成的或动物来源的激素补充、替代，补足到正常生理量水平。

34. A

35. D 激素的生理作用是促进细胞的增殖与分化，参与细胞的衰老与凋亡，确保各组织、各器官的正常生长、发育，可影响细胞原有的代谢过程，但是不能创造或产生新的功能或反应。

36. D 与外分泌腺相比，最符合内分泌腺特征的是无导管腺体。内分泌腺是没有分泌管的腺体，它们所分泌的物质（称为激素）直接进入周围的血管和淋巴管中，由血液和淋巴液将激素输送到全身。

37. B 人体内有许多内分泌腺分散在各处。有些内分泌腺单独组成一个器官，如脑垂体、甲状腺、胸腺、松果体和肾上腺等。另一些内分泌腺存在于其他器官内，如胰腺内的胰岛、卵巢内的黄体和睾丸内的间质细胞等。内分泌腺所分泌的各种激素对机体各器官的生长发育、机能活动、新陈代谢起着十分重要的调节作用。前列腺是男性特有的生殖器官，也是人体少有的具有内外双重分泌功能的分泌腺。

38. C 内分泌系统除了其固有的内分泌腺（垂体、甲状腺、甲状旁腺、肾上腺、性腺和胰岛）外，尚有分布在心、肺、肝、胃肠、肾、脑的内分泌组织和细胞，它们所分泌的激素，可通过血液传递，也可通过细胞外液局部或邻近传递（旁分泌），乃至所分泌的物质直接作用于自身细胞（自分泌），更有细胞内的化学物直接作用在自身细胞称为胞内分泌。而骨中不含内分泌组织。

39. D 异位激素是指由非分泌腺体组织异常分泌的激素。常见的分泌异位抗利尿激素的肿瘤包括：小细胞性肺癌、前列腺癌、膀胱癌、胰腺癌、恶性淋巴瘤、间皮瘤、胸腺瘤、类癌等。由小细胞未分化肺癌分泌的抗利尿激素更符合异位激素的定义。

40. C 激素与激素受体结合并诱导 GTP 与 G 蛋白结合的 GDP 进行交换，活化的 G 蛋白可激活位于信号传导途径中下游的腺苷酸环化酶。G 蛋白将细胞外的第一信使肾上腺素等激素和细胞内的腺苷酸环化酶催化的腺苷酸环化生成的第二信使 cAMP 联系起来。G 蛋白还具有内源 GTP 酶活性，在完成 G 蛋白的传递效应后，G 蛋白发挥水解酶的活性，将 GTP 变成 GDP 并释放 Pi，此时 G 蛋白又变成失活状态，重新形成三聚体结构。而胰岛素和表皮生长因子与受体结合后不需要 G 蛋白的参与作用。

41. E

42. A 含氮的激素分子较大，大部分不能进入细胞内，只是与靶细胞膜上的受体结合，再通过 G 蛋白改变膜内的某些酶（如腺苷酸环化酶、磷脂酸）的活性，影响细胞内的信息传递物质，即第二信使（如 cAMP、三磷酸肌醇等）的产生，进一步激活细胞内的蛋白激酶系统，最后影响蛋白质磷酸化过程，引起特定的生理反应。但并非所有含氮类激素均是通过与膜受体结合发挥作用。

43. C 下丘脑接受神经冲动，为内分泌系统和神经系统的中心。下丘脑能调节垂体前叶功能，合成神经垂体激素及控制自主神经和植物神经功能。

44. C 动物体内某些特化的神经细胞（结构上属于神经系统而非内分泌系统）能分泌一些生物活性物质，经血液循环或通过局部扩散调节其他器官的功能，这些生物活性物质叫作神经激素；合成和分泌神经激素的那些神经细胞叫作神经内分泌细胞。神经内分泌细胞的特点是仍保留着神经细胞的结构和机能特征。从结构上看，这种细胞也是由胞体和突起（树突和轴突）组成，并具有尼氏体。细胞的一端与其他神经细胞具有突触联系。从功能上看，与一般神经细胞相似，神经内分泌细胞也能兴奋和传播动作电位，并能对某些神经递质发生反应。但神经内分泌细胞又具有一些特殊的结构和功能特征。它们具有分泌的功能，其胞浆内含有神经分泌颗粒，这些细胞的一端（传入端）与其他神经细胞形成突触联系，会将神经冲动传递至细胞体，另一端（传出端）往往与血管紧密接触，神经激素沿着轴突传递，进而在某些特化区域释放入血，从而在感觉刺激与化学应答之间构成了一种联系。而神经递质由突触前膜释放后进入突触间隙，立即与相应的突触后膜受体结合。

45. C 原发性靶腺功能减低时，靶腺本身存在病变，此时促靶腺激素水平正常或升高，但靶腺反应低下或无反应。继发性靶腺功能减低时，靶腺本身没有病变，功能正常，但促靶腺激素缺乏或低下，故导致靶腺功能低下。所以测定促激素水平可以鉴别原发性和继发性。

46. E 在甲状腺激素的分泌调节中涉及 TSH 分泌调节（呈负反馈）、自身碘需求的调节、自主神经系统调节，但和钾离子无关。

47. C 内分泌疾病的病因学检查包括：①激素受体抗体的测定、受体功能研究：如发现内分泌腺体相关抗体则对病因诊断有帮助。②组织病理学、针吸细胞学检查。③遗传学检查、激素或受体基因的分析：染色体核型分析、HLA 鉴定、基因诊断。视野测定不属于内分泌疾病的功能诊断。

48. E 患者抗肾上腺抗体和抗胰岛细胞抗体均为阳性，考虑诊断为自身免疫性多内分泌腺病。自身免疫性多内分泌腺病简称为 APS，是指一个人在一生中同时或者是先后发生两种以上的自身免疫性内分泌或者是非内分泌腺疾病，其中多数为器官功能减退或者是衰竭，个别为功能亢进。PAS Ⅱ型又称为 Schmidt 综合征，常见的有肾上腺皮质功能减退、甲状腺功能亢进或减退和 1 型糖尿病，性腺功能减退者较少见。

49. C

50. A 体重指数（BMI）的计算：BMI = 体重（kg）/身高（m）^{2}。

51. E 酮体是肝脏脂肪酸氧化分解的中间产物，是乙酰乙酸、β - 羟基丁酸及丙酮三者统称。

52. D 该患者除心率稍快外，客观检查均不符合甲亢标准，心烦、心悸、失眠也是神经官能症的表现。如 TSH 不低则更能说明并非甲状腺疾病。

53. A 甲状腺刺激抗体（TSAb）是一种与 TSH 具有相同效应的自身抗体，该抗体有类似的 TSH 的作用，是一种针对甲状腺细胞 TSH 受体的抗体，通过腺苷酸环化酶机制起作用。

54. C 类固醇激素可以分为两类：皮质类固醇（通常在肾上腺皮质生成）和性类固醇（通常在性腺或胎盘生成）。主要包括糖皮质激素、盐皮质激素、雄激素、雌激素和孕激素。

55. C 分泌可分为外分泌和内分泌两种方式。外分泌是腺泡细胞产生的物质通过导管分泌到体内管腔或体外的分泌形式。内分泌是指腺细胞将其产生的物质（即激素）直接分泌到血液或者细胞外液等体液中，并以它们为媒介对靶细胞产生调节效应的一种分泌形式。

56. D 激素是由内分泌腺或内分泌细胞合成和分泌的信息分子，经血液循环运送到全身，对特定的靶器官、靶细胞产生特定的生物学效应。激素可以作用于相应的靶细胞，可与细胞膜上或核内受体结合，受体可将激素作用的信号转化成为启动细胞内一系列化学反应的信号，最终表现出激素的生物学效应。体内大多数激素的分泌，在一定水平上保持相对稳定。体内激素的合成与分泌是直接或间接接受神经系统支配的，这种复杂精细的机制以反馈式调节为主要调节方式，即下丘脑 - 垂体 - 内分泌腺/内分泌细胞 - 激素调节系统，该系统任一环节出现异常，均可导致体内激素水平紊乱，产生相应的内分泌疾病。

57. D 直接进入细胞核内，与染色体的特异部位结合后才发挥作用的激素有糖皮质激素、盐皮质激素、三碘甲状腺原氨酸、维 A 酸等。

58. C 内分泌功能减退分类如下。①原发性功能减退：病变在分泌激素的靶腺本身，靶腺细胞破坏、使激素分泌过少。②继发性功能减退：病变在垂体，因缺少垂体促激素或生理性刺激因子而致靶腺激素分泌过少。③第三性功能减退：病变在下丘脑，缺乏下丘脑释放因子而致垂体及其靶腺分泌减少。均表现为靶腺激素分泌减少，故治疗首选生理剂量的靶腺激素替代治疗。

59. B 格列喹酮 95% 由肝脏代谢以后通过胆道进入肠道，随粪便排出，仅仅是 5% 经由肾脏排泄，故常用于肾功能轻度受损患者。

60. A 血管升压素又叫抗利尿激素，血管升压素不适当分泌综合征又称异位抗利尿激素综合征，常见于肺癌，主要是燕麦细胞癌和未分化小细胞癌。

61. A 62. C 63. A 64. A 65. B 66. A

67. C 目前激素有多种分类方法，一般按照化学本质，分为五大类。①肽及蛋白质激素：多数下丘脑、垂体激素，甲状旁腺激素，胰岛分泌激素，消化道内分泌细胞分泌的激素均属于此类。②类固醇激素：肾上腺皮质所分泌的皮质醇和醛固酮等所有皮质激素，以及睾丸、卵巢所分泌的雄激素、雌激素、孕激素等均属此类。③胺类及氨基酸衍生物激素：这类激素包括肾上腺髓质激素与甲状腺激素。④固醇类激素：这类激素都是维生素 D_3 的衍生物。⑤脂肪酸衍生物：包括前列腺素，也称为类花生酸。

68. D 69. B 70. D 71. A 72. E 73. E 74. C

二、多选题

75. ABC 乳酸是葡萄糖无氧酵解的产物，体内乳酸主要产生在骨骼肌、脑、红细胞和皮肤。乳酸的代谢过程主要有两条途径：其一，大部分在骨骼肌、心肌或其他组织中进一步彻底氧化。其二，经糖异生途径生成葡萄糖和糖原。肝脏和肾脏是乳酸分解的主要器官。

76. ABCDE 第二信使是指在胞内产生的非蛋白类小分子，通过其浓度变化应答胞外信号与细胞表面受体的结合，调节胞内酶的活性和非酶蛋白的活性，从而在细胞信号转导途径中行使携带和放大信号的功能。激素第二信使包括：DAG、cAMP、cGMP、IP_3、Ca^{2+}。

77. ABCDE 78. ABDE 79. ABCE 80. ABCE

81. ABCDE

82. ABCD 充血性心力衰竭时，体循环过度充盈，压力增高，包括肾脏在内的脏器淤血，使肾小球滤过率下降，又因水钠潴留和静脉淤血而致毛细血管压力增高及心排血量降低等因素产生少尿，而非多尿。

83. ABCDE

84. ABC 由内分泌细胞产生的能够传递信息的生物活性物质称激素。大部分激素都是由内分泌腺分泌，有些内分泌细胞虽然不是在内分泌腺，但具有内分泌的功能，也会分泌一些重要的激素。激素作为第一信使，与靶细胞膜上的激素受体结合并相互作用。激素与受体结合后，激活膜上的腺苷酸环化酶（AC）系统。在 Mg^{2+} 存在的条件下，AC 促使 ATP 转变为 cAMP（cAMP 是第二信使），信息由第一信使传递给第二信使。cAMP 使无活性的蛋白激酶转为有活性，从而激活磷酸化酶，引起靶

细胞各种生理生化反应。相对而言，胺类激素（邻苯二酚胺）发挥效应较类固醇激素快。

85. ABCD 86. ABCD

87. BD 类固醇激素的核心结构为环戊烷多氢菲，肾上腺和性腺可将胆固醇经过多个酶（如碳链裂解酶、羟化酶、脱氢酶、异构酶等）的参与和作用，转变成为糖皮质激素（皮质醇）、盐皮质激素（醛固酮）、雄性激素（脱氢表雄酮、雄烯二酮、睾酮）等类固醇激素。

88. ABCD

89. BD 胰、胃肠均分泌的激素有胃泌素和胰多肽。胃泌素是一种重要的胃肠激素，它主要由 G 细胞分泌。G 细胞是典型的开放型细胞，以胃窦部最多。人胰岛的 D 细胞亦能分泌胃泌素。胰多肽除了来源于胰岛 F 细胞，还来源于胃肠 F 细胞及脑神经细胞。

90. ABDE

91. ACE

92. ABC 内分泌疾病指的是内分泌腺或内分泌组织本身的分泌功能和（或）结构异常、激素来源异常、激素受体异常和由于激素或物质代谢失常引起的生理紊乱所致的症候群。如果出现肥胖或消瘦，多饮与多尿，溢乳和闭经等表现，常常提示内分泌疾病。

93. ABC 内分泌系统可分为两大类：一是在形态结构上独立存在的肉眼可见的器官，即内分泌器官，如垂体、松果体、甲状腺、甲状旁腺、胸腺及肾上腺等；二为分散存在于其他器官组织中的内分泌细胞团，即内分泌组织，如 APUD 细胞、心房肌细胞、胰腺内的胰岛、睾丸内的间质细胞、卵巢内的卵泡细胞及黄体细胞。

94. ABCD 95. AC 96. ABCDE

97. ABCE 98. ACDE 99. BCDE

100. ABCD

101. ABCDE 受体是细胞膜上的特殊蛋白分子，可以识别和选择性地和某些物质发生特异性结合，产生相应的生物效应。受体的研究方法包括：受体基本特征研究、受体的纯化、受体的亲和标记和理化特性的研究、受体功能的研究和鉴定、受体的在体研究。

102. ABC 103. ABCDE 104. BCE

105. ABCD 106. ABCD 107. ABC

三、共用题干单选题

108. E 已有明显低钾血症者禁行高钠试验。

109. E 110. C 111. C

112. A 患者生育后闭经，考虑 Sheehan 综合征，其特征是血 ACTH 降低。

113. D 114. D 115. A

116. C 库欣病为垂体病变致 ACTH 增多，亦可致性激素增多，肾上腺皮质腺瘤致皮质醇和醛固酮均升高，但性激素无明显改变。

117. E 118. D 119. C 120. E

121. A　根据患者病史、查体情况及饮酒后出现发作性软瘫可知，目前需要检查血钾，因血钾异常可出现发作性软瘫。

122. E　患者血钾低，结合病史，考虑最可能的诊断是低血钾型周期性麻痹。低血钾型周期性麻痹发病时血清钾降低，常低于3.5mmol/L，任何年龄均可发病，饱餐（尤其是碳水化合物进食过多）、酗酒、剧烈运动、过劳、寒冷或情绪紧张或小睡后等均可诱发。多在夜间或清晨醒来时发病，数小时达到高峰，表现为四肢及躯干弛缓性瘫痪，四肢肌受累早，程度可轻可重，肌无力常由双下肢开始，后延及双上肢，两侧对称，近端较重；肌张力减低，腱反射减弱或消失。患者神志清醒，构音正常，头面部肌肉很少受累，二便正常。

123. B

四、案例分析题

124. ABCD　根据患者病史及查体，可知病情与皮质醇增多有关，为明确诊断，可进行的检查包括：小剂量地塞米松抑制试验（主要用来筛查库欣综合征，是库欣综合征的定性诊断试验），大剂量地塞米松抑制试验（用于鉴别ACTH依赖性库欣综合征的病因），血浆皮质醇分泌节律测定（了解垂体肾上腺皮质系统功能），ACTH分泌节律测定（疑为肾上腺皮质功能减退者进行诊断或用于鉴别库欣综合征的类型）。

125. BDEF　根据患者病史及查体，属于皮质醇增多的临床表现，不排除肾上腺皮质肿瘤的可能，可能出现以下结果：不能被小剂量地塞米松所抑制，大剂量地塞米松抑制试验不能被抑制，血浆皮质醇分泌节律失去昼夜规律性，血浆ACTH浓度降低，ACTH兴奋试验无反应，CRH兴奋试验无反应。

126. ABCDE　该疾病有皮质醇增多的临床表现，可能存在糖代谢异常、高血压低钾血症、骨质疏松、代谢性碱中毒。

第二章 下丘脑与垂体相关疾病

一、单选题：每道试题由 1 个题干和 5 个备选答案组成，题干在前，选项在后。选项 A、B、C、D、E 中只有 1 个为正确答案，其余均为干扰选项。

1. 以下描述正确的是

- A. 肺燕麦细胞癌都伴有低钠血症
- B. 肺部疾病引起 SIADH 可能与肺组织合成和释放 AVP 以及 AVP 样肽类物质有关
- C. 中枢神经病变时 AVP 的释放受血浆渗透压的调节
- D. ADH 不足可导致 SIADH
- E. SIADH 临床症状的轻重与 ADH 的分泌量有关，而与水负荷的程度无关

2. 不属于希恩综合征表现的是

- A. 皮肤黏液性水肿
- B. 内生殖器官萎缩
- C. 产后乳汁缺少或缺如
- D. 皮肤色素加深
- E. 胡萝卜素色素沉着

3. 关于尿崩症的叙述，错误的是

- A. 由抗利尿激素缺乏引起的称中枢性尿崩症
- B. 仅见于青少年且男性多于女性
- C. 以烦渴、多尿、低比重尿、低渗尿为特点
- D. 分中枢性尿崩症及肾性尿崩症两种
- E. 起病隐袭，常有原发病的表现

4. 最常见的引起 SIADH 的肿瘤是

- A. 胰腺癌
- B. 肺燕麦细胞癌
- C. 淋巴肉瘤
- D. 网状细胞肉瘤
- E. 十二指肠癌

5. 对催乳素瘤引起的不育，首选治疗的药物是

- A. 炔诺酮
- B. 黄体酮
- C. 克罗米酚
- D. 溴隐亭
- E. 绒毛膜促性腺激素

6. 最能反映 GH 分泌状态的 IGF 结合蛋白是

- A. IGFBP - 1
- B. IGFBP - 3
- C. IGFBP - 4
- D. IGFBP - 5
- E. IGFBP - 2

7. 继发性尿崩症最常见的病因是

- A. 颅脑创伤
- B. 颅内肿瘤
- C. 脑血管瘤
- D. 脑部感染性疾病
- E. 肉芽肿病

8. 关于尿崩症的描述，错误的是

- A. 24 小时尿量多为 5～10L
- B. 当口渴中枢损伤时，极易出现高热、谵妄等严重并发症
- C. 尿比重一般在 1.005 以下
- D. 为高渗性多尿，渗透压 290～600mOsm/L
- E. 当水分摄入不足时，血浆渗透压及血钠明显升高，出现高钠血症

9. 腺垂体功能减退症患者，实验室检查结果不会出现

- A. 雌二醇水平降低
- B. FSH、LH、TSH、ACTH、GH、PRL 均减少
- C. 24h 尿 17 - 羟皮质类固醇及游离皮质醇水平降低
- D. 血浆皮质醇水平降低，节律消失
- E. 血清总 T_4、游离 T_4 均降低，总 T_3、游离 T_3 正常

10. 生长激素激发试验的主要目的是

- A. 诊断体质性矮小症
- B. 了解 IGF - 1 的水平
- C. 鉴别诊断下丘脑疾病与垂体疾病
- D. 了解生长激素在外周的脂溶作用
- E. 了解生长激素分泌潜能

11. 生长激素缺乏性矮小症的常见病因是

- A. 先天性卵巢发育不全
- B. 营养不良
- C. 腺垂体生长激素缺乏
- D. 肾衰竭
- E. 心理社会性侏儒

12. 生长激素的生理作用不包括

- A. 减少血糖的外周利用
- B. 增加脂肪动员
- C. 减慢儿童的生长速度
- D. 增加骨密度
- E. 减少唾液酸浓度

13. 关于生长激素的叙述，错误的是

- A. 人生长激素基因组经克隆定位于染色体 17q22 - 24
- B. 人类生长激素的晶体结构包含 4 个 α 螺旋
- C. 22kD HGH 是人体内含量最多的、最主要的生长激素

· 16 ·

D. Ghrelin 可以与生长激素促泌素受体结合，通过下丘脑反射抑制生长激素释放

E. GH 受体（GHR）普遍分布于机体各组织中，在肝脏表达量较高，在肌肉及脂肪等外周组织也有中等量表达

14. 关于生长激素的检测方法叙述错误的是

A. 24hGH 持续检测法在诊断儿童 GH 缺乏症的可靠性方面还存在争议

B. 24hGH 持续检测法在青年健康受试者与垂体功能减退患者中 GH 的整体水平可发生相互重叠

C. 尿 GH 免疫测定法经体重或肌酐排泄率进行标化后可以作为 GHD 的确诊指标

D. 生长激素激发试验的主要目的是评价生长激素的分泌潜能

E. 临床上将 GH 激发试验中 GH 峰值变化作为诊断 GHD 的一种重要依据

15. 关于胰岛素耐量试验的叙述，正确的是

A. ITT 是公认的最敏感的生长激素激发试验

B. 推荐的 ITT 胰岛素剂量是 0.5 ~ 1.0U/kg

C. ITT 是最安全的激发试验

D. ITT 阳性是 GH 峰值 <25ng/L

E. ITT 在诊断 GHD 与非 GHD 的标准之间没有重叠

16. 下列选项中，可筛查肢端肥大症和判断疾病活动性的是

A. IGF - 1 升高　　　　　B. SS 升高

C. GnRH 升高　　　　　D. GHRH 升高

E. GH 升高

17. 生长激素瘤的治疗，应首选

A. 手术　　　　　B. 放射治疗

C. 替代治疗　　　　　D. 溴隐亭

E. 奥曲肽

18. 判断生长激素瘤手术治愈的标准是

A. 术后随机 GH 较正常值下降 1/3 ~ 1/2

B. TRH 兴奋试验 GH 无反应性增高

C. 血清 IGF - 1 升高

D. 术后随机 GH <2μg/L，葡萄糖负荷试验后 GH >5μg/L

E. 术后葡萄糖负荷试验后 GH <1μg/L

19. 肢端肥大患者血压升高的原因是

A. 水、钠潴留，细胞外容量增加

B. RASS 系统活性增加

C. 交感神经系统兴奋性增加

D. 左心室收缩功能增加

E. 动脉粥样硬化

20. 最常见的功能性垂体腺瘤是

A. 催乳素瘤　　　　　B. 生长激素瘤

C. 促甲状腺素瘤　　　　　D. 促性腺激素瘤

E. 促肾上腺皮质激素瘤

21. 催乳素瘤治疗应首选

A. 经蝶手术治疗　　　　　B. γ 刀治疗

C. 传统放射治疗　　　　　D. 多巴胺受体激动剂治疗

E. 生长抑素类似物治疗

22. 垂体微腺瘤早期诊断最佳方案为

A. 普及垂体疾病知识

B. 垂体 PRL 水平测定与 MRI 鞍区薄扫加动态增强

C. 腺垂体激素的动态功能试验

D. 测定甲状腺功能

E. 多巴胺激动剂试验性治疗

23. 下丘脑合成分泌的物质中，具有催乳素释放抑制作用的是

A. 精氨酸加压素

B. 促甲状腺激素释放激素

C. 促肾上腺皮质激素释放激素

D. 缩宫素

E. 多巴胺

24. 最适宜控制中枢性尿崩症患者多尿的药物是

A. 垂体加压素水剂

B. 油剂鞣酸加压素（长效尿崩停）

C. 去氨加压素（弥凝）

D. 氢氯噻嗪（双氢克尿塞）

E. 氯磺丙脲

25. 最易引起血管升压素分泌的因素是

A. 循环血量减少

B. 血浆晶体渗透压增高

C. 血浆胶体渗透压增高

D. 动脉血压降低

E. 疼痛刺激

26. 形成血浆胶体渗透压的主要物质是

A. NaCl　　　　　B. 清蛋白

C. 球蛋白　　　　　D. 纤维蛋白

E. 血红蛋白

27. 神经垂体储存的激素是

A. 促甲状腺激素　　　　　B. 血管升压素

C. 生长激素　　　　　D. 促肾上腺皮质激素

E. 促性腺激素

28. 鉴别尿崩症与精神性多饮、多尿的试验是

A. 高渗氯化钠溶液试验

B. 螺内酯试验

C. 饥饿试验

D. 酚妥拉明试验

E. 肾小球磷再吸收试验

29. 对诊断嗜铬细胞瘤有意义的试验是

    A. 高渗氯化钠溶液试验

    B. 螺内酯试验

    C. 饥饿试验

    D. 酚妥拉明试验

    E. 肾小球磷再吸收试验

30. 对诊断原发性甲状旁腺功能亢进症有意义的试验是

    A. 高渗氯化钠溶液试验

    B. 螺内酯试验

    C. 饥饿试验

    D. 酚妥拉明试验

    E. 肾小球磷再吸收试验

31. 对诊断胰岛细胞瘤有意义的试验是

    A. 高渗氯化钠溶液试验   B. 螺内酯试验

    C. 饥饿试验   D. 酚妥拉明试验

    E. 肾小球磷再吸收试验

32. 患者，男，30 岁，因"烦渴、多饮、多尿 2 个月"来诊。尿量 8000ml/d，禁饮水 7h 时血浆渗透压 305mmol/L，尿量 110ml/h，尿渗透压 250mmol/L，尿相对密度 1.006。皮下注射垂体加压素 3mg 后，第 2 小时尿量 25ml，尿渗透压 480mmol/L，尿相对密度 1.012，诊断为完全性中枢性尿崩症。首选的处理是

    A. 限制饮水量

    B. 去氨加压素（弥凝）治疗

    C. 鞍区 MRI

    D. 垂体功能检查

    E. 测定血电解质水平

33. 下列情况应考虑 SIADH 的是

    A. 高血糖伴低钠血症

    B. Addison 病伴低钠血症

    C. 高脂血症伴低钠血症

    D. 胃癌伴低钠血症

    E. 肺癌伴低钠血症

34. 严重低钠血症的首选治疗是

    A. 限制水的摄入

    B. 应用血管升压素 II 受体拮抗剂

    C. 应用碳酸锂

    D. 应用高张氯化钠溶液

    E. 应用地美环素

35. 关于水在细胞外液中的分布，叙述错误的是

A. 根据弥散法则细胞外液中的水自由通过毛细血管壁

B. 水从毛细血管的流出与水从细胞间隙进入毛细血管和淋巴管之间是动态平衡的

C. 水从高浓度液向低浓度液中弥散

D. 组织间液中水的化学势能大于血浆

E. 决定水从毛细血管到组织间隙的因素是毛细血管静水压和负性组织压

36. 与低促性腺激素性腺功能减退症无关的是

    A. Klifelter 综合征

    B. Kallmann 综合征

    C. 先天性肾上腺发育不良

    D. Preder – Willi 综合征

    E. GnRH 基因缺陷症

37. 低促性腺激素性腺功能减退症的临床表现不包括

    A. 青春期无启动   B. 两性畸形

    C. 生殖功能减退   D. 类宦官样体型

    E. 骨龄延迟

38. 低促性腺激素性腺功能减退症的实验室检查结果不包括

    A. 血 LH、FSH 水平低于正常

    B. HCG 激发试验后血睾酮水平可 >1ng/ml

    C. GnRH 激发试验显示可激发

    D. 血睾酮水平低于正常

    E. 染色体核型为 47，XXY

39. 患者，女，55 岁，2 个月前因泌尿系感染后出现多饮、多尿。每日尿量在 5~8L。血渗透压正常，尿渗透压减低。以下说法正确的是

    A. AVP 测定可判断有无尿崩症

    B. 如中段尿培养阳性诊断可排除尿崩症

    C. 应行禁水 – 加压素试验帮助诊断

    D. 精神性多饮仅说服患者限制水入量即可

    E. 尿浓缩功能差提示肾小管功能受损

40. 患者，男，38 岁。2 年前因垂体瘤行经鼻垂体瘤摘除术。手术后轻度乏力。近 1 月来因乏力加重，颜面浮肿，伴头晕、恶心、呕吐就诊。检查：BP 8/5.3kPa（60/40mmHg），HR 56 次/分。TT_3 0.3mg/ml，TT_4 19μg/ml。TSH 0.4μIU/ml。诊断为垂体前叶功能低下。以下处理错误的是

    A. 24h 尿 17 – 羟、17 – 酮测定

    B. 可做 TRH 兴奋试验了解垂体储备功能

    C. 垂体性甲状腺功能减退诊断明确，应立即补充甲状腺激素

    D. 应先补充肾上腺皮质激素

E. 应首先补充糖皮质激素，然后补充甲状腺激素

E. 一般不必补充盐皮质激素

41. 下列有关使用溴隐亭治疗 PRL 瘤的叙述，错误的是
  A. 使用溴隐亭治疗的疗效优于手术
  B. 溴隐亭使血中催乳素水平降至正常
  C. 溴隐亭不会影响肿瘤的大小
  D. 应用溴隐亭迄今未发现胎儿畸形，对妊娠影响较小
  E. 停药后可再现高催乳素血症，故需长期服用

42. 有关垂体瘤占位性病变的阐述，错误的是
  A. 压迫鞍隔引起严重头痛
  B. 影响下丘脑而出现尿崩症、睡眠及食欲异常、性腺功能亢进
  C. 压迫脑神经引起上睑下垂、眼外肌麻痹和复视
  D. 压迫脑神经引起神经麻痹、感觉异常
  E. 压迫视交叉出现视力减退、视野缺损

43. 下列不符合 Sheehan 综合征的表现和实验室检查结果的是
  A. 血中 T_3、T_4 下降
  B. 血中皮质醇下降
  C. 视野狭窄
  D. 闭经，腋毛、阴毛脱落
  E. 常有产后大出血史

44. 以下不属于垂体危象临床类型的是
  A. 低温型
  B. 低血糖型
  C. 高热型
  D. 高血糖型
  E. 混合型

45. 以下有关垂体危象临床表现的叙述，错误的是
  A. 高热、循环衰竭、休克
  B. 恶心、呕吐
  C. 呼吸急促
  D. 神志不清、谵妄
  E. 抽搐、昏迷

46. 腺垂体功能减退症中最早出现的临床表现是
  A. 皮肤色素沉着
  B. 泌乳 - 闭经
  C. 继发性糖尿病
  D. 产后无乳汁，长期闭经不育
  E. 直立性头晕，低血压

47. 有关腺垂体功能减退症药物治疗的叙述，错误的是
  A. 激素替代治疗需要长期、甚至终身维持治疗
  B. 应激情况下需要适当增加糖皮质激素剂量
  C. 治疗过程中先补充甲状腺激素，然后补充糖皮质激素
  D. 甲状腺激素宜从小剂量开始，缓慢递增剂量

48. 关于腺垂体功能减退症引起相应靶腺功能状态改变，说法错误的是
  A. 女性血雌二醇水平降低
  B. 男性血睾酮水平降低或正常低值
  C. 血浆皮质醇浓度降低，且节律紊乱
  D. OGTT 试验示血糖低平曲线
  E. 血清 TT_4、FT_4 均降低，TT_3、FT_3 可正常或降低

49. 腺垂体功能减退症最常见的原因是
  A. Sheehan 综合征
  B. 各种垂体肿瘤
  C. 原发性空蝶鞍综合征
  D. 糖尿病血管病变
  E. 颅内感染后遗症

50. 关于腺垂体功能减退症患者治疗的叙述，错误的是
  A. 给予左甲状腺素 50～150μg/d
  B. 给予泼尼松 5.0～7.5mg/d
  C. 性腺激素替代治疗，可用人工月经周期
  D. 可放心使用麻醉剂
  E. 感染时糖皮质激素用量可适当加大

51. 不能用于抢救因腺垂体功能减退症而引起垂体危象的措施是
  A. 静推 50% 葡萄糖
  B. 静滴氢化可的松
  C. 小剂量甲状腺素治疗
  D. 注意保温
  E. 可用镇静安眠药

52. 下列不属于腺垂体功能减退症病因的是
  A. 垂体瘤
  B. 垂体缺血坏死
  C. 蝶鞍区手术、放疗和创伤
  D. 下丘脑病变
  E. 脑动脉硬化

53. 下列不符合腺垂体功能减退症表现的是
  A. 催乳素分泌减少
  B. 促性腺激素分泌减少
  C. 促肾上腺皮质激素分泌减少
  D. 促甲状腺激素分泌减少
  E. 胰岛素分泌减少

54. 治疗腺垂体功能减退症，首先应补充
  A. 糖皮质激素
  B. 甲状腺激素
  C. 性腺激素
  D. 盐皮质激素
  E. 钾盐

55. 下列关于垂体瘤的描述，不正确的是
  A. 垂体瘤 90% 为良性肿瘤
  B. GH 腺瘤如在青春期前发病者主要表现为巨人症
  C. 如分泌生长激素过多可引起肢端肥大症

D. 如一垂体瘤直径为 12mm，应称之为微腺瘤

E. 如分泌催乳素过多可引起泌乳 - 闭经综合征和阳痿

56. 垂体瘤手术切除标本用免疫染色法检测，发生率依次为

A. 无功能瘤 > PRL 瘤 > GH 瘤 > ACTH 瘤

B. 无功能瘤 > PRL 瘤 > ACTH 瘤 > GH 瘤

C. PRL 瘤 > 无功能瘤 > GH 瘤 > ACTH 瘤

D. PRL 瘤 > GH 瘤 > ACTH 瘤 > 无功能瘤

E. PRL 瘤 > ACTH 瘤 > GH 瘤 > 无功能瘤

57. 肢端肥大症的诊断依据及判断病情活动性的金标准是

A. 蝶鞍 X 线摄片　　　　B. 测定血浆生长激素水平

C. 头颅 CT 扫描　　　　D. 胰岛素低血糖试验

E. 口服葡萄糖抑制试验

58. Sheehan 综合征最早的临床表现为

A. 不能泌乳　　　　B. 神情淡漠

C. 皮肤苍白　　　　D. 闭经

E. 毛发脱落

59. 有关激素水平测定的叙述，正确的是

A. 使用放免和酶免法，随时可取血测定

B. 24 小时尿中激素浓度的测定受生理因素影响更少

C. 激素水平高于或低于正常一定提示功能异常

D. 早餐前取血是为了解基础激素水平的分泌

E. 激素分泌与体位无关

60. 关于垂体性侏儒症的叙述，正确的是

A. GH 缺乏的垂体性侏儒症很少伴有促性腺激素缺乏

B. 垂体性侏儒症很少由垂体无功能瘤引起，颅咽管瘤是常见原因

C. 部分侏儒症患者的 GH 水平不低，而是对 GH 不敏感，生长激素水平低

D. 特发性垂体性侏儒症出生时体格均匀正常，出生后发育缓慢，成年之后身高不到 130cm

E. 测量 GH 基础值对诊断垂体性侏儒症有重要价值

61. 判断肢端肥大症病情活动性最敏感、最可靠的结果是

A. 碱性磷酸酶增高

B. IGF - 1 增高

C. 血钙增高

D. 血糖增高，糖耐量减低

E. 胆固醇和（或）游离脂肪酸常增高

62. 中枢下丘脑性尿崩症需要加压素治疗，从药物作用时间、给药途径和副作用等方面考虑，首选的是

A. 去氨加压素　　　　B. 赖氨酸加压素

C. 鞣酸加压素　　　　D. 神经垂体提取物

E. 加压素水剂

63. 目前治疗腺垂体功能减退症最重要的替代激素为

A. 糖皮质激素　　　　B. ATCH

C. 性激素　　　　D. 甲状腺激素

E. GH 及 TRH

64. 抗利尿激素的合成部位是

A. 神经垂体　　　　B. 腺垂体

C. 垂体柄　　　　D. 下丘脑

E. 肾

65. 降钙素的分泌部位是

A. 垂体　　　　B. 下丘脑

C. 甲状腺滤泡细胞　　　　D. 甲状腺滤泡旁细胞

E. 甲状旁腺主细胞

66. 关于加压素（抗利尿激素）作用的叙述，正确的是

A. 使肾远曲小管和集合管对水的通透性增加，促进水的重吸收

B. 调节体内水的总量，使血浆渗透压增高

C. 加压素在生理状态下参与机体血压调节

D. 临床上常用加压素来提高血压、治疗休克

E. 肾性尿崩症可用加压素治疗

67. 垂体微腺瘤是指瘤体直径

A. < 10mm　　　　B. < 16mm

C. < 14mm　　　　D. < 12mm

E. < 18mm

68. 垂体瘤最常用的分类方法是

A. 按分泌细胞的起源分类

B. 按肿瘤大小分类

C. 按肿瘤的性质分类

D. 按免疫组化和电镜特征分类

E. 按肿瘤的部位分类

69. 在功能性垂体瘤中，较少见的是

A, 催乳素瘤

B. 促甲状腺激素瘤

C. 促肾上腺皮质激素瘤

D. 生长激素瘤

E. 生长激素 - 催乳素瘤

70. 下列垂体瘤中，应首选药物治疗的是

A. 促性腺激素瘤　　　　B. 生长激素瘤

C. 催乳素瘤　　　　D. 促肾上腺皮质激素瘤

E. 促甲状腺激素瘤

71. 诊断垂体瘤最常用的方法是

A. 垂体及靶脉激素测定

B. 头颅 MRI 或 CT

C. 血管造影

D. 头颅 X 线

E. 气脑造影

72. 垂体瘤经手术治疗后，较少复发的原因是

A. 多为转移瘤 　　　　B. 多为功能性瘤

C. 瘤细胞增生少见 　　D. 瘤体较小

E. 瘤细胞增生明显

73. 下列关于催乳素瘤的叙述，正确的是

A. 催乳素瘤应首选药物治疗

B. 催乳素瘤应首选手术治疗

C. 催乳素瘤的药物治疗效果欠佳

D. 大多数催乳素微腺瘤可发展成为大腺瘤

E. 术后复发率较高

74. 垂体瘤压迫视交叉出现视野缺损时，最常见的症状是

A. 一侧偏盲 　　　　　B. 双鼻侧偏盲

C. 颞侧偏盲 　　　　　D. 同侧 1/4 视野缺损

E. 同侧偏盲

75. 垂体瘤放射治疗的安全剂量是

A. 35 ~ 80Gy 　　　　B. < 45Gy

C. 35 ~ 100Gy 　　　 D. < 100Gy

E. 50 ~ 100Gy

76. 关于垂体瘤放射治疗的叙述，正确的是

A. 减小瘤体的疗效是肯定的

B. 可迅速解除肿瘤对临近组织的压迫

C. 常作为手术治疗的辅助治疗

D. 较少引起腺垂体功能减退

E. 多采用内放射治疗

77. 关于垂体瘤手术治疗的叙述，错误的是

A. 颅内感染的发生率较高

B. 微腺瘤术后并发症较少

C. 手术治愈率较高

D. 尿崩症是较多见的并发症

E. 大腺瘤术后并发症较多

78. 关于肢端肥大症的叙述，正确的是

A. 肢端肥大症患者常由于 IGF - 1 增多而出现低血糖

B. 肢端肥大症患者常出现皮肤粗糙增厚，色素沉着，皮脂溢出及骨关节炎，较少有器官及内脏增大

C. 由于 GH 分泌过多，可使骨骼增粗，软组织过度生长，而使患者产生典型容貌

D. 肢端肥大症有生长激素分泌过多，也有 TRH、ACTH、PRL 分泌不足，可出现功能亢进与减退混杂的情况

E. 肢端肥大症患者起病缓慢，多见于 31 ~ 50 岁的男性，临床表现取决于垂体瘤的生长速度

79. 关于肢端肥大症的内分泌检查，说法错误的是

A. 用 L - 多巴后，血浆 GH 反而升高

B. 葡萄糖抑制试验后，GH 不被抑制到 5mg/L 以下

C. IGF - 1 可作为筛选和疾病活动性指标，也可作为判断治疗是否有效的指标

D. TRH 兴奋试验可使 GH 绝对值增加

E. GH 水平较常人高 10 ~ 15 倍

80. 肢端肥大症患者血钙较高时，常提示

A. 患者伴有甲状腺功能亢进

B. 患者伴有甲状旁腺功能亢进

C. 患者伴有甲状腺功能减退

D. 患者钙摄入过多

E. 患者有高尿钙、尿结石

81. 肢端肥大症患者手术治愈的标准是

A. 生长激素增多的临床症状消失

B. 术后视力恢复正常

C. 术后垂体 CT 正常

D. 术后血浆生长激素小于 10μg/L，葡萄糖负荷后血浆生长激素小于 2μg/L

E. 术后血浆生长激素小于 2.5μg/L，葡萄糖负荷后血浆生长激素小于 1μg/L

82. 关于肢端肥大症放疗的叙述，正确的是

A. 放疗的效果肯定

B. 放疗的不良反应少

C. 放疗可迅速使肿瘤缩小，视力恢复

D. 放疗可作为首选

E. 长期放疗可致腺垂体功能减退

83. 腺垂体功能减退症最常见的病因是

A. 垂体瘤 　　　　　　B. 空泡蝶鞍

C. 垂体卒中 　　　　　D. 下丘脑病变

E. 垂体缺血性坏死

84. 腺垂体组织受损时，最早出现的是哪种激素缺乏的症状

A. 促肾上腺皮质激素 　B. 催乳素

C. 促甲状腺激素 　　　D. 促性腺激素

E. 生长激素

85. 何种激素缺乏时，能引起成人胰岛素敏感性增强和低血糖

A. 生长激素 　　　　　B. 胰岛素

C. 催乳素 　　　　　　D. 促甲状腺激素

E. 促肾上腺皮质激素

86. 不属于原发性和继发性肾上腺皮质功能减退共同表现的是

A. 易激动、失眠等精神症状

B. 肌肉无力、疲乏等神经肌肉症状

C. 血压降低等循环系统症状

D. 恶心呕吐等消化系统症状

E. 皮肤色素沉着

87. 对原发性和继发性肾上腺皮质功能减退症有重要鉴别意义的检查是

A. 糖耐量试验

B. CRH 兴奋试验

C. ACTH 试验

D. 24 小时尿 17 - 羟皮质类固醇测定

E. 血浆 17 - 羟皮质类固醇测定

88. 关于成人腺垂体功能减退症的替代治疗，说法正确的是

A. 补充的肾上腺皮质激素以可的松为最佳，并从小剂量逐渐加量

B. 女性采用人工周期治疗，男性可用睾酮治疗

C. 肾上腺素的补充应先于甲状腺激素，无明显皮质醇低下者可以例外

D. 甲状腺激素应从小量开始，每日分多次服

E. 靶腺激素替代治疗应终身治疗，应激时也不能停药，反而要增加肾上腺皮质激素

89. 关于成人腺垂体功能减退症的叙述，正确的是

A. 靶腺激素替代治疗应终身治疗，应激时也不能停药，可适当减少肾上腺皮质激素

B. 如有感染引起败血症时，应抗感染治疗，并加大糖皮质激素剂量

C. 当患者出现高热，谵妄，烦躁不安时，可给予巴比妥类安眠药

D. 根据病情全面补充各种垂体激素

E. 当患者出现垂体危象，有低体温时，应及时保温，并给予大量甲状腺激素

90. 目前可明确由遗传因素引起的 GH 缺乏性侏儒症，共有

A. 7 种

B. 6 种

C. 8 种

D. 3 种

E. 4 种

91. GH 缺乏性侏儒症最常继发于

A. 垂体瘤

B. 脑膜炎

C. 空泡蝶鞍

D. 鼻咽癌放疗后

E. 颅咽管瘤

92. 关于 Laron 型侏儒症，说法错误的是

A. 被称为假性 GH 过低症

B. 血清中 IGF - 1 正常

C. 患者有 GH 严重缺乏的表现，但血浆 GH 却升高

D. 与 GH 受体功能异常有关

E. 对外源性 GH 有耐药性

93. 关于 GH 缺乏性侏儒症，说法错误的是

A. 多种激素缺乏者性器官不发育，第二性征缺如

B. 貌似儿童，身高一般不超过 1.3m，但皱纹较多，被称为“小老人”

C. 主要表现为身材矮小，但比例匀称

D. 女性常有闭经，但单一 GH 缺乏者可不出现

E. 继发性 GH 缺乏性侏儒症为单一 GH 缺乏

94. 诊断 GH 缺乏性侏儒症时，身高的年均生长率应小于

A. 5cm

B. 6cm

C. 4cm

D. 3cm

E. 2cm

95. GH 缺乏性侏儒症患者的骨龄一般落后实际年龄至少

A. 1 年

B. 4 年

C. 2 年

D. 3 年

E. 5 年

96. 目前已发现的 IGF 结合蛋白共有

A. 7 种

B. 4 种

C. 8 种

D. 6 种

E. 5 种

97. 下列检查结果与垂体性侏儒症的无关是

A. 血浆 GH 正常、IGF 基值低

B. 血浆 GH、IGF 均较高

C. 血浆 GH、IGF 均正常

D. 血浆 GH、IGF 均较低

E. 血浆 GH 较高、IGF 较低

98. 垂体性侏儒症患者进行生长激素释放激素兴奋试验时，由下丘脑原因引起者，兴奋后 GH 的峰值为

A. $>5\mu g/L$

B. $>10\mu g/L$

C. $5\sim10\mu g/L$

D. $<10\mu g/L$

E. $<5\mu g/L$

99. 下列哪种激素减少可引起尿崩症

A. 生长激素

B. 甲状旁腺激素

C. 精氨酸加压素

D. 糖皮质激素

E. 促肾上腺皮质激素

100. 高渗盐水试验用于鉴别精神性烦渴、多尿的主要依据是

A. 抗利尿激素受药物影响

B. 抗利尿激素受血浆渗透压影响

C. 抗利尿激素受血压影响

D. 抗利尿激素受有效血容量调节

E. 抗利尿激素受情绪影响

101. 关于禁水试验的叙述，错误的是
    A. 禁水期间每 1 小时排尿一次
    B. 禁水期间每 1 小时测体重、血压
    C. 禁水前测体重、血压、尿量、尿比重
    D. 禁水时间 8 ~ 12 小时
    E. 禁水时间 12 ~ 24 小时

102. 治疗颅脑损伤引起的尿崩症常用的药是
    A. 氢氯噻嗪   B. 去氨加压素
    C. 卡马西平   D. 加压素水剂
    E. 氯磺丙脲

103. 关于尿崩症的预后，说法错误的是
    A. 完全性尿崩症患者预后差
    B. 轻度颅脑损伤引起者可完全恢复正常
    C. 颅内肿瘤引起者肿瘤切除后可恢复正常
    D. 特发性尿崩症女性患者经治疗后可安全生育
    E. 由颅内肿瘤引起者预后不良

104. 因垂体柄断裂而出现异常分泌的激素不包括
    A. PRL   B. GH
    C. TSH   D. ADH
    E. FSH/LH

105. 成年腺垂体功能减退症患者发生垂体危象时，首先应该补充的激素是
    A. 左甲状腺激素   B. 肾上腺皮质激素
    C. 性腺激素   D. 抗利尿激素
    E. 生长激素

106. 患者，女，45 岁，容貌变丑 10 年，血压升高 5 年，血糖高 1 年，常有多汗、夜间打鼾伴憋醒，视力下降，视野颞侧缺损。PE：BMI 31.0kg/m², BP 180/105mmHg，面容粗陋，皮肤粗糙、潮湿、甲状腺 II 度肿大，右叶上极和左叶下极可触及 1cm 左右结节，质中，随吞咽活动。Lab：FBG 9.2mmol/L，甲状腺功能正常，IGF-1 994ng/ml，OGTT 的 GH 空腹值 27.3ng/ml，谷值为 23.5ng/ml。该患者最可能的诊断是
    A. 肢端肥大症   B. 甲状腺结节
    C. 原发性高血压   D. 2 型糖尿病
    E. 巨人症

107. 肢端肥大症定性诊断试验，即口服葡萄糖生长激素抑制试验的诊断标准是
    A. 空腹 GH≥1.0ng/ml
    B. 空腹 GH≥2.5ng/ml
    C. 谷值 GH≥2.5ng/ml
    D. 谷值 GH≥1.0ng/ml
    E. 谷值 GH≥0.4ng/ml

108. 垂体瘤发展压迫何种神经可引起颞侧偏盲
    A. 视神经交叉   B. 动眼神经
    C. 滑车神经   D. 三叉神经
    E. 展神经

109. 下列关于腺垂体功能减退症的说法，不正确的是
    A. Sheehan 综合征患者临床表现常为全垂体功能减退症
    B. 腺垂体功能减退症时，血浆皮质醇浓度降低，分泌节律正常
    C. 腺垂体功能减退症时，血清总 T_3、游离 T_3 均降低，而总 T_4 游离 T_4 可正常或降低
    D. 进行腺垂体分泌激素测定时宜相隔 15 ~ 20min 连续抽取等量血液 3 次，相混后送检
    E. 腺垂体功能减退症采用相应靶腺激素替代治疗能取得满意效果，但需要长期、甚至终身维持治疗

110. 下列关于血管升压素分泌失调综合征的说法，不正确的是
    A. 多数患者在限制水分时，可不表现典型症状；但如予以水负荷，则可出现水潴留及低钠血症表现
    B. 水肿程度与水潴留呈正相关
    C. 尿渗透压常高于血浆渗透压
    D. 血浆 AVP 相对于血浆渗透压呈不适当的高水平
    E. 血清钠一般低于 130mmol/L，尿钠一般超过 30mmol/L

111. 尿崩症最常见的病因为
    A. 下丘脑 - 神经垂体部位的肿瘤
    B. 头部创伤
    C. 脑部感染性疾病
    D. 脑血管病变
    E. langerhans 组织细胞增生症

112. 下列哪个部位的病变常引起永久性尿崩症
    A. 排尿中枢
    B. 正中隆突以下的垂体柄至神经垂体
    C. 下丘脑正中隆突以上部位
    D. 第三脑室
    E. 脑干

113. 下列哪个部位的病变可引起暂时性尿崩症
    A. 排尿中枢
    B. 正中隆突以下的垂体柄至神经垂体
    C. 下丘脑正中隆突以上部位
    D. 第三脑室
    E. 脑干

114. 男，47 岁，视物模糊数月，头痛、恶心、呕吐 3 天，行 MRI 检查如图，最可能的诊断为

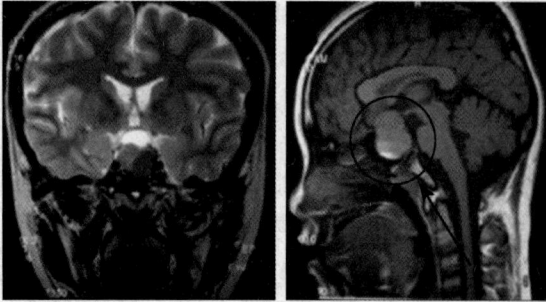

A. 颅咽管瘤　　　　　　　B. 脑膜瘤
C. 垂体瘤并出血　　　　　D. 蛛网膜囊肿
E. 表皮样囊肿

115. 功能性垂体瘤中，哪一种最为常见
A. ACTH 的腺瘤　　　　　B. 催乳素瘤（PRL 瘤）
C. 分泌 TSH 腺瘤　　　　 D. 分泌 GH 腺瘤
E. 分泌 FSH 腺瘤

116. 溴隐亭属于
A. 多巴胺受体激动剂
B. 多巴胺受体拮抗剂
C. 5 - 羟色胺再摄取抑制剂
D. 5 - 羟色胺能受体拮抗剂
E. H_2 - 受体拮抗剂

117. 腺垂体功能减退时，垂体激素分泌受影响的先后次序不同，以下顺序正确的是
A. TSH，LH/FSH，ACTH
B. LH/FSH，TSH，ACTH
C. LH/FSH，ACTH，TSH
D. ACTH，LH/FSH，TSH
E. TSH，ACTH，LH/FSH，PRL

118. 治疗腺垂体功能减退时，应首先补充的激素是
A. ACTH　　　　　　　　B. 糖皮质激素
C. 甲状腺激素　　　　　　D. 性腺激素
E. 生长激素

119. 患者因库欣病行垂体腺瘤切除术后 1 年，需要定期随访的指标是
A. ^{131}I 吸收率
B. T_3、T_4 水平
C. 尿 17 羟、尿 17 酮水平
D. 全天血糖监测
E. 血浆皮质醇节律

120. 垂体危象发生时，下列哪一组临床表现不可能同时出现
A. 低血糖、高热或低温、水中毒、恶心、呕吐
B. 循环衰竭、高热或低温、谵妄
C. 高血糖、恶心呕吐、循环衰竭

D. 低血压、低血糖、电解质紊乱
E. 精神症状、昏迷、水中毒

121. 垂体大腺瘤是指
A. 直径 >10cm 的肿瘤　　B. 直径 >10μm 的肿瘤
C. 直径 >5cm 的肿瘤　　　D. 直径 >10mm 的肿瘤
E. 直径 >5mm 的肿瘤

122. 可用于评价肢端肥大症治疗是否有效的结果是
A. SS↑　　　　　　　　　B. GHRH↑
C. CRH↑　　　　　　　　D. GH↑
E. IGF↓

123. Sheehan 综合征患者各靶腺功能均减退，替代治疗应先补充的是
A. 性激素　　　　　　　　B. 甲状腺激素
C. 糖皮质激素　　　　　　D. ACTH
E. GnRH

124. 关于垂体瘤治疗的叙述，错误的是
A. 减轻或消除肿瘤占位病变的影响
B. 纠正肿瘤分泌过多激素
C. 尽可能保留垂体功能
D. 手术切除不是最好的治疗方法
E. 激素的替代治疗

125. 下列哪项不是垂体瘤术后的并发症
A. 暂时性尿崩症　　　　　B. 脑脊液鼻漏
C. 腺垂体功能减退　　　　D. 糖尿病
E. 感染

126. 闭经妇女，疑有垂体催乳素瘤，CT 示蝶鞍处疑有病变。下列检查结果中对确诊最有意义的是
A. 血生长激素 20μg/L　　B. 催乳素 20μg/L
C. 血生长激素 10μg/L　　D. 促卵泡激素 10μg/L
E. 以上都不是

127. 因产后大出血而引起的垂体功能减退症，最早出现的症状是
A. 闭经　　　　　　　　　B. 性欲减退
C. 无乳　　　　　　　　　D. 性腺萎缩
E. 生育能力丧失

128. 与生长激素缺乏性矮小症关系最密切的是
A. 特发性生长激素缺乏性矮小症
B. 遗传性生长激素缺乏性矮小症
C. 颅咽管瘤
D. 神经纤维瘤
E. 原发性 GH 不敏感综合征

129. 关于生长激素缺乏性矮小症的叙述，不正确的是
A. 生长速度极为缓慢

B. 成年后多保持童年体形和外貌

C. 智力发育一般正常

D. 成年身高一般不超过 130cm

E. 青春期性器官发育正常或不出现发育延迟

130. 垂体瘤的最终诊断取决于

A. 临床表现

B. 体格检查，尤其是神经系统检查

C. 各种垂体激素测定及其动态功能试验

D. 影像学检查

E. 病理检查

131. 患者，女，30 岁，停经 1 年余，疑诊催乳素瘤而进行血清催乳素检查，可确诊的结果是

A. <200μg/L   B. >200μg/L

C. >300μg/L   D. <300μg/L

E. <100μg/L

132. 通常腺垂体组织破坏多少时才出现临床症状

A. >10%   B. >30%

C. >50%   D. >75%

E. >95%

133. 禁水 – 加压素试验中注射加压素后尿渗透压升高，可见于

A. 正常人   B. 精神性烦渴

C. 肾性尿崩症   D. 中枢性尿崩症

E. 慢性肾脏疾病

134. 男性，55 岁，头痛一年余，两个小时前突然出现剧烈头痛，**MRI** 检查如图所示，最可能的诊断为

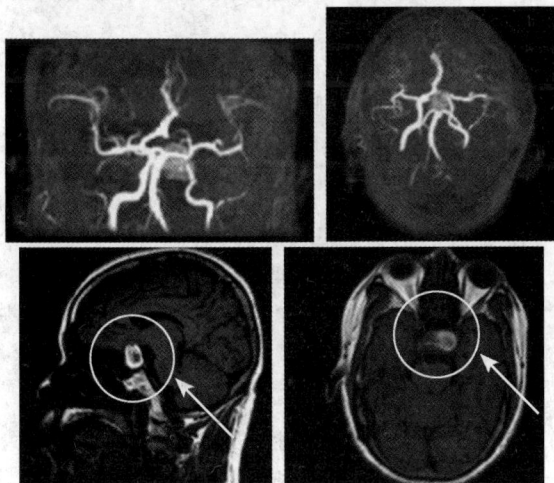

A. 垂体瘤   B. 脑膜瘤

C. 颅咽管瘤   D. 垂体瘤并卒中

E. 动脉瘤

135. 下列不是下丘脑综合征表现的是

A. 两性畸形   B. 肢端肥大症

C. 性腺发育不全   D. 尿崩症

E. 嗅觉减退

136. 催产素主要产生的部位是

A. 神经垂体（垂体后叶）

B. 腺垂体（垂体前叶）

C. 卵巢

D. 下丘脑室旁核

E. 下丘脑正中隆突

137. 神经垂体（垂体后叶）分泌的激素有

A. 抗利尿激素（ADH）

B. 催乳素（PRL）

C. 催产素（OXT）

D. β – 促脂素（β – LPH）

E. 以上都不是

138. 下列不是下丘脑神经细胞分泌的激素是

A. GHIH   B. TRH

C. LRH   D. TSH

E. GnRH

139. 下丘脑肽类能神经细胞分泌释放及抑制两组激素（因子），调节垂体激素的合成和分泌，其中以抑制性调节为主者是

A. 卵泡刺激素（FSH）

B. 促肾上腺皮质激素（ACTH）

C. 生长素（GH）

D. 催乳素（PRL）

E. 促甲状腺激素（TSH）

140. 下述哪种激素是由下丘脑产生的

A. 催乳素   B. 黄体生成素

C. 精氨酸加压素   D. 促甲状腺素

E. 黑色素细胞刺激素

141. 关于抗利尿激素的叙述，错误的是

A. 由下丘脑前部视上核和室旁核合成

B. 沿视上垂体束和视旁垂体束运输

C. 贮存在垂体后叶

D. 参与血压、血容量和血浆渗透压的调节

E. 损伤下丘脑的视上核和室旁核时，可发生部分性尿崩症

142. 生长激素瘤多见于

A. 下丘脑   B. 垂体前叶

C. 垂体后叶   D. 脑膜

E. 脑室

143. 垂体门脉系统损伤时，不减少或升高的激素是

A. 促性腺激素   B. 促甲状腺激素

C. 催乳素 D. 促肾上腺皮质激素

E. 抗利尿激素

C. 肾小管性酸中毒 D. 肾性尿崩症

E. 中枢性尿崩症

144. 患者，女，30 岁，经蝶窦行垂体催乳素瘤手术 2 个月，放疗后 1 个月，血催乳素 123μg/L，最适合的治疗是

A. 左旋多巴治疗 B. 溴隐亭治疗

C. 赛庚啶治疗 D. 再次放疗

E. 行经额垂体瘤手术

145. 下列哪种激素是由腺垂体合成的

A. ADH B. CRF

C. LRH D. ACTH

E. SS

146. 中枢性尿崩症的特征性表现是

A. 多尿，多饮，烦渴

B. 多饮但工作忙时不明显

C. 饮水少时尿量减少

D. 喜饮凉水，饮水量昼夜不变

E. 消瘦，乏力

147. 下列有关催乳素瘤的说法，正确的是

A. 该肿瘤可向不同方向扩展，引起视野缺损等后果，首选手术摘除，早发现、早治疗

B. 用多巴胺抑制剂可获得良好疗效，不一定要手术

C. 用多巴胺增效剂，使用时一般从小剂量开始

D. 测定血清催乳素水平 > 100ug/L，一定是催乳素瘤

E. 常为大腺瘤

148. 8 岁男孩，身高 94cm，学习成绩佳，营养中等，查双手腕骨 X 线提示 4 岁腕龄，该男童可能患有

A. 呆小病 B. 垂体性侏儒

C. 巨人症 D. 骨软化症

E. Addison 病

149. 患者，男，59 岁，因口渴、多饮，体检发现空腹血糖 9.0mmol/L 就诊，门诊查体发现皮肤粗厚、鼻宽舌大、唇肥厚、下颌增大前突，再追问患者鞋码增加。据此考虑该患者可能的诊断是

A. 肢端肥大症和糖尿病

B. 巨人症

C. Cushing 综合征

D. 糖耐量减退

E. 侏儒症

150. 患者，男，17 岁。多尿、烦渴、多饮月余。多次查尿比重 <1.005，禁水试验尿比重不升高，但加压素试验尿比重、尿渗透压增加。最可能的诊断是

A. 精神性烦渴 B. 慢性肾衰竭

151. 可引起继发性腺垂体功能减退症的是

A. 垂体大腺瘤

B. 席汉（Sheehan）综合征

C. 真菌性垂体脓肿

D. 垂体卒中

E. 外伤性垂体柄断裂

152. 患者，女，36 岁。7 年前分娩时因失血过多晕厥，产后无乳汁，闭经 3～4 伴怕冷乏力，体位性低血压，餐前经常手抖，心悸，有饥饿感。查体：消瘦，嗓音低哑，毛发稀疏，双乳房萎缩，BP 80/50mmHg，血糖 3.5mmol/L（正常 3.68～6.12mmol/L），血皮质醇、雌二醇均低，FSH、LH 下降，B 超示子宫体积小。最可能的临床诊断是

A. Addison 病

B. 卵巢功能早衰

C. 原发性性腺功能低减

D. 席汉综合征

E. 黏液性水肿

153. 患者，女，30 岁。因"闭经 - 溢乳半年余"入院，实验室检查：血雌二醇正常范围低值，血催乳素 210μg/L，最可能的诊断是

A. 子宫源性闭经 B. 卵巢性闭经

C. 下丘脑 - 垂体性闭经 D. 催乳素瘤

E. 以上都不是

154. 因垂体瘤占位效应造成垂体前叶激素分泌不足的先后顺序是

A. ACTH，TSH，促性腺激素

B. ACTH，促性腺激素，FSH

C. TSH，ACTH，促性腺激素

D. 促性腺激素，ACTH，TSH

E. 促性腺激素，TSH，ACTH

155. 胰岛素低血糖兴奋试验用于诊断的疾病是

A. 生长激素缺乏 B. 原发性醛固酮增多症

C. 催乳素瘤 D. Cushing 病

E. 嗜铬细胞瘤

156. 有关催乳素瘤，下列说法正确的是

A. 女性主要是嫌色细胞癌

B. 引起闭经、溢乳，不引起压迫症状

C. 催乳素水平多在 100～200μg/L

D. 为最常见的垂体肿瘤

E. 治疗可选用 5 - 羟色胺抑制药溴隐亭

157. 下丘脑渗透压感受区可感受到的血浆渗透压变化是

A. 0.50%　　　　　　　B. 1%

C. 1%～2%　　　　　　D. 2%

E. 3%

158. 垂体瘤向两侧生长易引起的临床表现是

A. 尿崩症　　　　　　　B. 动眼神经麻痹

C. 颞侧偏盲　　　　　　D. 行为异常

E. 脑脊液鼻漏

159. 有关垂体瘤的叙述，错误的是

A. ACTH 瘤常为微腺瘤，引起 Cushing 病

B. 单一糖蛋白激素 β 亚单位具有生物活性

C. 促性腺激素瘤少见，可引起性腺功能亢进

D. 停经－泌乳综合征多为 PRL 瘤所致

E. Nelson 综合征多为嗜碱性细胞瘤，双肾上腺切除后发生

160. 有关生长激素肿瘤的叙述，不正确的是

A. 生长激素瘤可与催乳素瘤同时存在

B. 巨人症或肢端肥大症绝大多数由垂体前叶生长细胞肿瘤引起

C. IGF－1 可反应 24 小时总体 GH 水平，是筛选活动性病变的观察指标

D. 异源性 GH 瘤少见

E. IGF－1 水平变化不能作为疗效判断指标

161. 下丘脑与垂体的联系是

A. 前叶为神经联系，后叶为血管联系

B. 前叶为血管联系，后叶为神经联系

C. 前叶为神经－血管联系，后叶为神经联系

D. 前叶为神经联系，后叶为神经－血管联系

E. 前叶后叶均为神经－血管联系

162. 关于垂体侏儒症的诊断，说法错误的是

A. 不能依据 GH 基础值诊断

B. 要做左旋多巴兴奋试验，GH 水平不能达到 5～10μg/L

C. 明确诊断至少需做 2 种兴奋试验，以免假阴性反应

D. 血清生长介素又称胰岛素样生长因子－1，多数无改变

E. GRH 兴奋试验有助于鉴别是否为下丘脑性

163. 对于生长激素缺乏性矮小症伴有甲状腺功能减退的治疗，下列说法正确的是

A. 先予 GH，待起效后再给予甲状腺激素

B. 同时给予 GH 和甲状腺激素

C. 先给予甲状腺激素，再给予 GH 治疗

D. 只需给予 GHRH 治疗

E. 补足生长激素后，甲状腺功能自然好转

164. 垂体瘤直径达到多大即可压迫鞍隔而引起严重头痛

A. >0.1cm　　　　　　B. >0.5cm

C. >1cm　　　　　　　D. >2cm

E. >3mm

165. 下列哪项试验有助于诊断下丘脑功能紊乱

A. TSH 兴奋试验　　　　B. 胰岛素耐量试验

C. 钠－钾平衡试验　　　D. 可乐定试验

E. ACTH 兴奋试验

166. 治疗催乳素瘤首选的方法是

A. 手术治疗　　　　　　B. 放射治疗

C. 药物治疗　　　　　　D. 替代治疗

E. 手术＋放射治疗

167. 分泌血管升压素的部位是

A. 垂体前叶　　　　　　B. 漏斗柄

C. 下丘脑的视上核　　　D. 垂体后叶

E. 垂体柄

168. 淋巴细胞性垂体炎的病理学特征是大量炎症细胞弥漫性浸润腺垂体组织，主要的炎症细胞是

A. CD4⁺T 淋巴细胞　　　B. B 淋巴细胞

C. 浆细胞　　　　　　　D. 嗜酸性粒细胞

E. 巨细胞

169. 对诊断垂体瘤价值较大的检查是

A. 垂体激素的测定　　　B. 多体层 X 线摄片

C. CT　　　　　　　　　D. MRI

E. 动态功能试验

170. 最常用的有助于诊断垂体性尿崩症的试验是

A. 禁水－加压素试验

B. 高渗盐水试验

C. 血、尿渗透压检查

D. 血浆 AVP 测定

E. AVP 抗体和抗 AVP 细胞抗体测定

171. 巨人症和肢端肥大症的最常见症状和体征为

A. 肢体粗大　　　　　　B. 下颌骨增大

C. 出汗过多　　　　　　D. 关节痛

E. 腕管综合征

172. 催乳素瘤鞍区病变首选的影像学检查是

A. MRI 检查　　　　　　B. CT 检查

C. PET 检查　　　　　　D. B 型超声检查

E. X 线检查

173. 胰岛素耐受性试验是评价下丘脑－垂体－肾上腺轴功能是否完整的金标准，在试验中皮质醇水平达到多少可以排除肾上腺皮质功能减退症

A. >350nmol/L　　　　　B. >400nmol/L

C. >450nmol/L   D. >500nmol/L

E. >550nmol/L

C. GnRH↑   D. GHRH↑

E. GH↑

174. 提示垂体腺瘤有激素分泌功能的表现是

A. 双颞侧头痛   B. 脑脊液鼻漏

C. 视野缺损   D. 眼睑下垂

E. 手足增大

175. 中枢性尿崩症（CDI）的常见病因是

A. 头颅外伤及垂体、下丘脑手术

B. 肉芽肿

C. 组织细胞增多症

D. 感染性疾病

E. 主动脉、冠状动脉搭桥术

176. 严重的腺垂体功能减退症易发生低血糖，主要是因为缺乏

A. PRL、LH   B. PRL、TSH

C. PRL、ACTH   D. GH、ACTH

E. GH、TSH

177. 因垂体催乳素腺瘤导致的高催乳素血症，长期不予治疗可发生

A. 高血压   B. 低钾血症

C. 骨质疏松症   D. 低蛋白血症

E. 贫血

178. 高催乳素血症的首选治疗药物为

A. 赛庚啶   B. 溴隐亭

C. 奥曲肽   D. 酮康唑

E. 雌激素

179. 腺垂体功能减退症危象最常见的诱发因素是

A. 过度劳累   B. 感染性疾病

C. 服用镇静剂   D. 激素替代治疗中断

E. 蝶鞍区放射治疗

180. 偏盲型视野缺损常见于

A. 糖尿病性视盘水肿

B. Graves 病浸润性突眼

C. 嗜铬细胞瘤阵发高血压眼底出血

D. 垂体腺瘤向鞍上发展

E. 席汉（Sheehan）综合征垂体坏死

181. 由内分泌疾病原因引起尿量增多的是

A. 摄水过多   B. 急性肾衰多尿期

C. 应用利尿剂   D. 中枢性尿崩症

E. 肾结石

182. 可用于筛选肢端肥大症和评估疾病活动性的检查结果是

A. IGF-1↑   B. SS↑

183. 因抗利尿激素分泌不足导致的多尿见于

A. 糖尿病   B. 精神性烦渴

C. 原醛症   D. 中枢性尿崩症

E. 原发性甲旁亢

184. 锂剂中毒所致肾性尿崩症的治疗方法为

A. 纠正电解质紊乱

B. 停用锂剂

C. 限制钠盐摄入

D. 使用氢氯噻嗪

E. 使用阿米洛利

185. 临床确诊肢端肥大症和巨人症的金标准是

A. 血清 GH 测定

B. 垂体 MRI 检查

C. 口服葡萄糖 GH 抑制试验

D. 胸部和腹部 CT 检查

E. 血清胰岛素样生长因子-1（IGF-1）测定

186. 腺垂体功能减退症最常见的表现是

A. 性腺功能减退综合征

B. 甲减综合征

C. GH 缺乏

D. TSH 缺乏

E. 单纯催乳素（PRL）缺乏

187. 下丘脑综合征患者出现意识改变、嗜睡、低体温时，病变的部位为

A. 视前区   B. 下丘脑前部视前区

C. 下丘脑前部   D. 下丘脑后部

E. 视上核、室旁核

188. 导致获得性腺垂体功能减退症最常见的原因是

A. 先天性腺垂体发育不全

B. 垂体肿瘤

C. 感染、浸润性病变

D. 垂体缺血性坏死

E. 空泡蝶鞍综合征

189. 生长激素激发试验中，确诊腺垂体功能减退症的金标准是

A. 胰岛素耐受性试验

B. 精氨酸刺激试验

C. 快速 ACTH（250μg）兴奋试验

D. 生长激素运动试验

E. 左旋多巴试验

190. 血、尿渗透压降低常见于

A. 中枢性尿崩症　　　B. 甲亢

C. 甲旁亢　　　D. 糖尿病

E. 肾结石

191. 与腺垂体功能减退症临床表现无关的是

A. 垂体激素缺乏的程度

B. 垂体激素缺乏的种类

C. 垂体激素水平下降的速度

D. 相应靶腺的萎缩程度

E. 甲减的程度

192. 肢端肥大症首选的影像学检查为

A. 垂体 CT　　　B. 颅骨 X 线

C. 垂体 MRI　　　D. 胸部和腹部 CT

E. 正电子断层扫描（PET）

193. 促甲状腺激素瘤特征性的实验室检查结果是

A. 血 TSH 和甲状腺激素水平同时升高

B. 血 TSH 和甲状腺激素水平均不变

C. 血 TSH 升高的同时甲状腺激素水平下降

D. 血 TSH 升高的同时甲状腺激素水平不变

E. 血 TSH 不变，甲状腺激素水平升高

194. 关于腺垂体功能减退症患者治疗的叙述，不正确的是

A. 尽快给患者补充肾上腺皮质激素

B. 补充甲状腺激素需从小剂量开始

C. 禁用或慎用麻醉剂

D. 生育年龄女性可以用人工周期疗法

E. 垂体危象时应首先补充大剂量糖皮质激素

195. 不属于垂体腺瘤术后并发症的是

A. 一过性尿崩症　　　B. 脑脊液漏

C. 脑膜炎　　　D. 糖尿病

E. 视力损伤

196. 人体内最重要的内分泌腺是

A. 垂体　　　B. 性腺

C. 甲状腺　　　D. 肾上腺

E. 甲状旁腺

197. 影像学诊断垂体催乳素瘤最有价值的检查方法是

A. 垂体激素的测定

B. 多体层 X 线摄片

C. CT 检查

D. 鞍区 MRI 薄扫与增强

E. 动态功能试验

198. 催乳素瘤的首选治疗药物是

A. 卡麦角林　　　B. 溴隐亭

C. 喹高利特　　　D. 培高利特

E. 麦角乙脲

199. 关于 Sheehan 综合征的叙述，不正确的是

A. 男女均易发生骨质疏松

B. 因产后大出血所致

C. 表现为胡须、阴毛和腋毛稀少

D. 皮肤色素加深

E. 表现为性欲减退、阳痿、睾丸萎缩

200. 关于尿崩症的禁水试验的叙述，不正确的是

A. 禁水试验时，如患者有多尿，血压明显下降时，应停止试验并饮水

B. 尿崩症患者在禁水后体重下降 >3%，严重者可有血压下降、烦躁等症状

C. 肾性尿崩症患者在禁水后尿液不能浓缩，注射加压素仍无反应

D. 禁水试验后，部分性尿崩症患者尿渗透压低于血渗透压

E. 正常人禁水后体重、血压、血浆渗透压变化不大，尿渗透压可大于 $800\text{mOsm}/(\text{kg}\cdot\text{H}_2\text{O})$

201. 生长激素缺乏性矮小症的重要临床特征是

A. 身材矮小　　　B. 营养良好

C. 生长缓慢　　　D. 智力正常

E. 稚气面容

202. 空泡蝶鞍综合征的临床表现中，最常见的是

A. 头痛　　　B. 视力减退

C. 视野缺损　　　D. 脑脊液鼻漏

E. 良性颅内压增高症

203. 通常腺垂体组织破坏达多少时，可有严重腺垂体功能减退的症状

A. >10%　　　B. >30%

C. >50%　　　D. >75%

E. >95%

204. 出现下列何种情况时，GH（生长激素）兴奋试验有助于明确病因

A. 身材矮小　　　B. 身材高大

C. 消瘦　　　D. 肥胖

E. 闭经

205. 垂体后叶素试验阳性提示

A. 肾性尿崩症　　　B. 神经性多饮

C. 糖尿病　　　D. 中枢性尿崩症

E. 甲亢

206. 腺垂体分泌的激素不包括

A. 促甲状腺激素

B. 促肾上腺皮质激素

C. 生长激素

D. 抗利尿激素

E. 黑素细胞刺激素

207. 与肢端肥大症高血压无关的因素是

A. 血浆肾素活性低

B. 肾小管重吸收加强

C. 水钠潴留

D. 细胞外容量增加

E. 高胰岛素血症

208. 因产后腺垂体坏死及萎缩所致腺垂体功能减退症，临床表现不包括

A. 畏寒

B. 长期闭经，不育

C. 产后无乳，乳房萎缩

D. 极度疲乏

E. 皮肤色素沉着

209. 关于垂体性侏儒症的辅助检查的叙述，正确的是

A. 血 GH 基础值和空腹值常很低，可以与正常值区分

B. 不能单靠 GH 基础值诊断

C. 可以依靠身高和难产史并排除颅内器质性病变进行诊断

D. 鞍区高分辨 CT 扫描或 MRI 检查可明确 GHD 病因

E. 诊断标准为两项试验 HGH 峰值低于 5μg/L 者为完全性 GHD

210. 奥曲肽适合用于治疗肢端肥大症，其最严重的不良反应是

A. 食欲不振 　　B. 胆结石

C. 恶心、呕吐 　　D. 腹痛、腹泻

E. 流感样症状

211. 关于胰岛素耐受性试验（ITT）的叙述，不正确的是

A. 又称胰岛素低血糖激发试验

B. 是评价下丘脑 – 垂体 – 肾上腺轴功能是否完整的金标准

C. 按 0.05~0.15U/kg 体重静脉注射胰岛素，血糖 < 2.2mmol/L

D. 有心脏疾病和癫痫患者也可以行此试验

E. 在试验中皮质醇水平 > 550nmol/L（20g/dl）可以排除肾上腺皮质功能减退症

212. 患者，女，51 岁。因头痛 1 年多，2 小时前突发剧烈头痛入院。**MRI** 检查如下图所示。患者最可能诊断为

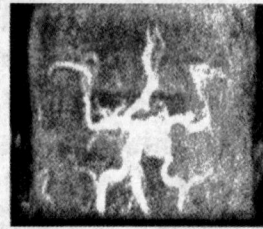

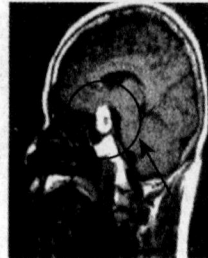

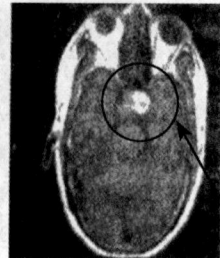

A. 动脉瘤 　　　　　B. 垂体瘤

C. 颅咽管瘤 　　　　D. 脑膜瘤

E. 垂体瘤并卒中

213. 患者，女，34 岁。月经量进行性减少，现闭经半年，泌乳 3 个月。首选的检查项目应是

A. 孕激素试验 　　　B. 血 HCG 测定

C. 血 PRL 测定 　　　D. 性激素测定

E. 血常规

214. 患者，女，29 岁，妊娠 5 个月，1 年前诊断为催乳素大腺瘤，肿瘤直径≥10mm。该患者此时可采取的治疗方法为

A. 使用大剂量类固醇 　　B. 使用溴隐亭

C. 经蝶手术治疗 　　　　D. 早期引产

E. 使用培高利特

215. 患者，女，35 岁。继发性闭经 2 年，婚后 3 年未孕，查体为双侧泌乳，血 PRL 800μg/L，磁共振检查垂体有 2.0cm 的占位病变，诊断为垂体催乳素大腺瘤，继发闭经、不育。宜采用的治疗措施为

A. 手术切除垂体腺瘤

B. 放射治疗垂体腺瘤

C. 应用多巴胺受体激动剂溴隐亭

D. 人工周期恢复月经

E. 输血

216. 患儿，男，12 岁。出生时正常，智力良好，家长发现其自幼生长比其他儿童慢，最近与同班同学相比差异更大。查体：身高 110cm，体重 20kg，心、肺、腹（－），双睾丸较同龄人小，声音细脆。经检查发现胰岛素低血糖兴奋试验出现异常。该患儿最可能的诊断是

A. Laron 侏儒症 　　　B. 垂体性侏儒症

C. 克汀病性侏儒症 　　D. 体质性侏儒症

E. 青春期延迟症

217. 患者，男，48 岁。性欲减退、阳痿 4 年。近 2 年轻度头痛。MRI 检查发现高 2.8cm 垂体大腺瘤，压迫视神经交叉，浸润左侧海绵窦。第 2 天晨取血查垂体及其靶腺功能后，接受 γ 刀垂体外照射放射治疗。5 天后化验报告示血睾酮水平 0.7mmol/L，FSH 及 LH 均 < 2mU/L，血 PRL、GH、ACTH 及 TSH、T₃、T₄ 水平均无特殊。诊断为垂体无功能性大腺瘤。该患者治疗方法为

A. 用睾酮类药物替代治疗后再放射治疗

B. 全量放疗

C. 首选溴隐亭等多巴胺受体激动剂治疗

D. 手术治疗，术后加用放射治疗

E. 无功能性垂体腺瘤可暂不处理，观察 1~2 年

218. 患者，女，35 岁。9 年前分娩后出现无乳、闭经、食欲缺乏、怕冷、面色苍白、毛发脱落。最可能的诊断是

A. 腺垂体功能减退症

B. 原发性甲减

C. 神经性厌食症

D. 肾上腺皮质功能减退症

E. 贫血

219. 患者，女，35 岁。1 年来体重进行性增加，呈向心性肥胖，血皮质醇增高，垂体磁共振显像有微腺瘤。首选的治疗方法为

A. 垂体放射治疗

B. 经蝶窦切除垂体微腺瘤

C. 肾上腺切除

D. 调节神经递质药物治疗

E. 肾上腺皮质激素合成阻滞药物治疗

220. 患者，女，34 岁。2 年前分娩时发生出血性休克，至今无月经。表现为畏寒、嗜睡、性欲低下。妇科检查：子宫明显小于正常。引起该患者闭经的病变部位是

A. 甲状腺　　　　　B. 子宫

C. 卵巢　　　　　　D. 垂体

E. 下丘脑

221. 患者，女，18 岁。因原发性闭经就诊。查体：女性体态，双乳 Ⅲ 期（乳核大于乳晕），触发泌乳征（＋）。化验：血雌二醇低，血催乳素水平 210μg/L。头颅 CT 正常，B 超示子宫体积小。该患者最可能的诊断是

A. 子宫源性闭经

B. 卵巢性闭经

C. 下丘脑垂体性闭经

D. 垂体催乳素微腺瘤

E. 以上都不是

222. 患者，女，42 岁。闭经 4 年，查体发现双侧乳房触之溢乳。该患者首选的检测指标是

A. FSH　　　　　　B. TSH

C. GH　　　　　　D. ACTH

E. PRL

223. 患者，女，35 岁。6 年前分娩，分娩后无乳汁分泌，毛发稀疏，患肺炎不发热，现出现恶心、呕吐、神志不清、浅昏迷。该患者可诊断为

A. 垂体危象　　　　B. 甲亢危象

C. 肾上腺危象　　　D. 酸中毒昏迷

E. 神经性厌食症

二、多选题：每道试题由 1 个题干和 5 个备选答案组成，题干在前，选项在后。选项 A、B、C、D、E 中至少有 2 个正确答案。

224. 关于 ACTH 分泌的叙述，正确的有

A. 应激情况下分泌增加

B. 受下丘脑分泌的 CRH 调节

C. 存在清晨渐低午夜增高的昼夜节律

D. 受皮质醇的负反馈调节

E. 存在脉冲式分泌（阵发性）

225. 儿童生长激素缺乏性矮小症，用生长激素治疗的目标包括

A. 使儿童身高达到正常

B. 使儿童尽早发育

C. 调节儿童的代谢与人体组成成分

D. 增强儿童的自信心

E. 诊断性治疗

226. 在病史与体格检查方面，与 GHD 无关的有

A. 新生儿低血糖及新生儿黄疸期延长

B. 有偏食者

C. 头部外伤或中枢神经系统感染

D. 有家族史和（或）有一位家庭成员是现症患者

E. 中线颅面畸形

227. 治疗生长激素瘤的药物包括

A. 溴隐亭　　　　　B. 卡麦角林

C. 奥曲肽　　　　　D. 米托坦

E. 兰乐肽

228. 下丘脑分泌的催乳素释放抑制因子有

A. 多巴胺

B. γ－氨基丁酸

C. 促甲状腺激素释放激素

D. 血管活性肠肽

E. 催乳素释放肽

229. 低促性腺激素性腺功能减退症的治疗措施包括

A. 促性腺激素治疗 B. 外周性激素治疗

C. GnRH 脉冲治疗 D. 心理咨询

E. 肺功能检查

230. 各种病变累及下丘脑导致下丘脑综合征时，可出现的临床表现有

A. 体温异常

B. 缺乏饱腹感，常常因暴食而体重显著增加

C. 多汗或无汗

D. 全垂体功能减退

E. 嗜睡

231. 空泡蝶鞍综合征常见的原因包括

A. 垂体瘤手术后 B. 垂体肿瘤梗死

C. Sheehan 综合征 D. 淋巴细胞垂体炎

E. 先天性鞍膈发育缺陷

232. 垂体生长激素腺瘤常见的临床表现包括

A. 面貌粗陋、手足粗大、身材高大

B. 视野双颞侧偏盲

C. 多尿、烦渴和多饮等中枢性尿崩症表现

D. 可能出现垂体卒中的临床表现

E. 睡眠呼吸暂停综合征相关临床表现

233. 下列临床表现和检查中，支持儿童青少年垂体生长激素缺乏的是

A. 身高低于同性别同年龄正常人群身高的第三百分位

B. 生长速度低于同年龄正常儿童青少年生长速度

C. 骨龄显著落后

D. 智力低下

E. GH 兴奋试验不能刺激至 10ng/ml 以上

234. 下丘脑综合征的临床表现有

A. 多饮、多尿 B. 嗅觉丧失

C. 性功能障碍 D. 厌食或暴饮暴食

E. 间断高热

235. 关于引起高 PRL 血症的病因，正确的是

A. 原发性甲状腺功能减退症

B. 甲氧氯普胺

C. 氯丙嗪

D. 雌激素或长期口服避孕药物

E. 应激

236. 属于低促性腺素性功能减退症的是

A. Kallmann 综合征

B. Klinefelter 综合征

C. Prader Willi 综合征

D. Turner 综合征

E. 先天性肾上腺发育不良（DAX - 1 缺陷）

237. 可导致成人腺垂体功能减退的有

A. 头颅外伤 B. 淋巴细胞垂体炎

C. 产后大出血 D. 垂体卒中

E. 鞍区放射治疗

238. 下列符合 Sheehan 综合征表现和实验室检查的有

A. 血中 T_3、T_4 下降

B. 血清皮质醇下降

C. 视野狭窄

D. 闭经、腋毛、阴毛脱落

E. 常有产后大出血史

239. 腺垂体功能减退症时，最早出现缺乏的激素有

A. 促性腺激素 B. 生长激素

C. 催乳素 D. 促甲状腺激素

E. 促肾上腺皮质激素

240. 关于腺垂体功能减退症的治疗，下列说法正确的有

A. 应针对病因治疗，对于肿瘤等颅内占位性病变必须通过手术、放疗和化疗等措施首先解除压迫及破坏作用，减轻和缓解颅内高压症状

B. 腺垂体功能减退症采用相应靶腺激素替代治疗达到满意疗效后宜缓慢阶梯减量直至停药

C. 腺垂体功能减退症患者在遇到手术、外伤、感染等应激情况时要适量增加糖皮质激素量

D. 腺垂体功能减退症患者进行替代治疗时，应先补给糖皮质激素，然后再补充甲状腺激素

E. 对于垂体性侏儒症患者必须先补给盐皮质激素，然后再补充生长激素，但应防止肿瘤生长

241. 下列关于生长激素缺乏性矮小症的说法，正确的有

A. 躯体生长迟缓，成年身高一般不超过130cm

B. 成年后多保持童年体形和外貌，常有营养不良的表现

C. 成年后常有性器官不发育或第二性征缺乏

D. 智力多无异常，但常有心理精神方面的障碍

E. X 线摄片可见骨龄幼稚，骨化中心发育迟缓，骨骺久不融合

242. 下列关于尿崩症的说法，正确的有

A. 尿崩症可发生于任何年龄，但以青少年为多见

B. 尿崩症的发病无明显性别差异，男女之比约为1：1

C. 当尿崩症合并腺垂体功能不全时，尿崩症症状反而会减轻，糖皮质激素替代治疗后症状再现或

加重

D. 禁水试验的结果是诊断尿崩症的可靠指标

E. 禁水 – 加压素试验可用来鉴别中枢性尿崩症和肾性尿崩症

243. 下列关于血管升压素分泌失调综合征的说法，正确的有

A. 部分肺燕麦细胞癌患者有 SIADH 的表现，但 X 线检查可以正常

B. 将可疑患者每天摄水量限制为 0.6～0.8L，如在 2～3 天内体重下降 2.3kg，低钠血症与低渗血症被纠正，尿钠排出明显降低，则对 SIADH 有诊断意义

C. SIADH 是否消失可作为肿瘤治疗是否彻底的佐证

D. 严重 SIADH 患者伴有神志错乱、惊厥或昏迷时，可静脉输注 3% 的高渗氯化钠溶液迅速纠正低钠血症以缓解症状

E. 地美环素可以用来治疗 SIADH

244. 可引起高催乳素血症和溢乳的药物是

A. 氯丙嗪   B. 甲氧氯普胺（胃复安）

C. 雌激素   D. 甲基多巴

E. 组胺

245. 下列哪些疾病不属于低促性腺激素性性功能减退症

A. 催乳素瘤

B. 病毒性睾丸炎

C. 肥胖生殖无能综合征

D. 围绝经期综合征

E. 隐睾症

246. 下列哪些激素属于下丘脑激素

A. 生长激素释放激素

B. 促性腺激素释放激素

C. 生长抑素

D. 多巴胺

E. 促肾上腺激素

247. 席汉综合征可能的临床表现有

A. 内生殖器萎缩

B. 皮肤黏液性水肿

C. 产后乳汁缺少或缺如

D. 皮肤色素加深

E. 胡萝卜素色素沉着

248. 为明确诊断 GH 缺乏性侏儒症，需做的兴奋试验有

A. 胰岛素低血糖兴奋试验

B. 精氨酸兴奋试验

C. 左旋多巴兴奋试验

D. 可乐定兴奋试验

E. GHRH 兴奋试验

249. 关于垂体催乳素瘤的叙述，正确的是

A. 男女均可发病，女性多见

B. 可压迫第Ⅲ对脑神经而引起面部感觉异常

C. 多为微腺瘤

D. 妊娠可促进催乳素瘤生长

E. 血清 PRL 一般 > 200μg/L

250. 下列有关 HCG 兴奋试验的说法，正确的是

A. 正常人血睾酮明显增高

B. 正常人血睾酮明显降低

C. 低促性腺激素性性腺功能减退者血睾酮明显增高

D. 低促性腺激素性性腺功能减退者血睾酮明显降低

E. 高促性腺激素性性腺功能减退者血睾酮无明显增高

251. 如静脉注射 TSH，下述激素测定结果支持原发病变在垂体的是

A. TH↑ TSH↑   B. TH↑ TSH↓

C. TH↓ TSH↓   D. TH↓ TSH↑

E. TH↑ TSH 正常

252. 下丘脑分泌的激素是

A. 促甲状腺激素释放激素（TRH）

B. 促甲状腺激素（TSH）

C. 抗利尿激素（ADH）

D. 生长激素（GH）

E. 催乳素（TRL）

253. 由垂体分泌的激素有

A. 促肾上腺皮质激素

B. 抗利尿激素

C. 促甲状腺素

D. 黑素细胞刺激素释放因子

E. 黄体生成素

254. 抗利尿激素（ADH）的主要作用是使水分重吸收增加，尿浓缩为高渗液，从而调节体内的

A. 水总量

B. 有效血容量

C. 渗透压

D. 血压及各种电解质浓度

E. 血糖水平

255. 垂体前叶功能亢进可表现为

A. 巨人症和肢端肥大症

B. 甲亢

C. Cushing 病

D. Simmond 病

E. 甲状旁腺功能亢进

256. 以下属于下丘脑综合征表现的是
- A. 两性畸形
- B. 肢端肥大症
- C. 性腺发育不全
- D. 尿崩症
- E. 嗅觉减退

257. 关于垂体瘤的手术治疗，说法正确的是
- A. 当垂体瘤向鞍上生长压迫视神经交叉时，可经蝶显微外科手术
- B. 当垂体瘤向鞍上生长引起视神经受压时，可经额手术
- C. 当垂体瘤向鞍下生长至蝶窦内者，可经额手术
- D. 当垂体瘤向鞍上、鞍下生长时，均可用经额手术
- E. 当垂体瘤向鞍下生长至蝶窦内者，可经蝶显微外科手术

258. 垂体瘤术后的并发症包括
- A. 暂时性尿崩症
- B. 脑脊液鼻漏
- C. 腺垂体功能减退
- D. 糖尿病
- E. 感染

259. 可引起抗利尿激素分泌失调综合征（SIADH）的情况有
- A. 小细胞未分化肺癌
- B. 呼吸系统疾病
- C. 神经系统疾病
- D. 遗传性尿崩症
- E. 环磷酰胺

260. PIT_1 和 $PROP_1$ 基因突变可使哪些内分泌细胞发育障碍导致相应激素分泌障碍
- A. 促性腺激素（GnH）
- B. 生长激素（GH）
- C. 催乳素（PRL）
- D. 促甲状腺素（TSH）
- E. 促肾上腺皮质激素（ACTH）

261. 部分性尿崩症是指
- A. 禁水后尿量减少
- B. 禁水后尿比重增加，但多不超过 1.016
- C. 禁水后最大尿渗透压可超过血渗透压
- D. 禁水后，1 < 尿渗透压/血渗透压 < 1.5
- E. 禁水后最大尿渗透压不超过血渗透压

262. 促甲状腺激素释放激素分泌失常可引起的疾病有
- A. 下丘脑性甲亢
- B. 下丘脑性甲减
- C. 肢端肥大症
- D. 神经源性闭经
- E. 营养不良症

263. 催乳素瘤鞍区占位的临床表现包括
- A. 颅内压降低
- B. 视力下降
- C. 视野缺损
- D. 癫痫发作
- E. 脑积液鼻漏

264. 下列哪些药物可用来治疗巨人症和肢端肥大症
- A. 兰乐肽
- B. 卡麦角林
- C. 溴隐亭
- D. 奥曲肽
- E. 米托坦

265. 下丘脑综合征的表现有
- A. 两性畸形
- B. 肢端肥大症
- C. 精神障碍
- D. 尿崩症
- E. 体温调节异常

266. 垂体 TSH 瘤与 Graves 病的鉴别要点为
- A. 垂体 TSH 瘤患者血 TSH 水平正常或升高，未经治疗的 Graves 病患者血 TSH 水平显著降低甚至测不出
- B. 垂体 TSH 瘤患者血甲状腺自身抗体常常阴性，Graves 病患者多为阳性
- C. TSH 瘤患者可有头痛、视野缺损等表现，Graves 病患者则无
- D. TSH 瘤患者垂体影像学检查多为大腺瘤，Graves 病患者一般无阳性发现
- E. 以上均不正确

267. 腺垂体功能减退症 ACTH 缺乏时可出现的异常有
- A. 低血压
- B. 低血糖
- C. 稀释性低钠血症
- D. 低血钾
- E. 皮肤色素减退

268. GH 腺瘤经额手术的适应证有
- A. 肿瘤长入第三脑室伴脑积水及颅内压增高者
- B. 肿瘤向鞍外生长至前、中、后窝者
- C. 肿瘤出血伴颅内血肿或蛛网膜下腔出血者
- D. 前置型视交叉
- E. 肿瘤向鞍上扩展，但不呈哑铃形，未向鞍旁侵袭，影像学提示肿瘤质地松软者

269. 大部分垂体大腺瘤的患者都存在一种或多种垂体激素缺乏，其中最常见的是
- A. 促甲状腺素（TSH）
- B. 生长激素（GH）
- C. 卵泡刺激素（FSH）
- D. 黄体生成素（LH）
- E. 促肾上腺皮质激素（ACTH）

270. 下列关于巨人症的叙述，正确的是
- A. 发生于青春期前，因骨骺未融合，进而形成肢端肥大症
- B. 若缺乏促性腺激素，性腺不发育，骨骺不闭合，生长激素可持续加速长高
- C. 可表现为面部粗糙，手脚增厚增大，心、肺等内脏增大
- D. 若原有糖尿病可自然缓解
- E. 升高的 GH 水平可为糖负荷所抑制

271. 席汉综合征的临床表现有
- A. 围生期大出血
- B. 休克、昏迷
- C. 产后无乳汁分泌
- D. 皮肤色素加深
- E. 胡萝卜素色素沉着

272. 关于腺垂体功能减退症的甲状腺激素替代治疗，叙述不正确的是
- A. 应先补充肾上腺皮质激素后再补充甲状腺激素
- B. 替代治疗应从小剂量开始
- C. 替代治疗应从充足剂量开始
- D. 根据甲状腺素（T_4）水平调整剂量
- E. TSH 可以作为评估甲状腺激素替代治疗是否合适的指标

273. 下丘脑综合征的实验室检查方法有
- A. 脑脊液常规及生化检查
- B. TRH 兴奋试验
- C. GnRH 兴奋试验
- D. 颅骨 X 线平片
- E. 下丘脑、垂体及其靶腺激素检查

274. 巨人症和肢端肥大症的治疗目标有
- A. 严格控制生化指标
- B. 消除或者缩小肿瘤并防止其复发
- C. 防止病变对邻近结构的损毁
- D. 垂体功能的保留以及重建内分泌平衡
- E. 消除或减轻并发症，特别是心脑血管并发症、呼吸和代谢紊乱

275. 关于溴隐亭的说法，正确的有
- A. 属于多巴胺受体激动药
- B. 属于生长抑素类药物
- C. 抑制 PRL 分泌和肿瘤的生长
- D. 治疗肢端肥大症和某些 TSH 瘤
- E. 抑制 TSH 的分泌

276. 判断生长激素瘤手术达到了完全治愈的标准是
- A. 术后基础血浆 GH 较正常值增加 2 ～ 3 倍
- B. 多次 GH 测定的平均值 <1μg/L
- C. IGF－1 值在与年龄和性别相匹配的正常范围
- D. 随机 GH <1μg/L
- E. 没有接受药物治疗的患者中行葡萄糖 GH 抑制试验 GH <0.4μg/L

277. 生长激素的生理作用包括
- A. 血糖的外周利用减少
- B. 增加脂肪动员
- C. 儿童的生长速度减慢
- D. 增加骨密度
- E. 减少唾液酸浓度

278. 能为催乳素瘤提供有价值的定位诊断依据的是
- A. 免疫组化
- B. 腺垂体的评价
- C. 甲氧氯普胺（胃复安）试验
- D. 神经垂体功能的评价
- E. 促甲状腺素释放激素（TRH）兴奋试验

279. 关于尿崩症的预后，下列叙述正确的有
- A. 感染引起的一过性尿崩症可完全恢复
- B. 轻度脑损伤引起的一过性尿崩症可完全恢复
- C. 颅内肿瘤所致的继发性尿崩症可基本恢复
- D. 全身疾病所致的继发性尿崩症预后不良
- E. 特发性尿崩症在足够水分供应及抗利尿治疗下，可以基本维持正常生活

280. 关于抗利尿激素分泌失调综合征的叙述，正确的是
- A. 症状与体征取决于血钠降低的程度与速度
- B. 药物与 SIADH 关系是医院获得性低钠血症的重要原因
- C. 对于多饮待查的个体，在行禁水＋垂体后叶素试验之前必须充分主动限水
- D. 当血清钠浓度低于 130mmol/L，如尿钠浓度 ＞30mmol/L，提示尿钠排出正常
- E. SIADH 可作为寻找隐匿性恶性肿瘤的起点，也可作为初步判断肿瘤是否复发的参考指标

281. 肺部感染引起 SIADH 是由于
- A. 感染的肺组织合成释放 ADH 样物质
- B. 肺部感染后可影响神经垂体使 ADH 增多
- C. 肺部感染后肺组织自身合成释放 ADH
- D. 肺部感染可刺激 ADH 释放
- E. 肺部感染引起脑膜炎，影响下丘脑分泌 ADH 失常

282. GH 腺瘤经蝶手术的适应证有
- A. 微腺瘤
- B. 肿瘤向蝶窦内生长者
- C. 伴脑脊液漏者
- D. 肿瘤向鞍上生长呈哑铃状
- E. 肿瘤卒中不伴颅内血肿或蛛网膜下腔出血者

283. 有关巨人症和肢端肥大症的叙述，正确的是
- A. 发生于青春期前，因骨骺未融合可表现为巨人症
- B. 发生于青春期后，骨骺已融合则表现为肢端肥大症
- C. 皮肤改变以头面部最明显，颜面皮肤及软组织增厚
- D. IGF－1 在疾病活动期间降低，成功治疗后恢复至正常

E. 发生在骨骺融合前后的患者可表现为巨人症，兼有肢端肥大症的外貌，称为肢端肥大性巨人症

284. 尿崩症的临床特点包括

A. 多尿   B. 烦渴

C. 低比重尿   D. 多食

E. 低渗尿

285. 关于人绒毛膜促性腺激素兴奋试验，叙述正确的有

A. 采用 HCG 作为试验药物

B. 采用 HMG 作为试验药物

C. 取血测定睾酮水平

D. 反应睾丸 Ledig 细胞储备功能

E. 取血测定 LH、FSH 水平

286. 关于生长激素瘤，叙述正确的是

A. 生长激素瘤一般不与催乳素瘤同时存在

B. GH 分泌瘤可促使 GH 分泌增多，同时使 IGF-1 增多

C. GH 可促进新陈代谢

D. 异位 GHRH 分泌增多不表现为肢端肥大，主要是因为对 GH 分泌影响小

E. 由于兴奋性 G 蛋白发生变异，而使腺苷活化酶激活，导致生长激素瘤发生

287. 关于垂体性侏儒症，叙述正确的是

A. 17 岁以前 IGF-1 浓度 <0.45U/L，应高度怀疑垂体性侏儒症

B. 血清 IGF-1 明显较低而促生长素正常时也可出现垂体性侏儒症

C. 17 岁以前 IGF-1 浓度 <0.15U/L，应高度怀疑垂体性侏儒症

D. 1~8 岁儿童血清 IGF-1 浓度 <0.15U/L，应高度怀疑垂体性侏儒症

E. 9~17 岁青少年 IGF-1 浓度 <0.15U/L，应高度怀疑垂体性侏儒症

288. 提示肢端肥大症处于活动期的是

A. 头痛、多汗症状明显

B. 进行性视野缺损

C. 血磷降低

D. 基础 GH 水平明显升高

E. IGF-1 升高

289. 临床诊断 SIADH 的必备条件有

A. 血清钠浓度降低，常低于 130mmol/L

B. 尿钠浓度（反常性）升高，常超过 30mmol/L

C. 血浆渗透压低，常低于 270mOsm/（kg·H₂O）

D. 尿渗透压大于 100mOsm/（kg·H₂O）（水负荷时），甚至大于血浆渗透压

E. 扩容治疗不能纠正血浆低渗透压，但限水后血浆渗透压改善

290. 垂体催乳素瘤的治疗目标为

A. 抑制和纠正催乳素瘤过多的 PRL 分泌

B. 消除或减轻瘤体对鞍区的占位效应

C. 防止肿瘤对邻近结构的损毁

D. 尽可能多地保留垂体功能

E. 如出现垂体功能低下应及时和恰当地应用药物治疗

三、共用题干单选题：叙述一个以单一患者或家庭为中心的临床情景，提出 2~6 个相互独立的问题，问题可随病情的发展逐步增加部分新信息，每个问题只有 1 个正确答案，以考查临床综合能力。答题过程是不可逆的，即进入下一问后不能再返回修改所有前面的答案。

（291~292 共用题干）

患者，女，20 岁，因"颅咽管瘤术后闭经伴乏力、嗜睡，食欲减退，怕冷 3 年，恶心、呕吐 3d"来诊。查体：T 36.8℃，P 50 次/分，BP 90/55mmHg。实验室检查：FT₄、FT₃降低，TSH 水平为正常参考值的低限，血钠 130mmol/L。

291. 下列处理错误的是

A. 补充 0.9% 氯化钠溶液

B. 血皮质醇测定

C. 甲状腺功能减退诊断明确，立即补充甲状腺激素

D. 予以高热量、高维生素食物

E. 先补充肾上腺皮质激素

292. 该患者最佳的治疗方法是

A. 靶腺激素替代

B. 垂体促激素刺激靶腺

C. 应用促激素释放激素

D. 补充靶腺激素调节物质

E. 腺垂体皮下移植治疗

（293~294 共用题干）

患者，女，39 岁，因"食欲减退、乏力、消瘦、闭经 2 年，恶心、呕吐伴腹泻 1d"来诊。查体：T 36.6℃，P 120 次/分，BP 70/50mmHg；意识模糊；乳房萎缩，腋毛、阴毛稀少；心、肺、腹均（－）。实验室检查：血糖 2.4mmol/L，血钠 125mmol/L。

293. 该患者最可能的诊断是

A. 恶性肿瘤晚期

B. 严重结核病

C. 腺垂体功能减退症危象

D. 中毒性肠炎、感染性休克

E. 黏液性水肿昏迷

294. 对该患者的治疗，最重要的措施是

A. 立即使用升压药，继以补充 0.9% 氯化钠溶液

B. 立即大量补液、补充高浓度氯化钠溶液

C. 立即补充胶体溶液、静脉输注高糖并大量补液，补充甲状腺激素

D. 立即静脉输注高糖、0.9% 氯化钠溶液，大剂量补充肾上腺皮质激素

E. 立即抗炎治疗和大量补液

（295～296 共用题干）

患者，男，47 岁，鼻咽癌放疗后逐渐出现性欲减退、阳痿、怕冷、乏力、懒言少语、记忆力下降、体重增加。

295. 该患者最可能的诊断是

A. 鼻咽癌复发

B. 放疗破坏甲状腺组织，导致甲状腺功能减退症

C. 放疗破坏垂体组织，引起腺垂体功能减退症

D. 放疗破坏性腺组织，导致性腺功能减退

E. 自主神经功能紊乱

296. 确定诊断最重要的指标是

A. 血钠、血钾、血糖

B. FSH、LH、TSH、FT$_4$、睾酮

C. T$_3$、T$_4$、FT$_3$、FT$_4$、皮质醇

D. FSH、LH、TSH

E. ACTH、FT$_4$、睾酮

（297～299 共用题干）

患儿，男，11 岁。因"身材矮小"来诊。父母身高中等。否认家族遗传性疾病史，否认有头颅外伤史及放射治疗史。

297. 患儿首先应进行的检查是

A. GHD 家系调查

B. 确认是否有矮小与生长速度缓慢：低于同地区、同年龄、同性别平均身高 –2SD

C. ITT 试验

D. 2 个 GHPS 试验

E. 生长速度曲线

298. 特发性矮小是指

A. 找不到原因的 GHD 缺乏

B. 比同龄人身高低 1.5SD

C. 先天性营养不良

D. 佝偻病

E. 排除先天性、营养、代谢与内分泌原因后，身高比同性别、同年龄儿童平均身高小 2SD

299. 确诊单纯性 GHD 需要

A. 生长曲线有生长缓慢

B. IFG – 1 水平低

C. 生长激素昼夜分泌节律紊乱

D. 2 项生长激素刺激试验 GH 降低

E. 新生儿黄疸时间延长

（300～302 共用题干）

患者，女，28 岁，因"头痛、闭经 6 个月"来诊。妇科查体：子宫、双附件、阴道未见异常。实验室检查：尿妊娠试验（–）。

300. 垂体 MRI：1.8cm × 1.6cm 腺瘤，向鞍上生长。实验室检查：PRL 180μg/L，GH 40μg/L，ACTH < 0.1pmol/L。该患者的诊断可能是

A. 催乳素瘤

B. 生长激素瘤

C. 库欣病

D. 继发性肾上腺皮质功能减退症

E. 垂体卒中

301. 首选的治疗方案是

A. 经额开颅切除腺瘤

B. 经蝶显微外科手术切除腺瘤

C. γ 刀治疗

D. 奥曲肽治疗

E. 溴隐亭治疗

302. 患者有口渴、多饮、多尿症状，查空腹血糖 8.0mmol/L，空腹胰岛素 31mU/L。该患者诊断应考虑

A. 2 型糖尿病

B. GH 增高引起的继发性糖尿病

C. 应激性糖尿病

D. 葡萄糖耐量减低

E. 应行 OGTT 明确诊断

（303～305 共用题干）

患者，男，16 岁，身高 202cm，面部粗糙，手脚肥大，无第二性征发育，垂体发现一腺瘤。

303. 诊断应首先考虑

A. 肢端肥大症　　　　B. 巨人症

C. 青春期发育延迟　　D. 骨关节炎

E. 垂体瘤

304. 进一步确诊需行的检查是

A. 随机 GH 与葡萄糖负荷后 GH

B. 骨关节 X 线片

C. 性激素测定

D. ITT

E. PRL 测定

305. 患者无第二性征发育是因为

A. 促性腺激素分泌减少或缺乏

B. GH 使 GnRH 作用减弱

C. GH 使促性腺激素的作用减弱

D. 甲状腺激素异常

E. 染色体异常

(306～308 共用题干)

患者，女，25 岁，未婚，因"闭经 3 个月，伴自发溢乳 15d"来诊。查体无特殊发现。实验室检查：血清 PRL > 300ng/ml（正常值 1.90～25.00ng/ml），TT_3 1.49nmol/L（正常值 0.89～2.44nmol/L），TT_4 98.43nmol/L（正常值 62.68～150.84nmol/L），FT_3 4.51pmol/L（正常值 2.63～5.70pmol/L），FT_4 16.24pmol/L（正常值 9.00～19.04pmol/L），TSH 1.56μU/ml（正常值 0.500～4.940μU/ml），GH 0.578ng/ml（正常值 0～10.000ng/ml），睾酮 0.31ng/ml（成年女性正常值≤0.6ng/ml）。

306. 目前最可能的诊断是

A. 妊娠 12 周

B. 多囊卵巢综合征

C. 甲状腺功能减退症

D. 垂体催乳素瘤

E. 高催乳素血症

307. 最重要的确诊依据是

A. 蝶鞍 X 线片

B. 鞍区 CT 平扫

C. 血清 PRL > 300ng/ml

D. 乳腺 B 超

E. 鞍区 MRI 薄层扫描

308. 欲进一步明确定位诊断，首选的检查是

A. 全垂体功能评价

B. 鞍区 MRI 薄层扫描 + 动态增强

C. 血 HCG 检查

D. 生长激素激发试验

E. 性腺功能的评价

(309～310 共用题干)

患者，女，28 岁，已婚，因"月经周期不规律，反复出现闭经伴不孕 4～5 年"来诊。患者长期就诊于妇产科生殖医学门诊。查体：体态丰满，BMI：$31kg/m^2$，颈后皮肤颜色较深，体毛较同龄同性别稍多。实验室检查：血清 PRL 67.32ng/ml（正常值 1.90～25.00ng/ml），睾酮 1.35ng/ml（成年女性正常值≤0.6ng/ml），空腹血浆胰岛素 32.93μU/ml（正常值 0.00～17.50μU/ml）。鞍区 MRI 薄层扫描：垂体稍饱满。

309. 目前最可能的诊断是

A. 垂体催乳素微腺瘤

B. 多囊卵巢综合征

C. 甲状腺功能减退症

D. 原发性不孕症

E. 高催乳素血症

310. 欲进一步明确病因诊断，最重要的检查是

A. 双侧卵巢 B 超

B. 性腺功能评价

C. 甲状腺功能检查

D. 鞍区 CT 平扫

E. 鞍区 MRI 薄层扫描 + 动态增强

(311～312 共用题干)

患者，男，19 岁，未婚，大学生，因"发现乳腺发育 3～4 年"来诊。患者体态偏胖。实验室检查：血清 PRL > 1000ng/ml（正常值 1.90～25.00ng/ml），睾酮 1.23ng/ml（成年男性正常值 3.50～8.60ng/ml）。鞍区 MRI：19mm × 12mm × 15mm 占位。

311. 目前最可能的诊断是

A. 垂体催乳素微腺瘤

B. 颅咽管瘤

C. 甲状腺功能减退伴垂体病理性增生

D. 垂体催乳素大腺瘤

E. 高催乳素血症

312. 首选治疗措施是

A. 经蝶窦微创手术治疗

B. γ 刀立体定向外科治疗

C. 内放射治疗

D. 开颅手术切除肿瘤后放射治疗

E. 多巴胺受体激动剂治疗

(313～317 共用题干)

患者，女，33 岁，因"突发多尿 2 周"来诊。明显口渴，多饮，每日饮水 6～7L。既往体健。初步考虑为尿崩症。

313. 下列症状或体征中，与尿崩症无关的是

A. 周期性麻痹

B. 头痛

C. 精神症状

D. 高钠血症

E. 乏力

314. 初诊时筛查，应该首选的检查是

A. 测定血钠浓度

B. 测定尿相对密度

C. 测定血浆渗透压

D. 测定尿渗透压

E. 测定血浆 AVP 水平

315. 为了鉴别中枢性尿崩症和肾性尿崩症，应选择的检查是

A. 水利尿试验

B. 高钠试验

C. 低钠试验

D. 禁水 – 加压素试验

E. 血、尿渗透压联合测定

316. 该患者皮下注射血管升压素后尿量无明显减小，尿

渗透压仍为 **200mmol/L。应诊断为**

A. 肾性尿崩症

B. 腺垂体功能减退

C. 肾上腺皮质功能不全

D. 中枢性尿崩症

E. 部分性尿崩症

317. 若该患者诊断为肾性尿崩症，应选择的治疗药物是

A. 氯磺丙脲　　　　　B. 氢氯噻嗪

C. DDAVP　　　　　D. 卡马西平

E. 氯丙嗪

（318～321 共用题干）

患者，女，47 岁，因"左胸痛 8 个月，加重伴发作性恶心、呕吐 2 个月"来诊。吸烟史 20 余年。查体：BP 100/70mmHg；慢性病面容，反应迟钝，无其他特殊发现。实验室检查：血清钠 115mmol/L，血清氯 80mmol/L，BUN 1.7mmol/L，尿钠 72mmol/L，24h 尿量 1100ml，血渗透压 245mmol/kg，尿渗透压 310mmol/kg。给予 1000ml 水负荷后，5h 排尿量＜500ml（＜50%），期间血浆渗透压（Posm）由试验前 242mmol/kg 降至 5h 的 226mmol/kg，尿渗透压由 380mmol/kg（试验前）降至最低 225mmol/kg（负荷后 3h），空腹血浆 AVP 60ng/L［正常值（13.4 ± 9.6）ng/L］。胸部 X 线片：左肺门分叶状肿物，左下肺有片状阴影。2 次查痰癌细胞均为小细胞未分化肺癌。纤维支气管镜：活检病理为小细胞未分化肺癌。

318. 最可能的诊断是

A. 小细胞未分化肺癌

B. 小细胞未分化肺癌伴低渗性脱水

C. 小细胞未分化肺癌伴低钠血症

D. 小细胞未分化肺癌伴低渗透压综合征

E. 小细胞未分化肺癌合并低钠血症（SIADH）

319. 患者血浆 AVP 增多最可能的原因是

A. 患者呕吐造成血浆 AVP 升高

B. 肿瘤异位生成 AVP 增多，且不受血浆渗透压的调节

C. 长期吸烟，尼古丁造成 AVP 分泌增多

D. 患者血压偏低致 AVP 分泌增多

E. 胃液丢失造成脱水和低血容量使 AVP 分泌增多

320. 最支持诊断的检查结果是

A. 血清钠低，尿钠反常性增多

B. 血渗透压低，尿渗透压反常性高

C. 血浆 BUN 水平低

D. 水负荷排出障碍

E. 水负荷后虽血浆渗透压明显下降，但尿渗透压仍明显 ＞100mmol/kg

321. 若患者接受化疗，方案中应尽可能回避的药物是

A. 泼尼松　　　　　B. 柔红霉素

C. 环磷酰胺　　　　D. 阿糖胞苷

E. 顺铂

（322～323 共用题干）

患者，女，33 岁，因"多饮 1 年，恶心、呕吐伴表情淡漠 10d"来诊。患者原发不孕史多年，1 年前初孕，足月后产一死婴，之后出现多饮，饮水量波动大（每日 3～8 暖瓶），夜间饮水少，否认消瘦，无阴毛、腋毛脱失，体位性头晕或餐前饥饿感。1 个月前在当地医院行禁水试验，诊为部分性尿崩症，接受长效尿崩停（0.2ml，肌内注射，3～4d 1 次）治疗，但症状无明显改善，近 10d 时有恶心、呕吐，伴表情淡漠。查体：BP 96/60mmHg，余无特殊。血糖正常，血清钠 127mmol/L。

322. 该患者低钠血症最可能的原因是

A. 腺垂体功能减退症　　B. 肾上腺危象

C. 尿崩症　　　　　　　D. 药物致水中毒

E. 精神性多饮

323. 应采取的治疗是

A. 限水

B. 限水＋停用长效尿崩停

C. 输入高张氯化钠溶液

D. 利尿剂

E. 高张氯化钠溶液＋利尿剂

（324～326 共用题干）

患者，男，17 岁，因"无青春期发育"来诊。查体：身高 175cm，臂展超过身长，皮肤无色素沉着，无胡须和喉结，无乳腺发育，无腋毛，阴毛少许，睾丸容量约 4ml，质软，阴茎长约 4cm。

324. 最可能的诊断是

A. Klinefelter 综合征

B. 低促性腺激素性腺功能减退症

C. Turner 综合征

D. 先天性肾上腺皮质增生

E. 心肌炎

325. 可确诊的检查是

A. 外周性激素和促性腺激素测定

B. HCG 兴奋试验

C. 垂体 MRI

D. 左手 X 线正位片评价骨龄

E. GnRH 兴奋试验

326. 如患者将来有生育要求，则不宜长期应用的药物是

A. HCG　　　　　B. HMG

C. FSH　　　　　D. GnRH

E. 十一酸睾酮

(327～329 共用题干)

患者，男，14 岁。严重口干，多饮、多尿伴遗尿 2 个月就诊。体检：身高 132cm，体重 26kg。

327. 初诊时最能迅速协助诊断的检查是

A. 血糖、血酮　　　　　B. 尿糖、尿酮

C. 尿糖、尿比重　　　　D. 血糖、血浆渗透压

E. OGTT

328. 经一系列检查后，患者确诊为中枢性尿崩症，为了进一步明确病因，还应做的检查是

A. 蝶鞍 MRI　　　　　B. 禁水－加压试验

C. 禁水试验　　　　　　D. 颅骨平片

E. 骨龄测定

329. 应用加压素进行深部肌内注射，过程中应警惕

A. 切勿过量引起水中毒

B. 内脏血管收缩及平滑肌收缩引起腹痛

C. 高血压

D. 肝损害

E. 白细胞减少

(330～332 共用题干)

患者，女，28 岁，已婚。1 年来月经稀发，不孕，就诊时闭经 2 个月。尿妊娠试验（－），B 超显示子宫、双侧卵巢均无异常。

330. 在体检时对诊断最为重要的检查是

A. 妇科检查　　　　　B. 检查乳头是否溢液

C. 视野测定　　　　　D. 甲状腺触诊

E. 面肌叩击试验

331. 经测定发现：催乳素（PRL）3.08mmol/L（77ng/ml），在诊断垂体 PRL 微腺瘤之前，必须排除

A. 甲状腺功能亢进

B. 糖尿病

C. 原发性甲状腺功能减退

D. 垂体功能减退

E. 嗜铬细胞瘤

332. 蝶鞍 MRI 证实为垂体微腺瘤，治疗应首选的药物是

A. 多巴胺受体抑制剂

B. 5－HT（5－羟色胺）激动剂

C. 多巴胺受体激动剂

D. β 受体拮抗剂

E. H_2 受体拮抗剂

(333～335 共用题干)

患者，女，29 岁。多饮、多尿 1 个月入院。每日尿量 6～7L，空腹血糖 5.1mmol/L，尿糖（－），OGTT 正常。

333. 如果怀疑此患者为尿崩症，在下列实验室检查中，最不可能出现的结果是

A. 尿比重＞1.020　　　B. 血浆渗透压增高

C. 尿渗透压下降　　　　D. 血浆 PRL 上升

E. ADH 降低

334. 进行禁水－加压试验后，尿比重可达 1.020，应考虑的诊断是

A. 精神性烦渴

B. 垂体性（中枢性）尿崩症

C. 肾性尿崩症

D. 肾小管性酸中毒

E. 糖尿病

335. 该患者确诊为尿崩症，下列检查对明确病因最没有帮助的是

A. 双肾 B 超　　　　　B. 鞍区 CT

C. 视野测定　　　　　　D. ADH 测定

E. PRL 测定

(336～338 共用题干)

患者，12 岁。身高 130cm，体重 24kg，形体均匀矮小，头颅无畸形，智力发育一般。

336. 为了进一步明确诊断，应选择的检查是

A. 空腹血糖

B. 24 小时尿 17－羟，17－酮测定

C. 生长激素测定

D. 尿比重

E. 染色体检查

337. 检查后考虑可能为拉伦侏儒症（Larondwarf－ism），支持此项诊断的结果是

A. GH 降低，骨龄延迟，ACTH 水平正常

B. GH 降低，骨龄延迟，ACTH 水平稍低

C. GH 升高，骨龄延迟，ACTH 水平正常

D. GH 正常，骨龄延迟，ACTH 水平正常

E. GH 下降，骨龄正常，ACTH 水平增高

338. 如确诊为拉伦侏儒症的，治疗应选择

A. 大剂量生长激素

B. 大剂量生长激素加甲状腺激素

C. 小剂量生长激素加甲状腺激素

D. 胰岛素样生长因子－1（IGF－1）

E. 垂体放射治疗

(339～341 共用题干)

患者，女，40 岁，10 年前生育一子后闭经、体力差，每因感染而脱水，血压偏低，需住院输液治疗，有时需要用糖皮质激素治疗方可恢复，此次情况同前，目前查体：神清合作，心、肺、腹未见异常。

339. 以下检查中最可能出现异常结果的是

    A. 血脂分析

    B. 尿 17 – 羟皮质类固醇

    C. 地塞米松抑制试验

    D. 心电图

    E. 肝肾功能

340. 该患者最可能的疾病是

    A. 慢性肝肾疾患   B. 继发性闭经

    C. Addison 病   D. Sheehan 综合征

    E. 卵巢早衰

341. 最有效的治疗是

    A. 静脉滴注 ACTH

    B. 输入盐水加胰岛素

    C. 输葡萄糖盐水加氢化可的松

    D. 手术治疗

    E. 输葡萄糖溶液加抗生素

(342 ~ 343 共用题干)

    患者，女，25 岁，3 个月前闭经，乳房胀，TRH 兴奋试验无明显变化。

342. 最可能的诊断是

    A. 早孕   B. 甲亢

    C. 催乳素瘤   D. 结核

    E. 继发性闭经

343. 行催乳素检查，可帮助确诊的结果是

    A. 150μg/L   B. 200μg/L

    C. 250μg/L   D. 300μg/L

    E. 350μg/L

(344 ~ 346 共用题干)

    患者，女，18 岁，因原发性闭经，乳房不发育，近三年来头痛，视力下降，乏力就诊，查身高 1.95m，血糖 9.3mmol/L，CT 示垂体增大向鞍上发展，诊断为巨人症，垂体生长激素瘤。

344. 关于患者的情况，说法错误的是

    A. 高血糖对胰岛素反应良好

    B. 血生长激素升高

    C. TRH 兴奋试验可使生长激素升高

    D. 血钙正常

    E. 血磷升高

345. 最适合的治疗方法是

    A. 溴隐亭治疗

    B. 促性腺激素治疗

    C. 放射治疗

    D. 手术治疗

    E. 降血糖治疗

346. 若进行经额手术治疗，最常见的术后并发症是

    A. 脑膜炎   B. 鼻窦炎

    C. 尿崩症   D. 低血糖

    E. 视力损伤

(347 ~ 348 共用题干)

    患者，女，30 岁，4 年前分娩时失血过多，出现晕厥、产后无乳。闭经两年多、怕冷，经常头晕、心慌，身体瘦弱，毛发稀，双乳房萎缩。血压：90/60mmHg，血雌二醇、皮质醇降低，B 超显示子宫体积缩小。

347. 最可能的诊断是

    A. 神经性厌食症   B. 原发性腺功能减退

    C. 席汉综合征   D. 甲状腺功能减退

    E. Schmidt 综合征

348. 为纠正腺体功能低下，首选的治疗方法是

    A. 补充促激素刺激靶腺

    B. 用促激素释放激素

    C. 靶腺激素替代

    D. 补充营养改善全身状况

    E. 补充靶腺激素代谢物

(349 ~ 351 共用题干)

    患者，男，28 岁，一年前因行颅咽管手术后出现疲乏无力，食欲不振，头晕，性功能减退。三天前感冒后出现高热 40.2℃，恶心、呕吐，神志不清，血压：80/60mmHg，血糖 2.5mmol/L，未引出病理征。

349. 最可能的诊断是

    A. 颅咽管瘤手术后复发

    B. 感染性休克

    C. 低血糖休克

    D. 垂体危象

    E. 脑出血

350. 为明确诊断可进行的检查是

    A. 靶激素测定   B. 头颅 CT

    C. 胸部 X 线   D. 心电图

    E. 细菌培养

351. 此时患者应首先进行的治疗是

    A. 给予升压药   B. 抗生素治疗

    C. 抗惊厥药   D. 静推 50% 葡萄糖

    E. 补充靶激素

(352 ~ 356 共用题干)

    患者，男，20 岁，因隐睾就诊，出生时发育正常，智力正常，初中毕业，因身材矮小（身高 1.25m），常有自卑感，不合群。查：营养一般，皮肤细腻，无胡须，肝脾未及；血压：100/70mmHg，心率：78 次/分钟。

352. 此患者最可能的诊断是

A. 血吸虫病所致侏儒症

B. 青春期延迟

C. 垂体性侏儒症

D. 呆小症

E. 慢性肝炎所致侏儒症

353. 为明确诊断应做的检查是

A. 胰岛素血糖兴奋试验

B. TRH 兴奋试验

C. GH 水平测定

D. 睾酮水平测定

E. 血清 PRL 水平测定

354. 若 GH 测不出，兴奋试验结果为 GH < 5μg/L，则该患者骨骼 X 片可见

A. 骨骺过早愈合

B. 骨龄大于实际年龄

C. 长骨短小，短骨增宽

D. 骨龄小于实际年龄

E. 骨质疏松

355. 若上述诊断正确，下列哪项检查有助于确定病变部位

A. 头颅 CT　　　　　B. TRH 兴奋试验

C. IGF 水平测定　　D. GHRH 兴奋试验

E. 睾酮水平测定

356. 最适合的治疗方法是

A. 生长激素替代治疗

B. 生长激素替代治疗后，绒毛膜促性腺激素治疗

C. L - T₄ 替代治疗

D. 增加营养

E. 补充钙剂

(357～360 共用题干)

患者，女，25 岁，因原发性闭经就诊，幼时智力尚可，以后学习逐渐落后，初中毕业辍学，查：身高 1.4m，体形匀称，有颈蹼，乳房、生殖器幼稚型。

357. 最可能的诊断是

A. 呆小症　　　　　B. Turner 综合征

C. 垂体性侏儒　　　D. 幼年型黏液性水肿

E. 青春期延迟

358. 为明确诊断，应做的检查是

A. GH 水平测定　　B. TRH 兴奋试验

C. GHRH 兴奋试验　D. 染色体核型检查

E. ACTH 兴奋试验

359. 此患者闭经的原因可能是

A. 精神因素　　　　B. 垂体功能低下

C. 下丘脑病变　　　D. 卵巢发育不全

E. 甲状腺功能减退

360. 下列检查结果中，与患者低身高相关的是

A. 注射精氨酸后 GH 分泌

B. 低血糖兴奋试验后，GH > 10μg/L

C. GH 值水平低于正常

D. 雄激素水平低

E. 血钙低、血清蛋白低

(361～363 共用题干)

患者，男，40 岁，近 1 年来多饮，多尿，尿量 6～12L/d。近 1 周来睡眠不好，轻度乏力，血压 110/80mmHg，测血钾 4.1mmol/L，血糖 4.8mmol/L。

361. 为明确诊断进一步应行

A. 尿渗透压测定　　B. 视野检查

C. 肾动脉血管造影　D. 皮质醇测定

E. 血钠测定

362. 此患者最可能的诊断是

A. 肾动脉硬化　　　B. 肾小管疾病

C. 肾性尿崩症　　　D. 特发性尿崩症

E. 中枢性尿崩症

363. 如患者诊断为中枢性尿崩症，为明确病因应进行

A. 靶腺激素测定　　B. 血浆 ADH 测定

C. 蝶鞍 X 片　　　　D. 垂体激素测定

E. 骨髓涂片

(364～365 共用题干)

患者，女，18 岁，平素喜饮水，近来饮水量明显增加，每天 10L 左右，多尿。测尿比重 1.002，CT 检查垂体及蝶鞍区无异常，心电图正常。禁水后尿比重 1.003，注射加压素后尿量不减。

364. 此患者最可能的诊断是

A. 完全性尿崩症　　B. 部分性尿崩症

C. 中枢性尿崩症　　D. 颅咽管瘤

E. 肾性尿崩症

365. 如患者诊断为肾性尿崩症，则此患者多尿的原因是

A. AVP - NPⅡ基因突变所致

B. 垂体分泌 AVP 减少所致

C. 精神因素所致

D. AVP2 受体基因突变所致

E. 血钾过低所致

(366～367 共用题干)

患者，男，16 岁，因颅咽管瘤术后出现口渴、饮水较多、尿多。禁水后血压下降，不能耐受，尿比重 1.006。

366. 此患者的诊断是

A. 术后尿崩症　　　B. 永久性尿崩症

C. 遗传性尿崩症　　D. 完全性尿崩症

E. 三相性尿崩症

367. 药物治疗最好选用

A. 垂体后叶素水剂　　B. 氯磺丙脲

C. 卡马西平　　　　　D. 氢氯噻嗪

E. 去氨加压素

(368~370 共用题干)

患者，男，30 岁，主诉口渴、多饮、多尿 1 个月，空腹尿比重偏低。

368. 为确诊此患者有无尿崩症，首选的试验是

A. 禁水试验

B. 测每日尿量

C. 禁水－加压素联合试验

D. 测血浆渗透性

E. 测尿渗透压

369. 在鉴别完全性与部分性中枢性尿崩症的禁水－加压素联合试验中，最具鉴别诊断意义的指标是

A. 注射加压素后尿渗透压与禁水后最高尿渗透压增加的百分比

B. 禁水后的尿比重

C. 禁水后尿量减少程度

D. 注射垂体加压素后尿比重与禁水后最高尿比重增加的百分比

E. 禁水后的尿渗透压

370. 下列药物中不能用于治疗尿崩症的是

A. 氯磺丙脲　　　　　B. 垂体后叶素

C. 安妥明　　　　　　D. 氢氯噻嗪

E. 安体舒通

(371~374 共用题干)

患者，男，28 岁，因高空坠物砸伤头颅昏迷，手术治疗后患者清醒，但出现尿量增多，每日达 8000~10000ml，尿比重 1.002，烦渴，每日饮水约 5000ml。

371. 患者可能存在

A. 糖尿病　　　　　　B. 中枢性尿崩症

C. 精神性多饮　　　　D. 急性肾衰竭

E. 肾性尿崩症

372. 为明确诊断，应行下列何种检查

A. OGTT　　　　　　B. 禁水加压试验

C. 头颅 CT　　　　　D. 肾穿刺

E. 双肾 CT

373. 合适的治疗方法为

A. 应用胰岛素

B. 透析治疗

C. DDAVP 肌注

D. 限制每日饮水量小于 1000ml

E. 应用脱水剂

374. 若 1 个月后症状仍不减退，则该患者头颅损伤部位可能为

A. 腺垂体　　　　　　B. 神经垂体

C. 垂体柄　　　　　　D. 下丘脑正中隆突

E. 大脑皮质

(375~377 共用题干)

患者，女，40 岁，10 年前生育一子后闭经，体力差，常因为感染脱水，血压低。

375. 以下检查结果最可能出现异常的是

A. 血糖　　　　　　　B. 尿 17－OHCS

C. ACTH 兴奋试验　　D. ACTH

E. 电解质

376. 该患者可能的疾病是

A. 交感性低血糖　　　B. 继发性闭经

C. Addison 病　　　　D. Sheehan 综合征

E. 以上都不是

377. 该患者的治疗方案不包括

A. 治疗两年后逐渐减量停药

B. 终身用药

C. 避免劳累

D. 药量调整

E. 终身定期检查

(378~379 共用题干)

患者，男，35 岁，主诉口渴、多饮、多尿 20 天。检查：空腹尿比重偏低。

378. 为确诊此患者有无尿崩症，应首先进行的试验是

A. 测血浆渗透压

B. 禁水试验

C. 测量每日尿量

D. 禁水－加压素联合试验

E. 高渗盐水试验

379. 诊断可不予考虑的疾病是

A. 尿崩症　　　　　　B. 精神性烦渴

C. 肾性尿崩症　　　　D. 原发性醛固酮增多症

E. 慢性肾脏疾病

(380~382 共用题干)

患者，男，24 岁，多饮、多尿 6 个月；每天尿量 6L，血浆渗透压 298mmol/L，尿渗透压 200mmol/L，禁水后尿渗透压 350mmol/L，注射 AVP 后为 500mmol/L。

380. 该患者考虑诊断为

A. 完全性中枢性尿崩症

B. 部分性中枢性尿崩症

C. 原发性烦渴症

D. 完全性肾性尿崩症

E. 部分性肾性尿崩症

381. 进一步的检查是

    A. 高张盐水试验   B. AVP 测定

    C. 肾小球功能检查   D. 肾小管功能检查

    E. 垂体 MRI

382. 治疗方法应选择

    A. DDAVP

    B. 氢氯噻嗪

    C. 无须特殊治疗，暗示疗法

    D. 氢氯噻嗪 + 治疗肾脏疾患

    E. DDAVP + 中枢病因治疗

(383 ~ 386 共用题干)

    患者，女，25 岁，闭经 1 年。查体：发育、营养正常，心、肺阴性，肝脏不大，无水肿。

383. 应注意询问的特殊病史是

    A. 既往月经史

    B. 慢性肝病、结核病史

    C. 饮食营养状况

    D. 情绪及周围环境的改变

    E. 分娩史及产褥情况

384. 首先应检查的是

    A. 触发溢乳   B. 盆腔情况

    C. BMI   D. 有否男性化

    E. 甲状腺情况

385. 对确诊最有价值的检查是

    A. 盆腔超声   B. PRL 测定

    C. 甲状腺功能   D. 肾功能测定检查

    E. FSH、LH、E_2 测定

386. 下列哪项检查最有助于诊断

    A. PRL 分泌节律   B. 地塞米松抑制试验

    C. TRH 兴奋试验   D. LHRH 兴奋试验

    E. L - 多巴兴奋试验

(387 ~ 388 共用题干)

    患者，男，23 岁，高中 3 年级，因生长迟缓来诊；出生时身高 51cm；查体：身高 129cm，指距 130cm，体重 35kg，面貌幼稚；声音尖细；心、肺、腹（ - ）；外生殖器如幼童；骨龄 15 岁。

387. 能较好反应该患者生长情况的指标是

    A. GH   B. IGF - 1

    C. 甲状腺激素   D. 睾酮

    E. 肾上腺皮质激素

388. 治疗的最佳选择是

    A. 补充重组 HGH   B. 补充 L - T_4

    C. 补充丙酸睾丸酮   D. 补充苯丙酸诺龙

    E. 补充微量元素

(389 ~ 390 共用题干)

    患者，女，42 岁，进行性肥胖 2 年，体重增加 15kg。查体：BP 170/105mmHg，向心性肥胖，心肺（ - ），腹部皮肤可见宽大、深色紫纹；皮质醇节律紊乱，小剂量地塞米松抑制试验：尿 17 羟 - 皮质类固醇给药前 25mg/24h，给药后 20mg/24h；大剂量地塞米松抑制试验：尿 17 羟 - 皮质类固醇给药前 25mg/24h，给药后 10mg/24h。

389. 该患者最可能的病因是

    A. 下丘脑功能失调

    B. 异源性 ACTH 综合征

    C. 肾上腺皮质腺瘤

    D. 肾上腺皮质腺癌

    E. 垂体 ACTH 分泌瘤

390. 治疗应选择

    A. 垂体肿瘤切除术

    B. 积极寻找原发病灶后治疗

    C. 肾上腺腺瘤切除术

    D. 肾上腺腺癌切除术 + 激素合成抑制药

    E. 下丘脑手术

(391 ~ 394 共用题干)

    患儿，男，11 岁。生长缓慢 3 年。足月顺产，出生体重 2500g，身长 48cm，否认窒息或难产史。6 岁上小学时身高居同龄儿中等水平。近 3 年患者身高增长缓慢，每年增加约 3 ~ 4cm，食欲差，大便干燥，1 次/3 ~ 4 天，较前怕冷，不爱活动。既往史：体健。否认头颅外伤史。家族史：母亲身高 155cm，父亲 170cm，均体健。PE：BP 90/60mmHg，P 60 次/分，R 16 次/分，T 36.0℃，Ht 134cm，身高占同龄同性别儿童的第 3 ~ 10 百分位数，体重占同龄同性别儿童的第 10 ~ 25 百分位数。皮肤干，甲状腺 Ⅱ 度肿大，双肺叩诊音清，HR 60 次/分，双下肢无水肿，脊柱四肢未见畸形。LAB：血常规：WBC 5.28 × 10^9/L，GR 38.0%，HGB 130g/L，PLT 259 × 10^9/L。IGF - 1 108ng/ml，PRL 56ng/ml。

391. 为明确矮小的原因，该患儿应首先接受的检查是

    A. 甲状腺功能

    B. 垂体 MRI

    C. 左旋多巴生长激素兴奋试验

    D. 胰岛素低血糖生长激素兴奋试验

    E. 性腺轴激素水平

392. 患者甲功结果：FT_3 3.57pg/ml（正常值：2.51 ~

5.85），FT₄ 0.33ng/dl（正常值：0.74～1.34），
TSH＞100.0μIU/ml（正常值：0.3～5.6）；垂体
CT 示代偿性增生；生长激素兴奋试验峰值 6.6ng/
ml；该患儿的临床诊断首先考虑

A. 生长激素缺乏症

B. 无功能垂体大腺瘤

C. 垂体 TSH 腺瘤

D. 原发性甲状腺功能减退

E. 垂体 PRL 腺瘤

393. 对该患儿进一步的处理应该为

A. r‑HGH 替代治疗

B. 左甲状腺素替代治疗

C. 经鼻垂体腺瘤切除术

D. 溴隐亭治疗

E. γ 刀治疗

394. 该患儿血 PRL 水平升高的原因为

A. 垂体 PRL 腺瘤直接分泌

B. 垂体大腺瘤对垂体柄的压迫

C. 青春发育启动

D. 应激性升高

E. TRH 的刺激

（395～398 共用题干）

患儿，男，13 岁 7 个月。矮小、生长速度缓慢 6 年
余。患儿足月臀位出生，出生体重 2400g，身长 46cm。出
生后 10 分钟 Apgar 评分 7 分。母乳喂养，8 月出牙，1 岁
会走路。6 岁后较同龄儿矮小，年生长速度约 3cm。无第
二性征发育。食欲和体力一般，无口干、多饮。视力好。
既往史（－）。家族史：母亲 160cm，父亲 172cm。PE：
均匀矮小，脸圆，轻度向心性肥胖，无多血质、水牛背
等，皮肤不薄，无佝偻病等骨骼畸形，Ht 133.7cm（小于
第三百分位）BP 90/60mmHg，心肺（－），阴毛 I 期，
睾丸 2ml。LAB：肝肾功能正常，甲状腺功能正常。

395. 对定性诊断最有价值的检查是

A. 生长激素兴奋试验　　B. 骨龄相

C. 鞍区 MRI　　　　　　D. 皮质醇水平

E. IGF‑1

396. 患者生长激素空腹值 1.6ng/ml，GH 兴奋试验峰值
2.6ng/ml；骨龄 7 岁；MRI：垂体较同龄人偏小，
可见后叶高信号；血 F 12.5μg/dl；IGF‑1 68ng/
ml。结合患者的临床表现，考虑诊断为

A. 生长激素缺乏性矮小症

B. 库欣综合征

C. 假性甲旁减

D. 特发性矮小症

E. 青春发育延迟

397. 该患者应接受的治疗为

A. r‑HGH 治疗　　　　　B. 十一酸睾酮治疗

C. GnRHa 治疗　　　　　D. 绒毛膜促性腺激素治疗

E. 左甲状腺素治疗

398. 治疗过程中应该注意定期监测的指标不包括

A. 身高、体重　　　　　B. IGF‑1

C. 甲状腺功能　　　　　D. 性腺轴激素水平

E. 空腹胰岛素水平和 C 肽

（399～402 共用题干）

患者，男，56 岁。手足增大、面容改变 10 年。10 年
前家人发现容貌改变，眉弓和下颌突出，口唇肥厚，鞋
号从 41 码增至 46 码，伴手足发胀，间断出现额部胀痛、
乏力、双颞侧偏盲，夜间打鼾严重，有呼吸暂停和憋醒，
性功能减退，胡须生长缓慢。上述症状进行性加重，近
半年体力下降，只能上 2 层楼，劳累后感胸闷、气促。既
往史及家族史（－）。PE：肢端肥大症面容，皮肤粗厚潮
湿，BP 160/95mmHg，HR 94 次/分，心界向两侧扩大，
桶状胸，呼吸音粗，双下肢轻度压凹性水肿。

399. 为定性诊断，应该首先进行的检查为

A. 垂体 MRI

B. 生长激素葡萄糖抑制试验

C. IGF‑1

D. 呼吸睡眠监测

E. 肾上腺皮质轴功能检查

400. 该患者 IGF‑1 1078ng/ml，GH 葡萄糖抑制后谷值
78.7ng/ml，FBG 9.1mmol/L，糖负荷后 2 小时血
糖 15.3mmol/L；呼吸监测结果：重度呼吸睡眠暂
停；血 F 12.8μg/dl；甲功：FT₃ 4.12pg/ml，FT₄
1.264ng/dl，TSH 2.235μIU/ml。垂体 MRI 示鞍区
巨大占位。该患者的诊断应首先考虑

A. 睡眠呼吸暂停综合征

B. 高血压

C. 继发性糖尿病

D. 垂体侵袭性生长激素大腺瘤

E. 慢性右心衰

401. 该患者应该选择的最佳治疗方案为

A. 经蝶垂体腺瘤切除术

B. γ 刀放射治疗

C. 长效生长抑素治疗

D. 长效生长抑素治疗后手术治疗

E. 经蝶垂体腺瘤切除术后长效生长抑素治疗

402. 经治疗后评价治疗效果的生化标准为

A. 空腹生长激素小于 1ng/ml

B. IGF-1 在同年龄同性别的正常范围内

C. 视力、视野恢复正常

D. 口服葡萄糖耐量试验中生长激素谷值低于 1ng/ml

E. 血压恢复正常

(403～405 共用题干)

患者,男,41 岁,头痛 4 年。近来视力减退,伴视野缺损,主要为颞侧偏盲,经强化 CT 检查诊断为垂体大腺瘤。

403. 为进一步诊治,应做的检查不包括

A. 测 GH   B. 测 PRL

C. 测 TSH   D. 测 FSH/LH

E. 测血糖

404. 如化验结果为 PRL 正常,应首选的治疗是

A. 手术治疗   B. 放射治疗

C. 口服溴隐亭   D. 化疗

E. 激素替代治疗

405. 关于手术治疗,说法不正确的是

A. 除催乳素瘤一般首先采用药物治疗外,所有垂体大腺瘤和功能性肿瘤,均宜手术治疗

B. 大腺瘤已向鞍上和鞍旁伸展者,要开颅经额切除肿瘤

C. 鞍内肿瘤一般均采取经蝶显微外科手术切除

D. 大腺瘤手术后易发生尿崩症

E. 手术治愈率低

(406～409 共用题干)

患者,女,16 岁。身高 198cm,面部粗糙,手脚肥大,无第二性征发育,垂体发现一腺瘤,向蝶窦内生长。

406. 患者应首先诊断为

A. 垂体瘤   B. 巨人症

C. 骨关节炎   D. 肢端肥大症

E. 青春期发育延迟

407. 患者无第二性征发育的原因是

A. 促性腺激素分泌减少或缺乏

B. GH 使 GnRH 作用减弱

C. GH 使促性腺激素的作用减弱

D. 甲状腺激素异常

E. 染色体异常

408. 进一步确诊需要进行的检查是

A. PRL 测定   B. 骨关节 X 线片

C. 性激素测定   D. ITT

E. 随机 GH 与葡萄糖负荷后 GH 测定

409. 若为 GH 腺瘤,首选的治疗方案是

A. 奥曲肽治疗   B. γ 刀治疗

C. 经额开颅切除腺瘤   D. 溴隐亭治疗

E. 经蝶显微外科手术切除腺瘤

(410～412 共用题干)

患者,男,25 岁。半年前因出车祸头部受伤昏迷。近 3 个月出现多尿、多饮,每日尿量超过 6000ml。

410. 下列检查中可能出现异常结果的是

A. 血糖   B. 尿比重

C. 甲状腺功能   D. 肾功能

E. 肝功能

411. 这种异常结果可能是

A. 空腹血糖高   B. 甲亢

C. 尿比重低于 1.005   D. 血肌酐升高

E. 肝酶升高

412. 有效的治疗方案为

A. 胰岛素治疗   B. 去氨加压素治疗

C. 保肝治疗   D. 保肾治疗

E. 抗甲状腺治疗

(413～415 共用题干)

患者,男,51 岁。近半年来经常头痛,影响工作,近 2 个月来流鼻涕。

413. 对患者进行病史询问时,应特别注意的是

A. 鼻窦炎史   B. 视力、视野改变

C. 甲亢史   D. 颈椎骨质增生病史

E. 高血压史

414. 该患者最应进行的检查是

A. 鼻腔分泌物检查   B. 鼻窦 X 线检查

C. 垂体 CT 检查   D. 颈椎 X 线检查

E. 脑血管造影

415. 若发现蝶鞍部位占位性病变,则应进一步进行的检查是

A. 靶腺激素测定   B. 颅压测定

C. 脑脊液生化检查   D. TRH 兴奋试验

E. 左旋多巴兴奋试验

(416～417 共用题干)

患者,女,38 岁。育有一子,有产后大出血昏迷病史,产后月经停止,头昏、乏力 2 年,恶心、呕吐 3 天。查体:体温 35℃,血压 80/40mmHg,血钾 4.5mmol/L,血钠 130.4mmol/L,血镁 3.9mmol/L。

416. 根据病史及检查结果可首先考虑为

A. 低血糖症   B. 低钠血症

C. 消化道疾病   D. 腺垂体功能不全

E. 低血压休克

417. 为明确诊断,首先应进行的检查为

A. 头部 CT

B. 血皮质醇、甲状腺功能检测

C. EKG

D. 胸片

E. 肾素、血管紧张素Ⅱ、醛固酮测定

（418～420 共用题干）

患者，女，42 岁。10 年前分娩后闭经。1 周前因不洁饮食出现腹泻，食欲缺乏，精神萎靡，卧床不起。今日上午被家人发现神志不清来急诊。查体：血压 80/50mmHg，皮肤苍白，毛发稀疏，消瘦，心率 90 次/分。血糖 2.4mmol/L，血钠 128mmol/L。胸部 X 线检查示：左上肺陈旧性结核。

418. 应重点询问的既往史是

A. 胃肠道疾病史　　　B. 糖尿病史

C. 分娩出血史　　　D. 结核病史

E. 进食异常

419. 该患者低血糖最可能的原因是

A. 长期营养不良　　　B. 肾上腺结核

C. 慢性胃炎　　　D. 早期糖尿病

E. 腺垂体功能减退

420. 最有助于诊断的检查是

A. 肝功能检查　　　B. 胰腺 MRI

C. 糖化血红蛋白　　　D. 垂体激素检查

E. 肾上腺 CT

（421～422 共用题干）

患者，男，19 岁。因乳腺发育 3～4 年来诊。患者体态偏胖。实验室检查：血清 PRL＞1000μg/L（正常值 1.90～25.00μg/L），睾酮 1.23μg/L（成年男性正常值 3.50～8.60μg/L）。鞍区 MRI：19mm×12mm×15mm 占位。

421. 患者目前最可能的诊断为

A. 垂体催乳素微腺瘤

B. 颅咽管瘤

C. 甲减伴垂体病理性增生

D. 垂体催乳素大腺瘤

E. 高催乳素血症

422. 该患者首选的治疗措施是

A. 经蝶窦微创手术治疗

B. γ 刀立体定向外科治疗

C. 内放射治疗

D. 开颅手术切除肿瘤后放射治疗

E. 多巴胺受体激动剂治疗

四、案例分析题： 每道案例分析题至少 3 个提问。其中正确答案有 1 个或多个，根据选项重要程度不同而得分权重不同。选对得分，选错扣分，扣至本问得分为

0。案例分析题的答题过程是不可逆的，即进入下一问后不能再返回修改所有前面的答案。

（423～426 共用题干）

患者，女，35 岁，6 年前分娩时因失血过多而晕厥，产后无乳汁，闭经 2～3 年伴怕冷乏力，体位性头晕，餐前经常手抖，心悸，有饥饿感。查体：消瘦，嗓音低哑，毛发稀疏，双乳房萎缩，BP 80/50mmHg。

423. 为明确诊断，需做哪些检查

A. 血皮质醇、雌二醇　　B. FSH、LH

C. 血糖　　　D. 子宫 B 超

E. TSH

424. 提示：检查血糖 4.0mmol/L（正常 3.68～6.12mmol/L），血皮质醇、雌二醇均低，FSH、LH 基础值不低，B 超示子宫体积小。则最可能的临床诊断是

A. Addison 病

B. 卵巢功能早衰

C. 原发性性腺功能低减

D. 席汉综合征

E. 黏液性水肿

425. 当进一步鉴别原发或继发性内分泌功能低减时，对患者具有危险性的试验是

A. TSH 兴奋试验　　　B. TRH 兴奋试验

C. LRH 兴奋试验　　　D. CRH 兴奋试验

E. 胰岛素负荷试验

426. 为纠正患者腺体功能减退，最为理想的治疗是

A. 靶腺激素替代

B. 用促激素刺激靶腺

C. 应用促激素释放激素

D. 抑制靶腺激素的拮抗激素

E. 补充靶腺激素所调节的物质

（427～429 共用题干）

患者，男，15 岁，身高 154cm，近 2 年身高每年增长 3.0cm。体形微胖，体重 58kg。母亲偏矮。出生时否认有难产史。否认有外伤史。

427. 对诊断与鉴别诊断有价值的检查是

A. 测定生化、血常规评价整体营养状况

B. IGF-1 测定

C. ITT

D. 垂体 MRI

E. 骨龄评价

F. 免疫功能测定

428. 患者 ITT 阳性，正确的处理措施是

A. 立即用重组生长激素治疗

B. 选择精氨酸刺激试验进一步确诊 GHD

C. 如果确诊有其他垂体激素缺乏，可以立即用重组生长激素和相关垂体激素替代治疗

D. 染色体检查进一步确定 GHD 原因

E. 观察一段时间再决定是否用生长激素治疗

F. 立即给予钙剂 + 维生素 D

429. 患者的治疗目标是

A. 取得较高的终身身高

B. 提高生活质量

C. 减肥

D. 预防骨质疏松

E. 预防低血糖发作

F. 预防糖尿病发生

(430 ~ 432 共用题干)

患者，男，45 岁，半年前因"视物模糊"来诊，检查发现颅咽管瘤，立即行颅咽管瘤手术治疗。但 2 个月后肿瘤复发，再次入院行 γ 刀治疗。此次治疗后一直乏力、食欲减退、恶心，并有经常性的发热，没有明确的感染病灶。第 3 次入院检查发现 ACTH、皮质醇、生长激素、甲状腺素及睾酮水平下降，ITT 峰值 <5ng/L。

430. 在垂体前叶激素替代治疗的前提下，用重组生长激素治疗可能会出现的不良反应包括

A. 促进肿瘤再次复发　　B. 发生继发性糖尿病

C. 负重关节肿痛　　　　D. 乳房增大

E. 颅内高压　　　　　　F. 低血糖

431. 该患者行激素替代治疗应最先选用

A. ACTH　　　　　　　B. 皮质醇

C. 甲状腺素　　　　　　D. 雄激素

E. 生长激素 + IGF – 1　F. 钙剂 + 维生素 D

432. 如果该患者行重组人生长激素治疗，监测治疗效果的指标是

A. 骨密度

B. 肌力

C. 清晨 8 点血清生长激素

D. IGF – 1 和 IGFBP – 3

E. 血清瘦素

F. 空腹胰岛素

(433 ~ 435 共用题干)

患者，女，32 岁，已婚 5 年，因"闭经 3 年伴溢乳，头痛与视力下降 2 周"来诊。院外反复就诊于妇产科与中医科门诊治疗不孕症。查体无特殊发现。

433. 为明确诊断，应立即进行的检查项目包括

A. 垂体 – 甲状腺轴功能检测

B. 垂体 – 性腺轴功能检测

C. 血清 PRL 水平

D. 乳腺 B 超

E. 鞍区 MRI 薄层扫描 + 动态增强

F. 垂体 – 肾上腺轴功能检测

434. 目前应主要考虑的疾病有

A. 妊娠 2 周　　　　　　B. 多囊卵巢综合征

C. 甲状腺功能减退症　　D. 垂体催乳素瘤

E. 高催乳素血症　　　　F. 视神经萎缩

435. 尚需要鉴别诊断的疾病包括

A. 药物原因导致的闭经与溢乳

B. 妇产科疾病导致的不孕症

C. 病理性原因导致的闭经与溢乳

D. 特发性高催乳素血症

E. 宫外孕

F. 颅咽管瘤

(436 ~ 438 共用题干)

患者，男，57 岁，因"视力下降伴头痛加重 1 周"来诊。患者已确诊垂体侵袭性催乳素瘤 8 年，分别进行经蝶手术 2 次与开颅手术 1 次，术后每年行鞍区 MRI 复查随访 1 次，多次复查血清催乳素均未降至正常（>300ng/ml）。常头痛，全身乏力，食欲不振，逐渐出现阳痿等症状。既往服溴隐亭 15mg/d 治疗 1 年，血清催乳素下降不明显。实验室检查：血清 PRL > 1000ng/ml（正常值 1.90 ~ 25.00ng/ml），TT_3 0.51nmol/L（正常值 0.89 ~ 2.44nmol/L），TT_4 58.43nmol/L（正常值 62.68 ~ 150.80nmol/L），TSH 0.173μU/ml（正常值 0.500 ~ 4.940μU/ml），GH 0.003ng/ml（正常值 0 ~ 10ng/ml），血浆皮质醇 <10ng/ml（8AM），睾酮 0.93ng/ml（成年男性正常值 3.50 ~ 8.60ng/ml）。

436. 还需要进一步检查的项目是

A. 鞍区 MRI

B. 前列腺 B 超

C. 性腺功能的评价

D. 鞍区 CT 平扫

E. 眼科视野检查与脑神经功能评价

F. 复查垂体激素与靶腺激素

437. 可进一步采取的处理措施是

A. 再次经蝶窦微创手术治疗

B. γ 刀立体定向外科治疗

C. 新型多巴胺激动剂卡麦角林治疗

D. 糖皮质激素与甲状腺素替代治疗

E. 生长激素替代治疗

F. 仅定期随访复查血清 PRL 与鞍区 MRI

G. 再次开颅手术治疗

438. 可尝试进行的治疗措施是
- A. 生长抑素受体的新人工合成配体
- B. 视黄酸受体与 PPAR – γ 配体
- C. 针对雌激素与雌激素受体的药物治疗
- D. 细胞毒药物替莫唑胺试验性治疗
- E. 分子病因学治疗
- F. 褪黑素及其他治疗

(439 ~ 442 共用题干)

患者，男，51 岁，因"咳嗽、痰中带血丝伴消瘦 3 个月"来诊。患者吸烟 20 余年。查体：BP 110/80mmHg；身高 172cm，体重 51kg；消瘦，精神不振，反应迟钝；颈部、心、肺及腹部检查正常。实验室检查：FBG 5.5mmol/L，血清钠 117mmol/L，血清氯 83mmol/L，血钾 3.4mmol/L，BUN 4.1mmol/L，Scr 75μmol/L。胸部 X 线片：左肺中部中间带一约 3cm × 2cm 实性占位，边界不整。

439. 为初步诊断，应进行的检查包括
- A. 痰找癌细胞
- B. 痰找 TB 菌
- C. 胸部 CT 和（或）MRI
- D. 血气分析
- E. 24h 尿钠离子排量
- F. 肾上腺功能检测
- G. 甲状腺功能检测

440. 若患者尿钠 67mmol/L，痰检 3 次，2 次报告为小细胞未分化癌。为明确诊断，安全可行的检查是
- A. 水负荷试验
- B. 测定血浆 AVP
- C. 水负荷试验测血浆 AVP
- D. 水负荷试验测尿钠浓度
- E. 纤维支气管镜活检
- F. 检测尿渗透压
- G. 水负荷试验测尿渗透压

441. 入院第 2 周接受化疗和肠外营养等治疗，数日后患者出现意识错乱，急查血清钠为 107mmol/L。导致患者低钠血症加重的是
- A. 环磷酰胺（CTX）
- B. 长春新碱
- C. 泼尼松
- D. 阿糖胞苷
- E. 脂肪乳
- F. 输入高糖
- G. 进食差

442. 应尽快做出的处理是
- A. 限水
- B. 血管升压素 Ⅱ 受体拮抗剂
- C. 输入高张（3% ~ 5%）的氯化钠溶液

- D. 加用袢利尿剂
- E. 停用造成或加重低钠血症的药物
- F. 采用离子特异性电极，每 2 ~ 3h 监测血钠浓度
- G. 密切关注钾的丢失

(443 ~ 445 共用题干)

患者，男，18 岁，因"青春期发育延迟"来诊。既往嗅觉障碍。查体：身高 168cm，臂展超过身长，皮肤无色素沉着，无胡须和喉结，无乳腺发育，无腋毛，阴毛少许，睾丸容量约 3ml，质软，阴茎长约 4cm。B 超：左肾缺如。

443. 为明确诊断，应进行的检查项目包括
- A. 外周性激素测定
- B. 垂体 MRI
- C. 促性腺激素测定
- D. 染色体核型
- E. 血生化
- F. 动脉血气分析

444. 患者 LH 水平显著低于正常，应考虑进行的检查是
- A. 超声心动图
- B. HCG 兴奋试验
- C. GnRH 兴奋试验
- D. 其他垂体激素测定
- E. 精液常规
- F. 心脏 MRI

445. 目前应主要考虑的疾病有
- A. 低促性腺激素性腺功能减退症
- B. 先天性肾上腺皮质增生症
- C. Kallmann 综合征
- D. 左肾缺如
- E. Turner 综合征
- F. Kelinefelter 综合征

(446 ~ 451 共用题干)

患者，女，30 岁。1 年前无明显诱因出现闭经，闭经前月经周期规律，月经量中等，颜色正常，无血块、痛经史。自述性欲较前有所减退。初潮 14 岁（3 ~ 5）/（28 ~ 30）29 岁，孕 1 产 1，1 子足月顺产。身高 162cm，体重 60kg，血压 130/80mmHg，视物模糊，颜面部无痤疮，双侧乳房等大，皮肤正常，无触痛。

446. 据上述资料，考虑初步诊断为
- A. 催乳素瘤
- B. 多囊卵巢综合征
- C. 原发性闭经
- D. 卵巢功能早衰
- E. 垂体无功能性肿瘤
- F. 视神经炎

447. 进一步的检查包括
- A. 催乳素水平测定
- B. 促性腺激素与性激素水平测定
- C. 视力、视野检查及眼底照相
- D. 子宫附件彩超
- E. 垂体 MRI
- F. 腹腔镜检查

448. 检查结果如下：①催乳素 230ng/ml（正常值：3 ~

30ng/ml）；②FSH 5.2IU/L（正常值：3~8IU/L），LH 3.8IU/L（正常值：2~6IU/L），E_2 76pg/ml（正常值：23~139pg/ml），P 1.1ng/ml（正常值：0.3~1.5ng/ml），T < 0.01ng/ml（正常值：< 0.75ng/ml）；③视力、视野检查及眼底照相：未见异常；④彩超：子宫及双侧附件未见明显异常；⑤垂体影像描述：垂体等信号，上缘突出，向上膨隆，高度约1cm，垂体两侧斜坡稍有膨胀。垂体上缘与视交叉相接，垂体下缘平直，未见通过鞍背突入蝶窦。诊断：垂体稍大，垂体微腺瘤可能。最可能的诊断是

A. 催乳素瘤　　　　　B. 多囊卵巢综合征

C. 原发性闭经　　　　D. 卵巢功能早衰

E. 垂体无功能性肿瘤　F. 视神经炎

449. 正确的治疗方案是

A. 手术治疗

B. 放射治疗

C. 首选溴隐亭

D. 手术后溴隐亭治疗

E. 放射后溴隐亭治疗

F. 溴隐亭＋手术治疗＋放射治疗

450. 该患者选择溴隐亭治疗的理论依据是

A. 催乳素增高

B. MRI 提示 PRL 微腺瘤

C. 溴隐亭治疗可使微腺瘤患者恢复排卵性月经

D. 溴隐亭通过抑制 PRL 细胞合成 PRL 及抑制其 DNA 的合成，降低 PRL 水平

E. 溴隐亭不能使微腺瘤缩小

F. 溴隐亭仅能短期治疗

451. 关于催乳素瘤的叙述，正确的是

A. PRL 瘤是高催乳素血症的常见病因

B. PRL 瘤在垂体腺瘤中常见

C. 绝大部分 PRL 瘤为良性

D. PRL 瘤对溴隐亭最敏感

E. 闭经泌乳出现在所有的女性 PRL 瘤患者中

F. 催乳素瘤引起的闭经是不可逆的

（452~457 共用题干）

患者，女，38岁。1年前出现怕冷、乏力、声音变钝、少言懒动，月经紊乱，周期长短不一，近4月来停经，1月前出现溢乳。查体：颜面部轻度水肿，表情呆滞，唇厚舌大，眉毛稀疏。双侧甲状腺Ⅱ度肿大，质韧。心率58次/分，双下肢轻度水肿。

452. 据病史资料，可能的诊断是

A. 闭经泌乳综合征

B. 甲状腺功能减退症

C. 甲状腺功能亢进症

D. 特发性水肿

E. 慢性肾炎

F. 子宫肌瘤

453. 为明确诊断，应进行的检查是

A. 肾功能

B. 性腺激素及促性腺激素

C. 催乳素

D. TT_3、TT_4、FT_3、FT_4、TSH、TRAb、TGAb、TPOAb

E. 必要时行垂体 MRI

F. 宫腔镜检查

454. 检查结果如下：①肾功能：尿素 6.0mmol/L（正常值：2~8mmol/L），肌酐 85μmol/L（正常值：44~133μmol/L）；②FSH 6.2IU/L（正常值：3~8IU/L），LH 5.8IU/L（正常值：2~6IU/L），E_2 83pg/ml（正常值：23~139pg/ml），P 1.1ng/ml（正常值：0.3~1.5ng/ml），T 0.03ng/ml（正常值：< 0.75ng/ml）；③PRL 110ng/ml（正常值：3~30ng/ml）；④TT_3 0.4ng/ml（正常值：0.6~2.0ng/ml），TT_4 3.0μg/dl（正常值：4~11μg/dl），FT_3 2.0pmol/L（正常值：3~7pmol/L），FT_4 7.0pmol/L（正常值：11~23pmol/L）；TSH 80.0μIU/ml（正常值：0.5~5μIU/ml），TGAb 670U/ml（正常值：0~60U/ml），TPOAb 477U/ml（正常值：0~60U/ml），TRAb 0.5U/ml（正常值 < 1.75U/ml）；⑤垂体 MRI：垂体形态呈梯形，垂体高度约 0.76cm，其内信号均匀，垂体柄无偏移、增粗，视交叉形态自然，海绵窦未见异常。依据上述检查结果，最可能的诊断为

A. 桥本病、原发性甲状腺功能减退症

B. 继发性高催乳素血症

C. 催乳素瘤

D. 特发性高催乳素血症

E. 继发性甲状腺功能减退症

F. 慢性肾炎

455. 治疗应选择

A. 左甲状腺素钠片

B. 氢氯噻嗪

C. 溴隐亭

D. 垂体放射治疗

E. 溴隐亭＋垂体放射性治疗

F. 左甲状腺素钠＋溴隐亭长期治疗

456. 关于原发性甲状腺功能减退症的叙述，正确的是

A. 可引起高 PRL 血症

B. 也可导致腺垂体增大

C. 用甲状腺激素替代治疗

D. 原发性甲状腺功能减退症引起的高催乳素血症常规使用甲状腺激素替代 + 溴隐亭治疗

E. 单用溴隐亭治疗

F. 甲状腺激素间断性替代治疗

457. 关于原发性甲状腺功能减退症伴有高催乳素血症的鉴别诊断，不正确的是

A. 需要与单纯高催乳素血症相鉴别

B. 需要与特发性高催乳素血症相鉴别

C. 需要与继发性催乳素瘤相鉴别

D. 需要与生长激素瘤相鉴别

E. 需要与药物性高催乳素血症相鉴别

F. 需要与 ACTH 瘤相鉴别

（458 ～ 461 共用题干）

患者，男，17 岁。体重指数 23.5，多饮、多尿 5 个月，多次尿比重显著降低，其余查体正常。

458. 在此患者的初步诊断中不能排除的是

A. 糖尿病　　　　B. 尿崩症

C. 精神性烦渴　　D. 慢性肾脏疾病

E. 骨质疏松　　　F. 原发性醛固酮增多症

459. 此患者门诊初步检查的重点包括

A. 头颅磁共振成像　B. 尿常规

C. 大便常规　　　　D. 肝功能

E. 肾功能　　　　　F. 血、尿渗透压

G. 血电解质

460. 如果此患者的血压正常，可用于定性诊断的检查包括

A. 葡萄糖耐量试验

B. 禁水 – 加压素试验

C. 高渗盐水试验

D. 小剂量地塞米松抑制试验

E. 立卧位醛固酮

F. 性激素测定

461. 在没有获得实验室检查结果情况下，如果此患者的血压升高，则重点考虑的单一疾病是

A. 糖尿病

B. 尿崩症

C. 精神性烦渴

D. 慢性肾脏疾病

E. 骨质疏松

F. 原发性醛固酮增多症

（462 ～ 466 共用题干）

患者，男，20 岁。中等身材，近半年来多饮、多尿。

462. 下列不是确诊尿崩症必须进行的检查有

A. 尿比重测定

B. 高渗盐水试验

C. 禁水 – 加压素试验

D. Coombs 试验（抗人球蛋白试验）

E. 血、尿渗透压测定

F. 血气分析

463. 此患者禁饮 2 次，尿比重上升为 1.014，则需要进行的其他检查是

A. 尿比重峰值的尿渗透压/血渗透压比值

B. 第 3 次禁饮后取 3 次尿渗透压/血渗透压比值的高值

C. 第 3 次禁饮后取 3 次尿比重的高值

D. 禁水结束时注射加压素水剂 20U

E. 禁水结束时注射加压素水剂 5U

F. 不考虑尿崩症，不必检查

464. 此患者禁水结束时注射标准剂量加压素水剂，尿比重和尿渗透压无明显变化，则考虑

A. 中枢性尿崩症

B. 肾小管损害

C. 肾性尿崩症

D. 精神性烦渴

E. 部分性中枢性尿崩症

F. 抗利尿激素不适当分泌综合征

465. 确诊中枢性尿崩症后必须进行的检查是

A. 视力、视野检查

B. 脑血管超声

C. 蝶鞍区 CT 或 MRI

D. 岩下窦取血测定抗利尿激素

E. 垂体激素测定

F. 双侧颈动脉超声

466. 与尿崩症治疗无关的药物是

A. 精氨酸加压素

B. 氢氯噻嗪

C. 呋塞米

D. 卡马西平

E. 氯磺丙脲

F. 格列本脲

（467 ～ 470 共用题干）

患者，女，32 岁。产后大出血，闭经 5 年，头晕伴乏力 2 周就诊。查体：贫血貌，皮肤干燥，心率 52 次/分，血压 82/45mmHg，行颅脑 MRI 见鞍上呈空泡状，垂体受压。

467. 该患者可能的诊断是

A. 席汉综合征

B. 垂体 ACTH 腺瘤

C. 原发性甲状腺功能减退

D. 皮质醇增多症

E. 空泡蝶鞍

F. 原发性肾上腺皮质功能减退症

468. 实验室检查可出现的异常结果有

A. FT_3、FT_4 降低

B. 葡萄糖耐量试验呈低平曲线

C. 皮质醇降低

D. ACTH 升高

E. TSH 升高

F. FSH、LH 降低

469. 为进一步明确诊断，可行下列哪些试验

A. TRH 兴奋试验

B. ACTH 兴奋试验

C. 螺内酯试验

D. 高渗盐水试验

E. GnRH 兴奋试验

F. CRH 兴奋试验

470. 若该患者已诊断为席汉综合征，给予激素替代治疗，下列说法正确的是

A. 应常规补充糖皮质激素、盐皮质激素和甲状腺激素

B. 治疗过程中先补充甲状腺激素，后补充糖皮质激素

C. 应激状态下应适当增加糖皮质激素剂量

D. 对老年和冠心病患者，甲状腺激素宜从小剂量开始

E. 替代治疗宜口服给药

F. 生育期妇女可行人工周期治疗

（471～474 共用题干）

患者，女，38 岁。因多饮、多尿一年余，闭经 6 个月，伴间断多食、嗜睡就诊。全天尿量 7200ml，尿比重 1.006。

471. 最有价值的体格检查是

A. 嗅觉测定

B. 温痛觉测定

C. 挤压双侧乳房是否存在溢乳

D. 面肌叩击试验

E. 肝颈回流征

F. 踝反射

472. 除了以上体格检查以外，对诊断有价值的检查还包括

A. 听力测定　　　　B. 体重指数（BMI）

C. 甲状腺触诊　　　D. 下肢是否水肿

E. Murphy 征是否阳性　F. 视力、视野测定

473. 最具诊断价值的影像学检测是

A. 下丘脑（包括垂体）CT 或 MRI 平扫 + 增强

B. 下丘脑（包括垂体）CT 或 MRI 平扫

C. PET/CT（正电子发射计算机断层显像）

D. 下丘脑（包括垂体）X 线平片

E. 脑室造影

F. 头颅 CT 或 MRI 平扫 + 增强

474. 为了全面诊断，必须进行以下哪些检测

A. FT_3、FT_4、TSH 测定

B. 禁水 – 加压素试验

C. LH、FSH、雌二醇、睾酮、PRL

D. CRH 兴奋试验

E. IGF – 1 测定

F. LHRH 兴奋试验

（475～478 共用题干）

患儿，男，15 岁。自幼身材矮小，近 4 年身高增长低于 5cm，学习成绩好。查体：身高 98cm，童音童貌，外生殖器未发育，睾丸小，骨年龄 9～10 岁，染色体正常，生长激素基础值 1.11μg/L（正常 0～5μg/L），胰岛素低血糖兴奋试验各时间点值均小于 5μg/L。

475. 以下检查中最可能出现异常结果的是

A. 葡萄糖耐量试验

B. 视力、视野检查

C. 血清 GH 测定

D. 胰岛素低血糖兴奋试验

E. 生长介素测定

476. 导致这种异常结果出现的原因是

A. 垂体性侏儒症　　B. 青春期延迟

C. 性腺发育障碍　　D. 甲减

E. 21 – 羟化酶缺乏症

477. 引起本疾病的原因有

A. 遗传性 GH 或 GHRH 基因缺失

B. 面中线发育不全

C. 伴先天性 GHD 复杂综合征

D. GH 无活性综合征

E. 下丘脑垂体区肿瘤

478. 常用的诊断本疾病的药理性刺激试验有

A. 胰岛素低血糖兴奋试验

B. 可乐定兴奋试验

C. 左旋多巴兴奋试验

D. 运动试验

E. 睡眠试验

（479～482 共用题干）

患者，女，32 岁。结婚 3 年未孕，因反复出现月经周期不规则伴头痛 3 年来诊。实验室检查：血清 PRL 257.30μg/L（正常值 1.90～25.00μg/L），TT_3 0.97nmol/L（正常值 0.89～244nmol/L），TT_4 98.13nmol/L（正常值 62.68～150.80nmol/L），TSH 2.57μU/ml（正常值 0.500～4.940μU/ml），GH 0.035μg/L（正常值 0～10μg/L）。鞍区 MRI：鞍内 5mm×6mm×3mm 延迟强化影。

479. 该患者最可能的诊断是

A. 高催乳素血症

B. 垂体催乳素微腺瘤

C. 多囊卵巢综合征

D. 颅咽管瘤

E. 生长激素缺乏

F. 甲减伴垂体病理性增生

480. 下列处理措施中正确的有

A. 经蝶窦微创手术治疗

B. γ 刀立体定向外科治疗

C. 多巴胺激动剂溴隐亭治疗

D. 定期随访复查血清 PRL 与鞍区 MRI

E. 生长激素替代治疗

F. 血清催乳素水平正常后继续服有效治疗剂量 3～6 个月

481. 结合该病例，说法正确的是

A. 每月性腺功能评价 1 次

B. 每年双侧卵巢与乳腺 B 超 3～5 次

C. 每年须复查鞍区 MRI 检查 1～2 次

D. 每 2～3 个月复查垂体激素与靶腺激素

E. 考虑生育，如果多巴胺激动剂不耐受可选经蝶手术治疗

F. 如果发现 HCG 强阳性，考虑生育，应立即停服溴隐亭，可继续妊娠

482. 结合该病例，若患者妊娠，下列措施中正确的有

A. 每 2～3 个月眼科视野检查与脑神经功能评价 1 次

B. 女性患者催乳素瘤妊娠后可常规复查 CT 与 MRI

C. 每 2～3 个月复查垂体激素与靶腺激素

D. 因已服多巴胺激动剂药物治疗，须人工流产终止妊娠

E. 妊娠后眼科视野检查发现出现轻微颞侧偏盲，定期随访

F. 妊娠后眼科视野检查发现出现颞侧偏盲较妊娠前明显加重，并伴头痛后可考虑溴隐亭治疗或者经蝶鞍手术减压

（483～486 共用题干）

患者，男，43 岁。因视力下降伴头痛 4 年加重 1 周来诊。近 4 年来常头痛、全身乏力、食欲缺乏，逐渐出现阳痿症状。实验室检查：血清 PRL >300μg/L（正常值 1.90～25.00μg/L），TT_3 0.35nmol/L（正常值 0.89～244nmol/L），TT_4 38.43nmol/L（正常值 62.68～150.80nmol/L），TSH 0.173μU/ml（正常值 0.500～4.940μU/ml），GH 0.123μg/L（正常值 0～10μg/L）。血浆皮质醇昼夜节律：<10μg/L（8AM），<10μg/L（4PM），<10μg/L（0AM）。睾酮 0.83μg/L（成年男性 3.5～8.6μg/L）。精液常规：精子质量下降，其中精子 A 级 0，B 级 0，C 级 25%，D 级 75%。鞍区 MRI：42mm×29mm×31mm 占位，向上压迫视交叉并突入第三脑室，包裹右侧海绵窦 2/3 以上。

483. 患者目前最可能的诊断为

A. 生长激素缺乏

B. 垂体催乳素侵袭性巨大腺瘤

C. 颅咽管瘤

D. 甲减伴垂体病理性增生

E. 高催乳素血症

F. 勃起功能障碍

484. 首选的处理措施是

A. 经蝶窦微创手术治疗

B. γ 刀立体定向外科治疗

C. 多巴胺激动剂溴隐亭治疗

D. 定期随访复查血清 PRL 与鞍区 MRI

E. 生长激素替代治疗

F. 糖皮质激素与甲状腺素替代治疗

485. 治疗过程中还需要检查的项目是

A. 鞍区 MRI 薄层扫描＋动态增强

B. 双侧睾丸、前列腺 B 超

C. 性腺功能评价

D. 每 2 个月复查垂体与靶腺功能

E. 眼科视野检查与脑神经功能评价

F. 每 3～6 个月复查鞍区 MRI

486. 若上述处理措施效果差，综合治疗可选择

A. 经蝶窦微创手术治疗

B. γ 刀立体定向外科治疗

C. 开颅手术治疗

D. 糖皮质激素与甲状腺素替代治疗

E. 生长激素替代治疗

F. 多巴胺受体激动剂卡麦角林治疗

（487～494 共用题干）

患者，女，1 周前因跌倒后出现头痛，行头颅 CT 检

查示垂体有一微腺瘤，3 天后头痛自行缓解，现为进一步检查而来诊。

487. 最常见的垂体微腺瘤是

 A. 生长激素瘤   B. 催乳素瘤

 C. 促肾上腺激素瘤   D. 促性腺激素瘤

 E. 促甲状腺激素瘤   F. 嗜铬细胞瘤

488. 目前需要立即进行的是

 A. 增强头颅 CT   B. 测甲状腺激素水平

 C. 体格检查   D. 测肾上腺皮质功能

 E. 测血常规   F. 测血清催乳素

489. 病史询问发现：患者有 3 个月未来月经，偶在乳头见乳汁，无头痛、呕吐、视力下降。查体：血压 120/80mmHg，视野未见缺损，乳头有可疑乳汁，第二性征明显，妇科体检未见异常。考虑可能性最大的疾病是

 A. TSH 瘤   B. ACTH 瘤

 C. GH 瘤   D. PRL 瘤

 E. 无功能腺瘤   F. 多激素腺瘤

490. 对于该患者，应首先考虑进行的治疗方案是

 A. 药物   B. 手术

 C. 放射   D. 药物加手术

 E. 药物加放射   F. 手术加放射

491. 可以用于治疗该患者疾病的药物是

 A. 米托坦（双氯苯二氯乙烷）

 B. 美替拉酮

 C. 安鲁米特

 D. 溴隐亭

 E. 奥曲肽

 F. 甲巯咪唑（他巴唑）

492. 如果患者服用药物后月经恢复并且规则，突然又出现停经 1 周，最先考虑的情况应为

 A. 怀孕   B. 药物用量不足

 C. 药物用量过大   D. 药物失效

 E. 肿瘤发展   F. 并发妇科肿瘤

493. 如果患者突然出现视力急剧下降、眼外肌麻痹、昏迷，首先考虑的情况应为

 A. 脑梗死   B. 垂体瘤内出血

 C. 脑动静脉畸形破裂   D. 药物用量过大

 E. 药物用量不足   F. 药物突然减量

494. 对于 PRL 瘤药物治疗的叙述，正确的是

 A. 药物治疗疗效优于手术

 B. 手术治疗疗效优于药物

 C. 药物一般需要长期服用

 D. 使用药物肿瘤后可以缩小

 E. 药物一般可以在症状改善后停用

 F. 使用药物后肿瘤会增大

答案和精选解析

一、单选题

1. B

2. D 皮肤色素加深不属于希恩综合征的临床表现。

3. B 尿崩症可发生于任何年龄，但以青少年多见。男性多于女性，男女比例为 2：1。

4. B 引起 SIADH 最常见的肿瘤是肺燕麦细胞癌。

5. D 催乳素引起的不育症首选溴隐亭治疗。

6. B IGFBP－3 是一种大分子蛋白，介导 GH 的合成，IGFBP－3 是循环中作用最强的结合蛋白，是血液中 IGF－1 的主要载体。

7. A 继发性尿崩症常见于头颅外伤及垂体下丘脑手术，是 CDI 的常见病因。以脑垂体术后一过性 CDI 最常见。如手术造成正中隆突以上的垂体柄受损，则可导致永久性 CDI。

8. D 尿崩症是指由抗利尿激素（ADH）分泌减少或抵抗，导致肾脏集合管不能浓缩尿液，表现为排出大量低渗透性、低比重的尿。高渗透性多尿，渗透压为 290～600mmol/L 不为尿崩症的描述。

9. D 腺垂体功能减退症是指各种病因损伤下丘脑、下丘脑－垂体通路、垂体而引起单一的、多种的或全部垂体激素分泌不足的常见疾病。24 小时尿 17－羟皮质类固醇，游离皮质醇及血皮质醇均低于正常，皮质醇的昼夜节律变化是存在的，不是消失。血促肾上腺皮质激素可降低。激素测定包括促甲状腺激素、血清游离甲状腺激素、血清游离三碘甲状腺原氨酸，此症在甲状腺激素水平降低下时，促甲状腺激素水平也是降低的，性激素（睾酮和雌二醇）减低。

10. E 生长激素激发试验的意义在于评估垂体生长激素的储备量，评估生长激素最高的分泌水平，了解生长激素分泌潜能，能否满足身体发育、身高增长的需要。一般临床上常用的生长激素试验包括低血糖试验、精氨酸试验、运动试验等。

11. C 生长激素缺乏性矮小症（GHD）又称垂体性侏儒症，是指自婴儿期或儿童期起病的腺垂体生长激素缺乏导致生长发育障碍。可由于垂体病变（垂体性）或下丘脑和（或）垂体柄病变导致生长激素缺乏（下丘脑性）。可分为特发性或器质性。

12. C 生长激素的生理作用：（1）促进生长发育。生长激素能促进骨、软骨、肌肉以及其他组织细胞分裂增殖，蛋白质合成，增加使骨骼肌肉及其各系统生长发育，儿童的生长速度增快。（2）促进代谢。生长激素对糖、脂肪和蛋白质代谢都具有促进作用。减少对葡萄糖的利用，使血糖升高，脂肪动员增加。（3）调节免疫功能。生长激素几乎对所有的免疫细胞都有促使其分化、调节其功能的作用，使唾液酸浓度减少。

13. D Ghrelin 是一个由 28 个氨基酸组成的多肽，3 位丝氨酸上有酰化基团。它是第一个被发现的生长激素促分泌剂受体（GHSR）的内源性配体。Ghrelin 可以与生长激素促泌素受体结合，其主要由胃分泌，下丘脑、肾脏、胎盘也可分泌。GHSR 布在多种组织，而且有不同的亚型，它有很强的促生长激素（GH）释放的作用，通过下丘脑反射促进生长激素释放，可使循环中 GH 迅速、显著而持久地增加，甚至比生长激素释放激素的作用还强。

14. C 24hGH 持续检测法在诊断儿童 GHD 的可靠性方面还存在争议，且研究发现在健康青年受试者与垂体功能减退患者中 GH 的整体水平可发生相互重叠。尿 GH 测定结果需与年龄和性别严格匹配的正常对照组相比对，再经体重或肌酐排泄率进行标化后，才能更好地应用于临床。生长激素激发试验的主要目的是评价生长激素的分泌潜能。

15. A 正常人于静脉注射胰岛素（0.1μu/kg 体重）后 15~30min，其血糖浓度比空腹时下降 50%；在 60~90min 内应恢复到空腹血糖水平。胰岛素耐量试验（ITT）是公认的最敏感的生长激素激发试验，可用于探测垂体生长激素储备功能。

16. A GH 长期过度分泌会引起肢端肥大症，GH 的作用主要经 IGF-1 介导完成。

17. A 生长激素瘤是垂体瘤的一种。手术治疗一般为首选，在经蝶显微外科操作下，将瘤体完全切除。对于微腺瘤，瘤体小 10mm 的效果比较佳，对于大腺瘤，瘤体大于 10mm 者手术治愈率比较低。

18. E 生长激素瘤术后基础血浆 GH 应 <2.5μg/L，葡萄糖负荷试验后血浆 GH 应 <1μg/L（可作为治愈标准）。

19. A 肢端肥大症主要是由于生长激素分泌过多造成的，生长激素的过度分泌可以引发患者体内水钠潴留，细胞外容量增加导致血压升高，同时肢端肥大症患者的心脏扩大，也是导致血压升高的原因之一。

20. A 最常见的功能性垂体瘤是催乳素瘤，大约占到所有垂体瘤的半数左右，也是病理性高催乳素血症最主要的原因。

21. D 催乳素瘤是由垂体催乳素细胞分泌过量催乳素（PRL）引起的下丘脑-垂体疾病中常见的一种疾病，典型的临床表现有闭经、溢乳、不孕（育）、高催乳素血症及垂体占位性病变。催乳腺瘤的治疗取决于两个因素：肿瘤大小和高 PRL 血症是否引起症状。药物治疗（多巴胺受体激动剂）为首选，国内主要是溴隐亭治疗，国外是卡麦角林治疗。

22. B 垂体微腺瘤是一种直径在 10mm 以下的垂体腺瘤，主要为垂体前叶病变所致，患者多无明显的临床症状，且由于病灶体积较小，因此其临床诊断难度较大，早期检查：基础垂体 PRL 测定血清标本可考虑早上 10 点左右抽取，采血前安静休息半小时。血 PRL 基础浓度通常小于 20μg/L。MRI 鞍区薄扫加动态增强扫描可为临床诊断提供清晰的垂体微腺瘤病灶特征，较 CT 检查存在一定的优势。

23. E 下丘脑激素是下丘脑不同类型的神经核团细胞产生的一系列肽类激素的总称。它们能有效地调控垂体前叶各种激素的合成和分泌，由此控制全身的一些主要的内分泌腺的活动。下丘脑能神经元与来自其他部位的神经纤维有广泛的突触联系，如主要的下丘脑激素多巴胺（DA）具有抑制催乳素释放作用。

24. C 尿崩症（DI）是由于下丘脑-神经垂体病变引起精氨酸加压素（AVP）又称抗利尿激素（ADH）不同程度的缺乏，或由于多种病变引起肾脏对 AVP 敏感性缺陷，导致肾小管重吸收水的功能障碍的一组临床综合征。前者为中枢性尿崩症（CDI），后者为肾性尿崩症（NDI），其临床特点为多尿、烦渴、低比重尿或低渗尿。弥凝用于治疗中枢性尿崩症。服用弥凝后可减少尿液排出，增加尿渗透压，减低血浆渗透压，从而减少尿频和夜尿。

25. B 血管升压素是由下丘脑的视上核和室旁核神经元细胞合成的一种短肽类激素，是人体参与应激反应的一种重要激素。当血浆晶体渗透压升高时，便会分泌释放进入血液循环。

26. B 血浆胶体渗透压的正常值约 1.5mOsm/L（25mmHg 或 3.3kPa）。主要由血浆蛋白构成，其中白蛋白（清蛋白）含量多、分子量相对较小，是构成血浆胶体渗透压的主要成分。血浆胶体渗透压对于调节血管内外水分的交换，维持血容量具有重要的作用。

27. B 神经垂体主要在垂体后叶，本身没有内分泌功能，但可以储存来自下丘脑的视上核和室旁核分泌的激素，包括催产素、血管升压素即抗利尿激素。

28. A 鉴别尿崩症与精神性多饮、多尿的试验是：高渗氯化钠溶液试验。中枢性尿崩症对高渗盐水反应不明显，但对血管升压素反应良好，肾性尿崩症对二者均无反应。正常人与精神性多饮对高渗盐水反应良好。

29. D 酚妥拉明是一种 α 受体拮抗药，可阻滞儿茶酚胺的受体效应，使因儿茶酚胺水平升高引起的持续性或阵发性高血压迅速下降。因此通酚妥拉明试验，可以判断高血压与嗜铬细胞瘤的关系。

30. E 肾小球再吸收磷试验（TRP）指正常时在摄入 800~900mg 磷的条件下，磷从肾小球滤过，肾小管能吸收 80% ~ 90%，即 TRP 80% ~ 90%。PTH 可抑制肾小球对磷的重吸收。甲旁亢时抑制到 10% ~ 70%，TRP 低于 78% 时有诊断意义。

31. C 如果胰岛 β 细胞瘤的直径小于 1cm，无法通过磁共振检查显现。唯一的诊断方法则是"饥饿试验"。这意味着，72 小时内只喝水，不进食。在饥饿状态下，诱发低血糖，来观察血糖指标。

32. B

33. E SIADH 又称抗利尿激素分泌失调综合征，是指由于多种原因引起的内源性抗利尿激素（ADH，即精氨酸加压素 AVP）分泌异常增多，血浆抗利尿激素浓度相对于体液渗透压而言呈不适当的高水平，从而导致水潴留、尿排钠增多以及稀释性低钠血症等有关临床表现的一组综合征。SIADH 的诊断标准包括低钠血症（<135mmol/L），低血浆渗透压（<280mOsm/L），稀释性低钠血症。常见的病因是恶性肿瘤，最多见者为肺癌伴低钠血症。

34. D （1）立即停止水分摄入：轻者在机体排出多余水分后，水中毒即可解除。（2）脱水治疗：病情严重者可酌情使用渗透性利尿药，如快速（20 分钟内）静脉输注 20% 甘露醇 250ml，或静脉注射袢利尿药如呋塞米（速尿）；静脉输注高渗盐水可缓解细胞外液的低渗状态和减轻细胞肿胀；肾衰竭所引起的水中毒，可应用透析治疗。

35. C 机体含有大量的水分，这些水和分散在水里的各种物质总称为体液，约占体重的 60%。体液可分为两大部分：细胞内液（存在于细胞内，约占 2/3）约占体重的 40%。和细胞外液（存在于细胞外，约占三分之一）。组织液是血浆在毛细血管动脉端滤过管壁而生成的，在毛细血管静脉端，大部分又透过管壁吸收回血液。由于近微动脉端毛细血管内血压高于近微静脉端毛细血管的血压，因此毛细血管动脉端有组织液滤出，而静脉端则有组织液被重吸收。浓度，一般指的是溶质的浓度，质壁分离时水从浓度低流向浓度高。

36. A 低促性腺激素性性腺功能减退症，是由先天性肾上腺发育不良或获得性疾病导致下丘脑和（或）垂体病变 GnRH 基因缺陷症和（或）LH 及 FSH 的生成和分泌减少，继而导致性腺功能减退的一类疾病。如患者同时合并嗅觉障碍，则称为卡尔曼（Kallmann）综合征。Prader - Willi 综合征，又称为 Prader - Labhar - Willi 综合征、愉快木偶综合征、隐睾 - 侏儒 - 肥胖 - 智力低下综合征、肌张力减退 - 智力减退 - 性腺功能减退与肥胖综合征，属于低促性腺激素性功能减退症。

37. B 低促性腺激素性腺功能减退症主征：生长发育迟缓，身材矮小，手足小，智力低下，肌张力低下。婴儿期喂养困难，语言发育差。至儿童期食欲旺盛，嗜睡而导致过度肥胖。双额径窄，杏仁样眼睛，外眼角上斜，斜视。上唇薄，齿裂异常，小下颌，耳畸形。性腺发育不良（类宦官样体型），性功能减退，男性隐睾，小阴茎，女性阴唇、阴蒂发育不良或无阴唇、阴蒂。骨龄延迟。（青春期无启动）第二性征发育不良或发育迟，促性腺激素水平低。营养性糖尿病。

38. E 低促性腺激素性性腺功能减退症 15 号染色体 q11.2 - q12 缺失。性激素：FSH，LH，睾酮，雌二醇，孕酮（女性）水平均低于正常；重视基础状态 LH 水平，LH 在 0 ~ 0.7IU/L，提示 IHH；LH ≥ 0.7IU/L，提示青春发育延迟或部分性 IHH。HCG 兴奋试验（可选）：用来评价睾丸间质细胞（Leydig 细胞）功能，主要有两种方法。单次肌注 HCG 2000 ~ 5000IU，测定 0、24h、48h 和 72h 血睾酮水平。睾酮 ≥ 1ng/ml 提示存在睾丸间质细胞。促性腺激素释放激素（GnRH）兴奋试验显示可激发，亦称促黄体激素释放激素（LHRH）兴奋试验，其原理是通过 GnRH 刺激垂体分泌卵泡雌激素（LH）和黄体生成素（FSH），从而评价垂体促性腺激素的储备功能。

39. C 尿崩症是由于下丘脑 - 垂体病变引起精氨酸加压素（又称抗利尿激素）分泌不足，或肾脏病变引起肾远曲小管、集合管上皮细胞 AVP 受体和（或）水通道蛋白及受体后信息传递系统缺陷，对精氨酸加压素失去反应所致的一组临床综合征。患者出现多饮、多尿，尿渗透压减低考虑尿崩症。禁水 - 加压素试验原理如下：正常人禁水后血浆渗透压升高，循环血容量减少，二者均刺激 ADH 释放，使尿比重升高，尿渗透压升高而血渗透压变化不大。该检查可用于鉴别垂体性尿崩症与肾性尿崩症。

40. C 垂体前叶功能减退症是多种原因引起的腺垂体激素分泌不足所导致的疾病。治疗以补充糖皮质激素最为重要，且应先于甲状腺激素的补充，以免诱发肾上腺危象。糖皮质激素如氢化可的松，用药剂量应个体化，如出现应激时，应加大剂量。补充甲状腺激素须从小剂量开始，以免加重肾上腺皮质负担，诱发危象。24 小时尿 17 - 羟皮质类固醇，游离皮质醇及血皮质醇均低于正常，血促肾上腺皮质激素可降低。促肾上腺皮质激素释放激素兴奋试验有助于确定病变部位。

41. C 溴隐亭可以使 PRL 腺瘤可逆性缩小、抑制肿瘤细胞生长。停止溴隐亭治疗后 PRL 腺瘤又会生长。

42. B 垂体瘤的占位性病变可导致因促性腺激素减少引起的性腺功能减退症，女性闭经、不育，乳房萎缩，阴毛、腋毛脱落。男性阳痿，胡须稀少，睾丸萎缩。

43. C 席汉综合征：由于产后大出血，尤其是伴有长时间的失血性休克，使垂体前叶组织缺氧、变性坏死，继而纤维化，最终导致垂体前叶功能减退的综合征。最早表现为无乳汁分泌，然后继发闭经，即使月经恢复，也很稀少，可继发不孕。性欲减退，阴道干燥，性交困难。阴毛、腋毛脱落，头发、眉毛稀疏，乳房、生殖器萎缩，精神淡漠、嗜睡、不喜活动、反应迟钝、畏寒、无汗、皮肤干燥粗糙、纳差食少、便秘、体温偏低、脉搏缓慢、血压降低、面色苍白、贫血。无头痛及视野缺损症状。实验室检查：（1）垂体激素检测 GH、FSH、LH、ACTH、PRL 降低。（2）甲状腺激素检测 TT_3、TT_4、T_3、T_4、TSH 减低。（3）肾上腺激素检测血皮质醇、尿皮质醇下降，空腹血糖降低。（4）性激素检测雌激素、孕激素、睾酮均降低。（5）血常规常有血红蛋白、红细胞减少，血细胞比容下降。

44. D 垂体功能减退性危象简称垂体危象，在全垂体功能减退症基础上，各种应激如感染、败血症等均可诱发垂体危象。临床分型：高热型（体温大于 40℃）、低体温型（体温低于 30℃）、低血糖型、低血压循环衰竭型、水中毒型、混合型。

45. C 腺垂体功能减退症各种类型可伴有相应的症状，突出表现为消化系统，循环系统和神经精神方面的症状，不涉及呼吸系统。

46. D 腺垂体功能减退症时一般最早出现的是 FSH，LH 分泌不足。临床可表现闭经，乳房萎缩无乳汁，性欲减退等。

47. C 腺垂体功能减退症应先补充糖皮质激素，再补充甲状腺激素。如果先补充甲状腺激素，会加剧 ACTH 缺乏的临床表现。

48. C 腺垂体功能情况可通过对其所支配的靶腺功能状态来反映。①性腺功能测定：女性有血浆雌二醇水平降低，无排卵及基础体温改变，阴道涂片未见雌激素作用的周期性改变；男性有血浆睾酮水平降低或正常低值，精液检查精子数量减少，形态改变，活动度差，精液量少。②肾上腺皮质功能：24 小时尿 17 - 羟皮质类固醇排量减少，血浆皮质醇浓度降低，但节律正常；葡萄糖耐量试验示血糖低平曲线。③甲状腺功能测定：血清 TT_4、FT_4 均降低，TT_3、FT_3 可正常或降低。④腺垂体分泌激素：如 FSH、LH、TSH、ACTH、GH、PRL 等均下降，但因垂体激素呈脉冲式分泌，故宜相隔 15 ~ 20min 连续抽取等量血液 3 次，混匀后检测。同时测定垂体促激素和靶腺激素水平，可以更好地判断靶腺功能减退为原发性或继发性。对于腺垂体 - 下丘脑的病变可用 CT、MRI 等辨别，尽可能通过无创检查，了解病变的部位、大小、性质及其对邻近组织的侵犯程度。

49. B 腺垂体功能减退症是指各种病因损伤下丘脑，下丘脑 - 垂体通路，垂体而导致的一种或多种腺垂体激素分泌不足的所致的临床综合征。各种垂体肿瘤是最常见的原因。

50. D 腺垂体功能减退症患者的治疗禁用或慎用吗啡等麻醉药、巴比妥安眠药、氯丙嗪等中枢神经抑制药及各种降血糖药物，以防止诱发昏迷。给予左甲状腺素一般最初每天用 25ug，最大量不超过 100μg，可每隔 2 ~ 4 周增加 25 ~ 50μg，直至维持正常代谢为止。一般维持剂量为 50 ~ 150μg/d。青春期前起病者，无论男女，其治疗的目标都是让患者获得正常的性发育并保持有效的性能力和生育能力。原发性（垂体性）LH/FSIH 不足者可补充促性腺激素，继发性（下丘脑性）LH/FSH 不足者可补充促性腺激素或 GnRH。年轻女性给予雌激素和孕激素以获得人工月经周期，给予泼尼松 5.0 ~ 7.5mg/d，如有感染等应激时，应加大剂量，每天静脉滴注氢化可的松 100 ~ 200mg，待应激过后，在数日内减至原来维持量。

51. E 在垂体功能减退的基础上，各种应激如感染、败血症、手术、外伤、麻醉及使用镇静药、安眠药等均可诱发垂体危象。镇静安眠药不是垂体危象的抢救药，反而会加重病情。

52. E 腺垂体功能减退症的病因包括下丘脑病变、垂体肿瘤、垂体缺血坏死、外伤、放疗等。脑动脉硬化不会引起腺垂体功能减退。

53. E 腺垂体功能减退症主要表现靶腺（性腺、甲状腺、肾上腺）功能减退，可出现催乳素、促性腺激素、促肾上腺皮质激素和促甲状腺素分泌减少，不会引起胰岛素分泌减少。

54. A 患者确诊为腺垂体功能减退，必须尽快补充糖皮质激素。

55. D <10mm 为微腺瘤。

56. C 根据免疫染色法，垂体瘤的发生率依次为 PRL 瘤、无功能瘤、GH 瘤和 ACTH 瘤。

57. E 单一时间内一次测定值的意义不大，一般采用口服葡萄糖抑制试验（正常口服 100g 葡萄糖后 2 小时 GH 值应下降，3 ~ 4 小时后回升）GH 细胞腺瘤患者呈不抑制状态，照射胰岛素或 THR 进行兴奋试验 GH 也不能升高。正常人口服葡萄糖耐量试验的放免法应 <2μg/L，超敏感的放免法应 <1μg/L；GH 腺瘤者生化法应 >0.4μg/L，OGTT 期间 GH >1 ~ 2μg/L，IGF - 1 <1μg/L。

58. A 席汉综合征最早出现的症状是在分娩后乳房不涨，不能泌乳。

59. B 激素分泌的特点是脉冲性、节律性及周期性，取血的瞬间只反映当时的水平，不一定反映总体分泌功能，而 24 小时的尿激素测定往往受瞬间分泌及节律性分泌的影响较少，结果更可靠。有些激素昼夜变化不大，节律性分泌不明显，可随时取血测定，如甲状腺激素；而昼夜变化明显者如 ACTH 及皮质醇、GH 等则应根据其生理规律选择时间点取血，不同时间测定正常值也不同，需特别注意；如前所述，甲状腺炎时，激素水平可明显增高，但其并无功能亢进，可自发缓解，如T₃综合征。

60. D 垂体性侏儒症是因生长激素缺乏或生长激素生物效应不足所致的躯体生长障碍，又称儿童生长激素缺乏症。病因分为特发性、继发性和遗传性。出生时体格均匀正常，生长发育迟缓，成年身高一般不超过130cm。但最终身高与生长激素缺乏的程度、时间都有关系。

61. B 血 IGF-1 是反映慢性生长激素过度分泌的最优指标，血 IGF-1 的指标浓度在 24 小时变化很小，IGF-1 的正常范围受到年龄和性别的影响，而不受取血时间、进餐与否、睾酮和地塞米松的影响，能反映测定前 24 小时分泌的 GH 的生物作用，故 IGF-1 可作为判断，疾病活动性及评价预后的指标。

62. A 去氨加压素为人工合成的加压素类似物，其抗利尿作用强，而无加压作用，不良反应少，是目前治疗中枢性尿崩症的首选药物。

63. A

64. D 下丘脑的视上核和室旁核合成及分泌抗利尿激素和催产素。

65. D 甲状腺滤泡旁细胞合成和分泌降钙素。

66. A 抗利尿激素又称加压素，通过提高肾集合管上皮细胞的通透性而增加水的重吸收，产生抗利尿作用。可用于治疗中枢性尿崩症。

67. A 瘤体直径 <10mm 称为微腺瘤。

68. A 垂体瘤最常用的分类方法是按分泌细胞的起源分类：激素分泌细胞可分为单一激素性或多激素性细胞（分泌多种激素）。

69. B 功能性的垂体瘤，就是指患者的垂体瘤存在分泌功能，包含垂体催乳素腺瘤，生长激素腺瘤，促肾上腺皮质激素腺瘤和促甲状腺激素腺瘤（较少见），促性腺激素腺瘤等。

70. C 垂体瘤约占颅内肿瘤的10%，此组肿瘤以前叶的腺瘤占大多数。药物治疗一般多用于催乳素瘤，它可以使大多数患者血中的催乳素水平降到正常，使肿瘤缩小，疗效比手术治疗好，但是停药后容易复发，需要长期服用，常用药物有溴隐亭、奥曲肽等。

71. B 诊断垂体瘤首选头颅磁共振，而且建议做平扫和增强扫描。由于垂体比较小，很多时候需要加做冠状位和矢状位的扫描图像，并且将垂体局部放大。对于诊断有困难的垂体瘤，有的时候需要做磁共振血管成像检查，或者头颅CT检查。

72. C 垂体瘤的患者通过手术切除之后，大部分患者是不会复发的，原因为瘤细胞增生少见。

73. A 催乳腺瘤的治疗以药物治疗为首选，若药物效果差或有药物抵抗时，可考虑经蝶窦手术治疗。

74. C 垂体瘤压迫视交叉时，可出现视力减退、视野缺损和偏盲，由于解剖关系，视交叉前端受压最常见，视交叉前端纤维支配双鼻侧视网膜神经纤维，可导致双颞侧偏盲。

75. B 放疗应在尽可能不导致垂体功能不足和不损伤周围正常结构的前提下去除和破坏肿瘤，同时控制分泌功能。常规分割：1.8Gy/次，靶区安全剂量 DT 小于45Gy。

76. C 垂体瘤术后放疗已成为常规治疗手段。术后放射治疗能显著降低复发率，将局部控制率提高到85%以上。常作为手术治疗的辅助治疗。

77. A 手术并发症在广泛开展经蝶窦术式后已明显减少，手术死亡率不超过 2.5%。手术并发症可有脑脊液鼻漏、视力丧失、中风或脑血管损伤、脑膜炎或脓肿、眼球麻痹及腺垂体功能减退症。这些并发症的发生率均较低，微腺瘤术后出现腺垂体功能减退症的发生率约为3%，侵犯性大腺瘤术后并发症较多，尿崩症是较多见的并发症。

78. C 肢端肥大症一般起病较缓，青、中年男性多见，病程较长，可达 30 余年。由于 GH 分泌过多，可使骨骼增粗，软组织过度生长，面貌特殊呈典型的肢端肥大症面貌，头颅增大，口唇增厚，音调低沉，下颌前突与牙列稀疏等。可发现血浆 GH 浓度升高，多在 10ng/ml 以上，可同时有 PRL 升高、血糖升高、血磷升高及甲状腺功能异常及骨代谢指标异常等发现。同时 IGF-1 可呈明显升高。肢端肥大症时面容粗陋，头痛乏力，多汗，腰酸背痛，手足增宽增大，还可出现糖尿病与甲亢的症状体征。由于软组织增生，皮肤粗厚，头枕部皮肤多有松垂皱纹，皮下结缔组织和深筋膜增厚，毛孔增大，黏膜加厚。

79. B 目前最新的诊断标准是口服葡萄糖耐量后 GH 不能被抑制至 <1ug/L。

80. B 肢端肥大症患者血钙较高，提示伴有甲状旁腺功能亢进。因甲状旁腺激素分泌过多，导致骨组织将大量钙释放入血，使血钙增高。

81. E 肢端肥大症患者通过经颅手术法或经蝶窦显微手术法切除垂体瘤，以制止腺瘤分泌 GH 及 PRL，减轻压迫及侵袭，疗效较好，视野恢复、视力恢复及内分泌症状改善等约占 50% 以上。手术治愈的标准术后血浆生长激素小于 2.5μg/L，葡萄糖负荷后血浆生长激素小于 1μg/L。

82. E 放疗也是临床上治疗肢端肥大症的一种主要方法，一般用于术后还有残留的肿瘤的情况，是一种常用的辅助方法，放射治疗可防止肿瘤再继续生长，抑制肿瘤细胞增生，进而减少激素的合成及大量分泌，有效的控制肢端肥大症的病情进一步进展。长期放疗可致腺垂体功能减退。

83. A 在腺垂体功能减退症的病因中，最常见的是垂体瘤，垂体瘤压迫正常垂体组织从而出现腺垂体功能减退，导致生长发育迟缓、视力减退、视野缺损和尿崩症。

84. E 腺垂体功能减退症的临床表现取决于垂体激素缺乏的程度、种类和速度及相应靶腺的萎缩程度。一般情况下，生长激素和卵泡刺激素、黄体生成素受累较早且较严重，其次为促甲状腺素，促肾上腺皮质激素分泌细胞对下丘脑和垂体损伤的抵抗能力最强，通常是最后丧失功能的细胞。单纯催乳素缺乏极其罕见，提示垂体完全破坏或为遗传综合征。

85. A 生长激素可降低外周组织对葡萄糖利用，产生胰岛素抵抗。GHD 者常有低血糖，可能因对胰岛素敏感性增加所致，GH 治疗后，此现象消失。

86. E 皮肤色素沉着是原发性肾上腺皮质功能减退的表现，继发性肾上腺皮质功能减退时，由于 ACTH 和其他 POMC 多肽（如 β - LPH）水平降低，即缺乏黑素细胞刺激素，故肤色苍白，无色素沉着。这是鉴别原发性还是继发性肾上腺皮质功能减退症的要点之一。

87. C 连续性 ACTH 兴奋试验可用来鉴别原发性与继发性肾上腺皮质功能减退症。在连续缓慢 ACTH 刺激下，继发性肾上腺皮质功能减退症萎缩的肾上腺可恢复皮质醇分泌功能；而由于原发性肾上腺皮质功能减退患者肾上腺被部分或完全破坏，因此对外源性 ACTH 刺激无反应。在连续性 ACTH 兴奋试验过程中或试验前至少24h，糖皮质激素替代治疗可予地塞米松 0.5～1.0mg/d，这种治疗可不影响试验结果。继发性肾上腺皮质功能减退症皮质醇分泌逐日增加，而原发性慢性肾上腺皮质功能减退症无明显变化。

88. E 补充糖皮质激素最为重要，且应先于甲状腺激素的补充，以免诱发肾上腺危象。如氢化可的松，用药剂量应个体化，如有感染等应激时，应加大剂量。在皮质激素替代治疗过程中，需要定期监测患者的体重指数、腰围、血压、血糖、血电解质及血脂水平。补充甲状腺激素须从小剂量开始，每日一次服用，以免加重肾上腺皮质负担，诱发危象。育龄期妇女，病情较轻者需采用人工月经周期治疗，可用己烯雌酚或炔雌醇，每天同时加用甲羟孕酮或加黄体酮肌注。男性患者可用丙酸睾酮肌内注射，或用庚酸睾酮肌内注射，可改善性欲、促进第二性征发育、增强体力，亦可联合应用 HMG 和 HCG 以促进生育。

89. B 如有感染引起败血症等应激时应行抗感染治疗，并加大糖皮质激素剂量。当患者出现垂体危象，低体温时应用毛毯保温并口服少量甲状腺激素。当患者出现高热、谵妄、烦躁不安时，禁用镇静、安眠、麻醉剂，中枢神经抑制剂及降糖药。

90. A 侏儒症是由一种基因疾病引起的，会导致短小的身材和骨骼不成比例的生长。现已证实7种明确的遗传性 GH 缺乏性侏儒症属常染色体隐性遗传。少数为多种垂体激素缺乏，最多见为合并促性腺激素缺乏。

91. E 继发性生长激素缺乏性矮小症可继发于下丘脑 - 垂体肿瘤，最常见者为颅咽管瘤。

92. B Laron 型侏儒症是少见的常染色体隐性遗传性生长障碍疾病。本症特点是患儿身材特别矮小，有严重垂体性侏儒的表型，但生长激素（GH）水平升高，生长介素（IGF - 1）显著降低，用 HGH 治疗无效。

93. E 生长激素缺乏性矮小症又叫作垂体性侏儒症，是指出生后或是儿童期起病的，因为生长激素缺乏或者是生长激素不敏感导致患儿生长缓慢、身材矮小，但是比例是比较匀称的一种疾病。其病因可为特发性或继发性；可由于垂体病变（垂体性）或下丘脑和（或）垂体柄病变导致生长激素缺乏（下丘脑性）；继发性 GH 缺乏性侏儒症可为单一生长激素缺乏，也可伴腺垂体其他激素缺乏。

94. C GH 缺乏性侏儒症的主要诊断依据有身材矮小、身高年平均生长率小于 4cm，小于同年龄同性别正常人平均值 - 2SD（标准差）以下。

95. C 生长激素缺乏性矮小症患者身材矮小（身高为同年龄、同性别正常人均值 - 2SD 以下），生长速度缓慢，可伴性发育障碍，骨龄检查较实际年龄落后 2 年以上。

96. D IGF 不论在血清、细胞外液及细胞培养液中都与特异性的结合蛋白（BPs）结合，以无活性的复合物形式存在。到目前为止，已发现 6 种 IGF，其特征性的结构构成了一个相关性分泌蛋白家族，均为低分子肽类，50% 结构相似。

97. B 根据 GH 水平，IGF 水平，以及对外源性人类生长激素（HGH）的反应性，可将垂体性侏儒症分为四种亚型：I 型血浆 GH 及 IGF 基值均低，但注射外源性 HGH 后 IGF 明显升高，即采用 HGH 治疗效果良好者，此型最多见。II 型即 Laron 型。血浆 GH 浓度很高，但 IGF 极低。可能因肝缺乏 GH 受体而不能产生 IGF 所致，故又称假性生长激素过低症。其对外源性 GH 有耐药性。近年来报道了 pygmy 侏儒症，多见于非洲，儿童时期 GH 和 IGF 与对照组无显著区别，青春发动期后及成年后仅 IGF - 1 明显低于对照组，故青春期无加速线性生长，最终出现身材矮小。III 型血浆 GH 正常、IGF 基值低，对外源性 HGH 不敏感，可能是垂体和肝脏均不正常。IV 型血浆 GH 及 IGF 均正常，对外源性 HGH 亦无效，目前认为此型乃由于周围组织对生长介质不敏感所致。

98. A

99. C 尿崩症是由于下丘脑 - 神经垂体病变引起精氨酸加压素（又称抗利尿激素）不同程度的缺乏，或由于多种病变引起肾脏对加压素敏感性缺陷，导致肾小管重吸收水的功能障碍的一组临床综合征。

100. B 正常人静脉滴注高渗盐水后，血浆渗透压升高，抗利尿激素大量释放，尿量明显减少，尿比重增加；尿毒症患者滴注高渗盐水后，尿量不减少，尿比重不增加，但注射加压素后，尿量明显减少，尿比重明显升高。神经性多饮多尿患者，在滴注高渗盐水后 1/2 ~ 1 小时尿量即明显减少，尿比重升高。

101. E 禁水试验：指在一定时间（通常 1 ~ 2 周）内主动限水后，试验前夜 8 ~ 12 小时开始完全禁水，如不能耐受通宵禁水者可从清晨 4 时开始禁水。禁水期间每 1 小时排尿一次。禁水试验的临床观察是从上午 8 时开始的，观察体重、心率、血压、尿量、尿比重、尿及血渗透压。禁水期间每 1 小时测体重血压，如下降大于体重 3% 应立即停止试验。

102. D 加压素水剂：作用仅维持 3 ~ 6h，皮下注射，每次 5 ~ 10U，每日需多次注射，长期应用不便。主要用于脑损伤或神经外科术后尿崩症的治疗。

103. C 尿崩症的预后取决于基本病因。完全性尿崩症患者预后差。轻度脑损伤或感染引起的尿崩症可完全恢复，因颅脑肿瘤引起者，肿瘤切除后仍预后不良。特发性尿崩症常属永久性，在充分的饮水供应和适当的抗利尿治疗下，通常可以维持正常的生活，对寿命影响不大。一些女性患者妊娠和生育期也能安全度过。

104. D 下丘脑分泌 ADH，垂体柄断裂 ADH 分泌不受影响。

105. B	**106. A**	**107. D**	**108. A**	**109. C**	**110. B**
111. B	**112. C**	**113. B**	**114. C**	**115. B**	**116. A**
117. B	**118. B**	**119. E**	**120. C**	**121. D**	**122. E**
123. C	**124. D**	**125. C**	**126. E**	**127. C**	**128. A**
129. E	**130. E**	**131. C**	**132. C**	**133. D**	**134. D**
135. A					

136. D 催产素是在下丘脑视上核和室旁核内合成的，并由垂体后叶（神经部）贮存和释放。该激素经常与其相应的激素运载蛋白以疏松结合的形式被浓缩成分泌颗粒进入神经垂体，在适当的生理刺激时再被释放到血液中。

137. E 神经垂体（垂体后叶）只是储存部位，没有分泌功能。

138. D 神经激素是下丘脑分泌五种与性行为有关的神经激素：促卵泡激素释放激素（SFH - RH）、促黄体激素释放激素（LRH）、催乳激素释放激素（PRH）、催乳激素释放抑制激素（PIH）和催产素（OX）。这些神经激素主要存在于下丘脑的正中隆起、视前区、弓状核、视上核、旁室核等。它们或是通过垂体门脉系统的血液作用于垂体前叶。生长激素释放抑制激素（GHIH）从下丘脑中分离，抑制垂体生长激素的释放。促性腺激素释放激素（GnRH）是下丘脑分泌产生的神经激素。促甲状腺激素释放激素（TRH）由下丘脑分泌的，TRH 经垂体门脉运至腺垂体，作用于腺垂体的促甲状腺细胞，与细胞膜上受体结合，激活腺苷酸环化酶 - cAMP - 蛋白激酶系统，使促甲状腺细胞合成与释放促甲状腺激素（TSH），并维持其正常分泌。

139. D 下丘脑对腺垂体催乳素（PRL）的分泌有抑制和促进两种作用，但平时以抑制作用为主。下丘脑提取液中发现一种可抑制腺垂体释放 PRL 的物质，称为催乳素释放抑制因子（PIF）。

140. C 精氨酸加压素（AVP）又称血管升压素、抗利尿激素，由下丘脑的视上核和室旁核细胞产生，贮存于神经垂体。可调节颅内压和脑组织代谢，具有抗利尿、缩血管、参与体温及免疫调节等生理功能。

141. E 抗利尿激素（又称血管升压素）是由下丘脑的视上核和室旁核的神经细胞分泌的 9 肽激素，经下丘脑 - 垂体束到达神经垂体后叶后贮存于神经垂体。其主要作用是提高远曲小管和集合管对水的通透性，促进水的吸收，是尿液浓缩和稀释的关键性调节激素。此外，该激素还能增强内髓部集合管对尿素的通透性。当下丘脑视上核和室旁核受损时，抗利尿激素分泌减少，水的重吸收减少，排出量增加，引起完全性尿崩症。

142. B 生长激素瘤一般位于垂体前叶，多是因为生长激素细胞发生病变所引起，这种情况需及时治疗，病情可缓解，且不易扩散。

143. C PRL 的分泌受下丘脑分泌的两种激素所调节，一是催乳素释放抑制因子（PIF），如多巴胺；另一种是催乳素释放刺激因子（PRF）。前者的作用是抑制 PRL 过度分泌，后者则刺激泌乳激素细胞分泌 PRL。在正常生理状态下，PIF 的作用远较 PRH 的作用强，故 PRL 主要受 PIF 的控制。因此当下丘脑肿瘤、浸润性或炎症性病变时导致阻断垂体门脉血流（或下丘脑多巴胺生成障碍），使多巴胺等催乳素释放因子 PIF 不能到达腺垂体，而引起高 PRL 血症。

144. B 经过 20 多年的临床观察，证实溴隐亭在降低血清 PRL 水平、缩小肿瘤、改善视野缺损及脑神经受压症状、恢复性腺功能等方面有显著的疗效。手术治疗主要为经蝶窦手术，经口腔或鼻 - 蝶窦途径，进行选择性腺瘤组织切除，而不是经额垂体瘤手术。患者放疗后血催乳素未下降，考虑治疗效果不好，建议更改治疗方法。左旋多巴治疗帕金森病，赛庚啶是抗过敏药，有止痒作用，对本病无效。

145. D 腺垂体是体内最重要的内分泌腺，可以分泌生长激素、催乳素、促甲状腺激素、促肾上腺皮质激素、促性腺激素。

146. D　中枢性尿崩症是由于 ADH 分泌不足所致，肾小管不能有效浓缩尿液而致多尿，故其尿量不受昼夜影响，不受饮水量影响，也很少受精神因素所左右。

147. C

148. B　垂体性侏儒症是指垂体前叶功能障碍或下丘脑病变，使生长激素（GH）分泌不足而引起的生长发育缓慢的疾病，为身材矮小最常见的原因之一。身高低于第三百分位以下，生长速度在 4 岁以前小于每年 6cm，4～8 岁小于每年 5cm，青春发育期前小于每年 4cm。根据骨龄评价骨骼成熟度，落后实际年龄 2 岁以上。

149. A

150. E　多次查尿比重 < 1.005，禁水试验尿比重不升高，符合尿崩症，加压素试验尿比重、尿渗透压增加，符合中枢性尿崩症。

151. E　继发性腺垂体功能减退症的主要病因如下。①垂体柄损伤：如外伤性垂体柄断裂、垂体或蝶鞍区手术、肿瘤压迫等；②下丘脑及其他中枢神经系统病变：如创伤、肿瘤、结节病及组织细胞病、神经性厌食、中毒等。

152. D　席汉综合征：因产后大出血导致垂体缺血，临床表现为垂体功能低下，具体表现为性腺、甲状腺、肾上腺的功能低下。

153. D　催乳素瘤是由垂体催乳素细胞瘤分泌过量催乳素（PRL）引起的下丘脑 - 垂体疾病中常见的一种疾病，典型的临床表现有闭经、溢乳、不孕（育）、高催乳素血症及垂体占位性病变。该患者血 PRL 大于 200μg/L 提示 PRL 瘤的可能性很大。患者出现闭经 - 溢乳症状，血催乳素水平升高考虑催乳素瘤疾病。

154. E　垂体瘤导致肿瘤增大压迫正常垂体组织而使激素分泌减少，首先表现为催乳素、促性腺激素、生长激素、TSH、ACTH。

155. A　由于生长激素的释放呈脉冲性，且其正常值仅为 0～5μg/L，不能依靠其值做出诊断，必须做兴奋试验，包括胰岛素低血糖兴奋试验、精氨酸兴奋试验、左旋多巴兴奋试验、可乐定兴奋试验等。

156. D　垂体催乳素腺瘤在功能性垂体腺瘤中最常见，约占垂体腺瘤的 50%。

157. C　渗透压感受器位于下丘脑视上核及其周围区。它对血浆渗透压改变特别敏感（只要改变 1%～2% 即可感受到）。

158. B　垂体瘤向两侧伸展可影响海绵窦，压迫第 3、4、6 对脑神经而引起眼下垂、眼外肌麻痹和复视。其中，第 3 对脑神经为动眼神经。

159. C　促性腺激素瘤主要临床表现为性腺功能减退症。

160. E　IGF - 1 可反映 24 小时 GH 分泌总体水平，可作为筛选和评估疾病活动性指标，也可作为判断肢端肥大症治疗是否有效的指标。

161. C　脑垂体是人体内分泌系统中主要的内分泌腺，垂体由腺垂体和神经垂体组成。前叶大部分为腺垂体，主要为神经 - 血管联系，分泌促肾上腺皮质激素、生长激素、催乳素、黄体生成素以及促甲状腺激素，作用于周围内分泌腺，也就是靶腺和全身各脏器以及组织。后叶大部分为神经垂体，储存下丘脑分泌的抗利尿激素以及催产素。后叶与下丘脑主要为神经联系。

162. D　1～8 岁儿童血清 IGF - 1 的浓度小于 0.15U/L，9～17 岁青少年小于 0.45U/L 者应高度怀疑有 GH 缺乏性侏儒症。故 D 选项的多数无改变说法错误。

163. C　GH 可拮抗甲状腺激素的作用，故先给予甲状腺激素，再给予 GH 治疗。

164. C　垂体瘤直径 >1cm 时压迫鞍隔可引起头痛。

165. B　下丘脑功能紊乱可出现糖耐量异常。

166. C　治疗催乳素瘤首选溴隐亭，不仅可抑制催乳素分泌，还可以缩小肿瘤。

167. C　168. A　169. D　170. A　171. A

172. A　鞍区病变的影像学检查主要为 MRI 和 CT。MRI 检查对软组织分辨率高，可以多维成像，在垂体微腺瘤的检出、对鞍区病变的定性和定位诊断等各个方面都明显优于 CT，并且无放射线损伤，可以多次重复进行，是鞍区病变首选的影像学检查方式。

173. E　174. E　175. A　176. D　177. C　178. B
179. B　180. D　181. D　182. A　183. D

184. E　锂剂所致的肾性尿崩症的治疗方法是使用阿米洛利（5～10mg/d）。阿米洛利是一种保钾利尿剂，其用法为 5mg/d，可通过减少肾脏纤维化改变来降低肾功能损害。

185. C　186. A　187. D　188. B　189. A　190. A
191. E　192. C　193. A

194. E　一旦怀疑有垂体危象，需要立即进行治疗，并在治疗前留血待测相关激素。危象时的处理如下。（1）一般治疗：一般先静脉注射 50% 葡萄糖 40～60ml，继以 10% 葡萄糖 500～1000ml，内加氢化可的松 100～300mg 滴注，但低温性昏迷者氢化可的松用量不宜过大。（2）纠正水和电解质紊乱：给予 5% 葡萄糖氯化钠溶液静脉输注，血钠严重降低的患者，需要给予高浓度的氯化钠溶液；记录患者出入量，避免输液过量。（3）纠正休克：腺垂体功能减退症危象时低血压、休克很常见，肾上腺皮质激素缺乏、失水、血容量不足、低血糖等是重要原因。经过以上治疗，多数患者血压逐渐回升，休克得到纠正而不需要用升压药。经上述治疗后血压恢复不满意者，仍需要使用升压药和综合抗休克治疗。（4）其他：去除诱因，感染是最常见、最重要的诱因，需要根据患者的情况选择抗生素抗感染治疗；低体温者需要用热水袋、电热毯等将患者体温回升至35℃以上，并在用肾上腺皮质激素情况下开始用小剂量甲状腺素治疗；高热者需要物理和化学降温；慎用镇静药；性激素治疗多在病情稳定后再酌情补充治疗。

195. D 196. A 197. D 198. B

199. D　席汉综合征患者有围生期大出血、休克、昏迷病史，除上述症状外，还包括产后无乳汁分泌。成年男性患者表现为性欲减退、阳痿、胡须、阴毛和腋毛稀少、睾丸萎缩、肌肉减少、脂肪增加。男女均易发生骨质疏松。

200. D 201. C

202. A　空泡蝶鞍综合征患者女性较男性多见，肥胖者较非肥胖者多见，成人较儿童多见。头痛为最常见的症状，可轻可重，可频发也可偶发。

203. E 204. A 205. D 206. D 207. B 208. E

209. B 210. B 211. D 212. E 213. C

214. B　虽然手术切除肿瘤、消除鞍区占位效应是目前大多数垂体腺瘤的主要治疗手段，但以多巴胺受体激动药为主的药物治疗仍为催乳素瘤的首选治疗，现已取代手术成为治疗催乳素瘤的主要手段，适合于约90%的催乳素瘤患者，无论催乳素微腺瘤或大腺瘤均可应用，可降低PRL水平、减少溢乳、缩小肿瘤、恢复月经和生育功能，在疗效、安全性与改善腺垂体内分泌功能方面，优于手术与放射治疗，特别对大腺瘤的治疗效果尤为突出。催乳素瘤的首选治疗药物是多巴胺受体激动药，在多巴胺受体激动药中，最常用的是溴隐亭，又称溴麦角环肽。

215. C 216. B 217. D 218. A 219. B 220. D

221. D 222. E 223. A

二、多选题

224. ABDE　ACTH 由腺垂体分泌的全称是促肾上腺皮质激素。下丘脑主要通过分泌促肾上腺皮质激素释放激素，然后促进腺垂体 ACTH 的合成和释放，抗利尿激素协同 ACRH 促进它的分泌，它的反馈调节方面的主要是受到血浆糖皮质激素水平，可以对它起到负反馈的调节作用。皮质醇可以抑制 ACTH 的释放，降低 ACTH 对 AC-RH 的反应性，抑制 ACRH 的分泌。神经调节方面应激性的刺激，如低血糖、创伤还有应激性的刺激，抑郁等等都可以通过高级神经中枢递质作用于下丘脑，增加 ACTH、ACRH 的分泌。ACTH 存在脉冲式分泌（阵发性）昼夜节律，正常人早上起来四点的时候就是开始分泌，开始升高，七点左右达到高峰，到夜间的时候会出现最低值。

225. AC　治疗的主要目标是使 GHD 儿童的身高正常，并最终实现正常成年人的身高。正常生长的颅咽管瘤患者与 GHD 患者均应考虑接受生长激素治疗以改善代谢并使身体组成成分正常化，同时加强青春期生长。

226. ACDE　生长激素缺乏症（GHD），又称垂体性侏儒症，是指下丘脑 – 垂体前叶功能障碍造成 GH 分泌不足引起的生长障碍。（1）新生儿低血糖及新生儿黄疸期延长，当新生儿血糖水平偏低的时候，其肝脏细胞摄取和结合胆红素的能力是降低的，身体内过多的胆红素难以代谢出去就会导致黄疸加重。与本病关系不大。（2）细菌性脑膜炎的致病微生物感染与年龄和机体潜在的状态，如头部创伤或者神经系统手术等密切相关，大部分病例发生于2岁以内的儿童或高龄老人。中枢神经系统感染主要是由病原微生物感染所致，病原微生物主要通过血行感染、直接感染、逆行感染等方式侵入中枢神经系统，好发于免疫力低下的人群。二者可以细菌感染引起，和本病无关系。（3）有家族史和（或）有一位家庭成员是现症患者，说明疾病有遗传性，而本病是缺乏生长激素所致，故与遗传关系不大。（4）中线颅面畸形可以为先天发育所致，与本病无关。

227. ABCE　治疗生长激素瘤可以选用的药物，主要包括生长抑素类似物、多巴胺受体激动剂和生长激素受体拮抗剂。生长抑素类似物是目前治疗生长激素瘤首选的药物，生长抑素类似物主要用于缩小肿瘤的体积，抑制生长激素的分泌，常用的有奥曲肽、兰乐肽，多巴胺受体可分为 D_1 和 D_2 两类，多巴胺受体激动剂能选择性地激动多巴胺受体，特别是选择性地激动 D_2 受体。该类药物有溴隐亭、卡麦角林、培高利特、阿扑吗啡、普拉克索和罗匹尼罗等。

228. AB　下丘脑分泌多巴胺，作用主要为抑制垂体前叶催乳素分泌。GABA（γ – 氨基丁酸）是大脑主要的抑制性神经递质，既能在下丘脑水平，也能在垂体水平参与垂体前叶激素分泌调节，还可以间接影响卵巢、输卵管机能。GABA 可通过多巴胺抑制系统抑制垂体激素黄体生成素（LH）和催乳素（PRL）的分泌。

229. ABCD　低促性腺激素性性腺功能减退症（HH），是由先天性或获得性疾病导致下丘脑和（或）垂体病变 GnRH 和（或）LH 及 FSH 的生成和分泌减少，继而导致性腺功能减退的一类疾病。本病的治疗措施包括外周性激素治疗、促性腺激素治疗及 GnRH 脉冲治疗、心理咨询等方式，根据治疗目标进行选择。

230. ABCDE 231. ABCDE 232. ABDE

233. ABCE 234. ABCDE 235. ABCDE

236. ACE 237. ABCDE 238. ABDE

239. ABC　腺垂体功能减退症时促性腺激素、生长激素和催乳素缺乏的表现出现的最早，其次是促甲状腺激素缺乏的表现，最后是 ACTH 缺乏的表现。

240. ACD	241. ACDE	242. ACE
243. ABCE	244. ABCD	245. BDE
246. ABCD	247. ABC	248. ABCDE
249. ACDE		

250. ACE　HCG 兴奋试验：HCG 的分子结构和生理效能与 LH 相似，HCG 兴奋睾酮分泌的反应程度反映了间质细胞的储备功能。方法为肌内注射 HCG 4000U，每天一次，共 4 天，第 5 天抽血测睾酮。正常人血睾酮应成倍增加。低促性腺激素型性腺功能低下者血睾酮明显增高。高促性腺激素型性腺功能低下者血睾酮无明显增高。

251. AC　静脉注射适量 TSH，若测量 TH 含量明显升高，说明 TSH 促进甲状腺分泌 TH 分泌过程正常，则患者垂体发生病变。TSH 本质是蛋白质，口服后会被消化分解，能发挥作用，TSH 和 TH 含量还是低于正常值，判断病变器官在垂体。

252. AC　下丘脑分泌促甲状腺激素释放激素，其主要作用是促进甲状腺的激素合成和释放。催产素和抗利尿激素在下丘脑合成后，被运送到垂体后叶贮存。

253. ACE　黑素细胞刺激素释放因子和抗利尿激素是由下丘脑分泌。

254. ABCD　抗利尿激素（ADH）的主要作用：调节体内水总量代谢，维持血压及各种电解质浓度及抗利尿作用，当血浆渗透压升高，有效血容量，可以使抗利尿激素释放增加，促进肾脏重吸收水增多，因而尿量减少，反之抗利尿激素释放减少尿量增多。

255. ABC　垂体前叶功能亢进是比较广泛的概念，因为垂体前叶分泌多种激素，而功能亢进主要表现为促肾上腺激素水平过高、促甲状腺激素水平高，促卵泡刺激素及促黄体生成素水平高，生长激素和催乳素水平高。促肾上腺皮质激素升高引起的库欣病，生长激素水平异常升高可导致巨人症和肢端肥大症，促甲状腺激素水平升高引起甲亢。

256. BCDE	257. BE	258. ABCE
259. ABCE	260. BCD	261. ABCD
262. AB	263. BCDE	264. ABCD
265. BCDE	266. ABCD	267. ABCE
268. ABC	269. BCD	270. ABC
271. ABCE	272. CE	273. BCE

274. ABDE　肢端肥大症和巨人症的治疗目标是：①严格控制生化指标；②消除或者缩小肿瘤并防止其复发；③消除或减轻并发症，特别是心脑血管并发症、呼吸和代谢紊乱；④垂体功能的保留以及重建内分泌平衡。主要治疗方案包括手术、放射、药物和联合治疗。选择何种方案，主要取决于病情和客观条件。

| 275. ACD | 276. CD | 277. ABDE |

| 278. BCDE | 279. ABDE | 280. ABCE |

281. AC　肺部感染引起 SIADH 是由于感染的肺组织合成释放素 ADH 样物质和肺部感染后肺组织自身合成释放素 ADH 样物质。

| 282. ABCE | 283. ABCE | 284. ABCE |

285. ACD　低促性腺激素性腺功能减退症的人绒毛膜促性腺激素兴奋试验，采用 HCG 作为试验药物，通过取血测定睾酮水平，其结果反应睾丸 Ledig 细胞储备功能。

| 286. BE | 287. BD | 288. ABDE |
| 289. ABCDE | | |

290. ABCDE　垂体催乳素瘤的治疗目标如下：抑制和纠正催乳素瘤过多的 PRL 分泌；消除或减轻瘤体对鞍区的占位效应，防止肿瘤对邻近结构的损毁；尽可能多地保留垂体功能；如出现垂体功能低下应及时和恰当的应用靶腺激素替代治疗。应从肿瘤的解剖、病理生理和患者的全身情况来制定个体化的具体治疗措施。

三、共用题干单选题

291. C　292. A　293. C　294. D

295. C　任何原因引起的垂体前叶激素分泌不足所导致的一系列临床表现称为垂体前叶功能减退症，该病又分为原发性和继发性两类，前者是由于垂体分泌细胞破坏所致，后者是由于下丘脑病变导致垂体缺乏刺激所致，临床上以前者多见。原发性垂体功能减退症病因：①垂体及其附近肿瘤压迫或浸润包括垂体瘤、鞍旁或鞍上肿瘤或恶性肿瘤转移、浸润等。②垂体缺血性坏死最常见的是产后大出血（Sheehan 综合征）。其他还包括糖尿病血管病变、动脉粥样硬化、子痫、颞动脉炎等。③垂体手术、创伤，放射性损伤或垂体卒中。④各种颅内感染或炎症引起垂体破坏如病毒性脑炎、结核性脑膜炎、化脓性脑膜炎、自身免疫性垂体炎、真菌感染等。⑤空泡蝶鞍。⑥其他包括代谢紊乱（慢性肾衰可出现 GnRH 和 TSH 分泌低下）、结节病、肉芽肿等。据患者鼻咽癌放疗后逐渐出现性腺减退、怕减、乏力等病史，考虑放疗破坏垂体组织，引起腺垂体功能减退症。

296. B　腺垂体功能减退症的实验室检查：①垂体分泌激素水平低下包括 GH、PRL、FSH、LH、TSH、ACTH等。②靶腺激素水平低下包括甲状腺激素、性激素及肾上腺皮质激素。③下丘脑释放激素兴奋试验用于判断病变是在下丘脑还是在垂体本身，如 GnRH（LHRH）兴奋试验，TRH 兴奋试验、CRH 兴奋试验。一般来说，下丘脑病变上述各试验可出现延迟反应（连续刺激 3d 后有反应），而垂体本身病变则始终不反应。④胰岛素耐量（胰岛素低血糖兴奋）试验了解 GH、PRL、ACTH 等垂体激素的储备功能，但此试验有一定的危险，已明确诊断者慎用。⑤垂体激素兴奋试验判断靶腺对垂体激素的反应能力，如 ACTH 兴奋试验，多表现为延迟反应。⑥靶腺功能低下引起的相应改变如红细胞及血红蛋白水平多降低、低血糖、低血钠、高血脂等。⑦眼底镜检查颅内高压者可出现视乳头水肿、肿瘤压迫视神经或视交叉者可出现视神经萎缩等。

297. B　298. E

299. D　生长激素缺乏症的诊断标准如下：身高比同性别、同年龄儿童平均身高小 2 SD，身高增长速度 < 4cm/y；身材匀称，幼稚，皮脂丰满，智能正常，部分患儿可伴有尿崩症或甲低；骨龄落后实际年龄 2 岁以上；2 项生长激素刺激试验 GH 降低，GH 峰值均 < 10ug/L；头颅 MRI 显示垂体前叶缩小。

300. B　生长激素瘤又称生长激素细胞腺瘤，常发生在垂体，有催乳素（PRL）增高的表现。患者"垂体 MRI 见腺瘤，PRL 180μg/L（正常为 2.64 ~ 33.13μg/L），GH 40μg/L（正常值 < 2μg/L）"，符合生长激素瘤的临床特征，故诊断可能是生长激素瘤。

301. B　治疗生长激素瘤和 ACTH 瘤首选经蝶手术，术后结合放疗，药物治疗仅用于术前准备、术后复发或不能接受手术治疗者。

302. B　GH 增高引起的继发性糖尿病临床表现为口渴、多饮、多尿、空腹血糖增高、空腹胰岛素增高，患者"口渴、多饮、多尿，空腹血糖 8.0mmol/L（正常值 3.9 ~ 6.1mmol/L），空腹胰岛素 31mU/L（正常值 5 ~ 15mU/L）"，符合 GH 增高引起的继发性糖尿病的临床特征，应考虑诊断为 GH 增高引起的继发性糖尿病。

303. B　304. A　305. A　306. D　307. C　308. B 309. B　310. A　311. D　312. E　313. A　314. B 315. B　316. A　317. B

318. E　患者为中老年女性，主要表现为低钠血症，尿钠增高，尿渗透压高于血浆渗透压，AVP 增高，并且有小细胞未分化肺癌基础疾病，故综合考虑为小细胞肺癌引起的抗利尿激素分泌失调综合征（SIADH）。

319. B　小细胞肺癌属于神经内分泌肿瘤，可以自主分泌 AVP，且不受血浆渗透压控制，约 80% SIADH 患者是由小细胞肺癌所引起。

320. E　由于患者 AVP 的分泌不受血浆渗透压影响，因此水负荷后，尿渗透压仍处于高水平。

321. C　环磷酰胺有明显的肾毒性和膀胱毒性，该患者尿量少，因此不宜使用。

322. D　患者既往有尿崩症，接受长效尿崩停治疗后，出现低血压，表情淡漠等表现，考虑是药物引起的全身性低钠血症，因脑细胞水肿致恶心、呕吐、表情淡漠，属于药物致水中毒。

323. B　水中毒一经诊断应立即停止水分摄入，并积极治疗原发疾病。因此患者需要限水并且停用长效尿崩停。

324. B　325. A　326. E

327. C　患者表现为严重口干，多饮、多尿伴遗尿，故初诊时最能迅速协助诊断的检查是尿糖、尿比重。尿糖可以反映在收集尿液期间的平均血糖浓度，诊断是否存在糖尿病。尿比重检查具有检测肾脏浓缩功能的临床意义，诊断患者是否存在尿崩症、糖尿病、尿毒症等。

328. A　中枢性尿崩症诊断确定之后，应进行视野检查、蝶鞍 CT 或 MRI 等检查以明确有无垂体或附近的病变。

329. A　应用加压素进行深部肌内注射过程中，应警惕切勿过量引起水中毒。加压素通过提高肾集合管上皮细胞的通透性而增加水的重吸收，产生抗利尿作用。但是注射过量，使肾排水能力降低，会引起明显的水中毒症状。

330. B　在体检时，对诊断最为重要的检查是乳头溢液。乳头溢液是乳腺疾病的常见症状，多见于脑垂体病变，如垂体微腺瘤、松果体瘤、垂体功能亢进等。乳头溢液提示存在垂体病变。

331. C　原发性甲状腺功能减退临床表现为基础代谢率降低，催乳素升高。垂体 PRL 微腺瘤临床表现同样为催乳素升高。该患者催乳素（PRL）3.08mmol/L，明显高于正常值，故在诊断垂体 PRL 微腺瘤之前，必须排除原发性甲状腺功能减退。

332. C　蝶鞍 MRI 证实为垂体微腺瘤，治疗应首选多巴胺受体激动剂。多巴胺是合成肾上腺素和去甲肾上腺素的前体物质，多巴胺受体激动剂是能直接作用于多巴胺受体的药物，治疗垂体微腺瘤效果明显，可使 90% 的患者垂体腺瘤缩小，症状改善。

333. A　尿崩症临床表现为尿比重常在 1.005 以下。尿崩症时血浆渗透压常轻度升高，尿渗透压常为 50 ~ 200mOsm/（kg·H_2O），为低渗性。催乳素瘤是常见的下丘脑 - 垂体疾病，实验室检查表现为血浆 PRL 上升，晚期 PRL 瘤会压迫垂体后叶引起 ADH 分泌减低，引起尿崩症。

334. B　精神性烦渴时，禁水 - 加压试验尿比重应在正常范围内。尿崩症诊断依据是：①尿量多，一般 4 ~ 10L/d；②低渗尿，尿渗透压 < 血浆渗透压，一般低于 200mOsm/（kg·H_2O），尿比重多在 1.005 以下；③禁水试验不能使尿渗透压明显增加，而注射加压素后尿量减少，尿渗透压较注射前增加 9% 以上；④去氨加压素（DDAVP）或加压素（AVP）治疗有明显效果。该患者多饮、多尿 1 个月，每日尿量 6 ~ 7 L，禁水 - 加压试验后，尿比重可达 1.020，符合尿崩症诊断。肾性尿崩症在禁水后尿液不能浓缩，注射加压素后仍无反应。慢性肾

脏疾病，尤其是肾小管疾病，可影响肾浓缩功能而引起多尿、口渴等症状，但有相应原发疾病的临床特征，且多尿的程度也较轻。糖尿病患者可有多尿、烦渴、多饮症状，但该患者空腹血糖 5.1 mmol/L，尿糖（-），OGTT正常。

335. A　尿崩症是由于下丘脑-神经垂体病变引起精氨酸加压素不同程度的缺乏，导致肾小管重吸收水的功能障碍的一组临床综合征，和肾脏无无关，双肾 B 超检查对明确病因没有帮助。

336. C　为了进一步明确诊断应进行生长激素测定。生长激素测定可诊断患者是否存在有巨人症、拉伦侏儒症、遗传性生长激素生成缺陷引起的生长激素缺乏症等病变。

337. C　Laron 侏儒症：患者常有严重 GH 缺乏的临床表现，如身材矮小，肥胖，头相对较大，骨龄延迟，鞍鼻，前额凸出，外生殖器和睾丸细小，性发育延迟。但血浆 GH 水平不降低而是升高，IGF-1、胰岛素样生长因子结合蛋白-3（IGFBP-3）和生长激素结合蛋白（GHPB）降低。

338. D　本病患者对外源性 GH 治疗无反应，目前唯一有效的治疗措施是使用重组人 IGF-1 替代治疗。

339. B　根据患者病史及临床表现考虑 Sheehan 综合征可能性大，检查可见血皮质醇、尿皮质醇下降。

340. D　中年女性，有产后闭经、无力病史，反复感染后出现脱水、低血压，应用糖皮质激素治疗有效，考虑 Sheehan 综合征可能性大。

341. C　治疗 Sheehan 综合征应根据甲状腺、肾上腺皮质、性腺等不同腺体功能低下的具体情况，分别予以长期的激素替代疗法。肾上腺皮质功能低下者可给予肾上腺皮质激素如可的松或氢化可的松、泼尼松或地塞米松治疗。

342. C　催乳素瘤临床常见表现为闭经、乳房胀、不孕。患者"3 个月来闭经，乳房胀"，符合催乳素瘤的临床特征，最可能的诊断是催乳素瘤。

343. D　结合病史与临床症状，如血清 PRL 水平 > 200μg/L 可拟诊断为催乳素瘤，如若 PRL > 300μg/L，鞍区 MRI 又显示有明确占位，则可明确诊断催乳素瘤。

344. A　患者诊断为垂体生长激素瘤，发生在儿童骨骺闭合前，表现为"巨人症"。垂体生长激素瘤可导致血生长激素升高，血磷升高，高血磷对胰岛素敏感性降低。TRH 兴奋试验可使生长激素升高，但血钙正常。

345. D　患者诊断为垂体生长激素瘤，最适合的治疗方法为手术治疗。首选经额入路腺瘤切除术，通过手术切除垂体生长激素瘤。

346. C　若进行经额手术治疗，容易引起垂体组织受

损，导致术后并发尿崩症。尿崩症可通过药物进行治疗，如溴隐亭、赛庚啶等。

347. C　席汉综合征由于产后大出血，使垂体前叶组织缺氧、变性坏死，继而纤维化，最终导致垂体前叶功能减退的综合征。临床表现为产后大出血、无乳汁分泌、闭经、头晕、心慌、消瘦、毛发稀疏。患者"分娩时失血过多、产后无乳、闭经、头晕、心慌、身体瘦弱、毛发稀"，符合席汉综合征的临床特征。

348. C　为纠正腺体功能低下，首选靶腺激素替代治疗。患者垂体前叶功能减退，可采取垂体促性腺激素、生长激素、促甲状腺激素、促肾上腺皮质激素进行替代治疗。

349. D　垂体危象是由于垂体肿瘤突发瘤内出血，导致瘤体膨大，引起的急性神经内分泌病变。临床表现为高热、头晕、恶心、呕吐、神志不清、血压偏低、血糖偏低。患者"高热、恶心、呕吐、神志不清、血压为 80/60mmHg、血糖为 2.5mmol/L"，符合垂体危象的临床特征，故最可能的诊断是垂体危象。

350. A　为明确诊断，可进行靶激素测定。通过测定用药前后相应靶激素水平的动态变化，可确定导致内分泌功能紊乱的原因，有利于明确诊断。

351. D　若血糖小于 2.8mmol/L，则易出现意识障碍。患者血糖 2.5mmol/L，提示为低血糖，此时应立即静推 50% 葡萄糖，改善患者低血糖症状。

352. C　垂体性侏儒症是指因垂体前叶功能障碍或下丘脑病变，使生长激素分泌不足而引起生长发育缓慢的疾病，为身材矮小最常见的原因之一，临床典型表现为身材矮小，多数患儿性腺发育不全。患者"隐睾，身材矮小，身高 1.25m"，符合垂体性侏儒症的临床特征。

353. C　垂体性侏儒症的发病机制为生长激素（GH）分泌不足。为明确诊断应行 GH 水平测定。

354. D　若 GH 测不出，兴奋试验 GH < 5μg/L，则可见该患者骨骼 X 片骨龄小于其实际年龄。表现为骨化中心发育迟缓，骨龄幼稚与其同身高年龄小儿相仿，骺部融合较晚。

355. D　GHRH 兴奋试验对下丘脑性和垂体性 IGHD 具有鉴别诊断意义。

356. B　患者最适合的治疗是生长激素替代治疗后，绒毛膜促性腺激素治疗。使用生长激素替代治疗以促进身体生长。然后使用绒毛膜促性腺激素治疗，促进性腺发育。

357. B　Turner 综合征，又称先天性卵巢发育不全，由于全部或部分体细胞中一条 X 染色体完全或部分缺失或结构发生改变所致。临床表现为身体矮小、闭经、智力低下、乳房、生殖器第二性征不发育。患者"原发性闭经，学习逐渐落后，身高 1.4m，体形匀称，乳房、生

殖器幼稚型"，符合 Turner 综合征的临床特征。

358. D 患者第二性征异常，包括原发性闭经、乳房、生殖器幼稚型，故应考虑是否存在 X 染色体异常。对患者进行染色体核型检查，可明确 X 染色体是否存在缺失或结构发生改变。

359. D 患者初步诊断为先天性卵巢发育不全，闭经等第二性征异常的原因是细胞内 X 染色体缺失或结构发生改变，可采用生长激素进行治疗。

360. B

361. A 为明确诊断应，进一步检查是尿渗透压。尿渗透压是指肾脏排泄尿液中全部溶质的微粒总数量，包括电解质、尿素、糖类、蛋白质等。测定尿渗透压能够反映肾脏的浓缩稀释功能。

362. E CDI 的诊断要点为：①尿量多，可达 8 ~ 10L/d 或更多；②低渗尿，尿渗透压低于血浆渗透压，一般低于 200mOsm/（kg·H_2O）；尿比重低，多在 1.005 ~ 1.003；③饮水不足时，常有高钠血症，伴高尿酸血症，提示 AVP 缺乏，尿酸清除减少致血尿酸升高。

363. C 中枢性尿崩症 X 线检查可见蝶鞍扩大，鞍上占位性病变。对患者进行蝶鞍 X 片检测，检查蝶鞍是否有肿瘤病变，可明确病因。

364. E

365. D 肾性尿崩症（NDI）是由于 AVP2 受体基因突变使肾脏对 AVP 不反应或反应减弱所致。

366. A

367. A 垂体后叶素水剂作用仅能维持 3 ~ 6 小时，每日需多次注射，长期应用不便。主要用于脑损伤或手术时出现的尿崩症，每次 5 ~ 10U，皮下注射。

368. C 为确诊此患者有无尿崩症，下列试验首选禁水 - 加压素联合试验。（1）正常人禁水后体重、血压、血浆渗透压变化不大［<295mOsm/（kg·H_2O）］，尿渗透压可 >800mOsm/（kg·H_2O）。（2）CDI 患者在禁水后体重下降 >3%，严重者可有血压下降、烦躁等症状。根据病情轻重可分为部分性尿崩症和完全性尿崩症。前者血浆渗透压平顶值不高于 300mOsm/（kg·H_2O），尿渗透压可稍超过血浆渗透压，注射加压素后尿渗透压可继续上升，完全性尿崩症血浆渗透压平顶值 >300mOsm/（kg·H_2O），尿渗透压低于血浆渗透压，注射加压素后尿渗透压升高超过 9%，甚至成倍升高。（3）NDI 患者在禁水后尿液不能浓缩，注射加压素后仍无反应。

369. A 完全性中枢性尿崩症者，注射加压素后尿渗透压增加 50% 以上；部分性中枢性尿崩症者，尿渗透压常可超过血浆渗透压，注射加压素后尿渗透压增加在 9% ~50%。

370. E **371. B** **372. B** **373. C** **374. D** **375. D**
376. D **377. A**

378. D 禁水 - 加压素联合试验可鉴别尿崩症和肾性尿崩症。

379. D 原发性醛固酮增多症的尿液主要表现为尿中的钾离子浓度偏高、尿的酸碱度为中性或偏碱性、尿比重往往正常，因此排除原醛症，其余几项均可出现低比重尿。

380. B 该禁水试验后尿渗透压可超过血浆渗透压，但与正常人相比，仍显不足，属部分性中枢性尿崩症。

381. E 无论部分性还是完全性中枢性尿崩症，都应该完善视力、视野检查，脑部 CT 或 MRI 检查以寻找病因学依据。

382. E 该患者为中枢性尿崩症，治疗方法应为对症 + 病因治疗，DDAVP 是一种人工合成的抗利尿激素类似物，是治疗尿崩症的首选药物。中枢病因治疗是指采用溶栓、降纤、抗凝、抗血小板、促进神经功能恢复、改善脑供血的方案治疗。

383. A 该病例考虑为原发性催乳素瘤，病史需要特别询问既往月经史，因其发育营养正常，基本排出席汉综合征可能（该病伴有外阴、子宫、阴道萎缩等表现）。

384. A 因催乳素瘤可刺激催乳素细胞分泌大量乳液，故首先应检查是否触发溢乳。

385. B 催乳素瘤患者，血清催乳素大于 300μg/L 则可确诊。

386. C 最有助于该患者的诊断的检查为 TRH 兴奋试验。90% 的催乳素瘤患者 TRH 兴奋反应减低。

387. B GH 的分泌有明显的节律性，而且 GH 缺乏者和正常人之间 GH 水平有重叠，故随机测定 GH 水平对于确诊生长激素缺乏意义不大，需要行激发试验来明确诊断。胰岛素样生长因子 - 1（IGF - 1）水平可以反映生长激素分泌的状态，对于有垂体病变的生长激素缺乏者，IGF - 1 基础水平测定是敏感的特异性指标。

388. A 该类患者治疗主要是补充重组人生长激素（HGH）。

389. E 垂体性 ACTH 分泌瘤多数能被大剂量地塞米松抑制试验抑制。且以女性多见，其病变部位在垂体，切除微腺瘤可治愈。

390. A 考虑为垂体微腺瘤，主要治疗方法为手术切除。

391. A 患儿以生长速度减慢为主诉，但是同时具备甲状腺功能减退的相关表现，因此应当首先检查甲状腺功能。

392. D 患者有甲减的临床表现，实验室检查 FT_4 低于正常水平，支持原发性甲减，TSH 远高于正常水平为垂体代偿性增生表现，因此诊断考虑为原发性甲减。

393. B **394. E**

395. A 患者临床表现符合 GHD，但要明确定性诊断，需要行 GH 兴奋试验，观察 GH 刺激后的峰值。

396. A 患者身材矮小，生长速度减慢，骨龄落后，IGF - 1 水平低，GH 不能兴奋至 5ng/ml 以上，符合 GHD 诊断标准。

397. A 398. E

399. B 患者临床有肢端肥大症的临床表现，定性诊断首先要进行 GH 葡萄糖抑制试验，以 GH 抑制后的谷值作为定性诊断标准。

400. D 患者有典型肢端肥大症临床表现，GH 不能抑制到 1ng/ml 以下，高 IGF - 1 水平，影像学提示鞍区巨大占位，因此符合垂体侵袭性生长激素大腺瘤的诊断。

401. D 402. D 403. E 404. A

405. E 除催乳素瘤一般首先采用药物治疗外，所有垂体瘤尤其大腺瘤和功能性肿瘤均宜考虑手术治疗。除了大腺瘤已向鞍上和鞍旁伸展的情况，要考虑开颅经额途径切除肿瘤外，鞍内肿瘤一般均采取经蝶显微外科手术切除微腺瘤。手术治愈率为 70% ~ 80%，复发率为 5% ~15%，术后并发症包括暂时性尿崩症、脑脊液鼻漏、感染等发生率较低，死亡率很低（<1%）。大腺瘤尤其是向鞍上或鞍旁发展的肿瘤，手术治愈率降低，术后并发症增加，较多发生尿崩症和腺垂体功能减退症，死亡率也相对增加，可达 10%。

406. B 407. A 408. E 409. E 410. B 411. C

412. B 413. A 414. C 415. A 416. D 417. B

418. C 419. E 420. D 421. D 422. E

四、案例分析题

423. ABCDE 根据题干描述，患者涉及多种激素分泌不足的表现，产后无乳汁、闭经、双乳房萎缩、毛发稀疏提示性腺功能减退；怕冷、心悸提示甲状腺功能减退；消瘦、疲乏、血压下降（80/50mmHg）提示肾上腺皮质功能减退；体位性头晕、饥饿感提示有低血糖症状，是生长激素分泌不足的表现。为明确诊断，需要对各个靶腺的激素分泌情况进行检测，对分泌激素内分泌器官以及激素作用靶器官进行评估（甲状腺超声、肾上腺 MRI、妇科超声以及垂体、下丘脑的影像学检查）。

424. D

425. E 针对腺垂体功能减退的患者进行胰岛素负荷试验极易出现严重的低血糖。

426. A 针对腺垂体功能减退的患者宜用激素替代治疗。

427. ABCDE 患者 15 岁，近 2 年身高每年增长 3.0cm，符合青春期生长缓慢的标准（4 岁至青春期每年不超过 4~5cm）。（1）生长缓慢的原因存在全身性疾病（心脏、胃肠、肝脏慢性疾病以及慢性感染性疾病，结核、寄生虫等）以及营养状态不良的情况，故需要完善血生化、血常规评价整体营养状况；（2）生长缓慢的另

一个常见原因为生长激素分泌不足，而生长激素缺乏性矮小症的诊断需完善的评估和检查：①身材矮小（身高为同年龄、同性别正常人均值 -2SD 以下），生长速度缓慢，可伴性发育障碍等临床特征。②骨龄检查较实际年龄落后 2 年以上。③GH 激发试验：包括胰岛素低血糖激发试验（ITT）、左旋多巴、精氨酸、可乐定等激发手段。④ 血 IGF - 1 和 IGFBP - 3 水平测定：GH 刺激肝脏分泌 IGF - 1，GH 促进生长的作用大部分是由循环中的 IGF - 1 介导，因此测定 IGF - 1 水平可反映 GH 的分泌状态；⑤排除其他疾病，如呆小病、染色体畸变、慢性肝肾疾病。生长激素缺乏性身材矮小症确诊后，尚需进一步寻找致病原因。应作视野检查、蝶鞍 CT 或 MRI 等除外肿瘤，必要时进行染色体和基因检测。特发性者临床上无明显原因。

428. BC ITT 阳性提示可能为 GHD。GH 的药理性刺激剂包括：精氨酸、可乐定、胰高血糖素、胰岛素、左旋多巴等，可选择精氨酸刺激试验进一步确诊 GHD。如果确诊有其他垂体激素缺乏，可以立即用重组生长激素和相关垂体激素替代的治疗。

429. AB 患者为生长激素缺乏性矮小症，其治疗目标为尽可能的取得较高的身高，并提高生活质量。此疾病除身高及第二性征发育缓慢外，其余均正常，故无需减肥及预防骨质疏松、低血糖、糖尿病等的发生。

430. ABE GH 治疗副反应：①局部反应；②产生抗体；③低甲状腺素血症：补充甲状腺素予以纠正；④暂时性糖代谢异常，发生继发性糖尿病；⑤股骨头坏死、滑脱：可暂时停用 GH 并补充维生素 D 和钙片治疗；⑥特发性良性颅内压升高：暂停 GH 治疗，严重者可用脱水剂降低颅内压；⑦有诱发肿瘤的可能性。

431. B 该患者血液中皮质醇含量较少，故应该优先使用皮质醇。

432. D 基因重组人 GH（r-hGH）临床治疗生长激素缺乏性矮小症效果显著。通过监测生长速度、IGF - 1 水平、IGFBP - 3 水平等观察治疗效果，调整 r-hGH 剂量。

433. ABCEF 由于患者查体无特殊发现，故无需做乳腺 B 超诊断有无增生或肿块。

434. ABCDF 颅咽管瘤常导致内分泌功能低下，如甲状腺功能减退、直立性低血压、身材矮小、尿崩症、阳痿、闭经等；药物原因或病理性原因可导致闭经与溢乳；妇产科疾病可导致的不孕症；特发性高催乳素血症在临床上常可表现为闭经、泌乳、月经频发、月经稀少、不孕、性功能减退、头痛、肥胖等症状。

435. DE 由于患者以溢乳为主要表现，故主要考虑垂体催乳素瘤和高催乳素血症。

436. AEF 根据患者垂体侵袭性催乳素瘤的病史，术

后血清催乳素均未将至正常，此次以"视力下降、头痛加重1周"再次就诊，考虑为肿瘤复发并出现鞍区压迫。催乳素瘤的临床表现分为高催乳素症状以及肿瘤压迫的表现，该患者"逐渐出现阳痿"是高催乳素导致的结果，而"头痛、视力下降"是肿瘤压迫视交叉以及颅内压力增高的表现，"全身乏力，食欲不振"符合甲状腺、肾上腺皮质功能减退的临床表现，考虑为催乳素瘤影响到了腺垂体其他激素分泌功能。了解肿瘤的大小以及压迫情况，需要完善颅脑影像学检查以及脑神经功能评估；了解肿瘤对其他腺垂体分泌功能的影响，需要完善相关激素的检查。而对于垂体的影像学检查，MRI要比CT敏感。

437. BCD　（1）患者分别进行经蝶手术2次与开颅手术1次，术后每年鞍区MRI复查随访1次，多次复查血清催乳素均未降至正常（>300ng/ml）；既往服溴隐亭15mg/d治疗1年，血清催乳素下降不明显。故再次经蝶窦微创手术治疗、开颅手术治疗、生长激素替代治疗，治疗效果均不佳。可以通过立体定向放射外科治疗，但是需要更长时间随访或用新型多巴胺受体激动药物治疗。（2）该患者TT_3降低，TT_4降低，TSH降低，考虑为甲状腺功能减退症，给予甲状腺素治疗。

438. D　细胞毒药物替莫唑胺是广泛用于治疗胶质瘤的化疗药物。但替莫唑胺用于治疗对多巴胺激动药抵抗且经多次手术治疗与放射治疗后仍复发的巨大侵袭性催乳素瘤已有成功的个案报道。由于替莫唑胺较少有严重的毒性反应，临床耐受性较好，对于高度侵袭性生长的催乳素瘤在其他方法治疗无效时可试用替莫唑胺治疗，若早期、积极的使用替莫唑胺治疗可能会有效地改善该类患者的临床终点。

439. ABCEFG　**440. BEF**

441. ABG　**442. ACDEFG**

443. ABCD　患者主诉为青春期发育延迟，故主要考虑为生殖系统和内分泌疾病，应该做的检查包括外周性激素测定、垂体MRI以及促性腺激素测定和染色体核型分析。

444. BCDE

445. ACD　由于患者LH水平显著低于正常，故怀疑为性腺功能减退症；患者B超示左肾缺如。

446. ABDEF　闭经1年，闭经前月经正常，并产1子，可排除原发性闭经。催乳素瘤、垂体无功能性肿瘤、多囊卵巢综合征、卵巢功能早衰，均可出现闭经。视神经炎可出现视物模糊。

447. ABCDE　根据病史，可能诊断有催乳素瘤、多囊卵巢综合征、卵巢功能早衰。腹腔镜检查为有创性检查，且不能为诊断催乳素瘤、多囊卵巢综合征、卵巢功能早衰提供依据。

448. A　催乳素增高，垂体增大，考虑垂体催乳素瘤。彩超未见异常，据FSH与LH比值、E_2、T、P，不能确立多囊卵巢综合征及卵巢功能早衰诊断。视力、视野、眼底照相均未见异常，可排除视神经炎。

449. C　垂体微腺瘤引起的催乳素增高，首选溴隐亭治疗。

450. ABCD　溴隐亭的作用机制为通过抑制PRL细胞合成PRL及抑制其DNA合成，从而降低PRL水平。催乳素增高、PRL微腺瘤均为溴隐亭治疗的适应证。溴隐亭治疗可使患者恢复月经周期及排卵，恢复生育能力。溴隐亭治疗不仅减小大腺瘤，也可使微腺瘤减小。溴隐亭可以长期治疗。

451. ABCD　女性催乳素瘤患者可出现闭经、泌乳，但不是所有的均出现。溴隐亭治疗可以恢复排卵性月经。

452. ABDE　患者为中年女性，根据现有低代谢、闭经、溢乳、水肿症状，考虑为闭经-泌乳综合征、甲状腺功能减退症、卵巢功能早衰、特发性水肿、慢性肾炎均有可能。子宫肌瘤与闭经、溢乳无关。

453. ABCDE　行甲状腺功能检查，可了解患者出现怕冷、乏力及双侧甲状腺Ⅱ度肿大与甲状腺的关系。行肾功能检查，可了解患者颜面部轻度水肿与肾脏的关系，若肾功能正常则可排除慢性肾炎的可能。患者出现闭经、溢乳现象，所以行性激素及促性腺激素、催乳素的检查以及垂体MRI，根据结果可以判断是否存在卵巢功能早衰并了解血催乳素情况及是否存在催乳素瘤。宫腔镜为侵入性检查，且不能提供闭经泌乳与水肿的诊断依据，不应行宫腔镜检查。

454. AB　患者甲状腺功能及抗体检查可见患者甲状腺功能减退，TPOAb、TGAb明显增高，结合患者临床表现，可考虑为桥本病、原发性甲状腺功能减退症。血催乳素高，TSH升高，垂体MRI未见异常，可排除催乳素瘤及继发性甲状腺功能减退的可能，考虑甲状腺功能减退引起继发性高催乳素血症，诊断为继发性高催乳素血症，并且由此可以排除特发性高催乳素血症。肾功能检查未见异常，单独水肿症状不能建立慢性肾炎的诊断。

455. A　据上述资料，可诊断为：①桥本病、原发性甲状腺功能减退症；②继发性高催乳素血症。治疗可选用左甲状腺素钠片。继发性高催乳素血症，随着左甲状腺素钠片的补充，TSH的下降，催乳素可恢复正常，不需要溴隐亭进行治疗，垂体放射治疗、溴隐亭+垂体放射治疗、左甲状腺素钠片+溴隐亭长期治疗均可排除，考虑患者颜面部及双下肢水肿与甲减有关，无需使用氢氯噻嗪治疗。

456. ABC　原发性甲状腺功能减退症可引起高PRL血症，也可导致腺垂体增大。原发性甲状腺功能减退症需要甲状腺激素长期替代治疗，间断性替代治疗不正确。

457. C 原发性甲状腺功能减退症引起的高催乳素血症属于继发性高催乳素血症，催乳素多为轻中度增高，可出现腺垂体轻微增大。需要与 ACTH 瘤相鉴别。

458. BCDF 骨质疏松本身不伴有多尿，而尿崩症、精神性烦渴、慢性肾功能不全和原发性醛固酮增多症均可出现多尿及相对低比重尿。糖尿病的多尿为渗透性利尿，尿比重不低。

459. BEFG 针对一个相对低比重尿的患者，在门诊初步检查中尿常规、肾功能、血尿渗透压、血电解质应作为重点，以进一步明确病因。头颅磁共振成像、大便常规和肝功能不是重点。

460. BC 患者体重指数 23.5，没有肥胖，故不考虑小剂量地塞米松抑制试验；没有性腺轴改变的症状，不考虑性激素测定；血压正常时一般不考虑醛固酮增多症。多饮、多尿和低比重尿患者的定性诊断检查应该是禁水 - 加压素试验和高渗盐水试验。

461. DF 糖尿病、尿崩症、精神性烦渴、慢性肾脏疾病和原发性醛固酮增多症均可有多饮、多尿，但糖尿病为渗透性多尿，尿比重不低，故排除；而尿崩症和精神性烦渴在没有合并高血压时，血压正常，故排除。应重点考虑为慢性肾脏疾病和原发性醛固酮增多症，慢性肾脏疾病可有不同程度的高血压，尿比重降低。原发性醛固酮增多症有血压升高，且由于慢性失钾损伤肾小管，浓缩功能减退导致多尿，因此尿比重减低。

462. BDF Coombs 试验（抗人球蛋白试验）是自身免疫性溶血性贫血的确诊试验，与尿崩症无关；而血气分析对于尿崩症诊断无帮助，高渗盐水试验对高血压和心脏病患者有一定风险，现已少用。尿比重、禁水 - 加压素试验和血、尿渗透压测定是确诊尿崩症必要的检查。

463. AE 正常人禁水后尿量明显减少，尿比重超过 1.020，尿渗透压超过 800mOsm/L，不出现明显失水。完全性尿崩症患者禁水后尿量仍多，尿比重一般不超过 1.010，尿渗透压不超过血浆渗透压。部分性尿崩症患者体内尚有一定量的 ADH 分泌，但不足以维持正常调节，禁水后尿比重可超过 1.010，但小于 1.020，尿渗透压可超过血浆渗透压，但与正常人相比，仍显不足。此患者禁水后尿比重有所上升，但没有达到正常人应该达到的程度（常达 1.020）以上，考虑部分性尿崩症。部分性中枢性尿崩症的临床诊断条件：①经至少 2 次禁饮后尿比重达 1.012～1.016；②达尿比重峰值的尿渗透压/血渗透压比值大于 1，小于 1.5；③对加压素试验敏感。故此患者需进一步测定尿比重峰值的尿渗透压/血渗透压比值，尿渗透压升高，但尿渗透压和血渗透压比值没有达到 1.5 以上，则诊断部分性尿崩症。禁水后注射加压素水剂 5U，如果尿渗透压进一步升高则诊断部分性中枢性尿崩症。没有必要进行三次禁水试验。

464. BC 注射标准剂量加压素水剂后尿比重和尿渗透压无明显变化，说明肾小管对抗利尿激素没有反应，当肾小管损害和肾性尿崩症时肾小管均对抗利尿激素没有反应，故考虑肾性尿崩症或肾小管损害。

465. ACE 中枢性尿崩症一旦确诊，必须尽可能明确病因，应进行蝶鞍 CT 或 MRI、视野检查，以明确或排除有无垂体或附近的肿瘤，主要包括下丘脑垂体区的形态学以及其周围组织和器官是否受累，因此需要视力、视野检查和蝶鞍区 CT 或 MRI。同时，神经垂体病变应评估垂体功能。脑血管超声和双侧颈动脉超声对中枢性尿崩症的病因和影响无帮助，岩下窦取血测定抗利尿激素，目前认为对中枢性尿崩症的诊断价值有限。

466. CF 精氨酸加压素为人工合成的加压素类似物，其抗利尿作用强，而无加压作用，为治疗尿崩症的首选用药。氢氯噻嗪可使尿中排钠增多，体内缺钠致肾近曲小管重吸收增加，到达远曲小管原尿减少，因此尿量减少，可治疗尿崩症。卡马西平能刺激 ADH 分泌，使尿量减少。氯磺丙脲能刺激 ADH 分泌并增强 ADH 对肾小管作用。呋塞米、格列本脲无上述作用。

467. AE 该患者有产后大出血病史，且有垂体前叶功能减退的临床表现，颅脑 MRI 见鞍上呈空泡状，垂体受压，考虑席汉综合征、空泡蝶鞍。

468. ABCF **469. ABEF**

470. CDEF 垂体功能减退时补充糖皮质激素应先于甲状腺激素，以避免诱发肾上腺危象。

471. C 患者为成年起病，既往体健，故可排除遗传性性发育不全伴嗅觉丧失症群的下丘脑综合征，嗅觉测定意义不大。温痛觉测定用来评价外周神经病变，与本患者表现不符。面肌叩击试验用来诱发低钙抽搐，用于低钙血症的辅助检查。肝颈回流征用于右心功能的评价，该患者未见心功能异常，故不适用。对继发闭经的育龄妇女必须询问患者是否有自发溢乳现象，必须检查双侧乳房挤压是否有溢乳存在，是判断下丘脑 - 垂体病变的重要体征和线索之一。而踝反射异常则提示神经病理异常反应，坐骨神经受损、腰椎间盘脱出、坐骨神经炎、胫神经麻痹时踝反射减弱或消失。

472. F 该患者多饮多尿、低比重尿，伴继发闭经、间断多食及嗜睡，提示病变部位可能在下丘脑，为了获得更多信息，除了要询问患者视力情况，还需要检查视力和视野。因为有些患者可能不注意视力改变，较轻的视野缺损有赖于客观检查。如果存在视力下降和视野缺损，不仅提示有下丘脑占位病变的可能，而且还可以初步判断占位病变的大小、方向和范围。

473. A 该患者病史及临床表现高度提示病变在下丘脑，需要进一步选择合理的影像学检查，以明确是否存在占位，评估占位的性质（炎症、肿瘤、囊肿、出血等）、累及范围，应首选无创检查。因此选择下丘脑（包括垂体）CT 或 MRI 平扫 + 增强检查可以提供更多的信息。CT + 增强检查相对较普及，但是辐射剂量较大，有条件可以选择 MRI + 增强扫描。造影剂增强检查可以提供更多信息，根据造影剂出现的时间、分布范围、均匀程度以及造影剂消退的速度，可以帮助判断占位的性质。PET－CT（正电子发射计算机断层显像）固然可以帮助诊断肿瘤，但是对垂体－下丘脑占位的性质判断不优于 CT 或 MRI 检查，而且价格昂贵，普及程度低，目前尚不作为垂体－下丘脑病变的常规检查。下丘脑（包括垂体）的影像检查需要特殊体位，如果仅仅进行头颅 CT 或 MRI 平扫 + 增强检查，只能获得普通颅部影像而不能获得下丘脑和垂体部位的信息。

474. ABCDF 下丘脑是大脑皮质下自主神经和内分泌的最高中枢，是下丘脑－垂体－多个靶腺轴的控制中心，因此下丘脑的病变可引起机体内分泌功能紊乱，表现为自主神经系统功能紊乱症候群、睡眠障碍、出汗异常、胃肠症状、性功能障碍、尿崩症、精神异常等。患者多尿、低比重尿、间断多食、嗜睡、视野缺损，基本能明确存在下丘脑肿瘤，而且范围较广，累及视神经和垂体。因此需要进一步对下丘脑占位病变对局部和所支配的垂体（包括腺垂体和神经垂体）和垂体靶腺功能全面的评估，为下一步治疗和治疗后评估做准备。IGF－1 主要在肝脏合成，不属于必需检测项目。

475. D   476. A

477. ACDE 生长激素缺乏型矮小症病因如下。（1）特发性：病因不明。可能由于下丘脑－垂体功能或结构的异常，导致生长激素（GH）分泌不足。部分患儿有围生期异常，如臀位产、横位产、生后窒息等，可能系 GHD 致胎儿宫内转位障碍。（2）获得性（继发性）：本病可继发于下丘脑－垂体肿瘤，如颅咽管瘤、Rathke 囊肿、生殖细胞肿瘤、垂体瘤；颅内感染（脑炎、脑膜炎）及肉芽肿病变；创伤、放射损伤等均可影响下丘脑－腺垂体的结构和功能，引起继发性生长激素缺乏症。（3）遗传性：分子生物学研究已明确这些患者存在决定下丘脑－垂体发育的转录因子的基因突变，或 GHRH 受体基因的突变，或 GH 基因缺失/突变。转录因子突变多表现为复合性垂体激素缺乏。生长激素不敏感综合征是由于靶细胞对 GH 不敏感而引起的一种矮小症。本病多呈常染色体隐性遗传。病因复杂多样，多数为 GH 受体基因突变（Laron 综合征），少数因 GH 受体后信号转导障碍、胰岛素样生长因子（IGF－1）基因突变 IGF－1 受体异常等因素引起。

478. ABC	**479. B**	**480. CDF**
481. CDEF	**482. ACEF**	**483. B**
484. CDF	**485. DEF**	**486. ABCF**
487. B	**488. BCDF**	**489. D**
490. A	**491. D**	**492. A**
493. B	**494. ACD**	

第三章　甲状腺相关疾病

一、单选题：每道试题由 1 个题干和 5 个备选答案组成，题干在前，选项在后。选项 A、B、C、D、E 中只有 1 个为正确答案，其余均为干扰选项。

1. 甲亢患者手术治疗的适应证有
- A. 疑有癌变
- B. 甲状腺肿大，伴压迫症状
- C. 中、重度甲亢，药物治疗无效或复发及不愿长期药物治疗
- D. 结节性甲状腺肿、胸骨后甲状腺肿伴甲亢
- E. 以上都是

2. 患者，男，55 岁，颈粗 20 年，心悸乏力 1 年，加重 1 个月，查体：无突眼，甲状腺 Ⅱ 度肿大，表面不平，无触痛，可闻血管杂音，心界不大，心率 106 次/分，早搏 6~8 次/分，最可能的病因诊断是
- A. Graves 病
- B. 结节性甲状腺肿伴甲亢
- C. 桥本病慢性淋巴细胞性甲状腺炎
- D. 甲亢性心脏病
- E. 单纯性甲状腺肿伴冠心病

3. 非浸润性突眼的发生机制为
- A. 交感神经兴奋致眼外肌及上睑肌张力增加，突眼度 19mm 以上
- B. 眼肌萎缩
- C. 球后及眶内软组织水肿增生，黏多糖增多。淋巴细胞、浆细胞浸润，突眼度 18mm
- D. 交感神经兴奋致眼外肌及上睑肌张力增加，突眼度 16~18mm
- E. 球后及眶内软组织水肿增生，黏多糖增多，淋巴细胞、浆细胞浸润，突眼度 19mm 以上

4. 反映甲状腺功能最敏感的指标是
- A. FT_3
- B. FT_4
- C. TT_3
- D. TT_4
- E. TSH

5. 亚急性甲状腺炎的特征性改变是
- A. T_3、T_4 升高，^{131}I 摄取率升高、高峰前移
- B. T_3、T_4 升高，^{131}I 摄取率明显降低
- C. 甲状腺自身抗体（+）
- D. T_3、T_4 升高，FT_3、FT_4 正常
- E. 血白细胞增高，红细胞沉降率正常

6. 不适合用放射性碘治疗的甲亢患者是
- A. 20 岁以下、妊娠期、哺乳期
- B. 严重心、肝、肾衰竭
- C. 重症浸润性突眼、甲亢危象
- D. $WBC < 3 \times 10^9/L$，中性粒细胞 $< 1.5 \times 10^9/L$
- E. 以上都是

7. Graves 病是由于哪种细胞功能缺陷所致
- A. Th 细胞
- B. K 细胞
- C. Ts 细胞
- D. 淋巴细胞
- E. 浆细胞

8. 普通人群中甲减的患病率是
- A. 1% ~10%
- B. 0.8% ~1.0%
- C. 2% ~10%
- D. 2% ~5%
- E. 5% ~10%

9. 引起 Graves 病最根本的原因是
- A. 免疫系统功能紊乱和遗传因素引起的 TRAb 升高
- B. 精神因素刺激
- C. TRH 升高
- D. TSH 升高
- E. 甲状腺过氧化物酶抗体升高

10. 服用抗甲状腺药物可致白细胞减少，其停药指征是
- A. 白细胞 $< 4 \times 10^9/L$，中性粒细胞 $< 1.5 \times 10^9/L$
- B. 白细胞 $< 3 \times 10^9/L$，中性粒细胞 $< 1.5 \times 10^9/L$
- C. 白细胞 $< 4.5 \times 10^9/L$，中性粒细胞 $< 2 \times 10^9/L$
- D. 白细胞 $< 3.5 \times 10^9/L$，中性粒细胞 $< 2 \times 10^9/L$
- E. 白细胞 $< 2.5 \times 10^9/L$，中性粒细胞 $< 1.5 \times 10^9/L$

11. 关于甲状腺功能减退的治疗，叙述错误的是
- A. 成年甲状腺功能减退患者 $L - T_4$ 的替代剂量是 50 ~200 μg/d
- B. 妊娠时替代剂量需要增加 30% ~50%
- C. 甲状腺癌全切术后患者 $L - T_4$ 的替代治疗与其他甲状腺功能减退患者相同
- D. 新生儿甲状腺功能减退越早发现、早治疗，对患儿发育的影响越小
- E. 老年甲状腺功能减退患者需要较低的替代治疗量

12. 甲状腺功能减退的临床表现不包括
- A. 皮肤干燥
- B. 体重增加
- C. 记忆力减退
- D. 肌肉松弛

E. 畏寒

13. 用于鉴别原发性和继发性甲状腺功能减退症的指标是

A. TSH
B. TT_3
C. TT_4
D. FT_3
E. FT_4

14. 关于黏液性水肿昏迷，叙述错误的是

A. 寒冷、感染、镇静剂、麻醉剂可诱发
B. 多见于老年人
C. 表现为躁动、高热
D. 表现为嗜睡、低体温
E. 严重时休克、呼吸衰竭，心、肾功能不全

15. 亚临床型甲状腺功能减退的特点是

A. 血 T_4、T_3 正常，TSH 升高
B. 血 T_4、T_3 升高，TSH 下降
C. 血 T_4、T_3 正常，TSH 正常
D. 血 T_4 升高、T_3 正常，TSH 升高
E. 血 T_4、T_3 升高，TSH 正常

16. 原发性甲状腺功能减退症最早出现的异常是

A. 血清 TSH
B. 血清总 T_3
C. 血清游离 T_3
D. 血清总 T_4
E. 血清游离 T_4

17. 关于甲状腺相关眼病，叙述正确的是

A. 有甲状腺相关病时一定已有甲状腺功能亢进
B. 甲状腺功能亢进严重程度不一定与突眼程度平行
C. 有甲状腺功能亢进一定同时存在甲状腺相关眼病
D. 有甲状腺相关眼病时甲状腺功能一定不正常
E. 甲状腺功能亢进严重程度与突眼程度相反

18. 甲状腺相关性眼病受累较多的眼外肌是

A. 下直肌
B. 上直肌
C. 内直肌
D. 外直肌
E. 上斜肌

19. 甲状腺相关眼病的发病机制中不包括

A. 甲状腺和眼的共同抗原
B. G2S 在眼部的高表达
C. 自身抗体造成病理损伤
D. 眼眶成纤维细胞产生 GAG
E. 眼部血管痉挛

20. 对于威胁视力 TAO（DON）患者，不推荐

A. 激素治疗
B. 放射治疗
C. 手术治疗
D. 其他免疫抑制剂治疗
E. 眼部局部治疗

21. 甲状腺激素抵抗综合征的发病机制不包括

A. TR 基因的突变

B. 受体后缺陷
C. 下丘脑、垂体水平 II 型 5'-脱碘酶缺乏或活性降低
D. 抗 T_3/T_4 自身抗体增多
E. TRAb 增多

22. 垂体和周围组织出现相似的甲状腺激素抵抗的情况时，患者表现为

A. 甲状腺功能亢进
B. 甲状腺功能减退
C. 甲状腺功能正常
D. 甲状腺功能减退或亢进
E. 甲状腺功能减退或正常

23. 不属于亚急性甲状腺炎的是

A. 桥本甲状腺炎
B. 非感染性甲状腺炎
C. 急性单纯性甲状腺炎
D. 移行性甲状腺炎
E. 假巨细胞性甲状腺炎

24. 桥本甲状腺炎合并甲状腺功能减退，首选的治疗措施是

A. 糖皮质激素治疗
B. 甲状腺激素治疗
C. 环孢素 A 治疗
D. 补充碘
E. 补充硒

25. 桥本甲状腺炎多见于

A. 青少年
B. 老年男性
C. 中年女性
D. 孕妇
E. 低碘饮食者

26. 关于单纯性甲状腺肿的血清激素水平变化，叙述正确的是

A. T_3、T_4 正常，TSH 下降，血清甲状腺球蛋白（Tg）升高
B. T_3、T_4 正常，TSH 升高，血清甲状腺球蛋白（Tg）下降
C. T_3、T_4 正常，TSH 正常，血清甲状腺球蛋白（Tg）升高
D. T_3、T_4 正常，TSH 正常，血清甲状腺球蛋白（Tg）下降
E. T_3、T_4 正常，TSH 下降，血清甲状腺球蛋白（Tg）下降

27. 先天性甲状腺功能减退伴神经性耳聋，称为

A. Pendred 综合征
B. Basedow 病
C. Schmidt 综合征
D. AME 综合征
E. APS 综合征

28. 尿碘是监测碘营养水平的公认指标，中度碘缺乏是指

尿碘值小于

A. 200～100 μg/L　　　B. 150～100 μg/L

C. 100～80 μg/L　　　　D. 80～50 μg/L

E. 50 μg/L

29. 甲状腺功能亢进与单纯甲状腺肿最主要的区别在于，前者

A. ^{131}I 扫描与甲状腺增大

B. ^{131}I 摄取率增高

C. 基础代谢率增高

D. ^{131}I 曲线高峰不前移

E. T_3 抑制试验抑制率 <50%

30. 预防地方性甲状腺肿宜采用的措施是

A. 口服他巴唑

B. 食盐碘化

C. 口服左旋甲状腺素

D. 放射性 ^{131}I 治疗

E. 手术治疗

31. 关于单纯性甲状腺肿的叙述，不符合的是

A. 基础代谢率正常

B. 甲状腺吸碘率增加

C. T_3 抑制试验 (−)

D. 缺碘

E. 没有明显体重改变

32. 关于单纯性甲状腺肿的治疗，叙述错误的是

A. 主要取决于病因

B. 部分患者可用 TH 治疗

C. 可首选手术治疗

D. 可采用碘化食盐防治

E. 成年结节性甲状腺肿避免过量碘治疗

33. 甲状腺结节为恶性概率较小的是

A. 有甲状腺癌家族史

B. 儿童时期有头颈部放射线照射史

C. 有多发性内分泌腺瘤 2 型家族史

D. 女性，有桥本甲状腺炎伴甲状腺功能减退症

E. 男性且年龄 >70 岁

34. 甲状腺结节为良性可能性最大的是

A. 女性，年龄 20～70 岁

B. 甲状腺核素显像显示结节为"热结节"

C. 有多发性内分泌腺瘤 2 型家族史

D. 有桥本甲状腺功能减退症

E. B 超检测结节直径 <1cm

35. 关于甲状腺结节，叙述正确的是

A. 甲状腺多发结节恶性少

B. 结节直径 <1cm 者比直径 >3cm 者的恶性概率低

C. 查体没有发现而 B 超检查发现的结节恶性概率低

D. 桥本甲状腺功能减退症不可能出现甲状腺恶性肿瘤

E. 甲状腺结节良、恶性与结节大小、单发多发关系不大

36. 关于甲状腺恶性肿瘤，叙述错误的是

A. 甲状腺癌是最常见的内分泌恶性肿瘤

B. 甲状腺癌发病率增加与甲状腺乳头状癌发病率增加有关

C. 甲状腺恶性肿瘤患者术后均需要检测血清甲状腺球蛋白水平的变化

D. 乳头状癌易发生淋巴结转移，滤泡癌淋巴结转移少见

E. 甲状腺髓样癌的发生与 RET 基因异常密切相关

37. 关于甲状腺癌，叙述正确的是

A. 甲状腺微小乳头状癌患者术后随诊期间首选随诊方法为 ^{131}I 全身扫描

B. 甲状腺髓样癌患者术后应监测血清甲状腺球蛋白水平

C. 甲状腺未分化癌患者治疗以手术为主

D. 甲状腺未分化癌好发于中年女性

E. 甲状腺原发性恶性淋巴瘤患者常合并桥本甲状腺炎

38. 不适宜应用碘治疗甲亢的是

A. 抗甲状腺药物治疗无效者

B. 甲亢手术后复发

C. 甲亢合并妊娠

D. 年龄 30 岁以上，病情中等度严重者

E. 单个结节伴甲状腺功能亢进者

39. 女性 Graves 病患者，应用他巴唑治疗，一个月后症状缓解，但甲状腺肿及突眼加重，此时最适当的治疗措施是

A. 加大他巴唑用量

B. 改用丙硫氧嘧啶

C. 应用 ^{131}I 治疗

D. 改用普萘洛尔

E. 加小剂量甲状腺激素

40. 疑有甲亢的患者，2 个月前曾做胆囊造影，为确定有无甲亢，最有价值的试验是

A. 甲状腺摄 ^{131}I 率

B. 血清蛋白结合碘

C. 甲状腺激素结合试验

D. T_3、T_4

E. 以上均无价值

41. 不宜手术治疗的甲状腺功能亢进是

A. 甲状腺巨大，有压迫症状

B. 中至重度 Graves 病，长期服药无效者

C. 妊娠早期

D. 胸骨后甲状腺肿伴甲状腺功能亢进

E. 结节性甲状腺肿伴甲状腺功能亢进

42. 患者，男，48岁。因心慌、胃纳亢进 4 月余就诊。既往有哮喘史。体检：甲状腺 I 度肿大，心界向左扩大。HR 124 次/分，律齐，肝肋下 2cm，质中，肝颈回流征（+），双下肢可有凹陷性水肿。FT_3、FT_4 均升高，TSH 0.1U/ml。处理错误的是

A. 抗甲状腺药物加小剂量地高辛

B. 抗甲状腺药物加利尿剂

C. 可首选丙硫氧嘧啶

D. 抗甲状腺药物加安定类药物

E. 抗甲状腺药物加 β 受体拮抗剂

43. 关于 Graves 病代谢的叙述，不正确的是

A. 肠道糖吸收增加　　　　B. 肝糖分解增加

C. 尿肌酸排出增加　　　　D. 血总胆固醇增加

E. 糖耐量异常

44. 甲亢患者出现大便次数增多或腹泻主要是因为

A. 胃酸缺乏　　　　　　　B. 肠道炎症

C. 肠蠕动增强　　　　　　D. 结肠过敏

E. 小肠吸收不良

45. 甲亢危象的治疗，下列最理想的药物组合是

A. 丙硫氧嘧啶 + 碘剂 + 普萘洛尔 + 泼尼松

B. 丙硫氧嘧啶 + 泼尼松

C. 甲巯咪唑 + 普萘洛尔 + 泼尼松

D. 丙硫氧嘧啶 + 普萘洛尔 + 甲巯咪唑

E. 碘剂 + 甲巯咪唑

46. 判定甲亢病情程度和治疗效果最重要的标志是

A. 体重增减、食量大小

B. 脉率快慢、脉压大小

C. 腺体软硬、大小

D. 出汗多少、有无手颤

E. 情绪改变、睡眠好坏

47. 不属于 Graves 病患者单纯性突眼的表现是

A. 眼球向前突出

B. 瞬目减少

C. 眼睑肿胀、肥厚、结膜充血、水肿

D. 双眼上看时，前额皮肤不能皱起

E. 双眼看近物时，眼球轴辏不良

48. 用放射碘治疗甲状腺功能亢进症，最常见的并发症是

A. 甲状腺癌变　　　　　　B. 血小板减少

C. 甲状腺功能减退症　　　D. 甲状腺功能亢进危象

E. 白血病

49. 下列关于 Graves 眼病的叙述，正确的是

A. 多见于女性

B. 全部为双眼受累

C. 多数为甲亢与眼病同时发生

D. 少数甲亢先于眼病发生

E. 眼征达 4 级（ATA 分级）和以上者

50. 妊娠合并甲亢最佳的用药方案是

A. 丙硫氧嘧啶 + 普萘洛尔

B. 丙硫氧嘧啶 + 左甲状腺素

C. 甲巯咪唑 + 普萘洛尔

D. 丙硫氧嘧啶

E. 丙硫氧嘧啶 + 左甲状腺素 + 普萘洛尔

51. 甲状腺素是指

A. 血清总 T_3（TT_3）

B. 血清 T_3 加血清总 T_4

C. 血清总 T_3、总 T_4、游离 T_3、游离 T_4

D. 血清 FT_3

E. 血清 T_4（总 T_4 加游离 T_4）

52. Graves 病时，血清激素水平的变化是

A. $T_3 \uparrow$、$TT_4 \uparrow$、TSH $\downarrow$　B. $T_3 \uparrow$、$TT_4 \uparrow$、TSH $\uparrow$

C. $TT_3 \downarrow$、$T_4 \downarrow$、TSH $\uparrow$　D. $TT_3 \uparrow$、$FT_4 \uparrow$、TSH $\uparrow$

E. $TT_3 \downarrow$、$FT_3 \downarrow$、TSH $\downarrow$

53. Graves 病时，可以激活甲状腺上皮细胞膜上的腺苷环化酶而加强甲状腺功能的抗体是

A. TSH 抗体　　　　　　　B. TRH 抗体

C. 甲状腺球蛋白抗体　　　D. 甲状腺微粒体抗体

E. TSH 受体的抗体

54. 与 Graves 病临床症状的严重程度有关的因素是

A. 突眼度　　　　　　　　B. 代谢率升高的程度

C. 甲状腺肿大的程度　　　D. 体重下降的程度

E. ^{131}I 吸收率

55. 诊断原发性甲减必备的指标是

A. 血清 TT_4 和 FT_4 减低

B. 血清 TSH 增高，FT_4 降低

C. 血清 TT_3 和 FT_3 减低

D. 清 TRH 减低 FT_4 增高

E. 血清 TT_4 减低

56. 血清 TPOAb 和 TGAb 阳性提示

A. 甲减是由于垂体疾病所致

B. 甲减是由于自身免疫性甲状腺炎所致

C. 甲减是由于甲状腺肿瘤所致

D. 甲减是由于下丘脑疾病所致

E. 甲减是由于甲状腺增生所致

57. 甲减的替代治疗首选的药物是

A. RAI 治疗　　　　　B. 碘剂

C. ATD　　　　　　　D. 甲状腺粉

E. 左甲状腺素

58. 下列各项中不属于甲减临床表现的是

A. 记忆力减退，反应迟钝

B. 畏寒

C. 面色苍白，皮肤干燥发凉

D. 食欲亢进、体重减轻

E. 声音嘶哑、低沉

59. 诊断原发性甲减最敏感的指标是

A. 血清 T_3　　　　　B. 甲状腺摄^{131}I 率

C. 血清 rT_3　　　　　D. 血清 T_4

E. 血清 TSH

60. 最不适合长期治疗甲减的药物是

A. L – 甲状腺素

B. T_4

C. 干甲状腺片

D. L – 甲状腺素 + 维生素 B_{12}

E. T_3

61. 一般认为亚急性甲状腺炎的病因是

A. 螺旋体感染　　　　B. 自身免疫

C. 病毒感染　　　　　D. 细菌感染

E. 立克次体感染

62. 亚急性甲状腺炎典型的实验室检查结果是

A. ^{131}I 摄取率和 T_3、T_4 水平呈现"分离曲线"

B. ^{131}I 摄取率降低

C. 血清 T_3、T_4 增高

D. ^{131}I 摄取率增加

E. 血清 TSH 降低

63. HT 的首发症状是

A. 甲亢　　　　　　　B. 呼吸困难

C. 突眼　　　　　　　D. 甲状腺肿大

E. 以上都不对

64. 关于多结节性甲状腺肿的治疗，说法正确的是

A. 一般不需治疗

B. 大量的 L – T_4 治疗

C. L – T_4 不能用于血清 TSH 减低或正常下限的患者

D. 以手术治疗为主

E. 以上都不对

65. 下列关于散发的单纯甲状腺肿的叙述，正确的是

A. 男性发病率高于女性

B. 男女发病率相当

C. 约占人群的 10%

D. 约占人群的 15%

E. 约占人群的 5%

66. 有关地方性甲状腺肿的叙述，不正确的是

A. 当人群的单纯性甲状腺肿患病率超过 20% 时，称为地方性甲状腺肿

B. 当一地区儿童单纯性甲状腺肿的患病率超过 10%，称之为地方性甲状腺肿

C. 多见于山区和远离海洋的缺碘地区

D. 又叫碘缺乏性甲状腺肿

E. 长期的非毒性甲状腺肿可发展毒性甲状腺肿

67. WHO 推荐的成年人每日碘摄入量为

A. 150μg　　　　　　B. 200μg

C. 50μg　　　　　　　D. 30μg

E. 100μg

68. 监测碘营养水平的公认指标是

A. 唾液中碘含量　　　B. 尿碘

C. 血碘　　　　　　　D. 脑脊液中碘含量

E. 呼气中碘含量

69. 甲状腺功能亢进症最常见的病因是

A. 葡萄胎

B. 垂体 TRH 瘤或增生致甲状腺功能亢进

C. 多结节性甲状腺肿

D. Graves 病

E. 卵巢甲状腺肿

70. 有关甲亢的病因，目前公认的是

A. 与心理因素有关　　B. 与环境有关

C. 与肌体受伤有关　　D. 与自身免疫有关

E. 与社会因素有关

71. 属于非器官特异性自身免疫病的是

A. 1 型糖尿病　　　　B. 2 型糖尿病

C. 萎缩性胃炎　　　　D. 恶性贫血

E. 类风湿关节炎

72. 有关甲亢性周期性瘫痪，叙述错误的是

A. 伴有高钾血症

B. 剧烈运动可诱发

C. 20 ~ 40 岁亚洲男性好发

D. 病变主要累及下肢

E. 高碳水化合物饮食可诱发

73. 有关甲亢性心脏病的治疗，说法正确的是

A. 不用治疗，多观察即可

B. 只需对症处理

C. 与一般心脏病治疗原则相同

D. 经抗甲状腺药物治疗后可明显缓解

E. 以上都不对

74. 胫前黏液性水肿的组织学特异性表现为

A. 纤粒体增多

B. 纤维组织增生

C. 脂肪浸润

D. 糖蛋白及酸性葡萄糖胺聚糖沉积

E. 淋巴细胞浸润

75. 诊断早期甲状腺功能亢进症最敏感的指标是

A. T_3 B. rT_3

C. TSH   D. TRH

E. T_4

76. 有关甲亢的浸润性突眼，说法错误的是

A. 少数患者仅有单侧突眼

B. 复视、斜视、视力下降

C. 有 Stellwag 征：瞬目减少，炯炯发光

D. 眼球显著突出，突眼度超过 18mm

E. 表现为畏光、流泪

77. 有关 T_3 型甲状腺毒症的叙述，不正确的是

A. 在碘缺乏地区人群中常见

B. 在老年人群中常见

C. 此型占甲亢病例的 12%

D. 此型仅占甲亢病例的 5%

E. 血清 TT_3、FT_3 水平增高

78. 下列哪项是诊断妊娠期甲亢的指标

A. 血清 THHG

B. 血清 FT_4、FT_3 和 TSH

C. 血清 TT_4 和 TT_3

D. 血清 HCG

E. 血清 TBG

79. 下列哪项是甲亢患者手术治疗的适应证

A. 甲状腺肿大显著，有压迫症状

B. 胸骨后甲状腺肿

C. 结节性甲状腺肿伴甲亢

D. 中、重度甲亢长期服药或停药复发，或不能坚持服药者

E. 以上都是

80. 甲亢患者使用放射碘治疗的禁忌证是

A. 外周血白细胞低于 3×10^9/L 或中性粒细胞低于 1.5×10^9/L

B. 甲状腺危象、严重浸润性突眼

C. 严重心、肝、肾功能衰竭

D. 妊娠、哺乳期妇女，年龄在 25 岁以下

E. 以上都是

81. 甲亢性心脏病首选的治疗是

A. 手术治疗   B. 支持治疗

C. 放射碘治疗   D. β 受体拮抗剂治疗

E. 以上都对

82. 妊娠期甲状腺功能亢进症的禁忌证是

A. ATD 治疗   B. RAI 治疗

C. PTU 治疗   D. 手术治疗

E. 以上都是

83. ATD 治疗时外周血白细胞（WBC）减少的停药指征是

A. WBC 低于 4×10^9/L 或中性粒细胞低于 1.5×10^9/L

B. WBC 低于 2.5×10^9/L 或中性粒细胞低于 1.5×10^9/L

C. WBC 低于 2×10^9/L 或中性粒细胞低于 1.5×10^9/L

D. WBC 低于 3×10^9/L 或中性粒细胞低于 1.5×10^9/L

E. WBC 低于 3.5×10^9/L 或中性粒细胞低于 1.0×10^9/L

84. 有关原发性甲减的描述，正确的是

A. 由甲状腺、垂体、下丘脑病变引起的甲减，称原发性甲减

B. 由甲状腺腺体本身病变引起的甲减，称原发性甲减

C. 由下丘脑病变引起的甲减，称原发性甲减

D. 由甲状腺、垂体病变引起的甲减，称原发性甲减

E. 以上都不对

85. 甲状腺抵抗综合征是

A. 指甲状腺激素在外周组织发挥作用缺陷

B. 指甲状腺对 TRH 无反应

C. 指甲状腺对外源性甲状腺激素无反应

D. 指甲状腺对 TRH 有反应

E. 以上都对

86. 甲减患者黏液性水肿的原因是

A. 低蛋白性水肿

B. 心源性水肿

C. 黏多糖在组织和皮肤堆积

D. 低甲状腺激素对肾脏的损害

E. 以上都对

87. 成人原发性甲减占成人甲减的比例是

A. 50% ~ 60%   B. 50% ~ 80%

C. 70% ~ 80%   D. 60% ~ 80%

E. 90% ~ 95%

88. 甲巯咪唑治疗弥漫性毒性甲状腺肿的原理是

A. 抑制 TSH 与甲状腺滤泡细胞上的受体结合

B. 抑制甲状腺球蛋白的分解

C. 抑制 T_4 在周围组织中转化为 T_3

D. 抑制甲状腺释放 T_3、T_4

E. 抑制甲状腺过氧化物酶活性、酪氨酸碘化及碘化酪氨酸的耦联

89. 长期服用胺碘酮可以引起

A. 垂体性甲亢

B. 碘源性甲亢

C. 腺瘤样甲状腺肿伴甲亢

D. 异源性 TSH 综合征

E. 神经垂体瘤

90. 患者，男，30 岁。Graves 病患者，晨起时出现双下肢不能动，神志清楚，无肌肉萎缩。诊断为下列哪种疾病的可能性最大

A. 脑血管意外

B. 甲状腺功能亢进性肌病

C. 周围神经炎

D. 皮肌炎

E. 甲亢性周期性瘫痪

91. 甲亢手术治疗前加服碘剂的主要目的是

A. 减少甲状腺素合成

B. 减少甲状腺充血、使腺体质地更坚实

C. 抑制术后伤口纤维组织增生

D. 抑制自身免疫

E. 预防术后甲状腺功能减退

92. 关于甲状腺功能减退症患者治疗的叙述，错误的是

A. 成年甲状腺功能减退症患者 L – T_4 补充与替代剂量约 50～200μg/d，平均 125μg/d

B. 甲状腺癌全切术后的患者 L – T_4 替代剂量相对偏大

C. 妊娠时 L – T_4 替代剂量需要增加 30%～50%

D. 儿童和老年人需要的 L – T_4 替代剂量相对成年人偏低

E. L – T_4 替代治疗原则上应从小剂量开始，对病史较长者及冠心病患者更是如此

93. 下列哪种综合征中存在甲状腺功能减退症

A. Sipple 综合征　　　B. Schmidt 综合征

C. Meador 综合征　　　D. Werner 综合征

E. Kallmann 综合征

94. 下列关于亚急性甲状腺炎的说法，错误的是

A. 甲状腺肿伴触痛

B. 发热、红细胞沉降率升高

C. 放射性核素摄碘率增加

D. 滤泡破坏、出现巨细胞

E. 前驱病毒性上呼吸道感染史

95. 不可用于评价甲状腺药物疗效的指标是

A. 甲状腺摄^{131}I 率

B. 基础代谢率

C. TT_3、TT_4

D. FT_3、FT_4

E. 血浆蛋白结合碘

96. 甲亢患者，妊娠第 6 个月起心悸、气短、畏热、多汗、甲状腺 II 度肿大，心率 96 次/分，$TT_3$2.3μmol/L（正常值 1.7～2.3μmol/L），$TT_4$32.5μmol/L（正常值 68～151μmol/L），为明确诊断需进一步检查

A. ^{131}I 摄取率及 T_3 抑制试验

B. FT_3、FT_4

C. 测 BMR

D. 做 TRH 兴奋试验

E. 测定 TSH

97. 原发性甲状腺功能减退患者，TRH 兴奋试验的结果是

A. 呈正常反应

B. 呈过度反应

C. 呈近似正常反应

D. TSH 几乎不受 TRH 兴奋

E. 反应低下

98. 患者，女，42 岁。甲状腺部位疼痛，并出现结节，红细胞沉降率加速。甲状腺摄^{131}I 率明显↓，经泼尼松治疗后，临床症状迅速消失。诊断考虑为

A. 桥本甲状腺炎

B. 甲状腺癌

C. 甲状腺囊肿囊内出血

D. 亚急性甲状腺炎

E. 甲状腺腺瘤内出血

99. 患者，女，48 岁。胸骨后甲状腺肿伴甲亢，拟行手术治疗，术前准备中使用碘剂的临床意义是

A. 减轻甲亢症状

B. 预防甲亢危象

C. 抑制 TH 合成

D. 减少甲状腺充血，以减少术中出血

E. 抑制碘化物形成活性碘

100. 甲亢患者，男，抗甲状腺药物治疗 9 个月，外周血白细胞降至 3×10^9/L，中性粒细胞 $< 1.5 \times 10^9$/L。对该患者处理正确的是

A. 减少抗甲状腺药物剂量

B. 停用抗甲状腺药，严密观察，加用促进白细胞增

生药

C. 减少抗甲状腺药物剂量，加用促进白细胞增生药

D. 停用抗甲状腺药

E. 停用抗甲状腺药，严密观察

101. 甲亢出现浸润性突眼的主要原因是

A. 眼球后组织的浸润性水肿

B. 上睑肌的痉挛回缩

C. 交感神经兴奋

D. 眼球后新生物

E. 眼球肿胀

102. 患者，女，30 岁，妊娠 3 个月，甲状腺 I 度肿大，易激动。不能作为确诊甲亢的检查项目是

A. 甲状腺激素结合试验

B. 甲状腺摄^{131}I 率

C. ^{125}I－T$_4$ 吸收试验

D. 游离 T$_4$ 指数

E. FT$_3$、FT$_4$ 测定

103. 患者，男，38 岁，2 个月来智力下降，记忆力减退，体重增加 10kg，毛发脱落。可能的诊断为

A. 甲状腺功能亢进症　　B. 脑梗死

C. 甲状腺功能减退症　　D. 神经衰弱

E. 单纯性肥胖

104. 甲亢危象时首先应给予

A. 大剂量碘剂

B. 控制感染

C. 抗甲状腺药物增量口服

D. 氢化可的松静滴

E. 心得安

105. 下列哪项不是诊断甲亢性心脏病的标准

A. 期前收缩

B. 房扑或房颤

C. 甲亢实验室检查依据

D. 可排除高血压性、先天性、风湿性及冠状动脉粥样硬化性心脏病

E. 甲亢控制后心功能即可恢复正常

106. 患者，女，25 岁，因甲状腺肿大就诊，查甲状腺 III 度肿大，无结节，^{131}I 摄取率试验 3 小时为 15%，24 小时为 65%，T$_3$ 抑制试验 >50%，应诊断为

A. 甲亢　　　　　　　　B. 单纯性甲状腺肿

C. 慢性甲状腺炎　　　　D. 亚急性甲状腺炎

E. 急性甲状腺炎

107. 甲状腺摄^{131}I 检查有助于

A. 鉴别不同甲亢的病因

B. 估计甲亢严重程度

C. 观察药物治疗疗效

D. 观察^{131}I 治疗疗效

E. 确定是否为手术适应证

108. 甲亢治疗过程中丙硫氧嘧啶减量的指征是

A. 症状缓解

B. 吸碘试验高峰开始下降

C. T$_3$、T$_4$ 开始下降

D. TSAb 测定下降

E. 症状缓解，T$_3$、T$_4$ 正常

109. 下列哪一项不是判断治疗甲亢疗效的指标

A. 甲状腺吸碘率　　　　B. 基础代谢率

C. 休息时心率　　　　　D. T$_3$、T$_4$ 水平

E. TSH 水平

110. Graves 病不会出现的检查结果是

A. 摄^{131}I 率增高　　　　B. TRH 不能兴奋

C. T$_3$ 不能抑制　　　　　D. TRAb 多阴性

E. TGA、TMA 可阳性

111. 下列情况哪项不是使用抗甲状腺药物的适应证

A. 病情轻，甲状腺轻中度肿大

B. 儿童甲亢

C. 甲亢患者术前准备

D. 异位 TSH 综合征

E. 甲状腺次全切除术后复发

112. 关于桥本甲状腺炎，说法不正确的是

A. 血中 TROAb 阳性

B. 吸碘率升高

C. 可触及有韧性的较硬的甲状腺肿

D. 有时可表现为甲状腺功能亢进

E. 血清 γ－球蛋白增加

113. 桥本甲状腺炎不会出现下列哪项检查结果

A. 血中 TGAb、TPOAb 阳性

B. T$_3$ 抑制试验呈不能抑制反应

C. 甲状腺肿大、质地较硬

D. T$_3$、T$_4$ 正常

E. 血清 γ－球蛋白增加

114. 与 Graves 病浸润性突眼有关的是

A. 体液免疫　　　　　　B. 细胞免疫

C. TSAb　　　　　　　　D. TPOAb

E. TSH

115. 关于 Graves 病并发周期性瘫痪，描述错误的是

A. 青壮年男性多见

B. 感染劳累易诱发

C. 发作时血钾低

D. 大量糖的摄入或静脉注射可诱发

E. 甲亢控制后，本病发作减少或消失

116. 患者，女，37 岁。甲状腺扫描发现有一冷结节，诊断可能性最小的是

    A. 甲状腺脓肿   B. 甲状腺癌

    C. 甲状腺囊肿   D. Graves 病

    E. 亚急性甲状腺炎

117. 下列哪项不是碘缺乏地区甲状腺肿的诊断标准

    A. 甲状腺肿大超过受检者拇指末节，或小于拇指末节而有结节者

    B. 排除甲亢、甲状腺炎、甲状腺癌

    C. 尿碘高于 $50\mu g$

    D. 吸碘率呈"碘饥饿"曲线

    E. 排除甲状腺癌

118. 毒性弥漫性甲状腺肿少见的表现是

    A. 心房颤动

    B. 胫前黏液性水肿

    C. 月经减少（女性患者）

    D. 双下肢软瘫

    E. 多食，体重下降

119. 某患者 30 岁，1 个月前患咽痛，近日来心悸、怕热。体检：体温 38.2℃，甲状腺稍大，右侧可触及一结节，光滑，质韧，压痛明显。应首先考虑为

    A. 甲状腺功能亢进症

    B. 亚急性甲状腺炎

    C. 慢性淋巴细胞性甲状腺炎

    D. 甲状腺癌

    E. 单纯性甲状腺肿

120. 用 ^{131}I 治疗甲亢，至少要观察多久才能进行第二次 ^{131}I 治疗

    A. 3 个月   B. 6 个月

    C. 9 个月   D. 12 个月

    E. 18 个月

121. 甲亢危象的治疗不宜用

    A. 丙硫氧嘧啶   B. 乙酰水杨酸

    C. 氢化可的松   D. 血液透析

    E. 复方碘溶液

122. 关于甲状腺功能亢进症的药物治疗，说法错误的是

    A. 疗程为 2 年左右

    B. 如症状缓解，甲状腺肿大加重，可加少量甲状腺素

    C. 适用于年轻、病情轻，甲状腺肿块较小的甲状腺功能亢进症患者

D. 症状控制，T_3、T_4 正常后，逐渐减为维持量

E. 可用甲状腺 ^{131}I 吸收率来判断药物治疗是否有效

123. 诊断甲状腺功能减退最敏感的检查是

    A. 基础代谢率测定

    B. 血清 T_4 测定

    C. 血清 T_3 测定

    D. 血清 TSH 测定

    E. 甲状腺 ^{131}I 吸收率测定

124. 甲状腺吸 ^{131}I 率不会受下列哪种因素的影响

    A. 缺碘地区的受检查者

    B. 肾病综合征患者

    C. 停用抗甲状腺药物 1 周患者

    D. 去年做过碘油造影

    E. 昨晚喝过一大杯牛奶，但禁食 12 小时以上

125. 一般认为与亚急性甲状腺炎有关的是

    A. 细菌   B. 病毒

    C. 衣原体   D. 支原体

    E. 以上都不是

126. 对甲状腺功能减退症患者进行替代治疗，首选的药物是

    A. $L-T_3$

    B. $L-T_4$

    C. $L-T_3/L-T_4$ 混合片剂

    D. 甲状腺粉

    E. 他巴唑

127. 能够消除毒性弥漫性甲状腺肿症状，但不影响甲状腺分泌甲状腺激素的药物是

    A. 甲硫氧嘧啶   B. 心得安

    C. 碘剂   D. ^{131}I

    E. 碳酸锂

128. 甲亢危象抢救时应首选的药物是

    A. 糖皮质激素   B. 复方碘液

    C. 丙硫氧嘧啶   D. 心得安

    E. 甲硫氧嘧啶

129. 甲状腺扫描图中发现有一冷结节，不可能诊断为

    A. 自主高功能腺瘤   B. 亚急性甲状腺炎

    C. 甲状腺脓肿   D. 甲状腺囊肿

    E. 甲状腺癌

130. 以下哪项体征对毒性弥漫性甲状腺肿最具诊断意义

    A. 浸润性突眼

    B. 弥漫性甲状腺肿大伴血管杂音及震颤

    C. 手、眼睑震颤

    D. 皮肤温暖湿润，体重锐减

E. 心房颤动

131. 碘剂治疗甲亢适用于

A. 甲亢危象、妊娠

B. 甲亢心脏病、甲亢危象

C. 甲亢危象、术前准备

D. 应激、甲亢性心脏病

E. 甲状腺Ⅲ度肿大、甲亢危象

132. 与 Graves 病无关的是

A. 甲状腺刺激抗体（TSAb）

B. 甲状腺球蛋白抗体（TGAb）

C. 抗微粒体抗体（MCA）

D. 抗 T_3、T_4 抗体

E. TSH 受体抗体（TRAb）

133. 甲状腺危象时应用肾上腺皮质激素的主要作用是

A. 抑制免疫机功能能

B. 纠正肾上腺皮质功能相对不全

C. 抗过敏

D. 抗炎

E. 抗休克

134. 发生甲状腺危象的原因不包括

A. 抗甲状腺药物治疗剂量不足

B. 感染

C. 放射性碘治疗

D. 应激

E. 手术前准备不充分

135. 患者，女，21 岁，因颈部增粗就诊。查体：甲状腺肿大Ⅲ度，24 小时 ^{131}I 吸收率 69%，诊断最大可能是

A. Graves 病

B. 单纯性甲状腺肿

C. 甲状腺癌

D. 甲状腺囊肿

E. 慢性甲状腺炎

136. Graves 病患者，男，28 岁，夜间起床小便时发现双下肢不能动弹，2 日前感咽痛、鼻塞。初步诊断可能是

A. 合并重症肌无力

B. 甲亢急性肌病

C. 甲亢慢性肌病

D. 并发周围神经炎

E. 并发周期性麻痹

137. 患者，女，26 岁，妊娠 4 个月，出现心悸，多汗，呕吐剧烈，无突眼及甲状腺肿大，最可能的诊断为

A. 妊娠合并甲亢

B. 正常妊娠反应

C. 妊娠剧吐

D. HCG 相关性甲亢

E. 妊娠合并心脏病

138. 下列关于亚急性甲状腺炎的治疗，不正确的是

A. 非甾体类药物

B. 泼尼松口服

C. 常规使用抗甲状腺药物

D. 心得安

E. 必要时需抗病毒治疗

139. 哪种药物的使用过程中应加服甲状腺素片

A. 糖皮质激素　　　　B. 磺脲类药物

C. 硫脲类药物　　　　D. 双胍类药物

E. 同化激素

140. 为确诊孕妇是否患有甲亢，首选的检查是

A. 血清总 T_3　　　　B. 血清总 T_4

C. T_3 抑制试验　　　D. 甲状腺扫描

E. 游离 T_3、T_4 测定

141. 患者，女，25 岁，因甲状腺肿大就诊，检查：甲状腺肿大Ⅲ度，无震颤，无结节，^{131}I 吸收率 24 小时 65%，则最可能的诊断是

A. 甲亢　　　　　　　B. 单纯性甲状腺肿

C. 甲状腺癌　　　　　D. 甲状腺囊肿

E. 慢性甲状腺炎

142. 患者，女，50 岁。胸骨后甲状腺肿伴甲亢，拟行手术治疗。术前准备为

A. 无须作术前准备

B. 使用抗甲状腺药及碘剂

C. 使用碘剂

D. 使用抗甲状腺药

E. 使用 β 受体拮抗剂

143. 甲亢患者服用抗甲状腺药物期间不宜做哪一项检查

A. BMR

B. 甲状腺 ^{131}I 摄取率

C. TT_3 测定

D. TT_4 测定

E. TSH 测定

144. 下列哪一种疾病可与 Graves 病伴发

A. 1 型糖尿病

B. 慢性特发性肾上腺皮质功能减退症

C. 特发性血小板减少性紫癜

D. 重症肌无力

E. 以上都是

145. Graves 病的特征性症状是

    A. 焦躁易怒   B. 食量大增

    C. 房颤   D. 突眼征

    E. 周期性瘫痪

146. Graves 病的特殊临床表现是

    A. 睡眠时心率增快   B. 脉压增大

    C. 胫前黏液性水肿   D. 甲状腺肿大

    E. 月经减少

147. 患者，男，56 岁，双眼球突出 3 个月余，夜间闭目困难，流泪，畏光，近 2 周来出现复视，T_3、T_4 正常，最可能的诊断是

    A. 眶后肿瘤

    B. Graves 病

    C. 甲状腺功能正常的 Graves 眼病

    D. 颅内占位病变

    E. 以上都不是

148. 继发性 PTH 生成减少的主要原因是

    A. 甲状腺或颈部手术误伤甲状旁腺

    B. 甲状旁腺手术

    C. 颈部放射治疗

    D. 自身免疫性疾病

    E. 炎症

149. 患者，女，64 岁，双甲状腺占位 40 余天。甲状腺病灶如图所示，应诊断为

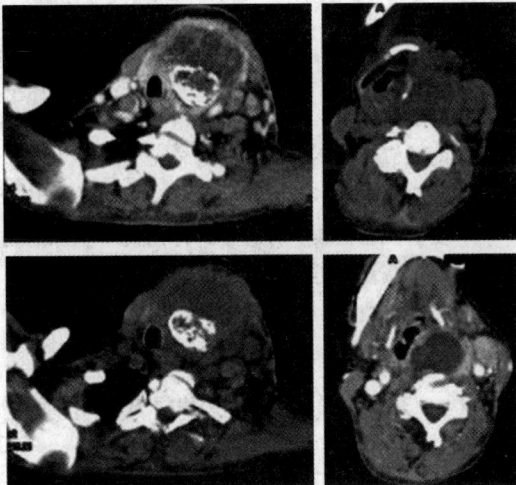

    A. 结节性甲状腺肿

    B. 甲状腺腺瘤

    C. 甲状腺癌合并淋巴结转移

    D. 甲状腺转移瘤

    E. 甲状腺结核

150. 患者，女，40 岁，发现颈部肿块，随吞咽上下移动，触之无搏动，咳嗽、气喘一周，CT 检查如图所示，可能的诊断是

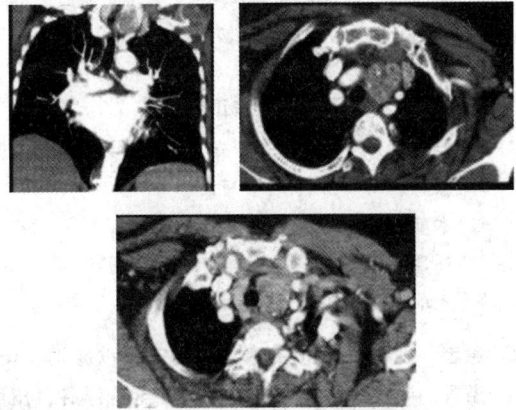

    A. 胸膜瘤   B. 胸内甲状腺瘤

    C. 无名动脉瘤   D. 无名动脉伸展扭曲

    E. 淋巴瘤

151. 下列哪项是甲亢手术治疗的禁忌证

    A. 中、重度甲亢，药物治疗无效

    B. 甲亢复发或不愿长期服药

    C. 发展较快的浸润性突眼

    D. 结节性甲状腺肿伴甲亢

    E. 胸骨后甲状腺肿伴甲亢

152. 关于甲减的说法，不正确的是

    A. 原发性甲减者 TSH↑，继发性甲减者 TSH↓

    B. TSH↑，TRH 刺激后更高为原发性甲减

    C. TRH 兴奋试验 TSH↑为垂体性甲减

    D. T_3、T_4↑，TSH↓而无甲亢表现为 TH 不敏感型甲减

    E. TRH 刺激后 TSH 延迟↑为下丘脑性甲减

153. 甲状腺激素发挥效应与下列何种信号途径关系最为密切

    A. cAMP – PKA 信号途径

    B. 以 IP_3 和 DAG 为第二信使的信号途径

    C. 以单跨膜片段为受体的信号途径

    D. 与酪氨酸激酶有关的信号途径

    E. 与热休克蛋白有关的信号传导途径

154. 对诊断亚急性甲状腺炎有重要意义的是

    A. 血 T_3、T_4↑，甲状腺摄^{131}I 率明显↓

    B. 甲状腺部位疼痛和压痛等临床表现

    C. 甲状腺肿大

    D. TGAb 与 TPOAb 常明显↑

    E. 血 T_3、T_4↑，甲状腺摄^{131}I 率明显↑

155. 对诊断不典型甲亢最有价值的检查是

    A. TT_3、T_4 测定

    B. FT_3、FT_4 测定

C. T_3 抑制试验

D. 血清 FT_3 测定

E. TRH 兴奋试验

156. 有关手术治疗甲亢，说法正确的是

A. 妊娠早期

B. 治愈率 70% 以上

C. 术前心率 100 次/分

D. 适用于活动性的浸润性突眼

E. 术前服复方碘溶液半月以上

157. 患者，女，54 岁，畏寒，嗜睡，食欲减退，便秘，溢乳，毛发脱落 2 年余。体检：全身浮肿，皮肤粗糙，反应迟钝，表情淡漠，心率 56 次/分，心律齐。实验室检查：$FT_3\downarrow$，$FT_4\downarrow$，$TSH\uparrow$。诊断为原发性甲减，应如何治疗

A. 支持治疗　　　　B. 对症治疗

C. 病因治疗　　　　D. 替代治疗

E. 滋补法

158. 可引起甲状腺摄碘率升高的药物是

A. 乙琥胺　　　　B. 利血平

C. 避孕药　　　　D. 水杨酸制剂

E. 甲苯磺丁脲

159. 患者，女，58 岁。甲状腺 I 度肿大，反应迟钝，腹泻，厌食。实验室检查：$FT_3\uparrow$，FT_4 正常，$TSH\downarrow$，甲状腺摄 ^{131}I 率升高。诊断考虑为

A. 亚急性甲状腺炎　　B. 亚临床型甲亢

C. T_3 型甲亢　　　　D. 甲状腺危象

E. 淡漠型甲亢

160. 放射性 ^{131}I 治疗甲亢的适应证是

A. 长期服用乙胺碘呋酮

B. 年龄在 25 岁以下的 Graves 病

C. 甲状腺中度肿大的 Graves 病

D. 轻等程度的 Graves 病

E. 妊娠期甲亢

161. Graves 病患者血清中存在自身抗体，其中，TSAb 针对的自身抗原是

A. 促甲状腺激素受体（TSHR）

B. 甲状腺球蛋白（TG）

C. 促甲状腺激素（TSH）

D. 甲状腺过氧化物酶（TPOAb）

E. 甲状腺微粒体

162. 在血液中，全部来自甲状腺的激素是

A. MIT　　　　　　B. DIT

C. T_3　　　　　　 D. T_4

E. rT_3

163. 患者，女，65 岁。10 年前因甲亢行手术治疗，半年前患急性心肌梗死，近来又出现心慌，阵发房颤，心室率 110 次/分，$FT_3\uparrow$，$FT_4\uparrow$，该患者的治疗方案为

A. 给予心得安减慢心率

B. 口服抗甲状腺药 + 甲状腺素片

C. 服复方碘液

D. 近期 ^{131}I 治疗

E. 口服抗甲状腺药，准备 ^{131}I 治疗

164. 关于甲状腺功能减退症对心血管系统的影响，说法不正确的是

A. 心肌黏液性水肿可导致心肌收缩力损伤、心动过缓、心排血量下降

B. ECG 显示低电压

C. 由于心肌间质水肿、非特异性心肌纤维肿胀、左心室扩张和心包积液导致心脏扩大

D. 心绞痛患者经甲状腺激素替代治疗后症状可减轻

E. 约有 10% 的患者伴发高血压

165. 关于甲状腺功能减退症患者发生贫血的原因，说法不正确的是

A. 甲状腺激素缺乏引起血红蛋白合成障碍

B. 甲状腺激素缺乏引起血红蛋白破坏增多

C. 肠道吸收铁障碍引起铁缺乏

D. 肠道吸收叶酸障碍引起叶酸缺乏

E. 恶性贫血

166. 关于抗甲状腺药物可引起粒细胞减少甚至缺乏的说法，错误的是

A. 丙硫氧嘧啶不良反应相对较大

B. 粒细胞减少多发生在初用药后 2~3 个月内

C. 发生粒细胞减少时应立即停用抗甲状腺药物，粒细胞恢复后再用

D. 粒细胞减少多发生在再次用药的 1 个月内

E. 各种抗甲状腺药物之间有一定交叉过敏反应

167. Graves 病患者经抗甲状腺药治疗 4 个月，症状好转，但仍有些紧张，心率 80 次/分，律齐，T_3、T_4 正常。拟甲状腺次全切除，术前尚需

A. 继续抗甲状腺药物巩固 2 个月

B. 加用甲状腺片

C. 心得安和地西泮处理

D. 抗生素准备

E. 以上都不是

168. 甲状腺功能亢进患者，心率 120 次/分，血白细胞 2.5×10^9/L，药物治疗可选用

A. 复方碘液

B. 他巴唑

C. 心得安

D. PTU + 泼尼松 + 维生素 B_4

E. ^{131}I

169. 关于甲亢性心脏病，说法不正确的是

A. 多发生于老年患者

B. 主要表现为心房颤动和心力衰竭

C. 在部分老年甲亢患者中，心房颤动可作为本病的首发临床表现而其他甲亢症状不典型

D. 老年甲亢患者发生的心力衰竭为"高排出量型"心力衰竭

E. 甲亢性心脏病经抗甲状腺治疗后可明显缓解

170. 早期诊断甲状腺功能亢进症（甲亢），最为敏感的检查是

A. 血清总三碘甲状腺原氨酸（TT_3）和血清总甲状腺素（TT_4）

B. 血清游离三碘甲状腺原氨酸（FT_3）和血清游离甲状腺素（FT_4）

C. 高敏促甲状腺激素（sTSH）

D. 基础代谢率

E. 甲状腺摄^{131}I率测定

171. 患者，女，59 岁，因甲状腺肿大就诊，其甲状腺^{131}I摄取率 3 小时为 30%，24 小时为 70%，高峰在 20 小时，则可能诊断为

A. 单纯性甲状腺肿

B. 亚急性甲状腺炎

C. 滤泡状甲状腺癌

D. 慢性淋巴细胞性甲状腺炎

E. 以上都不可能

172. 下列哪一项是药物治疗 Graves 病的停药指征

A. 临床症状消失，T_3、T_4、TSH 正常

B. 血清 FT_3 正常

C. ^{131}I 摄取率恢复正常

D. TRH 兴奋试验正常

E. TSAb 转阴

173. 毒性弥漫性甲状腺肿合并妊娠时，叙述错误的是

A. 流产率高

B. 应慎用普萘洛尔

C. 血中 TBG 结合力降低

D. 严禁对患者作放射性核素治疗或诊断检查

E. 治疗应首选 PTU

174. 原发性甲减最早表现为

A. T_3 降低

B. T_4 降低

C. TSH 升高

D. TSH 降低

E. rT_3 降低

175. 与桥本甲状腺炎有关的是

A. HLA – B3

B. HLA – B8

C. HLA – B36

D. HLA – DR3

E. HLA – DR35

176. 患者，女，50 岁，左下颈部扪及一质硬、表面高低不平的包块，持续时间约半年，肿块逐渐增大，现感吞咽困难。CT 检查如图所示，应诊断为

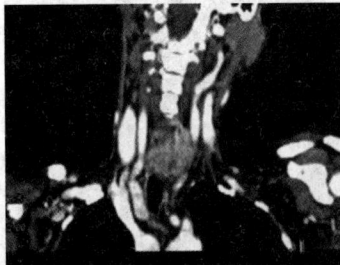

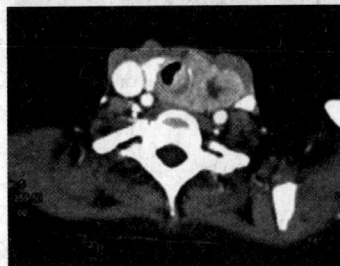

A. 甲状腺癌

B. 食管癌

C. 喉癌

D. 甲状腺原发淋巴瘤

E. 颈部神经鞘瘤

177. 有关毒性弥漫性甲状腺肿并发浸润性突眼的描述，正确的是

A. 甲亢一定有浸润性突眼症状

B. 甲亢严重程度一般与突眼程度不平行

C. 浸润性突眼一定与甲亢同时存在

D. 甲亢严重程度与突眼程度正相关

E. 甲亢严重程度与突眼程度呈相关

178. 男，43 岁，因右颈部扪及一包块来院就诊。CT 检查如图所示，该患者应诊断为

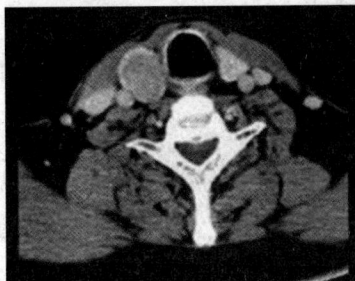

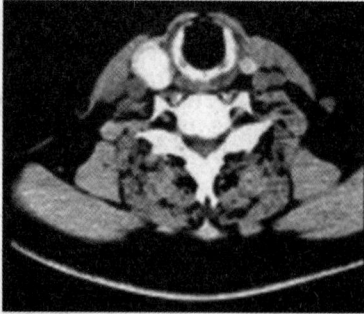

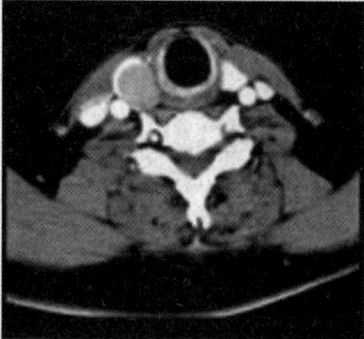

A. 甲状腺腺瘤　　　　B. 甲状腺腺癌

C. 结节性甲状腺肿　　D. 甲状腺原发淋巴瘤

E. 甲状腺转移瘤

179. 异位 ACTH 最常见的病因是

A. 肺癌　　　　　　B. 胰腺炎

C. 甲状腺髓样癌　　D. 胃癌

E. 肝癌

180. 与弥漫性甲状腺肿伴甲状腺功能亢进症发病关系最密切的是

A. FRH 升高

B. TSH 升高

C. 精神创伤

D. 多见于 20~40 岁女性患者

E. 以上都不是

181. Graves 病的甲状腺肿大是由于

A. 促甲状腺激素释放激素（TRH）

B. 促甲状腺激素（TSH）分泌增多

C. 甲状腺激素分泌增多

D. 体内缺乏碘

E. 以上因素都无关

182. 甲状腺激素来源于

A. 甲状腺的胶质细胞

B. 甲状腺的腺泡细胞

C. 甲状腺滤泡旁的 C 细胞

D. 甲状腺滤泡

E. 甲状腺上皮细胞

183. 甲状腺功能亢进症的主要临床表现是

A. 突眼、心率增快，基础代谢率增高

B. 心慌、多食、消瘦、怕热、腿软、乏力

C. 代谢亢进、神经兴奋性增高、突眼、甲状腺肿大

D. 甲状腺肿大、基础代谢率增高

E. 兴奋、急躁、心率增快、怕热多汗

184. 甲状腺激素增多所致的临床表现不包括

A. 弥漫性甲状腺肿伴血管嗡鸣音

B. 中枢神经系统兴奋性增高症状

C. 代谢亢进表现

D. 骨痛

E. 肌肉软弱无力

185. 关于甲亢伴周期性麻痹的叙述，错误的是

A. 症状与家族性周期性麻痹相似

B. 用乙酰胆碱酯酶抑制剂疗效不显著

C. 男性多见

D. 静滴葡萄糖和胰岛素可诱其发作

E. 发作时血钾降低、尿钾增多

186. 与甲亢的严重程度一般呈平行关系的是

A. 突眼程度

B. TSAB 或 TSI

C. 甲状腺肿大程度

D. 基础代谢率增高程度

E. 甲状腺摄^{131}I 率增高程度

187. 不属于甲亢特殊表现的是

A. 甲亢时无甲状腺明显肿大

B. 甲亢危象

C. 浸润性突眼

D. 甲亢伴房颤、心衰

E. T_3 型甲亢

188. 甲亢的临床表现不包括

A. 胫骨前黏液水肿　　B. 眼肌麻痹

C. 周期性麻痹　　　　D. 血清胆固醇减低

E. 尿中肌酸排泄减少

189. 关于甲亢性心脏病，说法不恰当的是

A. 以年龄大者多见

B. 甲状腺摄^{131}I 率增高，尚不能确诊时，需做 T_3 抑制试验

C. 其心律失常多表现为心房纤颤及早搏

D. 甲亢控制后，心脏病可完全治愈

E. 心尖部可闻及舒张期杂音

190. 关于浸润性突眼，说法错误的是

A. 可与胫骨前黏液水肿并存

B. 女性多于男性

C. 其程度与甲亢轻重无平行关系

D. 可能与自身免疫有关

E. 眼球后组织增生肥大，水肿伴淋巴细胞浸润

191. 浸润性突眼与非浸润性突眼的不同之处不包括

A. 浸润性突眼病情呈进行性

B. 浸润性突眼所伴发甲亢症状也较重

C. 浸润性突眼眼球突出度 >19mm

D. 浸润性突眼可有眼球后软组织、眼外肌受累

E. 浸润性突眼可有角膜炎

192. 关于淡漠型甲亢，少见的情况是

A. 多见于老年人

B. 常无神经兴奋性增高现象

C. 甲状腺肿大及突眼非常明显

D. 心率不快

E. 容易发展为甲状腺危象

193. 甲状腺危象发生的诱因不包括

A. 抗甲状腺药物治疗剂量不足

B. 感染

C. 术前准备不充分

D. 放射性甲状腺炎

E. 精神刺激

194. 诊断甲亢最可靠的依据是

A. 游离甲状腺素指数（FT_4I）增高

B. 甲状腺摄^{131}I率增高

C. 基础代谢率增高

D. 血浆蛋白结合碘增高

E. 血清总 T_4 增高

195. 不符合 Graves 病诊断的是

A. 24 小时尿肌酸增高

B. 甲状腺激素（TH）增高

C. 促甲状腺激素（TSH）增高

D. 甲状腺摄^{131}I率增高

E. TSAb 或 TSH 阳性

196. 患者有轻度甲状腺功能亢进症状，血清总甲状腺素检查正常。有助于诊断的检查为

A. 血清蛋白结合碘测定

B. 甲状腺摄^{131}I率测定

C. 甲状腺激素结合试验

D. 血清总三碘甲状腺原氨酸测定

E. 基础代谢率测定

197. 不符合弥漫性甲状腺肿伴甲亢诊断的检查结果是

A. TSAb 阳性

B. TSH 降低

C. T_3 增高

D. T_4 增高

E. T_3 抑制试验抑制率 >50%

198. 明确甲状腺摄^{131}I率的高低，有助于

A. 了解甲亢的严重程度

B. 判断抗甲状腺药物疗效

C. 了解血浆内碘的水平

D. 甲亢的诊断

E. 抗甲状腺药物治疗停药的判断

199. 不受甲状腺结合球蛋白影响的是

A. 血浆蛋白结合碘

B. 血清总甲状腺激素测定

C. ^{125}I – I甲状腺原氨酸摄取率

D. 游离甲状腺素指数

E. 丁醇提取碘（BEI）

200. 使甲状腺摄^{131}I率测定结果升高的药物是

A. 土霉素

B. 甲苯磺丁脲

C. 避孕药

D. 甲亢平

E. 心得安

201. 硫脲类药物治疗甲状腺功能亢进症的主要机理是

A. 抑制甲状腺对碘的吸聚作用

B. 抑制无机碘氧化为有机碘和碘化酪氨酸耦联

C. 抑制甲状腺释放甲状腺激素

D. 抑制甲状腺素脱碘变为三碘甲状腺原氨酸（T_3）

E. 增加肝脏对甲状腺激素的降解代谢

202. 抗甲状腺药物常见的副作用是

A. 发热

B. 关节酸痛

C. 粒细胞减少或药疹

D. 中毒性肝炎

E. 胃肠反应

203. 放射性^{131}I治疗的作用机理是

A. 抑制无机碘氧化为有机碘

B. 阻止甲状腺素的合成

C. 破坏甲状腺泡细胞致使甲状腺激素分泌减少

D. 抑制甲状腺球蛋白的分解

E. 减少甲状腺激素的释放

204. 最适合^{131}I治疗的甲亢是

A. 甲状腺明显肿大者

B. 合并浸润性眼病者

C. 合并妊娠对甲亢药物过敏者

D. 30 岁以上、病情程度中等、甲状腺中度肿大者

E. 20 岁以下，病情十分严重者

205. 抗甲状腺药物加甲状腺片维持治疗甲亢达半年以上，甲亢症状缓解，甲状腺肿不见缩小，血管杂音不减弱，此时恰当的治疗措施应为

A. 抗甲状腺药物与碘剂联合使用

B. 抗甲状腺药物与心得安联合使用

C. 硫脲类与咪唑类联合使用

D. 停药观察

E. 以上都不对

206. 用他巴唑治疗甲亢，其用量及疗程是

A. 30mg/d，疗程达一年时间可停药

B. 根据病情决定初剂量，随后递减，疗程持续1.5～2年后酌情停药

C. 10mg/d，症状消失后酌情停药

D. 30mg/d，甲状腺摄^{131}I率正常时即刻停药

E. 30mg/d，血甲状腺激素水平正常时即可停药

207. 甲亢患者，经他巴唑治疗症状缓解后，甲状腺反而增大，相应的治疗措施是

A. 加大他巴唑剂量　　B. 停用他巴唑

C. 加用甲状腺干制剂　D. 加用碘剂

E. 加用心得安

208. 甲状腺功能亢进症患者服用硫脲类药物后，症状减轻而甲状腺继续肿大，其机理可能是

A. T_3、T_4反馈抑制减弱

B. 对硫脲类药物耐药

C. 出现甲状腺功能减低

D. 合并甲状腺炎

E. 血中甲状腺刺激物增多

209. 重度浸润性突眼伴甲亢患者的最佳治疗方法是

A. 甲状腺次全切除术

B. 放射性^{131}I治疗

C. 偏大量的抗甲状腺药物（如他巴唑等）

D. 偏小量的抗甲状腺药物

E. 小量心得安

210. 对于妊娠七个月合并甲亢的患者，正确的治疗是

A. 甲状腺次全切除　　B. PTU

C. 心得安　　　　　　D. 碘剂

E. 放射性^{131}I治疗

211. 治疗甲亢方法中，最易引起甲状腺功能减退的是

A. 甲硫氧嘧啶　　　　B. 他巴唑

C. 放射性^{131}I治疗　D. 手术次全切除甲状腺

E. 丙硫氧嘧啶

212. 服抗甲状腺药可出现粒细胞减少症，常见于首次服药后

A. 首次服药后即刻　　B. 2～3月以内

C. 4～6月　　　　　　D. 7～12月

E. 1年以后

213. 治疗甲亢时，出现下列何种情况不宜加用甲状腺片

A. 抗甲状腺药物治疗后甲状腺继续增大

B. 浸润性突眼

C. 妊娠期甲亢

D. 甲亢性心脏病

E. 哺乳期甲亢

214. 处理甲状腺危象时，为降低周围组织对甲状腺激素的反应，应首先给予

A. 碘化钠静脉滴注

B. 控制感染

C. 抗甲状腺药物增量口服

D. 氢化可的松静滴

E. 心得安

215. 关于甲亢的药物保守治疗，说法错误的是

A. 用药至少应持续1.5～2年以上

B. 适用于年轻，轻度甲状腺肿大和轻中度重的甲亢患者

C. 可用摄^{131}I率来判断甲亢是否得到控制

D. 如甲状腺较前肿大和血管杂音更明显，可加用甲状腺片

E. 三碘甲状腺原氨酸抑制试验正常，可以停药

216. 判断甲亢患者可否停用抗甲状腺药物，最适合的试验是

A. 血清总甲状腺素测定

B. ^{125}I三碘甲状腺原氨酸树脂摄取试验

C. TSAb或TSH测定

D. 三碘甲状腺氨酸抑制试验

E. 甲状腺原氨酸抑制试验

217. 诊断不典型甲状腺功能亢进症，最有意义的结果是

A. 基础代谢率增高

B. 甲状腺摄^{131}I率增高

C. 血清总三碘甲状腺原氨酸值增高

D. 血清蛋白结合碘值增高

E. 血胆固醇值降低

218. 一位因甲状腺肿就诊的患者，临床有轻度甲低表现，血浆FT$_3$、FT$_4$、TSH均高，应当首先考虑的诊断是

A. Graves病

B. 继发性甲亢

C. 外周组织对T_3、T_4抵抗

D. TSH的受体或受体后缺陷

E. 原发性甲低

219. Graves病的发病与下列哪种细菌感染有关

A. 大肠杆菌　　　　　B. 幽门螺杆菌

C. α链球菌　　　　　D. 耶尔森菌

E. 肺炎球菌

220. Graves病中，最明显的体液免疫特征是在患者血清

中可检出

A. TSH 受体抗体（TRAb）

B. 甲状腺刺激性抗体（TSAb）

C. TSH 结合抑制免疫球蛋白（TBⅡ）

D. FT_3、FT_4 升高

E. 以上都不对

221. 由 T_3、T_4 分泌增多直接导致的是

A. 甲状腺肿大　　　　B. 浸润性突眼

C. 心率增快　　　　　D. 胫前黏液性水肿

E. 甲状腺血管杂音

222. 诊断妊娠早期合并甲亢最有意义的指标是

A. 甲状腺肿大　　　　B. 多食，心率快

C. T_3、T_4 升高　　　D. 消瘦

E. FT_3、FT_4 升高

223. 甲亢患者突然出现下肢不能动，最可能的疾病是

A. 重症肌无力　　　　B. 周期性麻痹

C. 周围神经炎　　　　D. 甲亢性肌病

E. 肌营养不良症

224. 甲亢时升高最常见和最有诊断意义的甲状腺激素是

A. TT_3　　　　　　　B. TT_4

C. FT_3　　　　　　　D. FT_4

E. rT_3

225. 非浸润性突眼的突眼度一般不超过

A. 14mm　　　　　　B. 15mm

C. 16mm　　　　　　D. 18mm

E. 19mm

226. 不符合 Graves 病诊断的检查结果是

A. T_3 抑制试验抑制率 >50%

B. TSAb 阳性

C. TGAb 和 TPOAb 阳性

D. TSH 降低

E. rT_3 升高

227. 抗甲亢药物治疗的一般疗程是

A. 症状缓解即可停药

B. 症状缓解后 3 个月

C. 症状缓解后半年

D. 疗程超过一年

E. 疗程超过一年半

228. 对严重浸润性突眼的甲亢患者治疗可用

A. ^{131}I 治疗

B. 甲状腺次全切

C. 复方碘溶液

D. 抗甲状腺药物 + 糖皮质激素 + 甲状腺片

E. 抗甲状腺药物治疗

229. 在 Graves 病时 TRH 兴奋试验结果应为

A. TSH 升高　　　　　B. TSH 异常升高

C. TSH 无变化　　　　D. TSH 降低

E. 以上都不是

230. 关于他巴唑治疗甲亢的作用机制，说法错误的是

A. 抑制甲状腺过氧酶活性

B. 抑制碘的活化

C. 抑制酪氨酸碘化

D. 抑制碘化酪氨酸的组合

E. 抑制甲状腺素的释放

231. 口服药治疗甲亢的适应证是

A. 病情轻，甲状腺较小者

B. 年龄超过 30 岁

C. 结节性高功能腺瘤

D. 胸骨后甲状腺肿

E. 中、重度甲亢

232. 抗甲状腺药的关键停药指征是

A. T_3、T_4 正常

B. T_3、T_4 正常，TRAb 明显下降或转阴

C. TSH 正常

D. rT_3 正常

E. 临床甲亢表现消失

233. 下述哪项指标对诊断原发性甲状腺功能低下最为敏感

A. TT_3　　　　　　　B. FT_3

C. TT_4　　　　　　　D. FT_4

E. sTSH

234. 患者，女，41 岁，复发性甲亢，甲状腺Ⅰ度肿大伴双侧叶结节，经丙硫氧嘧啶治疗 2 个月，症状明显减轻，但甲状腺无缩小，心率 78 次 / 分，血 FT_3、FT_4 正常，应采用的治疗方法是

A. 继续原治疗

B. 手术治疗

C. 加用甲状腺素片

D. 加大丙硫氧嘧啶用量

E. 减少丙硫氧嘧啶用量

235. 60 岁甲亢患者，甲状腺Ⅲ度肿大，高代谢症状严重，肝、肾功能正常。首选的治疗措施为

A. 立即手术

B. 立即 ^{131}I 治疗

C. 复方碘溶液治疗 2 周后手术

D. 抗甲状腺药物控制症状后手术

E. 抗甲状腺药物长期治疗

236. 患者，男，50 岁，甲亢患者，甲状腺Ⅱ度肿大，有房颤。经丙硫氧嘧啶治疗 3 个月后，甲状腺未缩小，房颤未消失。此时治疗应

    A. 继续原有治疗

    B. 继续原治疗 + 心得安

    C. 继续原治疗 + 地高辛

    D. 改用放射性^{131}I 治疗

    E. 改用手术治疗

237. 甲亢患者，经丙硫氧嘧啶 + 心得安治疗两个月，T_3、T_4 恢复正常，但甲状腺肿及突眼加重，应加用

    A. 心得安   B. 甲状腺片

    C. 复方碘液   D. 再加一种抗甲状腺药

    E. 皮质醇

238. 患者，男，54 岁，甲亢伴房颤史 5 年，药物治疗 3 年后，因消瘦、便频、心前区不适再次就诊。查体：心界扩大，双胫前水肿，心率 120 次/分，节律极不规整，疑为甲亢性心脏病，在诊断时，禁忌的试验为

    A. FT_4、FT_4、TSH 测定

    B. TSAb 测定

    C. 甲状腺吸碘率

    D. T_3 抑制试验

    E. TRH 兴奋试验

239. 患者，女，27 岁，右颈部肿物伴低热 2 周，抗生素治疗无效，经查体临床诊断为亚急性甲状腺炎，不支持诊断的检查结果是

    A. 红细胞沉降率快   B. FT_3 高，TSH 降低

    C. FT_3 正常，TSH 正常   D. TSAb 阳性

    E. 甲状腺摄取功能降低

240. 患者，女，35 岁，诊断甲亢后即行甲状腺次全切手术，术后患者出现高热、心率 160 次/分、烦躁不安、大汗淋漓、腹泻，应首先考虑的诊断是

    A. 甲亢症状加重   B. 甲亢术后感染

    C. 甲亢危象   D. 甲亢危象前期

    E. 甲亢术后感染性腹泻

241. 关于 Graves 病心血管系统体征的叙述，正确的是

    A. 心动过速在休息或熟睡时心率可减慢

    B. 心律失常中以心房颤动最为常见

    C. 心尖部常可闻及舒张期杂音

    D. 心脏可肥大和扩大

    E. 收缩压上升，而舒张压不变或稍上升

242. Graves 病停用药物时，下列哪项检查与判断预后的关系最大

    A. 甲状腺缩小，杂音消失

    B. T_3 抑制试验可抑制

    C. T_3、FT_3 及 rT_3 正常

    D. TSH 恢复正常

    E. 甲状腺刺激抗体阴性

243. 关于淡漠型甲亢，说法错误的是

    A. 多见于老年人

    B. 患者乏力、明显消瘦

    C. 可仅表现为阵发性或持续性心房纤颤

    D. 不易发生甲状腺危象

    E. 眼征、甲状腺肿和高代谢症群均不明显

244. 不符合弥漫性甲状腺肿伴甲亢发病原理的是

    A. 与遗传因素有关

    B. 由于甲状腺刺激抗体 TSAb 的作用

    C. 由于细胞免疫异常

    D. 由于 TSH 分泌亢进

    E. 精神因素诱发

245. 不符合甲状腺危象表现的是

    A. 高热达 39℃ 以上

    B. 心率 >140 次/分

    C. 厌食

    D. 恶心、呕吐、腹泻

    E. 白细胞总数和中性粒细胞数常减低

246. 符合 Graves 病眼征分级标准 4 级的是

    A. 有症状和体征，软组织受累

    B. 突眼（>18mm）

    C. 眼外肌受累

    D. 角膜受累

    E. 有视力丧失

247. 长期治疗原发性甲状腺功能减退症最不宜选用

    A. L－甲状腺素   B. 干甲状腺片

    C. T_3 D. T_3/T_4 混合制剂

    E. L－甲状腺素 + T_3

248. 自身免疫性甲状腺疾病除 Graves 病外，还有

    A. 亚急性甲状腺炎   B. 纤维性甲状腺炎

    C. 桥本病   D. 自主性高功能腺瘤

    E. 放射性甲状腺炎

249. 甲状腺危象时应用碘剂的作用是

    A. 抑制甲状腺激素释放

    B. 抑制甲状腺激素合成

    C. 抑制 T_4 向 T_3 的转换

    D. 阻断甲状腺激素对心脏的兴奋作用

    E. 破坏甲状腺滤泡细胞

250. 亚临床甲减时，TSH 在什么范围内需要治疗

A. TSH > 5mU/L   B. TSH > 10mU/L

C. TSH > 15mU/L   D. TSH > 20mU/L

E. TSH > 25mU/L

251. 患者，女，15 岁，体检发现甲状腺肿大，无自觉症状。查体：甲状腺弥漫性肿大 I 度，T_4 90mmol/L（正常 65~169），T_3 1.9mmol/L（正常 1.1~3.1），TSH 3mU/L（正常 0.6~4mU/L），最适合的做法是

A. 定期检查甲状腺及甲状腺功能

B. 次全甲状腺切除术

C. $L-T_4$ 治疗

D. 放射性碘治疗

E. 复方碘剂 3 滴，每日 3 次

252. Graves 病时易发生心律失常，最常见的类型是

A. 房性早搏   B. 室性早搏

C. 房颤   D. 交界性早搏

E. 房室传导阻滞

253. 单纯性甲状腺肿，甲状腺摄 ^{131}I 率

A. 大多增高，高峰提前，不被 T_3 抑制

B. 大多增高，高峰不提前，可被 T_3 抑制

C. 大多正常，高峰提前，可被 T_3 抑制

D. 大多正常，高峰不提前，不被 T_3 抑制

E. 大多降低，无高峰，不被 T_3 抑制

254. 关于甲状腺功能亢进恶性突眼的特点，说法错误的是

A. 畏光、流泪   B. 结膜充血、水肿

C. 复视、异物感   D. 突眼度在 16mm 以上

E. 眼肌麻痹、眼球固定

255. 关于甲减，说法错误的是

A. 常见于桥本甲状腺炎后

B. 长期大量摄入碘可避免甲状腺功能减退发生

C. 可继发于垂体功能低下

D. 孕妇摄碘过多可引起胎儿甲状腺功能减退

E. 受体性甲状腺功能减退时血中 T_3、T_4 水平可升高

256. 关于甲状腺功能亢进临床表现的叙述，错误的是

A. 心率于活动后明显加快，但入睡后可恢复正常

B. 易发生房性心律失常

C. 部分患者会发生低钾性麻痹

D. 有时可不伴有高代谢症群

E. 少数患者可伴肌萎缩

257. 抗甲状腺药物的作用机制是

A. 抑制甲状腺细胞摄取碘

B. 抑制甲状腺细胞释放碘

C. 抑制 TPO 活性，抑制碘化物形成活性碘，影响酪

氨酸碘化和耦联

D. 抑制甲状腺组织释放 TH

E. 增加甲状腺激素的降解

258. 有关抗甲状腺药物的不良反应，说法错误的是

A. 抗甲状腺药物最常见的不良反应是白细胞减少

B. 白细胞减少多发生在开始治疗后的 2~3 个月内

C. 发生白细胞减少时应立即停用抗甲状腺药物，白细胞恢复后再用

D. 发生胆汁淤积性黄疸、中毒性肝炎或血管神经性水肿时应立即停用抗甲状腺药物

E. 发生皮疹时可先用抗组胺药

259. ^{131}I 治疗甲亢应至少观察多长时间，方能行第 2 次治疗

A. 1 年   B. 半年

C. 3 个月   D. 2 个月

E. 1 个月

260. 患者，女，42 岁。甲状腺部位疼痛，放射至下颌、耳部及枕部，伴甲状腺毒症。体格检查：左甲状腺肿大，可触及一 1.5cm × 1.5cm 结节，质地中等，压痛。诊断考虑亚急性甲状腺炎。有助于诊断的检查是

A. FT_3、FT_4 ↑，TSH ↓

B. FT_3 ↓，TSH ↑

C. FT_3 ↑，甲状腺摄 ^{131}I 率明显 ↓，呈所谓"分离现象"

D. FT_3、FT_4 ↑，甲状腺摄 ^{131}I 率 ↑，但可被 T_3 所抑制

E. 甲状腺穿刺细胞学检查

261. 患者，男，71 岁。纳差、消瘦 3 月余，因嗜睡 2 天入院。极度消瘦，查体呈恶病质，嗜睡状，呼之可应。双眼不突，甲状腺 I 度肿大，巩膜轻度黄染。HR 100 次/分。说法错误的是

A. 可能是淡漠型甲状腺功能亢进，应立即测定 FT_3、FT_4 水平

B. 可能是病毒性肝炎，应立即隔离

C. 可能是晚期肿瘤，应积极寻找病因

D. 可能是淡漠型甲状腺功能亢进，应密切观察病情，防止甲状腺功能亢进危象的发生

E. 可能是淡漠型甲状腺功能亢进，但应明确诊断后才可应用抗甲状腺药物治疗

262. 患者，女，30 岁，妊娠 3 个月，甲状腺 I 度肿大，易激动。为确诊其是否为甲亢，不宜选择的检查是

A. 甲状腺激素结合实验

B. TSH 测定

C. 甲状腺摄^{131}I率

D. 游离 T_4 指数

E. FT_3、FT_4 测定

263. 患者，男，38 岁。甲亢复发。体格检查：轻度突眼，甲状腺弥漫性肿大，心率 120 次/分。实验室检查：FT_3↑，FT_4↑，TSH↓，AST 中度升高，WBC $4.1 \times 10^9/L$。此患者较为适宜的治疗方法是

A. 抗甲状腺药物治疗

B. 复方碘溶液

C. 甲状腺手术治疗

D. 抗甲状腺药物 + 糖皮质激素

E. 放射性^{131}I 治疗

264. 关于甲亢心血管系统表现，说法错误的是

A. 心动过速　　　B. 早搏

C. 脉压差减小　　D. 第一心音增强

E. 臂舌循环时间缩短

265. 关于甲亢危象，说法不正确的是

A. 有体温在 39℃ 以上高热

B. 多见于中青年患者

C. 有大汗、呕吐、腹泻脱水表现

D. 白细胞常升高

E. 放射碘治疗可诱发

266. ATD（抗甲状腺药物）维持治疗的总疗程一般为

A. 3 个月　　　　B. 6 个月

C. 1～1.5 年　　 D. 2 年

E. 以上都不是

267. 患者，女，28 岁。妊娠 5 个月合并甲亢。治疗方法为

A. 首选药物治疗　　B. 待分娩后治疗甲亢

C. 首选碘剂治疗　　D. 首选放射性^{131}I 治疗

E. 首选手术治疗

268. 甲状腺危象时，首先选用的药物是

A. 普萘洛尔　　　　B. 甲硫氧嘧啶

C. 丙硫氧嘧啶　　　D. 碘化钠静脉滴注

E. 氢化可的松静脉滴注

269. 抢救甲亢危象时，最可靠的药物是

A. 碘剂　　　　　　B. 抗甲状腺药物

C. 氢化可的松　　　D. 利血平

E. 普萘洛尔

270. 关于甲亢患者甲状腺的叙述，错误的是

A. 一般为弥漫性肿大

B. 质地柔软，久病者较韧

C. 肿大程度与病情轻重一致

D. 可闻及血管杂音

E. 极少数位于胸骨后

271. 患者，男，50 岁。心悸，消瘦 2 年，查体：血压 160/90mmHg，甲状腺弥漫性肿大，震颤（+），血管杂音（+），心界向左扩大，心尖部 II 级收缩期杂音，心率 110 次/分，心律绝对不齐，T_3、T_4 增高，诊断为

A. 风湿性心脏病　　B. 甲亢性心脏病

C. 冠心病　　　　　D. 心肌病

E. 以上都不是

272. 与自身免疫性甲状腺炎病因有关的是

A. TRAb　　　　　 B. IAA

C. GADAb　　　　　D. TGAb、TPOAb

E. ICA

273. 鉴别肿大的甲状腺与颈前其他包块的要点是

A. 甲状腺位于甲状软骨下方

B. 甲状腺多呈弥漫性、对称性肿大

C. 甲状腺表面光滑

D. 甲状腺可随吞咽动作上下移动

E. 甲状腺肿大的程度多在胸锁乳突肌以内

274. 关于^{131}I－T_3 吸收试验结果，说法正确的是

A. 甲状腺功能亢进时下降

B. 甲状腺功能亢进时上升

C. 单纯性甲状腺肿时上升

D. 甲状腺功能减退时上升

E. 与甲状腺^{131}I 吸收率的变化相一致

275. Graves 病药物治疗最重要的停药指征是

A. T_3、T_4、TSH 正常

B. rT_3 正常

C. T_3 抑制试验恢复正常

D. TRH 兴奋试验正常

E. TRAb 阴转阳

276. 亚急性甲状腺炎最具特征性的表现是

A. T_3、T_4 增高与摄碘率升高一致

B. TSH 降低

C. 血白细胞升高

D. 摄碘率降低与 T_3、T_4 升高分离

E. ESR ＞20mm/第一小时

277. 患者，男，63 岁，颈粗多年，乏力、消瘦半年，眼征（－），甲状腺 II 度肿大，质地中等，表面不平，心率 90 次/分，期前收缩 6～8 次/分。最可能的诊断是

A. Graves 病　　　　　B. 毒性结节性甲状腺肿

C. 桥本病　　　　　　 D. 甲亢性心脏病

E. 单纯性甲状腺肿伴冠心病

278. 患者，女，27 岁，孕 6 个月，心悸、多汗、手抖 1
个月，为排除甲亢，首选的检查是

A. TT_3、TT_4 B. FT_3、FT_4

C. TSH D. rT_3

E. FT_4

279. 甲亢性肌病的好发部位是

A. 踝关节带肌群 B. 腕关节带肌群

C. 膝关节带肌群 D. 肩胛与骨盆带肌群

E. 颈椎关节肌群

280. 在抢救甲状腺功能亢进危象时，应首选下列哪种
药物

A. 甲巯咪唑（他巴唑）

B. 丙硫氧嘧啶

C. 糖皮质激素

D. 复方碘液

E. 大量普萘洛尔（心得安）

281. 有关浸润性突眼，说法正确的是

A. 细胞因子不参与发病

B. TRAb 不参与发病

C. 炎症反应重者对糖皮质激素反应好

D. 眼睑大多无水肿

E. 是放射性碘治疗的最佳适应证

282. 对诊断甲亢最有意义的体征是

A. 甲状腺血管杂音

B. 手、眼睑细震颤

C. 第一心音亢进及二尖瓣收缩期杂音

D. 甲状腺肿大

E. 突眼

283. 甲减患者易并发冠心病，但心绞痛少见，其原因是

A. 神经反应迟钝 B. 对疼痛不敏感

C. 心肌耗氧量减少 D. 心排血量降低

E. 舒张压水平相对较高

284. 有关 Graves 病，下列说法正确的是

A. 是单基因遗传性疾病

B. 是器官特异性自身免疫疾病

C. 主要缺陷是抑制性 T 细胞功能紊乱

D. 甲状腺破坏性抗体阳性是其主要特点

E. 男性较女性更易患病

285. 患者，男，60 岁，心悸、乏力 4 个月，双下肢水肿
1 个月；查体：甲状腺可触及，心率 96 次/分，早搏
5~6 次/分，双手平伸细震颤（+）；下肢可凹性水
肿（+），表面散在少量硬结；最可能的诊断是

A. 甲亢性心脏病

B. 单纯性甲状腺肿伴神经官能症

C. 甲状腺功能减退症

D. 冠心病心功能不全伴单纯性甲状腺肿

E. Graves 病

286. 特发性黏液性水肿最主要的自身抗体是

A. TGAb B. TPOAb

C. TSAb D. TBAb

E. THAb

287. 下列哪种药物使甲状腺摄^{131}I 率增高

A. D860 B. 口服避孕药

C. 利舍平 D. 保泰松

E. 阿司匹林

288. 常见于甲状腺功能减退症的异常表现是

A. 高尿酸血症 B. 多痤疮

C. 骨质疏松 D. 腱反射亢进

E. 葡萄糖耐量受损

289. 结节性甲状腺肿转变为毒性结节性甲状腺肿最常见
的原因是

A. 碘摄入不足 B. 碘摄入过多

C. TSAb D. 应激

E. 病毒感染

290. 患者，女，52 岁，查体：甲状腺可触及肿大，B 超
示：多结节性甲状腺肿，T_3、T_4、TSH 正常。最为
恰当的处理是

A. 手术治疗 B. 甲状腺激素治疗

C. 抗甲状腺药物治疗 D. 核素治疗

E. 随访甲状腺功能和甲状腺 B 超

291. 与浸润性突眼发生无关的因素是

A. 成纤维细胞及眼外肌细胞抗原

B. IL－2、TNF－β、IFN－γ

C. 热休克蛋白、细胞间黏附分子

D. 甲状腺过氧化物酶（TPO）

E. 葡萄糖胺聚糖（GAG）

292. 淡漠型甲亢不容易出现的情况是

A. 心动过缓 B. 厌食

C. 恶病质 D. 肌病

E. 突眼

293. 甲状腺功能减退时会出现下列哪种症状

A. 重症肌无力 B. 黏液性水肿面容

C. 周期性瘫痪 D. 甲状腺压痛

E. 踝腱反射亢进

294. 关于 Graves 病的发病机制，说法与目前观点不符

的是

A. 与机体的细胞免疫异常相关

B. 与一定的 HLA 类型有关

C. 与 TSAb 的关系十分密切

D. 由于 TSH 分泌亢进

E. 是一种器官特异性自身免疫病

295. 若在治疗甲亢时加用了普萘洛尔，则应重点

A. 随访心电图　　　B. 监测血压

C. 监测血糖　　　　D. 监测心率

E. 随访甲状腺功能

296. 不符合弥漫性甲状腺肿伴甲亢临床表现的是

A. 一般患者均有神经质

B. 怕热多汗，皮肤潮湿，心悸乏力

C. 部分患者可有发热，一般为低热

D. 甲状腺呈弥漫性、对称性肿大

E. 多数起病较急，多在起病后 1 个月就诊

297. 甲亢控制后，则糖尿病的变化为

A. 糖尿病可完全治愈

B. 糖尿病进一步恶化

C. 与甲状腺功能亢进病情变化无关

D. 糖尿病病情无变化

E. 糖尿病病情可减轻

298. 甲状腺功能亢进症（简称甲亢）患者出现大便次数增多或腹泻的主要原因是

A. 肠蠕动增强　　　B. 肠内容物渗透压增高

C. 肠腔内渗出物增加　D. 小肠吸收不良

E. 胃酸缺乏

299. 甲状腺大部分切除术后 48 小时内最危急的并发症是

A. 甲状腺危象　　　B. 喉返神经单侧损伤

C. 呼吸困难和窒息　D. 喉上神经内侧支损伤

E. 甲状腺功能下降

300. 不作为评价甲亢疗效指标的是

A. 基础代谢率　　　B. 甲状腺吸碘率

C. T_3、T_4 水平　　D. TSH 水平

E. 休息时心率

301. 甲亢患者血清中哪一种物质的浓度降低

A. 氨基酸　　　　　B. 葡萄糖

C. 胆固醇　　　　　D. 血钙

E. 血红蛋白

302. 以下疾病中，不伴高脂血症的是

A. 甲亢　　　　　　B. 甲状腺性甲减

C. 糖尿病　　　　　D. 肾病综合征

E. 动脉粥样硬化

303. 对于妊娠女性，疑诊甲亢时，不应该做的检查是

A. 甲状腺摄^{131}I 率测定

B. FT_3、FT_4

C. TRAb（TSH 受体抗体）

D. TT_3

E. TSH

304. 抗甲状腺药物治疗甲亢的适应证不包括

A. 儿童、青少年甲亢

B. 病情较轻，病程短，甲状腺较小者

C. 异位 TSH 综合征

D. 合并严重心、肝、肾等病者不宜手术者

E. 甲状腺手术后复发而又不宜用^{131}I 放疗者

305. 能直接反映甲状腺功能状态的指标是

A. TT_4、TT_4　　　　　　B. TT_3、TT_4

C. TT_3、TT_4、TSH　　　D. TT_4、TSH

E. FT_3、FT_4

306. 诊断甲亢的主要依据是

A. 临床表现　　　　　B. 基础代谢率测定

C. 放射性碘摄取试验　D. 甲状腺扫描

E. PBI 测定（血清蛋白结合碘）

307. 适碘地区甲减最常见的病因是

A. 桥本甲状腺炎　　　B. 亚甲炎

C. 无痛性甲状腺炎　　D. 单纯甲状腺肿

E. 结节性甲状腺肿

308. 患者发生甲亢时，其^{131}I 摄取率 2 小时至少超过

A. 15%　　　　　　　B. 20%

C. 25%　　　　　　　D. 30%

E. 35%

309. 原发性甲减是指

A. 由于下丘脑或垂体病变引起

B. 由于甲状腺本身病变引起

C. 由于下丘脑疾病引起

D. 由于甲状腺对 TSH 有抵抗

E. 由于靶组织对 TH 不敏感

310. 甲亢患者可出现

A. 水冲脉　　　　　　B. 交替脉

C. 重搏脉　　　　　　D. 奇脉

E. 无脉

311. 甲亢术后出现呼吸困难多发生于

A. 术后 6 小时以内　　B. 术后 12 小时以内

C. 术后 24 小时以内　　D. 术后 48 小时以内

E. 术后 72 小时以内

312. 关于甲减的治疗，叙述不正确的是

A. 一般成年患者 L – T$_4$ 的替代剂量为 $1.6 \sim 1.8 \mu g/$（kg·d）

B. 儿童所需的替代剂量较高，约 $2.0 \mu g/$（kg·d）

C. 妊娠时的替代剂量需要较妊娠前增加 60%

D. 老年患者的需要剂量较低，约 $1.0 \mu g/$（kg·d）

E. 甲状腺癌术后的患者需要大剂量替代 $2.2 \mu g/$（kg·d）

313. 甲亢最常见的病因是

A. 甲状腺腺瘤

B. 甲状腺癌

C. 慢性淋巴细胞性甲状腺炎

D. 弥漫性毒性甲状腺肿

E. 结节性毒性甲状腺肿

314. 甲亢患者，停用甲巯咪唑（他巴唑）的指征为

A. 全身酸痛出汗　　B. 胃肠道症状，肝大

C. 突眼，加重流泪　　D. 贫血

E. 白细胞数总数 $< 2.5 \times 10^9/L$

315. 桥本甲状腺炎（HT）最常见最突出的首发临床表现是

A. 全身乏力

B. 甲状腺中度肿大，质地坚韧

C. 咽部不适感

D. 甲状腺表面光滑或细沙粒状

E. 压迫颈部引起呼吸和吞咽困难

316. 甲减最多见的病因是

A. 甲状腺性甲减　　B. 垂体性甲减

C. 下丘脑性甲减　　D. 消耗性甲减

E. 甲状腺激素受体性甲减

317. 成年型甲减的临床表现不包括

A. 畏寒、少汗　　B. 体重增加

C. 毛发干燥稀疏　　D. 肌肉松弛

E. 皮肤干燥、增厚、粗糙、脱屑

318. 哪一种病理类型的甲状腺癌预后最差

A. 乳头状腺癌　　B. 滤泡状腺癌

C. 未分化癌　　D. 髓样癌

E. 甲状腺瘤恶变

319. 甲减、库欣综合征出现脂代谢异常主要原因是

A. 高三酰甘油血症　　B. 高胆固醇血症

C. 高 HDL – C 血症　　D. 低 HDL – C 血症

E. 低 LDL – C 血症

320. 当亚临床甲减患者的 TSH 为多少时，主张给予 L – T$_4$ 替代治疗

A. >4mU/L　　B. >5mU/L

C. >6mU/L　　D. >8mU/L

E. >10mU/L

321. 用于鉴别原发性和继发性甲减的指标是

A. TSH　　B. TT$_3$

C. TT$_4$　　D. FT$_3$

E. FT$_4$

322. 抗甲状腺药物治疗使症状缓解而甲状腺肿或突眼加重，正确的处理方式是

A. 增加抗甲状腺药物剂量

B. 抗甲状腺药酌情减量，加用甲状腺素

C. 停用抗甲状腺药物

D. 加用碘剂

E. 加用 β 受体拮抗剂

323. 甲亢性心脏病的诊断条件不包括

A. 心脏扩大

B. 心力衰竭

C. 甲亢伴有明显心律失常

D. 洋地黄治疗效果显著

E. 排除风心病、冠心病、高心病等

324. 预防甲减黏液水肿性昏迷的关键是

A. 坚持甲状腺素替代治疗

B. 水摄入量不宜过多

C. 禁用镇静、催眠药

D. 增强免疫力

E. 避免过度劳累

325. 甲亢最常见的类型是

A. Graves 病　　B. TSH 甲亢

C. 恶性肿瘤伴甲亢　　D. HCG 相关性甲亢

E. 卵巢甲状腺肿伴甲亢

326. 引起原发性甲减最常见的病因是

A. Sheehan 综合征

B. 缺碘性地方性甲状腺肿

C. 慢性淋巴性甲状腺炎

D. 先天性甲状腺发育不良

E. 甲状腺大部切除术后

327. 诊断甲亢最可靠的实验室检查是

A. 甲状腺肿大　　B. 多食、消瘦

C. 基础代谢率增高　　D. TT$_3$、TT$_4$ 增高

E. 中枢神经系统兴奋性增高

328. 下列各项中与 Graves 病的发病关系最密切的是

A. 精神创伤

B. 自身免疫

C. TSH（促甲状腺激素）升高

D. 碘摄入过多

E. TRH（促甲状腺激素释放激素）升高

329. 原发性甲减的最主要原因是

    A. 慢性淋巴细胞性甲状腺炎

    B. 亚甲炎

    C. 甲状腺结节

    D. 甲状腺肿瘤

    E. 单纯性甲状腺肿

330. 下列不属于内分泌功能鉴定试验的是

    A. 葡萄糖耐量试验

    B. 血钾、钠、氯测定

    C. 血气分析

    D. 甲状腺碘放射性核素扫描

    E. 血清抗甲状腺微粒体抗体测定

331. 亚急性甲状腺炎治疗时应首选

    A. 丙硫氧嘧啶

    B. 有效的抗生素

    C. 吲哚美辛（消炎痛）

    D. 糖皮质激素

    E. 甲状腺制剂

332. 与 Graves 病的发病关系十分密切的是

    A. TG   B. TSH

    C. TH   D. TRAb

    E. TBAb

333. 鉴别良、恶性甲状腺结节最准确、最可靠、最有价值的检查方法为

    A. 血清 TSH 水平

    B. 甲状腺 CT 和 MRI 检查

    C. 甲状腺细针穿刺细胞学检查（FNAC）

    D. 甲状腺核素显像

    E. 甲状腺超声检查

334. 对诊断桥本甲状腺炎最有意义的是

    A. 甲状腺肿大

    B. TPOAb 及 TGAb 滴度显著增高

    C. 甲状腺核素扫描见冷结节

    D. ^{131}I 摄取率下降

    E. FT_4 及 FT_4 下降

335. 患者，女，36 岁，心慌、怕热、多汗、消瘦、易饥饿 3 个月，甲状腺弥漫性 I 度肿大，血 TSH 降低，T_3 和 T_4 水平增高，诊为甲亢。甲巯咪唑（他巴唑）每日 30mg，半个月后血白细胞计数 2.0×10^9/L，中性粒细胞计数 1.0×10^9/L。下一步治疗宜选

    A. 甲巯咪唑剂量减半再用

B. 甲巯咪唑与升高白细胞药合用

C. 改用丙硫氧嘧啶

D. ^{131}I 治疗

E. 白细胞恢复正常后立即手术治疗

336. 确定甲状腺肿的主要检查方法是

    A. B 超   B. 望诊

    C. 触诊   D. 彩色多普勒超声

    E. 甲状腺核素扫描

337. 甲亢治疗 4 周后，心慌、多汗基本消失，T_3、T_4 水平基本恢复正常，此时最应警惕的并发症是

    A. 甲减（药物性甲减）

    B. 突眼加重

    C. 应用原来剂量胰岛素可能出现低血糖

    D. 白细胞下降

    E. 药物性肝炎

338. 最常见的甲状腺良性肿瘤是

    A. 来源于滤泡细胞的腺瘤

    B. 来源于中胚层的脂肪瘤

    C. 来源于中胚层的血管瘤

    D. 来源于中胚层的纤维瘤

    E. 来源于滤泡细胞的甲状腺乳头状癌

339. Graves 病患者，男，21 岁，甲亢症状典型，B 超示甲状腺位于胸骨后。治疗方案首选

    A. 抗甲状腺药物长程治疗

    B. 普萘洛尔治疗

    C. 复方碘液治疗

    D. 甲状腺放疗

    E. 甲状腺次全切除

340. 对于妊娠 7 个月合并甲亢的患者，正确的治疗是

    A. 甲状腺次全切除

    B. 甲巯咪唑（他巴唑）

    C. 普萘洛尔（心得安）

    D. 碘剂

    E. ^{131}I 治疗

341. Graves 病患者最不可能出现的检查结果为

    A. TSH↓   B. TSH↑

    C. TRAb 阳性   D. TGAb、TPOAb↑

    E. 吸碘率正常

342. 引起 Graves 病的基本原因是

    A. 长期碘摄入不足

    B. 各种原因致垂体分泌 TSH 过多

    C. 长期碘摄入过多

    D. 各种因素致下丘脑分泌 TRH 过多

    E. 遗传易感性和自身免疫功能异常

343. 患者，女，27，妊娠 5 个月合并甲亢。药物治疗首选
    A. MMI（甲巯咪唑）
    B. TH（甲状腺激素）
    C. PTU（丙硫氧嘧啶）
    D. MTU（甲硫氧嘧啶）
    E. CMZ（卡比马唑）

344. 病情严重、甲状腺肿大Ⅱ度以上、BMR 高于 60% 的甲亢患者，宜选用的治疗措施为
    A. 放射性 [131]I 治疗
    B. 抗甲状腺药物控制后，手术治疗
    C. 碘剂
    D. 抗甲状腺药物（如甲巯咪唑等）
    E. 普萘洛尔（心得安）

345. 患者，女，26 岁，21 岁时因心悸、怕热、多汗、消瘦就诊，确诊 Graves 病，甲巯咪唑（他巴唑）治疗 2 年。23 岁时甲亢复发，再次用甲巯咪唑治疗，2 个月后甲状腺功能正常，继续治疗一年停药。最近 2 个月甲亢的症状、体征再现，查血 T_3、T_4 及 TSH 确诊为甲亢第二次复发。患者结婚 5 年，尚未生育，希望治疗甲亢后妊娠，治疗方法为
    A. 大剂量碘剂治疗
    B. 再次甲巯咪唑治疗，疗程延长至 3~4 年
    C. 用甲巯咪唑，甲功正常后加用 [131]I 治疗
    D. 用甲巯咪唑，甲功正常后行甲状腺大部切除手术
    E. 直接行甲状腺大部切除

346. 患者，女，22 岁，2 个月来时有心悸、易出汗，体重减轻约 3kg。查体：血压 126/68mmHg，中等体型，皮肤微潮，双手轻度细颤，无突眼，甲状腺Ⅰ度肿大，未闻及血管杂音，心率 94 次/分，律齐。为证实是否甲状腺功能亢进症，应检查
    A. 血 TSH、FT_3、FT_4
    B. 甲状腺 [131]I 摄取率
    C. 甲状腺核素扫描
    D. 抗甲状腺抗体
    E. 甲状腺刺激免疫球蛋白

347. 大多数甲亢患者药物治疗应首选
    A. 甲硫氧嘧啶   B. 丙硫氧嘧啶
    C. 卡比马唑   D. 甲巯咪唑
    E. 普萘洛尔

348. 诊断甲亢（Graves 病）最有价值的体征是
    A. 皮肤湿润多汗，手颤
    B. 阵发性心房纤颤
    C. 甲状腺肿大伴震颤和血管杂音

    D. 贫血
    E. 收缩压升高，舒张压降低，脉压增大

349. 亚临床型甲亢是一种常见的甲状腺疾病，基本特征为
    A. 血中 TSH 降低而甲状腺激素正常
    B. 血中 TSH 升高而甲状腺激素正常
    C. 血中 TSH 和甲状腺激素均降低
    D. 血中 TSH 和甲状腺激素均升高
    E. 血中 TSH 降低而甲状腺激素升高

350. 能预测急性甲状腺炎地区和民族发病的指标是
    A. HLA - B3 阳性   B. HLA - B8 阳性
    C. HLA - B35 阳性   D. HLA - DR3 阳性
    E. HLA - DR35 阳性

351. 慢性淋巴细胞性甲状腺炎各个年龄段均可发病，最常见的是
    A. 中老年女性   B. 男性儿童
    C. 青年男性   D. 中年男性
    E. 老年男性

352. 甲状腺肿大较明显且伴有甲亢性心脏病或肝功能损害患者宜采取的治疗措施为
    A. 复方碘溶液治疗   B. [131]I 治疗
    C. 抗甲状腺药物治疗   D. 支持治疗
    E. 立即行甲状腺手术治疗

353. 抗甲状腺药物最常见的不良反应是
    A. 皮肤瘙痒   B. 剥脱性皮炎
    C. 中毒性肝炎   D. 心绞痛
    E. 粒细胞减少

354. 对 Graves 病甲亢采用甲状腺次全切除术治疗，说法正确的是
    A. 儿童甲亢应首选
    B. 甲状腺肿大明显者不宜采用
    C. 甲亢症状严重者应尽快
    D. 应在药物控制甲亢后施行
    E. 甲亢性心脏病者立即进行

355. 甲减根据病变的原因分类，其中不包括
    A. 自身免疫性甲减   B. 药物性甲减
    C. 特发性甲减   D. 先天性甲减
    E. 原发性甲减

356. 产后甲状腺炎甲亢期的辅助检查结果是
    A. 血清 T_4、T_3 水平升高，[131]I 摄取率降低
    B. 血清 T_4、T_3 水平升高，[131]I 摄取率升高
    C. 血清 T_4、T_3 水平降低，[131]I 摄取率降低
    D. 血清 TSH 水平升高，甲状腺激素水平下降

E. 血清 T_4、T_3 水平升高，甲状腺激素水平下降

357. 确诊功能自主性结节的检查是

A. 红细胞沉降率　　　　B. T_3 抑制试验

C. 吸 ^{131}I 率　　　　　D. 甲状腺核素显像

E. 甲状腺 MRI

358. 诊断甲状腺高功能腺瘤的最佳检查方法是

A. 甲状腺 CT　　　　　B. 甲状腺核素扫描

C. 甲状腺 MRI　　　　　D. T_3 抑制试验

E. 甲状腺摄 ^{131}I 率

359. 甲亢的术前准备不包括

A. 控制 T_3、T_4 至正常水平

B. 加用复方碘溶液

C. 控制心率 < 80 次/分

D. 给予氢化可的松

E. 使用碘剂 $7 \sim 10$ 天

360. 目前使用最广泛的甲减替代治疗药物是

A. $L - T_4 / L - T_3$ 联合用药

B. 左甲状腺素（$L - T_4$）

C. 碘剂

D. 左三碘甲状腺原氨酸（$L - T_3$）

E. 甲状腺片

361. 对甲亢性心脏病的老年患者进行甲亢的根治，宜采取的治疗措施为

A. 复方碘溶液　　　　B. 中药治疗

C. 抗甲状腺药物　　　　D. 核素治疗

E. 立即行甲状腺手术

362. 淡漠型甲亢的特点是

A. 多见于青壮年　　　　B. 有明显高代谢症候群

C. 常有甲状腺肿大　　　D. 常有突眼

E. 消瘦，可见恶病质

363. 甲状腺疾病确诊率最高的诊断方法是

A. 甲状腺核素扫描　　　B. 甲状腺超声

C. 甲状腺 ^{131}I 摄取率　　D. 彩色多普勒超声

E. 甲状腺细针穿刺细胞学检查（FNAC）

364. 预防甲亢患者术后出现甲状腺危象最重要的措施是

A. 术后用冬眠合剂镇静

B. 吸氧

C. 术后给予氢化可的松

D. 术前放疗

E. 术前使基础代谢率降至正常范围

365. 下列关于甲状腺乳头状癌的叙述，不正确的是

A. 是罕见的甲状腺恶性肿瘤

B. 多见于中年女性

C. 恶性程度较轻

D. 核清晰伴嗜酸性细胞质

E. 常见同心圆的钙盐沉积

366. 对慢性淋巴细胞性甲状腺炎引起的原发性甲减行替代治疗的原则是

A. 间断用药有利于预防心绞痛

B. 从小剂量开始，逐渐递增到合适剂量

C. 由大剂量开始，逐渐递减到合适剂量

D. 甲减越严重，起始剂量应越大

E. 待甲状腺功能正常后可停用

367. 适用于抢救甲减黏液性水肿昏迷的药物是

A. 左三碘甲状腺原氨酸（$L - T_2$）

B. 左甲状腺素（$L - T_4$）

C. 碘剂

D. $L - T_4 / L - T_3$ 联合用药

E. 甲状腺片

368. 单纯性甲状腺肿是指

A. 甲状腺弥漫性肿大

B. 甲状腺结节性肿大

C. 吸 ^{131}I 率正常的甲状腺肿大

D. 外伤引起的甲状腺肿大

E. 不伴有临床甲状腺功能异常的甲状腺肿

369. 恶性程度最高的甲状腺癌是

A. 乳头状癌　　　　　B. 滤泡癌

C. 髓样癌　　　　　　D. 未分化癌

E. 小细胞癌

370. 亚甲炎的别称不包括

A. 亚急性淋巴细胞性甲状腺炎

B. 非感染性甲状腺炎

C. 亚急性肉芽肿性甲状腺炎

D. 移行性甲状腺炎

E. （假）巨细胞甲状腺炎

371. 与甲状腺髓样癌无关的激素是

A. 甲状腺素　　　　　B. 促甲状腺素

C. 降钙素　　　　　　D. 促肾上腺皮质激素

E. 血清素

372. 下列关于甲状腺髓样癌的叙述，不正确的是

A. 恶性程度高于滤泡腺癌

B. 甲状腺髓样癌起源于甲状腺滤泡上皮

C. 常有局部或对侧淋巴结转移

D. 癌肿多位于双侧甲状腺的上 1/3

E. 表现有类癌细胞症状和库欣综合征

373. 可判定垂体性甲减或下丘脑性甲减的实验室检查是

A. TRH 兴奋试验 　　　　B. 抑制试验

C. 激发试验 　　　　　　D. 拮抗试验

E. 负荷试验

374. 下列检查结果不符合 Graves 病诊断的是

A. ^{131}I 摄取率 3 小时 4%、24 小时 15%

B. TSAb 阳性

C. TGAb 和 TPOAb 阳性

D. TSH 降低

E. rT_3 升高

375. 出现家族性甲状腺肿的原因是

A. 先天性甲状腺激素合成障碍

B. 缺碘或碘相对不足

C. 致甲状腺肿物质

D. 硒缺乏

E. 碘过多

376. 甲状腺髓样癌是在哪种细胞中发现的

A. A 细胞 　　　　　　　B. B 淋巴细胞

C. C 细胞 　　　　　　　D. T 淋巴细胞

E. 浆细胞

377. 弥漫性甲状腺肿伴甲亢患者最常见的心律失常

A. 心房颤动 　　　　　　B. 房性期前收缩

C. 心房扑动 　　　　　　D. 房室传导阻滞

E. 心室颤动

378. Graves 病最重要的诱发因素是

A. 应激 　　　　　　　　B. 感染

C. 创伤 　　　　　　　　D. 精神刺激

E. 放射性碘治疗

379. 单纯性突眼的 Stellwag 征是指

A. 瞬目减少 　　　　　　B. 眼球突出

C. 眼球辐辏不良 　　　　D. 上眼睑挛缩

E. 额纹减少

380. 下列关于地方性甲状腺肿的叙述，不正确的是

A. 甲状腺肿的患病率与碘缺乏的程度无关

B. 长期的非毒性甲状腺肿可发展为毒性甲状腺肿

C. 补充碘剂后，甲状腺肿的患病率显著下降

D. 部分轻度碘缺乏地区人群在青春期、妊娠期可出现甲状腺肿

E. 地方性甲状腺肿的患病率随着碘缺乏程度的加重而增加

381. 甲亢非浸润性突眼的发生机制有

A. 眶内组织体积增加

B. 球后组织体积增加

C. 淋巴细胞水肿

D. 淋巴细胞浸润

E. 交感神经兴奋眼外肌群和上睑肌

382. 粒细胞减少多见于

A. 复方碘溶液治疗

B. 放射性核素 ^{131}I 治疗

C. 抗甲状腺药物治疗

D. 甲状腺次全切除术

E. 放疗

383. TRH 兴奋试验中，TSH 升高的意义为

A. 可排除甲亢

B. 支持甲亢的诊断

C. 支持 Graves 眼病的诊断

D. 支持 TSH 瘤的诊断

E. 支持自主性高功能腺瘤的诊断

384. 甲亢危象的早期临床表现是

A. 心动过速，血压增高，脉压增大

B. 中等发热，体重锐减，恶心、呕吐

C. 血压增高，心力衰竭，肺水肿

D. 低血压，低体温，休克

E. 心率增快，心律失常，谵妄、昏迷

385. 对 Graves 病有早期诊断意义的指标是

A. TSAb 　　　　　　　　B. TGAb

C. TPOAb 　　　　　　　D. TRAb

E. TBAb

386. 对慢性淋巴细胞性甲状腺炎有诊断意义的是

A. TGAb 与 TPOAb 明显↑

B. 实验室检查呈所谓"分离现象"

C. 一过性甲状腺毒症

D. 甲状腺扫描摄碘功能↓

E. 甲状腺摄 ^{131}I 率明显↓

387. 最易引起先天性甲减的情况是

A. 甲状腺不发育或发育不全

B. 碘缺乏

C. 甲状腺合成过程中酶的缺乏

D. 促甲状腺激素缺乏

E. 甲状腺或靶器官反应性低下

388. 关于甲状腺恶性肿瘤，描述不正确的是

A. 乳头状癌是临床最常见的恶性肿瘤

B. 乳头状癌在儿童时期可有颈部放射治疗史

C. 滤泡细胞癌很少有淋巴转移，有血性远处扩散

D. 滤泡细胞癌的发病年龄平均较乳头状癌低

E. 治疗剂量的甲状腺激素对抑制滤泡细胞癌的扩散有较好的作用

389. 放射性^{131}I 治疗甲亢的作用机制为

A. 阻断 TSH 对甲状腺的促进作用

B. 抑制自身免疫反应

C. 抑制甲状腺素的活性

D. 降低机体组织对甲状腺激素的敏感性

E. 破坏甲状腺滤泡上皮、减少 TH 分泌

390. 单纯性甲状腺肿不会出现的结果是

A. TSH 正常　　　　　B. T_4/T_3 比值增高

C. 血清 TT_3 升高　　D. 血清 TT_4 正常

E. 血清甲状腺球蛋白（Tg）水平增高

391. 临床上最常见，恶性程度最轻的甲状腺恶性肿瘤是

A. 乳头状癌　　　　　B. 滤泡细胞癌

C. 未分化癌　　　　　D. 甲状腺髓样癌

E. 甲状腺淋巴癌

392. 原发性甲减的治疗目标是

A. 将血 TSH 及 T_4 水平维持在正常值的上 1/3 范围

B. 缓解临床症状并将血 TSH 及 T_4 水平维持在正常范围内

C. 将血清 TT_4 维持在正常值的上 1/3 范围

D. 将 FT_4 维持在正常值的上 1/2 范围

E. 将 FT_4 维持在正常值的上 1/3 范围

393. 对于妊娠期甲亢的治疗，叙述不正确的是

A. 禁用放射性^{131}I 治疗

B. 药物治疗首选 PTU

C. 慎用或禁用普萘洛尔

D. 手术宜于妊娠中期施行

E. 可选择碘剂治疗

394. 临床上最常见的甲亢是

A. 弥漫性甲状腺肿伴甲亢

B. 结节性甲状腺肿伴甲亢

C. 亚甲炎

D. 毒性甲状腺腺瘤

E. 多发性自身免疫性内分泌综合征伴甲亢

395. 不属于慢性淋巴细胞性甲状腺炎临床表现的是

A. 甲状腺肿大或甲状腺萎缩

B. 甲状腺多为双侧弥漫性肿大

C. TGAb、TPOAb 阳性，部分患者可测到 TSAb

D. 较多出现压迫颈部所致的呼吸和吞咽困难

E. 甲状腺肿大与周围组织无粘连

396. 提示结节为恶性可能性大的超声结果不包括

A. 回声强　　　　　　B. 结节边缘不规则

C. 结节内有点状钙化　D. 结节内血流信号紊乱

E. 颈部淋巴结肿大

397. 与 TSAb 具有相同效应的是

A. TSH　　　　　　　B. TRH

C. TH　　　　　　　　D. TPO

E. TRAb

398. Graves 病甲亢的甲状腺特点是

A. 症状越严重甲状腺越肿大

B. 甲状腺肿大质地较硬且有触痛

C. 甲状腺囊肿

D. 甲状腺呈弥漫性、对称性、蝶形肿大

E. 短期使用大剂量碘剂后，甲状腺可迅速增大

399. 甲亢患者在维持治疗期间需要每隔多长时间化验一次甲功

A. 每 1~2 个月　　　B. 每 2~3 个月

C. 每 3~5 个月　　　D. 每 4~6 个月

E. 每半年

400. 放射性^{131}I 治疗甲亢最常见的并发症是

A. 突眼加重　　　　　B. 诱发甲状腺危象

C. 甲状腺癌变　　　　D. 甲减

E. 血小板减少

401. 按病因分类，最常见的甲减类型是

A. 原发性甲减　　　　B. 垂体性甲减

C. 下丘脑性甲减　　　D. TSH 不敏感综合征

E. 继发性甲减

402. Graves 病的特征性症状为

A. 焦躁易怒　　　　　B. 食量大增

C. 房颤　　　　　　　D. 浸润性突眼

E. 周期性瘫痪

403. 目前唯一能够用于评价甲状腺结节功能状态的影像学检查方法为

A. 甲状腺超声检查　　B. 甲状腺 CT 检查

C. 甲状腺核素显像　　D. 甲状腺磁共振 MRI

E. 血清 TPOAb 和 TGAb 水平检测

404. 治疗甲状腺危象不宜使用的药物为

A. 丙硫氧嘧啶　　　　B. 阿司匹林

C. 氢化可的松　　　　D. 血液透析

E. 复方碘溶液

405. 关于胫前黏液性水肿，叙述不正确的是

A. 属于自身免疫性疾病

B. 是单纯性甲状腺肿特有的临床表现

C. 常与浸润性突眼并存

D. 电镜下见大量微纤维伴糖蛋白及酸性糖胺聚糖沉积

E. 病变皮肤光镜下见黏蛋白样透明质酸沉积

406. 桥本甲状腺炎（HT）伴发的自身免疫性疾病不包括

    A. Addison 病   B. 1 型糖尿病

    C. 2 型糖尿病   D. 系统性红斑狼疮

    E. 特发性甲状旁腺功能减低

407. 妊娠伴甲减者补充 $L-T_4$ 的目标值为

    A. TSH < 1.5mU/L   B. TSH < 2.5mU/L

    C. TSH < 3.5mU/L   D. TSH > 1.5mU/L

    E. TSH > 2.5mU/L

408. 桥本脑病在抗癫痫、维持水电平衡、营养支持等一般治疗的基础上，需要口服或静脉给予

    A. 氨基酸类激素   B. 肽类激素

    C. 蛋白质激素   D. 类固醇激素

    E. 胺类激素

409. 下列关于亚甲炎的叙述，不正确的是

    A. 甲状腺肿伴触痛

    B. 出现水肿、怕冷、便秘等典型症状

    C. 放射性核素摄碘率增加

    D. 灵敏度较高，但特异性较差

    E. 病情缓解后可完全消退

410. 甲亢危象时使用碘剂的主要目的是

    A. 增强抗甲状腺药物的作用

    B. 抑制 TH 合成

    C. 降低基础代谢率

    D. 抑制 TH 释放

    E. 阻断甲状腺素兴奋交感神经作用

411. 一患者行甲状腺次全切除手术后出现声音嘶哑，喉镜检查显示左侧声带麻痹，手术中可能损伤的结构是

    A. 舌下神经   B. 喉上神经

    C. 舌咽神经   D. 左侧喉返神经

    E. 右侧喉返神经

412. 弥漫性甲状腺肿伴甲亢患者的心血管系统出现最早、最突出的表现是

    A. 窦性心动过速   B. 心律失常

    C. 心音改变   D. 心脏扩大

    E. 收缩压升高、舒张压下降和脉压增大

413. 判断甲状腺单发结节为恶性的主要依据是

    A. 结节硬   B. 采集的病史

    C. 扫描为冷结节   D. 同侧可扪及肿大淋巴结

    E. 甲状腺细针穿刺活检

414. 在询问甲亢患者病史及进行体检时，最不可能出现的是

    A. 手抖   B. 心房纤颤

    C. 体重下降   D. 肌无力

    E. 月经过多

415. 下列甲状腺疾病中必须进行手术的是

    A. 青少年甲亢

    B. 妊娠早期（第 3 个月前）甲状腺肿

    C. 结节性甲状腺肿伴甲亢

    D. 伴严重浸润性突眼的甲亢

    E. 妊娠晚期（第 6 个月后）甲状腺肿

416. 甲亢的最常见病因是

    A. 弥漫性毒性甲状腺肿

    B. 多结节性甲状腺肿

    C. 甲状腺囊肿

    D. 甲状腺自主高功能腺瘤

    E. 桥本病

417. 亚临床甲减的特征是

    A. 血 T_3、$T_4 \downarrow$，TSH $\uparrow$

    B. 血 $T_3 \uparrow$，T_4 正常，TSH $\downarrow$

    C. 血 T_3 正常，$T_4 \uparrow$，TSH $\downarrow$

    D. 血 FT_4、TT_4 正常，TSH $\uparrow$

    E. 血 T_3、$T_4 \uparrow$，TSH 正常

418. 甲亢患者的手术禁忌证为

    A. 中、重度甲亢

    B. 长期服药无效，停药后复发者

    C. 甲状腺巨大，有压迫症状者

    D. 结节性甲状腺肿伴甲亢者

    E. 甲亢合并较重心、肝、肾、肺疾病，全身状况差不能耐受手术者

419. 放射性 ^{131}I 治疗甲亢的绝对禁忌证为

    A. 中度甲亢，年龄 > 25 岁

    B. 妊娠、哺乳期妇女、不愿服药者

    C. 自主性高功能结节或腺瘤

    D. 抗甲状腺药过敏或无效或治疗后复发

    E. 非自身免疫性家族性毒性甲状腺肿

420. 行甲亢手术，发生甲状腺危象的高危时间是

    A. 术中   B. 术后 48 ~ 72 小时

    C. 术后 12 ~ 36 小时   D. 术后 12 ~ 72 小时

    E. 术后 3 天以上

421. 鉴别垂体性甲亢与甲状腺性甲亢的要点是

    A. 后者 T_3 明显增高   B. 后者 T_4 明显增高

    C. 后者 BMI 增高   D. 后者 TSH 增高

    E. 后者 TSH 下降

422. Graves 病的直接致病原因是

    A. TSAb   B. TSBAb

C. TGI   D. rTPOAb

E. TGAb

423. 毒性弥漫性甲状腺肿合并妊娠时，叙述不正确的是

A. 血清 TT_3、TT_4 增高

B. 应慎用普萘洛尔

C. 血中 TBG 结合力降低

D. 治疗应首选 PTU

E. 严禁对患者做放射性核素治疗或诊断检查

424. 早期自身免疫甲状腺炎的主要表现不包括

A. 甲状腺肿

B. 具有甲状腺功能的改变

C. 亚临床甲减表现

D. 血清甲状腺自身抗体阳性

E. 血清甲状腺自身抗体阴性

425. 诊断甲状腺功能亢进症最灵敏、可靠的方法为

A. 基础代谢率测定   B. 血清蛋白结合碘测定

C. 测 TGA、TMA   D. 测 FT_3、FT_4、TSH

E. 甲状腺摄 ^{131}I 率

426. 甲亢危象时诊断确定后立即给予大剂量抗甲状腺药物的目的是

A. 拮抗应激   B. 抑制 TH 合成

C. 降低血 TH 浓度   D. 抑制 TH 释放

E. 降低周围组织对甲状腺激素反应

427. 不属于 Graves 病患者非浸润性突眼表现的是

A. 眼球向前突出

B. 瞬目减少和凝视

C. 畏光、流泪、复视、视力减退

D. 双眼向上看时，前额皮肤不能皱起

E. 上眼睑移动滞缓

428. 甲巯咪唑治疗甲亢过程中，出现何种情况后需停药处理

A. 甲状腺较治疗前明显增大

B. 突眼情况较前加重

C. 血中性粒细胞 $< 1.5 \times 10^9 / L$

D. T_3、T_4 恢复正常

E. TSH 恢复正常

429. 下列有关 Graves 病的叙述，正确的是

A. 1/3 患者有指端粗厚

B. 属于器官非特异性自身免疫病

C. 绝大多数伴突眼

D. 50% 以上患者伴有胫前黏液性水肿

E. 新诊断的患者 3/4 以上 TRAb 阳性

430. 造成甲亢术后甲状腺危象最主要的原因是

A. 术中挤压甲状腺   B. 术前准备不充分

C. 精神紧张   D. 术中补液不够

E. 术后出血

431. 浸润性突眼的特征不包括

A. 突眼度一般在 18mm 以上

B. 伴眼部异物感、胀痛、复视等症状

C. 治疗可以使用糖皮质激素

D. 可以发生在没有甲亢的患者

E. 病因与交感神经兴奋性增高有关

432. 关于淡漠型甲亢的叙述，不正确的是

A. 由于抗甲状腺药物治疗过量，导致全身脏器极度衰竭

B. 伴有原因不明的心律失常

C. 淡漠、迟钝、明显乏力、消瘦，甚至恶病质

D. 甲状腺肿大及眼征不明显

E. 心律不齐

433. 有收缩压升高、舒张压下降和脉压增大表现的疾病是

A. 冠心病   B. 主动脉瓣狭窄

C. 心包积液   D. 严重心力衰竭

E. 甲亢

434. 关于甲状腺癌的叙述，正确的是

A. 在多个结节性甲状腺肿中比单个结节性甲状腺肿多见

B. 甲状腺癌可发生于任何年龄，但多见于年龄大的人，男性多于女性

C. 滤泡癌大多为淋巴转移，也有血性远处扩散

D. 滤泡细胞癌及其转移灶有摄碘功能，偶可引起甲亢

E. 同位素扫描均为"冷结节"

435. Graves 病时，血清激素水平的变化是

A. $T_3 \uparrow$、$T_4 \uparrow$、TSH $\downarrow$

B. TT_3、$FT_4 \uparrow$、TSH $\uparrow$

C. $TT_3 \downarrow$、$TT_4 \downarrow$、TSH $\uparrow$

D. $TT_3 \uparrow$、$FT_4 \uparrow$、TSH $\uparrow$

E. $TT_3 \downarrow$、$FT_3 \downarrow$、TSH $\downarrow$

436. 甲亢患者在甲状腺大部切除术后出现呼吸困难最常见的原因是

A. 双侧喉上神经外侧支损伤

B. 一侧喉返神经损伤

C. 甲状腺危象

D. 甲状腺功能低下致颈前黏液性水肿

E. 伤口内出血或喉头水肿

437. 不适宜行甲状腺大部切除术的情况为

A. 青少年甲亢

B. 甲亢伴有气管压迫症状

C. 继发性甲亢

D. 中度原发性甲亢并发心律不齐

E. 单纯性甲状腺肿

438. 对于甲亢合并妊娠 8 个月患者宜采用的治疗是

A. 大剂量硫脲类药物

B. 放射性^{131}I

C. 大剂量普萘洛尔

D. 小剂量丙硫氧嘧啶

E. 甲状腺次全切除术

439. 治疗亚急性甲状腺炎伴有甲亢症状的药物为

A. 泼尼松　　　　B. 阿司匹林

C. 吲哚美辛　　　　D. 普萘洛尔

E. 环氧化酶 - 2 抑制剂

440. 甲状腺滤泡旁细胞（又称 C 细胞）分泌降钙素的作用是

A. 促进细胞内的氧化作用

B. 维持糖、蛋白、脂肪正常的代谢

C. 促进机体的正常生长发育

D. 抑制骨骼的吸收

E. 保持机体各系统、器官的生理功能

441. 不宜行甲状腺大部切除术的是

A. 胸骨后甲状腺肿

B. 弥漫性单纯性甲状腺肿的 16 岁女性患者

C. 结节性甲状腺肿疑有恶变者

D. 结节性甲状腺肿继发有功能亢进者

E. 甲状腺肿压迫气管、食管或喉返神经而引起临床症状者

442. 评估 Graves 病停用抗甲状腺药物后是否易复发的指标是

A. 甲状腺摄^{131}I 率

B. 肿瘤标志物

C. TSH、nT_3、T_4 及 rT_3

D. FT_3

E. 甲状腺刺激免疫球蛋白

443. 不属于甲亢临床表现的是

A. 周期性麻痹　　　B. 周围血管征

C. 月经量过多　　　D. 肌无力及肌肉萎缩

E. 大便溏稀、次数增加

444. 成年型甲减的神经、精神系统表现不包括

A. 记忆力及智力低下　　B. 反应迟钝

C. 小脑功能障碍　　　　D. 精神运动性不安

E. 猜疑性精神分裂症

445. 亚临床型甲亢的特点是

A. 血 T_3、T_4↑，TSH↓

B. 血 T_3↑，T_4 正常，TSH↓

C. 血 T_3 正常，T_4↑，TSH↓

D. 血 T_3、T_4 正常，TSH↓

E. 血 T_3、T_4↓，TSH 正常

446. 关于甲状腺结节的叙述，不正确的是

A. 可单发，也可多发

B. 多发结节的发病率高

C. "热结节"几乎均为良性，恶性病变极为罕见

D. "温结节""冷结节"部分为恶性

E. 绝大多数甲状腺恶性肿瘤患者甲状腺功能处于正常状态

447. 甲亢时，^{131}I 摄取率的高峰在

A. 3 小时　　　　　B. 18 小时

C. 24 小时　　　　　D. 32 小时

E. 35 小时

448. 可局限在甲状腺内多年，但可经腺内淋巴管扩散至腺体的其他部位或局部淋巴结，且生长最慢的甲状腺癌是

A. 乳头状癌　　　　B. 滤泡细胞癌

C. 髓样癌　　　　　D. 未分化癌

E. 淋巴癌

449. 引起地方性甲状腺肿的最常见原因是

A. 缺碘

B. 碘过多

C. 甲状腺激素合成发生障碍

D. 致甲状腺肿物质

E. TH 需要量增加

450. 从长远疗效看，下列毒性弥漫性甲状腺肿的治疗方案中最容易引起甲减的是

A. 卡比马唑（甲亢平）治疗

B. 甲状腺次全切除

C. 丙硫氧嘧啶治疗

D. 甲巯咪唑治疗

E. ^{131}I 治疗

451. Graves 病的典型临床表现有

A. 基础代谢率升高，甲状腺肿

B. 基础代谢率升高，突眼，甲状腺肿

C. 突眼，甲状腺肿，心率增快

D. 突眼，甲状腺肿，多食，消瘦

E. 高代谢综合征，眼征，甲状腺肿

452. 关于腺垂体合成和分泌的促甲状腺激素，说法正确的是

A. 直接分泌到甲状旁腺组织

B. 经特定血管系统输送到甲状腺组织中

C. 分泌释放到血液中分布至全身

D. 沿神经轴突纤维移动到甲状腺组织中

E. 直接分泌到甲状腺中，只在甲状腺内发现

453. 桥本甲状腺炎最具特征性的病理学改变是

A. 甲状腺中等度对称性弥漫性肿大

B. 甲状腺切面似肉样

C. 甲状腺伴有滤泡上皮嗜酸性变

D. 甲状腺滤泡被扭曲、变形

E. 甲状腺光镜下见大量淋巴细胞浸润伴淋巴滤泡
形成

454. 以甲状腺肿大、先天性神经性耳聋和碘的有机化障碍为主要特征的常染色体隐性遗传病是

A. Pendred 综合征   B. Basedow 病

C. Schmidt 综合征   D. AME 综合征

E. APS 综合征

455. 关于甲状腺乳头状癌的特点，叙述正确的是

A. 预后差   B. 多见于老年人

C. 生长最快   D. 恶性程度高

E. 多为淋巴转移

456. 关于 TSAb 的意义，叙述不正确的是

A. 诊断 Graves 病

B. 判断疾病是否处于活动期

C. 判断 Graves 病是否复发

D. 作为判断能否停药的指标

E. 作为手术指征

457. 抗甲状腺药物的分类有

A. 咪唑类和磺脲类   B. 咪唑类和硫脲类

C. 咪唑类和碘制剂   D. 磺脲类和双胍类

E. 磺脲类和硫脲类

458. 产后甲状腺炎典型的临床过程类型为

A. 甲亢甲减双相型   B. 甲亢单相型

C. 甲减单相型   D. 单纯型

E. 混合型

459. 甲亢患者可出现的症状不包括

A. 皮肤温暖湿润

B. 面部和颈部可呈红斑样改变

C. 色素加深或色素减退

D. 典型局限性黏液性水肿

E. 非突眼征

460. Graves 病患者，女，38 岁。抗甲状腺药物治疗已 2 年，对判断是否停药最有参考意义的是

A. 甲状腺摄^{131}I 试验   B. 临床症状和体征

C. 血清 sTSH 的测定   D. 血清 FT_4 测定

E. 血清 FT_3 测定

461. 患者，女，55 岁，体检发现甲状腺肿大就诊。查体：甲状腺对称性 II 度肿大，表面不平、中等硬度、无触痛，无血管杂音，心率 78 次/分。拟诊为慢性淋巴细胞性甲状腺炎，为确诊应首选的检查是

A. 甲状腺 B 型超声   B. 抗甲状腺抗体

C. TSH、FT_3、FT_4 D. 甲状腺吸^{131}I 率

E. 甲状腺 MRI

462. 患者，男，51 岁。因巨大甲状腺肿行气管插管全麻下手术，历时 7 小时，术后发现患者烦躁不安，口唇发绀，不能说话，呼吸极度困难。查体：脉搏 130 次/分，血压 160/100mmHg，切口无肿胀，引流管内仅少许陈旧性血液。可能的手术并发症是

A. 甲状腺危象   B. 双侧喉上神经损伤

C. 出血致气管受压   D. 喉头水肿

E. 双侧喉返神经损伤

463. 患者，女，29 岁。妊娠 8 个月，心悸、气短、畏热、多汗、甲状腺 II 度肿大，无触痛，无血管杂音，心率 91 次/分，T_3 2.0nmol/L（正常值为 1.73 ~ 3nmol/L），T_4 100nmol/L（正常值为 65 ~ 155nmol/L）。最可能的诊断为

A. 正常妊娠

B. 妊娠合并甲亢

C. 妊娠合并甲亢性心脏病

D. 妊娠合并甲状腺炎

E. 妊娠合并单纯性甲状腺肿

464. 患者，男，55 岁。乏力、怕冷、便秘，伴声音嘶哑 2 年，体重增加 10kg，经检查诊断为甲减，拟行左甲状腺素替代治疗。最适宜的起始剂量为

A. 200μg   B. 100μg

C. 75μg   D. 50μg

E. 25μg

465. 患者，男，28 岁。弥漫性甲状腺肿伴甲亢，经过丙硫氧嘧啶和普萘洛尔治疗 2 个月后，T_3、T_4 恢复正常，但甲状腺肿及突眼加重。此时正确的处理方式为

A. 增加抗甲状腺药物剂量

B. 停用抗甲状腺药物

C. 加用碘剂

D. 加用 β 受体拮抗药

E. 抗甲状腺药酌情减量，加用甲状腺素

466. 患者，女，56 岁。2 天前因心悸、怕冷来诊。查体：

甲状腺 II 度肿大，质韧，心率 62 次/分。辅助检查：FT_3、FT_4 正常，TSH 12mU/L，TCH 7.8mmol/L，LDL 5.9mmol/L。下列处理措施正确的是

A. 应用 L-T_4 治疗，剂量从 5μg 起始

B. 使用调脂药物，定期随诊甲状腺功能

C. 行甲状腺大部分切除术

D. 行垂体 MRI，明确 TSH 增高的原因

E. L-T_4 25μg 晨起顿服，1 个月后复查甲状腺功能

467. Graves 病患者，女，48 岁。10 年前行甲状腺次全切除术。近 3 个月心悸、怕热、多汗、手颤抖，体重下降 5kg。血 TSH、FT_3、FT_4 检查证实甲亢复发，服用甲巯咪唑 2 周后因严重药疹而停药。下一步应采取的治疗措施为

A. 甲巯咪唑加抗过敏药物

B. 改片 β 受体拮抗剂

C. 改用丙硫氧嘧啶

D. 再次手术治疗

E. 用核素 [131]I 治疗

468. 患者，男，25 岁。因烦躁、怕热、多汗，体重减轻 3 个月急诊。查体：血压 120/60mmHg，体型偏瘦，皮肤潮湿，手指震颤，轻微突眼，甲状腺弥漫性肿大，质地软，无触痛，可闻及轻度血管杂音，心率 108 次/分，经甲状腺功能检查确诊 Graves 病。首选的治疗是

A. 普萘洛尔治疗　　　B. 碘剂治疗

C. 丙硫氧嘧啶治疗　　D. 核素 [131]I 治疗

E. 放疗

469. 患者，女，21 岁。因发现甲状腺肿大 2 月余就诊。体检：甲状腺 III 度肿大，杂音（-），心率 92 次/分，双手细微震颤（-）。吸碘率：3 小时 40%、24 小时 92%。下列治疗措施不正确的是

A. 可做 T_3 抑制试验

B. 可做 TRH 兴奋试验

C. FT_3、FF_4 水平测定

D. 可开始抗甲状腺药物治疗

E. 确诊前暂不用碘剂

470. 患者，男，55 岁。间断发作心悸、大汗、手抖 7 个月，发作时伴饥饿感，无黑朦、眩晕等。心悸反复发作。查体：血压 140/90mmHg，睑结膜无苍白。心率 78 次/分，律齐。发作时测血压无明显变化，最可能的病因是

A. 急性心肌炎　　　　B. 冠心病

C. 低血糖症　　　　　D. 贫血

E. 甲亢

471. 患者，女，46 岁。乏力，溢乳，毛发脱落，出现经期延长已有 2 年多。体格检查：反应迟钝，心率 56 次/分。实验室检查：FT_3↓，TSH↑，PRL↑。经甲状腺素片治疗后症状改善，PRL 正常。诊断考虑为

A. 继发性甲减　　　　B. 原发性甲减

C. TH 不敏感综合征　D. TSH 不敏感综合征

E. PRL 瘤

472. 对鉴别毒性甲状腺瘤和结节性甲状腺肿伴甲亢最有意义的检查是

A. 甲状腺扫描

B. 碘摄取率测定

C. 基础代谢率测定

D. 血清促甲状腺激素（TSH）测定

E. 三碘甲状腺原氨酸（T_3）抑制试验

473. 患者，女，38 岁。查体：甲状腺 II 度肿大、质地中等硬度、表面不光滑、无触痛、颈浅表淋巴结不大。患者无心悸、怕热、多汗、易饿等症状，也无怕冷、便秘、体重增加等表现，血清 T_3、T_4 及 TSH 正常，TPOAb 及 TGAb 显著升高。最可能的诊断是

A. 亚甲炎　　　　　　B. 甲状腺癌

C. 甲状腺功能下降　　D. 结节性甲状腺肿

E. 慢性淋巴细胞性甲状腺炎

474. 患者，男，18 岁。诊断为单纯性甲状腺肿，如无其他症状，治疗应首先考虑

A. 小量甲状腺素

B. 多食含碘丰富的食物

C. 甲状腺次全切除术

D. 碘剂治疗

E. 无须治疗，门诊观察

475. 患者，女，27 岁。妊娠 3 个月合并甲亢。首选的治疗药物为

A. PTU　　　　　　　B. 首选 MM

C. 首选 TH　　　　　D. 首选 MTU

E. 首选 CMZ

476. 患者，男，42 岁。既往未出现肝肾疾病史，为治疗甲亢口服 PTU 一个半月，6 片/天，目前肝功能检测结果异常：ALT 180U/L，AST 67U/L，AKP 203U/L，T_3、T_4 尚未恢复正常，TSH 0.1mU/L。该患者发生肝功能异常最大可能是

A. 甲亢所致肝损害　　B. PTU 所致肝损害

C. 合并急性肝炎　　　D. 化验误差

E. 合并迁延性肝炎

477. 患者，女，48 岁。乏力数年。体格检查：双侧甲状

腺结节性肿大，质韧。诊断考虑为慢性淋巴细胞性甲状腺炎。有确诊价值的检查为

A. 甲状腺细针穿刺细胞学检查

B. T_4、T_3 正常，TSH↑

C. 甲状腺摄^{131}I率↑，但可被 T_3 所抑制

D. 甲状腺扫捕呈均匀弥漫性，摄^{131}I率↓

E. TPOAb 与 TGAb 明显↑

478. 患者，男，60 岁。恶病质，嗜睡，无突眼，甲状腺肿大不明显，有结节，心率 100 次/分，血清总甲状腺素增高 1 倍。首先应考虑为

A. 甲状腺癌伴甲亢　　 B. 甲亢

C. T_3 型甲亢　　　　 D. 淡漠型甲亢

E. 高功能性甲状腺瘤

479. 患者，女，23 岁。心悸、多汗、低热 2 周。查体：甲状腺左叶肿大、触痛、质硬。血 FT_3 及 FT_4 升高，红细胞沉降率 80mm/h。应首先考虑为

A. 甲状腺左叶出血　　 B. 甲状腺功能下降

C. Graves 病　　　　　 D. 亚甲炎

E. 桥本甲状腺炎

480. 患者，女，29 岁。妊娠 3 个月，表现为多食、怕热、易怒、甲状腺稍大。检查结果：血 FT_3、FT_4↑，TSH↓，TSAb（−），血 HCG 显著↑。可诊断为

A. 妊娠合并甲亢　　　 B. HCG 相关性甲亢

C. 亚临床型甲亢　　　 D. 亚甲炎

E. 桥本甲状腺炎

481. 患者，女，40 岁。因肋骨肿瘤行肋骨切除，术后病理证实为甲状腺滤泡状腺癌转移，随后检查发现甲状腺右侧下极有一直径 2cm 的肿块，质硬，颈部未发现肿大淋巴结。正确的治疗方案是

A. 单纯化疗

B. 甲状腺全切，术后行放射性碘治疗

C. 化疗，同时口服甲状腺抑制剂

D. 甲状腺全切 + 右侧颈淋巴结清扫，术后行放射性碘治疗

E. 右侧甲状腺及峡部切除，左侧甲状腺大部切除，术后行放射性碘治疗

482. 患者，男，38 岁。2 个月来智力下降，记忆力减退，体重增加 10kg，毛发脱落。最可能的诊断为

A. 单纯性肥胖　　　　 B. 脑梗死

C. 甲减　　　　　　　 D. 神经衰弱

E. 甲亢

483. 患者，女，38 岁。未婚，心悸多汗 4 个月余，曾有支气管哮喘史。查体：甲状腺 Ⅱ 度肿大，有血管杂音，心率 120 次/分。FT_4 12pmol/L，TSH < 1.0μU/

ml。最适合的治疗方案是

A. 甲巯咪唑 + 普萘洛尔

B. 丙硫氧嘧啶 + 普萘洛尔

C. ^{131}I 治疗

D. 甲巯咪唑或丙硫氧嘧啶 + 短期地西泮

E. 手术治疗

484. 患者，女，35 岁。心悸、甲状腺肿大，并伴有轻度呼吸不畅、伴有压迫感，首次妊娠 3 个月余，诊断为原发性甲亢。最有效的治疗方法是

A. 终止妊娠　　　　 B. 抗甲状腺药物治疗

C. ^{131}I 治疗　　　　 D. 甲状腺大部切除术

E. 放射治疗

485. 患者，男，24 岁，Graves 病史 11 年，因抗甲状腺药物治疗不规则，病情长期未得到满意控制。近 1 个月来因出现心悸、气短、多汗而入院检查。诊断为 Graves 病合并甲亢性心脏病（心房颤动）。其心脏病治疗的关键措施是

A. 电转复

B. 大剂量普萘洛尔

C. 卧床休息，应用镇静剂

D. 毛花苷 C 治疗

E. 正规的抗甲状腺药物治疗甲亢

486. 患者，女，43 岁。胸骨后甲状腺肿伴甲亢。治疗宜选择

A. 放射性^{131}I 治疗　　 B. 抗甲状腺药物

C. 甲状腺次全切除术　　 D. 碘剂

E. 普萘洛尔

487. 患者，男，32 岁。颈前肿物 2 个月。查体：右叶甲状腺可触及一质硬结节，直径 2cm，同侧颈淋巴结可扪及 2 个结节，质中，可活动。B 型超声显示甲状腺右叶一低回声实性团块。为明确肿物的良恶性，首先应选择的检查方法是

A. 放射性核素扫描　　 B. 血清降钙素测定

C. 针吸细胞学检查　　 D. 颈部软组织成像

E. PET

488. 患者，女，19 岁。颈部肿大 2 年，无怕热、多食、易激动。查体：脉率、血压正常，甲状腺弥漫性肿大，质地柔软，未触及结节，表面光滑。最佳的治疗措施是

A. 多吃含碘丰富的食物

B. 小剂量甲状腺素治疗

C. 口服甲硫氧嘧啶治疗

D. 注射^{131}I 治疗

E. 观察或手术

489. 患者，男，55 岁。2 天前因声音嘶哑、反应迟缓、水肿入院。经诊断为慢性淋巴性甲状腺炎、甲减，有黏液性水肿、心包积液。经左甲状腺素钠（L－T_4）每日 25μg 起始、逐渐递增剂量治疗后，上述症状、体征已基本消失。调整 L－T_4 剂量的依据是

　　A. TSH　　　　　　　　B. TT_3
　　C. TT_4　　　　　　　　D. FT_3
　　E. GH

490. 患者，女，27 岁。结节性甲状腺肿 8 年，5 个月前出现怕热、多汗症状。T_3、T_4 值高于正常值近 1 倍。现妊娠 4 个月，有哮喘史。最适合的治疗方法是

　　A. 抗甲状腺药物治疗　　B. 普萘洛尔治疗
　　C. 碘剂治疗　　　　　　D. 放射性碘治疗
　　E. 甲状腺大部切除术

491. 患者，女，28 岁。因心悸、多食、消瘦、月经量少就诊。经查体及实验检查确诊为 Craves 病，患者幼年时有哮喘史，禁忌使用的药物为

　　A. 甲硫氧嘧啶　　　　　B. 甲巯咪唑
　　C. 卡比马唑　　　　　　D. 甲状腺素片
　　E. 普萘洛尔

492. 患者，女，44 岁。因心悸、怕热、多汗 4 个多月，体重下降 10kg 就诊。查体：无突眼，双手细颤，甲状腺Ⅱ度肿大，可闻及血管杂音，心率 108 次/分，结合实验室检查确诊为 Graves 病甲亢。白细胞 3.0×10^9/L，肝功能 ALT 46U/L、AST 36U/L。决定患者能否用核素 ^{131}I 治疗的关键检查是

　　A. 甲状腺核素扫描　　　B. 肝功能
　　C. 抗甲状腺抗体水平　　D. 血白细胞计数
　　E. 甲状腺 ^{131}I 摄取率

493. 患者，女，32 岁。甲亢 6 年，居住在农村疏于治疗，长期不愈，临床疑诊为甲亢性心脏病，心功能Ⅱ级，甲状腺Ⅰ度肿大，甲状腺吸碘率 3 小时 68%、24 小时 91%，首先应考虑的治疗方法为

　　A. 甲巯咪唑治疗　　　　B. ^{131}I 治疗
　　C. 手术治疗　　　　　　D. 丙硫氧嘧啶治疗
　　E. 甲巯咪唑＋普萘洛尔治疗

494. 患者，女，33 岁。因 Graves 病进行 PTU 治疗，症状得到控制，甲状腺缩小，维持治疗（25mg/d）1 年半。判断是否停药宜选用的指标为

　　A. TSAb　　　　　　　　B. 甲状腺摄 ^{131}I 率
　　C. T_3 抑制试验　　　　　D. 放射性核素扫描
　　E. 基础代谢率测定

495. 患者，男，41 岁。因甲亢应用抗甲状腺药物 10 个月，白细胞计数降至 1.8×10^9/L，中性粒细胞降至

1.3×10^9/L。患者此时宜采用的治疗措施是

　　A. 抗甲状腺药物过量，加甲状腺片
　　B. 继续原治疗方案，加升白细胞药物
　　C. 停抗甲状腺药物，用升白细胞药物
　　D. 继续原治疗方案，密切观察白细胞变化
　　E. 停抗甲状腺药物，密切观察白细胞变化

496. 患者，男，40 岁。家住山区，发现甲状腺结节 20 年，因结节逐渐增大影响呼吸入院行手术治疗。术中见甲状腺右叶内有 1 个大结节，左叶内亦发现 2 个小结节，结节病灶形态规则，边界清晰，内部回声均匀，可诊断为

　　A. 甲状腺多发腺瘤　　　B. 结节性甲状腺肿
　　C. 甲状腺腺瘤　　　　　D. 单纯性甲状腺肿
　　E. 弥漫性甲状腺肿

497. 患者，女，28 岁。轻度甲亢症群，血清 TT_4 正常，下列有助于诊断的检查是

　　A. 基础代谢率测定　　　B. 血清 TT_3 测定
　　C. 甲状腺摄 ^{131}I 率　　　D. TSH 测定
　　E. 血清 rT_3 测定

498. 患者，男，24 岁。颈前区中线甲状软骨下方可扪及一 2cm 直径大小的肿块，随吞咽上下移动。^{131}I 扫描示冷结节，B 超示该肿块为实性有包膜。患者可诊断为

　　A. 颈淋巴结炎　　　　　B. 颏下皮样囊肿
　　C. 甲状腺腺瘤　　　　　D. 甲状腺舌管囊肿
　　E. 囊状淋巴管瘤

499. 患者，女，42 岁，因 Graves 病入院。服用甲巯咪唑后症状明显减轻，但甲状腺明显增大，突眼加重，最可能的原因是

　　A. 对抗甲状腺药物耐药
　　B. 无机碘供给不足
　　C. 血中 TRAb 明显减少
　　D. 甲状腺激素反馈抑制减弱
　　E. 合并甲状腺炎或甲状腺腺瘤

500. 患者，男，45 岁。右颈侧肿块 3 月余，如蚕豆大，可活动，无压痛，无发热及咳嗽。鼻咽部无异常。甲状腺峡部可触及一直径 0.5cm 大小的结节。最可能的诊断为

　　A. 慢性淋巴结炎　　　　B. 甲状腺癌转移
　　C. 淋巴结结核　　　　　D. 肺癌转移
　　E. 脑部肿瘤转移

501. 青春期甲状腺肿肿大明显时首选的治疗方法是

　　A. 口服硫氧嘧啶类药物
　　B. 行甲状腺大部分切除术

C. 口服甲状腺素片

D. 行放射性核素碘治疗

E. 观察

502. 患者，男，54 岁。心悸、消瘦 2 年。体格检查：结节性甲状腺肿伴血管杂音，心脏增大，房颤律，心尖部 Ⅱ 级收缩期杂音。可诊断为

A. 甲亢性心脏病　　　B. 风湿性心脏病

C. 冠心病　　　　　　D. 心肌病

E. 先心病

503. 患者，女，46 岁。发现左颈部前一无痛性肿块 1 年，约 1cm 大小，近 2 个月出现声音嘶哑。查体：甲状腺左下极质硬结节，直径 1.5cm，随吞咽活动，颈部未触及肿大淋巴结。最可能的诊断是

A. 甲状腺囊肿　　　　B. 甲状腺舌骨囊肿

C. 甲状腺癌　　　　　D. 甲状腺功能下降

E. 结节性甲状腺肿

504. 患者，男，68 岁。因消瘦 4 年，明显乏力、纳差、腹泻，进行性加重 3 个月入院。查体：恶病质，无欲貌，甲状腺肿大，无明显杂音，肺（−），心率 54 次/分，心尖部 2～3 级收缩期吹风样杂音，较粗糙，呈舟状腹，双下肢肌力 Ⅱ～Ⅲ 级，腱反射减弱，粪潜血试验（−），胸片（−）。进一步的检查是

A. 腹部 B 超　　　　　B. 消化道造影

C. T_3、T_4　　　　　　D. UCG

E. 结核菌素试验

505. 患者，女，51 岁。因无意间发现颈部有一肿物来诊。自诉曾有过腹泻、心悸、抽搐等症状，但未在意。查体见脸面潮红。实验室检查：血钙正常。该患者可能患有

A. 甲状腺乳头状腺癌

B. 甲状腺髓样癌

C. 甲状腺滤泡状腺癌

D. 甲状腺未分化癌

E. 甲状腺良性肿瘤

506. 患者，女，34 岁。因原发性甲亢行甲状腺双侧次全切除术。有关术中操作的叙述，正确的是

A. 需保留腺体的背面部分

B. 结扎切断甲状腺上动脉要远离甲状腺上极

C. 切除腺体的 70%～80%

D. 止血后不必放引流

E. 结扎切断甲状腺下动脉要靠近甲状腺背面

507. 患者，女，26 岁。心悸、多汗、手颤 3 个月。无明显突眼，甲状腺 Ⅰ 度弥漫性肿大。血游离 T_3、T_4 增高，TSH 降低。肝、肾功能正常，血 WBC 6.8 ×

10^9/L。诊为甲亢。既往无甲亢病史。治疗应选择

A. 核素^{131}I 治疗　　　B. 甲状腺部分切除术

C. 抗甲状腺药物治疗　　D. 放疗

E. 抗甲状腺药物治疗后核素^{131}I 治疗

二、多选题：每道试题由 1 个题干和 5 个备选答案组成，题干在前，选项在后。选项 A、B、C、D、E 中至少有 2 个正确答案。

508. 暂时性甲状腺毒症表现可见于

A. 亚急性甲状腺炎

B. 毒性甲状腺瘤

C. 慢性淋巴细胞性甲状腺炎

D. 放射性甲状腺炎

E. 多结节性甲状腺肿

509. 治疗甲亢的主要方法是

A. 抗甲状腺药物　　　　B. 放射性^{131}I

C. 复方碘溶液　　　　　D. 甲状腺次全切除

E. 心得安

510. TRAb 分为哪几种类型

A. TSBAb　　　　　　　B. TPOAb

C. NIS　　　　　　　　D. TSAb

E. TGI

511. 关于诊断 Graves 病的实验室检查，叙述正确的有

A. T_3、T_4 升高，TSH 降低

B. 只要血清 TT_3、TT_4 升高就可确定诊断为甲状腺功能亢进

C. T_3、T_4 升高，TSH 不降低

D. TRAb 仅能反映有针对 TSH 受体的自身抗体存在，不能说明甲状腺的功能状态

E. 妊娠后怀疑甲状腺疾病应测定 FT_3、FT_4 确定诊断

512. 关于甲状腺的功能检查，叙述错误的有

A. TT_3、TT_4 测定不受妊娠和雌激素的影响

B. FT_3、FT_4 测定不受 TBG 的影响

C. 亚急性甲状腺炎时^{131}I 摄取率不降低

D. TSH 是反映甲状腺功能最敏感的指标

E. ^{131}I 摄取率受含碘食物和药物的影响

513. 关于淡漠型甲状腺功能亢进，叙述正确的有

A. 多见于老年及儿童患者

B. 发病隐匿，高代谢综合征、眼征和甲状腺肿可不明显

C. 全身情况差，体重减轻较明显，甚至出现全身衰竭、恶病质

D. T_4 可能不高，但 FT_3、FT_4 升高，TSH 降低

E. 心律失常、心力衰竭的发生率高

514. 实验室诊断亚临床甲状腺功能减退，应与其相鉴别的疾病有

A. 低 T_3 综合征的恢复期

B. 中枢性甲状腺功能减退

C. 肾功能不全

D. 库欣综合征

E. 甲状腺癌

515. 关于亚临床甲状腺功能减退，叙述正确的有

A. 如果患者 TSH > 10mU/L 需要替代治疗

B. 妊娠期亚临床甲状腺功能减退不需要替代治疗，以免发生新生儿甲状腺功能亢进

C. 亚临床甲状腺功能减退合并高胆固醇血症者需要替代治疗

D. 如果患者 TSH 为 4.0～10mU/L，可定期监测甲状腺功能，不主张给予替代治疗

E. 如患者 TSH < 10mU/L 需要替代治疗

516. 提示激素治疗甲状腺相关眼病有效的标准通常是指在 12 周内出现

A. 突眼度下降 > 3mm

B. 眼睑宽度下降 > 2mm

C. 凝视初始时无复视或复视等级降低

D. 眼直肌总宽度下降 > 3mm

E. 视力改善

517. 关于甲状腺相关眼病，叙述正确的有

A. 所有的甲状腺相关眼病患者都必须积极治疗

B. 男性患者常较女性患者病情更重

C. 年纪较大的患者常较年轻患者病情重

D. 吸烟的 TAO 患者病情常较重

E. 亚洲患者常较欧洲患者易患

518. 根据临床特点及对甲状腺激素不敏感的组织分布，甲状腺激素抵抗综合征的类型包括

A. 全身性甲状腺激素抵抗综合征（GRTH）

B. 选择性垂体不敏感型甲状腺激素抵抗综合征（PRTH）

C. 选择性周围不敏感型甲状腺激素抵抗综合征（PerRTH）

D. 桥本甲状腺炎

E. Graves 病

519. 下列关于亚急性甲状腺炎的说法，正确的有

A. 男、女发病率相当

B. HLA 组型不同，临床表现相似

C. 自身免疫现象对本病来说是非特异性的

D. 可表现为耳痛、失音

E. 碘摄入相对较低地区短暂甲状腺功能减退症的发

生率较低

520. 下列检查中，对桥本甲状腺炎的诊断没有特异性的有

A. 甲状腺激素升高

B. 高效价的甲状腺过氧化酶抗体

C. 甲状腺摄碘功能降低

D. 甲状腺超声提示低回声结节

E. 甲状腺穿刺细胞学检查

521. 关于甲状腺癌，叙述正确的有

A. 髓样癌需要进行甲状腺全切

B. 滤泡癌不需要常规进行淋巴结清扫

C. 分化型甲状腺癌全切和中央区淋巴结清扫后不需要监测甲状腺蛋白水平变化

D. 甲状腺球蛋白抗体可使甲状腺球蛋白水平降低

E. ^{131}I 全身扫描阴性提示无肿瘤复发

522. 关于甲状腺癌的治疗，叙述错误的有

A. 甲状腺髓样癌和甲状腺分化型癌性别比相同

B. 不同类型甲状腺癌预后差别不大

C. 一旦确诊甲状腺癌不论大小均需要做甲状腺全切

D. 所有甲状腺癌术后都需要 ^{131}I 治疗

E. 甲状腺癌患者都需要甲状腺素治疗

523. ^{131}I 治疗甲亢可能出现的副作用是

A. 甲状腺功能减退   B. 甲状腺炎（放射性）

C. 甲状腺危象   D. 白血病

E. 甲状旁腺功能亢进

524. 关于亚临床甲状腺功能减退症患者的治疗，叙述正确的有

A. TSH > 10mU/L 者主张给予 L-T$_4$ 替代治疗

B. 妊娠期亚临床甲状腺功能减退症不需要治疗，以免新生儿发生甲状腺功能亢进症

C. 如果 TSH 在 4～10mIU/L，TPOAb 阴性者可考虑不予治疗

D. 老年人的亚临床甲状腺功能减退症为避免发生动脉粥样硬化应该积极进行治疗

E. 亚临床甲状腺功能减退症患者如果合并明显的高胆固醇血症可考虑 L-T$_4$ 替代治疗

525. 美国甲状腺学会（ATA）提出判断 Graves 眼病（GO）活动评分方法（CAS）中涉及的症状有

A. 结膜充血、水肿

B. 眼睑水肿、红斑

C. Stellwag 征

D. 泪阜肿胀

E. 眼球运动时疼痛，自发性球后疼痛

526. 下列关于亚急性甲状腺炎治疗的说法，正确的是

A. 部分患者为自限性，无需治疗

B. 非甾体抗炎药治疗

C. 糖皮质激素治疗

D. 甲状腺毒症阶段需要使用抗甲状腺药物治疗（MMI、PTU）

E. 甲减阶段需要尽早足量使用 L－T$_4$治疗

527. 单纯性甲状腺肿的发病机制有

A. 环境因素

B. 碘缺乏

C. 先天性遗传性甲状腺激素合成缺陷

D. 长期碘过量摄入

E. 摄入木薯、卷心菜、芜菁、甘蓝、大头菜、核桃、油菜等

528. 不属于甲状腺组织本身的肿瘤是

A. 甲状腺髓样癌

B. 甲状腺未分化癌

C. 甲状腺乳头状癌

D. 转移癌

E. 鳞癌

529. 甲状腺素是指

A. 血清 TT$_3$

B. 血清 rT$_3$加血清 TT$_4$

C. 血清 TT$_4$

D. 血清 rT$_3$

E. 血清 FT$_4$

530. 引起单纯性甲状腺肿的原因是

A. 缺碘　　　　　B. 高碘

C. 木薯　　　　　D. 青春发育期

E. 碳酸锂

531. 受 TBG 影响的甲状腺功能检查是

A. 血清 TT$_3$　　　　B. 血清 TT$_4$

C. 甲状腺素结合试验　D. FT$_3$

E. FT$_4$

532. Schmidt 综合征包括

A. DM

B. 甲减

C. 肾上腺皮质功能减退症

D. 甲状旁腺瘤

E. 嗜铬细胞瘤

533. 关于甲亢的药物保守治疗说法正确的是

A. 用药至少应持续 2 年

B. 适用于年轻、轻度甲状腺肿大和轻度甲亢患者

C. 用摄碘率来判断甲亢是否控制

D. 如出现甲状腺较前肿大和血管杂音更明显，可加

用甲状腺片

E. T$_3$抑制试验正常，可以停药

534. 关于浸润性突眼，正确的描述是

A. 突眼程度与甲亢无明显关系

B. 可在甲亢症状出现之前出现

C. 不侵犯眼外肌

D. 可与胫前黏液性水肿并存

E. 可两侧不对称，左右两眼可先后出现

535. 关于 Graves 病的发病机制，说法正确的有

A. 与遗传因素有关

B. 由于 TRAb 的作用

C. 由于细胞免疫异常

D. 由于 TSH 分泌亢进

E. 精神因素可诱发

536. Graves 病患者应用抗甲状腺药物治疗的适应证为

A. 甲状腺肿大明显而压迫附近器官

B. 由于其他严重疾病不适宜手术者

C. 妊娠妇女

D. 甲状腺次全切除后复发，又不适于放射性^{131}I 治疗者

E. 手术治疗前准备或辅助放射性^{131}I 治疗者

537. 淡漠型甲亢的临床特点有

A. 多见于老年人

B. 起病隐袭、神情淡漠、嗜睡、反应迟钝

C. 眼征、甲状腺肿明显

D. 消瘦明显

E. 甲亢症状多不典型，有时有厌食、腹泻或心律失常

538. 患者，男，50 岁，肥胖，心前区疼痛。近来怕热，多汗，多食。为确定其是否为甲亢，可进行下列哪些检查

A. TT$_3$、TT$_4$测定

B. 甲状腺激素结合试验

C. T$_3$抑制试验

D. 甲状腺摄^{131}I 率测定

E. 血 TSH 测定

539. 甲亢性心脏病的诊断条件有

A. 心脏扩大

B. 心房颤动

C. 有甲亢的表现

D. 洋地黄治疗效果好

E. 排除风心病、冠心病、高心病等

540. 下列组合中正确的是

A. 假性甲状旁腺功能减退症——血中 PTH 下降

B. Nelson 综合征——血中 ACTH 增加

C. 席汉综合征——血中 GH 下降

D. 原发性甲减——血中 TSH 增加

E. Graves 病——血中 TH 增加

541. 关于甲状腺物质代谢及神经支配的说法，正确的是

A. 甲状腺的血液供应很丰富，主要来自甲状腺上、下动脉，其间有吻合支

B. 甲状腺表面有静脉丛，血液经甲状腺上、中、下三组静脉回流

C. 甲状腺功能仅接受交感神经节支配

D. 甲状腺的淋巴引流具有多向性和广泛性特点，可分为 7 个区域

E. 淋巴向上、下、两侧分别引流至颈部、纵隔、颈侧区和咽后区

542. 关于甲状腺解剖位置的说法，正确的是

A. 甲状腺侧叶通过韧带样结缔组织与环状软骨相连，故吞咽时甲状腺随喉上下移动

B. 甲状腺侧叶贴附于喉下部和气管上部

C. 甲状腺峡部多位于第 2～4 气管软骨环前方

D. 正常人的甲状腺两侧叶基本对称

E. 从水平位置看，一般甲状腺右侧叶低于左侧叶

543. 甲状腺危象的诱因有

A. 精神刺激

B. 抗甲状腺药物治疗剂量不足

C. 感染

D. 术前准备不充分

E. 放射性碘治疗

544. Graves 病的临床表现有

A. 周期性瘫痪　　　　B. 第一心音减弱

C. 胫前黏液性水肿　　D. 脉压差增大

E. 突眼

545. 抗甲状腺药物的不良反应可有

A. 甲减　　　　　　　B. 白细胞减少

C. 出血　　　　　　　D. 药疹

E. 肝细胞损害

546. 促甲状腺激素的生理作用有

A. 促进甲状腺激素的释放

B. 增强甲状腺滤泡摄碘功能

C. 促进甲状腺激素的合成

D. 致突眼作用

E. 促进甲状腺滤泡上皮细胞增生

547. 甲状腺激素起调节促进作用的代谢过程有

A. 热能代谢　　　　　B. 糖代谢

C. 蛋白代谢　　　　　D. 脂肪、水盐代谢

E. 生长发育

548. 甲状腺分泌降钙素的作用是

A. 抑制骨的吸收，降低血钙水平

B. 促进破骨细胞活动

C. 抑制 25-（OH）D_3 转化为 1, 25-（OH）$_2D_3$，防止餐后血钙过高

D. 减少尿钙排出

E. 抑制肾小管对钙磷重吸收

549. 甲状腺分泌的激素有

A. 甲状腺素　　　　　B. 降钙素

C. 三碘甲状腺原氨酸　D. 催乳素

E. 甲状旁腺素

550. 对甲状腺肿大者，提示甲亢的表现有

A. 性急，易激动，两手颤动

B. 脉率 110 次/分，脉压 50mmHg

C. ^{131}I 摄取率 2 小时 30%

D. 体温高，血液白细胞 25000/mm^3

E. 心率增快，休息时心率可恢复正常

551. 关于弥漫性甲状腺肿伴甲状腺功能亢进症的叙述，正确的是

A. 可有水冲脉

B. 可有血胆固醇明显升高

C. 可有不同程度的突眼

D. 可有主动脉瓣关闭不全

E. 血 TRAb 可为阳性

552. 有关甲状腺肿大，说法正确的是

A. 甲亢时多数有甲状腺肿大

B. 甲亢时如有甲状腺肿大，即可闻及血管杂音

C. 甲状腺肿大不一定伴甲状腺激素分泌增多

D. 甲状腺激素增多一定有甲状腺肿大

E. 甲状腺峡部肿大，尤其是锥体叶肿大时怀疑桥本病

553. 甲亢时常见的心律失常是

A. 早搏　　　　　　　B. 阵发性心动过速

C. 心房颤动　　　　　D. 一度房室传导阻滞

E. 室性心动过速

554. 关于局限性黏液性水肿，说法正确的是

A. 多见于双侧胫骨前

B. 血中 TSH 浓度常增高

C. 可和浸润性突眼并存

D. 需用甲状腺片替代治疗

E. 只见于甲减患者

555. 甲亢的特殊临床表现是

  A. 浸润性突眼

  B. 甲亢性心脏病

  C. T_3 型甲亢

  D. 指端粗厚

  E. 白细胞减少

556. 治疗甲状腺危象宜采用

  A. 大量抗甲状腺药物

  B. 复方碘液

  C. β－肾上腺素受体拮抗剂

  D. 肾上腺皮质激素

  E. ATD 治疗首选 PTU

557. T_3 抑制试验的禁忌是

  A. 年老

  B. 冠状动脉粥样硬化性心脏病

  C. 甲亢性心脏病

  D. 单纯性甲状腺肿

  E. 严重甲亢

558. 下列检查结果中支持甲亢诊断的是

  A. 基础代谢提升 20%

  B. 24 小时甲状腺摄取的 ^{131}I 量为人体总量的 40%

  C. 2 小时甲状腺摄取的 ^{131}I 量为人体总量的 30%

  D. 血清 T_3 高于正常值 4 倍，T_4 高于正常值 2 倍

  E. 妊娠期妇女 FT_3 和 FT_4 高于正常值

559. 患者，男，58 岁，Graves 病多年。近来双眼球突出明显，伴畏光、流泪，下列说法正确的有

  A. 可能并发 Graves 眼病

  B. 必须行眶部薄层 CT 来协助诊断

  C. 甲状腺功能一定亢进

  D. 可用糖皮质激素治疗

  E. 手术摘除眼球

560. 抗甲状腺药物的药物反应有

  A. 甲状腺功能减退   B. 白细胞减少

  C. 出血   D. 药疹或剥脱性皮炎

  E. 血清谷丙转氨酶水平增高

561. 甲亢手术治疗的禁忌证是

  A. 妊娠前 3 个月和 6 个月以后

  B. 胸骨后甲状腺肿

  C. 伴严重浸润性突眼

  D. 合并较严重心、肝、肾疾病，不能耐受手术

  E. 结节性甲状腺肿伴甲亢

562. 对于甲亢患者对碘剂的使用，说法正确的是

  A. 甲亢患者也应食用含碘食盐

  B. 过量碘的摄入会加重和延长病程，增加复发的可

能性

  C. 减少碘摄入量是甲亢的基础治疗之一

  D. 甲亢患者应当食用无碘食盐

  E. 碘剂仅在手术前和甲状腺危象时使用

563. 浸润性突眼与非浸润性突眼不同之处有

  A. 病情呈进行性

  B. 所伴有甲亢症状也较重

  C. 眼球突出度 >18mm

  D. 可有眼球后软组织、眼外肌受累

  E. 可有角膜炎

564. 属于甲亢的临床表现的是

  A. 周期性瘫痪   B. 皮质醇半衰期缩短

  C. 月经量过多   D. 肌无力及肌萎缩

  E. 排便次数增多

565. 关于 $^{131}I - T_3$ 吸收试验结果，说法不正确的是

  A. 甲亢时下降

  B. 甲亢时上升

  C. 单纯性甲状腺肿时上升

  D. 甲减时上升

  E. 与甲状腺 ^{131}I 吸收率的变化相一致

566. 关于甲亢患者术前碘准备，说法正确的是

  A. 抑制蛋白水解酶，减少甲状腺球蛋白分解

  B. 抑制甲状腺素的合成

  C. 停服碘剂后，甲状腺素大量释放

  D. 不准备手术者，不宜服碘

  E. 碘剂能减少甲状腺的血流量

567. 甲减患者心血管系统的表现为

  A. 心绞痛在甲减时减轻，冠心病在本病中高发，但是经左甲状腺素治疗后可痊愈

  B. 心动过缓，心排血量下降

  C. 心绞痛在甲减时减轻，冠心病在本病中高发，但是经左甲状腺素治疗后可加重

  D. 心电图显示低电压

  E. 10% 患者伴高血压

568. 中枢性甲减较常见的原因有

  A. 垂体外照射   B. 垂体大腺瘤

  C. 颅咽管瘤   D. 产后大出血

  E. 自身免疫

569. 放射性 ^{131}I 治疗的适应证为

  A. 中度甲亢、年龄 >25 岁者

  B. 对抗甲状腺药物过敏，或长期治疗无效者

  C. 甲状腺摄碘低下者

  D. 自主性高功能结节或腺瘤

  E. 合并心、肝、肾疾病等不宜手术，或术后复发，

或不愿手术者

570. 关于淡漠型甲亢，叙述正确的有

A. 眼征和高代谢症群表现较少

B. 以老年人多见

C. FT_3、FT_4可正常

D. 表现为神经抑郁

E. 不少患者合并心绞痛，有的甚至发生心肌梗死

571. 复方碘溶液临床可用于

A. 甲亢术前准备　　B. 甲亢术后复发

C. 甲状腺癌的治疗　　D. 甲亢危象的治疗

E. 甲状腺炎的治疗

572. 引起单纯性甲状腺肿的原因有

A. 缺碘或碘相对不足

B. 硒过多

C. 碘过多

D. 致甲状腺肿物质使甲状腺激素合成障碍

E. 先天性甲状腺激素合成障碍

573. 关于 Graves 病的代谢，叙述正确的有

A. 肠道糖吸收增加　　B. 肝糖分解增加

C. 尿肌酸排出增加　　D. 血总胆固醇增加

E. 糖耐量异常

574. 甲状腺恶性肿瘤来源于

A. 滤泡细胞的滤泡状癌

B. 滤泡细胞的甲状腺乳头状癌

C. 滤泡细胞的未分化癌

D. 滤泡旁 C 细胞的髓样癌

E. 滤泡旁 C 细胞的甲状腺鳞状细胞癌

575. 关于抗甲状腺药物可引起粒细胞减少甚至缺乏的说法，正确的有

A. 丙硫氧嘧啶引起的不良反应相对较小

B. 粒细胞减少多发生在最初用药 2~3 个月内

C. 各种抗甲状腺药物之间有一定交叉反应

D. 粒细胞减少多发生在用药后 1~2 周内

E. 发生粒细胞小于 $1.5 \times 10^9/L$ 时应立即停用抗甲状腺药物，粒细胞恢复后再用

576. 长时间使用硫脲类抗甲状腺药物可出现的病理改变为

A. 甲状腺组织呈退行性改变

B. 滤泡增大富含胶质

C. 大部分滤泡细胞仍肥大

D. 少部分滤泡细胞呈扁平或矮立方形

E. 滤泡细胞可见到上皮嵴及短小乳头状结构

577. 甲状腺术后导致呼吸困难的原因包括

A. 伤口内出血、压迫气管

B. 双侧喉上神经损伤

C. 双侧喉返神经损伤

D. 急性喉头水肿

E. 气管软化、塌陷

578. 影响 L-T₄ 吸收的药物有

A. 阿司匹林　　B. 氢氧化铝

C. 碳酸钙　　D. 考来烯胺

E. 硫糖铝

579. 下列关于甲亢术后并发症的叙述，不正确的有

A. 呼吸困难和窒息多由于排痰不畅

B. 喉返神经损伤可引起饮水呛咳

C. 喉上神经损伤可引起声音嘶哑

D. 甲状腺危象可出现高热、脉快

E. 手足抽搐是由于损伤了颈交感神经

580. 淡漠型甲亢的突出症状为

A. 心血管系统　　B. 胃肠道系统

C. 神经系统　　D. 呼吸系统

E. 消化系统

581. 关于甲状腺髓样癌的叙述，正确的是

A. 可兼有淋巴和血行转移

B. 髓样癌占甲状腺癌的 7%

C. 手术原则同乳头状腺癌

D. 甲状腺髓样癌的肿瘤标志物是降钙素

E. 甲状腺髓样癌起源于甲状腺滤泡上皮

582. 中枢性甲减的治疗目标是

A. 将血 TSH 及 T_4 水平维持在正常值的上 1/3 范围

B. 将血清 TT_4 维持在正常值的上 1/3 范围

C. 将 FT_4 维持在正常值的上 1/2 范围

D. 将 FT_4 维持在正常值的上 1/3 范围

E. 缓解临床症状并将血 TSH 及 T_4 水平维持在正常范围内

583. 甲亢患者使用放射性¹³¹I 治疗的并发症有

A. 甲减　　B. 亚甲炎

C. 放射性甲状腺炎　　D. 甲状腺结节

E. 活动性浸润性突眼病情加重

584. 可加速 L-T₄ 清除的药物有

A. 苯巴比妥　　B. 苯妥英钠

C. 卡马西平　　D. 硫酸亚铁

E. 利福平

585. 桥本脑病的诊断标准有

A. 脑电图异常

B. 甲状腺自身抗体阴性

C. 对糖皮质激素反应良好

D. 脑部 MRI 异常

E. 脑脊液蛋白含量或（和）寡克隆带增高

586. Graves 病患者血清中可以查到的抗体有

A. TSH 受体抗体（TRAb）

B. 甲状腺刺激性抗体（TSAb）

C. 甲状腺球蛋白抗体（TGAb）

D. 甲状腺过氧化物酶抗体（TPOAb）

E. 抗甲状腺抗原的致敏 T 淋巴细胞

587. 甲状腺结节应进行 FNAC 检查的指征有

A. 直径 >1.0cm 者

B. 直径 <1.0cm 但怀疑恶性者

C. 滤泡细胞癌患者

D. 桥本甲状腺炎患者

E. 甲状腺癌准备行甲状腺手术或采用非手术方式治疗者

588. 属于甲亢性心脏病表现的有

A. 夜间不能平卧，高枕位

B. 心界在左锁骨中线外 0.5cm

C. 心音强弱不等，心律绝对不齐

D. 心率 110 次/分，期前收缩 6~8 次/分

E. 活动后胸骨后痛，口服硝酸甘油可缓解

589. 会影响甲状腺摄 ^{131}I 率的因素有

A. 缺碘地区的受检查者

B. 停用抗甲状腺药物 1 周患者

C. 肾病综合征

D. 去年做过碘油造影

E. 昨晚喝过一大杯牛奶，但禁食 12 小时以上

590. 甲亢患者血液和造血系统的表现有

A. 单核细胞减少

B. 白细胞总数偏低

C. 淋巴细胞百分比和绝对值增多

D. 单核细胞增多

E. 血小板寿命缩短

591. 抗甲状腺药物的优点有

A. 疗效较肯定

B. 不会导致永久性甲减

C. 疗程短，一般仅需 1 年

D. 停药后复发率较低

E. 方便、经济、使用较安全

592. 关于亚急性甲状腺炎与无痛性甲状腺炎的鉴别诊断，叙述不正确的是

A. 无痛性甲状腺炎无甲状腺疼痛及发热等全身症状

B. 亚急性甲状腺炎有甲状腺疼痛及发热等全身症状

C. 无痛性甲状腺炎 ESR 可轻度异常

D. 无痛性甲状腺炎 TGAb、TPOAb 阴性

E. 亚急性甲状腺炎 TGAb、TPOAb 阳性

593. 低 T$_3$ 综合征可以是由下列哪些原因引起

A. 创伤
B. 甲状腺炎

C. 心理疾病
D. 甲状腺增生

E. 严重的全身性疾病

594. 属于亚急性甲状腺炎临床表现的是

A. 可伴声音嘶哑甚至声带麻痹，吞咽困难

B. 在发病 3~6 周以上，50%~60% 患者出现一过性甲状腺毒症

C. 临床出现长时间无症状的功能正常期

D. 甲状腺质地较硬，无压痛

E. 甲状腺功能减退期出现水肿、畏寒、便秘等症状

595. 甲亢非浸润性突眼的特征性表现有

A. 上眼睑挛缩
B. 眼裂缩窄

C. 上眼睑移动滞缓
D. 瞬目减少和凝视

E. 两眼看近物时，辐辏不良

596. 甲状腺激素抵抗综合征包括

A. 全身型甲状腺激素抵抗综合征

B. 周围型甲状腺激素抵抗综合征

C. 中枢型甲状腺激素抵抗综合征

D. 桥本甲状腺炎

E. Graves 病

597. 成年型甲减的肝功能异常表现为

A. 乳酸脱氢酶（LDH）降低

B. 乳酸脱氢酶（LDH）增高

C. 肌酸磷酸激酶（CPK）增高

D. 天冬氨酸氨基转移酶（AST）增高

E. 天冬氨酸氨基转移酶（AST）降低

598. 属于甲亢临床表现的有

A. 顽固性恶心、呕吐

B. 月经量增多

C. 转氨酶升高

D. 大便次数增加或腹泻

E. 腱反射时间延长

599. 关于甲亢治疗方法的选择及评价，叙述正确的是

A. 初发甲亢，尤其青少年、甲状腺轻度肿大、病情较轻者应首选 ^{131}I 治疗

B. 经药物治疗后复发的中老年甲亢患者宜采用 ^{131}I 治疗

C. 甲状腺巨大者应采用手术治疗

D. 结节性甲状腺肿伴甲亢者应采用手术治疗

E. 甲亢合并甲状腺结节不能排除恶性者，且有经验

丰富的手术者时，应积极采用手术治疗

600. 慢性淋巴细胞性甲状腺炎镜检，可见病变甲状腺组织中呈弥散性浸润的细胞有

A. 淋巴细胞　　　　　B. 浆细胞

C. 成纤维细胞　　　　D. 吞噬细胞

E. 肥大细胞

601. 甲亢危象的治疗措施有

A. 应用肾上腺素阻滞药普萘洛尔

B. 口服或静脉点滴碘剂

C. 给予大剂量抗甲状腺药物

D. 再次手术

E. 大剂量地塞米松

602. 不适合用放射性碘治疗的甲亢患者包括

A. 25 岁以下、妊娠、哺乳期

B. 严重心、肝、肾功能衰竭

C. 重症浸润性突眼、甲亢危象

D. 甲状腺摄碘低下者

E. 自主性高功能结节或腺瘤

603. 关于甲亢并发周期性麻痹，叙述正确的有

A. 发作时血钾显著降低

B. 甲亢控制后本病发作减少或消失

C. 发作时尿钾排出增加

D. 多见于东方国家的青年男性患者

E. 发生机制可能与过多 TH 促进 $Na^+ - K^+ - ATP$ 酶活性有关

604. 关于 Graves 病的临床表现，叙述正确的是

A. 甲亢性周期性瘫痪在甲亢控制后可以缓解

B. 甲亢患者的收缩压和舒张压常升高，脉压增大

C. 甲亢性心脏病常出现心房颤动等房性心律失常

D. 大多数 Graves 病患者有程度不等的弥漫性、对称性甲状腺肿大

E. 甲亢累及血液系统时，周围血淋巴细胞比例增加，单核细胞增加，白细胞总数减低

605. 桥本甲亢的内科治疗方法为

A. 给予硫脲类抗甲状腺药物

B. 采取手术治疗

C. 选用 ^{131}I 治疗

D. 给予咪唑类抗甲状腺药物

E. 给予类固醇激素

606. 甲亢伴重症肌无力的主要临床表现为

A. 眼睑下垂　　　　　B. 眼外肌运动麻痹

C. 吞咽困难　　　　　D. 复视

E. 眼球固定

607. GD 患者超声检查可见甲状腺的变化为

A. 甲状腺呈弥漫性增大

B. 甲状腺呈非对称性增大

C. 甲状腺呈均匀性增大

D. 甲状腺边缘规则

E. 甲状腺内部回声多呈密集、增强光点，分布不均匀

608. Graves 病眼部早期的病变主要有

A. 浆细胞浸润　　　　B. 纤维组织增生

C. 炎性细胞浸润　　　D. 脂肪增多

E. 纤维化

609. 关于慢性淋巴细胞性甲状腺炎的叙述，正确的是

A. 多见于中年妇女　　B. 可伴发恶性贫血

C. 可合并甲亢　　　　D. 可合并 1 型糖尿病

E. 诊断明确者宜手术治疗

610. 甲亢危象的主要诱因有

A. 感染

B. 精神刺激

C. 甲状腺手术前准备不充分

D. 抗甲状腺药物治疗剂量不足

E. 过度劳累

611. 成年型甲减心血管系统的表现有

A. 超声心动图提示心包积液

B. 心动过缓、心音低弱、心界扩大

C. 心排血量减少

D. 经常发生心脏压迫症状

E. 经常发生心绞痛与心力衰竭

612. TSH 抑制疗法的不良反应有

A. 亚临床甲亢

B. 缺血性心脏病患者心绞痛加重

C. 心房纤颤危险性增加

D. 绝经妇女骨质疏松危险性增加

E. 中枢神经系统功能失调

613. 甲亢伴重症肌无力的少数临床表现包括

A. 全身肌肉无力　　　B. 眼睑下垂

C. 吞咽困难　　　　　D. 构音不清

E. 呼吸浅短

614. TRAb 包括的类型有

A. TSBAb　　　　　　B. TPOAb

C. NIS　　　　　　　 D. TSAb

E. TGI

615. 甲亢出现浸润性突眼的原因有

A. 眶内组织体积增加

　　B. 球后组织体积增加

　　C. 球后水肿

　　D. 淋巴细胞浸润

　　E. 交感神经兴奋眼外肌群和上睑肌

616. 大部分 GD 患者突出的表现有

　　A. 心悸　　　　　　　　B. 胸闷

　　C. 心动过缓　　　　　　D. 气促

　　E. 脉压减小

617. 良性突眼的眼征表现有

　　A. 眼裂增宽、凝视

　　B. 两眼看近物时，辐辏不良

　　C. 向上看时，前额皮肤不能皱起

　　D. 畏光、流泪、视力减退

　　E. 向下看时，上眼睑不能及时随眼球向下移动

618. ^{131}I 治疗的适应证有

　　A. 自主性高功能腺瘤

　　B. 毒性结节性甲状腺肿

　　C. 甲状腺肿体积小于 100ml 者

　　D. 不适宜手术治疗和手术治疗复发者

　　E. 妊娠和哺乳期妇女

619. 属于自身免疫性疾病的是

　　A. 甲减　　　　　　　　B. Addison 病

　　C. Graves 病　　　　　　D. 1 型糖尿病

　　E. 桥本甲状腺炎

620. 甲亢危象的死亡原因多为

　　A. 高热虚脱　　　　　　B. 心力衰竭

　　C. 肺水肿　　　　　　　D. 心率过缓

　　E. 严重水、电解质代谢紊乱

621. Graves 病可伴发的疾病有

　　A. 顽固性腹泻　　　　　B. 月经量增多

　　C. 周期性麻痹　　　　　D. 重症肌无力

　　E. 胫前黏液性水肿

622. 可能与甲状腺危象发生机制有关的是

　　A. 感染

　　B. 手术

　　C. 循环内 FT_3 水平增高

　　D. 心脏和神经系统的儿茶酚胺激素受体敏感性增加

　　E. 心脏和神经系统的儿茶酚胺激素受体数目增加

623. Graves 病胫前黏液性水肿的病变在皮肤光镜下可见黏蛋白样透明质酸沉积，其组成包括

　　A. 肥大细胞　　　　　　B. 吞噬细胞

　　C. 成纤维细胞　　　　　D. 淋巴细胞

　　E. 浆细胞

624. 慢性淋巴细胞性甲状腺炎特殊的临床表现有

　　A. 桥本甲亢

　　B. 桥本假性甲亢或桥本一过性甲亢

　　C. 伴发甲状腺肿瘤

　　D. 桥本脑病

　　E. 桥本甲亢伴非浸润性突眼

625. 关于桥本甲状腺炎，叙述正确的有

　　A. 血中 TPO 抗体阳性

　　B. 吸碘率升高

　　C. 血清 γ 球蛋白增加

　　D. 有时可表现为甲亢

　　E. 可触及有韧性的较硬的甲状腺肿

626. 抗甲状腺药物的作用机制为

　　A. 轻度抑制免疫球蛋白生成，使 TSAb 下降

　　B. PTU 可抑制 T_4 在外周组织中转化为 T_3

　　C. 增加甲状腺激素的降解

　　D. 抑制甲状腺组织释放 TH

　　E. 通过抑制过氧化酶活化，使无机碘氧化为活性碘减少，阻止甲状腺激素合成

627. 关于浸润性突眼的特点，叙述正确的有

　　A. 眼睛有明显的自觉症状

　　B. 可伴有胫前黏液性水肿

　　C. 男性患者比女性患者多

　　D. 重者可出现全眼球炎，甚至失明

　　E. 不侵犯眼外肌和眼球后组织

628. 有关亚临床甲亢的叙述，正确的是

　　A. 排除下丘脑 - 垂体疾病、非甲状腺疾病所致的 TSH 降低后可确诊

　　B. 患者无症状或有消瘦、失眠、轻度心悸等症状

　　C. 血 T_3、T_4 正常，TSH 显著降低

　　D. 多数可进展为临床型甲亢

　　E. 是 GD 早期、GD 经手术或放射碘治疗后、各种甲状腺炎恢复期的暂时性临床现象

三、共用题干单选题： 叙述一个以单一患者或家庭为中心的临床情景，提出 2~6 个相互独立的问题，问题可随病情的发展逐步增加部分新信息，每个问题只有 1 个正确答案，以考查临床综合能力。答题过程是不可逆的，即进入下一问后不能再返回修改所有前面的答案。

(629~631 共用题干)

　　患者，女，31 岁，孕 3 个月，因"自觉消瘦、易饥、心悸、多汗 2 个月"来诊。查体：轻度突眼；甲状腺 Ⅱ 度肿大，质软，无震颤，未闻及血管杂音；心、肺、腹未见明显异常。

629. 对确诊甲亢最有价值的辅助检查是

  A. FT_3、FT_4　　　　B. TT_3、TT_4

  C. 眼眶 CT　　　　　D. 甲状腺血流测定

  E. 甲状腺^{131}I 摄取率

630. 如经检查确诊为甲状腺功能亢进，以下处理正确的是

  A. 积极使用他巴唑控制甲状腺功能亢进，分娩结束后再考虑其他治疗

  B. 因甲状腺功能亢进对胎儿影响大，应即刻采用放射性碘治疗，以迅速控制甲状腺功能亢进

  C. 先用 PTU 治疗，症状减轻、FT_3、FT_4 正常后，如患者要求手术，可于妊娠中期采用手术治疗

  D. 先用他巴唑至症状控制，心率 < 80 次/分，FT_3、FT_4 正常，于妊娠 4～6 个月手术

  E. 用抗甲状腺药物、碘剂及 β - 受体拮抗剂联合治疗

631. 该患者治疗时应注意

  A. 抗甲状腺药物治疗，将甲状腺功能维持在稍高于正常水平即可

  B. 抗甲状腺药物治疗，必须将甲状腺功能维持在正常或正常偏低水平

  C. 应用抗甲状腺药物的剂量使甲状腺功能维持与正常人相似，可应用普萘洛尔类药物

  D. 应用大剂量抗甲状腺药物迅速控制甲状腺功能亢进症状，然后停药观察

  E. 抗甲状腺药物剂量稍大，并补充碘剂

（632～634 共用题干）

  患者，男，65 岁，因"心悸、手颤 3 年，加重 1 个月"来诊。查体：P 110 次/分，BP 160/60mmHg；消瘦，皮肤潮湿，甲状腺Ⅰ度肿大；颈静脉无怒张，心界不大，HR 134 次/分，心律绝对不齐，心音强弱不等；肺、腹（－）；双下肢无水肿。

632. 该患者最可能的诊断是

  A. 冠心病　　　　　B. 扩张性心肌病

  C. 高血压心脏病　　D. 老年退行性心脏病

  E. 甲状腺功能亢进症

633. 最适宜的治疗方案应为

  A. 手术治疗

  B. 立即放射性碘治疗

  C. 抗甲状腺药物

  D. 先辅以药物治疗，病情有所控制后行放射性碘治疗

  E. 先辅以药物治疗，病情有所控制后行手术治疗

634. 针对心脏并发症应给予

  A. 洋地黄 + 胺碘酮

  B. 立即电除颤

  C. β - 肾上腺素受体拮抗剂

  D. 单纯大剂量洋地黄

  E. 胺碘酮

（635～637 共用题干）

  患者，女，60 岁，因"急性阑尾炎"行手术治疗，术后嗜睡。1 年来易疲劳，怕冷，记忆力减退，便秘。查体：T 34 ℃，P 50 次/分，R 14 次/分，BP 80/50mmHg；腱反射减退。

635. 出现上述症状最可能的原因是

  A. 麻醉药过量　　　B. 术后感染

  C. 黏液性水肿昏迷　D. 失血性休克

  E. 感染中毒性脑病

636. 对确诊最有价值的实验室检查是

  A. 脑脊液检查

  B. 麻醉药血浓度测定

  C. 血清 T_3、T_4、TSH 测定

  D. 血细菌培养

  E. 颅脑 CT

637. 抢救该患者，下列措施中错误的是

  A. 静脉注射 $L - T_3$

  B. 持续静脉滴注氢化可的松

  C. 体外加热升温

  D. 纠正休克

  E. 限制静脉补液量

（638～640 共用题干）

  患者，女，70 岁，因"胸闷，心前区不适 4 个月"来诊。患者平素怕冷，便秘。查体：体型肥胖，颜面、眼睑及手部皮肤水肿，毛发稀疏；心界扩大，HR 60 次/分，律齐，心音低钝；肝肋下 3 指，肝颈静脉回流征（＋）；双下肢胫前黏液性水肿。

638. 最可能的诊断是

  A. 冠心病、心力衰竭

  B. 肾病综合征、心力衰竭

  C. 甲状腺功能减退、心力衰竭

  D. 甲状腺功能减退、冠心病、心力衰竭

  E. 甲状腺功能减退、肾病综合征

639. 实验室检查最不可能出现的结果是

  A. TSH 升高，FT_3、FT_4 下降

  B. TSH 下降，FT_3、FT_4 升高

  C. 三酰甘油升高

  D. 肝功能异常

  E. 贫血

640. 给予甲状腺激素替代治疗后，调整甲状腺激素替代剂量的依据是

A. 静息时心率　　　　B. 静息时血压

C. 胸闷发作次数　　　D. 尿量

E. 水肿消退情况

(641～643 共用题干)

患者，男，49 岁，因"视物重影 2 周"来诊。查体：全身一般情况可；双眼视力均为 5.1；向前平视双眼上睑缘在角膜上约 2mm，结膜轻度充血，左眼向下运动轻度受限。B 超示左眼下直肌增粗，双眼球突出度 22mm。

641. 为进一步明确诊断，下一步检查应为

A. 眼眶 CT　　　　B. 甲状腺功能检查

C. 复像检查　　　　D. 上睑提肌肌力检查

E. 新斯的明试验

642. 最可能的诊断为

A. 麻痹性上斜视

B. 重症肌无力（眼型）

C. 眼眶特发性炎性假瘤

D. 甲状腺相关眼病

E. 颈动脉 – 海绵窦瘘

643. 最佳治疗方案为

A. 理疗、针灸治疗

B. 手术治疗斜视

C. 眼眶减压术

D. 抗甲状腺药物 + 皮质激素治疗

E. 眼眶放射治疗

(644～646 共用题干)

患者，女，23 岁，因"心悸、乏力、出汗、食欲亢进 2 个月，眼部不适 1 个月"来诊。1 个月前开始出现双眼凝视时疼痛，球后压迫感，畏光、流泪、异物感。查体：双眼裂增宽，眼睑挛缩，突眼：左眼 21mm，右眼 23mm，泪阜水肿，眼睑水肿，结膜充血，无明显复视和视物模糊。

644. 患者最有可能的诊断是

A. 甲状腺相关性眼病　　B. 肢端肥大症

C. 球后淋巴瘤　　　　　D. 肿瘤转移眼肌受累

E. 眼肌炎

645. 患者眼病严重度分级为

A. 轻度　　　　　　B. 中重度

C. 0 级　　　　　　D. 1 级

E. 2 级

646. 根据病情，下列叙述正确的是

A. 患者眼病处于活动期，首选糖皮质激素治疗

B. 患者眼病处于活动期，首选生长抑素治疗

C. 患者眼病处于非活动期，等待观察眼病变化，必要时可选用糖皮质激素治疗

D. 患者眼病处于非活动期，可行手术治疗

E. 无论患者目前眼病及甲状腺功能如何，首选加用左甲状腺素钠

(647～649 共用题干)

患者，女，13 岁，因"甲状腺肿大 3 年"来诊。无甲状腺功能亢进及甲状腺功能减退症状。生长发育及智力均正常。13 岁月经初潮，经期正常。当地医院疑为单纯甲状腺肿大，未予特殊治疗。曾服用甲状腺素片无效果，家族史阴性。查体：甲状腺 Ⅱ 度肿大，质软无结节，无压痛，其他检查均无异常发现。实验室检查：FT₃、FT₄、TSH 升高，甲状腺球蛋白抗体（TGAb）、甲状腺微粒体抗体（TMAb）正常，甲状腺^{131}I 摄取率 2h 38%（正常值 5%～25%）。甲状腺扫描：甲状腺弥漫性增大。颅脑及蝶鞍 CT 正常。

647. 最可能的诊断是

A. 全身性甲状腺激素抵抗综合征（GRTH）

B. 选择性垂体不敏感型甲状腺激素抵抗综合征（PRTH）

C. 选择性周围不敏感型甲状腺激素抵抗综合征（PerRTH）

D. 桥本甲状腺炎

E. Graves 病

648. 下列检查中最有可能作为确诊依据的是

A. TGAb、TMAb 升高

B. 颅脑及蝶鞍 CT 正常

C. 甲状腺^{131}I 摄取率 2h 38%

D. 甲状腺扫描示甲状腺弥漫性增大

E. FT₃、FT₄、TSH 升高

649. 治疗药物宜用

A. L – T₃　　　　　　B. 优甲乐

C. 溴隐亭　　　　　　D. 地塞米松

E. 生长抑素

(650～652 共用题干)

患者，女，27 岁，因"甲状腺肿大、多汗、心悸、善饥、多食、手颤及甲状腺功能异常 1 年余"来诊。在县级医院查血 TT₃ 5.97nmol/L、TT₄ 280nmol/L 及 TSH 8.9mU/L，诊为甲状腺功能亢进。口服他巴唑（30mg/d）治疗 11 个月，甲状腺仍肿大，症状缓解不显著。查体：甲状腺 Ⅱ 度弥漫性肿大，质软，无杂音及震颤；HR 90 次/分，节律规整；无双手细颤；无突眼，眼征阴性；无胫前黏液性水肿及皮损。实验室检查：FT₃、FT₄、TSH 均升高，TPOAb、TSAb 均正常，24h 甲状腺吸^{131}I 率

27.2%（正常）。甲状腺核素显像：甲状腺增大，放射性分布均匀。颅脑及蝶鞍部 CT：未见异常。

650. 诊断应首先考虑

 A. 全身性甲状腺激素抵抗综合征（GRTH）

 B. 选择性垂体不敏感型甲状腺激素抵抗综合征（PRTH）

 C. 选择性周围不敏感型甲状腺激素抵抗综合征（PerRTH）

 D. 桥本甲状腺炎

 E. Graves 病

651. 有助于明确诊断的检查指标是

 A. TGAb、TMAb 升高

 B. 颅脑及蝶鞍 CT 正常

 C. 甲状腺^{131}I 摄取率 2h 27.2%

 D. 甲状腺核素显像

 E. FT$_3$、FT$_4$、TSH 升高

652. 治疗宜应用的药物是

 A. L-T$_3$ B. 优甲乐

 C. 溴隐亭   D. 地塞米松

 E. 生长抑素

（653～655 共用题干）

患者，女，27 岁，因"发热、右侧牙痛连及同侧头痛，向枕部放射 3d，心悸、烦躁 2d"来诊。患者 3 周前出现皮疹、伴有疼痛，确诊为带状疱疹。查体：T 37.9℃，咽部轻度充血，扁桃体不大；甲状腺Ⅱ度肿大，右侧显著，质地硬，触痛（+）；HR 100 次/分，律齐，肺、腹（-）；可触及颈淋巴结 2～3 个。

653. 最可能的诊断是

 A. 急性牙髓炎   B. 上呼吸道感染

 C. 颞动脉炎   D. 亚急性甲状腺炎

 E. 颈淋巴结炎

654. 确诊依据是

 A. 血常规   B. 颅脑 CT

 C. 心电图   D. 胸部 X 线片

 E. 碘摄取率

655. 不宜应用的药物是

 A. 解热镇痛药   B. 抗病毒制剂

 C. 抗生素   D. 抗甲状腺药物

 E. 糖皮质激素

（656～657 共用题干）

患者，女，49 岁，因"月经紊乱、疲乏无力 6 个月"来诊。查体：甲状腺Ⅱ度肿大，质地较韧，无压痛，有明显结节感；HR 64 次/分，律齐；无突眼和下肢水肿。

656. 最可能的诊断是

 A. 产后甲状腺炎   B. 甲状腺癌

 C. 桥本甲状腺炎   D. 2 型糖尿病

 E. 淡漠型 Graves 病

657. 确诊本病不必要做的检查是

 A. 甲状腺激素测定

 B. 甲状腺穿刺细胞学检查

 C. 颈部 CT

 D. 甲状腺自身抗体测定

 E. 甲状腺超声

（658～660 共用题干）

患者，女，68 岁，因"消瘦、便秘 2 年"来诊。3 年前确诊为 2 型糖尿病，平时以二甲双胍和格列美脲治疗，血糖控制良好。查体：身高 158cm，体重 50kg；无突眼和水肿，甲状腺Ⅰ度肿大，质地中等，未触及结节；HR 72 次/分，律齐；双下肢无水肿。

658. 本患者可能合并的疾病是

 A. 甲状腺淋巴瘤

 B. 糖尿病外周神经病变

 C. 桥本甲状腺炎

 D. 恶性贫血

 E. 原发性肾上腺皮质功能减退症

659. 最有助于明确诊断的检查是

 A. 甲状腺扫描

 B. 甲状腺激素和自身抗体测定

 C. 甲状旁腺激素测定

 D. 颈部 MRI

 E. 胸部 CT

660. 如果患者合并甲状腺结节与甲状腺功能减退，下列治疗方案中错误的是

 A. 甲状腺激素替代

 B. 小剂量泼尼松调节免疫功能

 C. 限制高碘饮食

 D. 积极调整抗糖尿病药物的剂量

 E. 给予硒制剂

（661～663 共用题干）

患者，女，15 岁，因"体检发现甲状腺肿大 1 周"来诊。无自觉症状。查体：甲状腺肿大，没有超过胸锁乳突肌，质软，光滑，无触痛。实验室检查：T$_4$ 90mmol/L（正常值 65～169mmol/L），T$_3$ 1.9mmol/L（正常值 1.1～3.1mmol/L），TSH 3.0mU/L（正常值 0.6～4.0mU/L）。

661. 诊断考虑为

 A. 单纯性甲状腺肿   B. 甲状腺炎

 C. 甲状腺功能亢进   D. 甲状腺功能减退

 E. 甲状腺癌

662. 甲状腺放射活性碘摄取及 T₃抑制试验的结果可能是

A. 3h ^{131}I 摄取率 20%，24h ^{131}I 摄取率 45%，T₃给药可抑制

B. 3h ^{131}I 摄取率 20%，24h ^{131}I 摄取率 45%，T₃给药不可抑制

C. 3h ^{131}I 摄取率 39%，24h ^{131}I 摄取率 92%，T₃给药可抑制

D. 3h ^{131}I 摄取率 39%，24h ^{131}I 摄取率 92%，T₃给药不可抑制

E. 3h ^{131}I 摄取率 42%，24h ^{131}I 摄取率 76%，T₃给药不可抑制

663. 最合适的治疗措施是

A. 次全甲状腺切除术

B. L – T₄

C. 定期检查甲状腺及甲状腺功能

D. 放射性碘

E. 复方碘剂

（664~666 共用题干）

患者，女，40 岁，因"甲状腺肿大 20 年，劳累后气促 3 年"来诊。查体：P 70 次/分，BP 130/80mmHg；甲状腺弥漫性 Ⅲ 度肿大，质软，光滑；颈部未触及肿大的淋巴结。甲状腺放射活性碘摄取及 T₃抑制试验：3h ^{131}I 摄取率 20%，24h ^{131}I 摄取率 45%，T₃给药可抑制。SPECT：甲状腺无结节。

664. 最可能的诊断是

A. 单纯性甲状腺肿　　B. 甲状腺炎

C. 甲状腺功能亢进　　D. 甲状腺功能减退

E. 甲状腺肿癌

665. 发生劳累后气促的原因是

A. 并发甲状腺功能亢进

B. 并发甲状腺功能亢进心脏病

C. 肿大的甲状腺压迫气管

D. 喉返神经损伤

E. 甲状腺腺瘤出血

666. 最合适的治疗方法是

A. 手术行甲状腺次全切除术

B. 行放射性外照射

C. 应用丙硫氧嘧啶治疗

D. 放射性碘治疗

E. 应用丙硫氧嘧啶加普萘洛尔治疗

（667~669 共用题干）

患者，男，25 岁，沿海居民，甲状腺肿 3 年，有结节感，质软，无其他不适症状。

667. 有助于确诊的检查是

A. 甲状腺功能测定

B. TGAb、TPOAb

C. FT₃、FT₄、TSH + TGAb、TPOAb + 甲状腺扫描

D. 甲状腺 B 超 + TRAb

E. TRH 兴奋试验

668. 可能的诊断是

A. 无痛性甲状腺炎

B. 慢性淋巴细胞性甲状腺炎

C. Graves 病

D. 甲状腺瘤

E. 单纯性甲状腺肿

669. 治疗措施是

A. 抗病毒治疗

B. 口服 PTU

C. 口服 L – T₄

D. 高碘饮食，定期复查

E. 随诊观察

（670~671 共用题干）

患者，女，32 岁，因"颈前肿大 2 年"来诊。无甲状腺功能亢进症状。查体：甲状腺 Ⅲ 度肿大，右侧稍小于左侧，表面似有小结节，无压痛。实验室检查：TT₃、TT₄正常。

670. 下列检查中对鉴别诊断无帮助的是

A. T₃抑制试验　　　　B. 甲状腺摄碘率

C. TRH 兴奋试验　　　D. 甲状腺自身抗体测定

E. 甲状腺细针穿刺做细胞学检查

671. 为确定患者是否存在慢性淋巴细胞性甲状腺炎，应选择的检查是

A. 血浆 TSH 测定

B. 甲状腺^{131}I 扫描

C. 抗甲状腺球蛋白及微粒体抗体

D. 甲状腺细针穿刺活检

E. 促甲状腺自身抗体测定

（672~673 共用题干）

患者，女，25 岁，因"颈部增粗 6 个月"来诊。无怕热、多汗、心悸、消瘦等不适，自觉气促、吞咽困难，食欲可。查体：T 36.6 ℃，P 74 次/分，R 22 次/分，BP 120/80mmHg；甲状腺 Ⅲ 度肿大，边界清楚，表面光滑，未触及结节，质软，无压痛，未闻及血管杂音，声音略嘶哑；HR 74 次/分，律齐，各瓣膜听诊区未闻及病理性杂音；双手平伸未见细震颤。甲状腺功能：FT₃ 3.1pmol/L（正常值 2.6~5.7pmol/L），FT₄ 12.03pmol/L（正常值 9.01~19.05pmol/L），sTSH 2.30mU/L（正常值 0.35~4.94mU/L）。

672. 最可能的诊断是

A. 结节性甲状腺肿

B. Graves 病

C. 亚急性甲状腺炎

D. 慢性淋巴细胞性甲状腺炎

E. 单纯性甲状腺肿

673. 该患者宜采用的治疗是

A. 暂不处理，观察病情变化

B. 手术治疗

C. 较大剂量的甲状腺激素

D. 多食碘盐

E. ^{131}I 治疗

（674～676 共用题干）

患者，女，16 岁，因"颈部增粗 12 年"来诊。无心悸、手颤、怕冷、便秘等症状。居住地为内陆，食用自产井盐。查体：甲状腺Ⅱ度肿大，呈弥漫性，未触及结节，无压痛，未闻及血管杂音。

674. 最可能的诊断是

A. Graves 病　　　　B. 桥本甲状腺炎

C. 单纯性甲状腺肿　D. 亚急性甲状腺炎

E. 甲状腺癌

675. 有助于确诊的检查是

A. 甲状腺功能　　　B. 颈部 CT

C. TPOAb　　　　　D. 甲状腺核素扫描

E. 甲状腺超声

676. 引起该患者颈部增粗最可能的原因是

A. 硒缺乏　　　　　B. 高碘

C. 致甲状腺肿物质　D. 碘缺乏

E. 青春期发育

（677～681 共用题干）

患者，女，34 岁，因"颈部增粗 10 年余，自觉呼吸困难近 1 个月"来诊。患者无怕热、多汗、心悸、消瘦等不适。家族史：其姐妹、母亲均有颈部不同程度增粗。查体：T 36.2 ℃，P 72 次/分；无突眼，甲状腺Ⅲ度肿大，边界清楚，表面光滑，质软，无压痛，未闻及血管杂音；双手平伸未见细震颤。

677. 最可能的诊断是

A. Graves 病　　　　B. 亚急性甲状腺炎

C. 甲状腺高功能腺瘤　D. 地方性甲状腺肿

E. 甲状腺癌

678. 不必要的检查是

A. 甲状腺超声　　　B. 甲状腺功能

C. 基础代谢率测定　D. ^{131}I 摄取率

E. 甲状腺细针穿刺

679. 下列结果与本疾病不符合的是

A. T_3 抑制试验不被抑制

B. 血清 TT_4、TT_3 正常

C. TT_4/TT_3 增高

D. 甲状腺吸碘率增加

E. 基础代谢率正常

680. 该病最常见的发病原因是

A. 妊娠、哺乳等因素对甲状腺激素需要量增加

B. 食物和饮水中含碘量多而长期摄碘量过多

C. 土壤、食物和饮水中含碘量低而长期摄碘量不足

D. 长期服用抗甲状腺作用的硫脲类药物

E. 先天性酶缺乏使甲状腺激素合成障碍

681. 该患者最适合的治疗是

A. 高碘饮食　　　　B. 低碘饮食

C. 小剂量 L–T_4 治疗　D. 手术治疗

E. 无须特殊治疗

（682～684 共用题干）

患者，女，17 岁，因"发现左颈部甲状腺肿块 3d"来诊。

682. 病史采集不包括

A. 结节是否伴有疼痛或压痛

B. 有无声音嘶哑、吞咽困难或呼吸困难

C. 有无甲状腺癌家族史

D. 有无头颈放射线接触史

E. 有无单纯性甲状腺肿家族史

683. 实验室检查首选

A. 血常规　　　　　B. 红细胞沉降率

C. 血脂　　　　　　D. 血清 TSH、FT_4、FT_3

E. 血甲状腺球蛋白

684. 其他检查首选

A. 甲状腺核素显像

B. 甲状腺和颈淋巴结 B 超检查

C. 颈部 CT

D. 颈部 MRI

E. PET–CT

（685～688 共用题干）

患者，女，76 岁，因"声音嘶哑、呼吸困难 1 个月"来诊。查体：甲状腺结节 4cm，质硬，固定。

685. 最可能的诊断是

A. 甲状腺恶性肿瘤

B. 桥本甲状腺炎

C. 亚急性甲状腺炎

D. 甲状腺腺瘤合并出血

E. 甲状腺结核

686. 组织冷冻病理检查结果示未分化癌，接下来的处理是

A. 尽量切除肿瘤组织

B. 解压手术

C. 药物治疗

D. 甲状腺全切和淋巴结清扫

E. 甲状腺单叶切除

687. 该患者的肿瘤分期是

A. Ⅰ期　　　　　　　　B. Ⅱ期

C. Ⅲ期　　　　　　　　D. Ⅳ期

E. 不能确定

688. 该患者的下一步处理是

A. 化疗　　　　　　　　B. 放疗

C. 再次手术　　　　　　D. 综合治疗

E. 随诊观察

(689～694 共用题干)

患者，女，56 岁。无明显诱因消瘦 3 个月余。1 个月前出现腹泻 3～4 次，无明显腹痛，抗感染治疗无效。近 1 周极度乏力、懒言、不能站立，吞咽呛咳就诊。体检：呈恶病质，体温 37.8℃，表情淡漠，语音低微。皮肤略潮湿。无突眼。甲状腺Ⅰ度肿大，未及结节，杂音（－），心率 124 次/分，律齐。双手细微震颤（±）。全身肌萎缩明显，肌力 2～3 级。

689. 为建立初步诊断，应首选的检查是

A. 胸片，腹部 B 超

B. 急诊胃镜

C. 大便培养及血培养

D. 骨穿刺

E. T_3、T_4、FT_3、FT_4、TSH 测定

690. 最有可能出现异常的检查结果是

A. 低钠，低钾血症

B. ALT（GPT）64U/L

C. 低蛋白血症

D. 尿酮体（＋）

E. FT_3↑、FT_4↑、TSH↓

691. 此时最可能的诊断是

A. 重度淡漠型甲状腺功能亢进伴甲状腺功能亢进肌病

B. Graves 病

C. 恶性肿瘤晚期

D. 吉兰－巴雷综合征

E. 垂体性甲状腺功能亢进

692. 下列体征对明确诊断最有意义的是

A. 双眼裂增宽　　　　　B. 双手震颤

C. 心动过速　　　　　　D. 体温 37.5℃

E. 甲状腺肿大Ⅱ度，双上极可闻及血管杂音

693. 对于此患者最有意义的检查是

A. TT_3、TT_4、TSH 测定

B. FT_3、FT_4、TSH 测定

C. 甲状腺吸碘率测定

D. TSH 受体抗体的测定

E. TGAb、TPOAb 测定

694. 规律服用甲巯咪唑治疗 1.5 年，症状控制后准备停药，停药前必须做的检查是

A. TG；Ab、TPOAb 测定

B. 甲状腺吸碘率测定

C. FT_3、FT_4、TSH 测定

D. T_3 抑制试验

E. TRH 兴奋试验加 TSH 受体抗体的测定

(695～703 共用题干)

患者，女，17 岁。心慌多汗半年。近 1 个月出现多饮、多尿就诊。体检：明显消瘦，双眼略突出，甲状腺Ⅱ度肿大，双上极可闻及血管杂音。血 FT_3 33.5pmol/L，FT_4 40pmol/L，TSH 0.01mU/L（0.01μU/ml）。

695. 为了明确诊断，不必要的检查是

A. 甲状腺球蛋白抗体，甲状腺微粒体抗体测定

B. 甲状腺吸碘率测定

C. 空腹及餐后 2 小时血糖测定

D. TRAb 测定

E. TSH 兴奋试验

696. 患者每餐前尿糖均为（＋＋～＋＋＋），空腹血糖 12～16mmol/L，HbA1c 12.1%。有关糖尿病的诊断，可能性最大的是

A. 2 型糖尿病

B. 1 型糖尿病

C. 营养不良相关性糖尿病

D. 继发性糖尿病

E. 应激性高血糖

697. 此时选择下列哪种治疗方案最为恰当

A. 立即开始胰岛素治疗

B. 口服磺脲类降糖药

C. 单纯控制甲状腺功能亢进即可

D. 双胍类治疗

E. 必须首先单独控制饮食 4 周

698. 关于甲状腺功能亢进的治疗，最为恰当的方案是

A. 抗甲状腺药物治疗

B. 手术治疗

C. ^{131}I 治疗

D. 小剂量抗甲状腺药物治疗

E. 免疫抑制剂治疗

699. 甲状腺功能亢进治疗 4 周后，心慌，多汗基本消失，T_3、T_4 水平基本恢复正常，此时最应警惕的并发症是

A. 甲状腺功能减退（药物性甲状腺功能减退）

B. 突眼加重

C. 应用原来剂量的胰岛素可能出现低血糖

D. 白细胞下降

E. 药物性肝炎

700. 在治疗患者甲状腺功能亢进时加用了普萘洛尔，应注意观察的变化是

A. 随访心电图　　　B. 监测血压

C. 监测血糖　　　　D. 监测心率

E. 随访甲状腺功能

701. 在起病半年内，在患者血清中检测出多种自身抗体，其中不应该出现的是

A. TGA、MCA

B. 胰岛细胞抗体与胰岛素抗体

C. 胰岛素受体抗体与 TSH 受体抗体

D. TSH 受体抗体与类风湿因子

E. 抗双链 DNA 抗体（ds－DNA）

702. 在治疗甲状腺功能亢进时不能作为评估疗效指标的是

A. FT_3、FT_4　　　B. ^{131}I 吸收率

C. TRAb　　　　　　D. 基础代谢率

E. 安静时心率

703. 甲状腺功能亢进控制后，糖尿病预后为

A. 糖尿病可完全治愈

B. 糖尿病进一步恶化

C. 与甲状腺功能亢进病情变化无关

D. 糖尿病病情无变化

E. 糖尿病病情可减轻

（704～705 共用题干）

患者，女，19 岁，体检时发现甲状腺 I 度肿大，表面平滑，质地较软，患者无不适，查血清 T_4、T_3 正常，血清 TSH 水平正常。

704. 该患者最可能的诊断是

A. 甲状腺功能亢进症

B. 甲状腺肿

C. 甲状腺炎

D. 植物神经功能紊乱

E. 甲状腺功能低下

705. 应该给予以下哪种治疗

A. 手术治疗　　　　B. 不需治疗，暂观察

C. 药物治疗　　　　D. 放疗

E. 化疗

（706～710 共用题干）

患者，女，26 岁，怀孕 2 个月，近一个月来出现心悸、怕热、多汗，焦躁易怒，疲乏无力，多食善饥，体重下降，两眼炯炯有神、瞬目减少，甲状腺 II 度肿大，质软、无压痛，未闻及血管杂音，心率 105 次/分，肺、腹无异常。

706. 为确定诊断，最有价值的辅助检查是

A. T_3、T_4　　　　　B. FT_3、FT_4

C. TRH　　　　　　D. TRH 兴奋试验

E. 甲状腺 ^{131}I 摄取率

707. 该患者最可能的诊断是

A. 甲亢　　　　　　B. 甲减

C. 妊娠反应　　　　D. 心脏病

E. 神经衰弱

708. 如患者要求手术治疗，适宜的方案是

A. 先用 PTU 缓解病情至症状控制，心率＜80 次/分，FT_3、FT_4 正常，于妊娠 4～6 月手术

B. 先用 PTU 缓解病情至症状控制，心率＜100 次/分，FT_3、FT_4 正常，于妊娠 3～6 月手术

C. 先用 MTU 缓解病情至症状控制，心率＜100 次/分，FT_3、FT_4 正常，于妊娠 4～8 月手术

D. 先用他巴唑缓解病情至症状控制，心率＜100 次/分，FT_3、FT_4 正常，于妊娠 2～6 月手术

E. 先用他巴唑缓解病情至症状控制，心率＜100 次/分，FT_3、FT_4 正常，于妊娠 4～8 月手术

709. 该患者治疗时应注意

A. 调整抗甲状腺药物剂量使甲状腺功能维持与正常人相似，可使用小剂量心得安类药物，但产后不宜哺乳

B. 调整抗甲状腺药物剂量使甲状腺功能维持与正常人相似，避免使用镇静类药物及产后哺乳

C. 抗甲状腺药物剂量应大，可与甲状腺制剂合用避免发生甲低，可使用心得安类药物，产后不宜哺乳

D. 抗甲状腺药物剂量稍小，使甲状腺功能维持在稍高于正常水平，可避免使用心得安类药物，产后不宜哺乳

E. 抗甲状腺药物剂量稍大及甲状腺功能维持在稍低于正常水平，避免应用心得安类药物，产后不宜哺乳

710. 该患者忌用的治疗是

A. ATD 治疗

B. β 受体拮抗剂治疗

C. 放射性碘（RAI）治疗

D. L – T$_4$ 治疗

E. 以上都对

（711～715 共用题干）

患者，女，60 岁，心悸、手颤 3 年余，加重 2 月，体检：脉搏 113 次/分，血压 21.5/9kPa，消瘦，目光炯炯有神，急躁易怒，甲状腺Ⅱ度肿大，未闻及血管杂音，无颈静脉怒张，心界不大，心率 128 次/分，律不整，心音强弱不等，肺、腹无异常，无水肿。

711. 该患者最可能的诊断是

A. 高血压心脏病　　　B. 扩张型心肌病

C. 冠心病　　　　　　D. 甲亢性心脏病

E. 老年退行性心脏病

712. 首选的治疗方案为

A. 手术

B. 放射性碘治疗

C. 先辅以药物治疗，病情有所控制后行放射性碘治疗

D. 先辅以药物治疗，病情有所控制后行手术治疗

E. 抗甲状腺药物治疗

713. 针对现存的并发症，应给予的治疗是

A. 乙胺碘呋酮

B. 洋地黄 + 乙胺碘呋酮

C. 常规量洋地黄

D. 小剂量洋地黄，酌情 β 肾上腺素能受体拮抗剂

E. β 肾上腺素能受体拮抗剂

714. 如该患者用放射性碘长期治疗，最常见的并发症是

A. 甲亢危象　　　　B. 心衰恶化

C. 甲亢复发　　　　D. 甲状腺功能减退症

E. 放射性甲状腺炎

715. 若选用手术治疗甲亢，可能的并发症是

A. 突眼恶化

B. 甲亢危象

C. 出血、感染、喉上及喉返神经损伤

D. 暂时或永久性甲旁减、甲低

E. 以上都可能

（716～717 共用题干）

患者，女，40 岁，3 月来表现记忆力减退，反应迟钝，精神抑郁，体重增加，便秘，面色苍白，毛发脱落，血清胆固醇 340mg/d。

716. 该患者最可能的诊断是

A. 抑郁症　　　　　B. 甲状腺功能减退

C. 高脂血症　　　　D. 神经衰弱

E. 单纯性肥胖

717. 为确定诊断应做的检查是

A. 血清 5 – HT　　　B. 血清 T$_3$

C. 血清 T$_4$　　　　D. 血清 TSH、FT$_4$

E. 血 NE

（718～719 共用题干）

患者，女，45 岁，近半年来体重明显增加，近 2 月来自感疲劳、怕冷，记忆力减退，厌食、腹胀、便秘，月经紊乱，双下肢凹陷性水肿。

718. 该患者最可能的诊断是

A. 肥胖症　　　　　B. 围绝经期综合征

C. 甲状腺功能减退　D. 抑郁症

E. 急性肾炎

719. 下列检查对确定原发性甲减的病因最有价值的是

A. 甲状腺穿刺活检　B. 血清 T$_3$、T$_4$

C. 血清 TSH　　　　D. 血清 FT$_4$

E. 血清 TGAb、TPOAb

（720～721 共用题干）

患者，女，28 岁，2 周前曾有咽部疼痛，3 天来出现发热、心慌、食欲减退，伴多汗、手抖，颈部明显疼痛，吞咽时加重，查甲状腺Ⅱ度肿大，可闻及血管杂音，质地较硬，压痛明显，红细胞沉降率 110mm/h。

720. 该患者最可能的诊断是

A. 单纯性甲状腺肿

B. 甲亢

C. 亚急性甲状腺炎

D. 慢性淋巴细胞性甲状腺炎

E. 桥本甲状腺炎

721. 该患者实验室检查最可能出现的是

A. TPOAb 和 TGAb 滴度显著增高

B. ^{131}I 摄取率和血清 T$_3$、T$_4$ 水平呈现分离曲线

C. T$_3$、T$_4$ 增高

D. T$_3$、T$_4$ 减低

E. TSH 增高

（722～724 共用题干）

一病例：实验室检查 TT$_3$ 240ng/dl，TT$_4$ 17μg/dl，甲状腺核素扫描呈热结节。

722. 此患者最可能的诊断是

A. 桥本甲状腺炎　　B. 甲状腺瘤伴甲亢

C. 甲状腺囊肿　　　D. 甲状腺癌

E. 碘甲亢

723. 为确诊此结节有无自主分泌功能，应选择的检查项目是

A. 测 TT_3、TT_4

B. 测甲状腺自身抗体

C. 甲状腺 ^{131}I 扫描加 TSH 兴奋试验

D. T_3 抑制试验

E. TRH 兴奋试验

724. 如果确诊为自主功能亢进性结节，应如何治疗

A. PTU　　　　　　B. 放射性核素 ^{131}I 放疗

C. 手术切除　　　　D. 泼尼松治疗

E. 心得安 + 丙硫氧嘧啶

(725 ～ 726 共用题干)

患者，女，40 岁。诊断为 Graves 病，合并妊娠 2 个月。

725. 治疗应该采用

A. 抗甲状腺药物　　B. ^{131}I 治疗

C. 碘剂治疗　　　　D. 普萘洛尔

E. 甲状腺次全切除

726. 治疗目标为

A. 控制甲状腺激素水平在正常范围

B. 控制甲状腺激素水平在略高于正常的范围

C. 症状改善

D. 体重增加

E. 甲状腺肿大好转

(727 ～ 729 共用题干)

患者，女，28 岁，未婚。心慌多汗 1 月余就诊。曾有哮喘史。体检：甲状腺 Ⅱ 度肿大，双上极可闻及血管杂音，HR 120 次/分，T_3 3.2ng/ml，T_4 196ng/ml。吸碘率：3 小时 39%、24 小时 92%。

727. 治疗方案应该选择

A. 甲巯咪唑加普萘洛尔

B. 丙硫氧嘧啶加普萘洛尔

C. 甲巯咪唑加地西泮

D. ^{131}I 治疗

E. 充分手术前准备后手术治疗

728. 患者在入院后坐立不安，大汗，高热，HR 145 次/分，此时最可能的诊断是

A. 甲亢伴心衰　　　B. 甲亢伴感染

C. 甲亢危象　　　　D. 甲亢伴躁狂

E. 甲亢

729. 在抢救甲状腺功能亢进危象时应首选

A. 甲巯咪唑　　　　B. 丙硫氧嘧啶

C. 糖皮质激素　　　D. 复方碘液

E. 大量普萘洛尔

(730 ～ 731 共用题干)

患者，男，48 岁。心慌、纳亢 4 月余就诊。既往有哮喘史。体检：甲状腺 Ⅰ 度肿大，心界向左扩大。HR 124 次/分，律齐，肝肋下 2cm，质中，肝颈回流征（+），双下肢可有凹陷性水肿。FT_3、FT_4 均升高，TSH 0.2U/ml。

730. 最可能的诊断是

A. 甲亢　　　　　　B. 甲亢伴心衰

C. 心衰　　　　　　D. 甲亢伴肺心病

E. 甲亢伴哮喘

731. 下列哪项处理不正确

A. 抗甲状腺药物加小剂量地高辛

B. 抗甲状腺药物加利尿剂

C. 可首选丙硫氧嘧啶

D. 抗甲状腺药物加地西泮类药物

E. 抗甲状腺药物加 β 受体拮抗剂

(732 ～ 735 共用题干)

患者，男，60 岁，大便次数增多 2 年，4 ～ 6 次/日，低热，厌食，消瘦，无腹痛，应用抗生素无明显疗效。甲状腺结节性肿大，心率 96 次/分，BP 150/70mmHg，肝可触及。大便隐血阴性，ALT 56U/L，甲状腺摄 ^{131}I 率：3 小时为 35%，24 小时为 52%。

732. 诊断考虑

A. 消化道肿瘤　　　B. 甲亢

C. 慢性肝病　　　　D. 慢性消化不良

E. 慢性结肠炎

733. 哪项检查有助于功能诊断

A. 基础代谢率测定　B. 甲状腺摄 ^{131}I 率

C. TRH 兴奋试验　　D. T_3 抑制试验

E. FT_3↑，FT_4↑，TSH↓

734. 若抗甲状腺药对该患者无效，治疗选择

A. 碘剂治疗　　　　B. 普萘洛尔治疗

C. 放射性 ^{131}I 治疗　D. 糖皮质激素治疗

E. 手术治疗

735. 若术后复发，治疗选择

A. 碘剂　　　　　　B. β 受体拮抗剂

C. 再次手术　　　　D. 糖皮质激素

E. 放射性 ^{131}I

(736 ～ 740 共用题干)

患者，女，26 岁。突眼，甲状腺肿大，心率 100 次/分，甲状腺摄 ^{131}I 率增高，T_3 抑制试验抑制率 <50%。

736. 诊断考虑为

A. 单纯性甲状腺肿　B. 亚急性甲状腺炎

C. 桥本甲状腺炎　　D. 毒性弥漫性甲状腺肿

E. 甲状腺瘤

737. 有助于病因诊断的是

A. 甲状腺摄^{131}I率 B. TRH 兴奋试验

C. TSAb 阳性 D. T$_3$抑制试验

E. FT$_3$↑，FT$_4$↑，TSH↓

738. 若该患者为妊娠 3 个月合并甲亢，治疗应选择

A. 碘剂   B. β 受体拮抗剂

C. 手术   D. 抗甲状腺药物

E. 放射性^{131}I

739. 若选择抗甲状腺药治疗，应首选

A. MMI   B. CMZ

C. PTU   D. MTU

E. TH

740. 治疗中如症状缓解而甲状腺肿或突眼反而恶化，应采取哪项措施

A. 增加抗甲状腺药剂量

B. 减少抗甲状腺药剂量

C. 停用抗甲状腺药

D. 抗甲状腺药酌情减量并加用 L－T$_4$

E. 抗甲状腺药酌情减量并加用碘剂

(741~743 共用题干)

患者，女，60 岁，近 1 年来感食欲不振，记忆力减退，双下肢水肿。因肾结石行肾实质切开取石术，手术进展顺利，术后出现嗜睡，体温 35℃，血压 70/50mmHg，呼吸 15 次/分，心率 60 次/分，腱反射减弱。

741. 术后出现上述症状最可能的原因是

A. 神经反射性休克 B. 失血性休克

C. 术后感染性休克 D. 麻醉药过量

E. 黏液性水肿昏迷

742. 确诊最有价值的辅助检查是

A. 中心静脉压测定

B. 血麻醉药浓度测定

C. 血清 FT$_3$、FT$_4$、TSH 测定

D. 血红蛋白

E. 血细菌培养

743. 抢救该患者正确的措施是

A. 50% GS 静脉滴注 B. 保温

C. 纠正休克 D. 静脉注射 T$_3$或 L－T$_4$

E. 氢化可的松静脉滴注

(744~745 共用题干)

患者，女，50 岁，无突眼，甲状腺不肿大，纳减，消瘦明显，心率 120 次/分，有手抖、出汗。

744. 根据病史可不予考虑的是

A. 慢性淋巴性甲状腺炎

B. 淡漠型甲亢

C. 甲亢性肌萎缩

D. 帕金森病

E. 胃肠恶性肿瘤

745. 为确定此患者是否有甲亢，最好选用以下哪项检查项目

A. 甲状腺摄^{131}I率

B. T$_3$抑制试验

C. 用放射免疫法测总 T$_3$及 T$_4$

D. TRH 兴奋试验

E. 甲状腺自身抗体

(746~749 共用题干)

患者，女，46 岁，消瘦，心悸 6 个月，甲状腺Ⅱ度肿大，无触痛，临床诊断为 Graves 病。给予丙硫氧嘧啶（300mg/d）及心得安治疗 2 周，患者出现怕冷，易困倦，手足发胀，查 FT$_3$、FT$_4$低于正常，TSH 高。

746. 此时应考虑的诊断是

A. Graves 病，患者对抗甲状腺药物敏感

B. 碘甲亢，药物性甲亢

C. 慢性甲状腺炎伴甲亢（桥本甲亢），药物性甲低

D. 亚急性甲状腺炎伴甲亢，药物性甲低

E. 结节性甲状腺肿伴甲亢，药物性甲低

747. 应首先考虑下列哪项检查

A. TSAb 测定

B. TGAb、TPOAb 测定

C. 复查 FT$_3$、FT$_4$、TSH

D. 甲状腺超声检查

E. 甲状腺远红外线扫描

748. 此时应选择的治疗方案是

A. 继续原有治疗

B. 继续原有治疗＋甲状腺制剂

C. 减少丙硫氧嘧啶和心得安剂量＋甲状腺制剂

D. 停药观察

E. 改用同位素治疗或手术治疗

749. 如患者甲状腺肿加重，且出现突眼，则此时应选择的治疗方案是

A. 改用他巴唑

B. 加大丙硫氧嘧啶剂量

C. 应用^{131}I 治疗

D. 复方碘油

E. 加用小剂量的甲状腺激素

(750~752 共用题干)

患者，女，48 岁。颈部增粗，易激动，食欲亢进半年。查体：甲状腺弥漫性肿大，眼球突出，CT 示胸骨后甲状腺肿，T$_3$、T$_4$升高。

750. 治疗宜选择

A. 放射性^{131}I治疗

B. 抗甲状腺药物

C. 甲亢控制后手术治疗

D. 碘剂

E. 普萘洛尔

751. 拟行手术治疗，术前准备为

A. 无须作术前准备

B. 使用碘剂

C. 使用抗甲状腺药

D. 使用抗甲状腺药及碘剂

E. 使用α受体拮抗剂

752. 术前准备中使用碘剂的目的是

A. 控制甲亢症状

B. 预防甲状腺危象

C. 抑制TH合成

D. 减少甲状腺充血，以减少术中出血

E. 抑制碘化物形成活性碘

(753～755 共用题干)

甲亢患者，不规则药物治疗2年。改用放射性^{131}I治疗1周后突发高热、心慌。体格检查：T 40℃，心率160次/分，心房颤动，呼吸急促，大汗淋漓，烦躁不安。实验室检查：血WBC↑，N↑；FT$_3$↑，FT$_4$↑，TSH↓。

753. 最可能的诊断是

A. 甲亢性心脏病　　　　B. 甲亢复发

C. 放射性甲状腺炎　　　D. 甲状腺危象

E. 心力衰竭

754. 药物治疗首选

A. 他巴唑　　　　　　　B. 复方碘液

C. 糖皮质激素　　　　　D. 普萘洛尔（心得安）

E. 丙硫氧嘧啶

755. 治疗原则是

A. 强心、利尿、去除诱因

B. 强心、利尿、对症治疗

C. 强心、利尿、抗感染

D. 抗甲状腺药物治疗

E. 抑制甲状腺激素合成和释放、降低周围组织对甲状腺激素的反应、支持与对症治疗、去除诱因

(756～758 共用题干)

患者，女，24岁，已确诊为Graves病，口服他巴唑治疗。

756. Graves病的其他命名是

A. 毒性结节性甲状腺肿

B. 桥本甲状腺炎

C. 弥漫性甲状腺肿伴甲状腺功能亢进症

D. 甲状腺毒性腺瘤

E. 亚急性甲状腺炎

757. 与病因相关的最主要的异常是

A. 促甲状腺激素受体抗体

B. 甲状腺球蛋白

C. 淋巴细胞浸润甲状腺

D. 甲状腺滤泡细胞破坏

E. 辅助性T淋巴细胞功能减退

758. 口服他巴唑治疗的最主要目的是

A. 减少甲状腺内的血流

B. 促进腺体回缩

C. 抑制甲状腺激素合成

D. 对抗交感神经兴奋症状

E. 抑制甲状腺激素释放

(759～761 共用题干)

患者，女，27岁，孕2个月，疑为葡萄胎。恶心、呕吐3周，每日呕吐十数次，伴乏力、头晕；查体：甲状腺可及，心率100次/分钟；血糖5.1mmol/L，尿酮体（++++）；FT$_3$、FT$_4$增高。

759. 可能出现异常的指标是

A. FT$_3$、FT$_4$

B. 雌激素

C. 孕激素

D. 绒毛膜促性腺激素

E. 酮体

760. 最根本的治疗方案是

A. 高热量补液＋抗甲状腺药物治疗

B. 终止妊娠

C. 积极补充高张葡萄糖液

D. 积极补液，纠正电解质紊乱

E. β肾上腺素能受体拮抗药

761. 最可能的诊断是

A. 妊娠剧吐性甲亢

B. 恶性葡萄胎

C. 单纯性甲状腺肿合并葡萄胎

D. Graves病合并葡萄胎

E. 甲状腺炎合并葡萄胎

(762～763 共用题干)

患者，女，68岁，半年前诊为甲亢，他巴唑治疗2个月后自行停药；2天来发热；查体：T 39.6℃，P 130次/分，R 32次/分，BP 160/70mmHg，烦躁不安，大汗；甲状腺Ⅱ度肿大；右下肺可闻及中小水泡音；心率162次/分，律绝对不整；腹（－）。

762. 主要的诊断是

A. 甲亢性心脏病

B. 甲亢合并肺部感染

C. 高血压心脏病合并肺部感染

D. 甲亢危象

E. 冠心病合并肺部感染

763. 治疗选择

    A. 他巴唑、洋地黄

    B. PTU、洋地黄、抗生素

    C. 降压、洋地黄、抗生素

    D. 碘剂、PTU、β 受体拮抗药、抗生素

    E. 硝酸甘油、洋地黄、抗生素

(764 ~ 766 共用题干)

    患者，女，40 岁，近半年来体重明显增加，约 10kg，近来感乏力，记忆力减退，纳差，双下肢非凹陷性水肿。查血清 TSH 15.2μU/ml（正常 0.6~4μU/ml），尿红细胞 5 个/HP。

764. 最为常见的病因是

    A. 放射性损伤   B. 链球菌感染

    C. 病毒感染   D. 碘摄入过多

    E. 自身免疫反应

765. 根据临床表现，最先考虑的诊断是

    A. 急性肾炎   B. 肥胖症

    C. 围绝经期综合征   D. 心力衰竭

    E. 甲状腺功能减退症

766. 对确定病因下列哪项检查最有价值

    A. 血清 T_3、T_4 B. 血清 Tg

    C. 血清 Na^+ 和 K^+ D. 血清 TGAb、TPOAb

    E. 甲状腺穿刺活检

(767 ~ 769 共用题干)

    患者，女，35 岁，患甲亢 2 个月，口服他巴唑 30mg/d，4 周，高热，咽痛 2 天。查体：T 40.3℃ P 120 次/分，R 22 次/分，BP 120/70mmHg，咽充血，两肺呼吸音粗；心率 120 次/分，节律规整；腹（-）。

767. 引起以上临床表现的根本原因是

    A. 上呼吸道感染   B. 肺部感染

    C. 甲亢危象   D. 合并亚急性甲状腺炎

    E. 粒细胞缺乏

768. 该患者应首先检查

    A. T_3、T_4 B. 胸部 X 线

    C. 血常规   D. ESR

    E. ^{131}I 摄取率

769. 最恰当的处理是

    A. 退热对症处理

    B. 加大抗甲状腺药物剂量、碘剂、糖皮质激素、β

    肾上腺受体拮抗药等

C. 非甾体抗炎药，必要时糖皮质激素

D. 停用抗甲状腺药物，并加用各种升白细胞措施

E. 在抗甲状腺治疗的同时积极抗感染

(770 ~ 772 共用题干)

    患者，女，56 岁，甲亢治疗 3 个月，自行停药 1 个月，因急性阑尾穿孔紧急手术治疗，术后呕吐、腹泻；T 40℃，P 120 次/分，R 36 次/分，BP 80/50mmHg；心律绝对不齐，心率 168 次/分。

770. 可选用的降温措施不包括

    A. 氯丙嗪   B. 异丙嗪

    C. 酒精擦浴   D. 冰袋

    E. 阿司匹林

771. 其发病的诱因是

    A. 手术不成功   B. 术中污染加剧病情

    C. 手术   D. 合并消化道感染

    E. 手术、停用抗甲状腺药物

772. 目前最可能的诊断是

    A. 手术感染   B. 腹腔脓肿形成

    C. 甲状腺危象   D. 合并急性胃肠炎

    E. 感染中毒性休克

(773 ~ 775 共用题干)

    患者，女，28 岁，孕 2 个月，近 1 个月心悸、多汗、易饥、体重下降。轻度突眼，甲状腺Ⅱ度肿大，质软，无震颤，未闻血管杂音。心、肺、腹（-）。

773. 如服用抗甲状腺药物 2 个月后，出现甲状腺肿大和突眼加重，需首先检查的是

    A. T_3、T_4 B. TPOAb

    C. TSAb   D. TSH

    E. rT_3

774. 如患者要求手术治疗，应选择的方案是

    A. 先用 PTU 控制病情至症状控制，心率 <100 次/分，FT_3、FT_4 正常，于妊娠 3~6 个月手术

    B. 先用 MTU 控制病情至症状控制，心率 <100 次/分，FT_3、FT_4 正常，于妊娠 2~5 个月手术

    C. 先用 PTU 控制病情至症状控制，心率 <80 次/分，FT_3、FT_4 正常，于妊娠 4~6 个月手术

    D. 先用他巴唑控制病情至症状控制，心率 <80 次/分，FT_3、FT_4 正常，于妊娠 4~6 个月手术

    E. 先用他巴唑控制病情至症状控制，心率 <100 次/分，FT_3、FT_4 正常，于妊娠 2~6 个月手术

775. 对确诊最有价值的辅助检查是

    A. 甲状腺 ^{131}I 摄取率   B. TRH 兴奋试验

    C. TSH   D. FT_3、FT_4

E. T_3、T_4

(776～780 共用题干)

患者，女，28岁，明显基础代谢率增高症状和交感神经兴奋症状，突眼，甲状腺Ⅲ度大，质软，可闻及杂音。

776. 该患者病史中不可能出现的是

A. 消瘦　　　　　　　B. 多食

C. 月经量多　　　　　D. 大便次数增多

E. 复视

777. 进行治疗期间应该监测的指标不包括

A. 血常规，肝功能　　B. 大便次数

C. 甲状腺功能　　　　D. 血脂情况

E. 心率

778. 诊断明确后，禁忌的是

A. 手术　　　　　　　B. 抗甲状腺药物治疗

C. ^{131}I 治疗　　　　D. 心得安治疗

E. 食用海带

779. 下列哪项不可能是其化验结果

A. T_3、T_4升高　　　B. FT_3、FT_4升高

C. TSAb 阳性　　　　D. TSH 升高

E. HDL – CHO 降低

780. 患者最可能的诊断为

A. 毒性弥漫性甲状腺肿

B. 慢性淋巴细胞性甲状腺炎

C. 地方性甲状腺肿

D. 亚急性甲状腺炎

E. 碘甲亢

(781～783 共用题干)

患者，女，25岁。1周前诊断为"甲亢"，未进一步治疗，来院就诊，要求手术。查体：心率104次/分，血压120/70mmHg。

781. 此时合理的处理是

A. 用镇静剂和催眠药

B. 服用硫氧嘧啶类药物

C. 应用普萘洛尔

D. 应用阿托品

E. 口服甲状腺素片

782. 如甲亢症状已控制，术前准备还需

A. 继续服用硫氧嘧啶类药物

B. 限制活动

C. 高热量、高蛋白质饮食

D. 服用碘剂 2～3 周

E. 注意心率及血压的变化

783. 甲状腺术后因血管结扎线脱落出血致呼吸困难，此时适当的处理是

A. 静脉点滴增强力止血药

B. 请喉科会诊气管切开

C. 拆去缝线，立即送手术室止血

D. 血肿穿刺抽血

E. 局部加压包扎

(784～785 共用题干)

患者，女，51岁。无突眼，甲状腺不肿大，纳差，消瘦明显，心率120次/分，有手抖、出汗。

784. 为确定此患者是否有甲亢，最好选用的检查是

A. 甲状腺摄^{131}I率

B. T_4抑制试验

C. 血清总甲状腺素测定

D. TRH 兴奋试验

E. 甲状腺自身抗体

785. 治疗本例患者，最为恰当的方案是

A. 抗甲状腺药物治疗

B. 手术治疗

C. ^{131}I 治疗

D. 小剂量抗甲状腺药物治疗

E. 免疫抑制剂治疗

(786～787 共用题干)

患者，女，49岁。因甲状腺肿大出现呼吸困难而行手术切除术，术后患者自觉指端及嘴部有麻木感、刺痛，一遇劳累便出现"抽搐"发作。

786. 该患者最可能的诊断是

A. 癫痫　　　　　　　B. 甲状旁腺功能减退症

C. 甲减　　　　　　　D. 自主神经功能紊乱

E. 神经系统疾病

787. 为明确诊断，下一步应做的检查是

A. 检测血 PTH 及血钙　B. 测血磷

C. 测血镁　　　　　　D. 测血钾

E. 测血钠

(788～793 共用题干)

患者，女，25岁。因"疲乏伴记忆力减退1年"来诊。1年来患者自觉容易疲乏，活动耐力下降，记忆力较前明显下降，畏寒。3年前患甲状腺功能亢进，经他人介绍服用一杯药水（具体不详）后好转。

788. 该患者的最可能的诊断是

A. Sheehan 综合征　　B. 继发性甲减

C. 原发性甲亢　　　　D. 继发性甲亢

E. 原发性甲减

789. 对于甲减患者，很少出现的临床表现是

A. 表情淡漠　　　　　B. 皮肤干燥

C. 泌乳　　　　　　　D. 眉毛浓密

E. 食欲减退

790. 对于甲减患者，实验室检查很少出现的异常结果是

    A. 低胡萝卜素血症

    B. 贫血

    C. 血清三酰甘油升高

    D. 血清 LDL - C 升高

    E. 血清 LDH 升高

791. 对于典型原发性甲减患者，不可能出现的实验室检查结果是

    A. FT_3 下降　　　　B. FT_4 下降

    C. TSH 下降　　　　D. TSH 上升

    E. rT_3 下降

792. 鉴别甲减和低 T_3、T_4 综合征，最有价值的检查指标是

    A. TT_3　　　　　　B. FT_3

    C. FT_4　　　　　　D. TSH

    E. rT_3

793. 甲减的替代治疗，一般可以考虑选用

    A. 甲巯咪唑（他巴唑）　B. 丙硫氧嘧啶

    C. L - T_3　　　　　D. L - T_4

    E. 泼尼松

（794 ~ 797 共用题干）

    患者，女，28 岁。近 2 周来感颈前部及咽部疼痛，伴怕热、心慌、多汗，全身乏力不适。体检：体温 38℃，消瘦，皮肤多汗，无突眼，甲状腺Ⅰ度肿大，双侧均有压痛，杂音（－），双手细微震颤（＋）。

794. 在初诊时最可能的诊断是

    A. 桥本甲状腺炎

    B. 甲亢

    C. 桥本甲状腺炎伴甲亢

    D. 亚急性甲状腺炎

    E. 急性化脓性甲状腺炎

795. 如果初步诊断是正确的，在实验室检查结果中，最可能出现的一组表现是

    A. 红细胞沉降率加快，T_3↑，T_4↑，吸碘率↑

    B. 红细胞沉降率加快，T_3↑，T_4↑，吸碘率↓

    C. 红细胞沉降率加快，T_3↓，T_4↓，吸碘率↓，

    D. 红细胞沉降率加快，TGA↑，MCA↑，吸碘率↑

    E. 红细胞沉降率加快，T_3↑，T_4↑，TRAb↑

796. 对于本病的治疗，不合理的是

    A. 口服阿司匹林

    B. 糖皮质激素

C. 吲哚美辛（消炎痛）

D. 抗甲状腺药物

E. 中草药

797. 关于本病的预后，说法正确的是

    A. 偶可复发，一般不影响甲状腺功能

    B. 最终演变为甲减

    C. 可演变为桥本甲状腺炎

    D. 可演变为甲亢

    E. 可演变为硬化性甲状腺炎

（798 ~ 799 共用题干）

    患者，女，35 岁。因颈部增粗，伴失眠、易激动、食欲亢进半年来诊。查体：甲状腺弥漫性肿大，眼球突出，脉搏 100 次/分，血压 130/80mmHg，CT 示胸骨后甲状腺肿。

798. 为明确诊断抽血测 T_3、T_4 和 TSH，下列检查结果与病情最为相符的是

    A. T_3 略增高，T_4 显著增高，TSH 增高

    B. T_3 显著增高，T_4 略增高，TSH 增高

    C. T_3 略增高，T_4 显著增高，TSH 降低

    D. T_3 显著增高，T_4 略增高，TSH 降低

    E. T_3、T_4 和 TSH 均显著增高

799. 该患者首选的治疗方法是

    A. ^{131}I 治疗

    B. 用普萘洛尔治疗

    C. 甲状腺大部切除术

    D. 抗甲状腺药物治疗

    E. 多吃含碘丰富的食物，如海带、紫菜

（800 ~ 802 共用题干）

    患者，女，42 岁。近半年来体重明显增加，伴乏力、纳差、便秘；近 2 个月来自感怕冷，记忆力减退，厌食、腹胀、便秘，月经紊乱，双下肢凹陷性水肿。实验室检查：血清 TSH 60mU/L（正常 0.6 ~ 4mU/L）。甲状腺Ⅱ度肿大，不平，呈橡皮样韧硬。

800. 根据临床表现，最先考虑的诊断为

    A. 急性肾炎　　　　　B. 肥胖症

    C. 围绝经期综合征　　D. 心力衰竭

    E. 甲减

801. 最可能的病因是

    A. 神经症　　　　　　B. 慢性肾小球肾炎

    C. 桥本甲状腺炎　　　D. 特发性水肿

    E. 结节性甲状腺肿

802. 对确定病因最有价值的检查是

    A. 甲状腺穿刺活检　　B. 血清 T_3、T_4

    C. 血清 TSH　　　　　D. 血清 FT_4

E. 血清 TGAb、TPOAb

(803～805 共用题干)

患者，女，35 岁。发现颈部肿块 1 年余，无痛。查体：颈前正中区左侧有一类圆形肿块直径 1.0～1.5cm，稍硬，表面光滑，随吞咽活动，无压痛。

803. 患者的颈部肿块最可能来源于

　　A. 淋巴结　　　　　　B. 淋巴管

　　C. 血管　　　　　　　D. 甲状腺

　　E. 以上都不是

804. 根据临床表现可考虑为

　　A. 慢性淋巴细胞性甲状腺炎

　　B. 结节性甲状腺肿

　　C. 甲状腺癌

　　D. 亚急性甲状腺炎

　　E. 甲状腺腺瘤

805. 进一步的检查中，不可取的是

　　A. 基础代谢测定　　　B. 肿块部分切除活检

　　C. 核素扫描　　　　　D. 穿刺细胞学检查

　　E. 患侧结节及腺叶部分切除冰冻切片检查

(806～808 共用题干)

患者，女，28 岁。因颈部增粗、怕冷、体重增加 3 个月求诊。查体：双侧甲状腺 I 度肿大，质韧，无压痛，血管杂音（－）。心率 62 次/分，律齐。

806. 为进一步明确诊断，应选择的检查为

　　A. T_3、T_4　　　　　B. 甲状腺吸碘率测定

　　C. 甲状腺扫描　　　　D. 基础代谢率测定

　　E. 甲状腺球蛋白抗体（TGAb）

807. 若检查结果为 TGAb、TPOAb 阳性，甲状腺功能减退。患者最可能诊断为

　　A. 单纯性甲状腺肿　　B. 甲状腺肿瘤

　　C. 亚急性甲状腺炎　　D. 垂体肿瘤

　　E. 慢性淋巴细胞性甲状腺炎

808. 患者此时最恰当的治疗应选择

　　A. 泼尼松　　　　　　B. 甲状腺素片

　　C. 非甾体抗炎药　　　D. 复方碘溶液

　　E. 抗甲状腺药物

(809～811 共用题干)

患者，男，25 岁。因夜间醒来四肢不能自主活动来诊。语言、呼吸无障碍。查体：体温 36.5℃，脉搏 112 次/分，呼吸 20 次/分，血压 120/70mmHg；意识清楚；甲状腺 I 度肿大，未闻及血管杂音，无震颤；心、肺、腹均（－）；四肢腱反射未引出，肌力 I 级。

809. 实验室检查最可能异常的结果是

　　A. 血清钾、T_3、T_4

　　B. 血清钠、皮质醇

　　C. 血清钙、T_3

　　D. 血清镁、肾素－醛固酮

　　E. 血清钾、肾素－血管紧张素－醛固酮

810. 引起这种异常最可能的原因是

　　A. 钾排出增多　　　　B. 钾在体内重新分布

　　C. 钾生成减少　　　　D. 钾摄入减少

　　E. 钾在体内消耗增多

811. 最有效的治疗是

　　A. 抗甲状腺药物 + KCl

　　B. 抗病毒

　　C. 葡萄糖 + 钾剂

　　D. 螺内酯 + 钙剂

　　E. 抗甲状腺药物 + 钙剂

(812～813 共用题干)

患者，男，18 岁。3 个月来时有心悸、易出汗，体重减轻约 3kg。查体：血压 126/68mmHg，中等体型，皮肤微潮，双手轻度细颤，无突眼，甲状腺 I 度肿大，未闻及血管杂音，心率 94 次/分，律齐。

812. 为证实是否为甲亢，应进行的检查是

　　A. 甲状腺刺激免疫球蛋白

　　B. 甲状腺 ^{131}I 摄取率

　　C. 甲状腺核素扫描

　　D. 血 TSH、FT_3、FT_4

　　E. 血常规

813. 反映甲状腺功能最敏感的实验室检查指标是

　　A. TRAb　　　　　　　B. FT_4

　　C. TSH　　　　　　　D. FT_3

　　E. 红细胞沉降率

(814～817 共用题干)

患者，男，59 岁，低热 2 周伴焦虑、易怒、心悸、多汗入院。查体：体温 37.6℃，脉搏 100 次/分，甲状腺可触及，右侧有质硬结节，触痛明显，无震颤及杂音，舌、手细震颤（＋），ESR 78mm/第 1 小时末。

814. 患者最可能诊断为

　　A. Graves 病　　　　　B. 桥本病

　　C. 亚急性甲状腺炎　　D. 甲状腺腺瘤出血

　　E. 急性化脓性甲状腺炎

815. 甲状腺功能测定与摄 ^{131}I 率的结果最可能是

　　A. 一致性增高并伴高峰前移

　　B. T_3、T_4 降低与摄 ^{131}I 率增高相分离

　　C. 一致性降低

　　D. 一致性增高不伴吸碘高峰前移

E. T_3、T_4增高与摄^{131}I率降低相分离

816. 甲状腺摄^{131}I率的结果最可能是

A. 4小时67%，24小时76%

B. 4小时2%，24小时4%

C. 4小时25%，24小时40%

D. 4小时62%，24小时58%

E. 4小时5%，24小时20%

817. 如上述检查仍不能明确诊断，进一步确诊的方法应选择

A. T_3抑制试验

B. TGAb、TPOAb测定

C. TRH兴奋试验

D. TRAb测定

E. 甲状腺细针抽吸细胞学检查

(818～821 共用题干)

患者，女，61岁。乏力、便秘2年，有高血压、糖尿病史。查体：面部水肿，甲状腺Ⅱ度肿大，质韧，轻触痛，杂音（-），心率58次/分，偶有期前收缩。

818. 首先应考虑的诊断为

A. 糖尿病肾病

B. 高血压心脏病

C. 肾病综合征

D. 桥本甲状腺炎

E. 冠心病，心功能不全

819. 为了确诊需要进行的进一步检查是

A. 尿MALB/肌酐

B. UCG

C. 血脂

D. TRAb

E. T_3、T_4、TSH

820. 辅助检查中不会出现的结果为

A. 血中TGAb、TPOAb阳性

B. 患者测不到TSAb

C. 甲状腺肿大、质地较硬

D. T_3、T_4正常

E. 白细胞计数、红细胞沉降率正常

821. 下列治疗措施正确的是

A. 口服甲巯咪唑

B. 补充白蛋白，利尿

C. 扩血管利尿

D. ACEI降压，控制蛋白质摄入

E. 以上都不是

(822～825 共用题干)

患者，男，52岁。因心悸、手抖2年并加重半个月入院。查体：血压160/60mmHg，脉搏110次/分，消瘦，皮肤潮湿，甲状腺可触及，可闻及血管杂音，颈静脉无怒张，心界不大，心率134次/分，律绝对不整，心音强弱不等，肺、腹（-），双下肢不肿。

822. 患者出现以上症状最可能的原因是

A. 冠心病

B. 老年退行性心脏病

C. 扩张性心肌病

D. 高血压心脏病

E. 甲亢性心脏病

823. 首选的治疗方案为

A. 抗甲状腺药物治疗

B. 手术

C. 放射性碘治疗

D. 先辅以药物治疗，病情有所控制后行手术治疗

E. 先辅以药物治疗，病情有所控制后行放射性碘治疗

824. 针对出现的并发症应选择的治疗药物为

A. 常规量洋地黄

B. β肾上腺素能受体拮抗剂

C. 洋地黄 + 胺碘酮

D. 胺碘酮

E. 小剂量洋地黄，酌情加β肾上腺素能受体拮抗剂

825. 若选用放射性碘治疗，其长、短期并发症最可能分别是

A. 致癌、甲状腺炎

B. 甲亢复发、放射性甲状腺炎

C. 心功能恶化、甲亢危象

D. 甲减、放射性甲状腺炎

E. 甲减、甲状腺肿加重

(826～829 共用题干)

患者，女，35岁。心悸、盗汗、易怒2年，伴有饮食量增加、消瘦。查体：血压110/80mmHg，重度突眼，甲状腺弥漫性肿大，深入胸骨后上纵隔内，心率116次/分。测血T_3、T_4值高于参考值上限1倍。

826. 该患者可诊断为

A. Graves病

B. 高功能腺瘤

C. 结节性甲状腺肿

D. 甲状腺囊肿

E. 慢性淋巴细胞性甲状腺炎

827. 该患者手术治疗的适应证是

A. TSH增高

B. T_3、T_4值显著升高

C. 甲状腺弥漫性肿大

D. 甲状腺位于胸骨后

E. 伴严重浸润性突眼

828. 该患者术前最适合的药物准备是

A. 控制血压

B. 碘剂

C. 丙硫氧嘧啶

D. 抗甲状腺药 + 普萘洛尔

E. 抗甲状腺药 + 碘剂

829. 该患者行双侧甲状腺次全切除术，术后第2天发生四肢抽搐。有效的处理方法应是

A. 口服钙剂

B. 10% 葡萄糖酸钙静脉滴注

C. 口服镇静剂

D. 口服碘剂

E. 气管切开防窒息

(830～831 共用题干)

患者，男，65 岁，甲状腺癌根治术后出现一侧眼睑下垂、瞳孔缩小、眼球内陷等症状。

830. 结合上述表现，应首先考虑为

A. Horner 综合征　　　B. 一侧面神经损伤

C. 甲亢危象　　　　　D. 甲状旁腺损伤

E. 切除甲状腺组织过多，甲状腺功能低下

831. 出现此症状的原因可能是

A. 颈交感神经损伤　　B. 颈丛神经损伤

C. 喉返神经损伤　　　D. 喉上神经损伤

E. 术前准备不充分

(832～833 共用题干)

患者，女，24 岁。体检时发现甲状腺右叶内有一个 1cm 大小的孤立结节，无任何自觉症状。行手术时病理检查（冰冻）报告为：以"甲状腺乳头状腺癌"为主，部分为"滤泡状腺癌"，有较完整的包膜，无腺体被膜侵犯，无肿大淋巴结。

832. 该患者的手术治疗方案应为

A. 肿瘤分化良好，有完整包膜，应行肿瘤摘除

B. 属分化良好型，应选用右叶与峡部全切除，左叶次全切除

C. 应行右叶全切除与右颈部淋巴结清扫术

D. 肿瘤只限于右叶，又无被膜侵犯，应行甲状腺右叶全切除

E. 有滤泡状腺癌成分，应行甲状腺全切除与双侧颈部淋巴结清扫术

833. 术后 2 年，患者右颈部出现一个 1cm 大小的肿大淋巴结，此时应采取的治疗是

A. 放射性 ^{131}I 治疗

B. 对右颈部淋巴结行局部放射治疗

C. 口服甲状腺素，使血中 TSH 下降至"0"

D. 再次行甲状腺全切除及双侧颈部淋巴结清扫术

E. 手术切除肿大淋巴结，同时探查同侧颈部有无肿大淋巴结，对可疑者行病理检查

(834～836 共用题干)

患者，女，35 岁。颈前区肿块 10 年，近年来易出汗、心悸，渐感呼吸困难。查体：晨起心率 104 次/分，血压 120/60mmHg；无突眼，甲状腺Ⅲ度肿大、呈结节状，心电图示窦性心律不齐。

834. 初步诊断最可能是

A. 原发性甲亢　　　　B. 桥本甲状腺炎

C. 继发性甲亢　　　　D. 亚甲炎

E. 单纯性甲状腺肿

835. 确诊的主要依据是

A. 颈部 CT　　　　　B. 血 T_3、T_4 值

C. 甲状腺 B 超　　　D. 血常规

E. MRI

836. 最佳的治疗方法是

A. 内科药物治疗　　　B. 中药治疗

C. 甲状腺全切术　　　D. 放射性核素治疗

E. 甲状腺大部切除术

(837～839 共用题干)

患者，女，35 岁。产后大出血后闭经 3 年。出现畏寒、头晕伴乏力 3 个月，因恶心、呕吐 1 周就诊。查体：贫血貌，颜面水肿，皮肤干燥，心率 60 次/分，律齐，血压 60/40mmHg，脉搏细弱。

837. 实验室检查的结果可能是

A. FT_3↑，FT_4↑，TSH 不变，ACTH 不变，血糖↑

B. FT_3↑，FT_4↑，TSH↑，ACTH 不变，血糖↓

C. FT_3↓，FT_4↓，TSH↓，ACTH↓，血糖↓

D. FT_3↑，FT_4↑，TSH↓，ACTH↓，血糖↓

E. FT_3，FT_4↑，TSH，PRL↓，血糖↑

838. 此患者被诊断为 Sheehan 综合征，如为患者进行 TRH 兴奋试验及 ACTH 兴奋试验，可出现的结果为

A. TSH↑，尿 17-羟↓，17-酮↓

B. TSH 延迟反应，尿 17-羟↑，17-酮↑

C. TSH↑，尿 17-羟↑，17-酮↑

D. TSH 不变，尿 17-羟↑，17-酮↑

E. TSH 不变，尿 17-羟↓，17-酮↓

839. 经诊断后，患者立即补充甲状腺片 60mg/d，2 天后恶心、呕吐症状加重。此时最可能的原因是

A. 诊断错误

B. 没有使用盐皮质激素替代

C. 甲状腺片替代过量

D. 出现了低钾血症

E. 因过量补充甲状腺激素诱发肾上腺危象

(840～841 共用题干)

患者，女，32 岁。妊娠 5 个月合并甲亢。

840. 治疗方法应选择

A. 首选药物治疗

B. 待分娩后治疗甲亢

C. 首选碘剂治疗

D. 首选放射性 ^{131}I 治疗

E. 首选手术治疗

841. 若该患者对抗甲状腺药物过敏，治疗宜选择

  A. 放射性 ^{131}I 治疗 B. 甲状腺次全切除术

  C. 待分娩后治疗 D. 碘剂

  E. 普萘洛尔

(842～844 共用题干)

  患者，男，44 岁。心悸、怕热，手颤乏力 1 年，大便不成形，每日 3～4 次，体重下降 20kg。查体：脉搏 90 次/分，血压 128/90mmHg，皮肤潮湿，双手细颤，双眼突出，甲状腺弥漫性 Ⅱ 度肿大，可闻及血管杂音；心率 104 次/分，律不齐，心音强弱不等；腹平软，肝脾肋下未及，双下肢无水肿。

842. 为明确诊断，首选的检查是

  A. T_3 抑制试验 B. 血 TSH、T_3、T_4

  C. TRH 兴奋试验 D. 甲状腺摄 ^{131}I 率

  E. 红细胞沉降率

843. 本例心律不齐最可能的原因是

  A. 窦性心律不齐 B. 心房扑动

  C. 心房颤动 D. 阵发性期前收缩

  E. 室颤

844. 患者首选的治疗措施为

  A. 丙硫氧嘧啶治疗 B. 普萘洛尔治疗

  C. 核素 ^{131}I 治疗 D. 甲状腺全切

  E. 立即行甲状腺大部分切除

(845～847 共用题干)

  患者，男，59 岁。颈增粗 15 年，近 1 年消瘦 12kg，并有心悸。查体：双侧甲状腺多个结节。基础代谢率增加 31%，2 小时内甲状腺摄碘 29%。

845. 患者最可能的诊断为

  A. 单纯性甲状腺肿 B. 结节性甲状腺肿

  C. 原发性甲亢 D. 甲状腺囊肿

  E. 继发性甲亢

846. 最有效的治疗是

  A. 长期抗甲状腺药物治疗

  B. 手术治疗

  C. 放射治疗

  D. 化疗

  E. 甲状腺素治疗

847. 甲状腺手术后 1 天，如果患者发生手足抽搐，此时的处理方法是

  A. 立即测记血清钙浓度

  B. 立即手术

  C. 立即口服二氢速固醇

  D. 立即行甲状旁腺移植术

  E. 立即静脉注射 10% 葡萄糖酸钙 10～20ml

(848～849 共用题干)

  患者，女，36 岁。10 年前土法接生产下一子，之后常感乏力、嗜睡、食欲缺乏。3 天前因头晕、恶心、呕吐就诊。查体：血压 70/50mmHg，心率 50 次/分。FT_3、FT_4、sTSH 均降低。

848. 下列处理措施中，不正确的是

  A. 24 小时尿游离皮质醇测定

  B. 可做 TRH 兴奋试验了解垂体储备功能

  C. 应给予高热量高维生素饮食

  D. 应先补充肾上腺皮质激素

  E. 若明确诊断垂体性甲状腺功能减退症，应立即补充甲状腺激素

849. 该患者最早出现的临床表现可能为

  A. 闭经   B. 皮肤苍白

  C. 嗜睡、怕冷 D. 食欲不振

  E. 产后不能泌乳

(850～852 共用题干)

  患者，女，54 岁。怕热、心悸 2 年多，进行性加重，未就诊；3 天前发热，体温波动在 38℃，伴咳嗽、咳痰，症状加重 1 天，体温持续 39℃ 以上，并出现恶心、呕吐、腹泻，意识模糊，烦躁不安。查体：体温 40℃，脉搏 130 次/分，呼吸 35 次/分；消瘦，巩膜轻度黄染，甲状腺 Ⅰ 度肿大，可闻及血管杂音。双肺可闻及干、湿啰音。

850. 该患者应尽快进行的检查为

  A. 痰培养   B. T_3、T_4 测定

  C. 血培养   D. 粪培养

  E. FT_3 测定

851. 若 T_3、T_4 增高，需进行的治疗为

  A. 甲巯咪唑 + 碘剂 + 小剂量糖皮质激素 + β 受体拮抗剂

  B. 甲巯咪唑 + 碘剂 + 大剂量糖皮质激素 + β 受体拮抗剂

  C. PTU + 碘剂 + 大剂量糖皮质激素 + 利血平

  D. MTU + 碘剂 + 小剂量糖皮质激素 + β 受体拮抗剂

  E. PTU + 碘剂 + 小剂量糖皮质激素 + β 受体拮抗剂

852. 若 T_3、T_4 增高，该患者选用放射性碘治疗，其长期、短期并发症最可能分别是

  A. 甲状腺功能减退症、甲亢危象

  B. 甲亢复发、放射性甲状腺炎

  C. 甲状腺功能减退症、放射性甲状腺炎

  D. 甲亢性心脏病、甲亢危象

  E. 以上都不是

(853~855 共用题干)

患者，女，50 岁，颈部肿块 3 个月，生长快，无疼痛。查体：甲状腺右叶有一直径 4cm 的肿块，质硬，边界不清，吞咽时活动度小。

853. 对诊断最有意义的体征是

A. 心脏扩大　　　　　　B. 气管移位

C. 心率快　　　　　　　D. 颈部淋巴结肿大

E. 红细胞沉降率加快

854. 如细针穿刺细胞学检查诊断为甲状腺癌，治疗应首选

A. 手术治疗

B. 放射性 ^{131}I 治疗

C. 外放射治疗

D. 口服甲状腺抑制剂治疗

E. 中药治疗

855. 如术中冰冻切片报告为良性肿瘤，行患侧甲状腺大部切除术，术后石蜡切片报告为甲状腺乳头状癌。下一步的治疗首选

A. 外放射治疗

B. 口服甲状腺抑制剂治疗

C. 放射性 ^{131}I 治疗

D. 中药治疗

E. 重新手术，行甲状腺患侧、峡部全切，对侧大部切除术

(856~858 共用题干)

患者，女，38 岁。因心悸、怕热 1 个月求诊。查体：甲状腺肿大，质软，无压痛，甲状腺上极可闻及血管杂音。血清 T_3、T_4 高于正常，甲状腺球蛋白抗体（TGAb）、甲状腺过氧化物酶抗体（TPOAb）阳性。

856. 患者最可能诊断为

A. 甲状腺癌　　　　　　B. 单纯性甲状腺肿

C. Graves 病　　　　　　D. 亚急性甲状腺炎

E. 甲亢

857. 若患者心率为 120 次/分，血白细胞为 2.8×10^9/L。治疗方案宜选用

A. 甲巯咪唑　　　　　　B. ^{131}I 治疗

C. 复方碘溶液　　　　　D. 普萘洛尔

E. 甲巯咪唑及普萘洛尔

858. 若患者使用甲巯咪唑治疗 1 个月后症状缓解，但甲状腺肿较前加重。此时最适当的治疗措施是

A. 加大甲巯咪唑剂量　　B. 改为 ^{131}I 治疗

C. 改为碘剂治疗　　　　D. 停用甲巯咪唑

E. 加用小剂量甲状腺激素

(859~861 共用题干)

患者，女，21 岁。因颈部肿物 2 年就诊，自述无任何自觉症状。查体：脉搏 88 次/分，甲状腺双侧对称性肿大，质软，随吞咽活动。

859. 根据以上临床特点，可能性最大的诊断是

A. 甲亢　　　　　　　　B. 甲状舌管囊肿

C. 单纯性甲状腺肿　　　D. 甲状腺癌

E. 慢性淋巴细胞性甲状腺炎

860. 适宜的诊治措施是

A. 立即手术

B. 服用抗甲状腺药物

C. 给予小剂量甲状腺素

D. 给予肾上腺皮质激素

E. 给予抗生素

861. 2 年后患者再次就诊，自诉平卧时憋气，此时应接受的治疗为

A. 加大甲状腺素量　　　B. 手术治疗

C. 可继续观察 3 个月　　D. 加大激素量

E. 加大抗甲状腺药物量

四、案例分析题：每道案例分析题至少 3 个提问。其中正确答案有 1 个或多个，根据选项重要程度不同而得分权重不同。选对得分，选错扣分，扣至本问得分为 0。案例分析题的答题过程是不可逆的，即进入下一问后不能再返回修改所有前面的答案。

(862~865 共用题干)

患者，男，24 岁，心悸，多食，消瘦，易激动 4 个月，甲状腺 I 度肿大，甲状腺吸碘率 3 小时 60%，24 小时 72%。

862. 体征有胫前黏液性水肿，眼裂增宽，应考虑什么诊断

A. 结节性甲状腺肿　　　B. 慢性甲状腺炎

C. Graves 病　　　　　　D. 亚急性甲状腺炎

E. 甲状腺癌

863. 患者检查发现眼外肌受累，属于眼征分级的几级

A. 1 级　　　　　　　　B. 2 级

C. 3 级　　　　　　　　D. 4 级

E. 5 级

864. 首先应进行的治疗为

A. 丙硫氧嘧啶治疗　　　B. 过氯酸钾治疗

C. 复方碘溶液治疗　　　D. 手术治疗

E. ^{131}I 治疗

865. 进一步治疗时，以下方案正确的是

A. 定期随访

B. 定期查 FT_3、FT_4

C. 定期查 WBC + DC

D. 症状消失，甲状腺功能正常时可停药

E. 抗甲状腺药物治疗 2 周后，可考虑加甲状腺制剂

(866 ~ 869 共用题干)

患者，女，35 岁，诊断为甲状腺功能亢进症后即行甲状腺次全切除术。术后患者出现高热，HR 160 次/分，烦躁不安，大汗淋漓，腹泻。

866. 为明确诊断，首先需要做的检查是

A. 甲状腺功能测定　　B. 血离子浓度测定

C. 心电图　　　　　　D. 血气分析

E. 胸部 X 线片　　　　F. 颅脑 CT

G. 甲状腺彩超　　　　H. 心脏彩超

867. 该患者可能出现

A. 低渗性失水　　　　B. 等渗性失水

C. 高渗性失水　　　　D. 休克

E. 昏迷　　　　　　　F. 离子紊乱

G. 呼吸性碱中毒

868. 应对该患者采取的治疗措施是

A. 口服丙硫氧嘧啶 600mg

B. 静脉注射毛花苷丙 0.2mg

C. 口服复方碘溶液 30 ~ 60 滴

D. 快速大量补液

E. 纠正离子紊乱

F. 静脉滴注氢化可的松 100mg

869. 如患者死亡，其致死原因可能是

A. 高热　　　　　　　B. 休克

C. 心力衰竭　　　　　D. 水和电解质紊乱

E. 周期性瘫痪　　　　F. 胫前黏液性水肿

(870 ~ 873 共用题干)

患者，女，大学生，23 岁。因"怕热、多汗、心悸、多尿、消瘦 2 个月"入院。血常规提示：RBC 4.8×10^{12}/L，Hb 145g/L，查体：体型消瘦，皮肤潮湿，双眼稍突，甲状腺 Ⅱ 度肿大，心率 110 次/分，心尖部可闻及 3/6 级收缩期杂音，双手平举震颤（＋），胫前无水肿。

870. 为明确诊断可进一步行的检查是

A. FT_3、FT_4、TSH　　B. TG、TPO 抗体

C. OGTT　　　　　　　D. 胸片

E. 心脏超声、心电图　　F. 甲状腺超声

871. 如果 FT_3、FT_4 均明显升高，TSH 降低，TG、TPO 抗体正常，可诊断为

A. 亚急性甲状腺炎　　B. 桥本甲状腺炎

C. 地方性甲状腺肿　　D. 心肌炎

E. 甲状腺功能亢进症　　F. 贫血

872. 如果该患者使用甲巯咪唑 2 周后复查 WBC 2.8 ×

10^9/L，N 60%，可选用的治疗药物为

A. 甲巯咪唑　　　　　B. 卡比马唑

C. 丙硫氧嘧啶　　　　D. 升白胺

E. 甲状腺激素　　　　F. 叶酸

873. 如果该患者使用甲巯咪唑 10mg/d，2 个月后复查 FT_3、FT_4 恢复正常，TSH 仍低但较前稍好转，进一步治疗为

A. 停用甲巯咪唑，改用 ^{131}I

B. 停用甲巯咪唑，择期行甲状腺切除手术

C. 加用甲状腺激素治疗

D. 永久停药

E. 减小甲巯咪唑剂量，嘱患者 1 个月后复查 FT_3、FT_4、TSH，进一步调整用药

F. 暂停使用甲巯咪唑，改用丙硫氧嘧啶

(874 ~ 877 共用题干)

患者，女，36 岁。甲亢，服丙硫氧嘧啶月余，症状好转，近 2 日喉痛，心率增快，全身乏力，似有低热。

874. 首先应进行的操作是

A. 肌注青霉素

B. 加用普萘洛尔

C. 增加丙硫氧嘧啶剂量

D. TT_3、TT_4 的测定

E. 白细胞计数及分类

F. 肝功检查

875. 抗甲状腺药物的不良反应包括

A. 甲状腺功能低下　　B. 皮疹

C. 粒细胞减少　　　　D. 中毒性肝病

E. 消化道症状　　　　F. 肌无力

G. 房颤

876. 丙硫氧嘧啶治疗 4 个月，症状缓解，但甲状腺肿大更明显，突眼也加重，最宜采取的措施是

A. 加大抗甲状腺药物

B. 抗甲状腺药物减量并加甲状腺制剂

C. 更换另一种抗甲状腺药物

D. 放射性 ^{131}I 治疗

E. 手术治疗

F. 选两种抗甲状腺药物

877. 提示甲亢可能治愈，可以停药的结果有

A. TRAb 转为阴性

B. 甲状腺肿明显缩小

C. T_3、T_4 降至正常范围

D. TSH 恢复正常

E. 粒细胞减少

F. 肝功损害

（878~885 共用题干）

患者，女，24 岁，未婚未育，因"怕热、多汗，消瘦 2 月，伴心悸 10 天"来诊。2 月前，患者无明显诱因出现怕热，多汗，且有体重下降，至今已减轻 10 公斤，近 10 天来出现心悸，以运动时尤剧。既往体健。

878. 该患者诊断为下列哪种疾病的可能性最大

  A. 神经官能症　　　　B. 1 型糖尿病

  C. 2 型糖尿病　　　　D. 肺结核

  E. 甲状腺功能亢进症　F. 恶性贫血

  G. 重度贫血　　　　　H. 重度肝炎

879. 该患者可能伴有的症状及体征是

  A. 紧张焦虑　　　　　B. 咳嗽

  C. 面色苍白　　　　　D. 肝区肿大

  E. 失眠　　　　　　　F. 记忆力增强

  G. 月经减少　　　　　H. 大便次数增加

880. 如果上述所选的症状及体征均存在，对于确诊该病具有重要作用的检查是

  A. 血常规　　　　　　B. 肝功能

  C. 胃镜　　　　　　　D. 甲状腺功能

  E. 神经诱发电位　　　F. 胸片

  G. 大便查找寄生虫卵　H. 血糖

881. 可用于治疗该疾病的药物是

  A. 维生素 B_6　　　　B. 叶酸和维生素 B_{12}

  C. 异烟肼　　　　　　D. 利福平

  E. 他巴唑　　　　　　F. 地巴唑

  G. 丙硫氧嘧啶　　　　H. 磺脲类药物

882. 给患者服用上述药物前一般至少需要做哪一项（或哪几项）检查

  A. 尿常规　　　　　　B. 肝功能

  C. 乙肝两对半　　　　D. 血常规

  E. 心电图　　　　　　F. 胸部 X 光片

  G. 血脂　　　　　　　H. 血糖

883. 患者服用药物后出现白细胞下降，一般出现在

  A. 服药后立即出现　　B. 服药后 1~2 天内

  C. 服药后 2~3 周内　　D. 服药后 5~6 周内

  E. 服药后 2~3 月内　　F. 服药后 5~6 月内

  G. 服药后 1~2 年内　　H. 服药后 2~3 年内

884. 患者需要服用碘剂的情况是

  A. 一旦确诊就应该使用碘剂

  B. 体重急剧下降时

  C. 心率达 120 次/分时

  D. 拟手术治疗前

  E. 拟放射碘治疗前

  F. 拟服用药物治疗前

  G. 甲状腺危象时

  H. 拟妊娠前

885. 达到下列哪一项（或哪几项）指标可以考虑停药

  A. 症状消失

  B. 体重恢复原来体重

  C. 已经治疗 18 个月以上

  D. TSAb 转为阴性

  E. T_3、T_4 恢复到正常范围

  F. TSH 恢复到正常范围

  G. T_3 抑制试验恢复正常

  H. 无自觉不适

（886~893 共用题干）

患者，女，28 岁，因"突眼 10 天"来诊。10 天患者由他人发现双眼突眼，无自觉视力下降，双眼干涩，眼花视矇。详细询问病史发现患者近 2 月来体重下降 20 斤，月经稀少，脾气变暴躁。既往体健。

886. 患者可能还会伴有的症状体征是

  A. 易饥　　　　　　　B. 多食

  C. 多尿　　　　　　　D. 夜尿增加

  E. 尿频　　　　　　　F. 尿急

  G. 尿痛　　　　　　　H. 排尿中断

887. 该患者主要考虑的疾病有

  A. 先天发育畸形

  B. 眼部恶性肿瘤

  C. 眼部良性肿瘤

  D. 眼部感染

  E. 甲状腺功能亢进症

  F. 甲状腺功能减退症

  G. 无治疗意义突眼

888. 下列哪一种（或哪几种）指标异常有助于诊断甲状腺功能亢进症

  A. TT_3　　　　　　　B. TT_4

  C. FT_3　　　　　　　D. FT_4

  E. TSH　　　　　　　F. TRAb

  G. TSAb　　　　　　　H. rT_3

889. 下列哪一种（或哪几种）指标或检查有助于判断甲状腺功能亢进症是原发性或继发性

  A. FT_3

  B. FT_4

  C. TSH

  D. rT_3

  E. TRAb

  F. 甲状腺核素扫描

  G. 甲状腺彩色多普勒检查

H. ^{131}I 摄取率

890. 提示：①甲状腺功能亢进症；②甲状腺肿大呈弥漫性；③浸润性突眼；④TRAb 和 TSAb 阳性；⑤其他甲状腺自身抗体阳性；⑥胫前黏液性水肿。对于 **Graves** 病的诊断，下列叙述正确的是

    A. 具备①即可诊断

    B. 具备①②方可诊断

    C. 具备①②③方可诊断

    D. 具备①②③④方可诊断

    E. 具备①②③④⑤方可诊断

    F. 具备①②③④⑤⑥方可诊断

    G. 具备①③④方可诊断

    H. 具备①②④方可诊断

891. 可用于明确浸润性突眼诊断的检查是

    A. 无需检查，有甲状腺功能亢进症伴突眼就一定是浸润性突眼

    B. 眼部 CT

    C. 眼部 MRI

    D. 眼部核素扫描

    E. 眼部彩色多普勒检查

    F. 眼底镜检

    G. 眼底荧光造影

892. 对于甲状腺功能亢进症伴浸润性突眼的治疗，说法正确的是

    A. 控制甲状腺功能亢进症，首选抗甲状腺药物

    B. 控制甲状腺功能亢进症，首选手术

    C. 控制甲状腺功能亢进症，首选放射碘

    D. 夜间高枕卧位

    E. 夜间睡平板床

    F. 考虑合用 $L - T_4$

    G. 不应该使用 $L - T_4$

    H. 必须使用普萘洛尔

893. 对于甲状腺功能亢进症伴浸润性突眼的治疗，需要用到下列哪一种（或哪几种）药物

    A. 他巴唑

    B. 利尿剂

    C. 钙离子拮抗剂

    D. 血管紧张素 II 转化酶抑制剂

    E. 泼尼松

    F. 甲基泼尼松龙

    G. $L - T_4$

    H. 四环素眼膏

（894~901 共用题干）

患者，女，24 岁，因"疲乏，怕冷伴记忆力减退 1 年"来诊，1 年来患者自觉容易疲乏，活动耐力下降，记忆力较前明显下降，伴怕冷。3 年前曾患甲亢，经他人介绍服用一杯药水（具体不详）后好转。

894. 目前考虑何种疾病的可能性最大

    A. Sheehan 综合征

    B. Cushing 综合征

    C. 原发性甲状腺功能亢进症

    D. 继发性甲状腺功能亢进症

    E. 原发性甲状腺功能减退症

    F. 继发性甲状腺功能减退症

    G. 慢性甲状腺炎

    H. 亚急性甲状腺炎

895. 对于甲状腺功能减退症的患者，可能有的临床表现是

    A. 表情淡漠   B. 皮肤干燥

    C. 腹泻   D. 毛发浓密

    E. 腹胀   F. 食欲下降

    G. 月经失调   H. 溢乳

896. 对于甲状腺功能减退症患者，实验室检查的异常结果有

    A. 低胡萝卜素血症

    B. 贫血

    C. 心包积液

    D. 心动过速

    E. 血清三酰甘油增高

    F. 血清 LDL – C 增高

    G. 血清 HDL – C 增高

    H. 血清 CK 增高

897. 对于典型的原发性甲状腺功能减退症患者，实验室检查结果正确的有

    A. FT_3 下降   B. FT_3 上升

    C. FT_4 下降   D. FT_4 上升

    E. TSH 下降   F. TSH 上升

    G. rT_3 下降   H. rT_3 上升

898. 对于鉴别甲状腺功能减退症和低 T_3、T_4 综合征，最有价值的检查是

    A. T_3 B. T_4

    C. FT_3 D. FT_4

    E. TSH   F. rT_3

    G. rT_4 H. ^{131}I 摄取率

899. 甲状腺功能减退症的替代治疗一般可以考虑下列哪一种（或哪几种）药物

    A. 他巴唑   B. 丙硫氧嘧啶

    C. $L - T_3$ D. $L - T_4$

E. 甲状腺片　　　　F. 泼尼松

G. 甲基泼尼松　　　H. 氢化可的松

900. 如果患者经替代治疗后好转，数年后拟妊娠的条件是

A. FT$_3$ 达到正常上限　　B. FT$_4$ 达到正常上限

C. TSH 达到正常上限　　D. rT$_3$ 达到正常上限

E. FT$_3$ 达到正常下限　　F. FT$_4$ 达到正常下限

G. TSH 达到正常下限　　H. rT$_3$ 达到正常下限

901. 如果患者发生黏液性水肿，可使用的药物是

A. L – T$_3$　　　　　B. L – T$_4$

C. 氢化可的松　　　D. 普萘洛尔

E. 复方碘剂　　　　F. 阿司匹林

G. 胰岛素　　　　　H. 酚妥拉明

（902 ~ 904 共用题干）

患者，女，26 岁，因"怕热、出汗多、体重减轻 1 个月"来诊。3 个月前正常生产一男婴，母乳喂养。近 1 个月怕热、出汗多、体重减轻。查体：T 36.3 ℃；无突眼，甲状腺 Ⅱ 度肿大，质韧；HR 110 次/分。

902. 该患者最可能的诊断是

A. 亚急性甲状腺炎

B. 无痛性甲状腺炎

C. 产褥热

D. 桥本甲状腺炎

E. 甲状腺功能亢进危象

F. 病毒性心肌炎

903. 对确定诊断和鉴别诊断意义较大的检查是

A. 血清 T$_3$、T$_4$、TSH

B. 甲状腺 B 超

C. 检测病毒抗体

D. 红细胞沉降率

E. ^{131}I 摄取率

F. 颈部 CT

904. 如果上述检查显示 T$_3$、T$_4$ 升高，^{131}I 摄取率明显降低，合适的治疗方案是

A. 大剂量抗甲状腺药物控制甲状腺功能亢进

B. 密切随访

C. 使用糖皮质激素

D. ^{131}I 治疗

E. 可给予 β – 受体拮抗剂控制症状

F. 积极术前准备择期手术

（905 ~ 908 共用题干）

患者，女，45 岁，因"低热、焦虑、易怒、心悸、多汗 1 周"来诊。查体：T 37.6 ℃，P 100 次/分；皮肤潮湿；甲状腺可触及，右侧有结节，质硬，压痛阳性，

无震颤及血管杂音；舌、手细震颤（+）。

905. 初步诊断是

A. Graves 病

B. 慢性淋巴细胞性甲状腺炎

C. 亚急性肉芽肿性甲状腺炎

D. 甲状腺腺瘤出血

E. 急性化脓性甲状腺炎

F. 甲状腺癌

906. 应进一步做的实验室检查是

A. 眼眶 CT

B. 红细胞沉降率

C. TT$_3$、TT$_4$、FT$_3$、FT$_4$ 测定

D. 甲状腺 ^{131}I 摄取率测定

E. 甲状腺 CT

F. TSH 测定

907. 该患者 T$_3$、T$_4$ 升高，是由于

A. 甲状腺激素合成增多

B. 甲状腺激素释放增多

C. 甲状腺激素合成和释放均增多

D. 甲状腺滤泡结构破坏，甲状腺激素释放入血循环

E. 外周组织对甲状腺激素不敏感，致其代偿性分泌增多

F. 自身免疫性破坏导致甲状腺激素过多释放入血

908. 该患者治疗可选择

A. 抗甲状腺药物

B. 甲状腺激素

C. β – 肾上腺素受体拮抗剂

D. 碘剂

E. 非甾体消炎药或糖皮质激素

F. ^{131}I 治疗

（909 ~ 912 共用题干）

患者，女，65 岁，因"全身水肿 2 个月，心悸、气促 1 周"来诊。患者怕冷、食欲减退、腹胀，夜里常因呼吸困难憋醒。既往史：甲状腺功能亢进，放射性碘治疗史 23 年。查体：T 36.5 ℃，P 88 次/分，R 23 次/分，BP 150/100mmHg；慢性病病容，结膜苍白，口唇发绀，颈静脉充盈，甲状腺无肿大；双肺底呼吸音弱，未闻及干、湿性啰音；心界扩大，心音低钝、律齐；腹膨隆，移动性浊音（+），肝、脾肋下未触及；双下肢指压痕（+）。

909. 为明确诊断需要做的检查是

A. 心电图　　　　　B. 胸部 X 线片

C. 血常规　　　　　D. 甲状腺功能测定

E. 血生化　　　　　F. 心肌酶

G. 心脏超声　　　　H. 动脉血气分析

910. 甲状腺功能测定：TSH 68mU/L，FT$_4$ 6.4pmol/L，FT$_3$ 1.7pmol/L；血常规：Hb 80g/L；肝功能：Alb 28g/L，ALT 269U/L，ALP 280U/L，γ - GT 536U/L；CK - MB 增高；血清钾、钠、氯正常，血钙 1.98mmol/L；胆固醇 6.8mmol/L；动脉血气分析：SaO$_2$ 78%，pH 7.4；ECG：Ⅱ、Ⅲ、aVF、V$_3$ ~ V$_6$ T 波低平。诊断考虑的疾病是

A. 甲状腺功能减退症　　B. 多浆膜腔积液

C. 低蛋白血症　　　　　D. 中度贫血

E. 高胆固醇血症　　　　F. 高血压

G. 全心功能不全　　　　H. 高血压心脏病

911. 应给予的治疗是

A. 利尿剂

B. L - T$_4$ 替代，小剂量起始

C. 硝酸酯类药物扩张冠状动脉治疗

D. ACEI

E. 口服地高辛

F. 调脂药

912. 经 L - T$_4$ 治疗，心悸、气促略有缓解，但仍有大量腹腔积液，食欲减退，目前的处理方案是

A. 行腹部超声检查

B. 肿瘤标志物检测

C. 抽取腹腔积液，查瘤细胞

D. 肝炎八项

E. 增加利尿剂剂量

F. 继续目前治疗并观察

(913 ~ 915 共用题干)

患者，女，56 岁，因"使用镇静药后出现嗜睡，体温下降 1d"来诊。患者近 2 年来自感记忆力减退，体重增加，肌肉痉挛、萎缩。查体：T 34.2 ℃，P 51 次/分，R 12 次/分，BP 60/50mmHg；表情淡漠，四肢肌肉松弛，反射减弱，双下肢非压凹性水肿。

913. 出现上述情况最可能的原因是

A. 镇静药物过量　　B. 黏液性水肿昏迷

C. 休克　　　　　　D. 神经系统疾病

E. 神经症　　　　　F. 肾病综合征

914. 对确定诊断最有价值的检查是

A. 血白细胞　　　　B. 血红蛋白

C. 血容量　　　　　D. 血清 TSH、FT$_4$ 测定

E. 血 T$_3$、T$_4$ 测定　　F. 脑电图

915. 应采取的治疗措施是

A. 静脉注射 L - T$_3$

B. 保温、供氧、保持呼吸道顺畅

C. 根据需要补液

D. 用氢化可的松

E. 应用降钙素

F. 应用前列腺素

(916 ~ 919 共用题干)

患者，男，24 岁，因"体重持续增加 7 年，嗜睡 3 年，加重 1 个月"来诊。患者 7 年前无明显诱因出现体重持续增加，从 65kg 增加到 105kg。近 3 年出现睡眠增多，每日睡 10 小时以上，伴有记忆力减退。近 1 个月来，困倦感明显加重。病来无头痛，无视力下降，尿、粪正常。查体：T 37.2 ℃，P 90 次/分，R 25 次/分，BP 126/88mmHg；意识清楚，言语含糊；手背及胸背部皮肤干燥、粗糙、皲裂，面部臃肿；甲状腺不大；双瞳孔等大正圆，D = 2.5mm，对光反射灵敏，视力、视野粗测正常；鼻、唇肥厚，舌大声粗；颈软，心、肺、腹无明显异常；四肢粗大，手指粗壮，手背及手掌肥厚，肌力、肌张力正常，病理反射阴性。颅脑 MRI：垂体增大，视交叉受压上移，垂体柄显示欠佳，考虑存在垂体瘤。

916. 为明确诊断应进行的检查项目包括

A. FT$_4$、FT$_3$、TSH 测定

B. TPOAb、TGAb 测定

C. 甲状腺超声

D. 血 PRL 水平

E. 降钙素测定

F. 动脉血气分析

917. 实验室检查：FT$_4$ < 5.15pmol/L，FT$_3$ < 1.54pmol/L，TSH > 100mU/L。心脏彩超：少量心包积液，TPOAb、TGAb 正常。甲状腺彩超：甲状腺体积缩小。诊断考虑

A. TSH 不敏感综合征

B. 原发性甲状腺功能减退症

C. 继发性甲状腺功能减退症

D. 三发性甲状腺功能减退症

E. 甲状腺激素抵抗综合征

F. 自身免疫性甲状腺疾病

G. 无痛性甲状腺炎

918. 该患者存在垂体瘤，除检测甲状腺功能外，还应检测的激素是

A. GH　　　　　　　B. ACTH、COR

C. PRL　　　　　　　D. FSH

E. LH　　　　　　　F. 降钙素

G. 肾上腺素　　　　　H. 醛固酮

I. 前列腺素

919. 实验室检查：GH 正常，PRL 升高，ACTH - COR

正常，FSH、LH 均正常。进一步的处理措施包括

A. L－T$_4$ 替代治疗

B. 立即行垂体手术

C. 口服溴隐亭治疗高催乳素血症

D. ^{131}I 治疗

E. L－T$_4$ 替代治疗一段时间后复查 PRL，甲状腺功能及垂体 MRI

F. 垂体放疗

（920～923 共用题干）

患者，女，59 岁，因"甲状腺结节 20 年，增大 1 年"来诊。甲状腺检查提示结节直径 2.6cm，恶性可能性大。

920. 提示结节可能是恶性病灶的征象是

A. 甲状腺结节高回声

B. 甲状腺结节低回声

C. 结节内有点状钙化

D. 结节周围有壳样钙化

E. 结节内血流丰富

F. 结节内无血流

921. 该患者准备做甲状腺肿瘤切除术，术式应选择

A. 甲状腺结节摘除

B. 甲状腺全切或近全切

C. 甲状腺单叶切除

D. 甲状腺双侧次全切

E. 中央区淋巴结清扫

F. 只摘除术中能摸到的肿大淋巴结

922. 该患者实验室随诊项目包括

A. 甲状腺功能　　　B. 血清降钙素

C. 血钙、磷　　　　D. 血清甲状腺球蛋白

E. 肝功能和肾功能　F. 血常规

923. 术后病理显示甲状腺乳头状癌，右 2.0cm，左 0.8cm。术后患者的治疗措施为

A. 化疗　　　　　　B. 放疗

C. L－T$_4$ 替代治疗　D. L－T$_4$ 抑制治疗

E. ^{131}I 治疗　　　　F. 不治疗

（924～928 共用题干）

患者，男，体型肥胖，因近 1 个内嗜睡加重应诊，行头部 MRI 检查显示垂体瘤，遂收入院治疗。无明显头痛及恶心、呕吐，无寒战、高热，无视力下降，无烦渴多饮，二便基本正常。查体：生命体征平稳，神志清楚，甲状腺不大，皮肤干燥、粗糙，舌肥厚，心肺腹部查体未见明显异常。

924. 为了明确诊断，应该进行的检查包括

A. FT$_4$、FT$_3$ 及 TSH 测定

B. TPOAb 及 TGAb 测定

C. 动脉血气分析

D. 甲状腺彩超

E. 甲状旁腺激素测定

F. 胰岛素测定

G. 降钙素测定

925. FT$_4$ <5.15pmol/L，FT$_3$ <2.3pmol/L，TSH >100mIU/L，TPOAb 及 TGAb 正常，甲状腺彩超提示甲状腺体积缩小，回声减低。应诊断考虑为

A. TSH 不敏感综合征

B. 甲状腺激素抵抗综合征

C. 自身免疫性甲状腺疾病

D. 无痛性甲状腺炎

E. 桥本甲状腺炎

F. 原发性甲状腺功能减退症

G. 继发性甲状腺功能减退症

H. 三发性甲状腺功能减退症

926. 还可能会经常出现的临床表现有

A. 怕冷　　　　　　B. 腹泻

C. 记忆力减退　　　D. 贫血

E. 溢乳　　　　　　F. 窦性心动过速

G. 心包积液　　　　H. 脂代谢异常

927. 患者磁共振成像提示垂体瘤，除了甲状腺功能的测定外还需要测定的激素有

A. 降钙素　　　　　B. ACTH、皮质醇

C. PTH　　　　　　D. GH

E. PRL　　　　　　F. FSH

G. LH　　　　　　 H. 醛固酮

I. 胰岛素　　　　　J. 肾上腺素

K. 前列腺素　　　　L. 胰高血糖素

928. 该患者下一步的治疗方案为

A. 立即行垂体瘤切除术

B. L－T$_4$ 替代治疗

C. 口服溴隐亭治疗高催乳素血症

D. L－T$_4$ 治疗一段时间后行垂体瘤手术

E. L－T$_4$ 替代治疗一段时间以后复查垂体 MRI 及催乳素水平

F. ^{131}I 治疗

G. 垂体放疗

H. 奥曲肽治疗

（929～932 共用题干）

患者，女，43 岁。因"突眼 3 个月，双眼结膜水肿 1 周"就诊。患者 3 个月前无明显诱因出现双眼胀痛不适，被他人发现眼突，一个半月月前查甲功提示甲亢，诊断

"Graves 病、GO"，予以"甲巯咪唑片 10mg，3 次/日，普萘洛尔 10mg，3 次/日"治疗。后突眼逐渐加重，1 个月前给予甲泼尼龙 1000mg，1 次/日治疗，连续治疗 3 天，院外泼尼松片 10mg，3 次/日维持，每周减量 5mg，同时甲巯咪唑片 10mg，1 次/日，2 周前复查甲功，FT_3 1.87pmol/L，FT_4 0.54pmol/L，TSH 4.59mIU/L，血常规及电解质正常。1 周前患者自行停用泼尼松，逐渐开始出现双眼球结膜水肿，右眼明显。查体：双侧甲状腺 I 度肿大，质软，无触痛，未闻及明显血管杂音。HR 86 次/分，律齐，双手细震颤（+）。眼球运动时疼痛，无自主性球后疼痛。

929. 为进一步治疗尚需做的检查有
- A. 甲状腺功能测定
- B. 眼眶 CT
- C. 凝血功能
- D. 甲状腺摄碘率
- E. 血常规
- F. 肝功能测定
- G. 动态心电图
- H. 胸部 X 线片

930. 该患者 CAS 评分为
- A. 1
- B. 2
- C. 3
- D. 4
- E. 5
- F. 6
- G. 7

931. 该患者可选择的治疗措施有
- A. 眼眶部放疗
- B. 眼眶减压术
- C. 糖皮质激素
- D. ^{131}I 治疗，同时给予泼尼松治疗 3 个月
- E. 配戴三棱镜
- F. 配戴有色眼镜
- G. 抬高床头
- H. 戒烟
- I. 奥曲肽

932. 结合该病例，以下说法错误的有
- A. 浸润性突眼的轻重程度与甲状腺功能亢进的程度无明显关系
- B. 该患者禁忌 ^{131}I 治疗
- C. 治疗效果取决于疾病的活动程度
- D. 视神经受累是本病最严重的并发症
- E. 新发突眼较慢性长病程更难治疗
- F. 该患者 CAS 评分处于活动期
- G. 眼球突出的程度不是判断浸润性突眼的最佳指标

(933～936 共用题干)

患者，男，39 岁。因"多汗、易饥、多食伴双眼畏光、流泪 2 年余，右眼球结膜水肿 1 年余"就诊。患者 2 年前出现多汗、易饥、多食，伴颈部粗大、双手震颤，

伴双眼畏光流泪，经检查诊断为：甲状腺功能亢进症。甲巯咪唑治疗 6 个月，感双眼畏光、流泪好转，自行停药。1 年前突眼加重，并出现右眼球结膜水肿，查甲功：FT_3 7.58ng/dl、FT_4 3.58ng/dl、TSH 0.047μIU/ml，双眼超声：双侧眼球后条形低回声，考虑眼肌增粗。查体：双侧甲状腺 II 度肿大，质软，无触痛，未闻及明显血管杂音。HR 92 次/分，律齐，双眼睑闭合不全、水肿，无明显红斑，结膜充血、水肿，无明显泪阜水肿，双眼突度 20mm，右侧眼睑挛缩 +2mm。眼球运动时无疼痛，无自主性球后疼痛。

933. 应与该病例的诊断鉴别的疾病有
- A. 炎性假瘤
- B. 白血病
- C. 眼眶蜂窝织炎
- D. 眼眶转移性肿瘤
- E. 眶内静脉曲张
- F. 眶脑膜瘤
- G. 鼻窦肿瘤

934. 突眼体征包括
- A. Stellwag 征
- B. Babinski 征
- C. Oppenheim 征
- D. Graefe 征
- E. Gordon 征
- F. Mobius 征
- G. Joffroy 征

935. 该患者 CAS 评分为
- A. 1
- B. 2
- C. 3
- D. 4
- E. 5
- F. 6
- G. 7

936. 当前治疗措施包括
- A. 戒烟
- B. 眼眶减压术
- C. 糖皮质激素
- D. 夜间眼球覆盖
- E. 配戴三棱镜
- F. 配戴有色眼镜
- G. 抬高床头
- H. 人工泪液

(937～939 共用题干)

患者，女，33 岁。怀孕 4 个月，低热，纳亢。测 T_3 3.7nmol/L，T_4 232nmol/L。

937. 为确诊患者有无甲亢，首选的试验是
- A. 甲状腺素结合试验，结合比值
- B. 甲状腺素结合试验，吸收率
- C. 甲状腺素结合试验，结合率
- D. TRH 兴奋试验
- E. 游离 T_3、T_4 测定

938. 此患者治疗的首选方案为
- A. 抗甲状腺药物
- B. 手术
- C. ^{131}I 治疗
- D. 普萘洛尔（心得安）

E. 抗甲状腺药物 + 甲状腺片

939. 对此患者可进行的处理有

A. 定期在内科、产科门诊检查

B. 定期测定血清 FT_3 和 FT_4

C. 甲亢症状控制加用小剂量甲状腺片

D. 分娩前 1 个月，停服抗甲状腺药物，改用普萘洛尔（心得安）

E. 立即终止妊娠

（940～942 共用题干）

患者，女，31 岁。因"脱发、乏力、月经紊乱伴膝关节酸痛 4 个月"来诊。2 年前怀孕期间甲状腺功能无异常，产后抗甲状腺过氧化酶抗体阳性，未做特殊处理。查体：BP 138/86mmHg；意识清楚，精神可；无突眼和颜面水肿；甲状腺 Ⅱ 度肿大，有结节感，质地坚韧，双肺呼吸音清，无啰音；HR 70 次/分，律齐；双下肢无水肿。

940. 首先考虑的诊断为

A. 桥本甲状腺炎

B. 产后甲状腺炎

C. 腺垂体功能减退症

D. 多囊卵巢综合征

E. 类风湿关节炎

F. 慢性活动性肝炎

G. 肺结核

941. 有助于确诊的检查是

A. 肝炎病毒定量   B. 甲状腺激素

C. 垂体 MRI   D. 超声心动图

E. 甲状腺自身抗体   F. 卵巢超声

942. 患者 TSH 轻度升高，但甲状腺激素水平正常，下面叙述正确的是

A. 不需要治疗

B. 复查 TSH 以后再决定是否治疗

C. 如合并肾上腺皮质功能减退，不需要治疗

D. 因患者症状明显，需立即治疗

E. 先使用糖皮质激素治疗，4 周后再用甲状腺激素替代治疗

F. 排除垂体瘤以后，可以治疗

（943～948 共用题干）

患者，女，35 岁，未婚。因怕热、多汗、消瘦 2 个多月来诊。查体：甲状腺 Ⅰ 度肿大，杂音（－），心率 120 次/分，律齐。甲状腺吸碘率：3 小时 36%、24 小时 90%。

943. 此时最佳处理为

A. T_3 抑制试验

B. 休息加普萘洛尔口服

C. 测定 FT_3、FT_4、TSH 水平

D. 抗甲状腺药物加普萘洛尔口服

E. 立即服用甲巯咪唑或丙硫氧嘧啶

944. 患者应用甲巯咪唑治疗 6 周后症状明显减轻，T_3、T_4 基本恢复正常，WBC $3.8×10^9$/L，中性粒细胞百分数为 0.55。此时最合适的治疗方案为

A. 可选择手术治疗

B. 立即停药，观察白细胞计数与分类的变化

C. 可选择 ^{131}I 治疗

D. 加用糖皮质激素

E. 加用升白细胞药物，密切观察白细胞变化

945. 患者经 4 个月的治疗后，感到双手及面部肿胀，甲状腺 Ⅱ 度肿大，此时最合适的处理为

A. 立即停药

B. 补充甲状腺素

C. 增加抗甲状腺药物剂量

D. 加用碘剂

E. 将抗甲状腺药物减量同时补充甲状腺素

946. 患者经 1 年的治疗，病情稳定后结婚，婚后采用口服避孕药。在随访过程中发现 TT_3 0.05nmol/L（3.2µg/L），TT_4 258nmol/L（20.0µg/dl），此时应

A. 考虑甲亢复发

B. 测定 FT_3、FT_4、TSH 水平

C. 增加抗甲状腺药物剂量

D. 减少甲状腺激素剂量

E. 进行 T_3 抑制试验

947. 患者连续服药 2 年，病情稳定，此时考虑停药，经一系列检查后可以停药的检查结果不包括

A. ^{131}I 吸收率正常

B. TT_3、TT_4、TSH 水平正常

C. TGA、MCA 恢复正常水平

D. FT_3、FT_4、TSH 水平正常

E. FT_3、FT_4、TRH 兴奋试验、TRAb 均正常

948. 停药后半年，患者妊娠 2 个月，自觉又出现心悸、多汗。复查 FT_3、FT_4 偏高，TSH 0.01mU/L。考虑甲亢复发，此时最佳处理方案为

A. 终止妊娠 + 口服丙硫氧嘧啶

B. 维持妊娠 + 甲状腺大部切除

C. 维持妊娠 + 小剂量 ^{131}I 治疗

D. 维持妊娠 + 小剂量丙硫氧嘧啶

E. 维持妊娠 + 小剂量甲巯咪唑

（949～951 共用题干）

患者，女，65 岁。因消瘦半年多来诊。半年来逐渐

消瘦、食欲缺乏，并时有腹泻，无明显腹痛、发热，抗感染治疗无效。近1个月乏力明显，懒言、嗜睡。查体：恶病质，表情淡漠，皮肤略潮湿，无突眼，甲状腺Ⅰ度肿大，杂音（－），心率124次/分，双手细震颤（＋），全身肌肉萎缩明显，肌力2～3级。

949. 为明确诊断，应首选的检查为

    A. 急诊胃镜

    B. 粪培养及血培养

    C. 胸部X线片、腹部B超

    D. 颅脑CT

    E. TT_3、TT_4、FT_3、FT_4、TSH测定

    F. 骨髓穿刺

950. 实验室检查：TT_3、TT_4正常，FT_3、FT_4升高，TSH降低。最可能的诊断是

    A. 亚急性甲状腺炎   B. 淡漠型甲亢

    C. 慢性结肠炎   D. 多发性肌炎

    E. 神经症   F. 格林－巴利综合征

951. 该患者的治疗措施应为

    A. 使用抗生素消除肠道炎症

    B. 抗甲状腺药物控制甲亢

    C. 胺碘酮控制心率

    D. 高热量、高蛋白质、高维生素饮食

    E. 糖皮质激素治疗肌肉病变

    F. 首选直接手术切除大部分甲状腺组织

（952～954 共用题干）

患者，女，29岁。近5年来盗汗、心悸、易怒、食量增加。查体：突眼，心率110次/分，血压126/84mmHg，甲状腺弥漫性Ⅲ度肿大，心律齐、无杂音，举手颤动明显。查血T_3、T_4高于正常值。诊为原发性甲亢，经抗甲状腺药物治疗后复发，拟行甲状腺双侧次全切除术。

952. 若用丙硫氧嘧啶＋碘剂做术前准备，达到手术要求的表现是

    A. 心率在90～100次/分

    B. 血T_3、T_4值均正常

    C. 甲状腺缩小变硬

    D. 甲亢症状缓解

    E. 基础代谢率低于正常范围＋20%

953. 该患者手术后最危急的并发症是

    A. 一侧喉返神经损伤

    B. 甲状腺感染

    C. 手术区出血压迫气管

    D. 双侧喉上神经损伤

    E. 手术切口化脓性感染

954. 若术后发生甲减，诊断的主要依据是

    A. 四肢乏力、盗汗

    B. 腹泻

    C. 颈部皮肤水肿

    D. B超示残余甲状腺内结节性肿大

    E. T_3、T_4值持续低于正常值下限

（955～957 共用题干）

患者，女，28岁。有明显基础代谢增高和交感神经兴奋症状，有突眼症状，甲状腺Ⅲ度肿大，质软，可闻及杂音。

955. 患者最可能诊断为

    A. 毒性弥漫性甲状腺肿

    B. 地方性甲状腺肿

    C. 慢性淋巴细胞性甲状腺炎

    D. 亚急性甲状腺炎

    E. 碘甲亢

956. 病史中可能出现的错误是

    A. 多食

    B. 消瘦

    C. 复视

    D. 大便次数增多

    E. 月经量多

957. 下列化验结果中正确的有

    A. T_3、T_4升高

    B. FT_3、FT_4升高

    C. TSH升高

    D. TSAb阳性

    E. CHO细胞减少

（958～961 共用题干）

患者，男，60岁。心悸、乏力、消瘦1年余，未就医诊治；3周前开始发热，体温37～38℃，伴咳嗽、咳痰，服用止咳祛痰药物，近3天心悸、乏力症状明显加重，体温持续39.0℃以上，查体：脉搏110次/分，呼吸32次/分，血压180/50mmHg；消瘦，意识模糊，烦躁不安，大汗，甲状腺Ⅰ度肿大，可闻血管杂音，两肺可闻多量干湿性啰音，心界不大，心率160次/分，房颤律，心尖部可闻Ⅰ级收缩期吹风样杂音；下肢无水肿。

958. 患者最可能的诊断是

    A. 冠心病，心肌梗死，肺部感染

    B. 甲亢，甲亢性心脏病

    C. 甲状腺危象，肺部感染

    D. 风湿性心脏病，心力衰竭

    E. 高血压心脏病，心力衰竭

959. 该患者应尽快检查的指标有

    A. TSAb   B. FT_3、FT_4

C. TSH   D. TGAb、TMAb

E. TT_3

960. 患者需要进行的治疗措施有

A. 甲巯咪唑 + 碘剂 + 小剂量糖皮质激素 + β 受体拮抗剂

B. PTU + 碘剂 + 小剂量糖皮质激素 + β 受体拮抗剂

C. PTU + 碘剂 + 大剂量糖皮质激素 + β 受体拮抗剂

D. PTU + 碘剂 + 大剂量糖皮质激素 + 利血平

E. MTU + 碘剂 + 小剂量糖皮质激素 + β 受体拮抗剂

961. 该患者的进一步治疗应为

A. 抗感染，补足水分，注意电解质平衡，阿司匹林降温

B. 抗感染，补足水分，注意电解质平衡，物理降温，必要时给予冬眠降温

C. 补足水分，注意电解质平衡，物理降温，强心药物减慢心率

D. 抗感染，注意水、电解质平衡，物理降温，强心药物减慢心率

E. 先辅以药物治疗，病情有所控制后行手术治疗

答案和精选解析

一、单选题

1. E 甲亢手术治疗的适应证包括中、重度甲亢；甲状腺较大有压迫症状；单或多结节性甲状腺肿；怀疑恶变、治疗复发者；胸骨后甲状腺肿伴甲亢等。

2. B 根据患者颈粗判断可能有甲状腺肿；根据甲状腺Ⅱ度肿大，表面不平可诊断结节性甲状腺肿。根据心率较快，可闻及血管杂音，考虑伴有甲亢。

3. D 非浸润性突眼的发生机制为交感神经兴奋致眼外肌及上睑肌张力增加，突眼深度 16～18mm。

4. E

5. B 亚急性甲状腺炎的特征改变为 T_3、T_4 升高，^{131}I 摄取率低。

6. E 放射性 ^{131}I 释放 β 射线，选择性破坏甲状腺组织，使功能性甲状腺组织减少，甲状腺内抗体生成减少。适用于 25 岁以上、不能或不愿长期药物及手术治疗或治疗后复发者、高功能结节伴甲亢、非自身免疫性毒性甲状腺肿等。禁用于妊娠期、哺乳期、严重肝肾功能不良、活动性结核、重症浸润性突眼、甲亢危象、白细胞 < 3000/mm³ 等。

7. C Graves 病的发病机制：由于辅助性 T 淋巴细胞（Th）功能相对活跃，而抑制性 T 淋巴细胞（Ts）减少甚至功能缺陷，Th 细胞与 Ts 细胞平衡被破坏，导致甲状腺免疫功能紊乱。

8. B 普通人甲减的患病率为 0.8%～1.0%。

9. A 免疫系统功能紊乱和遗传因素引起的 TRAb 升高是引起 Graves 病最根本的原因，TRAb 与 TSH 竞争性地结合于 TSH 受体 α 亚单位，激活腺苷酸环化酶信号系统，导致甲状腺滤泡上皮细胞增生，产生过量的甲状腺激素，TRAb 与 TSAb 对 TSH 受体的刺激不受负反馈调节，导致 Graves 病的发生。

10. E 抗甲状腺药物（ATD）发生率相对较高且较严重的副作用为粒细胞缺乏，其发生率约为 0.4%。大部分粒细胞缺乏发生在抗甲状腺药物大剂量治疗的最初 2～3 个月内或再次用药的 1 个月内。因此，为了防止粒细胞缺乏的发生，在早期应每 1～2 周查白细胞 1 次，当白细胞少于 $2.5 \times 10^9/L$、中性粒细胞少于 $1.5 \times 10^9/L$ 时应考虑停药观察。

11. C

12. D 甲状腺功能减退综合征临床表现取决于甲状腺功能减退的程度和病程，一般较原发性甲状腺功能减退症轻。主要有疲劳、怕冷、食欲缺乏、便秘、毛发脱落、皮肤干燥而粗糙、表情淡漠、懒言少语、记忆力减退、体重增加、心动过缓和反应迟缓，严重者可有黏液性水肿表现。

13. A 血清 TSH 是反映甲状腺功能和诊断原发性甲减最敏感的指标，实验室检查发现血清 TSH 增高，FT_4 减低，原发性甲减即可以成立；而继发性甲状腺功能减退的特点为血清 TSH 减低或者正常，TT_4、FT_4 减低。

14. C 甲状腺功能减退病情严重时，由于受寒冷、感染、手术、麻醉或镇静剂应用不当等应激可诱发黏液性水肿昏迷，多见于老年人，临床表现为低体温（< 35℃），嗜睡，呼吸减慢，心动过缓，血压下降，四肢肌肉松弛，反射减弱或消失，甚至发生昏迷，严重时可出现休克、呼吸衰竭，心、肾功能衰竭等。

15. A 亚临床甲减临床上通常无明显表现，患者仅有血清 TSH 增高，而血清 T_3、T_4 均正常。

16. A 原发性甲状腺功能减退症最早出现异常的指标是血清 TSH。

17. B 甲状腺相关眼病是成年人最常见的眼眶病之一，属于自身免疫性疾病，多数患者可有甲状腺功能异常的临床或实验室检查表现，但即使在甲状腺功能正常的情况下，也可能发生甲状腺相关眼病，甲状腺功能亢进严重程度不一定与突眼程度平行，疾病的性质主要取决于炎症程度和软组织体积增大的程度。

18. A 甲状腺相关性眼病受累较多的眼外肌是下直肌，可使患者不能够保持正常眼位，造成双眼单视功能异常。

19. E 目前认为甲状腺和眼存在某种原发性共同抗原，被激活的淋巴细胞（尤其是 T 细胞）浸润到眼眶组织，产生自身抗体造成病理损伤；炎症细胞浸润导致细

胞因子的释放，局部组织对细胞因子、氧自由基和纤维生长因子的反应会刺激纤维母细胞，使糖胺聚糖（GAG）合成增加、G2S 在眼部高表达，这些机制会产生组织肿胀、炎症、肌肉运动受限和继发性压迫改变。

20. B TAO 患者的治疗包括全身与眼部局部治疗，全身治疗主要针对矫正甲状腺功能异常，眼部治疗主要针对暴露性角膜炎、压迫性视神经病变和严重充血性眼眶病变，主要的治疗措施包括糖皮质激素、免疫抑制剂和手术治疗，在眼眶病变的急性期，若发生明显视功能受损时，可行眼眶减压术；在疾病稳定期，可行眶部减压以改善眼球突出，斜视矫正术和眼睑手术。

21. E 甲状腺激素抵抗综合征的确切病因尚不清楚，其病因主要包括受体缺陷和受体后因素，此外，下丘脑、垂体水平 II 型 5′-脱碘酶缺乏或活性降低，抗 T_3/T_4 自身抗体增多也可能为影响因素。绝大多数是由于甲状腺激素受体基因发生突变，最常见的是甲状腺激素受体基因核苷酸发生变化或者缺失，使甲状腺激素受体的氨基酸顺序发生变化，导致受体结构和功能的变化，对甲状腺激素发生抵抗或不敏感。其次为甲状腺激素受体数目减少，导致甲状腺激素作用减弱，还有甲状腺激素受体后作用发生障碍，也可引起 SRTH。

22. C 甲状腺激素抵抗有几种情况，最常见的为垂体抵抗和全身抵抗，临床可表现甲状腺功能亢进、甲状腺功能正常或甲状腺功能减低。如果垂体和周围组织对甲状腺激素的抵抗是相似的，患者表现为甲状腺功能正常；如果垂体抵抗低于周围抵抗，患者表现为甲减；如果垂体抵抗高于周围抵抗，患者表现为甲亢。

23. A 亚急性甲状腺炎包括亚急性淋巴细胞性甲状腺炎（无痛性甲状腺炎，发生于产后者称产后甲状腺炎）、干扰素相关甲状腺炎等；别称还有（假）巨细胞性甲状腺炎、（假）肉芽肿性甲状腺炎、急性单纯性甲状腺炎、非感染性甲状腺炎、病毒感染后甲状腺炎、急性（或亚急性）非化脓性甲状腺炎、移行性或"匐行性"甲状腺炎、亚急性疼痛性甲状腺炎等。

24. B 桥本甲状腺炎仅有甲状腺肿、无甲减者一般不需要治疗；合并甲状腺功能减退时，主要给予甲状腺激素（$L-T_4$）替代治疗减轻甲状腺肿。

25. C 多见于女性（女性患者是男性的 15~20 倍）。各年龄均可发病，但以 30~50 岁多见。

26. C 单纯性甲状腺肿多无明显症状，主要体征为甲状腺呈对称性弥漫性肿大，腺体表面光滑，质地柔软，随吞咽上下移动；患者血清 T_4、T_3、TSH 一般正常，血清甲状腺球蛋白（Tg）水平增高，且增高的程度与甲状腺肿的体积呈正相关。

27. A Pendred 综合征又称耳聋-甲状腺肿综合征，其特点为先天性甲状腺功能减退、甲状腺肿伴有先天性神经性耳聋，为常染色体隐性遗传病，致病基因位于染色体 7q31，其表达产物 pendrin 由于基因突变或缺失而影响转运碘-氯离子，以致碘的有机化障碍，甲状腺功能减退。

28. D WHO 推荐的成年人每日碘摄入量为 150μg。尿碘是监测碘营养水平的公认指标，尿碘中位数（MUI）100~200μg/L 是最适当的碘营养状态。一般用学龄儿童的尿碘值反映地区的碘营养状态：MUI < 100~80μg/L 为轻度碘缺乏，MUI < 80~50μg/L 为中度碘缺乏，MUI < 50μg/L 为重度碘缺乏。

29. E T_3 抑制试验：先测基础摄[131]I 率，后口服一定剂量 T_3 后再做摄[131]I 率，甲状腺功能亢进时不受抑制，而单纯性甲状腺肿者受抑制。此试验可作为甲状腺功能亢进与单纯性甲状腺肿的鉴别。

30. B

31. C 碘缺乏是引起地方性单纯性甲状腺肿的主要原因，患者多无明显症状，主要体征为甲状腺呈对称性弥漫性肿大，腺体表面光滑，质地柔软，随吞咽上下移动，无明显突眼、体重改变等症状；血清 T_4、T_3、TSH 一般正常，基础代谢率正常，甲状腺吸碘率可增加，T_3 抑制试验（+）。

32. C 单纯性甲状腺肿本身一般不需要治疗，是否需要干预主要取决于病因，碘缺乏者需改善碘营养状态，采用碘化食盐是目前国际上公认的防治碘缺乏单纯性甲状腺肿的有效措施；部分患者可用 TH 治疗，但成年结节性甲状腺肿应避免过量碘治疗。手术治疗并非单纯性甲状腺肿的首选，只有甲状腺重度肿大，产生压迫症状者才考虑手术治疗。

33. D 提示甲状腺结节为恶性的危险因素包括：（1）儿童或成人男性年龄 < 30 岁或 > 70 岁；（2）儿童时期有头颈部放射线照射史或放射性尘埃暴露史；（3）全身放射治疗史；（4）有甲状腺癌或多发性内分泌腺瘤病（MEN）2 型家族史；（5）结节迅速增大；（6）伴有持续性声嘶、发音困难、吞咽困难或呼吸困难；（7）结节形状不规则、坚硬、固定；（8）颈部淋巴结肿大。

34. B 甲状腺核素显像显示结节为"热结节"，一般恶性可能性极小，通常为良性，不需再行细针穿刺细胞学检查；"冷结节"恶性风险增加但仍以良性居多，需行细针穿刺细胞学检查进一步明确诊断。

35. E 甲状腺结节临床极为常见，查体没有发现而 B 超检查发现的结节恶性概率较高，数据展示人群中高分辨率超声对甲状腺结节检出率高达 50%，其中有 5%~10% 的甲状腺结节为恶性；提示结节为恶性的征象包括：实质性、低回声结节伴微小钙化、结节边缘不规则、甲状腺外浸润、颈部淋巴结肿大等，甲状腺结节良、恶性与结节大小、单发多发关系不大。桥本甲状腺炎伴甲状腺功能减退症患者因甲状腺组织发生淋巴细胞浸润、纤维化和间质萎缩等改变，可能发生恶变而出现甲状腺恶性肿瘤。

36. C 乳头状癌监测 Tg，髓样癌监测降钙素。

37. E

38. C 碘可以进入胎盘和乳汁，故甲亢合并妊娠时禁忌用碘。

39. E Graves 病患者应用甲巯咪唑治疗一个月后症状缓解，但甲状腺肿及突眼加重，这是由于 T_3、T_4 减少后对 TSH 反馈抑制减弱，以致分泌 TSH 偏多使腺体增生肥大及突眼，此时宜加小剂量甲状腺激素，其他治疗措施都无疗效。

40. D T_3、T_4 检查的结果不受以前是否用过碘剂的影响，而甲状腺摄^{131}I率、血清蛋白结合碘和甲状腺激素结合试验都因曾用过碘剂而受影响。此患者2个月前曾做过胆囊造影，造影剂是碘剂，因而检查 T_3、T_4 应该最有价值。

41. C 妊娠早期胎儿尚处于成型阶段，由于麻醉等药物会对胎儿的发育产生不可控的影响，所以妊娠早期不可手术，可在妊娠中期进行手术。

42. E 急性心力衰竭、支气管哮喘患者禁用 β 受体拮抗剂。

43. D Graves 病患者因自身产生过量甲状腺激素，可引起代谢亢进；甲状腺激素分泌过多可使蛋白质，特别是骨骼肌的蛋白质大量分解；促进小肠黏膜对糖的吸收增加，加速肝糖原的分解作用，同时还能促进外周组织对糖的利用，使血糖升高，引起糖耐量异常；此外，过量甲状腺激素可加速脂肪代谢，促进脂肪的分解氧化过程，使血总胆固醇减少，尿肌酸排出增加。

44. C 甲状腺功能亢进症时，血液循环中甲状腺激素过多，可引起以神经、循环、消化等系统兴奋性增高和代谢亢进为主要表现的临床综合征；大便次数增多或腹泻与消化系统兴奋性增高，与肠蠕动增强有关。

45. A 甲状腺危象系甲状腺激素大量进入循环所致，多见于较重甲亢未予治疗或治疗不充分的患者，临床表现为高热，大汗，心动过速（>140 次/分），烦躁，焦虑不安，谵妄，恶心呕吐，腹泻，严重者可有心衰、休克及昏迷等。治疗首选丙硫氧嘧啶 500~1000mg，以抑制甲状腺激素合成及外周组织 T_4 向 T_3 的转换；其他治疗措施包括：（1）碘剂抑制甲状腺激素释放；（2）普萘洛尔阻断甲状腺激素对心脏的刺激作用；（3）糖皮质激素防止和纠正肾上腺皮质功能减退。

46. B 体重增减、食量大小、腺体软硬及大小、出汗多少、有无手颤、情绪改变、睡眠好坏均可以作为甲亢病情程度和治疗效果的判断条件，但最重要的是脉率快慢、脉压大小。

47. C Graves 眼病又称甲状腺相关性眼病或浸润性突眼，其病理基础是眶后淋巴细胞浸润，眶后成纤维细胞分泌大量黏多糖和糖胺聚糖在组织沉积，透明质酸增多，导致眼外肌和脂肪肿胀损伤，引起突眼。患者除眼球向前突出外，典型眼征还包括：（1）Stellwag 征：瞬目减少；（2）Graefe 征：眼球下转时上睑不能相应下垂；（3）Mobius 征：表现为集合运动减弱，即目标由远处逐渐移近眼球时，两侧眼球轴辏不良，不能适度内聚；（4）Joffroy征：双眼上视时前额皮肤不能皱起。

48. C 放射碘治疗甲亢的目的是破坏甲状腺组织，减少甲状腺激素产生，其治疗机制是放射性碘被甲状腺摄取后释放出 β 射线，破坏甲状腺组织细胞，并发症以甲状腺功能减退症最为常见。

49. E Graves 眼病又称甲状腺相关性眼病，根据美国甲状腺学会（ATA）分级眼病达4级（眼外肌受累）和以上（角膜受累、视神经受累致视力丧失）者称为Graves 眼病，多见于男性而不是女性，不是全部双眼受累，单眼受累占10%~20%，甲状腺功能亢进症与Graves 眼病发生先后顺序的关系是43%两者同时发生，44%甲状腺功能亢进症在先。

50. D 抗甲状腺药物是妊娠期甲状腺功能亢进的主要治疗措施，如确实需要治疗，妊娠早期（1~3个月），应优先选择丙硫氧嘧啶，因为丙硫氧嘧啶的致畸风险小于甲巯咪唑；对于抗甲状腺药物治疗无效者，可选择手术治疗，手术需要在妊娠4~6个月时进行。

51. E 甲状腺激素是由甲状腺细胞分泌的一种内分泌性激素，甲状腺素是指总的 T_4 和游离 T_4。

52. A Graves 病患者行甲状腺功能检查，常可见血清 T_3、TT_4 水平增高，而 TSH 减低，是临床诊断 Graves 病的主要依据。

53. E Graves 病的特征性自身抗体是 TSH 受体的抗体（TRAb），是 Graves 病的主要致病抗体，其与 TSH 竞争性地结合于 TSH 受体 α 亚单位，激活甲状腺上皮细胞膜上的腺苷酸环化酶信号系统，导致甲状腺滤泡上皮细胞增生，产生过量的甲状腺激素。

54. B 基础代谢率 =（脉率 + 脉压）- 111，代谢率升高的程度常可作为判断病情严重程度和治疗效果的重要标志。

55. B 原发性甲减是由甲状腺腺体本身病变引起的甲减，血清 TSH 是反映甲状腺功能和诊断原发性甲减最敏感的指标，实验室检查发现血清 TSH 增高，FT_4 减低，原发性甲减即可以成立。

56. B 甲状腺过氧化物酶抗体（TPOAb）、甲状腺球蛋白抗体（TGAb）是确定原发性甲减病因的重要指标和诊断自身免疫甲状腺炎（包括桥本甲状腺炎、萎缩性甲状腺炎）的主要指标；一般认为血清 TPOAb 和 TGAb 阳性提示甲减是由于自身免疫性甲状腺炎所致。

57. E 左甲状腺素（L - T₄）替代治疗是甲减的主要治疗药物，患者通常需要终生服药，治疗的目标是将血清 TSH 和甲状腺激素水平恢复到正常范围内。

58. D 甲减的主要临床表现以代谢率减低和交感神经兴奋性下降为主，早期患者可以没有特异症状，典型表现有畏寒、乏力、手足肿胀感、嗜睡、记忆力减退、反应迟钝、少汗、关节疼痛、体重增加、便秘，女性月经紊乱，或者月经过多、不孕等。体格检查典型患者可有表情呆滞、反应迟钝、声音嘶哑或低沉、听力障碍、面色苍白、颜面或眼睑水肿、唇厚舌大、常有齿痕、皮肤干燥、粗糙、脱皮屑、皮肤温度低、水肿、手足掌皮肤可呈姜黄色，毛发稀疏干燥，跟腱反射时间延长，脉率缓慢等；少数病例出现胫前黏液性水肿；累及心脏可以出现心包积液和心力衰竭，重症患者可发生黏液性水肿昏迷。

59. E 60. E

61. C 亚急性甲状腺炎又称肉芽肿性甲状腺炎、巨细胞性甲状腺炎和 deQuervain 甲状腺炎，是一种与病毒感染有关的自限性甲状腺炎，病因与病毒感染密切相关，如流感病毒、柯萨奇病毒、腺病毒、麻疹病毒和腮腺炎病毒等，绝大多数可以治愈，一般不遗留甲状腺功能减退症。

62. A 亚急性甲状腺炎患者常有血清甲状腺激素水平和甲状腺摄碘能力的"分离现象"，即血清 T_3、T_4 水平升高，TSH 降低，而摄取 ^{131}I 率减低（24 小时 <2%）为本病的特征性表现。

63. D HT 多数病例以甲状腺肿大或甲减症状首次就诊。

64. C 多结节性甲状腺肿以甲状腺结节性肿大，不伴甲状腺功能异常为特点，大多数患者仅需定期随访，并行超声检查动态评估甲状腺结节的大小及性质；一般不建议使用左甲状腺激素（L - T₄）治疗，特别是血清 TSH 减低或正常下限的患者，因为长期抑制 TSH 水平可增加甲状腺毒症、心房颤动和骨量丢失的发生风险。

65. E 散发性甲状腺肿是单纯性甲状腺肿的一个类型，是以缺碘、致甲状腺肿物质或相关酶缺陷等原因所致的代偿性甲状腺肿大，不伴有明显的甲状腺功能亢进或减退，其特点是散发于非地方性甲状腺肿流行区，任何年龄均可患病，以青少年患病率高，且女性多于男性，约占单纯性甲状腺肿人群的 5%。

66. A 如果一个地区儿童中单纯性甲状腺肿的患病率超过 10%，称之为地方性甲状腺肿。

67. A 单纯性甲状腺肿本身一般不需要治疗，碘缺乏者需改善碘营养状态，采用碘化食盐是目前国际上公认的防治碘缺乏单纯性甲状腺肿的有效措施；WHO 建议

正常成人碘摄入量的标准为每日 150μg。

68. B 检测尿碘（MUI）可了解碘营养水平，MUI 是目前监测碘营养水平的公认指标，MUI < 100 μg/L 为碘缺乏，MUI 200 ~ 299 μg/L 为碘超量，MUI >300 μg/L 为碘过量。

69. D 甲状腺功能亢进症是甲状腺腺体本身产生甲状腺激素过多而引起的甲状腺毒症，其病因包括弥漫性毒性甲状腺肿（Graves 病）、结节性毒性甲状腺肿和甲状腺自主高功能腺瘤等，其中 Graves 病是导致甲状腺功能亢进症最常见的病因。

70. D 甲状腺功能亢进是器官特异性自身免疫病之一，它与自身免疫性甲状腺炎、Graves 病同属于自身免疫性甲状腺病，以血清存在针对甲状腺的自身抗体，包括过氧化物酶抗体（TPOAb），甲状腺球蛋白抗体（TGAb）和 TSH 受体抗体（TRAb）为特征。

71. E 风湿性疾病，根据发病机制、病理及临床特点，可以分为弥漫性结缔组织病（CTD）、脊柱关节病、退行性变等十大类。其中，弥漫性结缔组织病简称结缔组织病（包括类风湿关节炎、红斑狼疮、硬皮病、多肌炎、重叠综合征、血管炎病等），是风湿病的重要组成部分，属于非器官特异性自身免疫病，特点是以血管和结缔组织的慢性炎症为病理基础，可引起多器官、多系统损害。

72. A 甲亢性周期性瘫痪约占甲亢病例的 3% 左右，好发于 20 ~ 40 岁亚洲男性，发作时常伴血钾降低，过多体力活动、剧烈运动、高碳水化合物饮食以及胰岛素、肾上腺素均能诱发瘫痪；发病较突然，主要为双上、下肢及躯干发作性软瘫，病变以下肢瘫痪更为常见，伴有电兴奋及反射的消失，严重时所有的骨骼肌包括呼吸肌均可发生麻痹。

73. D 甲亢性心脏病可导致心动过速、心脏排出量增加、心房颤动和心力衰竭，主要发生在年轻甲亢患者，此类心力衰竭非心脏泵衰竭所致，而是由于心脏高排出量后失代偿引起，称为"高排出量型心力衰竭"，与一般心脏病治疗原则不同，甲亢性心脏病引起的心力衰竭在经过抗甲状腺药物治疗后，通常可明显缓解。

74. D 胫前黏液性水肿也称为 Graves 皮肤病变，是 Graves 病的特殊临床表现，多发生在胫骨前下 1/3 部位，也见于足背、踝关节、肩部、手背处，皮损大多为对称性；早期皮肤增厚、变粗，有广泛大小不等的棕红色或红褐色或暗紫色突起不平的斑块或结节，边界清楚，皮损周围的表皮稍发亮，薄而紧张，后期皮肤粗厚，如橘皮或树皮样；其组织学特异性表现是糖蛋白及酸性葡萄糖胺聚糖在组织和皮肤堆积所致。

75. C 血清促甲状腺激素（TSH）的变化是反映甲状腺功能最敏感的指标，已成为目前早期筛查甲状腺功

能亢进症的第一线指标，甲亢时 TSH 通常 < 0.1 mU/L。

76. C Graves 眼病，又称甲状腺相关性眼病或浸润性突眼，多为双眼同时受累，少数患者仅有单侧突眼；临床表现为眼内异物感、眼部胀痛、畏光、流泪、复视、斜视、视力下降，查体可见眼球显著突出，突眼度超过 18mm，眼睑肿胀，结膜充血水肿，眼睑闭合不全、角膜外露，眼球活动受限，严重者眼球固定等。典型眼征包括 Stellwag 征，即有瞬目减少，但无炯炯发光。

77. D T_3 型甲状腺毒症是由于甲状腺功能亢进时产生 T_3 和 T_4 的比例失调，T_3 产生量显著多于 T_4 所致；本病在碘缺乏地区人群中常见，约占甲亢患者的 12%，老年人多见；本病的主要诊断依据为：（1）有甲亢的症状和体征；（2）血清 TT_3、FT_3 水平增高；（3）血清总 T_4 和 FT_4 均正常；（4）甲状腺碘摄取率正常或增高，不能为外源性 T_3 所抑制。

78. B 血清 FT_4、FT_3 和 TSH 是诊断妊娠期甲亢的主要指标，FT_4、FT_3 水平高于正常值上限，TSH < 0.1 mU/L 是妊娠期甲亢的主要诊断标准。

79. E 甲亢的手术指征：（1）甲状腺肿大显著，伴有压迫症状，或胸骨后甲状腺肿等类型的甲亢；（2）结节性甲状腺肿伴甲亢、继发性甲亢或高功能腺瘤；（3）中度以上的原发性甲亢；（4）中、重度甲亢长期服药或停药复发，或不能坚持服药者；（5）妊娠早、中期的甲亢患者。

80. E 放射碘治疗甲亢的目的是破坏甲状腺组织，减少甲状腺激素产生，其治疗机制是放射性碘被甲状腺摄取后释放出 β 射线，破坏甲状腺组织细胞，以下情况为放射碘治疗的禁忌证：（1）外周血白细胞计数 < 3.0×10^9/L 或中性粒细胞计数 < 1.5×10^9/L；（2）伴有甲状腺危象或严重浸润性突眼者；（3）合并严重心、肝或肾功能衰竭者；（4）妊娠或哺乳期妇女，年龄在 25 岁以下的患者。

81. C 甲亢性心脏病可导致心动过速、心脏排出量增加、心房颤动和心力衰竭，主要发生在年轻甲亢患者；放射碘治疗是甲亢性心脏病的绝对适应证。

82. B 因具有放射性，放射碘治疗（RAI 治疗）是妊娠和哺乳期甲状腺功能亢进症的绝对禁忌证，治疗应以抗甲状腺药物为首选，妊娠早期应优先选择丙硫氧嘧啶。

83. B 抗甲状腺药物（ATD）发生率相对较高且较严重的副作用为粒细胞缺乏，其发生率约为 0.4%。大部分粒细胞缺乏发生在抗甲状腺药物大剂量治疗的最初 2 ~ 3 个月内或再次用药的 1 个月内。因此，为了防止粒细胞缺乏的发生，在早期应每 1 ~ 2 周查白细胞 1 次，当白细胞少于 2.5×10^9/L、中性粒细胞少于 1.5×10^9/L 时应考虑停药观察。甲亢本身可有白细胞减少。

84. B 甲状腺功能减退症根据病变发生的部位可分为：（1）原发性甲减：由甲状腺腺体本身病变引起的甲减，占成人全部甲减的 90% ~ 95% 以上，多由于自身免疫、甲状腺手术和放射性碘治疗所致；（2）中枢性甲减：由下丘脑和垂体病变引起的促甲状腺激素释放激素（TRH）或者促甲状腺激素（TSH）产生和分泌减少所致的甲减，常见原因为垂体外照射、垂体大腺瘤、颅咽管瘤及产后大出血等；（3）甲状腺激素抵抗综合征：是甲状腺激素在外周组织发挥作用缺陷或实现生物效应障碍引起的综合征。

85. A 甲状腺激素抵抗综合征，也称甲状腺激素不敏感综合征，是甲状腺激素在外周组织发挥作用缺陷或实现生物效应障碍引起的综合征，临床表现为血清游离 T_4（FT_4）和游离 T_3（FT_3）持续升高，但促甲状腺激素（TSH）正常。

86. C

87. E 原发性甲减是由甲状腺腺体本身病变引起的甲减，占成人全部甲减的 90% ~ 95% 以上，且 90% 以上的原发性甲减是由于自身免疫、甲状腺手术和放射性碘治疗所致。

88. E　**89. B**　**90. E**　**91. B**　**92. D**　**93. B**　**94. C**　**95. A**　**96. B**

97. B 原发性甲低：此类患者下丘脑和垂体功能均正常，病变主要在甲状腺，故 TRH 兴奋试验呈过高反应，基础血清 TSH 水平即增高，静脉注射 TRH 后 TSH 显著增高。

98. D　**99. D**　**100. B**　**101. A**　**102. B**　**103. C**　**104. C**

105. A 甲亢性心脏病的诊断依据：（1）有甲亢的临床表现和阳性生化指标；（2）有阵发性或持续性房颤或房扑；（3）有心脏增大或充血性心衰的表现或证据；（4）排除其他病因心脏病；（5）甲亢治愈后，心脏病的表现随之消失或明显减轻。

106. B　**107. A**　**108. E**　**109. A**　**110. D**　**111. D**　**112. B**　**113. B**　**114. B**

115. E 甲亢性周期性麻痹：主要见于东方国家的青年男性患者。发作时血钾显著降低。周期性麻痹多与甲亢同时存在，或发生于甲亢起病之后。也有部分患者以周期性麻痹为首发症状就诊才发现甲亢。多在夜间发作，可反复出现，甲亢控制后症状可缓解。周期性麻痹的发生机制可能与过多 TH 促进 $Na^+ - K^+ - ATP$ 酶活性，使 K^+ 向细胞内的不适当转移有关。

116. D　**117. C**　**118. B**　**119. B**　**120. B**　**121. B**　**122. E**　**123. D**　**124. E**　**125. B**　**126. B**　**127. B**　**128. C**　**129. A**　**130. B**　**131. C**　**132. D**　**133. B**　**134. A**

135. B 该患者甲状腺Ⅲ度肿大，甲状腺摄^{131}I率增高，可提示单纯性甲状腺肿。

136. E **137. D** **138. C** **139. C** **140. E** **141. B**

142. B

143. B 甲状腺^{131}I摄取率试验中，^{131}I被甲状腺摄取后释放出β射线，破坏甲状腺组织细胞；服用抗甲状腺药物期间同时进行甲状腺^{131}I摄取率试验可能进一步加重甲状腺功能减低。

144. E **145. D** **146. C**

147. C 该患者以双眼球突出，夜间闭目困难，流泪，畏光，复视等眼部症状为主要表现，但T_3、T_4正常，应诊断为甲状腺功能正常的Graves眼病。

148. A PTH生成减少有继发性和特发性两种原因，继发性PTH生成减少主要与甲状腺或颈部外科手术误伤甲状旁腺、颈部放射治疗毁损甲状旁腺有关。特发性PTH生成减少病因未明，可能与PTH生物合成异常或钙离子受体激活突变有关。

149. C **150. B** **151. C**

152. C 原发性甲减血清TSH明显增高，而TT_4和FT_4均降低，血清TSH水平在TRH兴奋剂试验后，反应比正常人高；相反，继发性甲减TSH明显降低，垂体性甲减血清TSH水平低或正常或高于正常，对TRH兴奋试验无反应，应用TSH后，血清TT_4水平升高；下丘脑性甲减血清TSH水平低或正常，对TRH兴奋试验反应良好，TRH刺激后TSH延迟增加；TH不敏感型甲减TSH低下，T_3、T_4水平增高，而无甲亢表现。

153. E 甲状腺激素发挥效应与热休克蛋白有关的信号传导途径密切相关，通过细胞内信号蛋白的共价键修饰和活化实现甲状腺激素的生物学效应。

154. A

155. E 促甲状腺激素释放激素（TRH）兴奋试验于注射TRH后有兴奋反应者为正常。如血中基础TSH很低，注射后仍低或未见上升，即不被TRH兴奋，结合临床症状，可能提示有甲亢。此试验优于甲状腺素抑制试验或T_3抑制试验，副作用少，并可避免甲状腺激素摄入对心脏的影响及甲亢症状加重等缺点，故最有价值。

156. E 甲亢手术前需要进行术前准备，可先用硫脲类药物，待甲亢症状得到基本控制后（情绪稳定，睡眠良好，体重增加，心率<90次/分，基础代谢率< +20%），再改服复方碘溶液半月以上，待甲状腺缩小变硬，血管数减少后手术。

157. D 原发性甲减的治疗目标是将血清TSH和甲状腺激素水平恢复到正常范围内，左甲状腺素（L-T_4）是治疗甲减的首选药物，患者通常需要终生服药，成年患者L-T_4替代剂量一般为50~200μg/d，平均125μg/d。

158. C

159. E 淡漠型甲亢该型特点为：①发病较隐匿。②以老年人多见，尤其是60岁以上者。③临床表现不典型，常以某一系统的表现为突出（尤其是心血管和胃肠道症状）。④眼病和高代谢症群表现较少，多数甲状腺无明显肿大。⑤全身情况差，体重减轻较明显，甚至出现全身衰竭、恶病质。⑥血清TT_4可以正常，FT_3、FT_4常增高，TSH下降或测不出，但^{131}I摄取率增高。

160. C

161. A TSH受体刺激抗体（TSAb）是鉴别引起弥漫性毒性甲状腺肿病因的重要指标之一，约85%~100%的Graves病患者有TSAb阳性，TSAb可与促甲状腺激素受体（TSHR）结合，通过cAMP途径产生生物学效应，是鉴别甲亢病因、诊断Graves病的重要指标之一。

162. D T_4全部由甲状腺产生，每天产生80~100μg，该指标稳定、重复性好，是诊断甲亢的主要指标之一。血清中20%的T_3由甲状腺产生，80%在外周组织由T_4转换而来。大多数情况下，甲亢时血清T_3与T_4同时升高。

163. E

164. D 甲状腺功能减退的主要临床表现以代谢率减低和交感神经兴奋性下降为主，累及心血管系统时，主要表现为心动过缓，心输出量减少，血压低（ECG显示低电压），心音低钝，心脏扩大，可并发冠心病，但一般不发生心绞痛与心衰，有时可伴有心包积液和胸腔积液；重症者可发生心肌黏液性水肿，导致心肌收缩力损伤、心动过缓、心排血量下降；由于心肌间质水肿、非特异性心肌纤维肿胀、左心室扩张和心包积液，可导致心脏扩大；约有10%的患者可伴发高血压。对于患缺血性心脏病、心绞痛者，甲状腺激素替代治疗可能诱发和加重心脏病，应注意甲状腺激素起始剂量宜小，调整剂量宜慢。

165. B 甲状腺功能减退是由于甲状腺激素合成及分泌减少，或其生理效应不足所致机体代谢降低的一种疾病，由于甲状腺激素缺乏常可引起血红蛋白合成障碍，进而导致贫血。此外，甲状腺激素合成减少可引起厌食、腹胀等症状，影响肠道对铁和叶酸的吸收，半数患者有胃酸分泌缺乏，导致恶性贫血与缺铁性贫血。

166. C 大部分粒细胞缺乏发生在抗甲状腺药物大剂量治疗的最初2~3个月内或再次用药的1个月内。中性粒细胞小于$1.5×10^9$/L时应当停药。也不应当换用另外一种ATD，因为它们之间存在交叉反应。

167. E **168. C**

169. D 甲状腺毒症可增强心脏β受体对儿茶酚胺的敏感性，增强心肌的正性肌力作用，引起甲亢性心脏病，多见于老年患者，主要临床表现有心率增快、心脏扩大、心力衰竭、心律失常、心房颤动、脉压增大、水冲脉等，在部分老年甲亢患者中，心房颤动可作为本病的首发临床表现，而其他甲亢症状不典型。放射碘治疗是甲亢性心脏病治疗的首选，多数患者在经过抗甲状腺治疗后症状可明显缓解。

170. C　171. A　172. E　173. C

174. C 血清 TSH 浓度的变化是反映甲状腺功能最敏感的指标，原发性甲减患者最早出现的表现为血清 TSH 增高。

175. B 流行病学调查也发现，甲状腺功能亢进症患者亲属中患另一自身免疫性甲状腺病，如桥本甲状腺炎的比率和 TSAb 的检出率均高于一般人群。这些都说明甲状腺功能亢进症具有遗传倾向。通过对人类白细胞膜上组织相容性抗原（HLA）的研究发现，高加索人中的 HLA - B8，日本人中的 HLA - B35，中国人身体中的 HLA - BW46 为本病的相对危险因子。

176. A

177. B 约有 25%～50% 的甲亢患者伴有不同程度的浸润性突眼症状，甲亢与突眼发生顺序的关系是：43% 为浸润性突眼与甲亢同时存在，44% 甲亢先于突眼发生；甲亢严重程度一般与突眼程度不平行，5% 的浸润性突眼患者甲状腺功能正常。

178. A

179. A 异位 ACTH 综合征系垂体以外肿瘤分泌大量 ACTH，主要见于燕麦细胞支气管肺癌（约占半数），临床表现为库欣综合征，如色素沉着、水肿、肌萎缩、低钾血症、代谢性碱中毒、高血糖或高血压等。

180. E

181. E Graves 病患者多有程度不等的甲状腺肿大，甲状腺肿为弥漫性，质地中等，无压痛，于甲状腺上、下极可以触及震颤，闻及血管杂音，多与 T 淋巴细胞对甲状腺内的抗原发生致敏反应，刺激 B 淋巴细胞，合成相关抗原的抗体有关。

182. B 甲状腺腺泡细胞膜上存在 α、β 受体和 M 受体，说明甲状腺组织受自主神经支配，肾上腺素能神经纤维兴奋可促进甲状腺激素合成与释放。

183. C

184. A 甲状腺功能亢进症：甲状腺毒症是指血液循环中甲状腺激素过多，引起以神经、循环、消化等系统兴奋性增高和代谢亢进为主要表现的一组临床综合征。临床表现主要由循环中甲状腺激素过多引起，其症状和体征的严重程度与病史长短、激素升高的程度和患者年龄等因素相关。症状主要有：易激动、烦躁失眠、心悸、乏力、怕热、多汗、消瘦、食欲亢进、大便次数增多或腹泻、女性月经稀少。可伴发周期性瘫痪（亚洲、青壮年男性多见）和近端肌肉进行性无力、萎缩，后者称为甲亢性肌病，以肩胛带和骨盆带肌群受累为主。严重者会导致骨痛、脱钙等现象。Graves 病有 1% 伴发重症肌无力。

185. E 甲亢性周期性麻痹约占甲亢病例的 3% 左右，好发于 20～40 岁亚洲男性，发作时常伴血钾降低，而尿钾正常，过多体力活动、剧烈运动、高碳水化合物饮食以及静滴葡萄糖和胰岛素、肾上腺素均能诱发；发病较突然，主要表现为双上、下肢及躯干发作性软瘫，病变以下肢瘫痪更为常见，伴有电兴奋及反射的消失，严重时所有的骨骼肌包括呼吸肌均可发生麻痹，症状与家族性周期性麻痹相似。使用乙酰胆碱酯酶抑制剂疗效不显著，补钾治疗后症状可迅速恢复。

186. D

187. A 甲亢的特殊表现有浸润性突眼、胫前黏液性水肿、甲亢危象、伴房颤、心衰的甲状腺毒症心脏病、淡漠型甲亢、T_3 型甲亢以及妊娠期一过性甲状腺毒症。

188. E 甲亢患者可伴有胫骨前黏液水肿、眼肌麻痹、周期性麻痹等症状，过程甲状腺激素促进脂类代谢，可引起血清胆固醇减低；此外，因过量甲状腺激素引起的高代谢症状，甲亢患者常有 24 小时尿肌酸排泄增加。

189. B 甲亢血清 T_4、T_3 增高，反馈抑制 TSH，故 TSH 不受 TRH 兴奋，如静脉注射 TRH 200μg 后 TSH 升高者，可排除本病；如 TSH 不增高，（无反应）则支持甲亢的诊断。应注意 TSH 不增高还可见于甲状腺功能正常的 Graves 眼病、垂体病伴 TSH 分泌不足等，甲状腺摄 ^{131}I 率试验副作用少，对冠心病或甲亢性心脏病者较 T_3 抑制试验更为安全。

190. B 内分泌浸润性突眼症又称恶性突眼性 Graves 病，甲状腺功能正常性 Graves 病，浸润性眼病，本病为弥漫性甲状腺肿伴甲状腺功能亢进症中的特殊表现之一。发病率占甲亢的 5%～10%，男性多于女性，多见于 40 岁以上患者。

191. B

192. C 淡漠型甲亢多见于老年患者，常无神经兴奋性增高现象，高代谢症群不典型，突眼和甲状腺肿亦不明显，常有明显消瘦、神志淡漠、乏力、头晕或腹泻、厌食等表现，可伴有心脏扩大、心房颤动、肌肉震颤和肌病等体征；部分患者可伴发周期性瘫痪和近端肌肉进行性无力、萎缩，易合并甲状腺功能亢进危象。

193. A 甲状腺危象系甲状腺激素大量进入循环所致，多见于较重甲亢未予治疗或手术前准备不充分的患者，常见诱因为感染、手术、创伤、应激、精神刺激、放射性碘治疗后引起放射性甲状腺炎等；临床表现为高热（>39℃），大汗淋漓，心动过速（>140 次/分），烦躁，焦虑不安，谵妄，恶心呕吐，腹泻，严重者可有心衰、休克及昏迷等。

194. A　195. C

196. D 血清总三碘甲腺原氨酸是判断甲亢或甲减的

常用指标，是诊断 T_3 型甲亢的特异性指标，同时对病情严重程度评估、疗效监测有应用价值。

197. E 198. D 199. D 200. C

201. B 硫脲类药物包括丙硫氧嘧啶和甲硫氧嘧啶等，可抑制无机碘氧化为有机碘和甲状腺酪氨酸耦联，减少甲状腺激素的合成，但对甲状腺内已经合成的激素没有抑制作用，是此类药物治疗甲亢的基础。

202. C 抗甲状腺药物的主要不良反应有：（1）粒细胞减少。发生率约为 0.7%，外周血白细胞计数 $< 3.0 \times 10^9/L$ 或中性粒细胞计数 $< 1.5 \times 10^9/L$ 时应当停药；（2）药疹或剥脱性皮炎。发生率约为 5%；（3）血清谷丙转氨酶水平增高。用药期间需要定期监测肝功能；（4）血管炎。PTU 可以诱发抗中性粒细胞胞浆抗体（ANCA）阳性的小血管炎；（5）致胎儿皮肤发育不良等畸形。

203. C 204. D

205. E 甲亢症状缓解，甲状腺继续增大时可加用甲状腺片（抑制 TSH）。

206. B

207. C 抗甲状腺药物可抑制碘的有机化和甲状腺酪氨酸耦联，减少甲状腺激素的合成，引起 T_3、T_4 反馈抑制减弱，患者症状缓解后，可引起甲状腺反馈性增大；故治疗期间需监测甲状腺功能，如出现甲状腺功能减低，应加服甲状腺干制剂。

208. A

209. D 抗甲状腺药物可用于治疗浸润性突眼同时有甲亢存在，多数人认为应选用作用缓慢温和的抗甲状腺药物，控制甲亢不宜过快、过剧，以免发生甲减使突眼加重。一般选用他巴唑，剂量应偏小，每日 5～20mg 即可，抗甲状腺药物除了能抑制甲状腺激素的合成外，还具有免疫调节功能。可使甲亢患者甲状腺自身抗体分泌减少，浓度降低，可减轻甲状腺内淋巴细胞浸润，因而也可抑制浸润性突眼的免疫反应。

210. B 妊娠合并甲亢者应用抗甲状腺药物剂量不宜过大，50～100mg，每日 1～2 次，每月监测甲状腺功能，依据临床表现及检查结果调整剂量。一定要避免治疗过度引起母亲和胎儿甲状腺功能减退或胎儿甲状腺肿；由于 PTU 通过胎盘慢于和少于 MMI，故妊娠期甲亢优先选用 PTU。

211. C

212. B 长期服用抗甲状腺药物可引起粒细胞缺乏症，发生率约为 0.7%，常发生于首次服药后的 2～3 月以内；需定期检查外周血白细胞计数，如中性粒细胞计数 $< 1.5 \times 10^9/L$ 时应当停药。

213. D 甲亢性心脏病是由于甲状腺病态地分泌过量的甲状腺激素，对心脏产生直接毒性作用或间接影响，而引起心律失常、心脏扩大、心力衰竭、心绞痛等一系列内分泌紊乱性心脏病，加用甲状腺片可引起甲状腺激素水平进一步增加，加重对心脏的毒性作用，故不宜使用。

214. D 甲状腺危象时肾上腺皮质功能相对不足，而且肾上腺皮质激素尚能抑制周围组织对甲状腺激素的反应及抑制周围组织将 T_4 转化为 T_3，大剂量激素还可使血甲状腺激素水平降低。应用糖皮质激素可改善甲状腺危象患者对糖皮质激素需要量增加情况，另有抗高热、抗休克等作用的。尤其有高热虚脱或休克的患者更应使用糖皮质类激素。

215. C 216. C 217. C

218. C "临床有轻度甲低表现，血浆 FT_3、FT_4、TSH 均高"这种情况首先要想到的是外周组织对 T_3、T_4 抵抗，因为 FT_3、FT_4 均高且临床还表现为甲减，只能由组织摄取障碍导致。

219. D Graves 病受到遗传、环境和表观遗传等多种因素的影响，外部因素包括感染、碘摄入量和环境毒素等，近来研究提示 Graves 病的发病与耶尔森菌感染有关。

220. A Graves 病是一种公认与自身免疫有关的疾病，其突出的特征是血清中存在与甲状腺组织反应（抑制或刺激作用）的自身抗体。以 TSH 受体为自身抗原，机体产生抗 TSH 受体抗体 TRAb。

221. C T_3、T_4 分泌增多可增强心脏 β 受体对儿茶酚胺的敏感性，直接作用于心肌收缩蛋白，增强心肌的正性肌力作用，引起心率增快、心脏排出量增加、心房颤动和心力衰竭等。

222. E

223. B 甲亢性周期性麻痹约占甲亢病例的 3% 左右，发作时常伴血钾降低，过多体力活动、剧烈运动、高碳水化合物饮食以及胰岛素、肾上腺素均能诱发瘫痪；发病较突然，主要表现为双上、下肢及躯干发作性软瘫，病变以下肢瘫痪更为常见，伴有电兴奋及反射的消失，严重时所有的骨骼肌包括呼吸肌均可发生麻痹。该甲亢患者突然出现下肢不能动，应考虑并发周期性麻痹可能。

224. C 游离三碘甲腺原氨酸（FT_3）是实现甲状腺激素生物效应的主要部分，甲亢时常有 FT_3 明显升高，是最常见和最有诊断意义的指标。

225. D 非浸润性突眼的突眼度一般不超过 18mm，而浸润性突眼眼球突出更为明显，常超过眼球突度参考值上限的 3mm 以上，突眼度多在 19～20mm 以上。

226. A 227. E 228. D

229. C TRH 兴奋试验：原发性甲减时，TRH 上升过高；继发于垂体的甲减，因储备减少故缺乏反应；Graves 病时因 T_3、T_4 的抑制作用故无反应。

230. E

231. A　口服抗甲状腺药物治疗甲亢的适应证有：（1）轻、中度病情，甲状腺较小者；（2）甲状腺轻、中度肿大；（3）孕妇、高龄或由于其他严重疾病不适宜手术者；（4）手术前和放射性碘治疗前的准备；（5）手术后复发且不适宜行放射性碘治疗者。

232. B

233. E　血清 TSH 浓度的变化是反映甲状腺功能最敏感的指标，目前 sTSH 已成为筛查原发性甲状腺功能低下的一线指标，有助于原发性甲状腺功能低下的早期诊断。

234. B　甲亢手术治疗的适应证：①中、重度甲亢，长期服药无效，停药后复发，或不愿长期服药者；②甲状腺巨大，有压迫症状者；③胸骨后甲状腺肿伴甲亢者；④结节性甲状腺肿伴甲亢者。

235. D　236. D

237. B　使用硫脲类药物治疗甲亢，可使甲状腺肿大和动脉性充血加重，血管杂音和突眼症状更加明显，其原因为抗甲状腺药物减少甲状腺激素的合成，引起 T_3、T_4 反馈抑制减弱所致；故治疗期需监测甲状腺功能，如出现甲状腺肿及突眼加重，可加服甲状腺片。

238. D

239. D　亚急性甲状腺炎特征性表现为血清甲状腺激素水平和甲状腺摄碘能力的"分离现象"，为本病即血清 FT_3、FT_4 水平升高，TSH 降低，而甲状腺摄取[131]碘率减低（24 小时 < 2%），但部分患者甲状腺功能正常（FT_3 正常，TSH 正常）；急性期常有白细胞计数及中性粒细胞正常或偏高，红细胞沉降率 > 50mm/h。TSAb 阳性常见于桥本甲状腺炎而非亚急性甲状腺炎。

240. C　甲状腺危象临床表现为高热（> 39℃），大汗淋漓，心动过速（> 140 次/分），烦躁，焦虑不安，谵妄，恶心呕吐，腹泻，严重者可有心衰、休克及昏迷等。该患者因甲亢行甲状腺次全切手术，术后出现高热、心动过速、烦躁不安、大汗淋漓、腹泻等甲状腺毒症症状，应首先考虑合并甲状腺危象。

241. D　Graves 病时可发生甲亢性心脏病，所以心脏可增大，既可肥大，也可扩大。而当 Graves 病时，可发生心动过速，但休息和熟睡时心率不应减慢；心律失常以房性早搏最常见；心尖部常可闻及收缩期杂音，而不是舒张期杂音；其收缩压是上升，但舒张压反下降。

242. E　Graves 病停用药物时，甲状腺刺激抗体阴性，提示疾病复发的可能性较小，与判断该病的预后关系最大。

243. D　淡漠型甲亢是多见于老年人。症状不典型，眼征、甲状腺肿和高代谢症群都不明显，主要表现乏力、明显消瘦，有时仅表现为原因不明的阵发性或持续性心房颤动，但若得不到及时诊断和治疗时易发生甲状腺危象。

244. D　弥漫性甲状腺肿伴甲亢的发病与遗传因素有关，是甲状腺刺激抗体 TSAb 的作用和 Ts 细胞功能减低（即细胞免疫异常）及精神因素诱发，而 TSH 分泌亢进见于垂体型甲亢，所以不符。

245. E　甲状腺危象属甲亢恶化时的严重表现，白细胞总数和中性粒细胞数常升高，而不是减低。

246. C　浸润性突眼指眼球显著突出，眼外肌受累，符合 4 级标准。

247. C　T_3 半衰期短，血中水平不稳定，对心脏作用明显，故不宜作为长期替代治疗药物。

248. C　自身免疫性甲状腺疾病包括 Graves 病、桥本病、原发性甲状腺功能减退症。

249. A　甲状腺危象时应用复方碘剂可抑制甲状腺激素的释放，普萘洛尔可抑制外周组织 T_4 向 T_3 的转换并可阻断甲状腺激素对心脏的兴奋作用。

250. B　亚临床甲减患者在下述 3 种情况下需要替代治疗：高胆固醇血症、TSH > 10mU/L 和甲状腺自身抗体强阳性，目的是阻止其发展为临床甲减和防止动脉粥样硬化的发生。

251. A　该患者诊确为青春期甲状腺肿的可能性最大，应定期检查甲状腺及甲状腺功能。同时要注意 TGAb、TPOAb，排除桥本病。

252. A　Graves 病引起的甲状腺毒症可增强心脏 β 受体对儿茶酚胺的敏感性，直接作用于心肌收缩蛋白，增强心肌的正性肌力作用，导致心动过速、心脏排出量增加、心律失常和心力衰竭等。本病的心律失常多为室上性，以房性早搏最常见。

253. B

254. D　甲状腺功能亢进引起的恶性突眼，其眼球突出度常 > 19mm，可有眼内异物感、胀痛、畏光、流泪、复视、斜视、视力下降等症状，查体见眼睑肿胀，结膜充血水肿，眼肌麻痹，眼球活动受限，严重者眼球固定；因眼睑闭合不全、角膜外露，可形成角膜炎、角膜溃疡、全眼炎，甚至失明。

255. B　256. A

257. C　抗甲状腺药物主要通过抑制 TPO 活性，进而抑制碘化物形成活性碘和甲状腺酪氨酸耦联，以减少甲状腺激素的合成。

258. C　抗甲状腺药物的主要不良反应有：（1）白细胞、粒细胞减少，是抗甲状腺药物最常见的不良反应，白细胞减少多发生在开始治疗后的 2~3 个月内，当外周血白细胞计数减少 < 3.0×10^9/L 或中性粒细胞计数 < 1.5×10^9/L 时应当停药，待白细胞恢复后再考虑使用，而非只要白细胞减少就立即停用药物；（2）药疹或剥脱性皮炎发生率约为 5%，发生皮疹时可给予抗组胺类药物治疗；（3）PTU 和 MMI 引起药物性肝炎患病率分别为 2.7% 和

0.4%，用药期间需要定期监测肝功能，当发生胆汁淤积性黄疸、中毒性肝炎或血管神经性水肿时应立即停用抗甲状腺药物。

259. B 放射性^{131}I治疗甲亢的治愈率达到85%以上，但甲状腺功能减退症是难以避免的，治疗后2~4周甲亢症状减轻，6~12周甲状腺功能恢复至正常，一般应至少观察半年方能行第2次治疗。

260. C 261. B 262. C

263. E 该患者转氨酶升高，不宜应用抗甲状腺药物治疗；甲亢未控制，不宜行甲状腺手术治疗。

264. C 甲亢时收缩压升高，舒张压降低，脉压差增大。

265. B 甲亢诱因常见的有感染、手术、创伤、放射碘治疗等，表现为高热、大汗、心动过速（140次/分以上）、烦躁、谵妄、恶心、呕吐、腹泻，严重患者可有心衰、休克及昏迷等。

266. C 目前认为ATD可分为初治期、减量期、维持期，维持期为1~1.5年。

267. A 妊娠5个月不宜放射性^{131}I治疗及手术治疗，首选药物治疗。

268. C 当临床上怀疑有甲亢危象时，应立即口服PTU 600mg，以后每次150~200mg，每日3次。普萘洛尔、利血平可降低周围组织对甲状腺素反应，其他支持治疗包括吸氧，物理降温、纠正水电解质紊乱、抗感染，监护心肾功能和血压，躁动不安时加用镇静剂。肾上腺皮质激素可加强应激反应能力。

269. B 抢救甲亢危象时根本上要抑制甲状腺激素合成，因此最可靠的是抗甲状腺药物。

270. C 甲状腺肿一般为弥漫性、对称性、质地不等，无压痛，上下极可触及震颤，闻及血管杂音，极少数位于胸骨后，与病情无明显关系。

271. B 甲亢表现：心悸，消瘦，脉压差增大，甲状腺弥漫性肿大，震颤（+），血管杂音（+），T_3、T_4增高；心脏改变为房颤表现，可知该患者为甲亢合并房颤，故诊断为甲亢性心脏病。

272. D 自身免疫性甲状腺炎时，血中TGAb、TPOAb显著升高。

273. D 因为甲状腺附着于环状软骨的表面，所以做吞咽动作的时候，甲状腺组织会随着吞咽动作而上下移动。

274. B 甲亢时^{131}I-T_3吸收率上升。

275. C Graves病的停药指征如下：①甲状腺肿消失；②TSAb转阴；③T_3抑制试验恢复正常。

276. D 甲状腺摄^{131}I率明显减低，而血清T_3、T_4等可一过性增高，呈所谓"分离现象"。

277. D 甲亢性心脏病主要表现为心房颤动和心力衰竭，多发生于老年患者。

278. B 总T_4（TT_4）中80%~90%与甲状腺激素结合球蛋白（TBG）结合，因此妊娠、肝炎等均导致TBG波动，而影响测定结果。

279. D 甲亢性肌病时近端肌群受累明显，好发部位是肩胛与骨盆带肌群。

280. B 甲亢危象时丙基或甲基硫氧嘧啶常作为首选。

281. C 浸润性突眼主要与细胞免疫有关，被激活的T细胞与局部成纤维细胞释放淋巴因子，刺激球后成纤维细胞表达免疫调节蛋白，分泌大量GAG聚积球后，继之水肿。且TRAb可作用成纤维细胞，炎症反应重者对糖皮质激素反应好，重症浸润性突眼是放射碘治疗的禁忌证。

282. A 甲状腺功能亢进的主要阳性体征为甲状腺血管杂音。

283. C 甲状腺功能减退患者由于久病导致胆固醇增高，易并发冠心病，但因心肌耗氧量减少，心绞痛与心力衰竭者少见。

284. B Graves病是器官特异性自身免疫病之一。它与自身免疫性甲状腺炎、Graves眼病同属于自身免疫性甲状腺疾病（AITD）。

285. A

286. D 特发性黏液性水肿最主要的自身抗体是TBAb。

287. B 缺碘性甲状腺肿的吸^{131}I率也可增高，须采用T_3抑制试验鉴别。含碘食物、含磺药物、抗甲状腺药物、溴剂、利舍平、保泰松、对氨柳及甲磺苯丁脲等均可使摄^{131}I率下降；女性避孕药可使之升高，测定前应停用此类药物1~2个月以上。

288. C

289. B 摄碘量增加，可引起病灶自主增加激素的分泌率，使病情从无毒相（功能正常）逐渐向有毒相（功能亢进）转换。

290. E 桥本甲状腺炎早期患者如甲状腺肿大不显著或症状不明显者，可不予药物治疗，随访观察。

291. C 来自眶后组织的T细胞主要产生白介素-2、干扰素和肿瘤坏死因子，且其病理示眶后组织有脂肪细胞浸润、纤维组织增生、大量黏多糖和糖胺聚糖沉积。同时可能存在亚临床型甲亢和甲状腺自身抗体异常。

292. E 该患者起病隐袭，高代谢症候群、眼征及甲状腺肿均不明显。

293. B 黏液性水肿面容为甲减的特殊表现。

294. D Graves病认为与自身免疫有关，属于器官特异性自身免疫病，与HLA的类型有关，多数血清中可查出TRAb，TSH分泌减低。

295. D 296. E 297. E 298. A 299. C 300. B

301. C　302. A　303. A　304. C　305. E

306. A　典型病例经详细询问病史，主要依靠临床表现即可诊断。不典型病例，尤其是小儿、老年人或伴有其他疾病的轻型甲亢或亚临床型甲亢病例易被误诊或漏诊，需进行相关检验检查确定诊断。在临床上，对不明原因的体重下降、低热、腹泻、手抖、心动过速、心房纤颤、肌无力等均应考虑甲亢的可能。

307. A

308. C　患者发生甲状腺功能亢进时，其 2 小时内甲状腺摄取^{131}I 量超过人体总量的 0.25，或在 24 小时内超过人体总量的 0.5，且吸收^{131}I 高峰提前出现。

309. B　310. A　311. D　312. C　313. D　314. E

315. B　316. A　317. D　318. C

319. B　甲减和库欣综合征常伴有的脂代谢异常主要是高胆固醇血症。

320. E　321. A　322. B　323. D　324. A　325. A

326. C　327. D　328. B　329. A

330. E　血清抗甲状腺微粒体抗体测定属于病因诊断。

331. D　亚急性甲状腺炎是一种与病毒感染有关的自限性甲状腺炎，为自限性病程，绝大多数患者预后良好，治疗首选糖皮质激素，能明显缓解甲状腺炎疼痛症状。

332. D

333. C　超声引导下 FNAC 是目前术前鉴别甲状腺良恶性的"金标准"，其诊断的敏感性和特异性均达 90%以上。

334. B　335. E

336. A　B 超是确定甲状腺肿的主要检查方法。血清 TT_4、TT_3 正常，TT_4/TT_3 的比值常增高，血清甲状腺球蛋白（Tg）水平增高，增高的程度与甲状腺肿的体积呈正相关。血清 TSH 水平一般正常。早期的自身免疫甲状腺炎主要表现为甲状腺肿，长时间可以没有甲状腺功能的改变或表现为亚临床甲减和（或）血清甲状腺自身抗体阳性。

337. C　随着抗甲状腺药发挥作用，血中的拮抗胰岛素的甲状腺素水平也在相应地下降，此时降血糖所需的胰岛素治疗量也在减少，临床上如不加倍注意这一点则易造成患者低血糖。

338. A

339. E　甲亢的手术指征：（1）腺体较大，伴有压迫症状或为胸骨后甲状腺肿等类型甲亢；（2）继发性甲亢或高功能腺瘤；（3）中度以上的原发性甲亢；（4）抗甲状腺药物或放射性碘治疗后复发者或坚持长期用药有困难者；（5）妊娠早、中期的甲亢患者。该患者甲亢症状明显，B 超示甲状腺位于胸骨后，具备手术指征，首选甲状腺次全切除。

340. B　妊娠早期首选的药物是丙硫氧嘧啶，而到妊娠中期和晚期则应该选用甲巯咪唑。

341. B　342. E

343. C　由于 PTU 通过胎盘慢于和少于 MMI，故妊娠期甲亢优先选用 PTU。

344. B　345. D　346. A　347. D　348. C　349. A

350. C　1975 年，Nyulassy 等首先报道患本病的捷克斯洛伐克裔 HLA - B35 频率增加。以后的研究进一步证实本病的确具有 HLA 易感组型，但存在地理分布与种族差异。已证明多个民族的本病患者均与 HLA - B35 强烈相关，占 64% ~ 87%，欧洲及北美甚至有高达 90% 的报道。HLA - B35 阳性是这些地区和民族 SAT 发病的强有力预测指标。

351. A　352. B　353. E　354. D

355. E　原发性甲减属于根据病变发生部位进行的分类。

356. A　357. D　358. E　359. B　360. B　361. D

362. E　淡漠型甲亢的临床特点主要有消瘦、恶病质明显。

363. E　364. E　365. A　366. B

367. B　抢救甲减黏液性水肿昏迷的措施如下：L - T_4 300 ~ 400μg 立即静脉注射，继以 L - T_4 50 ~ 100μg/d 静脉注射，直到患者可以口服后换用片剂。如果没有 L - T_4 注射剂，可将 L - T_4 片剂磨碎后由胃管鼻饲。

368. E　369. D　370. A　371. B　372. B　373. A

374. A　375. D　376. C　377. D　378. D　379. A

380. E　381. D　382. C　383. D　384. D　385. A

386. A　387. D　388. D　389. C　390. A　391. A

392. B　393. E　394. C　395. D　396. A　397. A

398. D

399. C　一般情况下，抗甲状腺药物的初始剂量为：PTU 300 ~ 450mg/d，MM 或 CMZ 30 ~ 45mg/d，分 3 次口服，至症状缓解、血 TH 恢复正常后逐渐减量。每 4 ~ 8 周减量一次，PTU 每次减 50 ~ 100mg，MM 或 CMZ 每次减 5 ~ 10mg。减量至能够维持甲状腺功能正常的最小剂量后维持治疗 1 年半至 2 年。维持治疗期间每 3 ~ 5 个月化验甲状腺功能，根据结果适当调整抗甲状腺药物的剂量，将甲状腺功能维持在完全正常状态（即 TSH 在正常范围）。

400. D　401. A　402. D　403. C　404. B　405. B

406. C　407. B　408. D　409. C　410. D　411. D

412. A　413. D　414. C　415. D　416. A　417. D

418. E　419. B　420. C　421. D　422. A　423. C

424. E　425. D　426. B　427. C　428. C　429. E

430. B　431. E

432. A　抗甲状腺药物过量致全身脏器衰竭不是淡漠

型甲亢的临床特点。

433. E　434. D　435. A　436. E　437. A

438. D　由于 PTU 通过胎盘慢于和少于 MMI，故妊娠期甲亢优先选用 PTU。

439. D　440. D　441. B　442. E

443. C　甲状腺功能亢进症是指由多种原因引起的甲状腺激素增多，作用于全身的组织器官，造成机体的神经、循环、消化等系统兴奋性增高和代谢亢进为主要表现的疾病的总称。临床表现分为：高代谢综合征如疲乏无力、怕热多汗、多食善饥、体重下降；神经精神系统如多言好动、紧张焦虑、焦躁易怒、失眠不安、记忆力减退、思想不集中、手和眼睑震颤；心血管系统如心动过速、房性心律失常、房颤、房扑、脉压增大、心脏扩大、心力衰竭；消化系统如胃肠蠕动增快、腹泻；肌肉骨骼系统如肌无力、肌萎缩、周期性麻痹、骨质疏松；生殖系统如月经减少、阳痿、男性乳房发育。

444. D　甲状腺激素对中枢神经系统的发育有重要作用，胎儿期缺乏甲状腺激素导致大脑皮质细胞发育不良，髓鞘形成延迟。如果甲状腺激素缺乏未能在出生后早期得到纠正，对大脑的损害将不可逆转。成年人的甲状腺激素缺乏对神经系统的损害不太严重，临床上表现为疲乏无力、缺乏活力、焦虑、抑郁、思维欠活跃、反应迟钝、语速减慢、记忆力下降、动作迟缓、淡漠、嗜睡、腱反射迟钝。精神性运动不安多为甲状腺功能亢进患者出现的临床表现。

445. D

446. B　甲状腺结节是对甲状腺内部肿块的统称，是指甲状腺内部出现了一个或者多个团块状的占位性改变。按照甲状腺结节在甲状腺同位素扫描时表现的征象可分为：（1）"热结节"，结节吸收的放射性显影高于周围的甲状腺组织。这种结节一般是属于功能较高的结节，患者常有甲亢。热结节一般不会是癌性病变。（2）"温结节"，结节的放射性显影与周围的甲状腺组织的放射性显影相同。这种结节多见于甲状腺良性肿瘤。（3）"冷结节"，结节没有放射性显影。这种结节见于多种疾病，既可以是甲状腺癌，也可以是各种良性病变（如囊肿、出血及纤维坏死等）。在超声影像中良性甲状腺结节多为多发性病灶。恶性甲状腺结节多为单发结节。

447. A　^{131}I 摄取率正常参考值：3h 及 24h 值分别为 5%~25% 和 20%~45%，高峰在 24h。甲亢时 ^{131}I 摄取率总摄取量增加，摄取高峰前移，在 3~6 小时出现。

448. A　乳头状癌是甲状腺癌中最常见的病理类型，也是生长速度最慢的甲状腺癌，该类型的甲状腺癌分化程度好，恶性程度较低，可多年局限在甲状腺内，但可侵犯腺体内、外组织，经淋巴系统转移，但总体预后较好。

449. A　碘缺乏病是由于自然环境碘缺乏造成机体碘营养不良所表现的一组疾病的总称。包括地方性甲状腺肿、克汀病、亚克汀病、单纯性耳聋、流产、早产、死胎和先天畸形等。

450. E　甲亢的治疗包括药物、放射性碘和手术治疗。药物治疗中，硫脲类和咪唑类药理作用是通过抑制过氧化物酶抑制甲状腺素合成；碘的作用是抑制 T_4 的释放与合成并抑制 T_4 向 T_3 的转化；由此可见药物治疗和碘治疗并不会损伤甲状腺细胞，不易引起甲减。手术治疗为甲状腺部分或完全切除，部分切除甲状腺细胞可代偿甲状腺功能，而放射碘治疗是在甲状腺内浓集碘后放出大量的 β 射线破坏亢进的甲状腺滤泡，使亢进的甲状腺功能恢复正常，如同不开刀的手术治疗，对全部甲状腺细胞均产生影响，更容易出现甲减。

451. E　Graves 病为各种原因引起的甲状腺功能增高，主要是由于 TH 分泌增多。临床上主要表现为高代谢症候群、各系统兴奋性增高伴甲状腺肿大和眼征等。

452. C　下丘脑分泌的促甲状腺激素释放激素，经垂体门脉系统进入至腺垂体，再由腺垂体合成促甲状腺激素并释放入血液，随血液循环到达甲状腺，从而刺激甲状腺腺泡细胞核酸与蛋白质的合成，使腺泡细胞增生，腺体增大。

453. E　桥本甲状腺炎病因：为自身免疫性疾病，患者血液中有效价很高的抗甲状腺过氧化物酶（TPA）及抗甲状腺球蛋白（TGA）的自身抗体。病理：腺体组织被大量淋巴细胞和浆细胞所浸润，并形成淋巴滤泡，病变都不超出甲状腺固有被膜，因而腺体与周围组织不粘连，亦不累及喉返神经。

454. A　先天性耳聋甲状腺肿综合征，在第四届国际甲状腺会议定名为 Pendred 综合征，本病具有三大特征：①家族性甲状腺肿；②先天性神经性耳聋；③高氯酸盐释放试验阳性。

455. E　乳头状癌：甲状腺乳头状癌见于各个年龄，但以 30~50 岁者居多，女性多于男性。肿瘤直径 1~4cm，平均 2~3cm。近年微小癌发现率增加。乳头状癌见于一侧，也有 20%~80% 为双侧。15% 左右的患者可有邻近组织的浸润，1/3 患者有淋巴结转移的征象。17 岁以下患者淋巴结累及率可达 90%。甲状腺乳头状癌生长缓慢，恶性程度低，预后较好。

456. E　Graves 病患者血清中存在针对甲状腺细胞 TSH 受体的特异性自身抗体是 TRAb，TRAb 的类型分为 TSH 受体刺激性抗体（TSAb）、TSH 刺激阻断性抗体（TSBAb）、甲状腺生长免疫球蛋白（TGI）。TSAb 的作用是与 TSH 受体结合可产生类似 TSH 的生物学效应，是导致 GD 的直接病因，TSAb 与 TSH 受体结合可产生类似 TSH 的生物学效应，是导致 GD 中甲状腺功能亢进的主要原因，也是判断停药后复发甲状腺功能亢进症状的主要指标，但不是手术的指征。手术指征为：（1）中、重度甲亢，长期服药无效，停药后复发，或不愿长期服药者；（2）甲状腺巨大，有压迫症状者；（3）胸骨后甲状腺肿伴甲亢者；（4）结节性甲状腺肿伴甲亢者。

457. B 抗甲状腺药物主要为硫脲类和咪唑类，其药理作用是通过抑制过氧化物酶抑制甲状腺素合成。

458. A 产后甲状腺炎是自身免疫性甲状腺炎的一个类型，指产后一年内出现一过性或永久性甲功异常。根据产后甲状腺炎发生甲功异常的类型，分为三个亚型：甲亢、甲减、双相型。典型的临床过程为甲亢甲减双相型。

459. E 甲亢患者临床表现包括：甲状腺毒症表现（甲状腺激素分泌过多引起高代谢综合征可累及神经系统、心血管系统、消化系统、肌肉骨骼系统、生殖系统、造血系统），甲状腺肿大，突眼（25%～50%），局限性黏液性水肿（胫前黏液性水肿）。

460. B **461. B**

462. E 甲状腺手术治疗的并发症：（1）甲状旁腺和喉返神经损伤，发生率约为1%～2%，一侧喉返神经损伤可由健侧声带向患侧过度内收而代偿，但不能恢复原音色；双侧喉返神经损伤可导致失声或严重的呼吸困难，甚至窒息，需立即行气管切开；（2）永久性甲减，发生在术后1～16年，平均发生率为28%。

463. E

464. E 甲状腺功能减退症：由各种原因导致的低甲状腺激素血症或甲状腺激素抵抗，而引起的全身性低代谢综合征（甲状腺激素的生物学作用减退而引起的全身性低代谢综合征），治疗原则是小剂量开始，逐渐加量，成人初始剂量为每日25μg。

465. E **466. E**

467. E 核素^{131}I治疗适应证：①中度甲亢，年龄＞25岁者；②对抗甲状腺药物过敏，或长期治疗无效；③合并心、肝、肾疾病等不宜手术，或术后复发，或不愿手术者；④自主性高功能结节或腺瘤。

468. C Graves病的治疗方法分为药物治疗、放射碘治疗和手术治疗。（1）药物治疗适应证：病情轻、甲状腺轻中度肿大、孕妇、年迈体弱或合并严重心、肝、肾等病而不宜手术者；（2）放射碘治疗适应证：中度甲亢、对抗甲状腺药有过敏等反应而不能继续使用，或长期治疗无效，或治疗后复发者，或不宜手术、术后复发或不愿手术者；（3）手术治疗适应证：中、重度甲亢，长期服药无效，停药后复发，或不愿长期服药者，甲状腺巨大，有压迫症状者，胸骨后甲状腺肿伴甲亢者，结节性甲状腺肿伴甲亢者。该患者为轻度甲亢应首选药物治疗。

469. D

470. E 患者有心悸、大汗、手抖等，符合甲亢临床表现。

471. B **472. A** **473. E**

474. B 单纯增生性结节性甲状腺肿：一般无需特殊治疗，可以适当增加碘摄入，患者可半年到1年随访一次B超及甲功，监测结节的变化。

475. A 因为PTU与血浆蛋白结合比例高，胎盘通过率低于MMI，PTU通过胎盘的量仅是MMI的1/4，另外MMI所致的发育不全较PTU多见，所以治疗妊娠期甲亢优先选择PTU，MMI可作为第二线药物。

476. B 患者在抗甲状腺药物治疗后出现肝功能异常，应考虑PTU的副作用，这也是该类药物的常见副作用。

477. A

478. D 淡漠型甲状腺功能亢进表现：神志淡漠，嗜睡或烦躁不安；四肢末梢发凉、脉搏细弱；心率、呼吸增快；少尿或无尿（尿量＜20ml/h）；血压下降。

479. D **480. B**

481. D 该患者已出现肋骨转移，须行甲状腺全切＋患侧颈淋巴结清扫。该患者甲状腺癌类型为分化较好的滤泡状癌，其聚碘能力较好，术后可应用放射性碘来治疗远处转移，但腺癌若出现远处转移，只能在切除全部甲状腺后才能摄取放射性碘。分化型滤泡状癌细胞存在TSH受体，TSH可通过其受体促进分化型腺癌的生长，因此患者在手术后应终生服用甲状腺素片，以抑制TSH分泌。综上所述，该患者下一步的正确治疗方案是甲状腺全切＋右侧颈淋巴结清扫，术后行放射性碘治疗及终生服用甲状腺素片。

482. C 甲状腺功能减低典型症状表现为畏寒、乏力、手足肿胀感、体重增加、便秘、女性月经紊乱等。体征可见表情呆滞、反应迟钝、记忆力减退、面色苍白、颜面水肿、胫前黏液性水肿等。

483. D

484. D 早中期妊娠者具有甲亢的手术指征时（该患者伴有压迫症状）应考虑手术治疗，可不终止妊娠。

485. E 甲状腺毒症对心脏有3个作用：（1）增强心脏β受体对儿茶酚胺的敏感性；（2）直接作用于心肌收缩蛋白，增强心肌的正性肌力作用；（3）继发于甲状腺激素的外周血管扩张，阻力下降，心脏输出量代偿性增加。上述作用导致心动过速、心脏排出量增加、心房颤动和心力衰竭。此类疾病非心脏衰竭所致，而是由于心脏高排出量后失代偿引起，应使用正规的抗甲状腺药物治疗，常随甲亢控制，心力衰竭得以恢复。

486. C 甲亢手术治疗的适应证为：中、重度甲亢，长期服药无效，停药后复发，或不愿长期服药者；甲状腺巨大，有压迫症状者；胸骨后甲状腺肿伴甲亢者；结节性甲状腺肿伴甲亢者。

487. C 甲状腺细针穿刺细胞学检查（FNAB）是目

前鉴别良恶性甲状腺结节最准确、最可靠的评估方法。

488. B 20 岁以下的弥漫性单纯甲状腺肿患者可给予少量甲状腺素片，以抑制腺垂体 TSH 分泌，缓解甲状腺的增生和肿大。

489. A   490. E

491. E 甲亢的治疗包括药物，放射性碘和手术治疗，甲亢的治疗药物为：（1）硫脲类和咪唑类，代表药物为甲巯咪唑和丙硫氧嘧啶；（2）β 受体拮抗剂，改善交感神经兴奋性增高的症状，减慢心率但是哮喘、喘息型支气管炎患者禁用，本题患者有哮喘病史故不可使用。

492. E 甲状腺¹³¹I 摄取率对甲状腺毒症的原因有鉴别意义。甲状腺本身功能亢进时，¹³¹I 摄取率增高，摄取高峰前移；破坏性甲状腺毒症时¹³¹I 摄取率降低。采取¹³¹I 治疗甲亢时，计算¹³¹I 放射剂量需要做¹³¹I 摄取率试验。

493. B 放射碘治疗的适应证：（1）成人 Graves 甲亢伴甲状腺肿大 II 度以上；（2）ATD 治疗失败或对 ATD 过敏；（3）甲亢手术后复发；（4）甲亢性心脏病或甲亢伴其他病因的心脏病；（5）甲亢合并白细胞和（或）血小板减少或全血细胞减少；（6）老年甲亢；（7）甲亢并糖尿病；（8）毒性多结节性甲状腺肿；（9）自主功能性甲状腺结合并甲亢。

494. A   495. C

496. B 良性甲状腺结节可能的征象包括：多为多发病灶；病灶周围有完整"晕环"；病灶形态规则，边界清晰，内部回声均匀；纯囊性结节，无或有粗大的钙化影像；血流不丰富且以周边为主。该患者甲状腺右叶内有 1 个大结节，左叶内有 2 个小结节，故可诊断为结节性甲状腺肿。

497. D

498. C 甲状腺腺瘤是最常见的甲状腺良性肿瘤，临床表现为颈部出现圆形或椭圆形结节，多为单发，稍硬，表面光滑，无压痛，有完整包膜，与周围组织分界明显，随吞咽上下移动，大部分患者无任何症状。该患者颈部甲状软骨下方扪及一直径 2cm 大小的肿块，随吞咽上下移动，B 超示该肿块有包膜，应考虑甲状腺腺瘤可能。

499. D 抗甲状腺药物短时间的冲击治疗，使血中的甲状腺激素很快降低，反馈性地引起垂体分泌大量促甲状腺素，使甲亢在已经被控制的情况下，出现了突眼加重，甲状腺肿大。

500. B 甲状腺内发现肿块是甲状腺癌最常见的临床表现，少数情况下以颈部淋巴结肿大为首发表现，有远处转移者可出现相应器官受累表现。该患者于甲状腺内触及一直径 0.5cm 大小的结节，伴右颈部肿块，应考虑甲状腺癌伴颈部淋巴结转移可能。

501. C 甲状腺肿药物治疗的适应证是：（1）病情较轻、甲状腺肿大不严重者；（2）年龄在 20 岁以下、孕

妇、年迈体弱或合并严重心肝肾等病症不宜手术者；（3）手术前准备；（4）手术后复发且不宜用放射性¹³¹I 治疗者；（5）放射性¹³¹I 治疗后的辅助治疗。

502. A 本题患者有高代谢及甲状腺肿等临床表现，符合诊断甲亢性心脏病。

503. C 甲状腺内发现肿块是甲状腺癌最常见的临床表现，随着病程进展，肿块增大常可压迫气管，使气管移位，并有不同程度的呼吸困难症状；当肿瘤侵犯气管时，可产生呼吸困难或咯血；当肿瘤压迫或浸润食管，可引起吞咽障碍；当肿瘤侵犯喉返神经可出现声音嘶哑；交感神经受压引起 Homner 综合征及侵犯颈丛出现耳、枕、肩等处疼痛。局部淋巴结转移可出现颈淋巴结肿大，有的患者以颈淋巴结肿大为首要表现。该患者发现左颈部无痛性肿块，近 2 个月出现声音嘶哑，查体甲状腺左下极质硬结节，应考虑甲状腺癌可能。

504. C

505. B 甲状腺髓样癌来源于滤泡旁降钙素分泌细胞（C 细胞），可分泌降钙素、促肾上腺皮质激素、组胺、癌胚抗原和血管活性肽等激素，引起面部潮红、心悸、腹泻、消瘦等类癌综合征。该患者因颈部发现肿物来诊，曾有腹泻、心悸、抽搐等症状，查体见脸面潮红，结合患者既往病史，考虑甲状腺髓样癌可能。

506. A 手术行双侧甲状腺次全切除术，切除腺体量，应根据腺体大小或甲亢程度决定，通常需切除腺体的 80%～90%，并同时切除峡部，每侧残留腺体约为成人拇指末节大小（约 3～4g），需保留两叶腺体背面部分，有助于保护喉返神经和甲状旁腺。结扎切断甲状腺上动脉应尽量靠近甲状腺上极，以免损伤喉上神经；结扎切断甲状腺下动脉要远离甲状腺背面，以免损伤喉返神经；止血后应常规放置引流管，观察有无出血。

507. C

二、多选题

508. ACD 暂时性甲状腺毒症亚急性甲状腺炎、慢性淋巴细胞性甲状腺炎（桥本病）、放射性甲状腺炎。

509. ABD 甲亢主要治疗方法包括抗甲状腺药物、¹³¹I 放射治疗及手术治疗；复方碘溶液仅在手术前准备和甲亢危象时使用；应用心得安可阻断甲状腺素对心脏的兴奋作用，但不是甲亢治疗的主要方法。

510. ADE TRAb 可分为兴奋型和封闭型两类。兴奋型中有一类与 TSH 受体结合后，刺激甲状腺组织增生及 TH 的合成和分泌增多，称为甲状腺刺激抗体（TSAb），为 GD 的主要自身抗体；另一类与 TSH 受体结合后，仅促进甲状腺肿大，但不促进 TH 的合成和释放，称为甲状腺生长刺激免疫球蛋白（TGI）。封闭型自身抗体与 TSH 受体结合后，阻断和抑制甲状腺功能，因此称为甲状腺刺激阻断抗体（TSBAb）。

511. ADE 毒性弥漫性甲状腺肿（Graves病）是一种自身免疫性疾病，临床表现并不限于甲状腺，而是一种多系统的综合征，包括高代谢症候群、弥漫性甲状腺肿、眼征、皮损。实验室检查可见T_3、T_4升高，TSH降低。妊娠后，若怀疑甲状腺疾病应测定FT_3、FT_4，可确定诊断。促甲状腺激素受体抗体（TRAb），仅能反映有针对TSH受体的自身抗体存在，不能说明甲状腺的功能状态。

512. AC

513. BCDE 淡漠型甲亢的特点为：①发病较隐匿。②以老年人多见，尤其是60岁以上者。③临床表现不典型，常以某一系统的表现为突出（尤其是心血管和胃肠道症状），由于年迈伴有其他心脏病，不少患者合并心绞痛，有的甚至发生心肌梗死。心律失常和心力衰竭的发生率可达50%以上。患者食欲减退伴有腹泻较多，且有肌肉萎缩，肌无力。④眼病和高代谢症群表现较少，多数甲状腺无明显肿大。⑤全身情况差，体重减轻较明显，甚至出现全身衰竭、恶病质。⑥血清T_4可以正常，FT_3、FT_4常增高，TSH下降或测不出，但^{131}I摄取率增高。

514. ABC 亚临床甲减需与缺铁性贫血、再生障碍性贫血、慢性肾炎、肾病综合征、慢性肾功能衰竭、原发性肾上腺功能不全、肥胖症、正常甲状腺性病态综合征等鉴别。

515. ACD

516. BCDE 甲状腺相关眼病患者，可采用抗甲状腺激素药物进行治疗，利用药物抑制甲状腺内的碘有机化，抑制甲状腺激素的合成。激素治疗有效通常是指在12周内出现3项改变，包括凝视初始时无复视或复视等级降低，眼睑宽度下降>2mm及眼直肌总宽度下降>3mm，视力改善。

517. BCD 甲状腺相关眼病（甲亢突眼），是成年人最常见的眼眶病之一，属于自身免疫性疾病。临床特点表现为男性患者常较女性患者病情更重，年纪较大的患者常较年轻患者病情重，吸烟的TAO患者病情常较重，欧洲患者常较亚洲患者易患。甲状腺相关眼病患者，只有甲状腺功能异常者，必须采取积极治疗。

518. ABC 甲状腺激素抵抗综合征，又称甲状腺激素不敏感综合征。根据临床特点及对甲状腺激素不敏感的组织分布，其类型包括全身性甲状腺激素抵抗综合征（GRTH）、选择性垂体不敏感型甲状腺激素抵抗综合征（PRTH）、选择性周围不敏感型甲状腺激素抵抗综合征（PerRTH）。

519. CD （1）女性是男性的3～11倍。30～50岁为初发本病的高峰年龄。（2）HLA组型不同，临床表现及发病季节有所差异。（3）自身免疫现象在本病的存在是非特异性的、短暂的，常发生于疾病活动阶段，是对炎症期间受损甲状腺抗原释放的反应，而非特异的原发性甲状腺自身免疫性疾病。（4）不典型或程度较轻病例甲状腺无疼痛，仅有耳鸣、耳痛、失声，或首先表现为孤立无痛的硬性结节即所谓"寂静"型，易误诊为其他类型甲状腺疾病，经手术病理或细胞学检查确诊为本病。（5）在碘摄入相对较低地区，短暂甲状腺功能减退的发生率较高。

520. ACD 桥本甲状腺炎又称慢性淋巴性甲状腺炎，桥本甲状腺炎诊断中具有特异性的是高效价的甲状腺过氧化酶抗体、甲状腺穿刺细胞学检查，任何一项检查阳性，即可以诊断。而甲状腺激素升高、甲状腺摄碘功能降低、甲状腺超声提示低回声结节对疾病诊断没有特异性。

521. ABD （1）髓样癌需要采用甲状腺全切和双侧中央区和颈动脉淋巴切除。（2）滤泡癌淋巴结转移少见，如果有淋巴结转移证据存在需要做淋巴结切除，否则，不需常规清扫中央区淋巴结。（3）对于分化型甲状腺癌患者，最新指南推荐行甲状腺全切或近乎全切。此法一方面降低术后复发率低，一方面提高术后20～30年生存率；降低癌症相关的死亡率，同时有利于术后^{131}I治疗和随诊。（4）甲状腺球蛋白抗体和甲状腺球蛋白结合，使甲状腺球蛋白水平降低，导致甲状腺细胞被破坏。（5）^{131}I全身扫描阴性提示无残余具有吸碘功能的甲状腺组织和转移灶。

522. ABCD 523. ABC 524. ACE 525. ABDE

526. ABC 527. ABCDE 528. DE 529. CE

530. ABCDE 531. ABC 532. ABC 533. ABDE

534. ABDE 535. ABCE

536. BCDE 抗甲状腺药物治疗适应证：①轻、中度病情；②甲状腺轻、中度肿大；③孕妇、高龄或由于其他严重疾病不适宜手术者；④手术前和^{131}I治疗前的准备；⑤手术后复发且不适宜^{131}I治疗者；⑥中至重度活动性GO患者。

537. ABDE

538. ABDE 可判断甲亢的实验室检查如下。1. 甲功测定：（1）血清游离甲状腺素（FT_4）与游离三碘甲状腺原氨酸（FT_3）：FT_3、FT_4不受血中甲状腺结合球蛋白（TBG）影响，直接反映甲状腺功能状态，是临床诊断甲亢的首选指标。（2）血清总甲状腺素（TT_4）：该指标稳定、重复性好，是诊断甲亢的主要指标之一，受TBG等结合蛋白量和结合力变化的影响。（3）血清总三碘甲状腺原氨酸（TT_3）：受TBG的影响，为早期GD、治疗中疗效观察及停药后复发的敏感指标，也是诊断T_3型甲亢的特异性指标。老年淡漠型甲亢或久病者TT_3可正常。2. 促甲状腺激素（TSH）测定：血清TSH浓度的变化是反映甲状腺功能最敏感的指标。目前敏感TSH测定即sTSH成为筛查甲亢的第一线指标，使得诊断亚临床甲亢成为可能。3. 促甲状腺激素释放激素（TRH）兴奋试验：目前已用敏感的 TSH 取代了 TRH 刺激试验诊断不典型甲亢，TRH 仅用于鉴别诊断困难时。GD 时血 T_3、T_4 增高，反馈抑制 TSH，故 TSH 不受 TRH 兴奋影响，TSH 不增高（无反应）支持甲亢的诊断，TSH 有升高反应可排除本病。4. 甲状腺 ^{131}I 摄取率：为诊断甲亢的传统方法，但不能反映病情严重程度与治疗中的病情变化，目前已被激素测定技术所替代。甲亢时 ^{131}I 摄取率表现为总摄取量增高，摄取高峰前移。本方法现主要用于甲状腺毒症病因的鉴别：甲状腺功能亢进类型的甲状腺毒症 ^{131}I 摄取率增高；非甲状腺功能亢进类型的甲状腺毒症 ^{131}I 摄取率减低。

539. ABCE 540. BCDE 541. ABDE 542. ABCD

543. ACDE 544. ACDE

545. BDE 抗甲状腺药物的不良反应包括：肝脏的毒性作用。ATD 引起的肝损害并不少见，但一般程度较轻，停用 ATD 后多能自行恢复。对血液系统的毒性作用：ATD 可以导致血液系统损伤，包括白细胞减少、贫血、血小板减少，严重时出现粒细胞缺乏甚至骨髓严重抑制，从而导致再生障碍性贫血，甚至危及生命。其机制尚未完全明确，目前认为主要与药物对骨髓的毒性作用和免疫机制有关。粒细胞缺乏（外周血中性粒细胞绝对计数 $<0.5\times10^9/L$）发生率约为 0.3%~0.6%，通常发生在 ATD 最初大剂量治疗的 2~3 个月内或再次用药的 1~2 个月内，但也可发生在服药的任何时间。ATD 可引起中性粒细胞胞浆抗体（ANCA）相关性肺小血管炎。药物引起小血管炎的临床诊断：发热、乏力及体重下降等；关节痛、肌肉痛；皮肤损害：皮疹、皮肤溃疡；五官损害：口腔溃疡、巩膜炎、耳鸣耳聋、鼻炎；单神经炎。当应用抗甲状腺药物（PTU/MMI）后新出现以上临床表现 5 条中的任意 3 条；或仅累及肺脏表现为咯血、呼吸衰竭；或仅累及肾脏表现为血尿、蛋白尿及肾功能受损，即诊断患者出现 ANCA 相关小血管炎的临床表现。

546. ABCE 促甲状腺激素是腺垂体分泌的促进甲状腺的生长和机能的激素，具有增强甲状腺滤泡摄碘功能、促进甲状腺滤泡上皮细胞增生、促进甲状腺激素合成和释放的作用。

547. ABCDE 甲状腺激素为氨基酸衍生物，有促进新陈代谢（热能代谢、糖代谢、蛋白代谢、脂肪代谢、水盐代谢）和生长发育的作用。

548. ACE 降钙素的作用主要是通过对骨骼、肾脏和胃肠道的调节使血钙降低。（1）对骨髓的作用体外骨培养证明，降钙素能抑制骨的吸收，又能抑制骨自溶作用，使骨髓释放钙减少，同时骨骼不断摄取血浆中的钙，导致血钙降低，降钙素还可抑制骨盐的溶解与转移，抑制骨基质分解，提高骨的更新率，增加尿钙、尿磷排泄，引起低钙血症或低磷血症。（2）对肾脏的作用：可抑制肾小管对钙、磷、钠的重吸收，从而增加它们在尿中的排泄，但对钾和氢影响不大。（3）对胃肠道的作用：可抑制肠道转运钙以及胃酸、胃泌素和胰岛素等的分泌。

549. ABC 甲状腺是人体最大的内分泌腺体，甲状腺分泌的激素主要有甲状腺素、降钙素、三碘甲状腺原氨酸。

550. ABC 可提示甲亢的情况如下。（1）^{131}I 摄取率的正常参考值：3h 及 24h 值分别为 5%~25% 和 20%~45%，高峰在 24h。（2）甲亢的症状：心悸、气短、消瘦、食欲亢进、易激动和大便次数增加等，多有发热，体温在 38℃ 左右。（3）甲亢的患者脉搏一般是偏快的，一般会大于 100 次/分钟，体内的甲状腺激素水平过高会使血管扩张，所以舒张压会降低，导致脉压增大。

551. ACE 弥漫性甲状腺肿伴甲状腺功能亢进症，属于自身免疫性疾病，临床症状表现为可有不同程度的突眼、可有水冲脉、血 TRAb 可阳性、可有食欲亢进以及大便次数增多。

552. ACE 不同原因引起的慢性甲状腺肿大，称为甲状腺肿大。甲状腺肿可分为单纯性甲状腺肿和甲状腺功能亢进症两类。甲亢时多数有甲状腺肿大，甲状腺肿大不一定伴有甲状腺激素分泌增多，甲状腺激素增多不一定导致甲状腺肿大。甲状腺峡部肿大，尤其是锥体叶肿大时怀疑桥本病。可选择加碘食盐进行有效的预防。

553. AC 甲状腺功能亢进是由于甲状腺合成释放过多的甲状腺激素，造成机体代谢亢进和交感神经兴奋，引起心悸、出汗、体重减少的病症。甲亢时常见的心律失常为早搏和心房颤动。

554. ABC 局限性黏液性水肿是 Graves 病特有的皮肤症状，因其发生在胫骨下段前部，故又称为"胫前黏液性水肿"。常与浸润性突眼同时或先后发生，有时可不伴甲亢而单独存在。本病多发生在小腿下段前部，胫骨前下 1/3 处，也可扩大到踝部及足部，偶见于头面部，手背及腹部。皮肤损害大都为对称性，早期病变部位皮肤厚而硬，表面不平，有广泛大小不等的棕红色或红褐色或暗红色斑块状结节，边缘清楚，直径为 5~30mm，连成片时可达数厘米，可形成自膝部以下肿胀而粗大的外形。后期皮肤毛囊孔明显增大，酷似橘皮或树皮样，皮损如受外伤或抓破后可发生感染。患者一般无自觉症状，偶有瘙痒或微痛。

555. ABCD 甲状腺功能亢进，简称甲亢，一般临床表现为心悸、心动过速、失眠、情绪易激动、甚至焦虑。个别患者出现特殊症状，临床表现为浸润性突眼、T_3 型甲亢、甲状腺功能亢进性心脏病以及指端粗厚，应积极治疗。

556. ABCDE　甲状腺危象是甲状腺毒症急性加重的综合征，发生原因可能与循环中的甲状腺激素水平增高有关。治疗甲状腺危象宜采用复方碘液、大量抗甲状腺药物、β-肾上腺素受体拮抗剂、肾上腺皮质激素，抗甲状腺药物（ATD）治疗首选丙硫氧嘧啶（PTU）。治疗有效多在治疗后 1～2 天内好转，1 周内恢复。

557. ABCE　因为 T_3 抑制试验对年老或有冠状动脉粥样硬化性心脏病或甲亢性心脏病或严重甲亢患者是禁忌的，仅适用于单纯性甲状腺肿。

558. ACDE　支持甲亢的诊断：①基础代谢为 20%（正常为 10%）；②24 小时甲状腺摄取的 ^{131}I 量为人体总量的 50%（40% 为正常）；③2 小时甲状腺摄取的 ^{131}I 量为人体总量的 30%；④血清 T_3 高于正常值 4 倍，T_4 高于正常值 2 倍，T_3 较为敏感。⑤妊娠期血 TBG（甲状腺激素结合球蛋白）增高，引起血清 TT_4 和 rT_3 增高，所以妊娠期甲亢的诊断应依赖血清 FT_4、FT_3 和 TSH。

559. ABD　Graves 病指毒性弥漫性甲状腺肿，是一种自身免疫性疾病。近来患者双眼球突出明显，伴畏光、流泪，可能并发 Graves 眼病，必须行眶部薄层 CT 来协助诊断。出现 Graves 眼病，甲状腺功能不一定亢进。治疗可用糖皮质激素治疗，不需要进行手术摘除眼球。

560. ABDE　抗甲状腺药物的不良反应：常见皮疹、皮肤瘙痒和白细胞减少等，可见味觉异常、恶心、呕吐、上腹不适、关节痛、脉管炎、红斑狼疮样综合征和肝功能异常等，30% 患者有血清转氨酶升高，4% 升高到 3 倍以上。较少见严重的粒细胞缺乏。对于药物用量过大或疗程过长引起药物性甲状腺功能减退症，减药或暂停药物可恢复。

561. ACD

562. BCDE　减少碘摄入量是甲亢的基础治疗之一，过量碘的摄入会加重和延长病程，增加复发的可能性，所以甲亢患者应当食用无碘食盐，忌用含碘药物，碘剂仅在手术前和甲状腺危象时使用。

563. ACDE　**564. ABDE**　**565. ACDE**　**566. ACDE**
567. BCDE　**568. ABCD**　**569. ABDE**　**570. ABDE**
571. AD　**572. ACDE**　**573. ABCE**　**574. AB**

575. BC　抗甲状腺药物发生率相对较高且较严重的副作用为粒细胞缺乏，其发生率约为 0.4%。大部分粒细胞缺乏发生在抗甲状腺药物大剂量治疗的最初 2～3 个月内或再次用药的 1 个月内。因此，为了防止粒细胞缺乏的发生，在早期应每 1～2 周查白细胞 1 次，当白细胞少于 2.5×10^9/L、中性粒细胞少于 1.5×10^9/L 时应考虑停药观察。甲亢本身可有白细胞减少。因此，治疗之前白细胞的多少并不影响抗甲状腺药物的治疗。一旦发生粒细胞缺乏应立即停用抗甲状腺药物，由于抗甲状腺药物之间可能有交叉反应，故禁止使用其他抗甲状腺药物。抗甲状腺药物可引起肝脏损害，MMI 引起的肝脏损害以胆汁淤积为主，而 PTU 引起者多为免疫性肝细胞损害，肝酶升高较明显，且预后较差。近年来的临床观察发现，PTU 可诱发机体产生抗中性粒细胞胞浆抗体（ANCA），多数患者无临床症状，仅部分呈 ANCA 相关性小血管炎，有多系统受累表现，如发热、肌肉关节疼痛及肺和肾损害等。

576. ABE　**577. ACDE**　**578. BCDE**　**579. ABCE**
580. AB

581. ABD　甲状腺髓样癌（MTC）起源于甲状腺 C 细胞（属于神经内分泌细胞）。降钙素可作为 MTC 特异性标志物与瘤负荷密切相关。MTC 可侵犯血管，发生远处转移，多数为肝、肺、骨转移，为甲状腺髓样癌患者主要死因。单纯性 MTC 宜行甲状腺全切除加颈淋巴结清扫术，但对散发性 MTC 也可根据探查情况行患侧腺叶 + 峡部切除术，如有病灶存在也作甲状腺全切除。乳头状腺癌则根据甲状腺肿瘤病变情况选择一侧甲状腺叶加峡部切除或全甲状腺切除，根据颈淋巴结转移情况选择中央区淋巴结清扫或颈淋巴结清扫。不主张行甲状腺肿瘤摘除或甲状腺次全切除。

582. BC　**583. ACE**　**584. ABCE**

585. ACDE　目前桥本脑病（HE）尚无可靠的诊断标准，依然采用 Peschen 等于 1999 年提出的诊断标准。对于难以解释的反复发作的肌阵挛、癫痫大发作、神经心理精神异常且至少有下列 5 点中的 3 点可诊断桥本脑病：（1）脑电图异常。（2）甲状腺自身抗体升高（TPO/TG）。（3）脑脊液蛋白升高或出现寡克隆区带。（4）类固醇激素治疗有效。（5）不明原因的头颅 MRI 异常。

586. ABCD　Graves 病属于自身免疫性疾病，90%～100% 的患者血清中存在针对甲状腺细胞 TSH 受体的自身抗体，称 TSH 受体抗体（TRAb）。TRAb 分两类，即 TSH 受体刺激性抗体（TSAb）和 TSH 受体拮抗性抗体（TSBAb）。50%～90% 的患者也存在针对甲状腺的其他自身抗体，如甲状腺过氧化物酶抗体（TPOAb）、甲状腺球蛋白抗体（TGAb）等，这些抗体在 Graves 病的发病中都起重要作用。

587. ABE　**588. ABCDE**　**589. ABCD**　**590. BCDE**
591. ABE　**592. DE**　**593. ACE**　**594. ABE**
595. ACDE　**596. ABC**　**597. BCD**　**598. ACD**
599. BCDE

600. AB　甲状腺的大体检查多呈弥漫性肿大，质地坚韧或橡皮样，表面呈结节状，边缘清，包膜完整，无粘连。镜检可见病变甲状腺组织中淋巴细胞和浆细胞呈弥散性浸润。

601. ABCE　**602. ABCD**　**603. ADE**　**604. ACDE**
605. AD

606. ABDE 甲亢伴重症肌无力：甲亢伴重症肌无力的发生率约为1%。重症肌无力主要累及眼肌，表现为眼睑下垂、眼外肌运动麻痹、复视和眼球固定等。少数也可表现为全身肌肉无力、吞咽困难、构音不清及呼吸浅短等。甲亢控制后重症肌无力可减轻或缓解。

607. ACDE

608. ACD 在浸润性突眼患者中，球后组织中常有脂肪浸润，脂肪组织及纤维组织增多，黏多糖沉积与透明质酸增加，淋巴组织及浆细胞浸润；眼肌纤维增粗，纹理模糊，脂肪增多，肌纤维透明变性、断裂及破坏；肌细胞内黏多糖及透明质酸亦增多伴结膜周围淋巴细胞浸润和水肿。T淋巴细胞仅在眼病的早期起主要作用，但HLA－DR抗原表达发生于全过程中。因此，早期病变可能以T淋巴细胞作用为主，后期则以成纤维细胞的作用突出而导致纤维组织增生和纤维化。

609. ABCD

610. ABC 甲亢危象系甲亢的一种严重表现，可危及生命。主要诱因为精神刺激、感染、甲状腺手术前准备不充分等。

611. ABC 612. ABCD 613. ACDE 614. ADE

615. ABCD 616. ABD 617. ABCE 618. ABCD

619. BCDE 自身免疫性疾病分类如下。①器官特异性病：毒性弥漫性甲状腺肿（Graves病）、原发性肾上腺皮质萎缩（Addison病）、多发性硬化症、桥本甲状腺炎、慢性溃疡性结肠炎、1型糖尿病、重症肌无力。②非器官特异性病：类风湿关节炎、系统性红斑狼疮、皮肌炎、硬皮病、自身免疫性溶血性贫血、特发性血小板减少性紫癜。

620. ABCE 621. ACDE

622. CDE 甲状腺危象是甲状腺毒症急性加重的一个综合征，发生原因可能与循环内FT_3水平增高、心脏和神经系统的儿茶酚胺激素受体数目增加、敏感性增强有关。主要诱因包括感染、手术、放射碘治疗、创伤、严重的药物反应、心肌梗死等。

623. ABCD 胫前黏液性水肿光镜下病变皮肤可见黏蛋白样透明质酸沉积，伴肥大细胞、吞噬细胞和内质网粗大的成纤维细胞浸润，皮下组织增厚及淋巴细胞浸润；电镜下见大量微纤维伴糖蛋白及酸性葡聚糖沉积，与重度甲减（黏液性水肿）的皮下组织黏多糖浸润的组织学相似。

624. ABCD 625. ACDE 626. ABE

627. ABD 淋巴细胞浸润和水肿所致眶内和球后组织体积增加，称为浸润性突眼。浸润性突眼患者常有明显的自觉症状，如畏光、流泪、复视、视力减退、眼部胀痛、刺痛、异物感等。突眼度一般在18mm以上。由于眼球高度突出，使眼睛不能闭合，结膜、角膜外露而引起充血、水肿、角膜溃疡等。重者可出现全眼球炎，甚至失明。

628. ABCE

三、共用题干单选题

629. A 患者为青年女性，出现了消瘦、易饥、心悸、轻度突眼、甲状腺Ⅱ度肿大等表现，考虑为甲状腺功能亢进，最有价值的检查是测定T_3和T_4水平，由于患者是孕妇，因此测定游离的T_3和T_4更为准确。

630. C 患者目前处于孕早期，他巴唑和放射性碘有致畸作用；抗甲状腺药物、碘剂、β受体断剂联合治疗为甲状腺危象的治疗方案；手术需要在妊娠T2期（4~6个月）施行。

631. A 抗甲状腺药物可以通过胎盘抑制胎儿的甲状腺功能，所以应当尽可能减低抗甲状腺药物的剂量。因此治疗使血清FT_4维持在稍高于非妊娠成人参考值上限即可。

632. E 633. D

634. C 该患者仅快速房颤，无心衰，首选β肾上腺素受体拮抗剂。

635. C 患者呈现术后嗜睡，易疲劳，怕冷，记忆力减退，便秘等代谢减低的情况，综合考虑为甲状腺功能减低，重症患者可以发生黏液性水肿昏迷。

636. C 甲状腺功能减低的诊断标准是甲状腺激素的测定，有助于确诊。

637. C 黏液性水肿昏迷治疗方式包括以下几种：①补充甲状腺激素。$L-T_4$首次静脉注射300~500μg，以后每日50~100μg，至患者清醒后改为口服。如无注射剂可给予片剂鼻饲。②如果患者在24小时无改善，可以给予T_3 10μg，每4小时一次，或者25μg，每8小时一次。③保温、供氧、保持呼吸道通畅，必要时行气管切开、机械通气等。④氢化可的松200~300mg/d持续静滴，患者清醒后逐渐减量。⑤根据需要补液，但是入水量不宜过多。⑥控制感染，治疗原发疾病。体外加热升温会加重患者体内热度散发，不利于病情恢复。

638. C 患者平素怕冷，便秘。查体：体型肥胖，颜面、眼睑及手皮肤水肿，毛发稀疏，双下肢胫前黏液性水肿，符合甲状腺功能减退的表现；患者心界扩大，肝肋下3指，肝颈静脉回流征（＋），符合心衰的表现。

639. B 患者为甲状腺功能减退，不可能出现甲状腺激素升高情况。

640. A 调整甲状腺激素起始的剂量和达到完全替代剂量的需要时间应根据年龄、体重和心脏状态确定，静息时心率可作为调整替代剂量的依据。

641. B 患者眼球运动轻度受限，双眼球突出度22mm，考虑为Graves眼病可能性大，检查甲状腺功能有助于确诊。

642. D 患者眼球运动轻度受限，角膜外露，双眼球突出度22mm，考虑为浸润性突眼，也叫甲状腺相关性眼病。

643. D 患者双眼球突出度>3mm，属于中重度甲状腺相关眼病，推荐的治疗方案是糖皮质激素联合抗甲状腺药物治疗。

644. A 患者为青年女性，心悸、乏力、出汗、食欲亢进，考虑有甲状腺功能亢进，同时出现了眼部不适，突眼等症状，则考虑是甲状腺相关性眼病。

645. B 患者双眼球后压迫感，眼睑挛缩，突眼度左眼21mm，右眼23mm，根据GO的临床病情评估标准，评为中重度。

646. A 根据GO临床活动程度（CAS）评估标准，患者评为5分，>3分则为活动期，活动期GO首选泼尼松40~80mg/d，每天2次口服，持续2~4周，然后每2~4周减量至2.5~10mg/d。

647. A 全身性甲状腺激素抵抗综合征（GRTH）：①甲状腺弥漫性肿大；②临床上无甲亢，但血清蛋白结合碘明显升高，TSH正常或升高。T_3R基因有严重缺失（T_3与DNA结合区的编码基因完全缺失），从而导致T_3Rβ基因完全缺如，垂体和周围靶细胞对T_3均不敏感，但临床表现却极不一致，从无症状到严重甲减均有。

648. E

649. A 全身性甲状腺激素抵抗综合征（GRTH）的药物治疗宜用L–T_3，用以代偿组织器官对甲状腺激素的抵抗，超过生理水平的剂量可有效抑制促甲状腺激素，从而抑制甲状腺生长，减轻甲状腺肿大。

650. B 选择性垂体不敏感型甲状腺激素抵抗综合征：垂体对TH作用不敏感意味着垂体对甲状腺激素不反应，正常范围的TH对垂体释放TSH的负反馈作用减弱或消失，TSH过度释放，导致甲状腺增生肿大，TH合成增加，而血TH升高又不能抑制垂体TSH释放，TSH增高刺激甲状腺分泌甲状腺激素，其余外周组织均不受累，可对甲状腺激素反应正常，因此引起甲亢，故本型又称非肿瘤性垂体TSH分泌过多症。

651. E

652. C 溴隐亭可用于治疗选择性垂体不敏感型者，可使血TSH降低，应从小剂量开始，逐渐加量，使血清TSH和TH恢复正常，甲亢症状随之消失。

653. D 患者有病毒感染的病史，出现甲状腺Ⅱ度肿大，右侧显著，质地硬，触痛（+），因此考虑是亚急性甲状腺炎的可能性最大。

654. E 本病特征性的表现是血清甲状腺激素水平和甲状腺摄碘能力的"分离现象"，即血清T_3、T_4升高，TSH降低，^{131}I摄取率减低（24小时<2%）。

655. D 本病会自发出现甲状腺功能减低期，因此不需要抗甲状腺药物治疗。

656. C 产后甲状腺炎多发生于产后一年内，故排除。甲状腺癌具有明显的甲状腺占位，可以通过病理证实，故排除。患者无明显"三多一少"的症状，排除2型糖尿病。淡漠型Graves病多见于老年人，故排除。桥本甲状腺炎起病隐匿，主要表现为甲状腺弥漫性或局限性肿大，质地较硬，且有弹性感，边界清楚，无触痛，表面光滑，部分甲状腺可呈结节状，患者的表现符合该疾病。

657. C 颈部CT对于甲状腺的检测效果不如超声，一般不做。

658. C 患者有消瘦、便秘等症状，甲状腺Ⅰ度肿大，考虑是桥本甲状腺炎的可能性最大。患者无明显甲状腺占位，排除甲状腺淋巴瘤。

659. B 桥本甲状腺炎属于自身免疫性甲状腺炎，因此甲状腺激素水平异常和自身抗体阳性，有助于诊断。

660. B 只有在甲状腺迅速肿大、伴局部疼痛或压迫症状时，才给予糖皮质激素治疗，否则会加重患者的糖尿病。

661. A

662. A 单纯性甲状腺肿，也称为非毒性甲状腺肿，是指非炎症和非肿瘤原因，不伴有临床甲状腺功能异常的甲状腺肿。单纯性甲状腺肿的吸碘高峰一般正常，T_3给药可抑制。^{131}I摄取率的正常参考值：3h及24h值分别为5%~25%和20%~45%，高峰在24h。

663. C

664. A 患者只表现为甲状腺弥漫性Ⅲ度肿大，甲状腺功能正常，因此考虑是单纯性甲状腺肿。

665. C 患者甲状腺弥漫性Ⅲ度肿大，肿大的甲状腺压迫气管，导致呼吸困难等症状。

666. A 患者肿大的甲状腺压迫气管，需要进行解压手术治疗，行甲状腺次全切除术，缓解压迫症状。

667. C 患者表现为甲状腺肿，无其他不适症状，需要进一步检查甲状腺功能，从而判断是否存在甲亢和甲减；检查甲状腺自身抗体，明确是否是自身免疫性甲状腺炎。

668. E 患者为沿海居民，只表现为甲状腺肿，无其他不适症状，考虑是单纯性甲状腺肿的可能性最大。

669. E 对于多数单纯性甲状腺肿患者，若无任何症状，可以不需任何特殊治疗，随诊观察即可。

670. C TRH兴奋试验用于明确甲状腺功能减退发生的部位，对鉴别诊断无帮助。

671. C 抗甲状腺抗体测定对诊断本病有特殊意义。大多数患者血中TGAb及TPOAb滴度明显升高，且持续较长时间，甚至可达数年或10多年。

672. E 患者甲状腺Ⅲ度肿大，边界清楚，表面光滑，未触及结节，未闻及血管杂音，且甲状腺功能正常，故诊断为单纯性甲状腺肿。

673. B 甲状腺肿本身一般不需要治疗，有压迫症状者可考虑手术治疗。

674. C　675. A　676. D

677. D 患者仅表现为颈部增粗，甲状腺Ⅲ度肿大，有明显家族史，其余无特殊不适，因此考虑是地方性甲状腺肿。

678. E 甲状腺细针穿刺主要用来检查甲状腺结节的良恶性，地方性甲状腺肿是良性病变，无需此检查。

679. A 地方性甲状腺肿甲状腺功能是正常的，因此 T_3 抑制试验可以被抑制。

680. C 碘是合成甲状腺激素的必须元素，碘元素摄入不足，机体不能合成足够的甲状腺激素，反馈刺激垂体 TSH 升高，升高的 TSH 促使甲状腺增生，引起甲状腺肿。

681. D 患者甲状腺Ⅲ度肿大，并且呼吸困难，考虑是肿大的甲状腺压迫了气管，因此需要手术切除。

682. E　683. D　684. B

685. A 甲状腺恶性肿瘤最常见的表现为偶然发现的单个质硬、固定且不光滑的甲状腺肿块；随着病程进展，甲状腺肿块可在短期内迅速增大，压迫气管，使气管移位，并出现不同程度的呼吸障碍；侵犯喉返神经可出现声音嘶哑；侵犯气管时，可产生呼吸困难或咯血；压迫或浸润食管，可引起吞咽障碍；侵犯交感神经受压引起 Horner 综合征；局部淋巴结转移可出现颈淋巴结肿大，部分患者以颈淋巴结肿大为首要表现。该患者因声音嘶哑、呼吸困难就诊，查体发现大小为 4cm 的甲状腺结节，质硬、固定，应考虑甲状腺恶性肿瘤的可能。

686. B 未分化癌因肿瘤浸润程度广泛，故无法完全切除肿瘤组织，手术目的是解除肿瘤压迫，联合放疗和化疗及试验治疗。

687. C 该患者声音嘶哑、呼吸困难，说明肿瘤已经侵犯至甲状腺外，未分化癌和分化癌的分期相同，无淋巴结转移，有远处转移，肿瘤分期是Ⅲ期。

688. D 除未分化癌以外，手术是各型甲状腺癌的基本治疗方法；对于行甲状腺癌次全或全切除者，术后需继续进行综合治疗，具体如下。（1）内分泌治疗：终身服用甲状腺素片，甲状腺乳头状癌有 TSH 受体，TSH 通过其受体能抑制甲状腺癌的生长，防止肿瘤复发；（2）放射性碘治疗：分化型甲状腺癌细胞具有摄碘的功能，利用碘发射出的 β 射线和电离辐射效应可破坏残余甲状腺组织和癌细胞，从而达到治疗目的，如甲状腺术后不能保证是否有残留癌组织，可选择进行放射性碘治疗，以清除潜在的甲状腺癌术后残留组织，降低复发及转移的可能性。

689. E 根据患者临床表现考虑淡漠型甲亢，首选 T_3、T_4、FT_3、FT_4、TSH 测定。

690. E 甲亢患者 FT_3↑、FT_4↑、TSH↓。

691. A 淡漠型甲亢的临床表现：多见于老年患者、起病隐袭、神志淡漠、有明显消瘦、心悸、乏力、头昏、腹泻、震颤、肌病。

692. E 体格检查发现甲状腺肿大（轻度到重度肿大），可触及震颤，闻及血管杂音，为诊断甲亢的重要体征。

693. B 甲亢诊断依赖甲状腺功能检查，指标包括：FT_3、FT_4、TT_3、TT_4、TSH；FT_3、FT_4 不受甲状腺结合球蛋白影响，敏感性和特异性均明显高于 TT_3、TT_4，直接反映甲状腺功能状态。

694. E TSH 受体抗体（TRAb）测定有早期诊断意义，可判断病情活动、复发，还可作为治疗停药的重要指标。

695. E 根据甲状腺Ⅱ度肿大及多饮、多尿症状，患者考虑甲亢、糖尿病诊断可能性大；TSH 兴奋试验是用于评价甲状腺轴功能的检查方法，主要用于原发性甲状腺功能减退症与继发性甲状腺功能减退症的鉴别诊断，对诊断甲亢及糖尿病的意义不大。

696. B 青年女性，出现明显多饮、多尿、消瘦症状，化验尿糖阳性、血糖增高，考虑 1 型糖尿病可能性大。

697. A 1 型糖尿病一经诊断就应开始胰岛素治疗并需终身替代治疗。

698. A 一般情况下，抗甲状腺药物的初始剂量为：PTU 300～450mg/d，MMI 或 CM 230～45mg/d，分 3 次口服。至症状缓解、血 TH 恢复正常后逐渐减量。

699. C 随着抗甲亢药作用的发挥，血中的拮抗胰岛素的甲状腺素水平也在相应地下降，此时降血糖所需的胰岛素治疗量也在减少，临床上如不加倍注意这一点则易造成患者低血糖。

700. C 普萘洛尔可抑制胰岛素分泌，使血糖升高，掩盖低血糖症状，延迟低血糖的恢复，抗甲状腺药物合用普萘洛尔可能掩盖急性低血糖反应的早期特异性症状和体征，从而引起严重的低血糖反应。

701. E 抗双链 DNA 抗体是抗 DNA 抗体中的一种，是系统性红斑狼疮（SLE）的血清学标志物，甲亢和糖尿病患者血清中检测不出。

702. B 虽然测定 ^{131}I 摄取率诊断甲亢的准确率达 90%，但不能反映病情严重程度与治疗中的病情变化。

703. E 糖尿病合并甲亢时，过多的甲状腺激素会影响葡萄糖的代谢，其血糖异常情况与甲亢的严重程度成正比，随着甲亢的被控制，血糖会较前下降，糖尿病病情可减轻。

704. B 单纯性甲状腺肿多无明显症状，主要体征为甲状腺呈对称性弥漫性肿大，腺体表面光滑，质地柔软，随吞咽上下移动；重度肿大的甲状腺可压迫气管或食管而引起呼吸不畅或吞咽困难；患者血清 T_4、T_3、TSH 基本正常。该患者体检时发现甲状腺Ⅰ度肿大，表面平滑，质地较软，无其他不适，实验室检查示：血清 T_4、T_3 正常，血清 TSH 水平正常，应诊断为单纯性甲状腺肿。

705. B 单纯性甲状腺肿本身一般不需要治疗，以定期检查甲状腺及甲状腺功能为主，宜多食含碘丰富的海带、紫菜等食物，只有当甲状腺重度肿大，产生压迫症状者才考虑手术治疗。

706. B 甲状腺毒症是指因血液循环中甲状腺激素过多，引起以神经、循环、消化等系统兴奋性增高和代谢亢进为主要表现的一组临床综合征，该患者有怕热、多汗，焦躁易怒，疲乏无力，多食善饥，体重下降等代谢亢进和神经、循环系统兴奋性增高的临床症状，为进一步明确诊断，应首先完善血清游离甲状腺素 FT_3、FT_4 的检测。

707. A 甲状腺功能亢进患者因自身产生过量甲状腺激素，可引起以神经、循环、消化等多系统兴奋性增高和代谢亢进，主要表现为易激动、烦躁失眠、多梦、心率快、乏力、怕热、多汗、手抖、消瘦、食欲亢进、腹泻、女性月经稀少等；部分患者可表现为浸润性突眼，周期性瘫痪和近端肌肉进行性无力等症状。查体大多数患者有程度不等的甲状腺弥漫性肿大，甲状腺上、下极可以触及震颤，闻及血管杂音；心血管系统表现有心率增快、心脏扩大、心力衰竭、心律失常、心房颤动、脉压增大、水冲脉等体征。该患者临床症状有怕热、多汗，焦躁易怒，疲乏无力，多食善饥，体重下降，查体见甲状腺Ⅱ度肿大，应考虑甲亢诊断。

708. A 妊娠合并甲状腺功能亢进症的手术需要在妊娠 4~6 个月期间施行；术前宜先行抗甲状腺药物治疗，以控制患者病情及临床症状，术前宜将控制心率 <80 次/分，血清 FT_3、FT_4 水平正常，再考虑手术治疗。

709. D 抗甲状腺药物可导致胎儿皮肤发育不良、鼻后孔闭锁、食管闭锁、脐突出等畸形；故药物剂量宜稍小，可使甲状腺功能维持在稍高于正常水平，避免使用心得安类药物；抗甲状腺药物均可经乳汁分泌，故产后不宜哺乳。

710. C 妊娠期严禁用 ^{131}I 进行诊断或治疗。

711. D 该患者临床表现以心悸、手颤、消瘦和急躁易怒为主，查体可见甲状腺Ⅱ度肿大，心率快、脉压增大；心律不整，心音强弱不等提示合并心房颤动，应考虑甲亢性心脏病。

712. C 目前针对甲亢的治疗，主要有 3 种疗法被普遍采用，即抗甲状腺药物、放射性碘治疗和手术治疗；抗甲状腺药物是甲状腺功能亢进的主要治疗措施，药物可抑制碘的有机化和甲状腺酪氨酸耦联，抑制甲状腺激素的合成；放射碘治疗可破坏甲状腺组织，减少甲状腺激素产生，其治疗机制是放射性碘被甲状腺摄取后释放出 β 射线，破坏甲状腺组织细胞。该患者的最佳治疗方案为先给予药物控制甲亢症状，病情有所控制后再行放射性碘治疗。

713. E

714. D 放射碘治疗甲亢的目的是破坏甲状腺组织，减少甲状腺激素产生，其治疗机制是放射性碘被甲状腺摄取后释放出 β 射线，破坏甲状腺组织细胞，并发症以甲状腺功能减退症最为常见。

715. E 甲状腺切除术后的常见并发症如下。（1）术后呼吸困难和窒息：是术后最严重的并发症，多发生在术后 48 小时内，常见原因为：①切口出血及血肿压迫气管；②喉头水肿；③气管塌陷：是气管壁长期受肿大甲状腺压迫，发生软化，切除甲状腺体的大部分后软化的气管壁失去支撑的结果；④双侧喉返神经损伤；（2）喉返神经损伤：一侧喉返神经损伤，引起声嘶，双侧喉返神经损伤可导致失音或严重的呼吸困难，甚至窒息；（3）喉上神经损伤：喉上神经分内（感觉）、外（运动）两支，若损伤外支会使环甲肌瘫痪，引起声带松弛、音调降低；内支损伤，则喉部黏膜感觉丧失，容易误咽发生呛咳；（4）暂时或永久性甲状旁腺功能减退：表现为面部、唇部或手足部的针刺样麻木感或强直感，严重者可出现手足抽搐；（5）甲状腺危象：是甲亢的严重并发症，是因甲状腺素过量释放引起的暴发性肾上腺素能兴奋现象，患者主要表现为：高热、脉快、烦躁、谵妄、大汗、呕吐、水泻等；（6）突眼恶化。

716. B 甲状腺功能减退的主要临床表现以代谢率减低和交感神经兴奋性下降为主，典型患者有畏寒、乏力、手足肿胀感、嗜睡、记忆力减退、反应迟钝、少汗、关节疼痛、体重增加、便秘，女性月经紊乱，或者月经过多、不孕等。体格检查典型患者可有表情呆滞、反应迟钝、声音嘶哑、低沉、听力障碍、面色苍白、颜面或眼睑水肿、唇厚舌大、常有齿痕，皮肤干燥、粗糙、毛发脱落、皮肤温度低、水肿、手掌皮肤可呈姜黄色，毛发稀疏干燥、跟腱反射时间延长、脉率缓慢等；少数病例出现胫前黏液性水肿；累及心脏可以出现心包积液和心力衰竭，重症患者可发生黏液性水肿昏迷。该患者有记忆力减退，反应迟钝，精神抑郁，体重增加，便秘，面色苍白，毛发脱落等临床表现，应考虑甲状腺功能减退。

717. D 血清 TSH 是反映甲状腺功能和诊断甲状腺功能减退最敏感的指标，实验室检查发现血清 TSH 增高，FT_4 减低，原发性甲减诊断即可以成立。

718. C 该患者近半年来体重明显增加，近 2 月来有怕冷，记忆力减退，腹胀、便秘，月经紊乱伴双下肢凹陷性水肿等临床表现，应考虑甲状腺功能减退。

719. A 导致成人甲状腺功能减退最常见的原因是自身免疫性甲状腺炎，包括桥本甲状腺炎、萎缩性甲状腺炎、产后甲状腺炎等，经甲状腺细针穿刺细胞学检查证实存在自身免疫性甲状腺炎对确定原发性甲减的病因具有重要价值。

720. C 亚急性甲状腺炎是一种与病毒感染有关的自限性甲状腺炎，起病前 1~3 周常有病毒性咽炎、腮腺炎、麻疹或其他病毒感染的症状；临床表现为甲状腺区发生明显疼痛，可放射至耳部，吞咽时疼痛加重；可伴有全身不适、食欲减退、肌肉疼痛、发热、心动过速、多汗等。体格检查可发现甲状腺轻至中度肿大，质地较硬，有明显触痛。50%~60% 患者可出现一过性甲状腺毒症，临床表现包块体重减轻、焦虑、震颤、怕热、心动过速等，与一般甲状腺功能亢进症相似。该患者 2 周前曾有咽部疼痛史，3 天来出现颈部明显疼痛，吞咽时加重，伴心慌、食欲减退，多汗、手抖等甲状腺毒症表现，查体见甲状腺 II 度肿大，质地较硬，压痛明显，应考虑亚急性甲状腺炎。

721. B 亚急性甲状腺炎患者常有血清甲状腺激素水平和甲状腺摄碘能力的"分离现象"，为本病的特征性表现，即血清 T_3、T_4 水平升高，TSH 降低，而摄取^{131}I 率减低（24 小时 <2%）。

722. B 723. C 724. B 725. A 726. B

727. C 有哮喘病史应禁用普萘洛尔，以免诱发支气管哮喘。

728. C 729. B 730. B 731. E 732. B

733. E 有助于甲状腺功能诊断的指标如下。（1）血清 FT_3、FT_4：血清中 FT_3、FT_4 不受血中 TBG 变化的影响，直接反映甲状腺功能状态。（2）TSH 是反映甲状腺功能十分敏感的指标，轻度甲状腺功能异常，T_3、T_4 尚在正常范围内变化时 TSH 就会出现异常。

734. E

735. E 放射性^{131}I 治疗适用于术后复发的患者。

736. D 737. C 738. D 739. C 740. D

741. E 742. C 743. C 744. D 745. C

746. C 桥本甲状腺功能亢进症状与 Graves 病类似，自觉症状较单纯 Graves 病时轻，经正规抗甲状腺治疗，治疗中易发生药物性甲状腺功能低下。

747. B 桥本甲状腺炎又称慢性淋巴性甲状腺炎、淋巴性甲状腺肿，为一种自身免疫性疾病，患者血清中常有 TPOAb 和 TGAb 抗体阳性，是桥本甲状腺炎最有意义的诊断指标。

748. D HT 伴亚临床型甲减，在替代治疗前需要在 2 周至 3 月内复查 TSH，只有 2 次 TSH 均升高，才考虑给

予甲状腺激素制剂，故该患者目前应停药观察，还不适合加用甲状腺制剂。

749. E HT 伴突眼者较少见，一般以浸润性突眼为主，可伴有甲状腺肿。对甲状腺肿大明显者，采用 L - T_4 制剂治疗可减轻甲状腺肿。

750. C 751. D 752. D 753. D 754. E

755. E 756. C

757. A 体内免疫调节机制紊乱，产生促甲状腺激素受体抗体（TRAb），引发甲状腺毒症表现，是 Graves 病甲亢发病的中心环节。

758. C 759. D 760. B 761. A

762. D 甲亢危象属甲亢恶化时的严重表现。主要有高热（39℃ 以上）、心率快（140~240 次/分）、心律失常、呼吸急促等表现。

763. D 治疗主要包括：①口服 PTU 抑制 TH 合成。②碘剂、β 受体拮抗药等均可抑制组织 T_4 转换为 T_3。

764. E 原发性甲状腺功能减退症 90% 以上系甲状腺自身免疫反应或病毒感染所致。

765. E 甲状腺功能减退症常有体重增加、怕冷、少汗、动作缓慢、乏力、记忆力低下、体温偏低等症状。

766. D 甲状腺抗体是确定原发性甲减病因和诊断自身免疫性甲状腺炎（包括桥本甲状腺炎、萎缩性甲状腺炎）的主要指标。

767. E 粒细胞缺乏为口服抗甲亢药物的主要不良反应，因此该患者出现高热首先考虑该原因。

768. C 抗甲状腺药物主要不良反应为粒细胞缺乏，因此在服药初期需及时复查血常规。

769. D 一旦出现粒细胞缺乏，立即停药，并口服或皮下注射升白细胞药物，必要时加用抗感染药物。

770. E 甲亢危象高热患者给予物理降温，避免用乙酰水杨酸类药物（可使 FT_3、FT_4 增高）。

771. C 手术、感染等是甲亢危象的主要诱因。

772. C 773. D 774. C

775. D 妊娠期甲亢需查游离 T_3、T_4，以免受甲状腺结合球蛋白影响。

776. C 甲亢会引起月经量少或者闭经。

777. D

778. E 甲亢患者应限制富含碘的食物如海鲜及海带、海藻等。

779. D Graves 引起的甲亢，TSH 降低。

780. A 该患者高代谢率，突眼，甲状腺大且质软，因此考虑 Graves 病。

781. B 782. D 783. C

784. C 血清总甲状腺素（TT_4）：该指标稳定、重复性好，是诊断甲亢的主要指标之一。

785. A 786. B 787. A 788. E 789. D

790. A　791. C　792. E　793. D　794. D

795. B　796. D　797. A　798. D

799. C　甲亢的手术指征：（1）甲状腺肿大显著，伴有压迫症状，或胸骨后甲状腺肿伴甲状腺功能亢进；（2）结节性甲状腺肿伴甲亢、继发性甲亢或高功能腺瘤；（3）中度以上的原发性甲亢；（4）中至重度 Graves 病长期服药无效者或停药复发者；（5）妊娠早、中期（妊娠4个月）的甲亢患者。该患者诊断为胸骨后甲状腺肿伴甲状腺功能亢进，首选行甲状腺大部切除术治疗。

800. E　801. C　802. A

803. D　肿大的甲状腺和甲状腺来源的包块在做吞咽动作时可随吞咽向上移动，以此可与颈前其他包块做鉴别。该患者于颈前正中区发现一直径 1.0～1.5cm 的类圆形肿块，随吞咽活动，应考虑颈部肿块来源于甲状腺。

804. E　甲状腺腺瘤是最常见的甲状腺良性肿瘤，临床表现为颈部出现圆形或椭圆形结节，多为单发，稍硬，表面光滑，无压痛，有完整包膜，与周围组织分界明显，随吞咽上下移动，大部分患者无任何症状。该患者发现颈部肿块 1 年余，无痛，肿块表面光滑，随吞咽活动，无压痛，应考虑甲状腺腺瘤。

805. B　根据脉压和脉率计算基础代谢率有助于诊断是否为甲亢及评价其严重程度；甲状腺核素显像能提供甲状腺结节的功能和血供情况；穿刺细胞学检查是目前术前鉴别甲状腺良恶性的"金标准"，其诊断的敏感性和特异性均达 90% 以上。对于穿刺细胞学检查仍无法确定性质的甲状腺结节，可行患侧结节及腺叶部分切除冰冻切片检查，并指导手术切除的范围。

806. A　807. E　808. B　809. A　810. B

811. A　812. D　813. C　814. C　815. E

816. B　817. E

818. D　桥本甲状腺炎又称慢性淋巴性甲状腺炎，以甲状腺组织发生弥漫性淋巴细胞浸润、纤维化和间质萎缩等改变为特征，主要临床表现为甲状腺弥漫性肿大，因甲状腺组织发生淋巴细胞浸润、纤维化和间质萎缩等改变，常可触及质韧的甲状腺肿，约 50% 的桥本甲状腺炎伴有甲减。该患者有乏力、便秘、心率缓慢等甲减症状，查体甲状腺Ⅱ度肿大，质韧，应疑诊为桥本甲状腺炎。

819. E　820. B

821. E　桥本甲状腺炎尚无针对病因的治疗措施，仅有甲状腺肿而无甲减者一般不需要治疗；临床治疗主要针对甲减，主要给予甲状腺素片替代治疗。

822. E

823. E　甲亢性心脏病并发房颤者，可考虑先给予药物复律，并发快速房颤者，宜加用洋地黄和 β-受体拮抗药，以控制心室率；待病情有所控制后，首选进行放射性碘治疗。

824. B

825. D　放射碘治疗可破坏甲状腺组织，减少甲状腺激素产生，其治疗机制是放射性碘被甲状腺摄取后释放出 β 射线，破坏甲状腺组织细胞，故甲状腺功能减退是难以避免的结果，是放射碘治疗最常见的长期并发症。放射性甲状腺炎是放射碘治疗最常见的短期并发症，一般发生在放射碘治疗后的 7～10 天，可表现为颈部疼痛，红肿以及一过性甲状腺功能亢进表现等。

826. A　827. D　828. E　829. B　830. A　831. A

832. B　833. E　834. A　835. B　836. E　837. C

838. D　839. E　840. A　841. B　842. B　843. C

844. A

845. E　继发性甲亢患者的发病年龄通常是在 40 岁以上，主要见于单纯性甲状腺肿，原发部位是在甲状腺上级腺体，包括垂体或下丘脑，患者先有多年结节病史，然后出现甲状腺功能亢进症状，腺体呈结节性增大，多发性，双侧不对称，无眼球突出，易发生心肌损害。继发性甲亢的甲功实验室检查表现为 FT_3、FT_4、TSH 三者均为升高。

846. B　847. E　848. E　849. E　850. B　851. E

852. C　853. D　854. A　855. E　856. C　857. D

858. E　859. C　860. C　861. B

四、案例分析题

862. C　根据患者的体征表现考虑可能患有 Graves 病。

863. D　Graves 病眼征分级如下。0 级：无症状和体征；1 级：无症状，体征有上睑挛缩、Stellwan 征、von Graefe 征等；2 级：有症状和体征，软组织受累；3 级：突眼（>18mm）；4 级：眼外肌受累；5 级：角膜受累；6 级：视力丧失（视神经受累）。

864. A

865. ABCE　症状消失，不能立即停药，应逐渐减量。

866. ABCD　患者初步诊断为甲亢进行手术治疗后出现高热、心动过速、烦躁不安等症状，疑为甲亢危象，若明确诊断需要做的检查有：甲状腺功能测定，血离子浓度测定，心电图和血气分析。

867. BCDEF　868. ACEF

869. ABCD　高热、休克、心力衰竭和水电解质紊乱可使患者死亡。

870. ABCDEF　871. E

872. AD　该患者 WBC $2.8×10^9/L$，N 60%，不需要停用抗甲状腺药物，需要同时加用升白细胞的药物，所以，患者此时的治疗是甲巯咪唑加升白胺。

873. E

874. E 丙硫氧嘧啶是治疗甲亢的主要药物，但长期服药易导致白细胞减少、粒细胞缺乏症等不良反应；该患者因甲亢服用丙硫氧嘧啶月余，近2日出现喉痛，全身乏力，低热等感染症状，应监测血常规，检查白细胞计数及分类，排除粒细胞缺乏症的可能。

875. BCD 抗甲状腺药物的主要不良反应有：（1）粒细胞减少：发生率约为0.7%，外周血白细胞计数 $<3.0 \times 10^9/L$ 或中性粒细胞计数 $<1.5 \times 10^9/L$ 时应当停药；（2）皮疹：发生率约为5%；（3）中毒性肝病：PTU和MMI引起的药物性肝炎患病率分别为2.7%和0.4%，用药期间需要监测肝功能；（4）血管炎：PTU可以诱发抗中性粒细胞胞浆抗体（ANCA）阳性的小血管炎；（5）致胎儿皮肤发育不良等畸形。

876. B

877. AB T_3、T_4降至正常范围，TSH恢复正常说明抗甲状腺治疗有效，但不是停药指征，可减量，继续维持治疗1~1.5年。粒细胞减少、肝功损害是甲亢治疗药物的不良反应。

878. E 该患者有怕热、多汗，消瘦伴心悸等代谢亢进和系统兴奋性增高的临床表现，应考虑甲状腺功能亢进症的可能。

879. AEGH 该患者可能伴有神经系统兴奋性增高、多言多动、紧张多虑、焦躁易怒、不安失眠、精神不集中、记忆力减退。女性常有月经减少或闭经。消化系统常有食欲亢进，大便次数增加。

880. D 甲状腺激素检查主要是检测游离FT_3、FT_4以及TSH，全面明确甲状腺激素的代谢状态，判断是否为甲减或者甲亢，同时其他自身免疫性的甲状腺指标也是需要检测的。

881. EG 治疗甲亢的药物主要是硫脲类和咪唑类药物，国内常用的有甲巯咪唑（他巴唑，MUI）、丙硫氧嘧啶（PTU）、卡比马唑（在体内分解成他巴唑起作用）和甲硫氧嘧啶（MTU）。

882. BD 用药剂量应个体化，根据病情、治疗反应、肝功能、血常规及甲状腺功能检查结果随时调整。

883. E 抗甲状腺药物严重副作用为血液系统异常，服药后2~3个月内出现轻度白细胞减少较多见，严重的粒细胞缺乏症较少见。再生障碍性贫血也可能发生。因此，在治疗过程中，尤其是用药初始2个月应定期检查血常规。

884. DG 手术前需要用药物将甲状腺功能控制在正常范围，术前还需要口服复方碘溶液做术前准备，碘剂不可长期使用，仅可与其他抗甲状腺药联合使用以控制早期甲亢、甲状腺危象等。

885. DG

886. AB 该患者有突眼伴体重下降，月经稀少，脾气变躁等症状，应考虑甲状腺激素过多所致。

887. E

888. ABCDE 血清总甲状腺素（TT_4）和总三碘甲状腺原氨酸（TT_3）是诊断有无甲亢的主要指标之一，大多数甲亢患者可有血清TT_3与TT_4同时升高；血清游离甲状腺素（FT_4）与游离三碘甲状腺原氨酸（FT_3）是循环血中甲状腺激素的活性部分，它不受血中TBG变化的影响，可直接反应甲状腺功能状态，对甲亢诊断的敏感性和特异性高于TT_3、TT_4；血清促甲状腺激素（TSH）的变化则是反映甲状腺功能最敏感的指标。

889. C 原发性甲亢是T_3、T_4升高，TSH下降，继发性甲亢为T_3、T_4升高，TSH升高。

890. B GD的诊断：①甲亢诊断确立；②甲状腺弥漫性肿大（触诊和B超证实），少数病例可以无甲状腺肿大；③眼球突出和其他浸润性眼征；④胫前黏液性水肿；⑤TRAb、TPOAb阳性。以上标准中，①②项为诊断必备条件，③④⑤项为诊断辅助条件。

891. BC 眼部CT和眼部MRI可以排除其他原因所致的突眼，评估眼外肌受累的情况，有助于明确浸润性突眼的诊断。

892. ADF 甲状腺功能亢进症伴浸润性突眼的治疗措施如下。（1）一般治疗：夜间高枕卧位，可使用利尿剂，减轻眼部水肿；四环素眼膏保护角膜；（2）活动性浸润性突眼：可给予泼尼松40~80mg/d，持续治疗3~12个月；目前针对中、重度活动性突眼推荐使用甲泼尼龙共12周，累积剂量为4.5g，每周一次，0.5g缓慢注射，连用6周；（3）控制甲状腺功能亢进症状：首选抗甲状腺药物治疗，可选择他巴唑；（4）合并甲状腺功能减低者可考虑给予左甲状腺素片（$L-T_4$）。

893. ABEFGH

894. E 原发性甲状腺功能减退症的主要临床表现以代谢率低下和交感神经兴奋性下降为主，该患者近1年来有疲乏、记忆力减退、怕冷等代谢率和交感神经兴奋性减低的临床表现，应考虑原发性甲状腺功能减退症。

895. ABEFGH 原发性甲状腺功能减退症的主要临床表现以代谢率减低和交感神经兴奋性下降为主，典型表现有畏寒、乏力、手足肿胀感、嗜睡、记忆力减退、反应迟钝、少汗、关节疼痛、体重增加、腹胀、便秘、食欲下降，女性月经紊乱失调，或者月经过多、不孕、溢乳等。体格检查典型表现可有表情淡漠呆滞、反应迟钝、声音嘶哑、低沉、听力障碍、面色苍白、颜面或眼睑水肿、皮肤干燥、粗糙、皮肤温度低、水肿、毛发稀疏干燥、跟腱反射时间延长、脉率缓慢等。

896. BCEFH 甲状腺功能减退症的主要临床表现以代谢率减低和交感神经兴奋性下降为主，累及心血管系统主要表现为心动过缓，心输出量减少，血压低，心音低钝，心脏扩大，有时可伴有心包积液和冠心病，血清

CK 增高；血液系统受累可出现贫血；甲状腺功能状态与脂质代谢紧密关联，大部分甲减患者血清总胆固醇（TC）、低密度脂蛋白胆固醇（LDL－C）和三酰甘油（TG）明显高于正常，可伴有 LDL－C 升高或高密度脂蛋白胆固醇（HDL－C）降低。

897. ACFG 血清 TSH 是反映甲状腺功能和诊断原发性甲状腺功能减退最敏感的指标，TSH 升高往往是原发性甲减最早的表现，常先于 T_3、T_4 下降出现，实验室检查发现血清 TSH 增高，FT_3、FT_4 和 rT_3 下降，原发性甲减诊断即可以成立。

898. EF 低 T_3、T_4 综合征患者主要是 T_3 降低，rT_3 升高，T_4 多正常（注：危重患者 T_4 也可以降低），TSH 正常；而原发性甲减患者尽管也有 T_3、T_4 降低，但 rT_3 正常，TSH 往往显著升高，可资鉴别。

899. D 通常使用左甲状腺素（L－T_4）替代治疗，L－T_4 治疗主要的优点是在周围组织 L－T_4 作为"激素原"可以在正常生理范围内继续通过脱碘机制保持组织对 T_3 的需求。

900. BG 实验室检查血清 TSH 增高，FT_4 减低，原发性甲减即可以成立。若数年后拟妊娠，治疗的目标是将血清 TSH 和甲状腺激素水平恢复到正常范围内。

901. ABC 黏液性水肿的治疗主要措施包括：（1）补充甲状腺激素：首选 L－T_4 静脉注射，如果患者在 24 小时症状无改善，可以给予 L－T_3，$10\mu g$，每 4 小时 1 次，或 $25\mu g$，每 8 小时 1 次；（2）氢化可的松 $200\sim300$ mg/d 持续静滴，患者症状好转后逐渐减量。

902. B

903. AE 无痛性甲状腺炎的特征为伴自发缓解性甲亢，甲状腺大小正常或轻度肿大，可有结节，甲状腺无压痛，血清 T_3、T_4 均升高，而甲状腺 ^{131}I 吸收率常明显下降，红细胞沉降率正常或轻度升高，50% 患者 TGAb、TPOAb 滴度低或中度升高。

904. BE

905. C 患者低热、焦虑、易怒、心悸、多汗，甲状腺可触及，右侧有结节，质硬，压痛阳性，可诊断为亚急性肉芽肿性甲状腺炎。

906. BCDF 患者诊为亚急性肉芽肿性甲状腺炎，需检查 TT_3、TT_4、FT_3、FT_4、TSH、红细胞沉降率、^{131}I 摄取率。

907. D 甲状腺滤泡上皮破坏和滤泡完整性丧失是亚急性肉芽肿性甲状腺炎的主要病理机制。造成所合成储存的甲状腺激素和异常碘化物释放入血，引起血循环中 T_3 和 T_4 增高，出现甲状腺亢进的临床表现，反馈性抑制 TSH 水平。

908. CE （1）轻型患者仅需应用非甾体抗炎药。（2）中、重型患者可给予泼尼松每日 $20\sim40$mg，可分 3

次口服。（3）针对甲状腺毒症表现可给予 β 受体拮抗剂，由于本病无过量甲状腺激素合成，故不需要使用抗甲状腺药物。（4）如发生永久性甲减需终生甲状腺激素替代。

909. ABCDEFGH　910. ABCDEFG

911. ABCD　912. ABCD

913. AB 该患者存在甲状腺功能减退症的临床表现（肌肉萎缩、体重增加、记忆力减退），考虑为镇静药物过量诱发的甲减黏液性水肿昏迷。

914. D　915. ABCD

916. ABCD 患者临床表现提示甲状腺功能减退症，故应完善甲状腺功能、甲状腺自身抗体及甲状腺彩超。部分甲减患者血清催乳素升高、蝶鞍增大，故需进行血 PRL 水平检查。

917. B $FT_4 < 5.15$pmol/L，$FT_3 < 2.3$pmol/L，TSH > 100mIU/L，提示存在原发性甲状腺功能减退症。

918. ABCDE 患者 MRI 示垂体瘤，应完善包括 ACTH、PRL、FSH、LH、GH 在内的垂体激素测定。

919. AE 该患者为原发性甲状腺功能减退症，颅脑 MRI 提示垂体瘤，考虑长期 TSH 水平增高所致垂体反应性增生，故先行 L－T_4 中替代治疗，观察垂体瘤变化，另外原发性甲减患者 TRH 的增高可导致 PRL 升高，针对高催乳素血症暂不予溴隐亭治疗。

920. BCE 高清晰甲状腺超声检查提示结节恶性病变的超声特征有：①微小钙化；②结节边缘不规则；③结节内血流紊乱。三者提示结节恶性病变的特异性高，均达 80% 以上，但敏感性较低，为 29%～77.5%。因此，任何单独一项特征均不足以诊断恶性病变。但是如果同时存在 2 种以上特征时，或低回声结节合并上述一项特征时，诊断恶性病变的敏感性提高到 87%～93%。

921. BE 因为乳头状癌中央区淋巴结转移发生率最高可达 80% 以上，乳头状癌推荐常规切除及中央区淋巴结清扫。

922. AD 由于患者主要为甲状腺疾病，故随诊项目应与甲状腺功能相关。

923. DE （1）术后 ^{131}I 治疗目的是去除残余的甲状腺组织。（2）给予高于生理剂量的 L－T_4，可抑制垂体 TSH 分泌，从而达到抑制肿瘤生长，减少甲状腺癌复发的目的。回顾性研究显示，使用 L－T_4 抑制治疗，可显著减少分化型甲状腺癌的复发和肿瘤相关的死亡。

924. ABD 患者临床表现提示甲状腺功能减退症，故应完善甲状腺功能、甲状腺自身抗体及甲状腺彩超。

925. F $FT_4 < 5.15$pmol/L，$FT_3 < 2.3$pmol/L，TSH > 100mIU/L，提示存在原发性甲状腺功能减退症。

926. ACDEGH 原发性甲状腺功能减退症患者可出现怕冷、便秘、记忆力减退、贫血、溢乳、窦性心动过缓、心包积液、脂代谢异常等表现。

927. BDEFG **928. BE**

929. ABDEFH 该患者诊断为 Graves 病、浸润性突眼，为进一步治疗尚需做的检查有：（1）甲状腺功能测定：检测血清 FT_3、FT_4 及 TSH，了解甲状腺功能状态；（2）眼眶 CT：可以排除其他原因所致的突眼，评估眼外肌受累的情况；（3）甲状腺摄碘率：有助于甲亢的诊断；（4）血常规、肝功能测定：明确是否存在抗甲状腺药物治疗的禁忌；（5）胸部 X 线片：了解有无气管受压或移位，评估是否具有手术干预指征。

930. E 美国甲状腺学会（ATA）提出判断 GO 活动评分方法（CAS）包括 7 点：①结膜充血；②结膜水肿；③眼睑水肿；④眼睑红斑；⑤泪阜肿胀；⑥眼球运动时疼痛；⑦自发性球后疼痛。以上每点各积 1 分，累计 3 分以上提示处于活动期。该患者结膜充血、结膜水肿、眼睑水肿、泪阜肿胀、眼球运动时疼痛 5 分，无自主性球后疼痛、眼睑红斑 0 分。

931. ABCFGHI

932. BE 甲状腺相关突眼患者在同时使用糖皮质激素治疗的情况下可行 ^{131}I 治疗；病程长，慢性突眼较急性突眼更难以治疗。其余各项均正确。部分甲亢患者眼球不突出，但有明显畏光、流泪、复视等表现。

933. ABCDEFG 甲状腺相关突眼鉴别诊断包括：①白血病；②炎症性眼球突出如眼球筋膜炎、眼眶蜂窝织炎、海绵窦血栓性静脉炎等；③头部外伤性眼球突出；④鼻窦肿瘤；⑤眼眶炎性假瘤；⑥眶脑膜瘤；⑦颈动脉－海绵窦瘘；⑧眼眶转移性肿瘤。

934. ADFG 甲亢突眼眼部改变包括：上眼睑挛缩，眼裂增宽（Dalrymple 征）；上眼睑移动滞缓（von Graefe 征）；眼睛向下看时上眼睑不能随眼球向下移动，可在角膜上缘看到白色巩膜；眼睛慈祥或呈惊恐眼神，瞬目减少（Stellwag 征）；向上看时前额皮肤不能皱起（Joffroy 征）；两眼内聚减退或不能（Mobius 征）等。

935. C

936. ACDEFGH （1）生活方式干预：戒烟（关键）、低盐低碘饮食。（2）眼部护理：① 改善复视症状：棱镜矫正、单侧眼罩佩戴、肉毒毒素注射；② 改善眶周水肿：高枕卧位、利尿剂；③ 减轻刺激症状：白天人工泪液＋夜间 1% 甲基纤维素；④ 防治眼部感染：白天佩戴有色眼镜＋夜间抗生素眼膏、眼罩，眼睑缝合术。（3）心理治疗：帮助患者树立信心，提高随访依从性。

937. E **938. A** **939. ABCD** **940. A** **941. BE**

942. BC **943. C** **944. E** **945. E** **946. B**

947. ABCD **948. D** **949. E** **950. B** **951. BD**

952. BCDE **953. C** **954. E** **955. A** **956. E**

957. ABDE **958. BC** **959. BC** **960. C** **961. D**

第四章 甲状旁腺和钙磷代谢疾病

一、单选题：每道试题由 1 个题干和 5 个备选答案组成，题干在前，选项在后。选项 A、B、C、D、E 中只有 1 个为正确答案，其余均为干扰选项。

1. 下列哪项易导致骨质疏松
   A. 过度的体力活动
   B. 维生素 D 过量
   C. 高蛋白饮食
   D. 低盐饮食
   E. 严重的低镁血症

2. 原发性甲状旁腺功能亢进症患者术前定位检查应首选
   A. 颈部触诊
   B. 颈胸部 CT
   C. 颈胸部 MRI
   D. ^{99m}Tc 甲氧基异丁基异腈甲状旁腺扫描
   E. 选择性甲状腺静脉取血测 PTH

3. 原发性甲状旁腺功能亢进症的特征性表现不包括
   A. 指骨骨膜下吸收
   B. 纤维囊性骨炎
   C. 棕色瘤
   D. 颅骨穿凿样改变
   E. 牙槽板吸收

4. 骨质疏松临床诊断的主要根据是
   A. 骨痛
   B. X 线片
   C. 骨超声
   D. CT/MRI
   E. DXA 法测定骨密度（BMD）

5. 导致老年妇女发生髋部脆性骨折的疾病不可能是
   A. 原发性甲状旁腺功能亢进症
   B. 肾小管性酸中毒
   C. 骨硬化症
   D. 代谢综合征
   E. 催乳素瘤

6. 下列哪些药物不属于抗骨吸收制剂
   A. 二膦酸盐（如阿仑膦酸钠）
   B. 降钙素（如鲑降钙素）
   C. 雌激素（如雌二醇）
   D. 雌激素受体调节剂（如雷洛昔芬）
   E. 甲状旁腺素（如特立帕肽）

7. 关于绝经后骨质疏松症的诊断，以下哪一项是正确的
   A. 双能 X 线吸收法（DXA）骨密度 T 值低于 − 2.5
   B. 双能 X 线吸收法骨密度 Z 值低于 − 2.5
   C. 双能 X 线吸收法骨密度 T 值低于 − 2.0
   D. 双能 X 线吸收法骨密度 Z 值低于 − 2.0
   E. 双能 X 线吸收法骨密度 T 值低于 − 2.0 而高于 − 2.5

8. 原发性甲状旁腺功能亢进症最常见的病因是
   A. 增生
   B. 腺瘤
   C. 炎症
   D. 腺癌
   E. 家族性多发性内分泌腺瘤病

9. 关于继发性甲旁亢与原发性甲旁亢的叙述，正确的是
   A. 原发性甲旁亢血清 PTH 常明显升高，血氯下降
   B. 继发性甲旁亢血清 PTH 减低，血氯升高
   C. 三发性甲旁亢由继发性甲旁亢发展而来
   D. 原发性甲旁亢可被皮质醇抑制试验抑制
   E. 两者血 AKP 均正常，尿羟脯氨酸、尿 cAMP 增高

10. 对诊断原发性甲状旁腺功能亢进症最有价值的是
   A. 血钙、血磷测定
   B. 肾小管磷再吸收试验测定
   C. 甲状旁腺素 + 血磷测定
   D. 甲状旁腺素 + 血钙测定
   E. 磷清除试验

11. 下列哪项检查结果可明确甲状旁腺功能减退症的诊断
   A. 血钙降低、血磷↑
   B. 尿钙、尿磷排量↓
   C. 碱性磷酸酶↑
   D. 静滴外源性 PTH 后尿磷、cAMP↑
   E. 血 PTH 明显↑

12. 甲状旁腺功能亢进症患者血清钙超过多少时称为高钙危象
   A. 2.25mmol/L
   B. 3.75mmol/L
   C. 2.75mmol/L
   D. 3.0mmol/L
   E. 3.25mmol/L

13. 甲状旁腺功能亢进症患者手术后血清钙持续低于多少可出现 Chvostek 征或 Tmusseau 征
   A. 1mmol/L
   B. 1.25mmol/L
   C. 2mmol/L
   D. 2.25mmol/L
   E. 2.75mmol/L

14. 治疗甲状旁腺功能减退症，最好将血清钙保持在
   A. 1.25 ~ 1.5mmol/L
   B. 1.5 ~ 1.75mmol/L
   C. 1.75 ~ 2.0mmol/L
   D. 2.0 ~ 2.25mmol/L
   E. 2.25 ~ 2.5mmol/L

15. 鉴别高钙血症由原发性甲状旁腺功能亢进还是其他原

因引起，可行下列哪项检查

    A. 皮质醇抑制试验   B. 皮质醇兴奋试验

    C. 螺内酯试验   D. TRH 兴奋试验

    E. TSH 兴奋试验

16. 女，41 岁，慢性肾功能衰竭，CT 示骨量减少、骨质稀疏，最可能的诊断是

    A. 白血病   B. 甲状腺功能亢进

    C. 地中海贫血   D. 镰状细胞贫血

    E. 骨关节结核

17. 关于甲状旁腺功能减退症病因下列哪项描述是正确的

    A. 高镁血症可引起功能性甲状腺功能减退症

    B. 特发性甲状旁腺功能减退症发病与环境因素有关

    C. 甲状旁腺功能减退症若合并多发性内分泌腺功能减退症要考虑继发性

    D. 甲状腺手术后可能导致甲状旁腺功能减退症

    E. 妊娠期间胎儿的甲状旁腺发育会被母体的高血钙抑制，新生儿出生后就会出现永久性甲旁减

18. 甲状旁腺功能减退者，血钙为下列何值可引起手足抽搐

    A. 2.5mmol/L   B. 3.0mmol/L

    C. 2.0mmol/L   D. 2.3mmol/L

    E. 2.8mmol/L

19. 下列哪项 X 线表现对甲状旁腺功能亢进症有诊断价值

    A. 弥漫性脱钙

    B. 纤维囊性骨炎

    C. 骨囊肿样变化

    D. 骨膜下皮质吸收、颅骨斑点状脱钙

    E. 多发性骨折或骨骼畸形

20. 下列哪项与甲状旁腺功能减退症不符

    A. 可出现指端或口周麻木、手足搐搦、锥体外系症状

    B. 吩噻嗪类药物可诱发神经肌肉症状

    C. 骨质较正常骨致密

    D. 可发生白内障，较为少见

    E. 儿童期发病患者常有智力发育迟缓和外胚层发育障碍

21. 关于甲旁减病理生理表现下列哪项说法不正确

    A. PTH 缺乏，骨转换减弱，骨吸收活性降低可使血钙降低

    B. PTH 分泌减少，肾小管钙重吸收降低，尿钙排出增加，是使血钙降低的一个原因

    C. PTH 缺乏导致尿 cAMP 升高

    D. 血低钙高磷，血清钙浓度降低主要表现为离子钙浓度降低

    E. 血低钙高磷，血清钙磷乘积发生变化可引起异位钙化及外胚层病变

22. 下列哪项与继发性甲旁亢不符

    A. 是由于低钙血症，刺激甲状旁腺增生肥大，分泌过多 PTH 而引起

    B. 维生素 D 受体表达的减少可损害 $1,25-(OH)_2-D_3$ 介导的甲状旁腺功能，引起继发性甲旁亢

    C. 假性甲状旁腺功能减退可引起继发性甲旁亢

    D. 肾病和肾功能不全、骨软化、肠钙吸收不足和氟骨症均可引起继发性甲旁亢

    E. 治疗主要补充钙剂、活性维生素 D

23. 患者，女，50 岁，反复发作尿路结石，骨痛，骨骼 X 线示骨膜下皮质吸收。实验室检查：高钙血症，血清碱性磷酸酶↑，皮质醇抑制试验血清钙不下降。诊断考虑为

    A. 原发性甲状旁腺功能亢进症

    B. 继发性甲状旁腺功能亢进症

    C. 三发性甲状旁腺功能亢进症

    D. 骨软化症

    E. 维生素 D 缺乏症

24. 镁低于多少可出现低钙血症与手足抽搐

    A. <0.9mmol/L   B. <0.6mmol/L

    C. <0.7mmol/L   D. <0.8mmol/L

    E. <0.4mmol/L

25. 关于原发性甲旁亢病因，下列说法正确的是

    A. 甲状旁腺增生为常见

    B. 甲状旁腺腺瘤为常见

    C. 由甲状旁腺腺癌引起可占 15%

    D. 有家族史的原发性甲旁亢均伴有多发性内分泌肿瘤

    E. 已证实与环境因素有关

26. 皮质醇抑制试验后，下列哪项疾病的血清钙不下降

    A. 结节病

    B. 多发性骨髓瘤

    C. 维生素 D 中毒

    D. 甲状旁腺功能亢进症

    E. 乳碱综合征

27. 下列哪项与原发性甲旁亢病理生理表现不符

    A. 原发性甲旁亢时 PTH 增加可加速骨转换

    B. PTH 可使尿钙、磷排出增多，导致肾结石和肾钙盐沉积并抑制肾小管重吸收碳酸氢盐，使尿液碱化，进一步促进肾结石形成

    C. PTH 可促进 $25-(OH)D_3$ 在肾转化为 $1,25-(OH)_2-D_3$

D. 高血钙可抑制 PTH 的分泌程度。如肾功能完好，尿钙排泄量增加致血钙稍有下降

E. 骨密度降低，肠钙吸收增强，引起高钙血症

28. 下列哪项不是骨质疏松症的骨骼表现

A. 腰背疼痛或全身骨痛是骨质疏松症的最常见症状

B. 骨折的发生可有或无诱因

C. 负重能力减弱，活动后常导致肌肉劳损和肌痉挛

D. Ⅰ型（绝经后）原发性骨质疏松症以小梁骨和皮质骨为主，Ⅱ型（老年性）原发性骨质疏松症骨丢失以小梁骨为主

E. Ⅰ型（绝经后）原发性骨质疏松症骨折部位以脊椎骨为主，Ⅱ型（老年性）原发性骨质疏松症骨折部位以脊椎骨和髋部为主

29. 下列哪项不是继发性骨质疏松的病因

A. Cushing 综合征 B. 嗜铬细胞瘤

C. 甲亢 D. 糖尿病

E. 催乳素瘤和高催乳素血症

30. 下列哪项描述符合Ⅰ型、Ⅱ型原发性骨质疏松症

A. 骨丢失速率均为匀速性

B. 雌激素治疗均有效

C. $1,25(OH)_2-D_3$ 的生成Ⅰ型原发性减少，Ⅱ型继发性减少

D. 甲状旁腺功能Ⅰ型受抑制，Ⅱ型被刺激

E. Ⅰ型患病率女：男为 6：1，Ⅱ型患病率男女基本相等

31. 甲状旁腺激素对骨的作用

A. 抑制钙离子释出

B. 促进钙离子释出

C. 抑制磷的释出

D. 抑制骨吸收

E. 释出镁离子

32. 关于雌激素治疗骨质疏松症，下列哪种说法正确

A. 老年妇女已绝经多年，雌激素治疗不会导致子宫内膜癌，因而不需加孕激素

B. 雌激素替代疗法较为安全，不需定期监测

C. Ⅰ型、Ⅱ型原发性骨质疏松症雌激素治疗疗效均较好

D. 系统性红斑狼疮者、活动性血栓栓塞性病变者禁忌雌激素治疗

E. 雌激素治疗需观察子宫内膜厚度变化，若子宫内膜厚度 >5mm 不宜加用孕激素，以防子宫阴道出血

33. 原发性甲状旁腺功能亢进时，甲状旁腺素分泌增多后会引起哪种改变

A. 血清碱性磷酸酶增高提示骨转换减少

B. 加速骨转换，增加骨密度，形成纤维囊性骨炎

C. 增加肾小管重吸收碳酸氢盐，出现碱血症

D. 抑制肾小管对无机磷的重吸收，尿磷排出增加，出现低磷血症

E. 出现低钙血症导致患者记忆力减退，情绪不稳

34. 关于甲状旁腺功能亢进诊治的叙述，正确的是

A. 对于反复尿路结石、骨痛患者测定血钙异常增高，一定是原发性甲状旁腺功能亢进

B. 对于反复尿路结石、骨痛患者测定血钙正常，一定不是甲状旁腺功能亢进症

C. 外科手术是治疗原发性甲状旁腺功能亢进的首选方法

D. 原发性甲状旁腺功能亢进病变多为增生，一部分为腺瘤

E. 甲状旁腺切除后不能再生，首选药物治疗

35. 有关原发性甲状旁腺功能亢进手术治疗方案的叙述，正确的是

A. 如仅有 1 个甲状旁腺肿大，提示为恶性，应予切除

B. 如四个腺体均增大，提示为增生，则应切除 3 个腺体，第四个切除 50%，必要时行冰冻切片

C. 异位甲状旁腺如包在甲状腺中，可一并切除，术后用甲状腺素替代和充足钙剂即可

D. 甲状旁腺功能亢进手术成功后，血钙、肾功能即恢复正常

E. 外科手术是治疗原发性甲旁亢的唯一方法

36. 甲状旁腺激素对肾脏的主要作用是

A. 促进钙离子排出

B. 促进磷的重吸收

C. 抑制磷的重吸收

D. 促钠、钾排出

E. 尿酸化

37. 男，60 岁，肾绞痛，血尿，血钙高，血磷低，肾功能检查正常，血清甲状旁腺激素测定值增高，X 线摄片骨质疏松，可考虑

A. 肾结石病

B. 老年性骨质疏松症

C. 原发性甲状旁腺功能亢进症

D. 肾结核

E. 肾性骨病

38. 甲状旁腺功能亢进症最常见的类型是

A. 甲状旁腺增生 B. 甲状旁腺腺瘤

C. 甲状旁腺腺癌 D. MEN－1

E. MEN－2

39. 男，56岁，多饮、多尿3个月，加重1周；查血钙3.96mmol/L，24小时尿钙12mmol，血PTH 2pmol/L（正常1~10pmol/L），对进一步排除恶性肿瘤所致高钙血症有帮助的试验是
    A. 磷清除率　　　　　　B. 钙耐量试验
    C. Regitine试验　　　　D. 皮质醇抑制试验
    E. 开博通试验

40. PTH的生理作用不包括
    A. 促进骨质吸收，动员骨钙入血
    B. 抑制近曲肾小管重吸收磷，尿磷增加
    C. 促进1,25-$(OH)_2D_3$的生成
    D. 抑制近曲肾小管重吸收碳酸氢盐，碱化尿液
    E. 使游离钙与蛋白结合增加

41. 关于甲状旁腺激素（PTH）作用的叙述错误的是
    A. 动员骨钙入血（溶骨），使血钙升高
    B. 是调节血钙和血磷代谢最重要的激素
    C. 促进肾小管对钙的重吸收
    D. 促进近球小管对磷的重吸收，升高血磷
    E. 促使$25-OH-D_3$转变成为$1,25-(OH)_2D_3$

42. 慢性肾功能不全继发性甲状旁腺功能亢进最主要的原因是
    A. 血肌酐增高　　　　　B. 血钾升高
    C. 血磷升高　　　　　　D. 维生素D减少
    E. 酸中毒

43. 治疗原发性甲状旁腺功能亢进症（简称原发性甲旁亢）最有效的措施是
    A. 药物治疗　　　　　　B. 外放射治疗
    C. 放射性^{131}I治疗　　D. 化学治疗
    E. 手术切除病变甲状旁腺

44. 诊断自主性功能亢进性甲状腺腺瘤最佳的甲状腺检查是
    A. B超　　　　　　　　B. 放射性核素扫描
    C. CT　　　　　　　　 D. ^{131}I摄取率
    E. MRI

45. 引起原发性甲旁亢最常见的疾病是
    A. 甲状旁腺多发腺瘤
    B. 甲状旁腺单发腺瘤
    C. 甲状旁腺增生
    D. 甲状旁腺癌
    E. 多发性内分泌腺瘤

46. 可用于骨质疏松症，判断骨吸收的标志物有
    A. 血钙和血磷　　　　　B. PINP
    C. 血骨钙素　　　　　　D. CTX或NTX
    E. 尿钙、尿磷

47. 高钙血症行皮质醇抑制试验血清钙不下降，可考虑的疾病为
    A. 多发性骨髓瘤　　　　B. 维生素D中毒
    C. 乳碱综合征　　　　　D. 结节病
    E. 甲旁亢

48. 甲状旁腺激素的功能是调节血液中的
    A. 钙　　　　　　　　　B. 镁
    C. 钠　　　　　　　　　D. 钾
    E. 氯

49. 原发性甲旁亢的临床表现不包括
    A. 高血钙　　　　　　　B. 高尿钙
    C. 低血磷　　　　　　　D. 高尿磷
    E. 高血钾

50. 散发性甲旁亢是指
    A. 垂体病变引起的甲旁亢
    B. 下丘脑病变引起的甲旁亢
    C. 原发性甲旁亢
    D. 继发性甲旁亢
    E. 继发性甲旁亢基础上部分增生组织转变为腺瘤

51. 原发性甲旁亢的诊断依据是
    A. 血清PTH增高的同时伴有高钙血症
    B. 血清PTH增高的同时伴有低钙血症
    C. 血清PTH降低的同时伴有高钙血症
    D. 血清PTH降低的同时伴有低钙血症
    E. 血清PTH正常而血钙增高

52. 甲旁亢临床上无症状，若血清总钙值到达多少即可诊断为甲旁亢
    A. >2.1mmol/L　　　　B. >2.3mmol/L
    C. >2.5mmol/L　　　　D. >2.8mmol/L
    E. <2.8mmol/L

53. 当血清钙浓度超过多少时，甲旁亢患者容易出现神经肌肉系统症状
    A. 1mmol/L　　　　　　B. 1.25mmol/L
    C. 2.25mmol/L　　　　 D. 2.75mmol/L
    E. 3.5mmol/L

54. 关于甲旁减的病因，下列叙述正确的是
    A. 高镁血症可引起功能性甲旁减
    B. 特发性甲旁减发病与环境因素有关
    C. 甲旁减若合并多发性内分泌腺功能减退症要考虑继发性
    D. 甲状腺手术后可能导致甲旁减
    E. 妊娠期间胎儿的甲状旁腺发育会被母体的高血钙抑制，新生儿出生后就会出现永久性甲旁减

55. 骨质疏松症最常见的临床类型是

A. 绝经后骨质疏松症

B. 老年性骨质疏松症

C. 退行性骨质疏松症

D. 继发性骨质疏松症

E. 特发性骨质疏松症

56. 下列关于原发性骨质疏松症的特点，叙述不正确的是

A. 骨丢失类型：Ⅰ型 OP 主要为松质骨，Ⅱ型 OP 为松质骨和皮质骨

B. 骨丢失率：Ⅰ型 OP 加速，Ⅱ型 OP 不加速

C. 主要原因：Ⅰ型 OP 与绝经有关，Ⅱ型 OP 与老龄有关

D. 甲状旁腺功能：Ⅰ型 OP 亢进，Ⅱ型 OP 减低

E. 骨折部位：Ⅰ型 OP 为椎体（粉碎性）和桡骨远端，Ⅱ型 OP 为椎体（多楔形）和髋骨

57. 多发性骨髓瘤的临床症状不包括

A. 贫血　　　　　　　　B. 骨骼疼痛

C. 溶骨性骨质破坏　　　D. 高钾血症

E. 肾功能不全

58. 同一血标本中出现何种变化，则可以明确甲旁亢的诊断

A. 血清离子钙浓度增高，血清 PTH 浓度降低

B. 血清离子钙浓度降低，血清 PTH 浓度增高

C. 血清离子钙浓度和血清 PTH 浓度均降低

D. 血清离子钙浓度和血清 PTH 浓度均增高

E. 血清离子钙浓度和血清 PTH 浓度均不变

59. 以下不属于假性甲旁减类型的是

A. 假性甲旁减Ⅰa 型　　B. 假性甲旁减Ⅰb 型

C. 假性甲旁减Ⅱ型　　　D. 假性甲旁减Ⅲ型

E. 假 - 假性甲旁减

60. 甲状腺术后出现手足抽搐是由于损伤了

A. 甲状旁腺　　　　　　B. 交感神经

C. 喉上神经　　　　　　D. 喉返神经

E. 副神经

61. 原发性甲旁亢定位诊断的方法不包括

A. 颈部超声检查

B. 选择性甲状腺静脉取血

C. 颈部和纵隔 CT 扫描

D. 放射性核素检查

E. 甲状旁腺功能抑制试验

62. 对甲旁亢有诊断价值的 X 线表现是

A. 弥漫性脱钙

B. 纤维囊性骨炎

C. 骨囊肿样变化

D. 多发性骨折或骨骼畸形

E. 骨膜下皮质吸收、颅骨细小斑点的"砂粒样"改变

63. 雌激素补充治疗的适应证为

A. 子宫内膜异位

B. 乳腺癌患者

C. 子宫内膜癌患者

D. 不明原因阴道出血

E. 有绝经期症状及骨质疏松症的危险因素妇女

64. 甲状旁腺素对血液中钙磷浓度的调节作用表现为

A. 降低血钙浓度，升高血磷浓度

B. 升高血钙浓度，降低血磷浓度

C. 升高血钙浓度，不影响血磷浓度

D. 降低血钙浓度，不影响血磷浓度

E. 升高血钙、血磷浓度

65. 可引起甲旁减患者手足抽搐的血钙值为

A. 2.5mmol/L　　　　　B. 3.0mmol/L

C. 1.9mmol/L　　　　　D. 2.3mmol/L

E. 2.8mmol/L

66. 目前诊断骨质疏松症的金标准是

A. 双能 X 线吸收法

B. 单光子吸收法

C. 双光子吸收法

D. 定量计算机断层扫描

E. 超声发射速率法

67. 患者，女，55 岁，绝经 2 年。因全身骨密度降低，多发肾结石就诊。化验血钙升高。可初步诊断为

A. 尿石症　　　　　　　B. 甲亢

C. 甲旁亢　　　　　　　D. 甲减

E. 甲旁减

68. 患者，女，54 岁。绝经 5 年，最近感到全身性骨痛，尤以腰背部为甚。体格检查：椎体骨折，骨密度明显下降，血清钙磷含量正常。采用综合性治疗 + 降钙素治疗。降钙素属于

A. 刺激骨形成药物

B. 抑制骨吸收药物

C. 性激素

D. 钙剂

E. 维生素 D 制剂

二、多选题：每道试题由 1 个题干和 5 个备选答案组成，题干在前，选项在后。选项 A、B、C、D、E 中至少有 2 个正确答案。

69. 绝经后骨质疏松症的风险因素包括

A. 低体重　　　　　　B. 吸烟
C. 骨折家族史　　　　D. 性激素缺乏
E. 消化性溃疡

70. 高钙血症常见的原因有
A. 多发性骨髓瘤
B. 原发性甲状旁腺功能亢进症
C. 急性肾衰竭
D. 维生素 A、D 过量
E. 骨质疏松症

71. 有关高血钙危象的治疗，正确的是
A. 大量滴注生理盐水
B. 呋塞米利尿
C. 糖皮质激素的应用
D. 噻嗪类利尿剂利尿
E. 二膦酸盐的应用

72. 低钙血症的表现可能包括
A. 口周麻木、手足抽搐等神经症状
B. 心电图改变包括 QT 间期缩短等
C. 低钙可导致佝偻病和骨软化症的表现
D. 长期低钙可导致基底核钙化
E. 甲旁减血钙明显降低时血 PTH 水平肯定低于正常

73. 骨质疏松骨折风险评估包括
A. 骨代谢转换生化指标
B. BMD 测定
C. 亚洲人骨质疏松自我筛查工具（OSTA）
D. WHO 推荐的骨折风险预测工具（FRAX）
E. 骨骼 X 线平片

74. 需要与原发性骨质疏松症鉴别的疾病有
A. 内分泌疾病（性腺、肾上腺及甲状腺和甲状旁腺疾病等）
B. 类风湿关节炎等免疫性疾病
C. 影响钙和维生素 D 吸收和调节的消化道与肾脏疾病
D. 早期 2 型糖尿病或代谢综合征
E. 多发性骨髓瘤和转移瘤等恶性疾病

75. 下列关于甲状旁腺功能减退症的说法正确的有
A. 常有手足搐搦反复发作史
B. Chvostek 征与 Trousseau 征阳性
C. 实验室检查有血钙降低、血磷升高
D. 血清 PTH 明显降低或不能测得
E. 滴注外源性 PTH 后尿磷与尿 cAMP 显著增加

76. 与甲状旁腺功能减退症相关的原因有
A. PTH 生成减少
B. PTH 破坏增多

C. PTH 分泌受抑制
D. PTH 作用受阻
E. 维生素 D 缺乏

77. 下列关于甲状旁腺及其激素的说法正确的是
A. 甲状旁腺激素的分泌受血钙、血镁、儿茶酚胺等物质的调节
B. 低血钙可以兴奋甲状旁腺而血浆游离钙升高时抑制 PTH 的分泌
C. 甲状旁腺激素主要作用于骨骼和肾脏，调节机体的血钙血磷代谢
D. 外源性的 TIP 和恶性肿瘤分泌的 PTHrP 的 N 端和 PTH 的 N 端有高度同源性
E. TIP 和 PTHrP 增高时也会引起甲旁亢的临床表现

78. 甲状旁腺功能减退症的临床特点有
A. 手足搐搦　　　　　B. 癫痫样发作
C. 高钙血症　　　　　D. 高磷血症
E. 长期口服钙剂和维生素 D 可使病情得到控制

79. 甲状旁腺激素的作用
A. 增加骨钙再吸收
B. 减少尿钙排出
C. 使血钙升高
D. 使尿磷排出增多，血磷下降
E. 前后肾小管上皮细胞1，25 - 羟化酶；使胆钙化酶在肾脏转化成活性形成

80. 甲状旁腺功能亢进后长期高钙血症可出现以下哪些临床表现
A. 神经肌肉疾病，精神症状
B. 腹胀、食欲减退、便秘、消化不良
C. 顽固性消化性溃疡比如胃窦
D. 皮肤瘙痒、角膜炎、关节痛
E. 四肢抽搐

81. 以下哪些临床表现符合甲状旁腺功能亢进症
A. 骨痛、骨折、骨骼畸形、骨囊肿
B. 手足抽搐、肌痉挛、喉鸣、惊厥
C. 反复泌尿系统结石、反复发作的肾绞痛
D. 癫痫样发作
E. 牙齿松动易脱落

82. 下列有关骨质疏松症的说法，正确的有
A. 老年人常见，生活方式和生活环境可引起骨质疏松
B. 双能 X 线吸收法可用于骨密度测定
C. 运动和钙剂是治疗骨质疏松不可缺少的方法
D. 血液系统疾病常致骨质疏松
E. 骨质疏松症只见于老年人，年轻人不必担心

83. 骨质疏松症可见于哪些疾病

A. 多发性骨髓瘤   B. 甲状旁腺功能亢进

C. 白血病   D. 肥胖病

E. 淋巴瘤

84. 关于原发性甲旁亢，下列说法正确的是

A. 女性发病与男性相当

B. 女性发病率 2 倍于男性

C. 高钙血症是其唯一表现

D. 本病多见于 20 ~ 50 岁的成年人

E. 检测血钙和 PTH 有助于早期发现本病

85. 甲状旁腺功能亢进症分为以下哪几种

A. 单发性   B. 假性

C. 散发性   D. 原发性

E. 继发性

86. 关于甲状旁腺功能减退症病因，以下描述是不正确的是

A. 高镁血症可引起功能性甲状旁腺功能减退症

B. 特发性甲状旁腺功能减退症发病与环境因素有关

C. 甲状旁腺功能减退症若合并多发性内分泌腺功能减退症要考虑继发性

D. 甲状腺手术后可能导致甲状旁腺功能减退症

E. 妊娠期间胎儿的甲状旁腺发育会被母体的高血钙抑制，新生儿出生后就会出现永久性甲旁减

87. 甲旁减的治疗下列不正确的是

A. 宜进高钙、低磷饮食，如多食乳制品、蛋黄和肉类食物

B. 枸橼酸钙不适于高尿钙患者，可增加肾结石发生率

C. 采用活性维生素 D 和补钙，使血清钙保持在 2.1 ~ 2.25mmol/L

D. 首选葡萄糖酸钙

E. 噻嗪类药物应避免使用

88. 关于甲旁减病理生理表现，以下说法正确的是

A. PTH 缺乏，骨转换减弱，骨吸收活性降低可使血钙降低

B. PTH 分泌减少，肾小管钙重吸收降低，尿钙排出增加，是使血钙降低的一个原因

C. PTH 缺乏导致尿 cAMP 升高

D. 血低钙高磷，血清钙浓度降低主要表现为离子钙浓度降低

E. 血低钙高磷，血清钙磷乘积发生变化可引起异位钙化及外胚层病变

89. 关于骨质疏松症的治疗，以下说法不正确的是

A. 骨折患者要尽量避免床上活动，利于骨折的恢复

B. 应用降钙素制剂可使血钙进一步降低，所以一般不用来治疗骨质疏松症

C. 活性维生素 D 的摄入不利于钙的吸收

D. 双膦酸盐主要适用于低转换型者，亦可用于治疗原发性和继发性骨质疏松症

E. 雌激素、孕激素替代治疗可治疗骨质疏松症，但过量孕激素可减弱雌激素的抗骨质疏松症作用

90. 骨质疏松症最常见的骨折部位有

A. 桡骨近端   B. 椎体

C. 桡骨远端   D. 股骨近端

E. 股骨远端

91. 原发性甲旁亢（PHPT）的特征为

A. 高钙血症   B. 泌尿系结石

C. 高磷血症   D. 骨代谢紊乱

E. 手足抽搐

92. 引起甲旁亢的病理类型有

A. 甲状旁腺腺瘤   B. 甲状旁腺腺癌

C. 甲状旁腺增生   D. 甲状旁腺炎症

E. 家族性多发性内分泌腺瘤病

93. 甲旁亢 X 线检查可见普遍性骨量减少、骨质稀疏，常为全身性，最常见的部位为

A. 胸腰椎   B. 扁骨

C. 掌骨   D. 肋骨

E. 趾骨

94. 下列关于原发性甲旁亢的叙述，正确的有

A. 在欧美多见，女性更为常见

B. 在大于 50 岁的人群中，男性多于女性

C. 大多由甲状旁腺癌引起

D. 临床上主要表现为广泛的骨关节疼痛及压痛

E. 过量的 PTH 可以导致严重的骨量丢失

95. 降钙素治疗骨质疏松症的适应证有

A. 高转换型骨质疏松症患者

B. 慢性高钙血症

C. 有过敏史的变形性骨炎者

D. 骨质疏松症伴有骨折者

E. 骨质疏松症不伴有骨折者

96. 检查了解原发性甲旁亢病变甲状旁腺部位的定位诊断方法有

A. 超声

B. 放射性核素扫描

C. 甲状旁腺功能抑制试验

D. 骨密度测定

E. 磁共振

97. 甲旁减的心电图表现为

A. ST 段延长　　　　B. QT 间期延长

C. T 波异常　　　　D. 脑电图异常

E. 出现 U 波

98. 关于原发性甲旁亢（PHPT）的分类，叙述不正确的是

A. 原发性 PHPT 是由于甲状旁腺本身病变引起的甲状旁腺素合成、分泌过多

B. 继发性 PHPT 是由于低钙血症，刺激甲状旁腺，使之增生肥大，分泌过多的 PTH

C. 散发性 PHPT 是由于恶性肿瘤分泌类似甲状旁腺素的多肽物质，致血钙升高

D. 假性 PHPT 是由于腺体受到持久和强烈的刺激，部分增生组织转变为腺瘤，自主地分泌过多的 PTH

E. PHPT 可分为原发性、继发性、散发性和假性

99. 关于原发性甲旁亢的病因，下列叙述不正确的有

A. 甲状旁腺增生为常见

B. 甲状旁腺腺瘤为常见

C. 由甲状旁腺腺癌引起可占 15%

D. 已证实与环境因素有关

E. 有家族史的原发性甲旁亢均伴有多发性内分泌肿瘤

100. 老年性骨质疏松症的饮食治疗原则为

A. 低钠饮食　　　　B. 高钾饮食

C. 高钙饮食　　　　D. 低钙饮食

E. 低脂饮食

101. 原发性甲旁亢（PHPT）的临床类型有

A. 原发性 PHPT　　　B. 继发性 PHPT

C. 散发性 PHPT　　　D. 假性 PHPT

E. 真性 PHPT

102. 原发性甲旁亢骨骼病变的临床表现有

A. 肩关节下垂

B. 驼背

C. 身高挺拔

D. 肋骨和骨盆塌陷伴"鸡胸"

E. 骨盆三叶草畸形

103. 原发性甲旁亢可出现

A. 木僵　　　　B. 急、慢性胰腺炎

C. 高血压　　　　D. 消化道溃疡

E. 水肿

104. 骨质疏松症的药物治疗原则有

A. 不过分强调某一治疗措施而排斥另外的防治方法

B. 强调早期预防和早期治疗

C. 应尽量选择短效制剂

D. 要注意治疗终点（减少骨折发生率）评价

E. 治疗方法、疗程的选择应考虑疗效、费用和不良反应等因素

105. 骨质疏松症的特征有

A. 类骨质带宽度增加

B. 骨量减少

C. 骨组织微结构破坏

D. 骨脆性增加

E. 易于骨折

106. 骨质疏松症的类型有

A. 原发性骨质疏松症

B. 继发性骨质疏松症

C. 三相性骨质疏松症

D. 创伤性骨质疏松症

E. 特发性骨质疏松症

107. 骨密度测定（BMD）的临床对象有

A. 无 OP 危险因素的 65 岁以下女性和 70 岁以下男性

B. 伴有一个或多个 OP 危险因素的 65 岁以下女性和 70 岁以下男性

C. 脆性骨折史或脆性骨折家族史者

D. 性激素水平低下者

E. 药物疗效监测者

108. 关于多发性骨髓瘤的叙述正确的有

A. 是以骨髓中单克隆浆细胞大量增生为特征的恶性疾病

B. 骨髓显像可见多个显像剂增高病灶

C. 骨髓显像中常伴有外周骨髓扩张

D. 骨骼显像可见多发骨质代谢增高病灶

E. 骨髓显像可见中央骨髓内有单个或多个显像剂局灶性分布缺损区

109. 用双能 X 线吸收法（DXA）测定 BMD 时，常用的测量部位有

A. L1～4　　　　B. 股骨颈

C. 股骨干　　　　D. 大转子

E. 总股骨

110. 关于骨质疏松症的雌激素补充治疗，叙述正确的是

A. 倍美力 0.3～0.625mg/d

B. 17β－雌二醇或戊酸雌二醇 1～2mg/d

C. 炔雌醇 10～20μg/d

D. 利维爱 1.25～2.5mg/d

E. 雌二醇皮贴剂 0.5～1mg/d

111. 雌激素补充治疗的不良反应有

A. 乳腺胀痛　　　　B. 腹胀

C. 恶心、呕吐　　　D. 体重减轻

E. 子宫出血

112. 骨质疏松症的发生取决于

A. 年龄　　　　　　B. 性别

C. 个体峰骨量　　　D. 环境

E. 骨质丢失速率

113. 与甲旁减发生有关的原因有

A. PTH 生成减少　　B. PTH 破坏增多

C. PTH 分泌不足　　D. 维生素 D 缺乏

E. 甲状腺手术时误将甲状旁腺切除或损伤

114. 主要调节钙磷代谢的激素有

A. 甲状旁腺激素

B. $1,25-(OH)_3D_4$

C. 降钙素

D. 糖皮质激素

E. 肾上腺素

三、共用题干单选题：叙述一个以单一患者或家庭为中心的临床情景，提出 2～6 个相互独立的问题，问题可随病情的发展逐步增加部分新信息，每个问题只有 1 个正确答案，以考查临床综合能力。答题过程是不可逆的，即进入下一问后不能再返回修改所有前面的答案。

（115～117 共用题干）

患者，女，25 岁，因"反复腰痛伴肉眼血尿 5 年"来诊。查体：甲状腺不大；心、肺（－）；肾区叩痛（＋）；双下肢无水肿。实验室检查：血钙 3.0mmol/L，磷 0.45mmol/L，ALP 180U/L，24h 尿钙 10.4mmol，磷 13.3mmol。B 超：双肾结石。

115. 诊断应首先考虑

A. 肾小管酸中毒

B. Fanconi 综合征

C. 甲状旁腺功能亢进症

D. 泌尿系结石

E. 肾小球肾炎

116. 最有助于明确诊断的检查是

A. 尿常规＋沉渣镜检　B. 动脉血气分析

C. 血甲状旁腺素测定　D. 肾穿刺活检

E. 静脉肾盂造影

117. 如患者血钙＞3.5mmol/L，错误的治疗是

A. 补液

B. 应用氢氯噻嗪

C. 肌内注射鲑鱼降钙素

D. 静脉应用双膦酸盐

E. 纠正低钾血症

（118～121 共用题干）

患者，女，57 岁，因"骨痛 3 年，加重伴身材变矮 1 年"来诊。查体：身高 156cm（5 年前身高 161cm），体重 68kg；颈前甲状腺未扪及；心、肺（－），肝、脾（－）；脊柱胸段后突畸形，有轻微压痛，腰椎无异常。实验室检查：血清钙、磷正常。

118. 最可能的诊断是

A. 椎间盘突出

B. 骨质软化症

C. 甲状旁腺功能亢进症

D. 骨质疏松症

E. 肥胖症

119. 确诊该病所依据的检查是

A. 血 PTH　　　　　B. 脊椎 X 线片

C. 骨密度（BMD）测定 D. 血脂

E. 骨超声

120. 如骨密度（BMD）测量符合骨质疏松症，可能性最大的类型是

A. 原发性骨质疏松症

B. 老年性骨质疏松症

C. 继发性骨质疏松症

D. 绝经后骨质疏松症

E. 绝经后骨质疏松症合并老年性骨质疏松症

121. 诊断为绝经后骨质疏松症（如该例）的患者，治疗应首选

A. 钙剂和维生素　　B. 双膦酸盐

C. 胸椎成形术　　　D. 观察

E. 一般镇痛治疗

（122～125 共用题干）

患者，女，56 岁。近 2 天出现口周麻木、手足抽搐如助产士手，曾有一过性的神志丧失。

122. 下列哪项检查暂不需要

A. 血游离钙、磷，尿游离钙、磷

B. 血 PTH

C. 血肾功能

D. 血气分析

E. 血清蛋白测定

123. 下列哪类电解质紊乱与口周麻木、手足抽搐等症状加重关系不大

A. 血钙　　　　　　B. 血磷

C. 血钾　　　　　　D. 血铁

E. 血镁

124. 若血 PTH 减低，最可能的诊断是

A. 甲旁减　　　　　B. 原发性甲旁亢

C. 氟骨症　　　　　　　　D. 肾性骨病

E. 骨软化症

C. 低钙血症　　　　　　　D. 高钙血症

E. 低磷血症

125. 该患者的实验室检查不会出现下列何种情况

A. Chevostek 征与 Trousseau 征阳性

B. 肾功能正常

C. 血钙低、血磷高、尿钙排出减少、尿磷排出减少

D. 头颅 CT 示转移性钙化

E. 心电图可见 QT 间期延长，T 波低平，传导阻滞

132. 患者出现手足抽搐时的首要处理措施是

A. 静脉应用镇静剂　　　　B. 应用降钙素

C. 应用氢化可的松　　　　D. 应用二氯速固醇

E. 给予 10% 葡萄糖酸钙 10～20ml 加等量 25% 葡萄糖溶液稀释后缓慢静脉注射

(126～128 共用题干)

患者，女，64 岁，近 1 年来腰背弯曲，脊柱 X 线检查示：胸 12 腰 1 椎体楔形压缩性骨折；骨密度测定：腰椎低于正常年轻妇女峰值骨量 2.5SD；实验室检查：血钙 2.18mmo/L，血磷 0.98mmol/L，血碱性磷酸酶 134U/L。

126. 其诊断最可能是

A. 骨软化症

B. 肾性骨病

C. 原发性甲状旁腺功能亢进症

D. 原发性骨质疏松症

E. 继发性甲状旁腺功能亢进症

127. WHO 对于本病的诊断标准依据是

A. 跟骨超声密度测定

B. 临床症状

C. 椎骨 CT 骨密度测定

D. X 线片

E. 双能 X 线骨密度测定

128. 哪一项药物不适合该患者

A. 钙剂　　　　　　　　　B. 雌激素

C. 泼尼松　　　　　　　　D. 双膦酸盐

E. 雷诺昔芬

(129～132 共用题干)

患者，男，38 岁。体检发现泌尿系结石入院。住院检查发现消化性溃疡。查体：血钙 3mmol/L，血磷 0.5mmol/L，尿钙 24 小时超过 200mg。

129. 患者出现以上症状最可能的原因是

A. 原发性尿路结石　　　　B. 肾癌

C. 甲旁亢　　　　　　　　D. 胰腺癌

E. 以上都不是

130. 本疾病定位诊断的首选检查方法是

A. 颈部超声检查　　　　　B. MRI 检查

C. 颈部和纵隔 CT 扫描　　D. X 线检查

E. 甲状旁腺核素扫描

131. 行手术治疗后 36 小时，患者出现手足抽搐，最可能的原因为

A. 低钾血症　　　　　　　B. 高钾血症

(133～134 共用题干)

患者，女，32 岁。反复发作手足搐搦。Chvostek 征与 Trousseau 征阳性。血钙↓，血磷↑，尿钙、尿磷排量↓，滴注外源性 PTH 后尿磷与尿 cAMP 显著↑。

133. 患者可诊断考虑为

A. 假性甲旁减　　　　　　B. 严重低镁血症

C. 维生素 D 缺乏　　　　　D. 代谢性碱中毒

E. 特发性甲旁减

134. 患者目前主要采用的治疗是

A. 补充钙剂和维生素 D

B. PTH 替代治疗

C. 甲状旁腺移植

D. 糖皮质激素

E. 西咪替丁

四、案例分析题：每道案例分析题至少 3 个提问。其中正确答案有 1 个或多个，根据选项重要程度不同而得分权重不同。选对得分，选错扣分，扣至本问得分为 0。案例分析题的答题过程是不可逆的，即进入下一问后不能再返回修改所有前面的答案。

(135～138 共用题干)

患者，女，55 岁，因"SLE 口服泼尼松（20～40mg/d）6 年，病情加重伴身材变矮和腰痛 6 个月"来诊。查体：BP 155/100mmHg；身高 159cm（2 年前身高 163cm），体重 58kg；明显向心性肥胖、多血质；甲状腺未扪及；HR 76 次/分，律齐；肺（－），肝、脾（－）；脊柱胸椎、腰椎、胸骨有压痛；双下肢无水肿。实验室检查：血清钙、磷正常。

135. 为明确诊断应进行的检查项目包括

A. 胸部 X 线片　　　　　　B. 肝肾功能

C. 血常规　　　　　　　　D. 甲状腺功能

E. 血电解质

F. BMD 检查

136. 该患者的诊断应包括（提示：血常规、肝肾功能未见明显异常；血钙 2.15mmol/L，磷 1.22mmol/L，钾 3.1mmol/L，血骨源性碱性磷酸酶正常。BMD：腰椎、髋部骨密度显著下降，平均 T 值为 -3.1～ -4.4。胸部 X 线片：未见明显异常。）

A. 糖皮质激素所致的骨质疏松症

B. 医源性库欣综合征

C. 继发性骨质疏松症

D. 继发性高血压

E. 甲状腺功能亢进症

F. 嗜铬细胞瘤

137. 经减量泼尼松（10mg/d），降压，补充钾盐、钙剂及其他对症治疗后，血电解质恢复正常，但患者的骨痛缓解不明显。此时，应采取的治疗是

A. 卓能膦酸钠　　　　B. 雄激素

C. 降钙素　　　　　　D. 钙剂加维生素 D

E. 双膦酸盐　　　　　F. 雌激素治疗

138. 在上题的治疗过程中应动态观察的指标有

A. 血钙、血磷和血钾　B. 血皮质醇和 ACTH

C. BMD　　　　　　　D. 肾功能

E. 血压和心功能　　　F. 血糖水平

（139～143 共用题干）

患者，女，65 岁，因"多饮、多尿 4 年余，发现血钙升高 1 年 9 个月"来诊。近 1 周食欲减退、恶心、呕吐，口干明显，便秘。既往史：结节性甲状腺肿 8 年。查体：T 36.5 ℃，P 106 次/分，R 30 次/分，BP 90/50mmHg；意识清楚，精神萎靡；皮肤、口唇干燥；甲状腺Ⅱ度肿大，可触及多个结节，质中，无压痛；HR 106 次/分，律齐；双下肢无水肿。

139. 为明确诊断应立即进行的检查项目包括

A. 胃镜　　　　　　　B. 肝、肾功能

C. 血常规　　　　　　D. 甲状腺功能

E. 血电解质　　　　　F. 动脉血气分析

140. 血常规：Hb 120g/L，HCT 0.45，WBC 5×10^9/L；动脉血气分析：pH 7.32，BE −7.2mmol/L；肝功能正常；Scr 150 μmol/L；血钙 3.80mmol/L，磷 0.82mmol/L，钾 3.2mmol/L；甲状腺功能正常。应尽快做的处理包括

A. 补液　　　　　　　B. 给予呋塞米

C. 肌内注射鲑鱼降钙素　D. 静脉应用双膦酸盐

E. 纠正低钾血症　　　F. 心电监护

G. 纠正酸中毒

141. 经上述处理后患者胃肠道症状缓解，血钙降至 2.78mmol/L，Scr 100μmol/L。查体：BP 100/60mmHg，皮肤、口唇无干燥，HR 88 次/分。为明确诊断应检查

A. 血甲状旁腺激素

B. 甲状旁腺超声

C. ^{99m}Tc 甲氧基异丁基异腈甲状旁腺扫描

D. 胃镜

E. 甲状腺扫描

F. 颈部 CT

142. 目前主要考虑的疾病有

A. 原发性甲状旁腺功能亢进症

B. 甲状腺功能亢进症

C. 结节性甲状腺肿

D. 高钙危象

E. 消化性溃疡

F. 慢性肾功能不全

143. 血甲状旁腺素 760pg/ml（正常值 12～65pg/ml），血钙 2.62～2.88mmol/L。甲状旁腺超声：甲状腺左叶下极背侧 2cm×2cm 实性结节。^{99m}Tc 甲氧基异丁基异腈甲状旁腺扫描：相当于甲状腺左叶下极浓聚区。此时进一步处理为

A. 监测血钙水平

B. 尽早行甲状旁腺病变切除术

C. 继续每日肌内注射鲑鱼降钙素

D. 口服氢氯噻嗪

E. 口服磷

F. 维持水、电解质平衡

（144～146 共用题干）

患者，男，52 岁，因"反复腰痛伴肉眼血尿 20 年"来诊。患者 20 年来反复腰痛伴肉眼血尿，腹部 X 线片及 B 超提示双肾结石，经过多次碎石治疗。近 1 年口干，多饮，尿量增多，食欲可，排便正常。无骨痛、骨折，无发热、乏力、盗汗。查体：肾区叩痛（＋）。

144. 目前应考虑的疾病为

A. 单纯泌尿系结石

B. 痛风

C. 肾小管性酸中毒

D. 原发性甲状旁腺功能亢进症

E. 泌尿系结核

F. 特发性高尿钙症

145. 为明确诊断应检查

A. 尿常规

B. 血电解质，肝、肾功能

C. 血尿酸

D. 血甲状旁腺素

E. 24h 尿钙、磷

F. 动脉血气分析

146. 尿常规：RBC 200 个/μl；血钙 3.00mmol/L，磷 0.50mmol/L，ALP 88U/L，Scr 140 μmol/L，PTH 347pg/ml（正常值 12～65pg/ml）；24h 尿钙

12. 35mmol，磷 13. 33mmol；血尿酸、血气分析正常。以下叙述正确的是

A. 该患者的诊断为原发性甲状旁腺功能亢进症

B. 病变甲状旁腺定位明确后首选甲状旁腺手术

C. 应尽快再次碎石治疗

D. 应用氢氯噻嗪减少尿钙排泄

E. 甲状旁腺手术后泌尿系结石可消失

F. 甲状旁腺术后肾功能可恢复正常

(147～150 共用题干)

患者，女，72 岁。因体检发现血碱性磷酸酶升高 2 年余来诊。患者 2 年前体检时 ALP 1154U/L，无明显不适感，食欲如常，无恶心、呕吐，无多饮、多尿、肢体疼痛等。1 个月前查血 ALP 818U/L，血钙2.8mmol/L，遂入院治疗。患者 10 余年前双膝关节、双足跟部出现疼痛，诊断为"骨质增生"。查体：T 36.2℃，P 80 次/分，R 20 次/分，BP 125/75mmHg。神志清楚，甲状腺无肿大，未触及结节，无血管性杂音。心肺腹无明显异常。各关节无畸形及红肿，无压痛，活动自如，肌力正常，双下肢轻度水肿，无溃烂。

147. 该病例血碱性磷酸酶升高的可能原因

A. 急性肝炎

B. 急性胆囊炎

C. 慢性肝炎

D. 慢性胆囊炎

E. 恶性肿瘤

F. 原发性甲状旁腺功能亢进症

G. 维生素 D 缺乏

H. 维生素 D 过量

148. 患者首先需要进行的检查是

A. 肝、肾功能

B. 血电解质

C. 尿电解质

D. 肝脏病原学

E. 腹部 B 超

F. 甲状腺 B 超

G. 血维生素 D 测定

H. 血 PTH 测定

I. 包括头颅的多部位 X 线检查

J. 脑电图

K. 骨密度

L. 超声心动图

149. 检查结果示：天冬氨酸转氨酶（AST）18U/L（1～49U/L），丙氨酸转氨酶（ALT）16U/L（1～49U/L），血浆总蛋白 70.50g/L，白蛋白 39.9g/L，总胆红素 10.80μmol/L（9.10～30.10μmol/L），直接胆红素 2.80μmol/L（0.00～6.80μmol/L），间接胆红素 8.00μmol/L（0.00～19.00μmol/L），碱性磷酸酶 1141.10U/L（20～125U/L），谷氨酸转肽酶 27.10U/L（3～69U/L），CO_2 CP 18.0mmol/L，肌酐 78.5μmol/L，尿素氮 5.68mmol/L，钾 4.30mmol/L，钠 135.1mmol/L，氯 115.30mmol/L，钙 2.99mmol/L（2.10～2.80mmol/L），磷 0.77mmol/L（0.97～1.60mmol/L），血脂正常。尿离子连续三天结果：尿钾 22.42～33.52mmol/24h，尿钠 86.1～125.6mmol/24h，尿氯 65.0～96.2mmol/24h，尿钙 7.05～8.78mmol/L，尿磷 11.22～17.48mmol/24h。血 25-羟维生素 D 17.06nmol/L（47.7～144nmol/L），全段甲状旁腺素 1496.0pg/ml（15.0～65.0pg/ml）。双手正位、头颅侧位、腰椎正侧位、双膝关节正侧位片：双手骨质疏松，腰椎骨质疏松并骨质增生，双膝关节退行性变。腰椎及股骨骨密度减低。腹部 B 超示：肝脏弥漫性病变（脂肪肝）。甲状腺 B 超：甲状腺左、右叶多发低回声结节，左叶混合性占位性病变。患者需进一步检查

A. 甲状腺功能

B. 甲状腺 CT 扫描

C. 放射性核素甲状旁腺显像

D. 全身骨扫描

E. 肝脏穿刺活检

F. 骨髓穿刺

150. 甲状腺功能正常，全身骨显像：全身骨骼摄取放射性核素普遍明显增高，呈"超级显像"，腰椎局部核素分布不均匀。^{99m} Tc–MIBI：甲状旁腺显像延迟，左叶下较密集。患者的诊断与治疗包括

A. 原发性甲状旁腺功能亢进症，甲状旁腺腺瘤或增生

B. 原发性骨质疏松症

C. 骨软化症

D. 临床观察，同时补充维生素 D 与钙剂

E. 单纯临床观察

F. 手术治疗

(151～154 共用题干)

患者，女，44 岁。全身疼痛 1 年余，以腰背部、双肘关节为主，伴记忆力减退、淡漠、懒言、动作迟缓、食欲减退、口干、多饮、多尿及夜尿增多。近 4 个月来加重伴恶心、呕吐。一年来体重减轻 10 余千克，外院 B 超及 CT 检查示双肾多发结石，多次行体外碎石治疗。查体：T 36.5℃，P 76 次/分，R 18 次/分，BP 111/64mmHg。甲状腺右叶触及一约 2cm 大小结节，质韧，边界清，活动好，无压痛，未闻及血管性杂音。腹软，剑突下轻压痛，无反跳痛，双肾区叩击痛阳性。双膝关节、

踝关节肿胀、压痛，右侧为著，肌力正常，足背动脉搏动正常。

151. 该病例需要考虑的诊断有

A. 1 型糖尿病

B. 2 型糖尿病

C. 甲状腺功能亢进症

D. 甲状腺功能减退症

E. 慢性胃炎

F. 原发性甲状旁腺功能亢进症

G. 原发性骨质疏松症

H. 结缔组织疾病

152. 患者首先需要进行的检查是

A. 血糖，血脂，肝、肾功能

B. 血、尿电解质

C. 甲状腺功能

D. 自身抗体

E. 腹部 B 超

F. 甲状腺 B 超

G. 尿常规化验

H. 血 PTH 测定

I. 包括头颅的多部位 X 线检查

J. 肌电图

K. 骨密度

L. 下肢血管造影

153. 检查结果示：肝肾功能、血糖、血脂、甲状腺功能等均正常。碱性磷酸酶 554.00U/L，血钾 3.26mmol/L，钠 144.0mmol/L，氯 114.00mmol/L，钙 3.68mmol/L，磷 0.82mmol/L。尿离子连续三天结果：尿钾 26.32～33.57mmol/24h，尿钠 164.80～233.20mmol/24h，尿氯 136.50～162.71mmol/24h，尿钙 12.16～17.12mmol/24h，尿磷 22.00～24.50mmol/24h。全段甲状旁腺激素 1337.0pg/ml。B 超：①肝脏实质非均质占位性病变（考虑血管瘤）；②胆囊炎；③双肾多发钙化灶；④甲状腺右侧叶实质非均质占位性病变，右侧叶后方囊实性占位性病变。患者需进一步检查的有

A. 血维生素 D 测定

B. 骨特异性碱性磷酸酶测定

C. 放射性核素甲状旁腺显像

D. 甲状腺 CT 扫描

E. 肝脏穿刺活检

F. 骨钙素测定

154. 25 – 羟维生素 D 21.75nmol/L，骨钙素 202.03ng/ml（8.4～33.9ng/ml），骨特异性碱性磷酸酶 168.06μg/L

（4.6～14.3μg/L）。^{99m}Tc – MIBI：甲状腺右叶异常放射性增高区，考虑为甲状旁腺组织。患者的诊断与治疗包括

A. 原发性甲状旁腺功能亢进症，甲状旁腺腺瘤

B. 原发性骨质疏松症

C. 骨软化症

D. 继发性甲状旁腺功能亢进症

E. 临床观察与对症治疗

F. 手术治疗

（155～161 共用题干）

患者，男，45 岁。4 年前体检发现"骨密度减低"，无不适，间断服用"钙片"及含钙丰富食物。后逐渐出现胸背部、髋关节及双下肢疼痛，未予重视。1 个月来胸、背及下肢疼痛加重，咳嗽及翻身时明显，并出现口干、多饮、多尿等。查 T$_4$ 偏低（45.09ng/ml），HbA1c 4.2%，予左甲状腺素钠 50μg 每日 2 次治疗，未见效，渐出现身材缩短及体重下降。身高从 170cm 将至 162cm，体重减轻 10 余千克。查体：T 36.2℃，P 105 次/分，R 26 次/分，BP 111/72mmHg。甲状腺Ⅰ度肿大，左侧稍著，表面光滑，无压痛及血管性杂音。胸廓畸形，呈鸡胸样改变，肋间隙增宽，肋骨压痛明显。脊柱后突畸形，有压痛及叩击痛。双膝关节有压痛，双下肢轻度水肿。

155. 该病例需要考虑的原发疾病诊断有

A. 原发性骨质疏松症

B. 皮质醇增多症

C. 2 型糖尿病

D. 甲状腺功能减退症

E. 甲状腺功能亢进症

F. 原发性甲状旁腺功能亢进症

G. 骨软化症

H. 结缔组织疾病

156. 患者首先需要进行的检查是

A. 血糖，肝、肾功能

B. 血、尿电解质

C. 甲状腺功能

D. 血气分析

E. 血维生素 D 测定

F. 甲状腺 B 超

G. 尿常规化验

H. 血 PTH 测定

I. 包括头颅的多部位 X 线检查

J. 性激素水平

K. 骨密度

L. 肿瘤标志物

157. 检查结果示：肝肾功能、血糖、性腺激素、肿瘤标

志物、ACTH、皮质醇节律等均正常。血碱性磷酸酶 2420U/L, 25 - 羟维生素 D 25.30nmol/L, 血 pH 7.50, $PaCO_2$ 29mmHg, PaO_2 66mmHg, SaO_2 94%, HCO_3^- 22.6mmol/L, BE 0.5mmol/L。血钾 3.36 ～ 3.77mmol/L, 钠 138 ～ 142mmol/L, 氯 109 ～ 111mmol/L, 钙 3.29 ～ 3.46mmol/L, 磷 0.72 ～ 0.84mmol/L。尿离子连续三天结果：尿钾 43.2 ～ 46.9mmol/24h, 尿钠 215.38 ～ 311.70mmol/24h, 尿氯 196.90 ～ 253.20mmol/24h, 尿钙 11.86 ～ 13.23mmol/24h, 尿磷 25.20 ～ 26.91mmol/24h。全段甲状旁腺激素：1933.0pg/ml, TSH 0.019μIU/ml, T_3、T_4、TGAb、TPOAb 等正常。甲状腺 B 超：甲状腺左侧叶下方 30mm×17mm 低回声区，边界清，形态不规则，内部回声不均匀，其内可见丰富血流信号。X 线检查：①双肺纹理增重；②心影不大，主动脉迂曲增宽，主动脉弓突出；③脊柱侧弯畸形。头颅侧位、腰椎正位、骨盆正位及双手正位示骨密度降低，符合骨质疏松；L1 ～ 5 椎体变扁，L2 略向后滑脱，椎间孔不同程度变窄。) 患者需进一步检查

A. TRAb

B. 骨特异性碱性磷酸酶

C. 放射性核素甲状旁腺显像

D. 甲状腺 CT 扫描

E. 肾穿刺活检

F. 静脉肾盂造影

158. 骨特异性碱性磷酸酶 294.13μg/L (6.9 ～ 20.1μg/L。$^{99m}Tc - MIBI$ 结果显示甲状腺左叶下机极部位高度异常核素浓聚区。患者的诊断是

A. 原发性甲状旁腺功能亢进症，甲状旁腺腺瘤

B. 原发性骨质疏松症

C. 骨软化症

D. 继发性甲状旁腺功能亢进症

E. 亚临床甲亢（药物性）

F. 亚临床甲亢，甲状腺腺瘤

159. 该患者目前的治疗应该为

A. 甲状旁腺腺瘤切除术

B. 甲状腺腺瘤并甲状腺大部切除术

C. 抗甲状腺药物治疗

D. 抗甲状腺药物治疗后手术治疗

E. 维生素 D 补充治疗

F. 糖皮质激素加钙剂治疗

160. 患者转外科行甲状旁腺腺瘤（左）切除术，术前化验：血钙 3.39mmol/L, 血磷 0.72mmol/L, ALP 2661.00U/L。术后病检结果：甲状旁腺腺瘤。患者术后最有可能出现的情况是

A. 甲状腺危象

B. 持续高钙血症

C. 高钙血症 3 ～ 5 天后逐渐缓解

D. 高钙血症于 24 小时内缓解

E. 低钙血症

F. 肢体麻木，手足搐搦

161. 术后第一天化验血钙 2.01mmol/L, 血磷 0.65mmol/L。术后第二天患者诉四肢麻木，手足搐搦，化验血钙 1.76mmol/L, 血磷 0.52mmol/L。此时患者的治疗措施包括

A. 口服钙剂

B. 静脉注射或滴注钙剂

C. 静脉滴注碳酸氢钠

D. 口服维生素 D 制剂

E. 必要时给予镁盐

F. 补充甲状腺素

（162 ～ 166 共用题干）

患者，男，29 岁。已婚。5 年前逐渐出现口渴、多饮和夜尿增多，伴肌无力和感觉异常。血钾 1.9mmol/L, 补钾后肌无力缓解，但仍经常出现上肢搐搦或痉挛。长期给予骨化三醇（0.25 ～ 0.75μg/d）、碳酸钙（0.6g/d）和氯化钾（2.0g/d）治疗。曾因劳累、饮酒或上呼吸道感染诱发严重肌无力、口角抽动、极度呼吸困难、阵发性腹痛与呕吐，转入 ICU 抢救。13 年前因交通事故发生锁骨骨折和多发性肋骨骨折，疼痛剧烈，服用曲马多（用于止痛）2 年，2 ～ 3 片/日，后自行增至 5 ～ 10 片/日；8 年前，为了获得磷酸可待因，改用复方磷酸可待因糖浆（300ml/d）口服至本次住院前。起病以来，经常头昏、失眠多梦、疲乏、记忆力减退，劳动能力明显下降。父母健在，家中无类似疾病患者。

162. 为了明确诊断，应进行的进一步检查包括

A. 血和尿电解质（钠、钾、氯化物、钙、磷、镁）测定

B. PTH 测定

C. 血清肌酐和尿素测定

D. BMD 测定

E. 骨转换生化指标（ALP 和 β - CTX）

F. 胸片和主要部位骨骼 X 线片

G. 降钙素测定

H. 血清 25 (OH) D_3 测定

I. 动脉血气分析

163. 辅助检查发现，血 PTH 0.43pmol/L (1.30 ～ 6.80pmol/L), 血钾 3.01mmol/L (3.5 ～ 5.5mmol/L), 血钙 1.78mmol/L (2.03 ～ 2.54mmol/L), 血磷 1.04mmol/L (0.9 ～ 1.34mmol/L); 尿磷

4. 87mmol/d（16.1～42mmol/d），尿钙 1.79mmol/d（2.5～6.25mmol/d），尿钾 63.2mmol/d（25～125mmol/d），尿镁 0.89mmol/d（1.0～10.5mmol/d）。血清肌酐和尿素正常；动脉血 pH 7.35（7.35～7.45），$PaCO_2$ 44.0mmHg（33～46mmHg），PaO_2 75.0mmHg（83.00～108.00mmHg），SaO_2 99.00%，SB 21.0mmol/L（21～28mmol/L），ABE −3mmol/L（−2～−3mmol/L），BE −2mmol/L（−1.5～−3mmol/L）；肌酸激酶 386.4IU/L（24～195IU/L），CK − MB 38.6IU/L（0～24IU/L），ALP 110IU/L（40～100IU/L），β − CTX 1276ng/L。胸片和主要部位骨骼 X 线片显示全身性骨密度明显降低，L3 和 L4 轻度压缩性骨折，DXA 测定的骨密度 T 值平均为 −2.6。本例的初步诊断考虑

A. 原发性甲状旁腺功能减退症

B. 原发性骨质疏松症

C. 继发性骨质疏松症

D. 低钾性周期性瘫痪

E. Gitelman 综合征

F. Fanconi 综合征

G. Bartter 综合征

164. 每 5ml 复方磷酸可待因糖浆含磷酸可待因 5mg，盐酸麻黄素 4mg，氯化铵 110mg，扑尔敏 1mg；用于无痰干咳的成人用量为 10～15ml，每天 3 次。患者 8 年来每天口服复方磷酸可待因糖浆 300ml/d，大量氯化铵干扰血气分析。为了排除药物干扰，明确诊断，需要做下述处理

A. 停止口服复方磷酸可待因糖浆

B. 停止骨化三醇治疗

C. 停止氯化钾治疗

D. 心电图检查

E. X 线胸部照片

F. CT 扫描肾脏、胸腺、脑组织和其他软组织

G. 眼科检查（是否存在白内障）

H. 甲状腺 SPECT 扫描

I. ^{99m}Tc − MIBI 甲状腺扫描

165. 停止口服复方磷酸可待因糖浆和骨化三醇治疗后，动脉血 pH 7.46，$PaCO_2$ 45.0mmHg，PaO_2 73.0mmHg，SaO_2 99.00%，SB 31.0mmol/L，ABE +8，BE +8mmol/L；心电图（肌阵挛和手足搐搦发作时）显示为窦性心律，U 波明显，T 波低平和肌痉挛图形。CT 扫描见肾髓质弥漫性钙盐沉着，残余胸腺存在，但未见脑组织和其他软组织异位钙化。眼科检查未见白内障。本例的诊断是

A. 继发性甲状旁腺功能减退症

B. 继发性骨质疏松症

C. 低钾性周期性瘫痪

D. Gitelman 综合征

E. Fanconi 综合征

F. Bartter 综合征

G. 低镁血症和镁缺乏症

166. 本例的处理原则是

A. 停止口服复方磷酸可待因糖浆

B. 加大骨化三醇用量（1.0μg/d）

C. 每天补充钙剂（800～1000mg/d）和氯化镁（4～5mg/kg）

D. 补充钾盐

E. 试用噻嗪类利尿剂或螺内酯治疗

F. 二膦酸盐类药物治疗骨质疏松症

G. 降钙素类药物治疗骨质疏松症

（167～171 共用题干）

患者，女，61 岁。退休工人。因双侧腰痛伴乏力 2 年就诊。2 年前出现腰部酸痛，久坐或长途行走后加重；乏力明显，上楼需要休息。无尿频、尿急、尿痛症状。常规体检发现身高缩短 4cm，胸椎轻微驼背。既往体健，无重大疾病史，无长期药物服用史。13 岁月经初潮，生育期月经周期正常，51 岁绝经。

167. 需要做何种进一步检查以明确诊断

A. 胸部和腰部 X 线照片

B. 胸部 CT

C. 胸椎和腰椎 MRI

D. DXA 骨密度测量

E. 血清电解质和骨转换生化指标测定

F. 血清 PTH 测定

G. 血清 25（OH）D_3 测定

H. 血清 1,25（OH）$_2D_3$ 测定

168. 胸部和腰部 X 线照片显示胸 9、10 椎体轻度压缩性骨折。血清 PTH 18.7pmol/L（明显升高），血钙、血磷、血镁和血钾正常；血清白蛋白和血肌酐正常。Ⅰ 型胶原羧基端肽 β 特殊序列（β − CTX）776U/L（明显升高）；碱性磷酸酶（ALP）206.8U/L（40～100U/L），血清 25（OH）D_3 24.5～30.6nmol/L（75～100nmol/L）。本例的诊断是什么

A. 绝经后骨质疏松症

B. 继发性骨质疏松症（原因暂不明确）

C. 老年性骨质疏松症

D. 维生素 D 缺乏症

E. 原发性甲状旁腺功能亢进症

F. 继发性甲状旁腺功能亢进症

169. 患者在给予钙剂（800mg/d）和普通维生素 D 口服（2000U/d）3 个月后，复查的血清 PTH 为 4.4pmol/L（正常），β－CTX、碱性磷酸酶和 25（OH）D_3 均转为正常。此时本例的诊断是

A. 绝经后骨质疏松症

B. 继发性骨质疏松症（原因暂不明确）

C. 老年性骨质疏松症

D. 维生素 D 缺乏症

E. 原发性甲状旁腺功能亢进症

F. 继发性甲状旁腺功能亢进症

170. 绝经后骨质疏松症的治疗措施是

A. 加强体力锻炼

B. 继续补充钙剂

C. 继续补充维生素 D

D. 口服阿仑膦酸钠

E. 肌注降钙素

F. 酌情坚持使用 PTH 至少 3～5 年

171. 患者在执行上述治疗方案 18 个月后，腰痛和乏力基本消失。血清 25（OH）D_3 正常。BMD 结果显示腰椎骨密度 T 值由 －2.9 升高至 －2.4，髋部由 －2.5 升高至 －2.0，前臂远端由 －2.8 升高至 －2.2。下列说法正确的是

A. 该例患者目前的治疗效果应为"满意"

B. 继续前述治疗方案至少 2～3 年

C. 继续前述治疗方案 1 年

D. 转换成 PTH^{1-34} 治疗

E. 需要进一步查找治疗效果不佳的原因，针对原发病治疗

F. 终止抗骨质疏松治疗

答案和精选解析

一、单选题

1. C

2. D　影像学检查有助于甲状旁腺病变的定位诊断，CT、MRI 以及超声检查均可应用，但其敏感性均低于 ^{99m}Tc 甲氧基异丁基异腈甲状旁腺扫描。

3. D　原发性甲状旁腺功能亢进的骨骼系统表现：早期为骨痛，主要位于腰背部、髋部、胸肋和四肢；后期表现为纤维囊性骨炎；部分患者出现骨囊肿（棕色瘤）；X 线还可发现指骨内侧和锁骨远端骨膜下皮质吸收与颅骨斑点状改变，如撒盐和胡椒粉样改变，有诊断价值；多发性骨折和牙槽骨吸收牙松动易脱落等改变也有助于诊断。颅骨穿凿样改变是多发性骨髓瘤的表现。

4. E　目前公认的骨质疏松症的诊断标准是基于 DXA（双能 X 线吸收检测法）骨密度测量结果，其测量部位为

中轴骨。

5. C　脆性骨折的 WHO 定义是骨折是由不足以使正常骨质损伤的低能量创伤引起，并且存在骨质压缩，扭转，以及骨矿物质的减少，骨密度减低。原发性甲状旁腺功能亢进、肾小管性酸中毒以及催乳素瘤引起的长期的雌激素水平低下均可导致钙的流失，引起骨质疏松发生脆性骨折，有研究显示代谢综合征与骨质疏松症的发生存在明显的相关性，也存在发生脆性骨折的可能。骨硬化症又称为石骨症，是一种少见的全身骨结构发育异常的先天性疾病，它主要表现为骨质密度增高。

6. E　**7.** A　**8.** B　**9.** C　**10.** D　**11.** D　**12.** B　**13.** C　**14.** D　**15.** A　**16.** B　**17.** D　**18.** C　**19.** D　**20.** D　**21.** C　**22.** E　**23.** A

24. E　镁缺乏症或低镁血症时血镁低于 0.4mmol/L 时，即能出现低钙血症。

25. B　**26.** D　**27.** D　**28.** D　**29.** B　**30.** D　**31.** B　**32.** D

33. D　原发性甲状旁腺功能亢进的主要特点是相对血钙水平有不适当的 PTH 分泌。PTH 对骨骼和肾脏发挥直接作用，对肠道上皮细胞发挥间接作用，总的效应表现为血钙升高。在骨骼，PTH 分泌增多使骨钙溶解释放入血，引起高钙血症，开始可为间歇性，大多数患者仅有轻度高钙（2.7～2.8mmol/L），随后可有较明显的高钙血症。由于肿瘤的自主性，高血钙不能抑制 PTH 的分泌，故血钙持续增高。持续增多的 PTH，引起广泛骨吸收脱钙等改变，骨吸收和骨形成均加快，严重时可出现纤维囊性骨炎。血钙过高还可导致迁徙性钙化，如肺、胸膜、胃肠黏膜下血管内、皮肤等，如发生在肌腱与软骨，可引起关节部位疼痛。PTH 还抑制肾小管重吸收碳酸氢盐，使尿液呈碱性，进一步促使肾结石的形成，同时引起高氯血症性酸中毒，后者使游离钙增加，加重高钙血症症状。血清碱性磷酸酶和尿羟脯氨酸增加是骨代谢转换增加的重要标志。在肾脏，PTH 可促进 25－（OH）D_3 转化为活性更高的 1，25－（OH）$_2$－D_3，后者可促进肠道钙的吸收，进一步加重高钙血症。从肾小球滤过的钙增多，尿钙排出增加；同时，肾小管对无机磷再吸收减少，尿磷排出增多，血磷降低。PTH 促进骨基质分解，黏蛋白、羟脯氨酸等代谢产物自尿排泄增多，形成尿路结石或肾钙盐沉着症，加重肾脏负荷，影响肾功能，严重时甚至发展为肾功能不全。此外，高浓度钙离子可刺激胃泌素的分泌，胃壁细胞分泌胃酸增加，形成高胃酸性多发性胃、十二指肠溃疡，还可激活胰腺导管内胰蛋白酶原，导致急性胰腺炎。

34. C　反复尿路结石、骨痛以及血钙增高是甲状旁腺功能亢进的表现，但不能依此区分原发性还是继发性甲旁亢；如果甲旁亢患者同时合并骨软化，血钙不一定

增高；原发性甲状旁腺功能亢进的病理组织类型以腺瘤为多，占近85%。原发性甲状旁腺功能亢进原则上应该手术治疗，且效果确切，若高钙血症极轻微，或年老、体弱不能手术，可试用药物治疗。

35. B 有症状或有并发症的原发性甲旁亢患者，外科手术效果确切。若高钙血症极轻微，或年老、体弱不能手术，可试用药物治疗。手术切除腺瘤是该病最佳治疗方法。如4个腺体均增大，提示为增生，则应切除3个腺体，第4个切除50%。

36. C 甲状旁腺激素抑制磷的重吸收，使尿磷排出增加，故血磷降低。

37. C

38. B 甲旁亢的甲状旁腺组织病理有三种，其中腺瘤占80～85%；增生占15%，常累及所有腺体；腺癌约为0.5%。

39. D 皮质醇抑制试验为口服泼尼松30mg/d，连用10天。甲状旁腺功能亢进症患者血清钙不下降，而其他原因引起的高钙血症如结节病、多发性骨髓瘤等，血清钙可明显下降。

40. E 41. D 42. D 43. E 44. B 45. B 46. D

47. E 48. A 49. E

50. E 散发性甲状旁腺功能亢进症是在继发性甲状旁腺功能亢进症的基础上，由于腺体受到持久和强烈的刺激，部分增生组织转变为腺瘤，自主地分泌过多的PTH，见于肾脏移植后。

51. A 52. D 53. E 54. D 55. A 56. D 57. D

58. D 59. D 60. A 61. E 62. E 63. E 64. B

65. C 66. A 67. C 68. B

二、多选题

69. ABCD 绝经后骨质疏松是多因素性疾病，遗传、生活方式、营养等均与发病有关。具有以下高危因素者易患绝经后骨质疏松症：低体重、骨质疏松症家族史、或具有影响骨量的特殊基因的妇女、性激素缺乏、钙摄入不足、缺乏体力活动、大量吸烟及饮酒、早绝经或绝经前行双侧卵巢切除术者。是否发生骨质疏松症，取决于其骨峰值及其骨丢失的速度，骨峰值高及（或）骨丢失慢者，不易发生，骨峰值低及（或）骨丢失快者容易发生。

70. ABD 71. ABCE 72. ACD 73. ABCD

74. ABCE 75. ABCDE 76. ACD 77. ABCDE

78. ABDE

79. ABCDE 甲状旁腺激素是甲状旁腺主细胞分泌的碱性单链多肽类激素。它的主要功能是调节脊椎动物体内钙和磷的代谢，促使血钙水平升高，血磷水平下降。PTH促使血浆钙离子浓度升高，其作用的主要靶器官是骨和肾脏。PTH动员骨钙入血，促进肾小管对钙离子的重吸收和磷酸盐的排泄，使血钙浓度增加和血磷浓度下降。此外，PTH还间接促进肠道对钙离子的吸收。PTH的分泌主要受血浆钙离子浓度的调节。血浆钙离子浓度升高，PTH的分泌即受到抑制；血浆钙离子浓度降低，则刺激PTH的分泌。甲状旁腺激素还可以激活近曲小管上皮细胞内1，25羟化酶使胆钙化醇在肾内转化为活性形成的1，25－二羟胆钙化醇，经血液运送至肠，促进肠吸收钙。

80. ABCD 甲状旁腺功能亢进后长期高钙血症在神经系统方面表现为淡漠、消沉、烦躁、反应迟钝、记忆力减退、幻觉、躁狂，甚至昏迷。在精神心理方面，可表现为很多异常，比如懒、嗜睡、情绪抑郁，甚至精神过敏、神经质或社交能力下降、认知障碍等。如果是高血钙的患者，还可能出现恶心、呕吐、腹胀、便秘等消化道症状。如果是多发性内分泌肿瘤综合征1型的一部分，常常伴有胃泌素瘤，分泌大量的胃泌素，引起顽固性的消化性溃疡。除了十二指肠球部之外，溃疡还可以发生于胃窦，十二指肠降段，还有空肠上段等等，此外还有皮肤瘙痒、角膜病、关节痛等表现。

81. AC 甲状旁腺功能亢进症表现为骨吸收增加所致的骨骼病变、肾结石、高钙血症和低磷血症等。①体格检查骨骼有压痛、畸形、局部隆起，可有身材缩短等。②X线检查表现为普遍性骨量减少、骨质稀疏，常为全身性，以胸腰椎、扁骨、掌骨和肋骨最常见，显示密度减低，小梁稀疏粗糙；特征性的骨膜下骨吸收，以指骨桡侧最为常见，外侧骨膜下皮质呈不规则锯齿样，可进展为广泛的皮质吸收；骨囊性变，常为多发性，内含棕色浆液或黏液，易发生在掌骨、肋骨骨干的中央髓腔部分或骨盆，可进展并破坏表面的皮质；"棕色瘤"由大量多核破骨细胞（"巨细胞"）混杂基质细胞、基质组成，常发生在颌骨、长骨、肋骨的小梁部分；以及病理性骨折。

82. ABCD 骨质疏松是多种原因引起的一组骨病，骨组织有正常的钙化，钙盐与基质呈正常比例，以单位体积内骨组织量减少为特点的代谢性骨病变。老年人常见，生活方式和生活环境可引起骨质疏松，血液系统疾病常致骨质疏松。在成年，多种类型的运动有助于骨量的维持。绝经期妇女每周坚持3小时的运动，总体钙增加。维生素D及其代谢产物可以促进小肠钙的吸收和骨的矿化，活性维生素D（如罗盖全、阿法骨化醇）可以促进骨形成，增加骨钙素的生成和碱性磷酸酶的活性。双能X线吸收法可用于骨密度测定。骨密度检测是骨折的预测指标。测量何部位的骨密度，可以用来评估总体的骨折发生危险度。

83. ABCE 很多疾病都会导致继发性的骨质疏松出现，常见的影响因素有内分泌疾病如糖尿病、甲状旁腺功能亢进、淋巴瘤。消化系统疾病如肝胆疾病、血液类疾病如白血病、结缔组织疾病如类风湿性关节炎、多发性骨髓瘤。

84. BDE 原发性甲旁亢的特征：女性发病率 2 倍于男性；本病多见于 20~50 的成年人；检测血钙和 PTH 有助于早期发现本病。

85. BCDE **86. ABCE**

87. ABDE 维生素 D 与钙剂的剂量可相互调节。增加维生素 D 剂量可加速肠道钙吸收，钙剂可相应减少；增加钙剂也可增加肠道钙吸收，可相应减少维生素 D 的补充。甲旁减时，肾小管重吸收钙减少，肾小球滤出钙的排泄量增加，易出现明显的高尿钙，因而应用钙剂和维生素 D 治疗的目标为减轻、控制临床症状，而不是将血钙提到正常范围，宜将血清钙保持在 2.1~2.25mmol/L。

88. ABDE 89. ABCD 90. BCD 91. ABD

92. ABC 93. ABCD 94. ADE 95. ADE

96. AB 97. ABC 98. CD 99. ACE

100. ABC

101. ABCD 甲状旁腺功能亢进症可分为原发性、继发性、散发性和假性 4 种。原发性甲状旁腺功能亢进症（PHPT）是由于甲状旁腺本身病变引起的甲状旁腺素（PTH）合成、分泌过多。继发性甲状旁腺功能亢进症是由于各种原因所致的低钙血症，刺激甲状旁腺，使之增生肥大，分泌过多的 PTH，见于肾功能不全、骨质软化症和小肠吸收不良等。散发性甲状旁腺功能亢进症是在继发性甲状旁腺功能亢进症的基础上，由于腺体受到持久和强烈的刺激，部分增生组织转变为腺瘤，自主地分泌过多的 PTH，见于肾脏移植后。假性甲状旁腺功能亢进症是由于某些器官，如肺、肾和卵巢等的恶性肿瘤，分泌类似甲状旁腺素的多肽物质，致血钙升高。

102. ABDE 103. ABCD 104. ABDE 105. BCDE

106. AB 骨质疏松症可分为原发性和继发性两型，前者又可分为绝经后骨质疏松症和老年性骨质疏松症两种。也有人将上述的 I 型和 II 型骨质疏松症统称为退行性骨质疏松症。

107. BCDE 108. ACDE 109. AB 110. ABCD

111. ABCE 112. CE 113. ACE 114. ABC

三、共用题干单选题

115. C 患者主要表现为反复发作的肉眼血尿伴双肾结石，高钙，低磷血症，血清碱性磷酸酶升高，尿钙增高，考虑是甲状旁腺功能亢进症。

116. C 该病主要是由于甲状旁腺激素分泌增高引起的，因此血 PTH 的检测有助于诊断。

117. B 噻嗪类利尿剂会降低尿钙浓度，可能加重高钙血症，因此禁止应用于原发性甲状旁腺功能亢进症。

118. D 患者为中老年女性，仅表现脊柱胸段后突畸

形，无其余表现，因此诊断为骨质疏松症可能性最大。患者腰椎无异常，排除椎间盘突出。骨质软化症多发生于哺乳条件差的婴幼儿、多产妇及长期哺乳的妇女。患者血清钙、磷正常，排除甲旁亢。单纯肥胖症不会表现脊柱变形。

119. C 确诊骨质疏松症应行骨密度测定。双能 X 线吸收法（DXA）的测定值是目前全世界公认的诊断骨质疏松症的金标准。临床上推荐的测量部位是腰椎 1~4、总髋部和股骨颈。T 值 =（测定值 - 同性别同种族正常成人骨峰值）/正常成人骨密度标准差。

120. D 患者为 57 岁女性，正处于绝经期，因此可知是绝经后骨质疏松症。绝经后骨质疏松症一般发生在妇女绝经后 5~10 年内；老年性骨质疏松症一般指老人 70 岁后发生的骨质疏松；而原发性骨质疏松主要发生在青少年。继发性骨质疏松症常有原发疾病。

121. A 绝经后骨质疏松症仅需要补充钙剂和维生素治疗，双膦酸盐常用于治疗继发性骨质疏松，手术治疗无必要。

122. E 123. D 124. A

125. B 1, 25 -（OH）$_2$D$_3$ 生成减少，肠钙吸收下降，肾小管对钙的重吸收减少。通过以上多途径导致低钙血症。慢性低钙血症易导致肾结石、肾钙质沉着和慢性肾功能不全。

126. D

127. E 双能 X 线骨质密度测定是该病诊断金标准。

128. C 泼尼松会加重骨质疏松。

129. C 130. A 131. C 132. E 133. E 134. A

四、案例分析题

135. ABCEF SLE 口服泼尼松出现副作用，为了进一步确认应检查胸部 X 线片、血常规、肝肾功能、血电解质、BMD。

136. ABC

137. ACDEF 骨质疏松的基础药物治疗应包括补充钙剂和维生素 D。糖皮质激素所致的 OP（GIOP）：是常见的继发性 OP。如女性患者原有性腺功能减退症，主张早期应用雌激素。男性患者则应用雄激素制剂，在糖皮质激素应用期间要尽量使性腺类固醇水平维持在正常范围内。SARM 有望应用于男性 GIOP 伴性腺功能减退的治疗。由于在应用糖皮质激素的极早期即出现骨丢失（骨量丢失急性相），所以早期应用双膦酸盐制剂可起到防止骨丢失作用。双膦酸盐亦可与雌激素、降钙素等联合应用。降钙素可增加椎体 BMD。卓能膦酸钠为骨吸收抑制剂，可降低骨转换，降低血钙和尿钙水平。

138. ACDEF 该患者诊断为糖皮质激素所致的骨质疏松症和医源性库欣综合征，用卓能膦酸钠和钙剂加维生素 D，治疗过程中应观察的指标：血钙、磷和钾、

BMD、血压和心功能、肾功能、血糖水平。

139. BCDEF　由于患者血钙升高，BP 90/50mmHg，R 30 次/分故需要进行血常规、电解质和血气分析；该患者甲状腺Ⅱ度肿大，可触及多个结节，故需要进行甲状腺功能检查；同时需做肝肾功能检查，排除有无基础疾病的存在。

140. ABCDEF　**141. ABCF**

142. ACD　患者血钙 3.80mmol/L，可怀疑为原发性甲状旁腺功能亢进症；甲状腺Ⅱ度肿大，可触及多个结节，可怀疑为结节性甲状腺肿；当血钙高于或等于 3.75mmol/L（15.0mg/dl，7.5mEq/L）时称为高钙危象，该患者血钙 3.80mmol/L，故可诊断为高钙危象。

143. ABF　**144. ABCDEF**　**145. ABCDEF**　**146. AB**

147. CEF　血液中碱性磷酸酶主要来源于肝脏和骨骼，在未区分碱性磷酸酶的来源时应考虑肝脏与骨的疾病。在肝功正常时碱性磷酸酶增高多为骨骼疾病。骨源性碱性磷酸酶的测定有助于区分血碱性磷酸酶的来源。患者病程长，故排除急性肝炎，患者食欲如常，无恶心、呕吐，故排除急性胆囊炎、慢性胆囊炎，患者无多饮、多尿、肢体疼痛，各关节无畸形及红肿，无压痛，活动自如，肌力正常故排除维生素 D 缺乏、维生素 D 过量。

148. ABCDEFGHIK

149. ACD　甲状腺功能亢进症可以伴有高血钙，B 超有甲状腺结节，需明确甲状腺功能。就甲状腺的形态学而言，甲状腺 CT 扫描并不比甲状腺 B 超更有价值，故无需进一步检查。患者高血钙、低血磷、高尿钙、高碱性磷酸酶、高甲状旁腺素、无肝肾损害，符合原发性甲状旁腺功能亢进，甲状旁腺核素显像有助于明确病因。骨扫描对排除骨肿瘤和发现局限性骨损害具有价值。

150. AF

151. BCFGH　中年女性出现骨骼系统症状、神经精神表现、消化系统症状，复发性肾结石，甲状腺结节，首先应考虑甲状旁腺功能亢进症及原发性骨质疏松症。甲状旁腺功能亢进症影响多系统，除不伴有肾结石外，可有相似表现，消瘦亦符合，应予考虑。但心率不快需注意。多饮、多尿、显著消瘦，无黏液性水肿，体温不低，心率不慢等均不符合甲状腺功能减退症。患者口干、多饮、多尿、消瘦应排除糖尿病，但发病年龄、无酮症史等不符合 1 型糖尿病，考虑 2 型糖尿病。结缔组织疾病常影响多系统需要鉴别。慢性胃炎可能伴随，但非主要问题，不作为主要诊断考虑。

152. ABCDEFGHIK

153. ABCF　初步检查结果已排除了糖尿病与甲状腺功能亢进症，患者高血钙、低血磷、高尿钙，高碱性磷酸酶、高甲状旁腺素，无肝肾功能异常，符合原发性甲状旁腺功能亢进，甲状旁腺核素显像有助于明确病因。

血维生素 D、骨钙素和血碱性磷酸酶测定有助于鉴别诊断。

154. AF

155. FGH　原发性骨质疏松症多见于女性绝经后和老年人，鲜见多饮、多尿，皮质醇增多症可出现骨质疏松、骨痛和多饮、多尿，但多有向心性肥胖，高血压，皮肤紫纹等，本病例均不符。HbA1c 4.2% 可排除糖尿病，依据单纯 T_4 偏低诊断甲状腺功能减退症要慎重，需评价垂体功能，本病例前期表现不符合甲状腺功能减退症。T_4 偏低亦不符合甲状腺功能亢进症，虽然口服甲状腺素 100μg/d 可能致医源性甲亢，但非患者原发的起始疾病。骨骼病变伴口干、多饮、多尿，应考虑甲状旁腺功能亢进症，亦应考虑存在结缔组织疾病的可能。骨痛伴有骨骼畸形应考虑骨软化症的可能性。

156. ABCDEFGHIJKL

157. BC　患者高血钙、低血磷、高尿磷，高血碱性磷酸酶，高甲状旁腺激素水平，X 线片骨质疏松改变均符合甲状旁腺功能亢进症表现，甲状旁腺核素显像以明确 B 超提示的甲状腺左下低回声占位的状况十分必要。甲状腺 CT 价值有限，骨特异性碱性磷酸酶可进一步提示高碱性磷酸酶的来源。亚临床甲亢多考虑医源性甲状腺素所致，TRAb 检测已无必要。

158. AE　$^{99m}Tc-MIBI$ 结果为甲状腺左叶中下极部位高度异常核素浓聚区，考虑甲状旁腺功能亢进病变。结合前期典型生化改变，诊断符合原发性甲状旁腺功能亢进症，甲状旁腺腺瘤。可以排除原发性骨质疏松症、继发性甲状旁腺功能亢进症和甲状腺腺瘤。骨软化症可表现为血碱性磷酸酶和甲状旁腺激素增高，但其血钙、磷正常或偏低，尿钙和尿磷排量减少与本病例不符。TSH 减低，T_3、T_4 正常，提示亚临床甲亢，结合服药史，考虑为药源性亚临床甲亢。

159. A　**160. DEF**

161. ABDE　甲状旁腺功能亢进症手术成功者，术后可出现低钙血症，轻者手、足、唇麻木，重者手足搐搦。一般与长期甲状旁腺功能亢进造成的骨饥饿、术后高 PTH 缓解后的骨修复以及腺瘤外的甲状旁腺组织相对功能减退等因素有关。轻者可口服钙剂，重者需静脉注射或静脉滴注钙剂。同时补充维生素 D 制剂。持续或顽固性低钙血症，应想到存在低镁血症的可能，必要时补充镁盐。低钙血症的表现常于手术后 24 小时内出现，血钙最低值出现在术后 4～20 天，在药物治疗的情况下逐渐恢复。

162. ABCDEFI　降钙素测定无鉴别诊断或病情评估意义；长期口服骨化三醇干扰血清 25（OH）D_3 测定，且可误导病情判断。

163. ACEG

164. ABDFG 停止氯化钾治疗可能出现严重低钾血症，甚至危及生命，不符合医学伦理要求。本例无甲状腺病变，甲状腺 SPECT 扫描无意义。甲状旁腺 ^{99m}Tc - MIBI 扫描用于评价甲状旁腺病变性质，但对甲状旁腺功能减退症的病因诊断无价值。胸片已检查，无需重复检查。

165. ABDG 本例存在低钾血症、低钙血症、低镁血症、低氯血症和代谢性碱中毒，符合 Gitelman 综合征诊断，肾髓质钙盐沉着症是其重要特征，低镁血症是鉴别 Bartter 综合征与 Gitelman 综合征的重要依据。患者无家族史，发病年龄晚，并根据长期复方磷酸可待因糖浆药物服用史，临床拟诊为药物（磷酸可待因、盐酸麻黄素、氯化铵、扑尔敏）引起 Gitelman 综合征。患者无酸中毒、无蛋白尿、糖尿和氨基酸尿，可排除 Fanconi 综合征。长期低镁血症和镁缺乏症加上大剂量活性维生素 D，强烈抑制了 PTH 分泌，产生 PTH 抵抗，导致继发性甲状旁腺功能减退症，因骨吸收障碍而导致低钙血症、骨量丢失及继发性骨质疏松症。

166. ACDE 与原发性甲旁减或一般骨质疏松症不同，低镁血症和镁缺乏症导致的甲旁减与继发性骨质疏松不适合用维生素 D 治疗。事实证明，在既往治疗中，补充大剂量骨化三醇不能缓解病情，原因是进一步抑制

PTH 分泌并加重 PTH 抵抗。Gitelman 综合征并发骨质疏松症的根本原因在于尿矿物质大量丢失和 PTH 抵抗性骨转换抑制，二膦酸盐或降钙素进一步抑制骨吸收，属于禁用药物。

167. ADEFG CT 和 MRI 不宜作为常规检查；血清 25（OH）D_3 而非 1，25（OH）$_2D_3$ 是反映体内维生素 D 营养状态的指标。

168. ADF 多次测定的血清 25（OH）D_3 明显降低是诊断维生素 D 缺乏症的有力依据，维生素 D 缺乏引起继发性甲状旁腺功能亢进症，患者为 61 岁女性，可考虑为绝经后骨质疏松症。

169. ADF

170. ABCD 加强体力锻炼、补充钙剂和维生素 D 是原发性骨质疏松症的基础治疗。降钙素不作为治疗骨质疏松的一线药物。如果已经选择了二膦酸盐类药物治疗，则不宜同时肌注降钙素。PTH 可能促进骨肿瘤的发生，治疗时间不宜超过 2 年。

171. AB 采用综合治疗 18 个月，本例的治疗效果评价应该为"满意"。但是，需要继续 1～2 个疗程，即继续前述治疗方案 2～3 年后，重新评估疗效，并根据具体情况决定下一步治疗方案。

第五章 肾上腺相关疾病

一、单选题：每道试题由 **1** 个题干和 **5** 个备选答案组成，题干在前，选项在后。选项 **A**、**B**、**C**、**D**、**E** 中只有 **1** 个为正确答案，其余均为干扰选项。

1. 患者，男，**28** 岁，左腰背酸胀 **5** 个月，CT 检查如图所示，应诊断为

   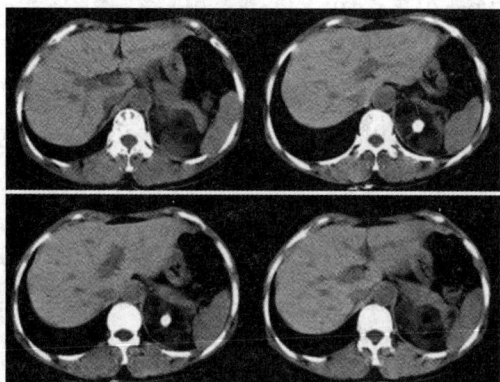

   A. 左肾上腺髓样脂肪瘤   B. 左肾上腺错构瘤
   C. 左肾上腺嗜铬细胞瘤   D. 左肾上腺腺瘤
   E. 左肾上腺转移瘤

2. 库欣综合征常见特征性的所见是
   A. 高血压   B. 向心性肥胖
   C. 骨质疏松   D. 糖尿病
   E. 低钾性碱中毒

3. Addison 病患者每天食盐摄入量不得少于
   A. 50g   B. 40g
   C. 20～30g   D. 30～40g
   E. 8～10g

4. 对原发性醛固酮增多症的影像学检查，下列说法错误的是
   A. 放射性碘化胆固醇肾上腺扫描或照相，如一侧肾上腺有放射性浓集，提示该侧有腺瘤
   B. 放射性碘化胆固醇肾上腺扫描或照相，如两侧肾上腺皆有放射性浓集，提示为双侧增生
   C. 放射性碘化胆固醇肾上腺扫描或照相，有时双侧肾上腺放射性可以不对称，一侧浓、一侧淡，提示为腺瘤
   D. MRI 对醛固酮瘤检出的敏感性较 CT 高，但特异性较 CT 低
   E. 特醛症在 CT 扫描时表现为正常或双侧弥漫性增大

5. 关于嗜铬细胞瘤的论述说法正确的是

A. 大多数嗜铬细胞瘤为良性，可手术切除得到根治
B. 有将近 1/2 的患者手术后仍有高血压，可能因合并原发性高血压
C. 嗜铬细胞瘤被切除后，如血压低应使用大量去甲肾上腺素静脉滴注升压
D. 嗜铬细胞瘤切除 1 周内可判断疗效
E. 恶性嗜铬细胞瘤化疗效果不好，放疗效果好

6. 关于肾上腺外嗜铬细胞瘤的叙述，正确的是
   A. 由于不具备甲基转移酶激活的条件只产生肾上腺素，不能合成去甲肾上腺素
   B. 由于不具备甲基转移酶激活的条件只产生去甲肾上腺素，不能合成肾上腺素
   C. 由于不具备甲基转移酶只产生肾上腺素，不能合成去甲肾上腺素
   D. 由于不具备甲基转移酶只产生去甲肾上腺素，不能合成肾上腺素
   E. 由于不具备甲基转移酶作用的环境只产生肾上腺素，不能合成去甲肾上腺素

7. 国际内分泌学会在皮质醇增多症诊断指南中提到的筛查试验有 **4** 项，其中不包括
   A. 24h 尿游离皮质醇
   B. 血皮质醇昼夜节律
   C. 过夜小剂量地塞米松抑制试验
   D. 正规小剂量地塞米松抑制试验
   E. 11 PM 唾液皮质醇

8. 皮质醇增多症的各项影像检查中，应首先做的是
   A. 肾上腺 CT   B. 肾上腺 MRI
   C. 垂体 CT   D. 垂体 MRI
   E. 胸部 X 线片

9. 原发性慢性肾上腺皮质功能减退症的典型体征是
   A. 皮肤紫纹   B. 轻度肥胖
   C. 皮肤、黏膜色素沉着   D. 皮肤多汗及低热
   E. 脉搏增快

10. 对 Addison 病最具诊断价值的检查是
    A. 血皮质醇测定   B. 尿皮质醇测定
    C. 尿 17－羟测定   D. 血 ACTH 测定
    E. ACTH 兴奋试验

11. 关于原发性慢性肾上腺皮质功能减退症，叙述正确

的是

- A. 皮肤色素加深
- B. 皮肤色素变淡
- C. 皮肤色素无变化
- D. 皮肤色素脱失
- E. 皮肤紫纹

12. 关于垂体功能减退所致继发性肾上腺皮质功能减退症，叙述正确的是

- A. 皮肤色素加深
- B. 皮肤色素变淡
- C. 皮肤色素无变化
- D. 皮肤色素脱失
- E. 皮肤紫纹

13. 原发性醛固酮增多症的典型临床特征为

- A. 高血压和向心性肥胖
- B. 高血压和发作性心悸
- C. 高血压和低钾血症
- D. 发作性软瘫和低钾血症
- E. 多饮、多尿和低钾血症

14. 对原发性醛固酮增多症最具诊断价值的是

- A. 血 ACTH 水平
- B. 24h 尿皮质醇水平
- C. 24h 儿茶酚胺水平
- D. 血醛固酮水平和肾素活性
- E. 小剂量地塞米松抑制试验

15. 导致醛固酮增多的病因不包括

- A. 肾上腺皮质醛固酮分泌腺瘤
- B. 肾上腺皮质球状带增生
- C. 肾动脉狭窄
- D. 肾素瘤
- E. Liddle 综合征

16. 先天性肾上腺皮质增生是由于何种激素合成障碍所致

- A. 雄激素
- B. 雌激素
- C. 盐皮质激素
- D. 糖皮质激素
- E. 甲状腺激素

17. 嗜铬细胞瘤发作的典型表现不包括

- A. 多尿
- B. 头痛
- C. 血压升高
- D. 出汗
- E. 心悸

18. MEN－2 嗜铬细胞瘤的特点不包括

- A. 平均诊断年龄为 30~40 岁
- B. 伴有咖啡牛奶斑
- C. 几乎所有原发肿瘤位于肾上腺
- D. 约 30% 为双侧病变
- E. 我国 RET 基因突变局限在 634 和 918 密码子

19. 在进行儿茶酚胺检测时，应避免一些药物对结果的影响，这些药物不包括

- A. 吗啡
- B. 拉贝洛尔
- C. 氯丙嗪
- D. 四环素

- E. 青霉素

20. 在嗜铬细胞瘤的生化诊断中，敏感性及特异性最高的检查是

- A. 尿多巴胺
- B. 血儿茶酚胺
- C. 血甲氧基肾上腺素及甲氧基去甲肾上腺素
- D. 尿香草苦杏仁酸
- E. 肾上腺素

21. Cushing 病是指下列哪种病因引起的皮质醇增多症

- A. 原发于肾上腺本身的肿瘤
- B. 垂体分泌 ACTH 过多
- C. 垂体外癌瘤产生 ACTH
- D. 不依赖 ACTH 的双侧肾上腺结节性增生
- E. 大剂量应用糖皮质激素

22. 下列检查最有助于鉴别垂体性 Cushing 病和异位 ACTH 综合征的是

- A. 尿 17－羟测定
- B. 尿 17－酮测定
- C. 血浆 ACTH 测定
- D. CRH 兴奋试验
- E. ACTH 兴奋试验

23. Cushing 病的首选治疗方法是

- A. 双侧肾上腺切除术
- B. 口服溴隐亭
- C. 口服双氯苯三氯乙烷
- D. 垂体放疗
- E. 经蝶窦切除垂体微腺瘤

24. Cushing 综合征患者可有红细胞数及血红蛋白增多，原因是

- A. 皮质醇刺激骨髓
- B. 慢性缺氧刺激骨髓代偿性增生
- C. 肾脏促红细胞生成素分泌增多
- D. 肾上腺素分泌增多引起应激性红细胞增多症
- E. 骨髓病变导致克隆性红细胞增多

25. 鉴别肾上腺皮质腺瘤与异位 ACTH 综合征最简便的实验室检查是

- A. 血皮质醇测定
- B. 尿 17－羟、17－酮测定
- C. 血 ACTH 测定
- D. 小剂量地塞米松抑制试验
- E. 大剂量地塞米松抑制试验

26. 由肾上腺皮质肿瘤引起的 Cushing 综合征，其皮质醇的分泌

- A. 呈自主性
- B. 受垂体前叶分泌的 ACTH 控制
- C. 受中枢神经系统控制
- D. 受皮质醇反馈抑制
- E. 受血糖调节

27. 下列各项试验中，鉴别 Cushing 综合征与肥胖症首选的是
   A. 小剂量地塞米松试验 B. 大剂量地塞米松试验
   C. CRH 兴奋试验 D. ACTH 兴奋试验
   E. 美替拉酮试验

28. 鉴别 Cushing 综合征与肥胖症，首选的指标是
   A. 血浆皮质醇浓度 B. 血浆 ACTH 水平
   C. 血糖 D. 尿游离皮质醇
   E. 尿 17 – 羟

29. 异位 ACTH 综合征较常见的水电解质及酸碱平衡紊乱是
   A. 稀释性低钠血症伴代谢性碱中毒
   B. 低血钾性碱中毒
   C. 高血钾性碱中毒
   D. 低血钾性酸中毒
   E. 高血钾性酸中毒

30. 如果通过血 ACTH，血、尿皮质醇测定，大剂量地塞米松抑制试验，头颅、胸腹部影像学等检查仍不能鉴别垂体性 Cushing 病和异位 ACTH 综合征，则采取下列哪种方法进行鉴别最为可靠
   A. ACTH 兴奋试验
   B. CRH 兴奋试验
   C. 美替拉酮试验
   D. 垂体静脉与外周静脉 ACTH 浓度比
   E. 先注射 CRH，然后测定垂体静脉与外周静脉血 ACTH 浓度比

31. 关于慢性肾上腺皮质功能减退症，下列说法错误的是
   A. 分为原发性和继发性
   B. 原发性的又叫 Addison 病
   C. 原发性者是由于双侧肾上腺的绝大部分被破坏
   D. 继发性者是由于下丘脑或垂体病变引起
   E. 继发性者是由于恶性肿瘤转移引起

32. Addison 病患者，应用肾上腺皮质激素替代治疗，下列说法正确的是
   A. 每日 1 次给药即可
   B. 给药途径以肌注为主
   C. 应终身使用激素替代治疗
   D. 有感染或手术时应停用
   E. 剂量一旦确定，终身不变

33. 关于肾上腺危象，下列说法不正确的是
   A. 常发生于感染、创伤等应激情况下
   B. 可有恶心、呕吐、腹泻的表现
   C. 可有精神失常
   D. 可有高血糖

   E. 可有低钠血症

34. 关于醛固酮瘤，下列说法不正确的是
   A. 多为双侧腺瘤
   B. 直径大多介于 1～2cm，胞膜完整，切面呈金黄色，由大量透明细胞组成
   C. 在电镜下，瘤细胞线粒体嵴呈小板状，显示小球带细胞的特征
   D. 患者血浆醛固酮浓度与血浆 ACTH 的昼夜节律呈平行，而对血浆肾素的变化无明显反应
   E. 少数为肾素反应性腺瘤

35. 原醛症肾素、血管紧张素 Ⅱ 和醛固酮的变化特点是
   A. 醛固酮高而肾素、血管紧张素 Ⅱ 正常
   B. 醛固酮高而肾素、血管紧张素 Ⅱ 低
   C. 醛固酮、肾素、血管紧张素 Ⅱ 都高
   D. 醛固酮与肾素高而血管紧张素 Ⅱ 正常
   E. 醛固酮与肾素高而血管紧张素 Ⅱ 低

36. 嗜铬细胞瘤最常见的发生部位是
   A. 肾脏 B. 肾上腺
   C. 腹部 D. 胸内
   E. 颈部

37. 下列关于嗜铬细胞瘤的叙述不正确的是
   A. 多见于男性
   B. 大多位于肾上腺的一侧
   C. 大多数病例如能及早诊治，可以治愈
   D. 肾上腺髓质的嗜铬细胞瘤主要分泌去甲肾上腺素
   E. 肾上腺外的嗜铬细胞瘤除主动脉旁嗜铬体所致者外，只产生去甲肾上腺素，不能合成肾上腺素

38. 嗜铬细胞瘤可产生多种肽类激素，其中引起面部潮红的是
   A. P 物质 B. 阿片肽
   C. 生长抑素 D. 血清素
   E. 神经肽 Y

39. 皮质醇增多症的并发症为
   A. 低胆固醇血症 B. 继发性贫血
   C. 类固醇性糖尿病 D. 高血钾症
   E. 高血钙症

40. Cushing 综合征是指
   A. 各种病因造成下丘脑分泌过多糖皮质激素所致病症的总称
   B. 各种病因造成肾上腺分泌过多糖皮质激素所致病症的总称
   C. 各种病因造成垂体分泌过多糖皮质激素所致病症的总称
   D. 各种病因造成肾上腺分泌过多盐皮质激素所致病

症的总称

E. 以上都不对

41. 下列不属于 Cushing 综合征典型病例表现的是

A. 向心性肥胖、满月脸、多血质

B. 性功能障碍

C. 全身及神经系统症状

D. 皮肤色素沉着、紫纹

E. 以上都不是

42. 引起异位 ACTH 综合征的肿瘤，按发病率的顺序排列正确的是

A. 小细胞性肺癌、支气管肺癌、胸腺癌、胰腺癌、神经母细胞瘤、神经节细胞瘤、甲状腺髓样癌、嗜铬细胞瘤

B. 小细胞性肺癌、支气管肺癌、胸腺癌、胰腺癌、嗜铬细胞瘤、神经母细胞瘤、神经节细胞瘤、甲状腺髓样癌

C. 嗜铬细胞瘤、小细胞性肺癌、支气管肺癌、胸腺癌、胰腺癌、神经母细胞瘤、神经节细胞瘤、甲状腺髓样癌

D. 嗜铬细胞瘤、小细胞性肺癌、支气管肺癌、胸腺癌、胰腺癌、神经母细胞瘤、甲状腺髓样癌、神经节细胞瘤

E. 胰腺癌、嗜铬细胞瘤、小细胞性肺癌、支气管肺癌、胸腺癌、神经母细胞瘤、神经节细胞瘤、甲状腺髓样癌

43. 异位 ACTH 综合征是

A. 由于下丘脑以外的良性肿瘤产生 ACTH，刺激肾上腺皮质增生，分泌过量皮质类固醇所致

B. 由于下丘脑以外的恶性肿瘤产生 ACTH，刺激肾上腺皮质增生，分泌过量皮质类固醇所致

C. 由于垂体以外的良性肿瘤产生 ACTH，刺激肾上腺皮质增生，分泌过量皮质类固醇所致

D. 由于垂体以外的恶性肿瘤产生 ACTH，刺激肾上腺皮质增生，分泌过量皮质类固醇所致

E. 以上都不对

44. 下列不属于肾上腺皮质腺瘤特点的是

A. 起病较缓慢

B. 腺瘤呈圆形或椭圆形，包膜完整

C. 切面呈黄色或褐黄色，含透明细胞和颗粒细胞

D. 多毛、多见雄激素增多表现

E. 多见于成人，男性相对较多见

45. 各型 Cushing 综合征共有的特征是

A. 糖皮质激素分泌异常

B. 能被小剂量地塞米松抑制

C. 皮质醇分泌减少

D. 呈昼夜分泌节律

E. 以上都不是

46. 垂体性 Cushing 病的临床表现主要为

A. 向心性肥胖、满月脸、多血质、紫纹

B. 无典型表现，往往以并发症就诊

C. 以高血压为主，肥胖、向心性不够显著

D. 体重减轻、浮肿、低血钾性碱中毒

E. 以上都不对

47. 在原发性醛固酮增多症的病因中，最多见的是

A. 迷走的分泌醛固酮组织

B. 糖皮质激素可治性醛固酮增多症

C. 特发性醛固酮增多症

D. 醛固酮癌

E. 以上都不对

48. 原发性醛固酮增多症最常见的临床症状是

A. 高血压　　　　　B. 肾脏表现

C. 精神症状　　　　D. 神经肌肉功能障碍

E. 心脏表现

49. 下列有关原发性醛固酮增多症的病因鉴别，说法错误的是

A. 肾上腺素静脉血激素测定时行 ACTH 兴奋试验，若为醛固酮瘤，则 ACTH 兴奋后，腺瘤侧静脉血醛固酮/皮质醇比值显著增加，而对侧及周围静脉血中无明显变化

B. 放射性碘化胆固醇肾上腺扫描或照相，如一侧肾上腺有放射性浓集，提示该侧有腺瘤

C. 应用赛庚啶后，多数特醛症患者在服后 90 分钟时血浆醛固酮下降最明显，平均下降约 50%，醛固酮瘤患者血浆醛固酮无变化

D. 醛固酮瘤整体病情一般较特醛症为重，低血钾、碱中毒更为明显，血、尿醛固酮更高

E. 醛固酮瘤整体病情一般较特醛症为轻，低血钾碱中毒不明显，血、尿醛固酮较低

50. 原醛症与非醛固酮所致盐皮质激素过多综合征的区别在于

A. 后者无肾素-血管紧张素系统受抑制

B. 后者无高血压

C. 后者血、尿醛固酮不高，反而降低

D. 后者无低血钾性碱中毒

E. 以上都不对

51. 有关表象性盐皮质激素过多综合征的叙述，错误的是

A. 用地塞米松治疗有效

B. 临床表现近似原醛症，包括严重高血压，明显的

低血钾性碱中毒

　　C. 用螺内酯治疗有效

　　D. 其病因为先天性 11β - 羟类固醇脱氢酶缺陷

　　E. 此病多见于儿童和青少年

52. 有关 Lidle 综合征的叙述，错误的是

　　A. 螺内酯治疗无效，氨苯蝶啶可纠正低血钾，降低血压

　　B. 患者高血压、肾素分泌受抑制、醛固酮低并伴低血钾

　　C. 其病因为上皮细胞钠通道的异常

　　D. 螺内酯治疗有效

　　E. 此为一种常染色体遗传疾病

53. 原醛症的病变部位在

　　A. 下丘脑　　　　　　B. 肾上腺髓质

　　C. 垂体　　　　　　　D. 肾上腺皮质

　　E. 以上都不对

54. 所谓肾素反应性腺瘤是指

　　A. 腺瘤患者对站立位所致肾素升高出现醛固酮减少反应

　　B. 腺瘤只对肾素有反应

　　C. 腺瘤患者对站立位所致肾素升高出现醛固酮增多反应

　　D. 腺瘤的大小可由肾素调节

　　E. 以上都不对

55. Addison 病最常见的病因是

　　A. 葡萄球菌性肾上腺炎

　　B. 自身免疫性肾上腺炎

　　C. 先天性肾上腺发育不良

　　D. 恶性肿瘤转移

　　E. 肾上腺结核

56. 有关 APS I 型的叙述，不正确的是

　　A. 常见于成年人

　　B. 女性可表现为卵巢功能低下

　　C. 主要表现为肾上腺功能减退、甲状旁腺功能减退及黏膜皮肤白色念珠菌病

　　D. 呈常染色体隐性遗传

　　E. 常见于儿童

57. 有关 APS II 型的描述，错误的是

　　A. 呈常染色体隐性遗传

　　B. 呈显性遗传

　　C. 自身抗体的抗原为 21 - 羟化酶

　　D. 平均起病年龄为 24 岁

　　E. 见于成人

58. Addison 病最具特征性的表现是

　　A. 皮肤色素变淡　　　B. 胃肠道症状

　　C. 代谢障碍　　　　　D. 全身皮肤色素加深

　　E. 神经、精神系统症状

59. 下列有关嗜铬细胞瘤的叙述，正确的是

　　A. 瘤体产生大量的肾上腺素，使血压急剧升高

　　B. 大多为恶性肿瘤

　　C. 大多病情凶险，很难治愈

　　D. 大多数病例如能及早治疗，可以治愈

　　E. 发病率男多于女

60. 肾上腺外嗜铬细胞瘤主要位于

　　A. 颅内　　　　　　　B. 颈部

　　C. 腹部　　　　　　　D. 胸部

　　E. 以上都不对

61. 关于嗜铬细胞瘤的叙述，下列说法错误的是

　　A. 嗜铬细胞瘤患者应首选 β 受体拮抗剂控制高血压

　　B. 嗜铬细胞瘤多位于肾上腺，也可位于腹腔内的肾上腺外

　　C. 嗜铬细胞瘤可分泌肾上腺素和去甲肾上腺素

　　D. 嗜铬细胞瘤患者可有高血压或低血压，心动过速或心率缓慢，全身发热或四肢冰凉，急性腹痛、高热、心律失常等

　　E. 嗜铬细胞瘤患者约半数伴有基础代谢率升高、体重减轻、高血糖及体位性低血压

62. 关于嗜铬细胞瘤发生低血压和休克的原因，错误的是

　　A. 肿瘤骤然发生出血坏死，以致停止释放儿茶酚胺

　　B. 大量儿茶酚胺引起严重心律失常或心力衰竭，致心排血量锐减

　　C. 肾上腺受体敏感性下降

　　D. 肿瘤分泌多种扩血管物质

　　E. 由于肿瘤主要分泌肾上腺素，兴奋肾上腺素能 β 受体，使周围血管扩张

63. 治疗嗜铬细胞瘤常用的降压药是

　　A. 北京降压 0 号　　　B. 复方降压片

　　C. 尼群地平　　　　　D. 酚苄明

　　E. 以上都是

64. 关于嗜铬细胞瘤手术前的药物应用，说法正确的是

　　A. 术前常规应用 β 受体拮抗剂

　　B. α 受体拮抗药的应用一般不得少于 2 周

　　C. 因酚苄明作用时间长，故手术前 3 天宜停用

　　D. 术前停用降压药，单用 β 受体拮抗剂

　　E. 以上都不对

65. 如患者为孕妇，若拟通过影像学检查鉴别嗜铬细胞瘤

和肾上腺皮质肿瘤，宜采用的方法是

A. MRI   B. X 线

C. B 超   D. MIBG 闪烁扫描

E. CT 扫描

66. 嗜铬细胞瘤患者骤发高血压危象时，应立即采取的措施是

A. 立即手术治疗

B. 立即肌注利血平

C. 立即肌注硫酸镁

D. 立即静脉缓慢推注酚妥拉明

E. 以上都对

67. 在诊断嗜铬细胞瘤时，敏感性和特异性最高的指标是

A. 血 ACTH   B. 尿 MN、尿 NMN

C. 血 5 – HT   D. 尿 VMA

E. 血 NE

68. 诊断肾上腺外的嗜铬细胞瘤最好的方法是

A. 腹部 CT   B. 肾动脉造影

C. 腹部 B 超   D. 腹膜后充气造影

E. 间碘苄胍同位素标记扫描

69. 嗜铬细胞瘤高血压危象的患者最不典型的表现是

A. 心动过速伴有心绞痛发作

B. 皮肤苍白及四肢冰凉

C. 血白细胞增多

D. 尿常规异常

E. 高血糖

70. 苯乙醇胺 N – 甲基转移酶使去甲肾上腺素转变为肾上腺素时，必需有下列哪项参与

A. 高浓度皮质醇   B. 高浓度 VMA

C. 高浓度血清素   D. 高浓度 MN

E. 以上都对

71. 对于原发性肾上腺皮质功能减退症的诊断，不正确的是

A. 晨间血皮质醇≤83nmol/L（3μg/dl），可以确诊肾上腺皮质功能减退症

B. 晨间血皮质醇≥550nmol/L（20μg/dl）能排除诊断

C. 标准 ACTH 兴奋试验（250μg ACTH$^{1-34}$ 刺激后）或小剂量 ACTH（1μg 或 0.5μg/1.73m^2 体表面积），血皮质醇峰值为 275nmol/L（10μg/dl）

D. 继发性肾上腺皮质功能减退症血浆 ACTH 水平降低或在正常范围

E. 应激时血皮质醇及 ACTH 水平可升高

72. 肾上腺皮质功能减退症危象最常见的表现是

A. 恶心、呕吐   B. 心悸、汗多、消瘦

C. 肌痛、关节痛   D. 胸闷、气短

E. 头痛、头晕、直立性低血压

73. 原发性醛固酮增多症的实验室特点是

A. 醛固酮、肾素均高   B. 肾素高而醛固酮低

C. 醛固酮、肾素均低   D. 肾素低而醛固酮高

E. 肾素高而血管紧张素 II、醛固酮低

74. 患者，女，47 岁，满月脸、向心性肥胖伴高血压 1 个月，结合所提供图像，可诊断为

A. 左肾上腺腺瘤   B. 左肾上腺腺癌

C. 左肾上腺转移瘤   D. 左肾上腺嗜铬细胞瘤

E. 左肾上腺增生

75. 患者，女，35 岁，无意中发现血压高，实验室检查：血和尿中醛固酮水平增高，结合所提供图像，可诊断为

A. 右肾上腺增生   B. 右肾上腺 Cushing 腺瘤

C. 右肾上腺皮质腺瘤   D. 右肾上腺转移瘤

E. 右肾上腺囊肿

76. 患者，女，45 岁，满月脸、向心性肥胖 2 年余，实验室检查：血、尿皮质醇增高，结合 CT 图像，可诊断为

A. 左肾上腺腺瘤   B. 左肾上腺腺癌

C. 左肾上腺转移瘤   D. 左肾上腺嗜铬细胞瘤

E. 左肾上腺增生

77. 患者，女，23 岁，满月脸、向心性肥胖，CT 扫描如

图所示，应诊断为

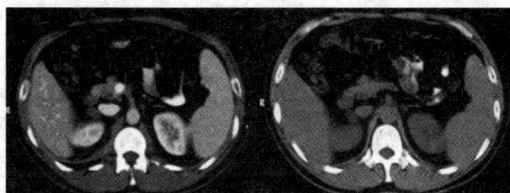

- A. 右侧肾上腺增生
- B. 右侧肾上腺腺瘤
- C. 右侧肾上腺腺癌
- D. 右侧肾上腺嗜铬细胞瘤
- E. 右侧肾上腺转移瘤

78. 患者，男，59 岁，右侧腰背酸痛，CT 检查如图所示，应诊断为

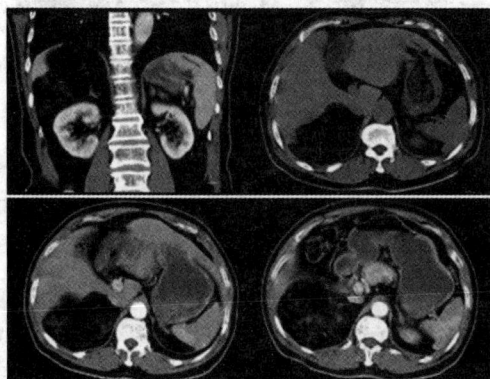

- A. 右肾上腺腺瘤
- B. 右肾上腺转移瘤
- C. 右肾上腺髓样脂肪瘤
- D. 右腹膜后脂肪瘤
- E. 右肾血管平滑肌脂肪瘤

79. Cushing 综合征可被大剂量地塞米松抑制试验所抑制，而不被小剂量地塞米松所抑制，最可能的原因为
- A. 肾上腺腺瘤
- B. 不依赖 ACTH 的肾上腺双侧小节结性
- C. Cushing 病
- D. 不依赖 ACTH 的肾上腺大结节性
- E. 异位 ACTH 综合征

80. 患者，女，反复发作肌无力及周期性瘫痪，伴夜尿多、口渴、多饮。入院检查：BP 160/100mmHg，血钾 3.0mmol/L，醛固酮高而肾素、血管紧张素 II 低。诊断考虑为
- A. 继发性醛固酮增多症
- B. 原发性醛固酮增多症
- C. Cushing 综合征
- D. 假性盐皮质激素过多综合征
- E. Liddle 综合征

81. 患者，男，诊为皮质醇增多症。实验室检查：血浆 ACTH↑，血、尿皮质醇↑，小剂量及大剂量地塞米松抑制试验不能被抑制。诊断考虑为
- A. Cushing 病
- B. 肾上腺皮质腺瘤

- C. 肾上腺皮质癌
- D. 异位 ACTH 综合征
- E. 长期大量使用糖皮质激素

82. 患者，女，肥胖 1 年，伴月经减少，面部、背部痤疮。体格检查：BP 160/110mmHg，腹下侧、臀部、大腿见紫纹。实验室检查：皮质醇昼夜分泌节律消失，糖耐量减低。最可能诊断为
- A. 单纯性肥胖症
- B. 糖尿病
- C. 肥胖生殖无能症
- D. Cushing 综合征
- E. 甲减

83. 对诊断嗜铬细胞瘤有意义的是
- A. 高血压对哌唑嗪特别敏感
- B. 高血压对常用降压药有效
- C. 高血压伴交感神经亢进
- D. 高血压伴高代谢状态
- E. 持续性高血压

84. 下列哪种疾病是依赖 ACTH 的 Cushing 综合征
- A. Cushing 病
- B. 肾上腺皮质腺瘤
- C. 肾上腺皮质腺癌
- D. Meador 综合征
- E. Carney 综合征

85. Addison 病危象的抢救主要措施为
- A. 替代治疗
- B. 手术治疗
- C. 对症治疗
- D. 静脉输注糖皮质激素
- E. 补充盐皮质激素

86. 关于嗜铬细胞瘤的叙述下列哪项正确
- A. 绝大多数为恶性
- B. 大多为良性可手术根治
- C. 良性可选用药物根治
- D. 恶性选用 $^{131}I-MIBG$ 治疗可获根治
- E. 药物治疗首选 β 受体拮抗剂

87. 肾上腺皮质腺瘤患者，已行腺瘤切除术，术后使用可的松替代治疗的时间多为
- A. 1 个月
- B. 1~6 个月
- C. 6~12 个月
- D. 1~2 年
- E. 长期

88. 患者，男，62 岁。体重进行性增加 8 月，1 年前诊为"肺癌"，曾化疗。查体：多血质面容，右下肺闻及湿啰音，血皮质醇升高且昼夜节律消失，小剂量地塞米松抑制试验抑制率 40%，大剂量地塞米松抑制试验抑制率 56%，最可能的诊断是
- A. Cushing 病
- B. 异位 ACTH 综合征
- C. 肾上腺皮质癌
- D. 肾上腺增生
- E. 以上都不是

89. 一患者血皮质醇 40μg/dl，小剂量地塞米松抑制后尿

游离皮质醇为 26μg/dl，为进一步确诊皮质醇增多症的病因，不必进行的检查是

A. 皮质醇昼夜节律测定

B. 大剂量地塞米松抑制试验

C. ACTH 兴奋试验

D. 蝶鞍 MRI

E. 尿游离皮质醇测定

90. Cushing 综合征患者，血浆 ACTH 200pg/ml，大剂量地塞米松不能抑制，进一步检查是

A. 蝶鞍 CT 或 MRI   B. 胸片

C. 双侧肾上腺 B 超   D. ACTH 兴奋试验

E. 血浆皮质醇昼夜节律测定

91. 下列哪项为 Cushing 综合征常见的并发症

A. 继发性贫血   B. 低胆固醇血症

C. 类固醇性糖尿病   D. 高钾血症

E. 高钙血症

92. 疑诊 Cushing 综合征时，下列哪种检查最有意义

A. 尿 17 - 羟皮质类固醇   B. 尿 17 - 酮皮质类固醇

C. 血 ACTH   D. 24 小时尿游离皮质醇

E. 肾上腺 CT 扫描

93. 下列哪一项检查对鉴别原发性和继发性肾上腺皮质功能减退具有重要意义

A. 血浆皮质醇节律

B. 24 小时尿 17 - 羟，17 - 酮测定

C. 24 小时尿游离皮质醇测定

D. 基础 ACTH 测定

E. 肾上腺 CT

94. 嗜铬细胞瘤的特征性表现为

A. 持续性高血压   B. 直立性高血压

C. 阵发性高血压   D. 持续性低血压

E. 低血压、休克

95. 下列哪项实验室检查结果少见于肾上腺皮质腺瘤引起的皮质醇增多症

A. 血糖增高

B. ACTH 水平降低

C. 低钾、低氯碱中毒

D. 血浆皮质醇节律紊乱

E. 尿游离皮质醇明显增加

96. 诊断嗜铬细胞瘤最好的初筛试验是

A. 酚妥拉明试验   B. 组胺试验

C. 测定 24 小时尿 VMA   D. 肾动脉造影

E. 测定血中儿茶酚胺

97. 下列关于 Cushing 综合征的说法错误的是

A. 主要临床表现向心性肥胖、高血压、骨质疏松

B. 成人多见

C. 儿童患者腺癌多见

D. 肾上腺皮质增生少见

E. 女性男性化明显，提示腺癌

98. 患者，女，42 岁，夜尿增多伴高血压，实验室检查：血和尿醛固酮水平增加，请结合影像学检查，应诊断为

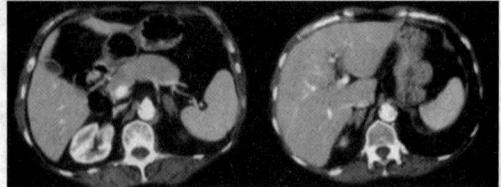

A. 双侧肾上腺增生   B. 双侧肾上腺腺瘤

C. 双侧肾上腺未见异常   D. 双侧肾上腺转移瘤

E. 双侧肾上腺淋巴瘤

99. 大剂量地塞米松抑制试验可用于

A. 嗜铬细胞瘤的鉴别诊断

B. 醛固酮增多症的鉴别诊断

C. 皮质醇增多症的定位和病因诊断

D. 肾上腺皮质功能状态评价

E. 垂体瘤的功能评价

100. 小剂量地塞米松抑制试验可用于

A. 皮质醇增多症的定位诊断

B. 醛固酮增多症的定位诊断

C. 单纯性肥胖与皮质醇增多症的鉴别诊断

D. 嗜铬细胞瘤的鉴别诊断

E. 肾上腺皮质功能的评价

101. 下列哪一项不是 Cushing 综合征的典型表现

A. 向心性肥胖   B. 多血质面容

C. 满月脸   D. 多毛症

E. 食欲减退

102. 下列哪一项不是原发性肾上腺皮质功能减退的临床表现

A. 虚弱乏力   B. 厌食

C. 恶心、腹泻   D. 直立性低血压

E. 肤色苍白

103. 异位 ACTH 综合征的生化特征是

A. 血钾、血氯降低   B. 血钾、血氯增高

C. 血钠升高   D. 血钠降低

E. 血钙增高

104. 原发性醛固酮增多症最多见的类型是

A. 特醛症   B. 原发性肾上腺皮质增生

C. 醛固酮瘤   D. 醛固酮癌

E. 肾素反应性腺瘤

105. 下列哪项不是肾上腺皮质增多症的临床表现

  A. 淋巴结肿大   B. 多血质

  C. 骨质疏松   D. 高血压

  E. 阳痿

106. 不能评价患者是否存在皮质醇增多症的试验是

  A. OGTT

  B. 血浆皮质醇节律测定

  C. 血浆 ACTH 测定

  D. 24 小时尿游离皮质醇测定

  E. 小剂量地塞米松抑制试验

107. 患者,女,32 岁,阵发性高血压 2 年余,结合所提供图像,应诊断为

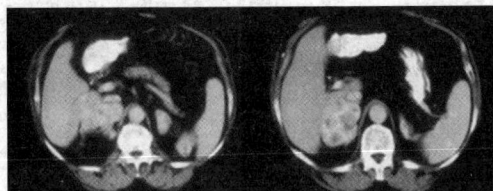

  A. 右肾上腺腺瘤   B. 右肾上腺腺癌

  C. 右肾上腺转移瘤   D. 右肾上腺嗜铬细胞瘤

  E. 右肾上腺淋巴瘤

108. 患者,男,65 岁,腋下触及肿大包块,全身浅表淋巴结肿大,结合所提供图像,应诊断为

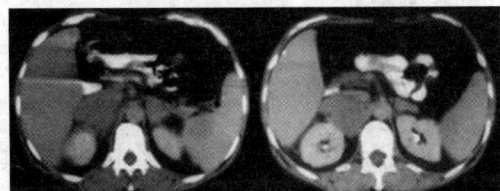

  A. 双侧肾上腺腺瘤   B. 双侧肾上腺增生

  C. 双侧肾上腺淋巴瘤   D. 双侧肾上腺转移瘤

  E. 肾上腺癌

109. 患者,男,76 岁,全身浅表淋巴结肿大,结合影像学检查,应诊断为

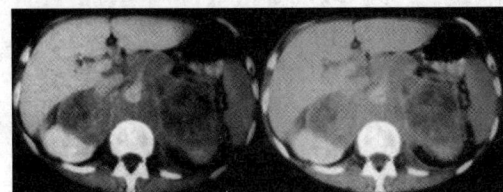

  A. 肾上腺腺瘤   B. 肾上腺癌

  C. 肾上腺嗜铬细胞瘤   D. 肾上腺转移瘤

  E. 肾上腺淋巴瘤

110. 患者,男,57 岁,腹部隐痛不适伴低热 2 月余,腋

下可触及数个肿大的淋巴结,结合影像学检查,应诊断为

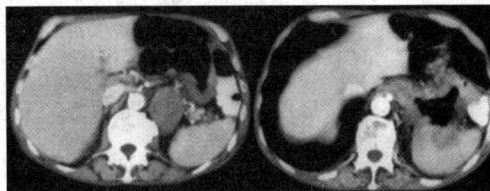

  A. 左侧肾上腺癌合并胃脾转移

  B. 左侧恶性嗜铬细胞瘤侵及胃脾

  C. 左侧肾上腺淋巴瘤且胃脾受累

  D. 左侧肾上腺腺瘤

  E. 左侧肾上腺转移瘤

111. 患者,男,65 岁,体检时超声发现双侧肾上腺肿块,CT 检查如图所示,结合影像学检查,应诊断为

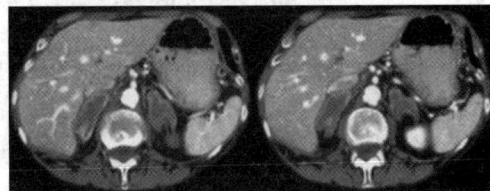

  A. 双侧肾上腺转移瘤   B. 双侧肾上腺结核

  C. 双侧嗜铬细胞瘤   D. 双侧肾上腺增生

  E. 双侧肾上腺腺瘤

112. 患者,男,56 岁,有恶性黑色素瘤病史,结合影像学检查,应诊断为

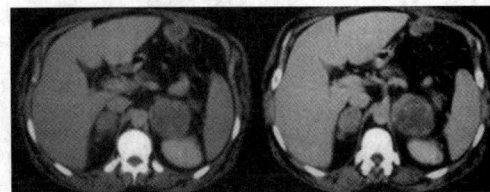

  A. 肾上腺腺瘤   B. 肾上腺髓样脂肪瘤

  C. 肾上腺癌   D. 肾上腺转移瘤

  E. 肾上腺嗜铬细胞瘤

113. 患者,男,75 岁,右侧胸痛伴咯血 3 月余,胸部 CT 提示右侧中央型肺癌,结合影像学检查,应诊断为

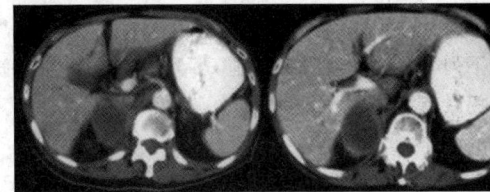

  A. 右侧肾上腺囊肿   B. 右侧肾上腺转移瘤

  C. 右侧肾上腺腺瘤   D. 右侧肾上腺癌

  E. 右侧肾上腺嗜铬细胞瘤

114. Cushing 病的病因为

  A. 垂体性 ACTH 分泌过多

B. 异位 ACTH 分泌过多

C. 肾上腺皮质腺瘤

D. 肾上腺皮质腺癌

E. 不依赖 ACTH 的肾上腺大结节性增生

115. 嗜铬细胞瘤高血压危象时，不典型表现为

A. 异常的尿沉淀

B. 心动过速，间或伴有心绞痛

C. 皮肤苍白，恶心、呕吐

D. 高血糖及尿糖

E. 血白细胞增多

116. 下列哪项检查有助于鉴别原发性和继发性肾上腺皮质功能不全

A. 血皮质醇测定　　　B. 尿皮质醇测定

C. 尿 17 - 羟皮质类固醇 D. 尿 17 - 酮皮质类固醇

E. ACTH 兴奋试验

117. 原发性醛固酮增多症伴严重低血钾患者，在补钾后醛固酮的变化是

A. 增多　　　　　　　B. 降低

C. 无变化　　　　　　D. 先增后降

E. 先降后增

118. Cushing 综合征患者，血浆 ACTH 明显升高，大剂量地塞米松不能抑制。为进一步明确诊断，下列哪一项检查最有价值

A. ACTH 兴奋试验　　B. 蝶鞍 MRI

C. 双肺 MRI　　　　　D. 甲吡酮试验

E. 双侧肾上腺 MRI

119. 下列说法符合嗜铬细胞瘤临床特征的是

A. 收缩压与舒张压均升高，高血压可呈间歇性或持续性发作

B. Sipple 综合征包括嗜铬细胞瘤与慢性甲状腺炎

C. 尿中肾上腺素、去甲肾上腺素增多，但 VMA 量不增多

D. 酚妥拉明试验为激发试验，可用于阵发性嗜铬细胞瘤患者

E. 90% 的嗜铬细胞瘤位于肾上腺皮质内

120. 下列哪一项检查用来鉴别 Cushing 病和肾上腺皮质癌最有意义

A. 血皮质醇测定

B. 尿游离皮质醇测定

C. 尿 17 - 羟测定

D. 小剂量地塞米松抑制试验

E. 大剂量地塞米松抑制试验

121. 下列哪种临床表现在 Cushing 综合征患者中少见

A. 向心性肥胖　　　　B. 高血压

C. 高血糖　　　　　　D. 胆固醇明显增高

E. 骨质疏松

122. 下列哪项检测对鉴别原发性醛固酮增多症和继发性醛固酮增多症最有价值

A. 立卧位醛固酮及肾素 - 血管紧张素 Ⅱ 测定

B. 螺内酯试验

C. 低钠试验

D. 高钠试验

E. 血浆 18 - 羟皮质酮测定

123. 中年患者，女性，同时有高血压及低血钾，诊断考虑原发性醛固酮增多症。最有助于诊断的检查是

A. 螺内酯试验　　　　B. 低钠、高钠试验

C. 地塞米松抑制试验　D. 赛庚啶试验

E. 血浆醛固酮浓度变化

124. 男，39 岁，近半年出现向心性肥胖，皮肤明显变黑。血皮质醇 66pmol/dl，（正常值 5 ~ 25pmol/dl）血 ACTH 146μU/ml（正常值 0 ~ 16μU/ml），pH 7.46，血钾 2.8mmol/L，CT 示双侧肾上腺增生，最可能诊断为

A. 双侧肾上腺增生　　B. 肾上腺皮质腺瘤

C. 肾上腺皮质癌　　　D. 异位 ACTH 综合征

E. 原发性醛固酮增多症

125. 患者，男，16 岁，肥胖，多毛，大剂量地塞米松能被抑制，血皮质醇浓度增高且昼夜节律消失，最可能的诊断是

A. 单纯性肥胖　　　　B. Cushing 综合征

C. 肾上腺皮质腺瘤　　D. Cushing 病

E. 异位 ACTH 综合征

126. 肾病综合征患者，长期服用泼尼松，出现类 Cushing 综合征表现，以下说法不正确的是

A. 24 小时尿游离皮质醇增高

B. 血浆皮质醇增高

C. 双肾上腺萎缩

D. 可出现骨质疏松

E. ACTH 兴奋试验无反应

127. 下列哪项提示肾上腺皮质癌

A. 皮肤色素明显加深

B. 重度 Cushing 综合征、女性明显男性化表现，血钾低

C. 血浆 ACTH 明显升高

D. 大剂量地塞米松抑制试验能被抑制

E. ACTH 兴奋试验呈过度反应

128. 患者，女，20 岁。进行性肥胖 3 年，头晕 2 个月。查体：血压 160/100mmHg，多血质面容，水牛背，

多毛，紫纹（＋）。该患者首先应作的检查是

A. 血 ACTH 激素测定

B. 血皮质醇昼夜分泌节律测定

C. 24 小时尿游离皮质醇

D. 大剂量地塞米松抑制试验

E. 小剂量地塞米松抑制试验

129. 下列关于醛固酮瘤的描述，错误的是

A. 约占原发性醛固酮增多症的 35%

B. 大多数对肾素有明显的反应

C. 多为一侧的腺瘤

D. 血浆醛固酮浓度与血浆 ACTH 的昼夜节律平行

E. 腺瘤手术切除后效果好

130. 下列对于原发性醛固酮增多症患者的治疗方案，说法正确的是

A. 手术治疗分泌醛固酮的肾上腺皮质腺瘤（APA）术前不应该口服螺内酯

B. 原发性肾上腺增生（PAH）不能进行手术治疗

C. 肾上腺特发性增生（IHA）经螺内酯控制血压后，必须行手术治疗

D. 分泌醛固酮的肾上腺皮质腺瘤（APA）首选手术治疗

E. 螺内酯只能用于不能手术的原发性醛固酮增多症患者

131. 大剂量地塞米松抑制试验用于鉴别

A. 肾上腺皮质肿瘤与 Cushing 病

B. 肾上腺皮质腺瘤与腺癌

C. 单纯性肥胖与异位 ACTH 综合征

D. 单纯性肥胖与 Cushing 综合征

E. Cushing 病与 Cushing 综合征

132. 以下哪种疾病中不可能出现高血压

A. 11β – 羟化酶缺陷症　　B. 17α – 羟化酶缺陷症

C. 21 – 羟化酶缺陷症　　D. 原发性醛固酮增多症

E. Cushing 综合征

133. 患者于切除嗜铬细胞瘤后即刻发生低血压，应立即采用下列哪种治疗

A. 输血

B. 皮质类固醇

C. 盐皮质激素

D. α – 肾上腺素能受体兴奋剂

E. β – 肾上腺素能受体兴奋剂

134. 关于 Nelson 综合征的叙述错误的是

A. 临床表现主要是明显的皮肤色素沉着及头痛

B. 曾患双侧肾上腺皮质增生型 Cushing 综合征

C. 曾做过双侧肾上腺切除术

D. 确有垂体肿瘤存在

E. 给予大量皮质激素，能够抑制肿瘤的发展

135. 患者，女，20 岁，多毛，肥胖，24 小时尿游离皮质醇浓度增高，小剂量地塞米松不能抑制，大剂量地塞米松能抑制。最可能的诊断是

A. 单纯性肥胖

B. 肾上腺皮质增生

C. 肾上腺皮质结节性增生

D. 肾上腺皮质腺瘤

E. 异位 ACTH 综合征

136. 患者，女，24 岁，妊娠 8 个月，近 1 个月来常于卧位时突发头痛、心悸、多汗，测血压高达 230/140mmHg，坐起后症状可逐渐缓解，血压恢复正常，空腹血糖为 7.8mmol/L，电解质及肝、肾功能正常。则最可能的诊断是

A. 妊娠高血压综合征　　B. 原发性高血压病

C. 原发性醛固酮增多症　D. Addison 病

E. 嗜铬细胞瘤

137. 下列关于各种皮质醇增多症临床表现的特点，说法不正确的是

A. 库欣病多见于女性

B. 异源性 ACTH 综合征多见于男性

C. 易出现肾上腺皮质癌低钾性碱中毒

D. 肾上腺皮质腺瘤多出现低钾血症

E. 异源性 ACTH 综合征及肾上腺皮质腺癌均有雄性激素明显增多

138. 患者，女，33 岁，恶心厌食，体重下降半年。查体：血压 90/60mmHg，皮肤色黑，口腔黏膜可见蓝褐色色素斑。化验：血糖 3.0mmol/L，血钾 5.8mmol/L，最可能的诊断是

A. 溃疡病

B. 肝硬化

C. 慢性肾上腺皮质功能不全

D. 血色病

E. 甲状腺功能亢进症

139. 不是 Cushing 综合征患者下腹两侧、大腿外侧等处常出现紫纹的原因是

A. 肥胖　　　　　　　　B. 皮肤薄

C. 脂肪合成受抑制　　　D. 蛋白分解亢进

E. 皮肤弹性纤维断裂

140. 关于皮质醇增多症的叙述，不正确的是

A. 抑制脂肪合成

B. 抑制蛋白质合成

C. 嗜酸性粒细胞绝对值增高

D. 血浆肾素增高

E. 抑制垂体促性腺激素

141. 患者，女，25 岁，肥胖，紫纹（−），血浆皮质醇 20μg/dl（正常 6 ~ 16μg/dl），为明确诊断应首选下列哪项检查

A. 血浆 ACTH 测定

B. 肾上腺 CT 扫描

C. 24 小时尿游离皮质醇测定

D. 小剂量地塞米松抑制试验

E. 大剂量地塞米松抑制试验

142. 下列哪项不引起血清 PRL 升高

A. 肾衰竭

B. 下丘脑疾病

C. 原发性甲状腺功能减退症

D. 应激、睡眠、吮吸

E. 原发性醛固酮增多症

143. 关于皮质醇增多症发病情况的叙述，正确的是

A. 儿童多于成人　　B. 男性多于女性

C. 成人男性多为增生　D. 成人女性多为腺瘤

E. 儿童患者腺瘤较多

144. 有关 Cushing 综合征（皮质醇增多症）的叙述，错误的是

A. 向心性肥胖、多毛、紫纹

B. 病程长者有肌肉萎缩、骨质疏松

C. 血中淋巴细胞及嗜酸性粒细胞增多

D. 葡萄糖耐量异常

E. 血压增高

145. 下述各项库欣综合征肾上腺皮质的病理改变中，最常见者为

A. 腺瘤　　　　　　B. 腺癌

C. 双侧增生　　　　D. 单侧增生

E. 增生伴腺瘤

146. 引起异源性 ACTH 综合征最常见的疾病是

A. 胰癌　　　　　　B. 胸腺癌

C. 嗜铬细胞瘤　　　D. 甲状腺癌

E. 肺癌

147. 对于怀疑有库欣病的患者，下述检查有助于鉴别的是

A. 血浆皮质醇增高

B. 小剂量地塞米松试验被抑制

C. 大剂量地塞米松试验被抑制

D. 24 小时尿 17 − OHCS 增高

E. 血葡萄糖增高

148. 库欣病（增生型皮质醇增多症）最有诊断意义的表现是

A. X 线检查蝶鞍增大

B. 用大量糖皮质激素不能抑制 ACTH 的产生

C. 大剂量地塞米松抑制试验被抑制，小剂量地塞米松抑制试验不被抑制

D. 用甲吡酮不能增加 ACTH 产生

E. 肾上腺对试验剂量的 ACTH 的反应降低

149. 皮质醇增多症中 24 小时尿 17 羟和 17 酮的排出量可以被大剂量地塞米松所抑制，较大可能的病因诊断是

A. 肾上腺皮质腺瘤　　B. 肾上腺皮质癌

C. 肾上腺髓质增生　　D. 肾上腺皮质增生

E. 异位 ACTH 综合征

150. 支持库欣综合征的病因可能是肾上腺皮质癌的结果不包括

A. ACTH 刺激试验后尿 17 − OHCS 显著增加

B. 低钾、低氯性碱中毒

C. 肾周充气造影，瘤影直径大于 6cm 以上

D. 24 小时尿 17 − KS 超过 50mg

E. 24 小时尿 17 − OHCS 超过 50mg

151. 下列属于肾上腺功能抑制试验的是

A. ACTH 试验　　　B. FRH 试验

C. 地塞米松试验　　D. LRH 试验

E. 苄胺唑啉试验

152. 增生型皮质醇增多症伴有垂体微腺瘤者，理想的治疗方法是

A. 肾上腺次全切除 + 垂体外照射

B. 肾上腺全切除 + 垂体外照射

C. 口服肾上腺皮质激素合成阻滞剂

D. 经蝶窦切除垂体微腺瘤

E. 以上均不理想

153. 治疗肾上腺皮质腺瘤导致库欣综合征的方法是

A. 手术切除　　　　B. 放射治疗

C. 溴隐亭　　　　　D. 双氯苯二氯乙烷

E. 赛庚啶

154. 患者，女，38 岁，双肾上腺手术后 5 年，病理结果为增生，近 3 年消瘦，进行性皮肤色素沉着，头痛伴视力下降，垂体 CT 示蝶鞍明显扩大，初步诊断为 Nelson 综合征，最不符合诊断的检查结果是

A. 血皮质醇高　　　B. 血 β − 促脂素高

C. 血糖低　　　　　D. 血 N − POMC 高

E. 血 ACTH 明显升高

155. 皮质醇增多症特有的临床表现是

A. 高血压　　　　　　　B. 皮肤多毛

C. 骨质疏松　　　　　　D. 向心性肥胖

E. 糖耐量低减

156. 对于增生型皮质醇增多症伴垂体微腺瘤，应首先选择的治疗方案是

A. 双肾上腺全切加垂体放疗

B. 一侧肾上腺全切，一侧大部分切除

C. 肾上腺次全切除加垂体放疗

D. 经蝶窦切除垂体微腺瘤

E. 肾上腺次全切除加神经递质抑制剂

157. 关于肾上腺腺癌，说法不正确的是

A. 可发生低钾性碱中毒

B. 病程长，发展缓慢

C. 血中 ACTH 常降低

D. 女性患者常有明显的男性化

E. 不被大剂量地塞米松抑制

158. 下列疾病中，早期治疗预后最好的是

A. 肾上腺皮质增生

B. 肾上腺皮质腺癌

C. 异源 ACTH 综合征

D. 不依赖 ACTH 的双侧小结节增生

E. 肾上腺皮质腺瘤

159. 关于肾上腺危象，说法错误的是

A. 是 Addison 病急剧加重的表现

B. 常发生于感染，创伤等应激情况下

C. 可出现低血糖和低血钠症

D. 血钾降低

E. 可有恶心，脱水和血压降低等表现

160. 关于 Addison 病应用肾上腺皮质激素替代治疗，说法正确的是

A. 应终生使用激素替代治疗

B. 剂量一旦确定，则终生不变

C. 只有当感染、创伤等应激情况时才应用

D. 给药途径以肌注为主

E. 合并结核时禁用

161. Addison 病由于醛固酮缺乏可产生下述哪种情况

A. 低钠低钾血症　　　B. 高钠低钾血症

C. 高钠高钾血症　　　D. 低钾低钙血症

E. 低钠高钾血症

162. 皮质醇增多症最常见的病因为

A. 肾上腺皮质腺瘤　　B. 双肾上腺皮质增生

C. 肾上腺皮质腺癌　　D. 异位 ACTH 综合征

E. 医源性糖皮质激素过多

163. 患者，男，52 岁，5 年前因库欣（Cushing）综合征

接受一侧肾上腺全切，另一侧次全切手术，因高血压，低血钾，肥胖再次就诊，临床及实验室诊断为库欣（Cushing）综合征复发。患者有慢性心衰史 2 年，应首先选择的治疗是

A. 再次肾上腺手术　　B. 放疗

C. 酮康唑治疗　　　　D. 安体舒通治疗

E. 降压补钾治疗

164. 不宜单独用于治疗嗜铬细胞瘤的是

A. 哌唑嗪　　　　　　B. 阿替洛尔

C. 酚妥拉明　　　　　D. 硝普钠

E. 酚苄明

165. 下列选项中，不符合嗜铬细胞瘤表现的是

A. 咳嗽、咳痰、咯血　B. 胆石症发生率高

C. 可引起胆汁潴留　　D. 可引起肠出血

E. 可引起肠扩张

166. 下列有关嗜铬细胞瘤的叙述，正确的是

A. 嗜铬细胞瘤位于肾上腺髓质

B. 嗜铬细胞瘤都是良性肿瘤，预后好

C. 可伴发甲状旁腺增生

D. 高血压是其唯一临床表现

E. 无伴发甲状旁腺增生

167. 皮质醇增多症较少见的临床表现是

A. 向心性肥胖　　　　B. 高血压

C. 高血糖　　　　　　D. 胆固醇明显增高

E. 骨质疏松

168. 患者，女，30 岁，半年来肥胖，皮肤出现痤疮、紫纹，化验：24 小时血皮质醇增高，血糖增高，小剂量地塞米松抑制试验血皮质醇较对照低 38%，大剂量地塞米松抑制试验血皮质醇较对照低 78%。该患者最可能的诊断是

A. 肾上腺皮质腺瘤　　B. 肾上腺皮质腺癌

C. Cushing 病　　　　D. 异位 ACTH 综合征

E. 糖尿病

169. 最常见的引起异位 ACTH 综合征的肿瘤是

A. 胸腺癌　　　　　　B. 胰腺癌

C. 嗜铬细胞瘤　　　　D. 肺癌

E. 甲状腺髓样癌

170. 有关原发性醛固酮增多症的诊断试验，说法正确的是

A. 高钠试验适合血钾已降低的患者

B. 卧位试验能够区分腺瘤和增生

C. 低钠试验适合除外肾性失钾的患者

D. 立位试验联合速尿激发试验有利于明确病因

E. 螺内酯试验能够确诊

171. 不属于不依赖 ACTH 的双侧肾上腺小结节样增生特点的是

A. 多见于中青年
B. 可有家族史

C. 呈显性遗传
D. 又称 Meador 综合征

E. 伴有色素痣及肿瘤时称 Carney 综合征

172. 患者，女，38 岁，因皮肤反复瘀斑、闭经就诊；查体：BP 160/100mmHg，BMI 24.8kg/m²；四肢皮肤可见多处瘀斑，心肺（－），腹部膨隆；血小板 250 × 10⁹/L，凝血功能基本正常；应进行的下一步检查是

A. 骨髓穿刺
B. 血小板抗体

C. 肝脏功能
D. ANA 谱

E. 尿 17 – OHCS

173. 原发性醛固酮增多症不常见的表现是

A. 手足搐搦
B. 肾衰竭

C. 心律失常
D. 糖耐量减低

E. 骨质疏松

174. Addison 病时 ACTH 兴奋试验结果为

A. 刺激前后无变化
B. 呈延迟反应

C. 反应增强
D. 正常反应

E. 刺激后皮质醇进一步降低

175. 下列哪种表现最可能提示嗜铬细胞瘤

A. 年轻患者出现高血压
B. 大汗

C. 糖耐量减低
D. 肾上腺占位

E. 发作性高血压

176. MRI 检查无明显垂体瘤的轻型库欣综合征可先采用的治疗方法是

A. 口服赛庚啶

B. 双侧肾上腺切除

C. 一侧肾上腺大部分切除，另一侧全切除

D. 垂体部分切除

E. 垂体放疗

177. 下列哪种检查不能鉴别醛固酮瘤和特发性醛固酮增多症

A. 螺内酯试验
B. 立卧位血醛固酮测定

C. 地塞米松抑制试验
D. 赛庚啶试验

E. 肾上腺静脉血激素测定

178. 肾上腺皮质激素属于

A. 氨基酸类激素
B. 肽类激素

C. 类固醇激素
D. 蛋白质激素

E. 胺类激素

179. 原发性肾上腺皮质功能减退最常见的病因是

A. 特发性（包括自身免疫性和多发内分泌腺功能减退症）

B. 肾上腺结核

C. 肾上腺转移癌

D. 脑垂体功能减退

E. 先天性 ACTH 反应障碍

180. 嗜铬细胞瘤患者骤发高血压危象时，首选的控制血压的措施为

A. 静滴硝普钠

B. 舌下含服硝苯地平

C. 静脉缓慢推注酚妥拉明

D. 静滴硝酸甘油

E. 静脉注射呋塞米（速尿）

181. 鉴别诊断皮质醇增多症病因的经典方法是

A. 尿 17 – 羟皮质类固醇测定

B. 尿游离皮质醇测定

C. 小剂量地塞米松抑制试验

D. 大剂量地塞米松抑制试验

E. 午夜一次口服大剂量地塞米松抑制试验

182. 原发性醛固酮增多症（简称原醛症）患者出现肌无力的原因是

A. 持续性高血压
B. 血钠增高

C. 血钾浓度降低
D. 血钠潴留过多

E. 持久尿量过多

183. 临床上较多见的引起异位 ACTH 综合征的肿瘤是

A. 胸腺癌
B. 胰腺癌

C. 小细胞肺癌
D. 甲状腺未分化癌

E. 甲状腺髓样癌

184. 原醛症最早且最常见的，也可能是唯一的表现是

A. 低钾血症
B. 高血压

C. 心律失常
D. 神经肌肉功能障碍

E. 肢端麻木，手足搐搦

185. 血 ACTH 水平不升高的库欣综合征，其病因可能是

A. 肺癌
B. 垂体 ACTH 细胞增生

C. 小细胞肺癌
D. 垂体 ACTH 微腺瘤

E. 肾上腺皮质腺瘤

186. ACTH 非依赖性 Cushing 综合征的病因不包括

A. 垂体性库欣综合征

B. 肾上腺皮质腺瘤

C. 肾上腺皮质腺癌

D. 双侧肾上腺皮质大结节增生

E. 原发性色素结节性肾上腺皮质病

187. 内源性库欣综合征的最常见原因是

A. 垂体性库欣综合征

B. 异位 ACTH 综合征

C. 双侧肾上腺皮质大结节增生

D. 肾上腺皮质腺癌

E. 异位促肾上腺皮质激素释放激素（CRH）综合征

188. 肾上腺皮质功能减退症出现的高血钾的心电图改变为

A. T 波低平或倒置　　B. T 波高尖

C. Q – T 间期延长　　D. Q – T 间期缩短

E. QRS 低电压

189. 下列关于 Cushing 综合征的叙述，不正确的是

A. 女性发病率高于男性

B. 成人多见

C. 女性男性化明显提示肾上腺癌

D. 肾上腺皮质增生少见

E. 主要临床表现有向心性肥胖、高血压、骨质疏松

190. ACTH 依赖性 Cushing 综合征中，鉴别垂体和非垂体来源的 ACTH 的最确切的检查方法是

A. 垂体 CT、MRI 检查　　B. 肾上腺超声检查

C. 岩下窦静脉取血　　D. 肾上腺 CT、MRI 检查

E. 尿游离皮质醇检测

191. 有高血压的内分泌疾病中，伴尿儿茶酚胺增多的是

A. 甲亢　　　　　　B. 库欣综合征

C. 肾动脉狭窄　　　D. 原醛症

E. 嗜铬细胞瘤

192. 药物治疗皮质醇增多症中比较常用的有

A. 氨鲁米特　　　　B. 酮康唑

C. 美替拉酮　　　　D. 赛庚啶

E. 米非司酮

193. 引起血浆促肾上腺皮质激素（ACTH）水平反馈性增高的疾病是

A. Sheehan 综合征　　B. 肢端肥大症

C. 嗜铬细胞瘤　　　　D. Addison 病

E. 肾上腺皮质腺瘤或癌引起的库欣综合征

194. Cushing 综合征的主要临床表现不包括

A. 向心性肥胖　　　　B. 多血质外貌

C. 满月脸　　　　　　D. 皮肤紫纹

E. 食欲缺乏

195. 适用于各种病因的库欣综合征，尤其适用于肾上腺皮质癌治疗的药物是

A. 米托坦　　　　　　B. 赛庚啶

C. 氨鲁米特　　　　　D. 甲吡酮

E. 酮康唑

196. 直立性晕厥患者应进行的内分泌功能试验为

A. TRH 兴奋试验　　　B. 24 小时尿游离皮质醇

C. ACTH 兴奋试验　　　D. 地塞米松抑制试验

E. 立卧位水试验

197. 皮质醇增多症的临床表现不包括

A. 淋巴结大　　　　　B. 多血质

C. 骨质疏松　　　　　D. 高血压

E. 高血糖

198. 能准确鉴别皮质醇增多症是垂体性还是肾上腺性的试验是

A. 17 – 羟皮质类固醇　　B. 17 – 酮皮质类固醇

C. 血浆皮质醇　　　　D. 24 小时尿游离皮质醇

E. 甲吡酮试验

199. 地塞米松可抑制性醛固酮增多症指的是

A. 肾上腺皮质醛酮分泌腺癌

B. 特发性醛固酮增多症

C. 原发性肾上腺增生症

D. 肾上腺皮质醛固酮分泌腺瘤

E. 糖皮质类固醇可调节性醛固酮增多症

200. 垂体 ACTH 腺瘤中最多见的垂体病变是

A. 微腺瘤　　　　　　B. 小腺瘤

C. 大腺瘤　　　　　　D. 恶性肿瘤

E. 转移瘤

201. 对已诊断为肾上腺皮质功能减退症（ACI）患者，如果 ACTH 水平正常，可行什么试验以鉴别系原发性还是继发性（或三发性）

A. 皮质素和水负荷试验

B. 螺内酯试验

C. 地塞米松抑制试验

D. 皮质醇昼夜节律

E. 连续 2 天 8 小时 ACTH 刺激试验

202. 女性库欣综合征患者有显著的男性化表现，最可能的诊断是

A. 服用过量皮质类固醇激素

B. 垂体 ACTH 分泌腺瘤

C. 异位 ACTH 分泌综合征

D. 肾上腺皮质腺瘤

E. 肾上腺皮质腺癌

203. 库欣综合征中最常见的类型为

A. 肾上腺皮质腺瘤　　B. 肾上腺皮质癌

C. Cushing 病　　　　D. 异位 ACTH 综合征

E. Meador 综合征

204. 肾上腺危象的突出表现为

A. 低血容量性休克　　B. 腹痛

C. 厌食、恶心、呕吐　　D. 虚弱乏力、发热

E. 神志模糊或昏迷

205. 21－羟化酶缺陷症按照病情的严重程度依次递减分别为

A. 失盐型、单纯男性化型、非经典型

B. 单纯男性化型、失盐型、非经典型

C. 非经典型、失盐型、单纯男性化型

D. 单纯男性化型、非经典型、失盐型

E. 失盐型、非经典型、单纯男性化型

206. 自身免疫性多发内分泌腺病综合征 II 型的相关特征有

A. 伴甲旁减　　　　　　B. 伴黏膜皮肤念珠菌病

C. 伴 AIRE－1 基因突变　D. 伴自身免疫性糖尿病

E. 有外生殖器发育异常

207. 抢救急性肾上腺危象的主要措施为

A. 替代治疗

B. 手术治疗

C. 对症治疗

D. 静脉给予大剂量糖皮质激素

E. 补充盐皮质激素

208. 21－羟化酶缺陷症失盐型的临床表现不包括

A. 拒食、昏睡　　　　　B. 呕吐、腹泻

C. 低血压　　　　　　　D. 体重锐减

E. 代谢性碱中毒

209. 在皮质醇增多症患者中比较少见的症状是

A. 骨质疏松　　　　　　B. 向心性肥胖

C. 高血压　　　　　　　D. 高血糖

E. 胆固醇明显增高

210. 对于儿茶酚胺及代谢产物水平升高的患者，通常用于鉴别嗜铬细胞瘤或假阳性结果的试验是

A. 可乐定抑制试验　　　B. 胰高糖素试验

C. 酚妥拉明试验　　　　D. 组胺试验

E. 胰岛素低血糖试验

211. 高血压伴有低血钾，根据病因应首先考虑的疾病为

A. 皮质醇增多症　　　　B. 原醛症

C. 嗜铬细胞瘤　　　　　D. 慢性肾炎

E. 原发性高血压病

212. 下列哪种疾病中患者血浆 ACTH 明显增高

A. Sheehan 综合征　　　B. 继发性 ACI

C. 嗜铬细胞瘤　　　　　D. Addison 病

E. 肢端肥大症

213. 先天性肾上腺皮质增生症（CAH）中最常见的类型是

A. 11β－羟化酶缺乏症

B. 21－羟化酶缺陷症

C. 17α－羟化酶缺乏症

D. 3β－类固醇脱氢酶缺乏症

E. 醛固酮合成障碍

214. 出现原发性慢性肾上腺皮质功能减退症的症状，是由于缺乏

A. 皮质醇　　　　　　　B. 醛固酮

C. 促肾上腺皮质激素　　D. 醛固酮及皮质醇

E. 肾上腺素及去甲肾上腺素

215. 诊断库欣综合征最有意义的检查是

A. 胰岛素试验　　　　　B. 地塞米松抑制试验

C. 赛庚啶试验　　　　　D. 甲吡酮试验

E. ACTH 兴奋性试验

216. 指南推荐的最常用的醛固酮受体拮抗剂是

A. 螺内酯　　　　　　　B. 依普利酮

C. 卡托普利　　　　　　D. 氨苯蝶啶

E. 氢化可的松

217. 多数原发性醛固酮增多症的最佳治疗方法是

A. 口服螺内酯　　　　　B. 口服钙离子拮抗剂

C. 手术治疗　　　　　　D. 口服氨苯蝶啶

E. 口服阿米洛利

218. 应警惕为肾上腺皮质危象的临床和实验室检查表现不包括

A. 难以解释的发热

B. 色素过度沉着或白癜风

C. 与当前疾病的严重程度难以匹配的脱水．低血压或休克

D. 体重下降和厌食的基础上出现恶心和呕吐腹痛或急腹症

E. 难以解释的高血糖

219. 原醛症的常见病因是

A. 肾上腺皮质醛固酮分泌腺瘤

B. 特发性醛固酮增多症

C. 异位醛固酮分泌腺瘤

D. 肾上腺皮质醛固酮分泌腺癌

E. 糖皮质类固醇可调节性醛固酮增多症

220. 由嗜铬细胞瘤分泌的作用于肾上腺素能受体的激素是

A. 多种肽类激素　　　　B. 肾上腺髓质素

C. 糖皮质激素　　　　　D. 儿茶酚胺

E. 嗜铬粒蛋白

221. 对原发性慢性肾上腺皮质功能减退症的诊断最有意义的血检结果是

A. 醛固酮↓　　　　　B. 血糖↓

C. 红细胞沉降率↓　　D. 皮质醇↓

E. ACTH↓

222. 对于库欣病和肾上腺皮质腺瘤的激素分泌的区别，说法正确的是

A. 前者分泌的皮质醇较多

B. 前者分泌的醛固酮较多

C. 前者分泌的性激素较后者多

D. 前者分泌的性激素、醛固酮较后者多

E. 两者分泌的激素无区别

223. PHEO 代谢综合征的临床表现不包括

A. 多汗　　　　　　　B. 心悸

C. 高热　　　　　　　D. 软弱无力

E. 低钾血症

224. 患者，女，35 岁。乏力、皮肤色素沉着 2 年余，经常感冒、食欲差，偶尔恶心、呕吐。查体：脉搏 90 次/分，血压 90/60mmHg，全身皮肤较黑，掌纹、乳晕色深，齿龈、颊黏膜可见色素沉着，其余未见异常。该患者的替代治疗应使用

A. 氢化可的松　　　　B. 地塞米松

C. 泼尼松　　　　　　D. 甲泼尼松

E. 抗生素

225. 患者，女，48 岁。肢体软弱无力、夜尿多 1 年余，今晨起双下肢不能活动。查体：血压 170/100mmHg，均匀性轻度肥胖，双下肢松弛性瘫痪，血钾 2.4mmol/L。该患者最可能诊断为

A. 原发性高血压　　　B. 嗜铬细胞瘤

C. 肾性高血压　　　　D. 原醛症

E. 原发性高血压病

226. 患者，女，26 岁。发作性血压升高 5 个月，发作时血压为 210/110mmHg，伴面色苍白、大汗、心悸。发作间歇期血压正常。最有助于明确诊断的是

A. 定期测量血压

B. 地塞米松抑制试验阳性

C. 颅内蝶鞍 X 线检查阳性

D. 血压增高时血和尿儿茶酚胺及尿香草扁桃酸水平明显增高

E. 血压增高时血和尿 17 - 羟类固醇及 17 - 酮类固醇水平明显增高

227. 患者，女，28 岁。肥胖、头痛伴闭经半年。查体：血压 180/110mmHg，向心性肥胖，满月脸，皮肤薄，有痤疮，腹壁有宽大紫纹，下肢胫前凹陷性水肿。拟诊为库欣综合征，拟进行的检查为

A. 血浆皮质醇检查

B. 尿游离皮质醇检查

C. 正电子断层扫描（PET）

D. 小剂量地塞米松抑制试验

E. 大剂量地塞米松抑制试验

228. 患者，男，30 岁。有半年高血压病史，最高达 150/100mmHg，伴乏力、肌痛、口渴。吸烟 10 年。查体：血压 170/100mmHg，肥胖，心脏不大，心律整齐，心率 76 次/分，双下肢不肿。血常规：尿蛋白（+），比重 1.018，血钾 3.1mmol/L。该患者最可能的诊断是

A. 原醛症　　　　　　B. 慢性肾炎

C. 肾性高血压　　　　D. 原发性高血压病

E. 嗜铬细胞瘤

229. 患者，女，28 岁。肥胖、多毛、皮肤紫纹，血ACTH 升高，CT 示垂体微腺瘤，双肾上腺轻度增生。最理想的治疗方法为

A. 肾上腺次全切除 + 垂体外照射

B. 口服肾上腺皮质激素合成阻滞剂

C. 经蝶窦切除垂体微腺瘤

D. 肾上腺全切除 + 垂体外照射

E. 肾上腺次全切除

230. 患者，男，36 岁。因阵发性头痛、心悸发作 4 次入院，本次发作时面色苍白，头痛剧烈，测血压 180/130mmHg，心率 130 次/分，律齐，已持续 15 分钟。该患者首先考虑的诊断是

A. 原发性高血压　　　B. 肾动脉狭窄

C. 嗜铬细胞瘤　　　　D. 甲亢

E. 围绝经期综合征

231. 患者，女，45 岁。乏力、虚弱、食欲减退、消瘦 2 年，伴闭经、阴毛及腋毛脱落，皮肤、黏膜色素沉着。可诊断考虑为

A. 甲亢

B. 甲减

C. 继发性肾上腺皮质功能减退症

D. Addison 病

E. 慢性消耗性疾病

232. 患者，男，41 岁。多饮，多尿，血 pH 7.5，血钾 3.1mmol/L。可诊断为

A. 癔症　　　　　　　B. 尿崩症

C. 糖尿病　　　　　　D. 甲亢

E. 原醛症

233. 患者，男，52 岁。3 年前诊断为原发性慢性肾上腺皮质功能减退症，长期口服氢化可的松（30mg/d）替代治疗。近 2 天发热（T 38℃）、咽痛。目前正确

的做法是

A. 氢化可的松剂量减少 1/2

B. 改用等效量的地塞米松

C. 氢化可的松增加 10 倍

D. 氢化可的松剂量维持不变

E. 氢化可的松剂量增加为 2~3 倍

二、多选题：每道试题由 1 个题干和 5 个备选答案组成，题干在前，选项在后。选项 A、B、C、D、E 中至少有 2 个正确答案。

234. 库欣病的病因是

A. 垂体 ACTH 腺瘤

B. 肾上腺皮质腺瘤分泌大量皮质醇

C. 下丘脑 – 垂体功能紊乱

D. 非内分泌腺肿瘤组织分泌 ACTH

E. Meador 综合征

235. 皮质醇增多症的临床表现包括

A. 向心性肥胖   B. 结膜水肿

C. 青光眼   D. 肾结石

E. 肝硬化

236. Addison 病较常见的病因有

A. 肾上腺结核   B. 严重脑膜炎球菌感染

C. 严重败血症   D. 自身免疫性肾上腺炎

E. 恶性肿瘤转移

237. 关于肾上腺危象，叙述正确的有

A. Addison 病急剧加重时可以表现出危象

B. 常发生于感染、创伤等应激情况下

C. 可出现低血糖和低血钠症

D. 血钾降低

E. 可有恶心、脱水和血压降低等表现

238. 关于腺垂体功能减退症，叙述错误的有

A. 腺垂体功能减退症时，血皮质醇浓度降低，节律可能正常

B. 腺垂体功能减退症时，血清总 T_3、游离 T_3 均降低，而总 T_4、游离 T_4 可正常或降低

C. 腺垂体功能减退症致肾上腺功能减退，除可出现疲乏无力、食欲减退、恶心、呕吐的症状外，还可出现皮肤色素沉着

D. 腺垂体功能减退症采用相应靶腺激素替代治疗能取得满意效果，但需长期乃至终身服用

E. 进行 ACTH 兴奋试验可以明确诊断

239. 肾上腺腺瘤所致原发性醛固酮增多症的诊断试验不包括

A. 小剂量地塞米松抑制试验

B. Captopril 试验

C. 钠负荷试验

D. ACTH 兴奋试验

E. 大剂量地塞米松抑制试验

240. 原发性醛固酮增多症的诊断标准包括

A. 高醛固酮水平   B. 低肾素活性

C. 低钾血症   D. 正常皮质醇水平

E. 代谢性碱中毒

241. 影响肾素 – 血管紧张素 – 醛固酮系统水平测定的药物有

A. 安体舒通

B. β – 受体拮抗剂

C. 血管紧张素转化酶抑制剂

D. 噻嗪类利尿剂

E. 血管紧张素受体拮抗剂

242. 临床上可以导致高血压伴低血钾的疾病包括

A. 原发性醛固酮增多症

B. 皮质醇增多症

C. Liddle 综合征

D. Bartter 综合征

E. 先天性肾上腺增生症（CAH）

243. 关于 11 – β – 羟化酶缺乏症的生化指标，叙述正确的有

A. 盐皮质激素降低   B. 糖皮质激素降低

C. 雄性激素升高   D. 去氧皮质酮降低

E. 11 – 去氧皮质醇升高

244. 11 – β – 羟化酶缺乏症的临床表现包括

A. 男性性早熟   B. 低血钾

C. 女性男性化   D. 高血压

E. 男性女性化

245. 17 – α – 羟化酶缺乏症女性患者的临床特点包括

A. 性不发育、原发性闭经

B. 高血钾

C. 高血压

D. 血促黄体生成素（LH）和卵泡刺激素（FSH）升高

E. 甲状腺功能亢进

246. 高血压患者应考虑为嗜铬细胞瘤的情况包括

A. 血压波动幅度大

B. 降压药物治疗后血压控制理想

C. 未经治疗的高血压患者出现直立性低血压，尤其伴心动过缓

D. 急进性高血压，伴视力及心功能减退

E. 伴有高血糖，白细胞计数增高以及发热等高代谢状态

247. 散发性嗜铬细胞瘤患者进行常规基因筛查项目包括

- A. RET
- B. SDHD
- C. SDHB
- D. NF1
- E. VHL

248. 关于原发性肾上腺皮质功能减退症病因的描述，正确的是

- A. 由于自身免疫、结核等原因破坏了 90% 以上的肾上腺所致
- B. 其中以结核病多见，自身免疫性者原因多见于女性
- C. 先天性肾上腺羟化酶缺乏症是原因之一
- D. 自身免疫性多内分泌腺病综合征 1 型（APS-1型）常包括肾上腺皮质功能减退、自身免疫性甲状腺疾病和 1 型糖尿病等
- E. 肾上腺-脑白质营养不良症（ALD）是隐性遗传病

249. 关于原发性肾上腺皮质功能减退症临床表现的说法，正确的是

- A. 原发性肾上腺皮质功能减退症表现为低血钾、低血钠，不会有高血钾表现
- B. 原发性肾上腺皮质功能减退症皮肤黏膜色素沉着，而继发性肾上腺皮质功能减退症多表现为肤色苍白
- C. 原发性肾上腺皮质功能减退症血中白细胞、中性粒细胞可降低，淋巴及嗜酸性粒细胞可增加
- D. 空腹血糖大多偏低
- E. TSH 可升高

250. 对于鉴别醛固酮瘤和特发性醛固酮增多症，有意义的检查有

- A. 肾上腺 CT 扫描
- B. 肾上腺彩超
- C. 立卧位采血测血醛固酮变化
- D. 螺内酯试验
- E. 肾上腺静脉分段取血

251. 女性 21-羟化酶缺乏症患者可出现的是

- A. 性早熟
- B. 原发性闭经
- C. 女性男性化
- D. 高血压、低血钾
- E. 低血钠、高血钾

252. Addison 病的治疗包括

- A. 增加食盐量
- B. 应用糖皮质激素
- C. 应用 ACTH
- D. 应用盐皮质激素
- E. 甲状腺素

253. 诊断嗜铬细胞瘤的必要检查是

- A. 血、尿儿茶酚胺测定
- B. 24 小时尿 VMA 测定
- C. 必要时行胰高糖素刺激试验
- D. 肾上腺 CT 检查
- E. 垂体 CT 检查

254. Cushing 综合征常见的临床表现可有

- A. 向心性肥胖
- B. 高血钾
- C. 高血压
- D. 低血糖
- E. 多血质

255. 下列哪些疾病可引起高血压

- A. 肢端肥大症
- B. 嗜铬细胞瘤
- C. 原醛症
- D. 皮质醇增多症
- E. 催乳素瘤

256. 下列关于肾上腺的说法正确的是

- A. 肾上腺由外层的皮质和内层的髓质组成
- B. 肾上腺皮质占肾上腺总体积的 80%～90%
- C. 肾上腺皮质按照皮质细胞的形态结构、排列、结缔组织等可以分为球状带、束状带、网状带
- D. 肾上腺皮质球状带是皮质中最厚的部分
- E. 可以分为球状带、束状带、网状带

257. 下列关于 **Cushing** 综合征的临床特点，说法正确的是

- A. 库欣病多见于女性，有色素沉着及女性男性化
- B. 异源性 ACTH 综合征多见于男性
- C. 肾上腺皮质腺瘤多无低钾血症
- D. 肾上腺皮质癌多有低钾血症
- E. 异源性 ACTH 综合征及肾上腺皮质腺癌均有雄性激素明显增多

258. 患者，男，37 岁，阵发性高血压 1 月余，请结合所提供图像，选择最佳答案

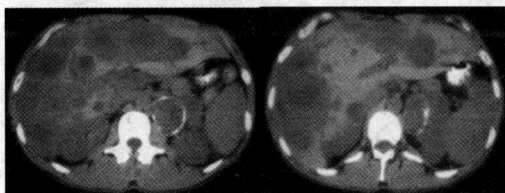

- A. 左侧肾上腺癌
- B. 左侧恶性嗜铬细胞瘤
- C. 左侧肾上腺转移瘤
- D. 肝转移瘤
- E. 原发性肝癌

259. 下列哪种病属于肾上腺皮质疾病

- A. Cushing 综合征
- B. 嗜铬细胞瘤
- C. 原醛症
- D. 先天性 11β-羟类固醇脱氢酶缺乏
- E. Addison 病

260. Addison 病可能的表现有

A. 皮肤色素沉着

B. 血压降低，心脏缩小

C. 对胰岛素敏感

D. 女性患者多有阴毛、腋毛脱落

E. 黏膜白色念珠菌感染

261. Addison 病由自身免疫机制引起者可合并有

A. 不育症

B. 恶性贫血

C. 糖尿病

D. 慢性淋巴细胞性甲状腺炎

E. Graves 病

262. 肾上腺皮质激素包括

A. 皮质醇   B. 醛固酮

C. 性激素   D. 肾上腺素

E. 多巴胺

263. 醛固酮调节水盐代谢，能使

A. 钾离子排出增多   B. 铵离子排出增多

C. 氢离子排出增多   D. 钠离子排出增多

E. 氯离子排出增多

264. 肾上腺素的主要作用

A. 兴奋心肌，加强心肌收缩力，加速传导，加速心率，心搏出量增加，收缩压上升

B. 扩张冠状血管，改善心肌供血

C. 使皮肤、黏膜、肾血管收缩，使骨骼肌血管及冠状动脉扩张

D. 扩张支气管平滑肌

E. 提高机体代谢

265. 同时有高血压和低钾血症表现的疾病是

A. 原发性醛固酮增多症   B. 肾缺血性高血压

C. 失盐性肾病   D. 肾小球旁细胞肿瘤

E. 嗜铬细胞瘤

266. 皮质醇增多症的主要临床表现为

A. 满月面

B. 多血质外貌

C. 向心性肥胖

D. 紫纹、痤疮、高血压，骨质疏松

E. 四肢无力

267. 病理性痤疮可见于

A. 库欣病   B. 多囊卵巢综合征

C. 弥漫性甲状腺肿   D. Addison 病

E. 尿崩症

268. 鉴别单纯性肥胖和皮质醇增多症的主要依据是

A. 尿 17 - 羟皮质类固醇测定

B. 小剂量地塞米松抑制试验

C. 血浆皮质醇昼夜节律变化

D. 糖耐量试验

E. 电解质代谢紊乱

269. 关于垂体性 Cushing 病与异位 ACTH 综合征缓慢发展型的鉴别，正确的是

A. 较为有效的鉴别方法为同时测定垂体静脉及外周静脉血 ACTH 浓度比值，比值为 3 以上表明 Cushing 病，如在 1.8 以下为异位 ACTH 综合征

B. 较为有效的鉴别方法为同时测定垂体静脉及外周静脉血 ACTH 浓度比值，比值为 3 以上表明异位 ACTH 综合征，如在 1.8 以下为 Cushing 病

C. 后者大剂量地塞米松抑制试验抑制作用较差

D. 后者有 60% 伴有胸部病变，故应常规做 X 线胸片，必要时做胸部 CT

E. 后者血中 ACTH，血、尿皮质醇增高较为明显

270. 有关 Cushing 综合征（皮质醇增多症）的叙述，正确的是

A. 向心性肥胖、多毛、紫纹

B. 病程长者有肌肉萎缩、骨质疏松

C. 血中淋巴细胞及嗜酸性粒细胞增多

D. 葡萄糖耐量异常

E. 血压增高

271. 下列叙述正确的是

A. ACTH 瘤常为微腺瘤，引起 Cushing 病

B. Cushing 综合征以并发症就诊者，年龄较大，Cushing 综合征易被忽略

C. Cushing 综合征早期病例以高血压为主，向心性肥胖不显著，全身情况好，尿游离皮质醇不高

D. 不依赖 ACTH 性双侧性肾上腺小结节性增生又叫 Meador 综合征

E. Cushing 综合征高血压与肾素 - 血管紧张素系统激活有关

272. 导致醛固酮增多的病因有

A. 肾上腺皮质醛固酮分泌腺瘤

B. 肾上腺皮质球状带增生

C. 肾动脉狭窄

D. 肾素瘤

E. Liddle 综合征

273. 原醛症常见的亚型有

A. 醛固酮分泌瘤

B. 双侧特发性醛固酮增多症

C. 单侧肾上腺增生

D. 原发性肾上腺增生

E. 家族性醛固酮增多症

274. 原发性和继发性肾上腺皮质功能减退症共有的表现为

A. 乏力、虚弱和抑郁

B. 纳差和体重减轻

C. 头晕和直立性低血压

D. 恶心、呕吐和腹泻

E. 皮肤黏膜色素沉着

275. Addison 病患者皮肤色素加深是由于哪种激素分泌增多

A. 生长素（GH）

B. 催乳素（PRL）

C. 黑素细胞刺激素（MSH）

D. 促脂素（LPH）

E. 促肾上腺皮质激素（ACTH）

276. 继发性肾上腺皮质功能减退症特有的表现有

A. 嗜酸性粒细胞增多

B. 女性闭经

C. 无明显贫血但肤色苍白

D. 腋、阴毛稀少

E. 男性阳痿和睾丸小

277. 肾上腺皮质功能减退症的电解质紊乱表现为

A. 低血钠   B. 高血钠

C. 高血钾   D. 低血钾

E. 高血钙

278. 考虑可能为 Addison 病的情况有

A. 临床出现明显乏力且呈进行性加重

B. 伴随有低血压、消化系统等症状

C. 面部呈对称性黄褐色或褐色斑

D. 色素位于额、面、耳后及颈部，不累及口腔黏膜

E. 伴有皮肤和黏膜广泛的色素沉着，尤其出现某些特征性部位色素沉着的典型表现

279. Cushing 综合征患者下腹两侧、大腿外侧等处常出现紫纹的原因有

A. 脂肪沉积   B. 皮肤菲薄

C. 脂肪合成受抑制   D. 毛细血管脆性增加

E. 皮肤弹力纤维变细和断裂

280. 典型的嗜铬细胞瘤（PHEO）临床上引起高血压伴有三联症，包括

A. 头痛   B. 心悸

C. 出汗   D. 腹痛

E. 低血压

281. 肾上腺皮质激素是维持生命的基本要素，在肾上腺皮质激素中最重要的是

A. 皮质醇   B. 抗利尿激素

C. 醛固酮   D. 胰岛素

E. 雄性类固醇激素

282. 原发性肾上腺皮质功能减退症特有的表现有

A. 皮肤黏膜色素沉着   B. 高血钾

C. 皮肤白斑   D. 低钠血症

E. 轻度正细胞贫血

283. 引起 Addison 病乏力的主要原因有

A. 水盐代谢紊乱   B. 蛋白质代谢紊乱

C. 血糖降低   D. 糖的利用不足

E. 黑色素细胞刺激素（MSH）分泌不足

284. 原醛症的确诊试验有

A. 口服钠负荷试验   B. 静脉盐水输注试验

C. 卡托普利抑制试验   D. 氟氢可的松抑制试验

E. 酚妥拉明试验

285. 自身免疫性多发内分泌腺病综合征 I 型的相关特征有

A. 伴甲旁减   B. 伴黏膜皮肤念珠菌病

C. 伴 AIRE－1 基因突变   D. 伴自身免疫性糖尿病

E. 有外生殖器发育异常

286. 17α－羟化酶缺乏可出现的病理生理特征有

A. 雄激素降低   B. 糖皮质激素正常

C. 糖皮质激素降低   D. 盐皮质激素升高

E. 盐皮质激素降低

287. 对于原发性慢性肾上腺皮质功能减退症的治疗，叙述正确的有

A. 不能限制食盐摄入量

B. 需终身用皮质激素替代治疗

C. 必要时可加服氟氢可的松

D. 并非每一例都需盐皮质激素

E. 如为肾上腺结核所致，不宜使用氢化可的松治疗

288. 能引起皮肤变黑的常见疾病有

A. Addison 病   B. 肝硬化

C. 血色病   D. 重症 Cushing 病

E. 嗜铬细胞瘤

289. 测定尿儿茶酚胺时，需避免一些因素的影响，不宜进食有荧光反应的物质，如

A. 香蕉   B. 咖啡

C. 巧克力   D. 四环素

E. 苹果

290. 关于 Cushing 综合征的叙述，正确的是

A. 抑制脂肪合成   B. 抑制蛋白质合成

C. 对感染抵抗力减弱　　D. 皮质醇分泌增加

E. 抑制垂体促性腺激素的释放

291. 不能做口服钠负荷醛固酮抑制试验的情况有

A. 严重的未控制的高血压

B. 肾功能不全

C. 心功能不全

D. 心律失常

E. 严重的低钠血症

292. 关于原醛症患者的神经肌肉功能障碍表现，叙述正确的有

A. 肌肉症状通常与血钾降低程度呈正相关

B. 血钾低于 2.5mmol/L 时，出现从下肢开始逐渐向上肢蔓延的对称性、迟缓性瘫痪

C. 血钾低于 3.5mmol/L 时，患者自觉双下肢乏力、阵发性肌无力

D. 低钾性周期性麻痹可能为首发症状，补钾后立即缓解

E. 低钾性周期性麻痹通常有固定发作时间和发作频率

293. 抢救肾上腺危象的原则是

A. 静脉滴注糖皮质激素

B. 补充盐水、葡萄糖

C. 积极治疗感染及其他诱因

D. 糖皮质激素加量口服

E. 手术治疗

294. 有关特发性醛固酮增多症的叙述，正确的有

A. 为双侧肾上腺皮质球状带小结节增生

B. 醛固酮分泌呈自主性

C. 现认为是原醛症的常见病因

D. 大多数原醛症患者无肾上腺组织学上的明显异常变化

E. 患者大多数为肾上腺球状带细胞弥漫性增生，少数为局灶性或结节性增生

295. 下列有关原发性肾上腺增生症的叙述，正确的有

A. 病理形态表现为肾上腺皮质增生

B. 生化改变与腺瘤相似

C. 血浆 18 - 羟皮质酮浓度明显增高

D. 切除双侧肾上腺后，高血压也难以控制

E. 单侧或部分肾上腺切除术后可使高血压，低血钾得到完全控制与恢复

296. 11β - 羟化酶缺陷可出现的临床表现有

A. 肾上腺增生合成雄激素增多

B. ACTH、尿 17 - OHCS（17 - 羟皮质类固醇）及孕三醇增多

C. 女性患者男性化（多毛和痤疮），男性假性性早熟

D. 低血压、低血钾

E. 糖皮质激素治疗能使激素的水平和高血压水平恢复正常

297. 有关糖皮质类固醇可调节性醛固酮增多症（GRA）的叙述，正确的有

A. 有显著的家族发病倾向，为常染色体隐性遗传

B. 与醛固酮合成酶基因的异位表达有关

C. 双侧肾上腺皮质增生以束状带及网状带明显

D. 是一种特殊类型的原醛症，较罕见，约占 1%

E. 有高水平的杂合类固醇如 18 - 羟皮质醇和 18 - 氧皮质醇

298. Addison 病可能的表现有

A. 皮肤苍白

B. 直立性低血压

C. 对胰岛素敏感

D. 女性患者多有阴毛、腋毛脱落

E. 弥漫性肌痛

299. 肾上腺皮质腺癌的特点为

A. 病情进展迅速

B. 有心衰的表现

C. 临床上有高血压伴低钾性碱中毒的表现

D. 女性患者出现多毛、阴蒂肥大、声音低沉等男性化表现

E. 患者可有腹痛，甚至腹部可触及长大的肾上腺包块

300. Cushing 病发生的病因有

A. 垂体微腺瘤　　　　B. 垂体大腺瘤

C. 肾上腺皮质腺瘤　　D. 肾上腺皮质癌

E. 原发性色素结节性肾上腺皮质病

301. 关于皮质醇增多症的叙述，正确的有

A. 垂体微腺瘤为主要发病原因

B. 低血钾碱中毒的程度比较严重

C. 成年女性较多见

D. 口服糖耐量试验显示糖耐量异常

E. 白细胞及中性粒细胞减少

302. 测定肾上腺皮质功能减退症的血清皮质醇的时间可选定在

A. 早晨 6 时　　　　B. 早晨 8 时

C. 下午 1 时　　　　D. 下午 4 时

E. 午夜

303. 原醛症致低血钾时心电图表现有

A. Q - T 间期延长

B. T 波低平、增宽或者倒置

C. U 波消失

D. Q‒T 间期缩短

E. U 波出现

304. 黑色素斑–胃肠多发性息肉综合征的特征性表现有

A. 局限性黏膜增厚　　B. 皮肤色素沉着

C. 胃肠多发性息肉　　D. 休克和发热

E. 恶心、呕吐、腹泻

三、共用题干单选题：叙述一个以单一患者或家庭为中心的临床情景，提出 2~6 个相互独立的问题，问题可随病情的发展逐步增加部分新信息，每个问题只有 1 个正确答案，以考查临床综合能力。答题过程是不可逆的，即进入下一问后不能再返回修改所有前面的答案。

(305~307 共用题干)

患者，男，69 岁，因"发现双肾上腺占位半个月"来诊。无皮质醇增多症的临床表现。患者被诊断为 2 型糖尿病 27 年，高血压 20 余年。查体：BP 170/80mmHg；BMI 24.2kg/m²。实验室检查：血 F 14.68 μg/dl（8 AM），8.26 μg/dl（0 AM）；过夜小剂量地塞米松抑制试验后 1.9 μg/dl；经典 2d 法：UFC 对照日 66.3 μg/24h，小剂量服药后 25.9 μg/24h，大剂量服药后 20.5 μg/24h；ACTH 17.4~18.5pg/ml。肾 CT：双侧肾上腺多发结节，双肾多发囊肿。垂体 MRI：未见明显异常。腹部彩超：腹主动脉粥样硬化，双肾动脉未见明显狭窄。

305. 错误的诊断是

A. 原发性高血压　　B. 皮质醇增多症

C. 2 型糖尿病　　D. 动脉粥样硬化

E. AIMAH

306. 最有助于明确诊断的检查是

A. 唾液皮质醇（11 PM）

B. 岩下静脉插管取血测 ACTH

C. CRH 兴奋试验

D. 大剂量地塞米松抑制试验

E. LDDST‒CRH 联合试验

307. 如患者大剂量地塞米松抑制试验不被抑制，ACTH < 15pg/ml，最可能的诊断是

A. 原发性色素结节性肾上腺皮质病

B. ACTH 非依赖性肾上腺大结节增生症

C. 垂体性皮质醇增多症

D. 无功能肾上腺意外瘤

E. 异位 ACTH 综合征

(308~310 共用题干)

患者，女，32 岁，患 Addison 病。以往常用泼尼松替代治疗，近 2 个月来出现午后低热、消瘦。实验室检查：ESR 50mm/h，结核抗体试验（+），OT 试验强阳性，ASO 250U/L，RF（‒）。胸部 X 线片：正常。

308. 应考虑为

A. 结核病，非活动期

B. Addison 病合并风湿热

C. 活动性结核

D. Addison 病合并类风湿关节炎

E. 恶性肿瘤

309. 最合适的治疗是

A. 加抗结核药物　　B. 加免疫抑制剂

C. 加布洛芬缓释胶囊　　D. 加用抗生素

E. 加抗癌药

310. 为防止出现 Addison 危象，在应用下列哪种药物时，应增加激素替代量

A. 头孢氨苄　　B. 雷公藤

C. 布洛芬　　D. 利福平

E. 乙胺丁醇

(311~313 共用题干)

患者，女，30 岁，因"流涕、咽痛、咳嗽、发热 10d，昏迷 2h"急诊入院。既往有 Addison 病病史。查体：P 114 次/分，R 23 次/分，BP 75/55mmHg；律齐；双肺呼吸音粗，右下肺可闻及少许湿性啰音。

311. 该患者昏迷最可能的原因是

A. 低血糖昏迷

B. 低血压昏迷

C. 肺性脑病

D. 肾上腺皮质功能不全危象

E. 感染性脑病

312. 该患者急需的实验室检查是

A. 胸部 X 线片　　B. 心电图

C. 电解质及血糖　　D. 尿常规

E. 颅脑 CT

313. 抢救患者最紧急的措施是

A. 补充鲜血以升压

B. 激素减量、加大抗生素用量

C. 静脉注射葡萄糖溶液

D. 糖皮质激素加量

E. 静脉滴注氯化钠溶液及糖皮质激素

(314~316 共用题干)

患者，男，47 岁，因"血压升高 3 年，乏力伴夜尿增多 6 个月"来诊。查体：P 78 次/分，BP 160/105mmHg；BMI 26kg/m²；无向心性肥胖和紫纹，双下肢不肿。实验室检查：血钾 3.1mmol/L。

314. 最可能的诊断是

    A. 皮质醇增多症　　　　B. 醛固酮增多症

    C. 嗜铬细胞瘤　　　　　D. 周期性麻痹

    E. 2 型糖尿病

315. 为明确定性诊断应进行的检查是

    A. 皮质醇节律　　　　　B. 卡托普利激发试验

    C. 24h 儿茶酚胺　　　　D. 肾动脉造影

    E. 垂体 MRI

316. 定位诊断应首选

    A. 垂体 MRI　　　　　　B. 奥曲肽显像

    C. 肾上腺 CT　　　　　D. 肾动脉造影

    E. 肾上腺 MRI

(317～319 共用题干)

    患者，女，26 岁，因"高血压 4 年"来诊。查体：P 88 次/分，BP 170/120mmHg；BMI 19kg/m²；消瘦，腹部可闻及血管杂音。实验室检查：血钾 2.9mmol/L。

317. 诊断应首先考虑

    A. 甲状腺功能亢进症

    B. 肾上腺皮质腺瘤致原发性醛固酮增多症

    C. 肾动脉狭窄致继发性醛固酮增多症

    D. 原发性高血压

    E. 嗜铬细胞瘤

318. 最有助于明确诊断的检查

    A. 甲状腺功能

    B. 血醛固酮水平和肾素活性

    C. 24h 尿儿茶酚胺

    D. 血皮质醇

    E. 血 ACTH 水平

319. 下列试验中对病因诊断没有帮助的是

    A. Captopril 肾图　　　B. 卧、立位醛固酮试验

    C. 肾动脉造影　　　　　D. MIBG 显像

    E. 动脉彩色多普勒超声

(320～322 共用题干)

    患者社会性别为女性，15 岁，因"阴蒂肥大 15 年，无月经来潮"来诊。出生时家人发现其阴蒂肥大，未在意。查体：BP 150/94mmHg；身体毳毛增多，正体力型，乳房未发育；心、肺、腹检查未见异常；阴毛呈男性分布，阴蒂似小阴茎，长 4.5cm。

320. 最可能的诊断是

    A. 21－羟化酶缺乏症

    B. 11－β－羟化酶缺乏症

    C. 17－α－羟化酶缺乏症

    D. 类固醇 5－α－还原酶－2 缺乏症

    E. 睾丸女性化

321. 需要做的检查有

    A. 垂体 MRI　　　　　　B. 脑电图

    C. 动态心电图　　　　　D. 染色体核型分析

    E. 甲皱微循环检查

322. 治疗首选的药物是

    A. 硝苯地平　　　　　　B. 格列苯脲

    C. 卡托普利　　　　　　D. 螺内酯

    E. 泼尼松

(323～325 共用题干)

    患者，男，47 岁，因"持续性心慌、头痛伴血压升高 3 个月"来诊。常规降压药物治疗无效，α－受体拮抗剂治疗有效。查体：BP 190/100mmHg；无颈项强直；HR 112 次/分，律齐，未闻及杂音；无双下肢水肿。

323. 最可能的诊断是

    A. 皮质醇增多症　　　　B. 原发性醛固酮增多症

    C. 原发性高血压　　　　D. 嗜铬细胞瘤

    E. 甲状腺功能亢进

324. 可以帮助明确诊断的生化检查是

    A. 醛固酮　　　　　　　B. 促肾上腺皮质激素

    C. 儿茶酚胺　　　　　　D. 电解质

    E. 皮质醇

325. 不宜单独应用的药物是

    A. 维拉帕米　　　　　　B. 哌唑嗪

    C. 多沙唑嗪　　　　　　D. 美托洛尔

    E. 福辛普利

(326～329 共用题干)

    患者，男，35 岁，因"头晕、头痛 5 年，加重 1 年"来诊。患者母亲有嗜铬细胞瘤手术史。查体：BP 150/90mmHg；甲状腺Ⅱ度肿大，右侧可触及一结节；双肺呼吸音清，无啰音；HR 76 次/分，律齐，未闻及杂音；腹平软，无压痛，肝、脾剑下未及。实验室检查：血甲氧基肾上腺素及甲氧基去甲肾上腺素明显升高。肾上腺 CT：双侧肾上腺占位。颈部 B 超：右侧甲状腺占位。

326. 诊断应首先考虑

    A. 原发性高血压

    B. 多发性内分泌腺瘤病 1 型

    C. 多发性内分泌腺瘤病 2 型

    D. 散发性嗜铬细胞瘤

    E. 神经纤维瘤病 1 型

327. 下一步治疗应首选

    A. 口服降压药物治疗

    B. 先行肾上腺占位切除术，再行甲状腺占位切除术

    C. 肾上腺占位切除术

    D. 甲状腺占位切除术

E. 暂不手术，观察随访

328. 患者甲状腺占位术后的病理诊断最有可能是

    A. 甲状腺良性肿瘤   B. 甲状腺滤泡状癌

    C. 甲状腺乳头状癌   D. 甲状腺未分化癌

    E. 甲状腺髓样癌

329. 如进行分子生物学检查，该患者应首选的基因检查是

    A. NF1   B. RET

    C. VHL   D. SDHD

    E. SDHB

（330～332 共用题干）

患者，女，28 岁。因肥胖 1 年就诊。体检：面呈满月状，皮肤痤疮增多，口唇有小须，背部毫毛多见，颈部脂肪垫肥厚，BP 20/13.3kPa（150/100mmHg）。

330. 下列哪项体征是帮助诊断的重要线索

    A. 高血压   B. 乏力

    C. 水牛背   D. 皮肤宽大紫纹

    E. 骨质疏松

331. 为了进一步明确诊断，除了有关的检查外，下列哪项检查是必不可少的

    A. 测定血浆皮质醇节律 B. 24h 尿钾测定

    C. 24h 尿蛋白测定   D. 24h 尿肌酸测定

    E. 血浆醛固酮测定

332. 患者 24h 尿 17－羟、17－酮水平明显高于正常，血浆皮质醇节律异常，为了明确定位诊断，应进行的检查是

    A. 双侧肾上腺 B 超   B. 蝶鞍 CT

    C. 肾上腺 CT   D. 双肾上腺 CT 加蝶鞍 MRI

    E. 蝶鞍 MRI

（333～336 共用题干）

患者，女，41 岁，近 2 年来出现高血压，近半年来出现多饮、多尿，肌无力，感觉肢端麻木，反复出现手足搐搦。

333. 下列检查中最有意义的是

    A. 血钾   B. 血钙

    C. 血糖   D. 血钠

    E. 血氯

334. 下列哪项检查对确定诊断最有价值

    A. 低钠试验

    B. 血 ACTH 测定

    C. 肾素－血管紧张素－醛固酮测定

    D. 尿 pH 测定

    E. 血 PTH 测定

335. 该患者最可能的诊断是

    A. 糖尿病   B. 神经肌肉系统疾病

    C. 钙缺乏   D. 原醛症

    E. 癔症

336. 如果患者经检查确诊为醛固酮瘤，根治的方法为

    A. 手术切除   B. 螺内酯治疗

    C. 可的松治疗   D. 低盐饮食

    E. 钙通道阻滞剂治疗

（337～339 共用题干）

Addison 病患者，男，34 岁，多年来一直服用强的松治疗，近 1 个月来出现盗汗，午后低热，乏力，消瘦更加明显，红细胞沉降率 60mm/小时，OT 试验强阳性。

337. 此时考虑该患者可能有

    A. 活动性结核   B. 合并有一般的感染

    C. 非活动性结核   D. 肾上腺危象

    E. 合并风湿热

338. 应给予的治疗是

    A. 广谱抗生素治疗   B. 抗结核治疗

    C. 加用免疫抑制剂   D. 减少激素剂量

    E. 观察

339. 为防止肾上腺危象的发生，在应用下列哪种药物时，应增加激素替代量

    A. 乙胺丁醇   B. 青霉素

    C. 利福平   D. 利血平

    E. 雷公藤

（340～343 共用题干）

患者，女，30 岁，主因流涕、咽痛、咳嗽、发热 10 天，昏迷 2 小时急诊，既往有 Addison 病史，查体：心率 114 次/分，律齐，呼吸 23 次/分，血压 75/55mmHg，双肺听诊：呼吸音粗，右下肺可闻及少许湿啰音。

340. 该患者最可能的昏迷原因是

    A. 低血糖昏迷

    B. 低血压昏迷

    C. 肺性脑病

    D. 肾上腺皮质功能不全危象

    E. 感染性脑病

341. 该患者急需进行的化验检查是

    A. 胸片   B. 心电图

    C. 电解质及血糖   D. 血常规

    E. 头颅 CT

342. 抢救该患者的首要措施是

    A. 补充血液以升压

    B. 激素减量、加大抗生素用量

    C. 补充葡萄糖

D. 补充糖皮质激素

E. 补充盐水及糖皮质激素

343. 抢救成功后需告诉患者今后应注意

A. 发热时糖皮质激素加量

B. 发热时大量饮水

C. 低糖饮食

D. 经常应用抗生素预防感染

E. 低钠饮食

(344～346 共用题干)

青年男性，平时血压正常，3 年来一遇情绪激动时便出现头疼、心悸、出汗、心前区紧迫感，视物模糊，测血压为 220/140mmHg，每次持续 10 分钟左右。

344. 综上所述，考虑该患者最可能的诊断是

A. 心脏病　　　　　　B. 焦虑症

C. 原发性高血压　　　D. 嗜铬细胞瘤

E. 植物神经功能紊乱

345. 无助于确诊的检查是

A. MIBG　　　　　　B. 酚妥拉明试验

C. 心电图　　　　　　D. CT

E. MRI 检查

346. 治疗时首选

A. 安定　　　　　　　B. 酚苄明

C. 复方降压片　　　　D. 三环类抗抑郁药

E. 心得安

(347～350 共用题干)

患者，男，28 岁，阵发性头痛、心悸、出汗 2 年半，1 小时前因与人争吵出现剧烈头痛、心悸、大汗，急来医院，检查发现患者面色苍白，血压 26.7/17.3kPa，心率 134 次/分。

347. 对患者进行初筛诊断的检查是

A. 血压监测

B. 心电图监测

C. 24 小时尿 VMA 定性检查

D. 甲状腺功能

E. 24 小时尿游离皮质醇测定

348. 若患者血压持续在 26.7/17.3kPa，应选用下列哪项检查明确诊断

A. 地塞米松抑制试验　　B. 酚妥拉明试验

C. 皮质醇节律　　　　　D. 肾上腺素测定

E. 胰高血糖素试验

349. 患者入院后第 3 天夜间突然出现剧烈头痛、烦躁不安、面色苍白，测血压 26/17.3kPa，心率 142 次/分，几分钟后出现大汗、恶心、血压降至 5.3/2.7kPa，原因不可能是

A. 心衰

B. 嗜铬细胞瘤瘤内出血

C. 严重心律失常

D. 肿瘤可能以分泌肾上腺素为主

E. 低血糖反应

350. 患者入院后第 3 天夜间突然出现剧烈头痛、烦躁不安、面色苍白，测血压 26/17.3kPa，心率 142 次/分，几分钟后出现大汗、恶心、血压降至 5.3/2.7kPa。如果能排除瘤内出血、心衰和心律失常，应采取的急救措施是

A. 酚妥拉明静脉注射　　B. 去甲肾上腺素静脉滴注

C. 胰高血糖素静脉注射　D. 哌唑嗪静脉注射

E. 甲基多巴口服

(351～352 共用题干)

某患者以乏力、肥胖、高血压就诊，化验检查空腹血糖为 7.2mmol/L。

351. 若该患者同时出现何种表现应疑是嗜铬细胞瘤

A. 四肢软瘫　　　　　B. 血压中重度升高

C. 体位性低血压　　　D. 女性患者情绪紧张

E. 夜尿增多

352. 如为老年患者，伴剧烈呛咳则应考虑

A. 嗜铬细胞瘤

B. 肺癌、异位内分泌综合征

C. 糖尿病，肺癌

D. 糖尿病伴肺部感染

E. 高血压病、糖尿病

(353～354 共用题干)

患者，女，30 岁。因纳亢、肥胖、乏力 1 年就诊。体检：向心性肥胖，唇旁有小须，下腹和大腿根部可见宽大紫纹，血压 170/100mmHg，空腹血糖 7.9mmol/L，血钾 3.2mmol/L。

353. 最可能的诊断是

A. 皮质醇增多症　　　B. 醛固酮增多症

C. 2 型糖尿病　　　　D. 高血压

E. 肥胖症

354. 为明确诊断必须做的检查是

A. 24 小时尿钾测定　　B. 血浆皮质醇节律测定

C. 血浆醛固酮测定　　　D. 24 小时尿 VMA 测定

E. OGTT

(355～357 共用题干)

患者，女，27 岁，头晕伴全身乏力、夜尿增多 1 年多。血压 160/105mmHg，血钾 2.1mmol/L。

355. 为明确诊断，该患者首先应做的检查是

A. 地塞米松抑制试验　　B. 赛庚啶试验

C. 肾上腺 CT D. 血浆醛固酮测定

E. 螺内酯试验

356. 鉴别此患者是原发性还是继发性醛固酮增多症，最有意义的试验是

A. 血醛固酮测定

B. 24 小时尿钾测定

C. 肾素 – 血管紧张素 Ⅱ 测定

D. 24 小时尿钠测定

E. 低钠试验

357. 如果特发性醛固酮增多症诊断成立，应首先选用下列哪种治疗措施

A. 安体舒通 B. 氨鲁米特

C. 米托坦 D. 酮康唑

E. 手术治疗

(358~360 共用题干)

患者，女，35 岁。因肥胖、乏力、高血压、多毛 3 年就诊。体检示向心性肥胖、满月脸、多血质面容，血压 165/95mmHg。

358. 初步考虑诊断皮质醇增多症，对评价肾上腺皮质功能最有价值的检查是

A. 血浆皮质醇测定

B. 血浆 ACTH 测定

C. 24 小时尿 17 – 羟、17 – 酮测定

D. 24 小时尿游离皮质醇测定

E. 血浆醛固酮测定

359. 进一步检查发现患者 24 小时尿游离皮质醇明显增高，血浆皮质醇节律异常，为明确诊断还应做下列哪一项检查

A. ACTH 兴奋试验

B. CRH 兴奋试验

C. 甲吡酮试验

D. 小剂量地塞米松抑制试验

E. 大剂量地塞米松抑制试验

360. 患者午夜服用地塞米松 1mg，次日 24 小时尿游离皮质醇下降了 27%，此时诊断考虑为

A. 皮质醇增多症 B. 单纯性肥胖

C. 醛固酮增多症 D. 垂体 ACTH 腺瘤

E. 肾上腺皮质腺瘤

(361~363 共用题干)

患者，男，60 岁。近 2 年逐渐出现畏寒、乏力、纳差、恶心、性欲减退。体检示：皮肤黏膜有色素沉着，BP 80/60mmHg，HR 54 次/分，空腹血糖 3.6mmol/L。垂体 MRI 未见占位性病变。

361. 该患者除考虑存在原发性肾上腺皮质功能减退外，还应考虑

A. 垂体前叶功能减退 B. 胰岛细胞瘤

C. 自身免疫性甲状腺炎 D. 垂体瘤

E. 淡漠型甲亢

362. 治疗应首先补充

A. 甲状腺素 B. 糖皮质激素

C. 性激素替代 D. 补液扩容，升高血压

E. 服用胃动力药，改善患者食欲

363. 关于糖皮质激素替代治疗的说法，最合理的是

A. 补液，静脉补充大剂量糖皮质激素

B. 口服氢化可的松或可的松，从小剂量开始调整，症状缓解后停用

C. 需终身替代，从小剂量开始调整到最佳个体化补充量，此后终身剂量不变

D. 需终身替代，从小剂量开始调整到最佳个体化补充量，应激时应适当增加替代量

E. 口服可的松 25mg，每日 1 次，睡前服用

(364~366 共用题干)

患者，女，35 岁，身高 155cm，体重 70kg，体检：血压 160/90mmHg，腹壁可见紫纹。

364. 首先应考虑的检查项目是

A. 24 小时尿游离皮质醇 B. 血浆 CRH 测定

C. 血浆 ACTH 测定 D. 地塞米松抑制试验

E. 甲吡酮试验

365. 不能用于鉴别肾上腺皮质增生和腺瘤的检查是

A. 垂体蝶鞍拍照

B. 血浆皮质醇昼夜节律

C. 甲吡酮试验

D. 大剂量地塞米松抑制试验

E. 放射性碘化胆固醇肾上腺扫描

366. 若该患者血浆 ACTH 及性激素浓度均高于正常，但无色素沉着，可能性大的诊断是

A. 单纯性肥胖 B. 肾上腺皮质增生

C. 肾上腺皮质腺瘤 D. 异位 ACTH 综合征

E. 肾上腺皮质癌

(367~370 共用题干)

患者，女，18 岁，身高 160cm，体重 90kg，月经明显减少。腹部可见淡红色条纹，高血压，尿糖阳性。

367. 首先应该进行的检查是

A. 血浆皮质醇 B. 尿游离皮质醇

C. 血浆皮质醇节律 D. 血脂

E. OGTT

368. 患者尿皮质醇增高，为了鉴别单纯性肥胖和皮质醇增多症，应进行

A. 血浆皮质醇测定

B. 尿游离皮质醇测定

C. 小剂量地塞米松抑制试验

D. 大剂量地塞米松抑制试验

E. 尿常规检查

369. 如果患者小剂量地塞米松抑制试验能被抑制，最大可能的诊断为

A. 垂体性 Cushing 病　　B. 肾上腺皮质腺瘤

C. 肾上腺皮质腺癌　　　D. 异位 ACTH 综合征

E. 单纯性肥胖

370. 应该首先进行的治疗是

A. 减肥　　　　　　　B. 口服降糖药物

C. 降血压　　　　　　D. 激素替代疗法

E. 手术治疗

(371～373 共用题干)

患者，女，17 岁，月经未来潮，乳房未发育，因四肢无力就诊，查血钾 2.2mmol/L，血压 150/90mmHg。

371. 患者 CT 检查示双肾上腺增生，B 超提示子宫缺如，考虑可能为

A. 特醛症

B. 皮质醇增多症

C. 盐皮质激素过多综合征

D. 腺垂体功能减低

E. 原发性高血压

372. 下列哪一项不是该症常见的生化表现

A. 雌激素减低　　　　B. ACTH 增多

C. 皮质醇增多　　　　D. 皮质酮升高

E. 血 17 – 羟孕酮降低

373. 该症与增生性醛固酮增多症的区别是该症有

A. ACTH 减低　　　　B. 皮质醇增多

C. 醛固酮减低　　　　D. 尿钾排泄减少

E. 血 17 – 羟孕酮减少

(374～376 共用题干)

患者，男，35 岁，反复出现突发性四肢无力，活动不能，夜尿增多。体检：BP 180/100mmHg，甲状腺Ⅱ度肿大，心、肺、腹（－）。实验室检查：晨尿 pH 为 7.5，尿比重为 1.012，血钾为 3.6mmol/L，血钠为 142mmol/L，血氯为 100mmol/L。

374. 该患者检查最可能出现异常的是

A. ACTH　　　　　　B. FT_3、FT_4、TSH

C. 醛固酮　　　　　　D. 皮质醇

E. 尿 VMA

375. 进一步应做的检查是

A. Rigitin 试验

B. 小剂量地塞米松抑制试验

C. 甲状腺吸碘率

D. 低钠试验

E. 高钠试验

376. 诊断性治疗的最佳选择是

A. 氨苯蝶啶　　　　　B. 钙通道阻滞剂

C. 螺内酯　　　　　　D. ACEI

E. α – 受体拮抗剂

(377～378 共用题干)

患者，女，45 岁，身高 155cm，体重 80kg。体格检查：血压 150/90mmHg，两下腹壁及大腿内侧有纵行红色纹。

377. 首先应考虑的检查项目是

A. 24 小时尿游离皮质醇　B. 血脂全套

C. 血 ACTH 测定　　　　D. 美替拉酮试验

E. 地塞米松抑制试验

378. 为鉴别单纯性肥胖与库欣综合征，需要做的进一步检查是

A. 大剂量地塞米松试验　B. 小剂量地塞米松试验

C. 美替拉酮试验　　　　D. 血浆皮质醇测定

E. 血浆皮质醇节律测定

(379～381 共用题干)

患者，女，肥胖、痤疮、紫纹，化验血皮质醇增高。血糖增高，小量地塞米松抑制试验血皮质醇较对照日低 38%，大量地塞米松抑制试验较对照日低 78%。

379. 该患者最可能的诊断是

A. 单纯性肥胖　　　　B. Cushing 病

C. 肾上腺皮质腺瘤　　D. 异位 ACTH 综合征

E. 糖尿病

380. 错误的减肥方法是

A. 控制高糖、高热量饮食的摄入

B. 不良行为的干预

C. 增加体育锻炼

D. 以上三项加药物

E. 依赖于药物

381. 药物减重的适应证不包括

A. 食欲旺盛、餐前饥饿难忍

B. 合并高血压、高血糖及血脂异常

C. 合并负重关节疼痛

D. 肥胖引起呼吸暂停综合征

E. 单纯肥胖的儿童

(382～385 共用题干)

Addison 病患者，女，32 岁，以往常用泼尼松替代治疗，近 2 个月午后低热，消瘦，胸片正常，红细胞沉降率

50mm/h，ASO 250IU/L，RF（－）。

382. 应考虑为

    A. 结核病，非活动期　　B. 合并风湿热

    C. 活动性结核　　　　　D. 合并类风湿

    E. 以上都不是

383. 最合适的治疗是

    A. 抗痨治疗　　　　　　B. 加免疫抑制剂

    C. 加芬必得　　　　　　D. 普通抗生素

    E. 以上都合适

384. 患者出现恶心、血压降低，有脱水表现，化验提示低血糖、低血钠，应考虑是什么情况

    A. 肾上腺危象　　　　　B. 甲状腺危象

    C. 低血糖症　　　　　　D. 药物反应

    E. Cushing 综合征

385. 在应用下列哪种药物时，应增加激素替代量，以防止发生 Addison 病危象

    A. 先锋Ⅳ号　　　　　　B. 雷公藤

    C. 芬必得　　　　　　　D. 利福平

    E. 乙胺丁醇

（386～388 共用题干）

患者，男，36 岁。反复发作肌无力及周期性麻痹 1 年余，伴肢端麻木，手足搐搦，夜尿增多，口渴。体格检查：正力体型，BP170/100mmHg，甲状腺无肿大，心率 82 次/分，心律齐。

386. 诊断最有可能的是

    A. 甲亢　　　　　　　　B. 甲状旁腺功能亢进症

    C. 原发性醛固酮增多症 D. 库欣综合征

    E. 嗜铬细胞瘤

387. 哪项检查最有助于诊断

    A. 甲状腺激素测定　　　B. 甲状旁腺素测定

    C. 螺内酯试验　　　　　D. 地塞米松抑制试验

    E. 儿茶酚胺测定

388. 哪项检查对鉴别原发或继发最有价值

    A. TSH 测定

    B. PTH 测定

    C. 肾素－血管紧张素Ⅱ测定

    D. ACTH 兴奋试验

    E. 高血糖素激发试验

（389～390 共用题干）

患者，女，40 岁，因肥胖 1 年就诊。查体：身高 156cm，体重 76kg，血压 170/90mmHg，血浆皮质醇 8AM 35μg/dl（正常 25μg/dl）。

389. 下列哪项检查对诊断最有帮助

    A. OGTT

    B. 24 小时尿 17－羟皮质类固醇

    C. 血皮质醇昼夜节律

    D. 小剂量地塞米松抑制试验

    E. ACTH 兴奋试验

390. 如上述检查结果正常，则哪项检查最可能异常

    A. OGTT－胰岛素释放试验

    B. 血皮质醇昼夜节律

    C. 大剂量地塞米松抑制试验

    D. 小剂量地塞米松抑制试验

    E. ACTH 兴奋试验

（391～394 共用题干）

患者，男，35 岁，阵发性头痛、心悸、出汗 3 年，此次因情绪激动发作剧烈头痛、心悸、大汗来诊，检查发现面色苍白，血压 200/130mmHg，心率 136 次/分。

391. 应选用以下哪种检查进行初步诊断

    A. 血白细胞计数　　　　B. 甲状腺功能

    C. 血糖测定　　　　　　D. 24 小时尿 VMA 定量

    E. 24 小时尿游离皮质醇测定

392. 患者入院后，夜间突然发作剧烈头痛、烦躁、面色苍白，血压 190/130mmHg，心率 140 次/分，几分钟后明显大汗、恶心，血压降至 40/20mmHg，出现哪种情况的可能性最大

    A. 嗜铬细胞瘤瘤内出血 B. 蛛网膜下腔出血

    C. 心力衰竭　　　　　　D. 低血糖反应

    E. 严重心律失常

393. 如腹部 CT 检查未发现异常，下列哪项检查最有意义

    A. B 超　　　　　　　　B. MRI

    C. 腹平片　　　　　　　D. MIBG

    E. 血管造影

394. 若患者测血压持续在 200/130mmHg，此时应选用哪项检查明确诊断

    A. OGTT　　　　　　　　B. 酚妥拉明试验

    C. 皮质醇节律　　　　　D. 胰高血糖素试验

    E. 地塞米松抑制试验

（395～397 共用题干）

患者，女，58 岁，高血压 6 年。查体：身高 156cm，体重 62kg，血压 150/90mmHg，血钾 2.8mmol/L。

395. 如伴咳嗽、咯血，HCO_3^- 35mmol/L，最可能的诊断是

    A. 原发性醛固酮增多症 B. Goodpasture 综合征

    C. 嗜铬细胞瘤　　　　　D. 异源性库欣综合征

    E. 肺结核

396. 如伴口干、眼干，HCO_3^- 18mmol/L，最可能的诊断是

    A. 高血压＋肾小管性酸中毒

    B. 原发性醛固酮增多症

    C. 嗜铬细胞瘤

    D. Bartter 综合征

    E. Liddle 综合征

397. 如 24 小时尿钾 12mmol，尿钠 18mmol，低血钾最可能的原因是

    A. 摄入不足　　　　　B. 原发性醛固酮增多症

    C. Liddle 综合征　　　D. Bartter 综合征

    E. 肾性丢失

(398～399 共用题干)

患者，男，31 岁，因突发喘憋 4 小时来诊；既往高血压病史 1 年，最高 220/130mmHg，未规律诊治；体检发现血糖异常，未介意；查体：BP 260/160mmHg，P 132 次/分，端坐位，喘息状；两肺满布水泡音，心向左侧扩大，肝、脾触诊不满意，下肢轻度凹陷性水肿。

398. 最可能的诊断是

    A. 高血压心脏病

    B. 冠状动脉粥样硬化性心脏病

    C. 扩张型心肌病

    D. 儿茶酚胺性心肌病

    E. 肾性高血压伴发急性肺水肿

399. 首先考虑以下哪一项检查

    A. 尿常规　　　　　　B. 肾功能

    C. UCG　　　　　　　D. 血钾

    E. 酚妥拉明试验

(400～401 共用题干)

患者，女，45 岁，高血压 2 年，夜尿增多 1 年；查体：BP 165/96mmHg，心尖部可闻及 Ⅱ～Ⅲ级较粗糙的收缩期吹风样杂音；肺、腹（－）；眼底检查：动脉反光增强；ECG：QT 间期延长，T 波增宽。

400. 诊断首先考虑

    A. 高血压性肾损害　　B. 肾性尿崩症

    C. 肾性高血压　　　　D. 肾小管性酸中毒

    E. 原发性醛固酮增多症

401. 进一步检查最重要的是

    A. 尿渗透压　　　　　B. 尿浓缩实验

    C. Ccr　　　　　　　D. UAER

    E. 血钾

(402～403 共用题干)

患者，男，65 岁，痰中带血 3 个月，伴右侧胸痛，消瘦。1 周来进行性乏力，恶心、呕吐；BP 170/100mmHg；右下肺可闻及干湿性啰音；血糖 8.4mmol/L；

血钾 2.5mmol/L；血钠 145mmol/L。

402. 最可能出现的异常是

    A. X 线显示右下肺纹理增重

    B. 血浆肾素降低，醛固酮增高

    C. ACTH 显著增高

    D. 尿 VMA 显著增高

    E. 尿浓缩功能减退

403. 最可能的诊断是

    A. 糖尿病合并肺部感染、高血压病

    B. 糖尿病合并肺结核、高血压病

    C. 肺癌伴异源性 ACTH 综合征

    D. 肺癌伴糖尿病、高血压病

    E. 肺部异位嗜铬细胞瘤

(404～405 共用题干)

患者，女，40 岁，发现高血压 3 年，血压经常维持在 180/100mmHg，伴口干、多尿，以夜尿增多为主，化验血钾为 3.0mmol/L，时常出现四肢麻木和手足搐搦。

404. 病因诊断可能为

    A. 原发性高血压　　　B. 肾脏疾病

    C. 嗜铬细胞瘤　　　　D. 原醛症

    E. 脑血管栓塞

405. 出现四肢麻木和手足搐搦的原因不包括

    A. 细胞内钾离子丢失

    B. 细胞内钠氢离子增加

    C. 细胞内 pH 上升

    D. 碱中毒时，细胞外液游离钙减少

    E. 尿镁排出增多

(406～409 共用题干)

患者，女，42 岁，因咳嗽、咳痰、发热 1 周，昏迷半天急诊入院。既往有 Addison 病史。查体：血压 80/50mmHg，呼吸 23 次/分，口唇及面部皮肤可见色素沉着，左下肺可闻及少量湿啰音。

406. 抢救患者最需要的检查是

    A. 血常规　　　　　　B. 尿常规

    C. 心电图　　　　　　D. 电解质和血糖

    E. 胸片

407. 此患者昏迷最可能的原因是

    A. 肺性脑病

    B. 感染中毒性脑病

    C. 肾上腺皮质功能不全危象

    D. 低血糖昏迷

    E. 垂体危象

408. 目前最迫切的治疗是

    A. 补充生理盐水

B. 补充糖皮质激素

C. 补充葡萄糖盐水及糖皮质激素

D. 激素减量并加大抗生素用量

E. 血浆扩容

409. 抢救成功后，应告知的注意事项是

A. 低糖饮食

B. 低钠饮食

C. 发热时糖皮质激素加量

D. 发热时应用广谱抗生素

E. 发热时大量饮水

(410 ~ 413 共用题干)

患者，女，43 岁，呕吐、腹泻、发热 3 天，昏迷半天急诊，因有肝炎、Addison 病，平时服用保肝以及糖皮质激素等类药物。查体：呼吸 22 次/分钟，心率 70 次/分，血压 70/60mmHg，皮肤色泽晦暗。

410. 该患者昏迷最可能的原因是

A. 中毒性脑病   B. 低血糖昏迷

C. 肝性脑病   D. 垂体危象

E. 肾上腺皮质功能不全危象

411. 有助于确诊的化验检查是

A. 电解质及血糖   B. 肝功能

C. 血常规   D. 粪常规

E. 心电图

412. 抢救患者最重要的措施是

A. 补充 50% 葡萄糖水

B. 血液透析

C. 糖皮质激素减量并加大抗生素用量

D. 给予血浆扩容

E. 补充盐水及糖皮质激素

413. 抢救成功后，应告知的注意事项是

A. 低糖饮食   B. 感染时应用广谱抗生素

C. 感染时大量饮水   D. 感染时糖皮质激素加量

E. 低钠饮食

(414 ~ 418 共用题干)

患者，女，30 岁。乏力半年，因发作性手足搐搦伴软瘫 3 次就诊。体检：甲状腺不大，BP 180/110mmHg，心率 72 次/分，律齐。神志清楚，对答切题，无手颤。四肢不能自主运动，肌力二级，无明显肌萎缩。发病后体重无变化。

414. 根据上述病史，诊断为何种疾病的可能性最大

A. 甲状腺功能亢进伴周期性低钾性麻痹

B. 原发性醛固酮增多症

C. 家族性周期性低钾性麻痹

D. 吉兰 - 巴雷综合征

E. 甲状旁腺功能减退

F. Bartter 综合征

415. 此时的血钾是 2.5mmol/L，24 小时尿钾 30mmol/24h，下一步应选择哪项检查

A. 血管紧张素Ⅱ和血钠测定

B. ACTH 兴奋试验

C. 地塞米松抑制试验

D. 胰岛素低血糖兴奋试验

E. 肾素 - 血管紧张素 - 醛固酮测定

F. T_3、T_4、TSH

416. 如果患者立位醛固酮水平 180pg/ml（65 ~ 300），肾素活性 297.87pg/（ml/h）（560.0 ~ 2800.00），下一步应做的检查不包括

A. 肾上腺 CT   B. 卧立位试验

C. 生理盐水实验   D. 低钠试验

E. 卡托普利抑制实验

F. 肾上腺静脉分段取血

417. 患者的肾上腺 CT 如下图所示，患者应选择何种治疗方式

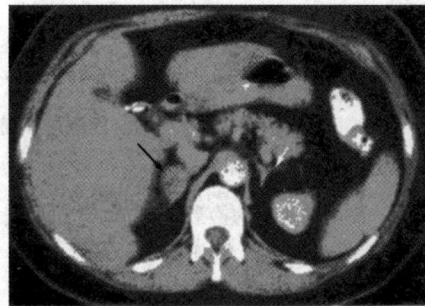

A. 螺内酯   B. 氨鲁米特

C. 氨苯蝶啶   D. 酮康唑

E. 手术

F. 手术 + 螺内酯

418. 若患者有手术指征，应首选下列哪类药物控制血压

A. 钙离子拮抗剂

B. 血管紧张素转化酶抑制剂

C. 醛固酮拮抗剂

D. α - 受体拮抗剂

E. β - 受体拮抗剂

F. 噻嗪类利尿剂

(419 ~ 421 共用题干)

患者，女，27 岁，产后面色变红、肥胖 1 年半，乏力、头痛加重半年，并口渴、多饮，夜间尿量达 1700ml，比白天多。查体：血压 180/126mmHg、脉率 104 次/分，向心性肥胖，面色红黑、有痤疮，皮肤薄、乳晕及指关节伸侧色较深，腹壁、腘窝及腋窝周围有紫纹，双下肢有可凹性水肿。

419. 最可能的诊断是

    A. 产后高血压伴肥胖   B. 2 型糖尿病

    C. 醛固酮增多症   D. 库欣综合征

    E. 肾上腺嗜铬细胞瘤

420. 对诊断最有提示意义的结果是

    A. 血脂↑   B. 血糖↑

    C. 醛固酮↑   D. 皮质醇↑

    E. 儿茶酚胺↑

421. 为明确诊断应选择

    A. ACTH 兴奋试验

    B. 小剂量地塞米松抑制试验

    C. 糖耐量试验

    D. 螺内酯（安体舒通）试验

    E. 24 小时尿儿茶酚胺测定

（422～424 共用题干）

    患者，女，47 岁。反复发作肌无力及周期性瘫痪，伴夜尿多、口渴、多饮。入院检查：BP 160/100mmHg，血钾 3.0mmol/L，醛固酮水平高，肾素、血管紧张素 Ⅱ 水平低。

422. 最可能的诊断是

    A. Cushing 综合征   B. 甲状腺功能减低

    C. 嗜铬细胞瘤   D. 原发性醛固酮增多症

    E. 假性盐皮质激素过多综合征

423. 有助于进一步明确病因的检查是

    A. 超声心动图   B. 心电图

    C. 胸部 CT 检查   D. 肾上腺 CT 检查

    E. 右心导管检查

424. 不宜应用的药物是

    A. 呋塞米   B. 螺内酯

    C. 氯化钾   D. 钙通道阻滞剂

    E. ACEI

（425～426 共用题干）

    患者，男，31 岁。因阵发性头痛、心悸发作 4 次入院。本次发作时面色苍白，头痛剧烈，测血压 180/130mmHg，心率 130 次/分，律齐，已持续 15 分钟。

425. 最可能的诊断是

    A. 类癌   B. 胰岛素瘤

    C. 嗜铬细胞瘤   D. 皮质醇增多症

    E. 甲状腺髓样癌

426. 为进一步明确诊断，应进行的检查是

    A. OGTT

    B. 血皮质醇节律测定

    C. 酚妥拉明抑制试验

    D. 小剂量地塞米松抑制试验

    E. 胰高血糖素是刺激试验

（427～429 共用题干）

    患者，女，36 岁。向心性肥胖，多血质外观，皮肤紫纹，CT 示双侧肾上腺增生、垂体正常，行一侧肾上腺全切，另一侧 3/4 切除。术后 2 年患者皮肤色素逐渐加深，考虑为 Nelson 综合征。

427. 此时最需要进行的检查为

    A. 肾上腺彩超   B. 肾功能测定

    C. 肝功能测定   D. 垂体 MRI

    E. ACTH 兴奋试验

428. 目前根据症状，最不可能出现的检查结果为

    A. 血 N－POMC 明显升高

    B. 血 β 促脂素明显升高

    C. ACTH 明显升高

    D. 血皮质醇升高

    E. 血钾升高

429. 合适的治疗方案为

    A. 立即行垂体放疗   B. 肾上腺再次手术

    C. 口服溴隐亭治疗   D. 酮康唑治疗

    E. 泼尼松或地塞米松替代治疗

（430～433 共用题干）

    患者，男，44 岁。因持续性心悸、头痛、多汗、心动过速、焦虑、烦躁伴血压升高 2 个月来诊。常规降压药物治疗无效，α 受体拮抗剂治疗有效。查体：血压 190/100mmHg；无颈项强直；心率 112 次/分、律齐、未闻及杂音；无双下肢水肿。

430. 该患者最可能的诊断是

    A. 甲亢   B. 原醛症

    C. 原发性高血压   D. 皮质醇增多症

    E. 嗜铬细胞瘤

431. 本疾病的特征性表现为

    A. 持续性高血压   B. 直立性高血压

    C. 阵发性高血压   D. 持续性低血压

    E. 低血压、休克或高血压、低血压相交替

432. 可以帮助明确诊断的生化指标是

    A. 电解质   B. 皮质醇

    C. 儿茶酚胺   D. 醛固酮

    E. 促肾上腺皮质激素

433. 不宜单独应用的药物为

    A. 多沙唑嗪   B. 维拉帕米

    C. 福辛普利   D. 美托洛尔

    E. 哌唑嗪

（434～435 共用题干）

患者，男，32 岁。阵发性头痛、心悸、出汗 2 年，1 小时前因与人争吵出现剧烈头痛、心悸、大汗而就诊。查体：面色苍白，血压 200/130mmHg，心率 134 次/分。

434. 对患者进行初筛诊断的检查方法为

    A. 血压监测　　　　　　B. 心电图监测

    C. 24 小时尿 VMA 定性　D. 甲状腺功能

    E. 24 小时尿游离皮质醇测定

435. 若患者血压持续在 200/130mmHg，为明确诊断应选用的检查方法为

    A. 地塞米松抑制试验　　B. 酚妥拉明试验

    C. 皮质醇节律　　　　　D. 肾上腺素测定

    E. 胰高血糖素试验

（436～438 共用题干）

患者，女，35 岁。脸圆、脸红、向心性肥胖 1 年伴闭经 1 年，有明显的乏力与口干。腹部皮肤可见紫纹，皮肤薄。血压 160/80mmHg。

436. 对定性诊断最有帮助的检查是

    A. 24 小时游离皮质醇测定

    B. 大剂量地塞米松抑制试验

    C. 小剂量地塞米松抑制试验

    D. 早 8 点血皮质醇检测

    E. 尿游离皮质醇

437. 如果该患者胸部 CT 检查发现左肺有占位性病变，可能诊断为

    A. 库欣病　　　　　　　B. 异位 ACTH 综合征

    C. 肺部肿瘤　　　　　　D. 肺部感染

    E. 肺小细胞癌

438. 要明确左肺占位性病变与本病是否相关，需要进行的检查为

    A. 大剂量地塞米松抑制试验

    B. 红细胞沉降率

    C. 过夜皮质醇节律加抑制试验

    D. 生长抑素显像

    E. 胸部 MRI

（439～441 共用题干）

患者，男，52 岁。消瘦、乏力、怕热、手颤 2 个月，2 天前因夜间突然出现双下肢软瘫而急诊。查体：神志清，血压 140/80mmHg，心率 108 次/分，律齐，甲状腺轻度增大、无血管杂音。

439. 导致该患者双下肢软瘫的直接原因可能是

    A. 脑栓塞　　　　　　　B. 运动神经元病

    C. 重症肌无力　　　　　D. 呼吸性碱中毒

    E. 血钾异常

440. 为明确诊断，应首先进行的检查项目是

    A. 头颅 CT、血糖测定

    B. 血电解质测定及甲状腺功能测定

    C. 肌电图及血电解质测定

    D. 血气分析及血电解质测定

    E. 胸部 CT 及血抗乙酰胆碱受体抗体测定

441. 患者的急诊处理措施应为

    A. 螺内酯（安体舒通）治疗

    B. 纠正电解质紊乱

    C. 静脉滴注氯化钾及胰岛素

    D. 溴吡斯的明和皮质激素治疗

    E. 脱水降颅压治疗

（442～443 共用题干）

患者，女，40 岁。3 个月来发作性头晕头痛伴面色苍白、心悸、冷汗，共发作 4 次，每次持续 20 分钟至 2 小时，发作时测血压（180～210）/（110～130）mmHg，平时血压正常。查体：血压 120/90mmHg，体型偏瘦，皮肤微潮，心率 90 次/分，律齐，四肢末梢凉。

442. 该患者最可能的诊断是

    A. 嗜铬细胞瘤　　　　　B. 类癌

    C. 皮质醇增多症　　　　D. 胰岛素瘤

    E. 甲状腺髓样癌

443. 为进一步明确诊断，应采取的检查方法为

    A. OGTT

    B. 酚妥拉明抑制试验

    C. 血皮质醇节律测定

    D. 小剂量地塞米松抑制试验

    E. 胰高血糖素是刺激试验

四、案例分析题：每道案例分析题至少 3 个提问。其中正确答案有 1 个或多个，根据选项重要程度不同而得分权重不同。选对得分，选错扣分，扣至本问得分为 0。案例分析题的答题过程是不可逆的，即进入下一问后不能再返回修改所有前面的答案。

（444～450 共用题干）

病历摘要：患者，男，36 岁，因"皮肤紫纹伴头痛 2 月"来诊，2 个月前患者无明显诱因出现皮肤紫纹，见于背部、双侧腹股沟，未见皮肤破损溃烂，伴头痛，多见于激动时。无头晕、恶心、呕吐。既往体健，无长期服药史。体检：身高 162cm，体重 80kg，血压 145/95mmHg。

444. 应该考虑的疾病是

    A. 单纯性肥胖　　　　　B. Addison 病

    C. Cushing 病　　　　　D. Cushing 综合征

    E. 原发性醛固酮增多症　F. 嗜铬细胞瘤

445. 为明确诊断，必须做的检查有

A. 血脂 B. 血钙

C. 血磷 D. 血皮质醇

E. 尿钙 F. 尿磷

G. 尿渗透压 H. 尿 17 – OH

446. 为了鉴别单纯性肥胖和皮质醇增多症，最有价值的检查是

A. 血皮质醇

B. 血 ACTH

C. 尿 17 – OH

D. 尿 17 – KS

E. 尿皮质醇

F. 小剂量地塞米松抑制试验

G. 大剂量地塞米松抑制试验

H. 肾上腺 CT

447. 为了鉴别肾上腺皮质增生和肾上腺腺瘤，最有价值的检查是

A. 血皮质醇

B. 血钾

C. 血钠

D. 尿钾

E. 尿钠

F. 尿渗透压

G. 小剂量地塞米松抑制试验

H. 大剂量地塞米松抑制试验

448. 下列哪个（或哪几个）药物可以用于阻滞肾上腺皮质激素合成

A. 双氯苯二氯乙烷 B. 双氯芬双钠

C. 氯磺丙脲 D. 美替拉酮（SU4885）

E. 安鲁米特 F. 鲁米那

G. 酮康唑 H. 伊曲康唑

449. 针对垂体性皮质醇增多症和肾上腺皮质腺瘤所做的检查，叙述正确的有

A. 给予小剂量地塞米松抑制试验，垂体性皮质醇增多症多数能被抑制，肾上腺皮质腺瘤不能被抑制

B. 给予大剂量地塞米松抑制试验，垂体性皮质醇增多症多数能被抑制，肾上腺皮质腺瘤不能被抑制

C. 血浆 ACTH 测定，垂体性皮质醇增多症和肾上腺皮质腺瘤均表现为升高

D. 血浆 ACTH 测定，垂体性皮质醇增多症表现为升高，肾上腺皮质腺瘤表现为下降

E. 血浆 ACTH 测定，垂体性皮质醇增多症表现为下降，肾上腺皮质腺瘤表现为升高

F. 血浆 ACTH 测定，垂体性皮质醇增多症和肾上腺皮质腺瘤均表现为下降

G. 对于 CRH 兴奋试验，垂体性皮质醇增多症正常反应或过度，肾上腺皮质腺瘤无反应

H. 对于 CRH 兴奋试验，垂体性皮质醇增多症无反应，肾上腺皮质腺瘤正常反应或过度

450. 下列哪种（或哪几种）疾病常会出现低血钾性碱中毒

A. 垂体性皮质醇增多症 B. 肾上腺皮质腺瘤

C. 肾上腺皮质癌 D. 异位 ACTH 综合征

E. 单纯性肥胖 F. 1 型糖尿病

G. 2 型糖尿病 H. 垂体瘤

（451 ~ 458 共用题干）

病历摘要：患者，男，40 岁，因"反复发作头痛，伴恶心、呕吐 20 年"来诊。20 年来患者常无明显诱因出现剧烈头痛，发作时伴恶心，呕吐胃内容物，非喷射状，无头晕、耳鸣、视力下降。持续数秒后自行缓解。曾在发作时测量血压为 260/120mmHg，平素血压 130/80mmHg。近来发作较以往频繁，且持续时间增长，余性质同前。

451. 该患者目前最应该考虑的诊断为

A. 慢性肾功能衰竭

B. 颅内肿瘤

C. 颅内动静脉畸性

D. 原发性高血压

E. 原发性醛固酮增多症

F. 嗜铬细胞瘤

G. Cushing 综合征

H. 癔症

452. 关于嗜铬细胞瘤，可能出现下列哪一种（或哪几种）临床表现

A. 阵发性高血压 B. 持续性高血压

C. 排便时诱发高血压 D. 腹部触诊时诱发高血压

E. 低血压 F. 烦躁、焦虑

G. 消瘦 H. 急性腹痛

453. 关于嗜铬细胞瘤的叙述，正确的有

A. 可引起发热、体重减轻

B. 导致血糖偏低

C. 多见低血脂

D. 有些患者可以出现低钾血症

E. 有些患者可以出现高钾血症

F. 有些患者可以出现低钙血症

G. 有些患者可以出现高钙血症

H. 嗜铬细胞瘤患者胆石症的发生率较高

454. 可以诱发嗜铬细胞瘤高血压危象的因素是

A. 情绪激动   B. 灌肠

C. 使用组胺   D. 排便

E. 排尿   F. 麻醉

G. 分娩   H. 手术

455. 可以用于诊断嗜铬细胞瘤的因素是

A. 血甲氧基肾上腺素

B. 血甲氧基去甲肾上腺素

C. 血儿茶酚胺

D. 血香草基杏仁酸

E. 尿甲氧基肾上腺素

F. 尿甲氧基去甲肾上腺素

G. 尿儿茶酚胺

H. 尿香草基杏仁酸

456. 在阵发性高血压发作时对于嗜铬细胞瘤可以做的试验是

A. 小剂量地塞米松抑制试验

B. 大剂量地塞米松抑制试验

C. 胰高血糖素试验

D. 酚妥拉明试验

E. 禁水试验

F. 禁水 – 加压试验

G. T_3 抑制试验

H. CRH 兴奋试验

457. 对于疑诊嗜铬细胞瘤但血压不高的患者，可以考虑进行的试验是

A. 小剂量地塞米松抑制试验

B. 大剂量地塞米松抑制试验

C. 胰高血糖素试验

D. 酚妥拉明试验

E. 禁水试验

F. 禁水 – 加压试验

G. T_3 抑制试验

H. CRH 兴奋试验

458. 嗜铬细胞瘤术前控制血压首选的药物是

A. α 受体拮抗剂

B. β 受体拮抗剂

C. 钙离子拮抗剂

D. 长效离子拮抗剂

E. 血管紧张素转化酶抑制剂

F. 长效血管紧张素转化酶抑制剂

G. 血管紧张素 II 受体抑制剂

H. 利尿剂

(459 ~ 463 共用题干)

患者，男，25 岁。因"乏力、无青春期发育"入院。

患者常感疲乏无力，无晨间勃起，无胡须和阴毛生长。无嗅觉障碍。查体：身高 180cm，血压 90/60mmHg，外生殖器 Tanner I 期，睾丸约 3ml，质软，阴茎约 5cm。

459. 该患者可能的诊断是

A. Kallmann 综合征

B. 特发性低促性腺激素性腺功能减退症

C. Klinefelter 综合征

D. 17α – 羟化酶缺陷症

E. 21 – 羟化酶缺陷症

F. 雄激素不敏感综合征

G. 5α – 还原酶缺陷症

H. 先天性肾上腺发育不良

460. 该患者血睾酮 0.6ng/ml（1.8 ~ 8.4ng/ml），LH 0.4mIU/ml（2.6 ~ 26.5mIU/ml），FSH 0.6mIU/ml（3.4 ~ 21.6mIU/ml）。为明确诊断，还需做哪些检查

A. GnRH 兴奋试验   B. 血电解质

C. 血 ACTH   D. 骨龄检查

E. 血皮质醇   F. 24 小时尿皮质醇

G. 垂体 MRI   H. 血甲状腺激素检查

I. 血醛固酮   J. 血肾素活性

461. 该患者实验室检查结果如下：血钾 6.5mmol/L（3.5 ~ 5.5mmol/L），血 ACTH 150pg/ml（12 ~ 78pg/ml），皮质醇（8AM）2.5μg/dl（7 ~ 22μg/dl）。该患者最可能的诊断是

A. Kallmann 综合征

B. 特发性低促性腺激素性腺功能减退症

C. Klinefelter 综合征

D. 17α – 羟化酶缺陷症

E. 21 – 羟化酶缺陷症

F. 雄激素不敏感综合征

G. 5α – 还原酶缺陷症

H. 先天性肾上腺发育不良

462. 目前该患者正在使用醋酸可的松治疗，还需考虑的治疗有

A. 增加醋酸可的松剂量

B. 改用醋酸泼尼松

C. 改用地塞米松

D. HCG

E. HMG

F. FSH

G. 雄激素

H. 左甲状腺素

I. 氟氢可的松

463. 该患者改用氟氢可的松，症状明显改善，皮肤色素显著减少。若有生育要求，治疗措施不包括

A. 绒促性素（HCG）

B. 尿促性素（HMG）

C. 卵泡促性腺激素（FSH）

D. GnRH 脉冲治疗

E. 单独使用雄激素

F. 雄激素与 HCG 联合使用

（464～467 共用题干）

患者，女，43 岁，因"垂体瘤术后 6 年，双肾上腺全切术后 4 年，皮肤、黏膜变黑 2 年"来诊。患者于 9 年前出现头痛、视物模糊、闭经等症状，查血 ACTH 升高，颅脑 CT 示垂体瘤，行垂体瘤切除术。术后 3 个月后再次出现上述症状，伴血皮质醇（Cor）升高，肾上腺 CT 示双肾上腺增生，行"双肾上腺次全切术"。4 年前再次复发行"双肾上腺全切"。之后嘱应用糖皮质激素替代治疗，但未能坚持服药。2 年前出现皮肤黏膜逐渐变黑，乳头、齿龈、甲床、瘢痕等处明显，伴反复发作的恶心、食欲减退、体重减轻、头痛等症状。查体：T 35 ℃，P 76 次/分，BP 100/70mmHg；齿龈、甲床、乳头及腹部手术瘢痕部位可见色素沉着。

464. 患者目前可能的诊断有

A. 消化系统疾病

B. 原发性肾上腺皮质功能减退

C. 异位 ACTH 综合征

D. 感染性脑病

E. 瑞尔黑变病

F. 多发性斑状色素沉着症

465. 为明确诊断，应进行的检查项目包括

A. 腺垂体及肾上腺功能检查

B. 垂体 MRI

C. 胸部 X 线片

D. 血电解质、血糖

E. 血气分析

F. 腹部 B 超

466. 实验室检查：ACTH 250pg/ml，Cor 80.04nmol/L，24h 尿 Cor 40 μg；血钠 130mmol/L，钾 4.2mmol/L，氯 98mmol/L；空腹血糖 3.6mmol/L。胸部 X 线片、腹部 B 超未见明显异常。MRI：蝶鞍形态正常。目前此患者的最佳治疗方法是

A. 静脉注射氢化可的松 1000mg

B. 氢化可的松 100mg 加入 10% 葡萄糖氯化钠溶液静脉滴注

C. 适当补充氯化钾

D. 口服氢化可的松

E. 严格控制食盐摄入量

F. 口服葡萄糖溶液

467. 若第 2 天病情明显好转，则下一步处理包括

A. 高碳水化合物、高蛋白质饮食

B. 坚持终身皮质激素替代治疗

C. 如有大汗、腹泻等情况应酌情增加食盐摄入量

D. 应激时应增加皮质激素剂量

E. 需做外科手术时应检查评估肾上腺皮质功能

F. 病情好转后，逐渐减少用药量，直至停药

（468～471 共用题干）

患者，女，16 岁，因"体检发现血压高 1 年"来诊。体检时血压 135/98mmHg，无头痛、心悸等不适。从小怕热、易出汗，自 12 岁起出汗症状逐渐加重，常大汗淋漓，尤以夜间为重。母亲高血压病史。查体：T 36.5 ℃，P 86 次/分，R 24 次/分，BP 160/90mmHg；口唇无发绀；HR 86 次/分，律齐，各瓣膜区未及杂音；双手平举细震颤（－），双下肢无水肿。

468. 为明确诊断，应立即进行的检查项目包括

A. 心电图   B. 儿茶酚胺及其代谢产物

C. 甲状腺功能   D. 24h 动态血压

E. 血生化   F. 肾上腺 CT

469. 提示：血 MN 78.5pg/ml（正常值 14.0～90.0pg/ml）；血 NMN 4044.6pg/ml（正常值 19.0～121.0pg/ml）。ECG：窦性心律不齐。动态血压监测：血压轻度升高，昼夜节律消失，最高 177/105mmHg（3：00）。双肾 CTA：双肾动脉未见异常，^{131}I－MIBG 检查：双侧肾上腺未见明显异常病变；胸部异常病变。应给予的治疗包括

A. 注意休息，避免剧烈运动

B. 吸氧

C. 快速大量补液

D. 予以多沙唑嗪缓释片口服治疗

E. 低盐饮食

F. 静脉应用地塞米松

G. 应用多沙唑嗪后，再给予美托洛尔控制心率

470. 经治疗后，血压控制在 105/65mmHg 左右，晨起心率 80 次/分。应排除的疾病有

A. 皮质醇增多症   B. 原发性醛固酮增多症

C. 肾性高血压   D. 肾小球肾炎

E. 消化性溃疡   F. 甲状腺功能亢进症

471. 该患者进一步的处理措施为

A. 应用多沙唑嗪控制血压

B. 待血压控制稳定后，行手术治疗

C. 对该患者进行相关基因检查

D. 明确诊断后，可立即行肿瘤手术切除术

E. 若肿瘤病理检查为恶性，可考虑化疗等

F. 术后应进行长期随访

（472～477 共用题干）

患者，男，28 岁。因"反复痤疮 10 余年，满月脸 2 年"来诊，10 年前开始出现脸部痤疮，考虑"青春期痤疮"，曾于多家三甲中医院就诊，痤疮仍反复发作，不伴皮肤色素沉着。近 2 年出现多血质外貌，满月脸，双下肢轻度水肿，未见皮肤破损溃烂，无头痛、无头晕、恶心、呕吐，患者精神、胃纳、睡眠尚可，大小便正常，体重近 1 年来增加 5kg。既往体健，否认高血压、糖尿病病史。无饮酒史，无药物过敏史。体检：身高 171cm，体重 85kg，BMI 29.1kg/m²，体温 36.5℃，血压 111/78mmHg。

472. 应该考虑的疾病是

A. 单纯性肥胖　　　B. Addison 病

C. 库欣病　　　D. 库欣综合征

E. 原发性醛固酮增多症　F. 嗜铬细胞瘤

473. 根据目前病史特点，进行库欣综合征的初步检查指标包括

A. 血脂

B. 血钙、磷

C. 24 小时尿游离皮质醇

D. 血清皮质醇昼夜节律检测

E. 午夜 1mg 地塞米松抑制试验

F. 午夜唾液皮质醇测定

G. 尿渗透压

H. 尿 17 - OH

I. 尿钙、磷

J. 经典小剂量 DST

K. 随机血清皮质醇测定

474. 患者血清皮质醇 8AM 小于 5.5nmol/L，4PM 小于 5.5nmol/L，0AM 小于 5.5nmol/L，24 小时尿游离皮质醇小于 15.5nmol/24h。影响该结果的因素可能有

A. 中重度肾功能不全　B. 周期性库欣综合征

C. 高脂血症　　　D. 尿崩症

E. 药物性因素　　　F. 垂体功能减退

475. 为进一步诊断，下一步应该进行的是

A. 血肌酐测定

B. GFR 测定

C. 血脂测定

D. 追问药物使用史

E. ACTH 测定

F. 大剂量 DST

G. 去氨加压素（DDAVP）兴奋试验

H. 促肾上腺皮质激素释放激素（CRH）兴奋试验

476. 患者的肾功能正常，血 ACTH 小于 1.11pmmol/L，中腹部增强 CT 见下图。有长期服用中成药治疗痤疮史，住院后停药，第 3 天出现体温升高，达 39.5℃，无咳嗽、咳痰，伴恶心，无呕吐。感乏力，无腹痛腹泻。心率 112 次/分，血压 112/65mmHg。目前患者可能的诊断是

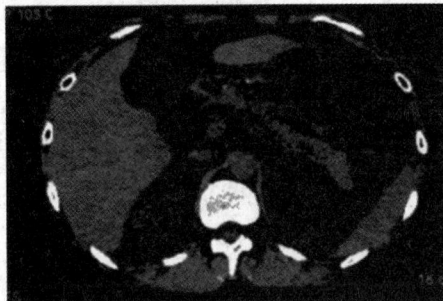

A. 药源性库欣综合征

B. 继发性肾上腺皮质功能减退

C. 急性肾上腺皮质功能减退

D. 急性心肌梗死

E. 垂体危象

F. 甲状腺危象

G. 急性酮症酸中毒

477. 目前应采取的紧急处理措施有

A. 补液　　　B. 左甲状腺素片

C. 补充糖皮质激素　D. 补钾治疗

E. 抗生素治疗　　　F. 输注葡萄糖治疗

G. 硝酸甘油静滴　　H. 心电监护

（478～482 共用题干）

患者，女，36 岁。因"多尿、多饮伴血压升高 2 年余"入院，患者 2 余年前无明显诱因出现多尿、多饮，无多食、尿急、尿痛等。于社区医院体检时发现血糖、血压升高，空腹血糖 7.0 ~ 8.0mmol/L，餐后血糖 14mmol/L，血压达 170/100mmHg，社区医院诊断"糖尿病、高血压"，予以"格列齐特（30mg，每日 1 次）、拜糖苹（50mg，每日 1 次）、二甲双胍（0.5g，每日 3 次）"控制血糖，"缬沙坦（80mg，每日 1 次）、硝苯地平控释片（30mg，每日 1 次）"降压治疗，患者血糖未监测，偶测血压，血压波动于 155 ~ 165/90 ~ 100mmHg，现患者为进一步控制血糖、血压入我院就诊。患者诉近 1 年容易出现皮下瘀斑，近 3 月出现情绪低落，有厌世感，睡眠差，食欲欠佳。近 3 月体重下降约 4kg。无糖尿病、高血压家族病史。入院查体：BP 156/92mmHg，体重 68kg，身高 163cm，BMI 25.6kg/m²。皮肤菲薄，脸部皮肤潮红，锁骨上窝脂肪垫，左侧前臂皮肤可见 3 个大小不等瘀斑，右侧大腿外侧皮肤可见一 3cm×2cm 大小瘀斑。四肢相对瘦小。

478. 需考虑的疾病有

A. 原发性醛固酮增多症　B. 库欣综合征

C. Addison 病　　　　D. 特殊类型糖尿病

E. 抑郁症　　　　　　F. 嗜铬细胞瘤

479. 检查结果：皮质醇节律：8AM 423.58nmol/L，4PM 419.21nmol/L，0AM399.59nmol/L，小剂量地塞米松抑制试验后 8AM 皮质醇 475.26nmol/L，根据此检查结果还应进行的检查是

A. 血肾素、醛固酮、血管紧张素测定

B. 大剂量地塞米松抑制试验

C. 头颅增强 MRI

D. 蝶鞍区增强 MRI

E. 肾上腺增强 CT

F. 尿 VMA 测定

G. 血促肾上腺素释放激素测定

H. 尿渗透压

I. ACTH 兴奋试验

480. 患者的影像学检查如下，中腹部增强 CT 提示左侧肾上腺结节灶，考虑肾上腺腺瘤。有可能出现的检查结果是

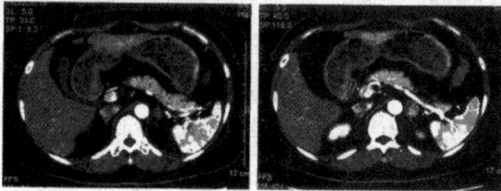

A. 尿 17 - 羟升高

B. 大剂量地塞米松抑制试验被抑制

C. 血 ACTH 升高

D. ACTH 兴奋试验无反应

E. 尿 17 - 酮升高

F. 24 小时尿游离皮质醇升高

481. 下列哪些疾病常出现严重的低钾性碱中毒

A. 重型库欣病

B. 肾上腺小结节增生

C. 肾上腺腺瘤

D. 异源性 ACTH 综合征

E. 肾上腺皮质癌

F. 假性库欣综合征

482. 患者的皮质醇增多后，可产生以下哪些作用

A. 减少糖原异生

B. 蛋白质合成增加，分解减少

C. 增加肾血浆流量，增加肾小球滤过率

D. 增加肌肉和脂肪组织对胰岛素的反应性

E. 血液中儿茶酚胺含量增加

F. 醛固酮分泌减少

G. 脂肪分解减少

H. 体内脂肪重新分布

（483～486 共用题干）

患者，男，76 岁。因恶心、呕吐半月余，症状加重伴精神萎靡 2 天收住院。患者半月前因感冒发热（体温最高 38.0℃）引起恶心、呕吐，在门诊按"胃炎"治疗，给予泮托拉唑、甲氧氯普胺等药物（剂量不详），无好转。病程中易疲劳，体重渐减轻，时有体位性头晕。皮肤渐发黑，以面部及手掌处明显。2 天前劳累后病情加重，精神萎靡，嗜睡，故以"恶心、呕吐原因待查"收入院。既往史：患者 40 年前患有肺结核，治愈。余无特殊。入院查体：体温 38.5℃，血压 90/60mmHg，皮肤色泽略发暗，以掌纹及乳晕更明显。心肺未见异常，腹部无压痛及反跳痛，肝脾不大。辅助检查：血常规：WBC 7.03 × 10^9/L，ESR 20mm/h，血糖 4.6mmol/L，钾 3.88mmol/L，钠 126mmol/L，皮质醇 80.8nmol/L（早 8：00）（参考值 171～536nmol/L），甲功全项及抗体正常。心电图：窦性心律，完全性右束支传导阻滞。胸片：右侧胸膜炎，胸膜增厚钙化。胃镜示：食管炎，慢性浅表 - 萎缩性胃炎，余（-）。

483. 可能的诊断是

A. 先天性肾上腺皮质增生症

B. 皮肤黑变病

C. 肾上腺皮质功能减退症

D. 性连锁先天性肾上腺发育不良

E. 自身免疫性多内分泌腺病综合征 1 型

F. 自身免疫性多内分泌腺病综合征 2 型

484. 肾上腺 CT：双侧肾上腺可见点状钙化，促肾上腺皮质激素 238.06pg/ml（参考值7.2～63.3pg/ml）。根据以上检查考虑可能的诊断是

A. Schmidt 综合征

B. 肾上腺淋巴瘤

C. 原发性肾上腺皮质功能减退症

D. 肾上腺转移癌

E. 肾上腺结核

F. 继发性肾上腺皮质功能减退症

485. 试述下一步治疗方案

A. 静脉给予糖皮质激素

B. 补充盐水

C. 去除诱因

D. 全身支持治疗

E. 纠正电解质紊乱，积极补钾

F. 糖皮质激素经数天的减量过程后可改为口服

486. 若该患者无结核活动表现。则下列说法中正确的是

    A. 初诊时常规 1 年抗结核治疗

    B. 复诊时常规 1 年抗结核治疗

    C. 初诊时常规半年抗结核治疗

    D. 复诊时常规半年抗结核治疗

    E. 不需抗结核治疗

    F. 陈旧性肾上腺结核可能因糖皮质激素的使用变成活动性

(487～490 共用题干)

患者，女，56 岁。因颜面部色素沉着 2 年余，食欲减退、消瘦 1 年余，加重伴全身乏力 10 余天入院。患者 2 年前无明显诱因出现颜面部色素沉着，乏力明显，喜咸食。近 1 年食欲减退、消瘦明显，阴毛、腋毛渐脱落。今年 2 月份恶心、食欲减退明显，曾做胃镜检查提示胃炎（具体不详）。平素血压 90/60mmHg。10 天前患者劳累后出现上述症状加重，就诊于我院急诊。既往史无特殊，无明确结核接触史。月经生育史：患者育有 3 女，顺产，无产后大出血病史，36 岁左右停经 7～8 年，雌、孕激素替代治疗 6 个月后 45 岁左右有不规律月经来潮，51 岁绝经。家族无遗传病史。入院查体：体温 38.0℃，血压 80/60mmHg，皮肤色泽偏黑，以掌纹及乳晕明显，齿龈色素沉着。心肺未见异常，腹软，无压痛及反跳痛，肝脾不大。辅助检查：血钾 5.10mmol/L，钠 125.8mmol/L，氯 99.7mmol/L，钙 1.83mmol/L，磷 0.95mmol/L，镁 0.49mmol/L，二氧化碳结合力 17.8mmol/L；血糖 4.1mmol/L，血常规：白细胞计数 6.21×10⁹/L，淋巴细胞比率 42.80%，中性粒细胞比率 48.50%，嗜酸粒细胞比率 0.30%，血红蛋白测定 107g/L，血小板计数 82×10⁹/L；促肾上腺皮质激素 270.39pg/ml；皮质醇 56.7nmol/L，红细胞沉降率 27.00mm/h。头颅 CT 未见异常。心电图：窦性心动过速 ST-T 改变。心彩超：左室舒张功能减退，射血分数 71%。

487. 目前的诊断是

    A. 慢性原发性肾上腺皮质功能减退症

    B. 垂体功能减退症

    C. 电解质紊乱，低钠血症

    D. 慢性疲劳综合征

    E. 冠心病

    F. 血色病

488. 常见肾上腺皮质功能减退症原因的鉴别需做哪些检查

    A. TB spot

    B. 肾上腺自身抗体

    C. 胸部、腹部 CT

    D. 多种肿瘤标志物检测

    E. T_3、T_4、TSH、TGAb、TPOAb

    F. 血糖、胰岛素水平

489. 结合临床表现分析，以下哪些特征支持原发性肾上腺皮质功能减退症

    A. 嗜盐

    B. 皮肤色素沉着

    C. 血钾低

    D. ACTH 水平低或正常

    E. 血浆肾素活性增高、血醛固酮高于正常

    F. 快速 ACTH 兴奋试验血浆皮质醇水平明显上升

490. 患者出院后，使用糖皮质激素替代治疗的原则是

    A. 长期坚持   B. 避免替代过度

    C. 终生服用   D. 不能口服时，静脉给药

    E. 应激时加量   F. 按生理昼夜节律给药

(491～495 共用题干)

患者，男，34 岁。3 年前于体检时发现血压升高，最高达 180/120mmHg。无头痛、心悸、大汗，无恶心、呕吐，无一过性黑矇及二便失禁。先后服用"硝苯地平、依那普利、北京降压 0 号、氨氯地平"等药物治疗，血压控制不理想。血压常波动于 140～180/90～120mmHg 之间。1 天前就诊，查心脏彩超、颈动脉及肾动脉超声未见异常。既往体健，无高血压等疾病家族史。查体：T 36.4℃，P 72 次/分，R 18 次/分，BP 150/100mmHg。营养中等，神清，精神可，颈动脉无异常搏动，双肺呼吸音清，心率 72 次/分，律整，无杂音。腹软，无压痛，肝脾未及，腹部未闻及血管杂音，双下肢无水肿。

491. 此患者应考虑可能存在

    A. 颅内占位病变

    B. 原发性醛固酮增多症

    C. 库欣综合征

    D. 肾动脉狭窄

    E. 嗜铬细胞瘤

    F. 甲状腺功能亢进症

    G. 肾性高血压

492. 需要进行的检查有

    A. 肾上腺 CT   B. 电解质

    C. 肾功能   D. 尿液分析

    E. 肾动脉超声   F. 头颅 CT

493. 入院后查血常规、尿常规未见异常。生化全项示肝、肾功能正常，钾 2.5mmol/L，钙 2.01mmol/L，二氧化碳结合力 30.4mmol/L，甲状腺功能正常。心电图窦性心律，T 波稍低平。肾上腺增强 CT：右侧肾

上腺分叉处占位，考虑腺瘤；左侧肾上腺 CT 平扫未见异常。根据上述检查结果回报，还需进行哪项检查明确诊断

A. 血儿茶酚胺

B. 24 小时尿儿茶酚胺

C. 血皮质醇节律

D. 24 小时尿游离皮质醇

E. 卧位血浆肾素、血管紧张素 Ⅱ、醛固酮

F. 立位血浆肾素、血管紧张素 Ⅱ、醛固酮

494. 患者血、尿儿茶酚胺及血、尿皮质醇均正常。卧立位醛固酮试验：醛固酮肾素比值（ARR）比值 118.26，结合上述结果，有助于确诊的检查是

A. 盐水输注试验

B. 卡托普利抑制试验

C. 口服钠负荷试验

D. 氟氢可的松抑制试验

E. 小剂量地塞米松抑制试验

F. 大剂量地塞米松抑制试验

495. 该患者输盐水前肾素 150.97pg/ml，输盐水前血管紧张素 57.88pg/ml，输盐水前醛固酮 200.24pg/ml；输盐水后肾素 168.12pg/ml，输盐水后血管紧张素 44.15pg/ml，输盐水后醛固酮 198.82pg/ml（＞10ng/dl）。则首先考虑的治疗方案是

A. 肾上腺瘤切除术　　B. 醛固酮受体拮抗剂

C. α 受体拮抗剂　　　D. 肾上腺糖皮质激素

E. ACEI 类降压药　　　F. ARB 类降压药

（496～500 共用题干）

患者，男，26 岁。主因"发作性头晕、头痛 10 月"来诊。监测血压最高 190/130mmHg，常规降压药物无效，口服酚苄明（10mg，每日 2 次）后症状缓解。查体：BP 150/100mmHg，HR 90 次/分，甲状腺未触及肿大，无颈项强直，心律齐，未闻及杂音，双下肢无水肿。

496. 初步诊断最可能是

A. 原发性醛固酮增多症　B. 原发性高血压

C. 嗜铬细胞瘤　　　　　D. 甲状腺功能亢进症

E. 库欣综合征　　　　　F. 肾动脉狭窄

497. 应优先进行的化验及检查是

A. 血儿茶酚胺　　　　　B. 肾动脉造影

C. 血皮质醇节律　　　　D. 血醛固酮、肾素水平

E. 垂体 MRI　　　　　　F. 肾上腺 CT

498. 化验示血去甲肾上腺素明显升高，肾上腺增强 CT 示双侧肾上腺未见异常。为进一步明确诊断，下列检查中，敏感性及特异性均较高的检查是

A. 腹腔 CT

B. 腹腔 MRI

C. 腹部 B 超

D. 奥曲肽显像

E. 静脉肾盂造影及肾上腺断层摄影

F. 间碘苄胍显像

499. 患者腹部 CT 可见主动脉旁囊性占位，大小约 4.5cm×3.9cm。不宜单独应用降压药物的是

A. 维拉帕米　　　　　　B. 哌唑嗪

C. 多沙唑嗪　　　　　　D. 美托洛尔

E. 福辛普利　　　　　　F. 硝苯地平

500. 下一步治疗措施包括

A. 服用降压药物

B. 立刻行主动脉旁肿物切除术

C. 完善血糖、血脂、肝肾功能及电解质的检查

D. 暂不手术，观察随访

E. 评价心脏功能

F. 待血压控制平稳后再行主动脉旁肿物切除治疗

（501～504 共用题干）

患者，女，38 岁。10 月前开始间断出现排尿后头痛、头晕及心悸发作，伴血压升高，最高 180/110mmHg。2 年前曾测血压正常。查体：HR 88 次/分，BP 130/90mmHg，体型正常，甲状腺未触及肿大。双肺呼吸音清，心律齐，未闻及杂音。腹平软，无压痛。盆腹腔 CT 示肾上腺未见异常，膀胱底部可见团块影，大小约 4.0cm×3.0cm。

501. 初步诊断考虑为

A. 膀胱肿瘤　　　　　　B. 嗜铬细胞瘤

C. 膀胱结石　　　　　　D. 原发性醛固酮增多症

E. 库欣综合征　　　　　F. Bartter 综合征

502. 患者血压升高时服用常规降压药效果差，服用酚苄明后血压可降至正常。则需进一步完善的检查有

A. 血儿茶酚胺　　　　　B. 肾动脉造影

C. 血皮质醇节律　　　　D. 血醛固酮、肾素水平

E. 尿 VMA　　　　　　　F. 间碘苄胍（MIBG）显像

503. 化验示血去甲肾上腺素、尿 VMA 明显升高。则该患者还可能有哪些异常

A. 血糖升高　　　　　　B. 血脂异常

C. 血钾升高　　　　　　D. 血钠偏低

E. 血尿　　　　　　　　F. 便秘

G. 血尿酸降低

504. MIBG 显像示膀胱底部肿物内可见放射性物质浓聚，下一步治疗措施

A. 服用降压药物

B. 立刻行膀胱肿物切除术

C. 完善血糖、血脂、肝肾功能及电解质的检查

D. 评价心脏功能

E. 暂不手术，观察随访

F. 待血压控制平稳后再行膀胱肿物切除治疗

（505～508 共用题干）

患者，男，41 岁。因发作性头痛、心悸伴大汗 3 次来诊。发病时查体：血压 190/130mmHg，心率 140 次/分，面色苍白，数分钟可缓解，继而出现面色潮红。

505. 在初诊时，最为重要的实验室检查为

A. 血糖测定

B. 甲状腺功能测定

C. 24 小时游离皮质醇测定

D. 24 小时尿肌酐测定

E. 24 小时尿 VMA 测定

506. 患者收入病房后病情稳定，未见类似发作，血压 120/（80～90）mmHg。此时为帮助诊断应进行的检查为

A. 酚妥拉明试验

B. 普萘洛尔（心得安）试验

C. 胰高血糖素试验

D. 胰岛素低血糖试验

E. 可乐定（氯压定）试验

507. 患者入院后第 19 天时，在夜间突然发生剧烈头痛、胸闷、面色苍白、烦躁，血压 180/130mmHg，2 分钟后明显大汗，血压下降至 40/20mmHg。则该患者可能出现的情况是

A. 嗜铬细胞瘤体骤然出血

B. 严重心律失常

C. 肿瘤大量分泌肾上腺素

D. 低血糖反应

E. 心衰

508. 如果患者此时血压下降原因已排除心衰、心律失常，也无瘤体内出血的依据，则应紧急进行的处理为

A. 哌唑嗪静脉滴注

B. 酚妥拉明静脉滴注

C. 普萘洛尔（心得安）静脉滴注

D. 胰高血糖素静脉滴注

E. 口服卡托普利

答案和精选解析

一、单选题

1. B

2. B 库欣综合征常见特征为向心性肥胖。

3. E Addison 病每天食盐的量大于 8～10g。

4. C 原发性醛固酮增多症的影像学检查：确定腺瘤

或增生及定位肾上腺 CT 扫描或 CT 增强扫描最常使用。^{131}I-19碘化胆固醇肾上腺核素扫描对腺瘤的诊断符合率与 CT 相似；B 超对直径 >1.5cm 的肿瘤阳性率高；若上述方法定位困难时可行肾上腺静脉插管分侧取血比较两侧醛固酮/皮质醇比值。MRI 对醛固酮瘤检出的敏感性较 CT 高，但特异性较 CT 低。特醛症在 CT 扫描时表现为正常或双侧弥漫性增大。

5. A 嗜铬细胞瘤 90% 以上为良性，故手术是唯一根治性治疗。

6. B 肾上腺外的嗜铬细胞瘤只产生去甲肾上腺素，不能合成肾上腺素，因为将去甲肾上腺素转变为肾上腺素的苯乙醇胺 N-甲基转移酶需要高浓度的皮质醇才能激活。

7. B 指南推荐 4 种试验可用作筛查。基于大量正常对照及患者的测定结果，用于筛查的 4 种试验的界值分别如下：① 两次 24 小时尿游离皮质醇（UFC）≥本实验室正常值高限；② 过夜 1mg 地塞米松抑制试验（1mgDST），血皮质醇 >1.8 μg/dl（>50nmol/L）；③ 两次深夜（23：00）唾液皮质醇 >145 μg/dl（>4nmol/L）；④ 经典小剂量地塞米松抑制试验（LDDST），服药后血皮质醇 >1.8μg/dl（>50nmol/L）。

8. A 首先应确定肾上腺是否有肿瘤。目前肾上腺 CT 及 B 型超声检查已为首选。

9. C 当两侧肾上腺绝大部分被破坏，出现种种皮质激素不足的表现，称肾上腺皮质功能减退症。可分原发性及继发性。原发性慢性肾上腺皮质功能减退症又称 Addison 病，特征性表现为皮肤、黏膜色素沉着。色素沉着以面部、关节屈伸面和因皮肤皱褶而受摩擦处以及乳头、乳晕、生殖器、肩腋部、下腹中线、指（趾）甲根部等处最明显。色素深浅不一，深者如焦煤、浅者呈棕黄色或古铜色。

10. E ACTH 兴奋试验可以检查肾上腺皮质储备功能，可发现轻微慢性肾上腺皮质功能减退及鉴别原发性慢性肾上腺皮质功能减退与继发性慢性肾上腺皮质功能减退。

11. A Addison 病的临床表现有全身皮肤色素加深，以面部，四肢等暴露部分及关节伸侧面处较为显著。

12. B 继发性肾上腺皮质功能减退一般是由于垂体或者下丘脑功能障碍，导致促肾上腺皮质激素分泌不足，进而造成肾上腺发生萎缩，但是该病的发病率仅为十万分之四，而且一般多见于成年人。患者的肤色比较苍白，皮肤色素变淡。

13. C 原发性醛固酮增多症是由于肾上腺皮质球状带肿瘤或增生而造成醛固酮分泌增多，导致潴钠排钾，体液容量扩张，抑制肾素-血管紧张系统所致。临床表现为高血压、低血钾性碱中毒和周期性麻痹，伴多饮多尿，心电图示低血钾。

14. D 原发性醛固酮增多症主要是因为各种原因导致的醛固酮分泌增多抑制肾素血管－紧张素系统，而表现为高血压和低血钾的一组临床综合征。因此需要检查的项目主要包括血醛固酮水平，肾素活性水平。

15. E 醛固酮增多症的病因如下。（1）原发性的醛固酮增多症：病因主要包括醛固酮瘤、肾上腺皮质的球状带增生、单侧的肾上腺结节性增生，以及家族性的醛固酮增多症，还包括原发性的肾上腺皮质增生、分泌醛固酮的肾上腺癌、异位分泌醛固酮的肿瘤等。（2）继发性醛固酮增多症：它主要见于肾素的分泌异常，包括肾素分泌瘤以及肾小管酸中毒所引发的继发性醛固酮增多症，还包括一些恶性高血压、肾动脉狭窄、巴特综合征等等。Liddle综合征也叫假性醛固酮增多症，是以严重的高血压、低钾血症、代谢性碱中毒、低肾素血症，但没有醛固酮增多为特征的肾小管疾病。属于全身性的遗传性钠装运异常性疾病，是常染色体显性遗传。

16. D 先天性肾上腺皮质增生症是一组常染色体隐性遗传病，在肾上腺皮质类固醇激素合成过程中由于某种酶的先天缺陷，引起肾上腺皮质激素（糖皮质激素）合成不足，经负反馈作用促使下丘脑、垂体分泌促肾上腺皮质激素释放激素和促肾上腺皮质激素增加，导致肾上腺皮质增生和代谢紊乱。

17. A 嗜铬细胞瘤为起源于神经外胚层嗜铬组织的肿瘤，主要分泌儿茶酚胺。临床症状及体征与儿茶酚胺分泌过量有关，表现有高血压、头痛、心悸、高代谢状态、高血糖、多汗。

18. B 多发性内分泌腺瘤2型很难治愈。多发内分泌腺瘤病是一组遗传病，以内分泌器官发生腺瘤和恶性变为特点。根据所累及的器官不同，分为一型和二型。平均诊断年龄为30~40岁。约30%为双侧病变。MEN－2主要由原癌基因RET突变所致，又分为MEN－2A和MEN－2B。患者634密码子突变最常见，突变类型主要为C634Y，此外还存在609，618，620等密码子的突变。散发型MTC患者中RET基因918点位突变最常见。几乎所有原发肿瘤位于肾上腺。约70%左右的神经纤维瘤病患者有咖啡牛奶斑。

19. E 有很多药物可以干扰儿茶酚胺水平和儿茶酚胺检查结果。包括：肾上腺素、苯丙胺、对乙酰氨基酚、阿司匹林、胰岛素、吗啡、拉贝洛尔、利尿剂、降压药（包括血管紧张素转换酶抑制剂、甲基多巴和利血平）、硝酸甘油、氯丙嗪、普罗帕酮、氨茶碱、类固醇、地塞米松、三环类抗抑郁药、单胺氧化酶抑制剂、锂、水合氯醛、四环素。

20. C 嗜铬细胞瘤的生化诊断：尿中儿茶酚胺、香草基杏仁酸、3－甲氧基肾上腺素（MN）和甲氧基去甲肾上腺素（NMN）及其总和（TMN）均可升高。

21. B 由垂体分泌ACTH过多引起的皮质醇增多症称Cushing病。

22. D 最有助于鉴别垂体性Cushing病和异位ACTH综合征的是CRH（ACTH释放激素）兴奋试验，垂体性Cushing病呈正常或过度反应，而异位ACTH综合征无反应或仅少数有反应。

23. E Cushing病是指垂体病变引起的皮质醇增多症，常见病因是垂体微腺瘤，治疗首选经蝶窦切除垂体微腺瘤。

24. A 各种原因引起的皮质醇增多症称为Cushing综合征，皮质醇可刺激骨髓，从而引起红细胞和血红蛋白增多。

25. C 异位ACTH综合征血中ACTH浓度升高，而肾上腺皮质腺瘤因负反馈引起血中ACTH浓度下降。

26. A 原发性肾上腺皮质肿瘤所致的库欣综合征，肿瘤的生长和分泌肾上腺皮质激素是自主性的，不受ACTH的控制。

27. A 肥胖症可以被小剂量地塞米松试验所抑制，而Cushing综合征不能被小剂量地塞米松所抑制。

28. D 肥胖症患者尿游离皮质醇不高，血皮质醇昼夜节律保持正常，而库欣综合征尿中游离皮质醇增高。

29. B ACTH综合征是皮质醇增多症的一个类型，是指垂体以外的组织分泌过多ACTH，引起肾上腺的皮质醇分泌增多，导致高血压、低血钾、碱中毒等一系列症状。

30. E 促皮质激素释放激素（CRH）兴奋试验是检查促皮质激素释放激素分泌是否正常，判断被检查者是否有肾上腺皮质机能减退，下丘脑病变，原发性肾上腺皮质功能减退，异位ACTH综合征等病变。当Cushing病和异位ACTH综合征难以鉴别的时候，可以行CRH兴奋试验。

31. E 慢性肾上腺皮质功能减退分为原发及继发性两类，原发性者又称阿狄森病，是由于自身免疫、结核、真菌等感染或肿瘤、白血病等原因破坏双侧肾上腺的绝大部分所引起的肾上腺皮质激素分泌不足。继发性者指由下丘脑或垂体病变所致。

32. C 肾上腺皮质功能减退，需用肾上腺皮质激素终身替代治疗，有感染或手术时应相应增加剂量。

33. D 肾上腺危象主要表现为肾上腺皮质激素缺乏所致的症状，如脱水、血压下降、体位性低血压、虚脱、厌食、呕吐、精神不振、嗜睡乃至昏迷。可发生于感染、创伤和手术等应激情况下，可有无法解释的低血糖，还可有无法解释的高热和低体温，低钠血症、高钾血症及其他生化异常等等。

34. A 引起肾上腺分泌过量醛固酮的病因很多，其中以醛固酮瘤多见，主要是单个腺瘤（70%~80%）。

35. B 原发性醛固酮增多症是由于肾上腺皮质病变引起的醛固酮分泌增多，但肾素-血管紧张素系统受抑制，故表现为醛固酮高，肾素、血管紧张素Ⅱ低。

36. B 嗜铬细胞瘤位于肾上腺者占总体的80%~90%。

37. A 嗜铬细胞瘤可发生于任何年龄，常见于40~50岁，女性略多于男性。

38. A 嗜铬细胞瘤可产生多种肽类激素，其中引起面部潮红的是P物质，引起便秘的是阿片肽和生长抑素，导致腹泻的是血清素，引起血管收缩的是神经肽Y。

39. C 皮质醇增多会促进肝糖异生，并有拮抗胰岛素的作用，减少外周组织对葡萄糖的利用，肝糖输出增加，引起糖耐量降低，部分患者出现类固醇性糖尿病。

40. B Cushing综合征是由于某些原因引起肾上腺分泌糖皮质激素过多，从而导致人体皮质醇增高的疾病，临床上又称为库欣综合征。人体皮质醇激素分泌过多会影响体内脂肪、糖类、蛋白质的分解和代谢，主要表现是满月脸、水牛背、向心性肥胖以及皮肤出现紫色纹路。

41. E Cushing综合征典型病例表现如下。特征性外貌：满月脸，向心性肥胖，多血质外貌，腹部膨出而四肢显得相对细小，锁骨上及颈背部有脂肪堆积形成所谓水牛背。性腺功能障碍女性多数有月经紊乱或闭经，且多伴有不孕。男性患者睾丸小而软，男性特征减少，性欲减退，阳痿及前列腺缩小。皮肤色素沉着多见于异位ACTH综合征患者，因肿瘤产生大量的ACTH、β-LPH、N-POMC，其内均包含有促黑色素细胞活性的肽段，使皮肤色素明显加深。全身肌肉无力及神经系统症状。

42. B 异位ACTH综合征是发现最早并研究得最广泛的异位激素分泌综合征。多见于APUD瘤，发病顺序：小细胞性肺癌、燕麦细胞支气管肺癌（约占半数）、胸腺癌、胰腺癌、嗜铬细胞瘤、神经母细胞瘤、神经节细胞瘤、甲状腺髓样癌。

43. E "异位ACTH综合征"，指某一起源于非内分泌组织的肿瘤产生了ACTH，或是起源于内分泌腺的肿瘤（如甲状腺髓样癌），除产生此内分泌腺正常时分泌的激素（降钙素）外，还释放ACTH。

44. D 肾上腺皮质腺瘤：占库欣综合征的15%~20%，多见于成人，男性相对较多见。腺瘤呈圆形或椭圆形，直径3~4cm，包膜完整。起病较缓慢，病情中等度，多毛及雄激素增多表现少见。肿瘤切面呈黄色。

45. A Cushing综合征主要是由于糖皮质激素分泌异常，皮质醇长期分泌的过多，引起了蛋白质、脂肪、糖、电解质代谢的紊乱，干扰了多种其他激素的分泌。

46. A

47. C 原发性醛固酮增多症（PA）是由于肾上腺皮质病变导致醛固酮分泌增多，进而导致水钠潴留、肾素-血管紧张素系统活性受抑制所导致的综合征。特发性醛固酮增多症（IHA）占成人原醛症的10%~30%，为最多见的病因。

48. A 高血压为最早出现的也是最常见的症状。一般不呈现恶性演进，但随着病情进展，血压渐高，大多数在22.6/13.3kg（170/100mmHg）左右，有时可高达28/17.3kpa（210/130mmhg）。

49. E 原发性醛固酮增多症的病因鉴别如下。肾上腺醛固酮瘤（APA）：发生在肾上腺皮质球状带并分泌醛固酮的良性肿瘤，即经典的Conn综合征，是原醛症主要病因，临床最多见的类型，占65%~80%，以单一腺瘤最多见，肾上腺素静脉血激素测定时行ACTH兴奋试验，若为醛固酮瘤，则ACTH兴奋后，腺瘤侧静脉血醛固酮/皮质醇比值显著增加，而对侧及周围静脉血中无明显变化。用扫描法可显示腺瘤及增生组织中^{131}I的浓集部位，如发现一侧肾上腺有放射性浓集，提示该侧有腺瘤，一般腺瘤在1cm以上者，90%能准确定位，如两侧均有放射性浓集，提示为双侧增生，符合率70%，特发性醛固酮增多症血清素拮抗药赛庚啶可使此种类型患者血中醛固酮水平明显下降，提示血清素活性增强，可能与本症的发病有关，醛固酮瘤整体病情一般较特醛症为重，低血钾、碱中毒更为明显，血、尿醛固酮更高。

50. C 非醛固酮所致盐皮质激素过多综合征患者因肾素-血管紧张素系统受抑制，呈高血压、低血钾性碱中毒，但血、尿醛固酮不高，反而降低。

51. A 表象性盐皮质激素过多综合征临床表现近似原醛症，包括严重高血压，明显的低血钾性碱中毒，此病多见于儿童和青少年，其病因为先天性11β-羟类固醇脱氢酶缺陷。治疗上首先要停用相关药物，同时可使用盐皮质激素受体拮抗剂，能够竞争性地抑制醛固酮和盐皮质激素受体地结合而发挥保钾利尿作用，盐皮质激素受体拮抗剂主要有螺内酯，又称为安体舒通。

52. D 利德尔综合征又名假性醛固酮增多症，是一种罕见的常染色体显性遗传病，是继发性高血压较为少见的一种类型。利德尔综合征发病机制主要是由于决定远端肾单位Na$^+$重吸收的氨氯吡咪敏感性上皮细胞钠通道基因突变，主要表现为高血压、低血钾、低醛固酮、低肾素、代谢性碱中毒。反复高血压、低血钾需要长期治疗，并且长期的低血钾可能导致周期性瘫痪、肌无力、横纹肌溶解，长期的高血压会引起肾功能减退、心脏结构功能改变，甚至心力衰竭。利尿剂为肾小管上皮细胞钠通道抑制剂，主要作用于远曲小管远端和集合管，常用的有氨苯蝶啶和阿米洛利，有较强的降压效果，但容易出现低血钾，建议小剂量开始使用，对于乏力、尿量增多、痛风患者禁用。

53. D 原发性醛固酮增多症是由于肾上腺皮质病变

致醛固酮分泌增多，引起潴钠排钾，体液容量扩张而抑制了肾素－血管紧张素系统，属于不依赖肾素－血管紧张素的盐皮质激素过多疾病。

54. C 卧立位醛固酮试验在原发性醛固酮诊断当中具有非常重要的意义，试验原理就是正常人从卧位变为立位的时候肾素活性水平是增高的，会刺激醛固酮水平有明显的增加。肾素反应性腺瘤指少数腺瘤患者对站立位所致肾素升高出现醛固酮增多反应。

55. B 以往 Addison 病 60% ~80% 的病因为结核。随着结核在世界范围内得到控制，除少数贫穷地区以外，肾上腺结核在 Addison 病病因中的相对发生率也下降，而自身免疫性肾上腺炎在很多国家已升为 Addison 病的病因之首。

56. A 自身免疫性多内分泌腺病综合征Ⅰ型男女发病机率相等，多于儿童或青少年起病，在 20 岁前陆续出现典型表现，女性可表现为卵巢功能低下，典型病变为即常先以慢性黏膜皮肤念珠菌病变为先发病（1/3 病例），继之伴以甲状旁腺功能减低（＜70%），再后出现肾上腺皮质功能减退。上述数种病变起病时间各可相距十至数十年，亦仅有其中一种内分泌病变者。本型曾称为"黏膜皮肤念珠菌病内分泌病"。以常染色体隐性方式遗传。

57. A APS－Ⅱ型又称 Schmidt 综合征，呈常染色体显性不完全遗传，女性发病率是男性的 3 倍，平均起病年龄 24 岁，多在成人期确诊。主要表现包括原发性肾上腺皮质功能减退伴有自身免疫性甲状腺病（慢性淋巴细胞性甲状腺炎、甲状腺功能减退 Graves 病）、1 型糖尿病、性腺功能减退，可伴有萎缩性胃炎、恶性贫血、重症肌无力、红斑狼疮等其他自身免疫性疾病，但是不伴有甲状旁腺功能减退或念珠菌病，与 HLA 相关，自身抗原为 21 羟化酶。

58. D Addison 病又称原发性慢性肾上腺皮质机能减退症，是由于双侧肾上腺皮质萎缩、结核等严重感染或肿瘤等引起的严重破坏，多数是由于结核破坏了肾上腺皮质或双侧肾上腺皮质大部或全部切除所致，引起的肾上腺皮质激素分泌不足所致的疾病，也可继发于下丘脑分泌 CRH 及垂体分泌 ACTH 不足所致，但由肾上腺本身引起者多见。Addison 病的特征性表现为皮肤、黏膜出现棕黑色色素沉着，以暴露、压迫、摩擦部位最明显，如前额、眼周、四肢屈侧、肩、腋、腰、臀皱襞及掌跖皮纹等处。黏膜如口唇、颊黏膜、牙龈、乳头、乳晕、外生殖器等部位也会出现棕色色素斑。

59. D 嗜铬细胞瘤为起源于神经外胚层嗜铬组织的肿瘤，主要分泌儿茶酚胺。某些患者可因长期高血压致严重的心、脑、肾损害或因突发严重高血压而导致危象，危及生命，但如能及时、早期获得诊断和治疗，则有治愈的可能。

60. C 嗜铬细胞瘤在高血压患者中患病率为 0.05% ~0.2%，发病高峰为 20 ~50 岁。嗜铬细胞瘤位于肾上腺者占 80% ~90%，且多为一侧性；肾上腺外的瘤主要位于腹部、腹膜外、腹主动脉旁。多良性，恶性者占 10%。

61. A 嗜铬细胞瘤患者应首选选择性 α 受体拮抗剂哌唑嗪、特拉唑嗪、多沙唑嗪均为选择性 α 受体拮抗剂，对嗜铬细胞瘤非常敏感，药物作用时间短，可避免全部 α 受体拮抗引起的不良反应。能够更快地调整剂量并减少术后发生低血压。有研究显示，多沙唑嗪较酚苄明能获得更好的术前舒张压水平和术中心率。

62. C 嗜铬细胞瘤发生低血压和休克的原因：肿瘤骤然发生出血、坏死，以致急速停止释放儿茶酚胺；大量儿茶酚胺引起严重的心律失常或心力衰竭，致心排血量锐减；由于肿瘤主要分泌肾上腺素，兴奋肾上腺素能 β 受体，使外周血管广泛扩张；大量儿茶酚胺使血管强烈收缩，组织缺氧，微血管通透性增加，血浆外溢，有效血容量严重不足，以上原因均可导致低血压、休克发生。

63. D 治疗嗜铬细胞瘤常用的降压药是酚苄明，属于 α 受体拮抗药，可以使血压下降，减轻心脏负担，并使原来缩减的血管容量扩大，且为作用较长，半衰期 36 小时。

64. B 嗜铬细胞瘤手术前的药物应用：术前应采用不得少于 2 周 α 受体拮抗药使血压下降，减轻心脏负荷，并使原来缩减的血管容量扩大，以保证手术的成功。手术后高儿茶酚胺血症仍可维持数天，应在手术后至少 10 天以上复查血尿儿茶酚胺及其代谢产物是否恢复正常。

65. A 肾上腺嗜铬细胞瘤绝大多数发生在肾上腺髓质，是源于交感神经嗜铬细胞的一种神经内分泌肿瘤，可以产生和分泌儿茶酚胺，又叫作肾上腺髓质腺瘤，与肾上腺皮质肿瘤鉴别宜采用磁共振检查：肿瘤大小不等，呈现圆形或是椭圆形，分叶状，T_1 低信号，T_2 高信号，坏死区 T_1 低信号，T_2 高信号，多有坏死，出血和囊变，增强扫描实质部分明显强化。

66. D 嗜铬细胞瘤的高血压危象主要表现为血压骤升，达到超警戒水平或高血压与低血压反复交替发作，血压大幅度波动，时而急剧升高，时而突然下降，甚至出现低血压、休克。出现高血压危象时，应紧急治疗，取半卧位，立即建立静脉通道，静脉缓慢推注酚妥拉明。

67. B 尿儿茶酚胺及其代谢产物测定：尿 MN、尿 NMN 为临床首选生化指标，其特异性和敏感性均达到 90% 以上，是嗜铬细胞瘤定性诊断的主要方法。

68. E 嗜铬细胞瘤是由神经嵴起源的嗜铬细胞肿瘤，肿瘤细胞主要合成和分泌儿茶酚胺。同位素[131]I 标记 MIBG 扫描：MIBG（间碘苄胍）是 NE 的生理类似物，可被摄取和贮存于嗜铬细胞瘤内，经同位[131]I 标记后，能显示瘤体。此项检查可以提供全身性的信息，尤其是肾上腺外的肿瘤和恶性嗜铬细胞瘤及其转移灶。

69. D　嗜铬细胞瘤高血压危象的特点表现为血压骤升达超警戒水平，或高、低血压反复交替发作，血压大幅度波动，时而急剧升高，时而突然下降，甚至出现低血压休克。发作时多伴有全身大汗、四肢厥冷、肢体抽搐、神志障碍及意识丧失。有的患者在高血压危象时发生脑出血或心动过速伴有心绞痛发作、高血糖、急性心肌梗死和血白细胞增多。

70. A　PNMT又称去甲肾上腺素N-甲基转移酶，能催化甲基从S-腺苷酰甲硫氨酸转移到去甲肾上腺素的氨基端生成肾上腺素反应的酶。一般认为：嗜铬细胞胞浆中存在大量的PNMT，高浓度皮质醇可使去甲肾上腺素甲基化而成肾上腺素（另一个生成肾上腺素的方式）。

71. C　72. A　73. D　74. B　75. C　76. A　77. B

78. C　79. C　80. B

81. D　异位ACTH综合征：ACTH高，血、尿皮质醇高，小剂量大剂量地米均不能被抑制。而Cusing病小剂量地塞米松不能抑制大剂量地塞米松则可抑制。

82. D　83. A　84. A　85. D　86. B　87. C　88. B

89. E　90. B　91. C　92. D　93. D　94. C　95. C

96. C　97. D　98. A　99. C　100. C　101. E　102. E

103. A　104. A　105. A　106. A　107. D　108. C

109. E　110. C　111. A　112. D　113. B　114. A

115. A　116. E　117. A　118. C　119. A　120. E

121. D　122. A　123. A　124. D　125. D　126. E

127. B

128. E　考虑该患者为皮质醇增多症，首先应作的检查小剂量地塞米松抑制试验（LDDST）：用于定性诊断。

129. B　醛固酮瘤为分泌大量醛固酮的肾上腺皮质癌，往往还分泌糖皮质激素、雄激素。组织学上与腺瘤鉴别较为困难，肿瘤体积大，直径多在5cm以上，切面常显示出血、坏死，CT或超声常见钙化。其醛固酮分泌不受肾素及血管紧张素Ⅱ的影响。对肾素无反应。醛固酮瘤的患者立位后血醛固酮不上升，反而下降，这是因为醛固酮瘤本身过度分泌的醛固酮对肾素-血管紧张素系统有强烈抑制作用，立位后也不能升高，而血浆ACTH浓度下降的影响更明显。

130. D

131. A　大剂量地塞米松抑制试验：垂体性库欣病多数能被抑制，少数不能被抑制；肾上腺皮质腺瘤不能被抑制，肾上腺皮质癌不能被抑制，异位ACTH综合征不能被抑制，少数可被抑制。

132. C　133. A　134. E　135. B　136. E　137. D

138. C　139. C　140. C　141. D　142. E

143. C　1. 库欣病最常见，约占库欣综合征的70%，多见于成人，女性多于男性。2. 肾上腺皮质腺瘤占库欣综合征的15%~20%，多见于成人，成年男性大多为肾上腺增生。

144. C　Cushing综合征是肾上腺皮质分泌过量的糖皮质激素（主要是皮质醇）所致。主要临床表现为满月脸、多血质、向心性肥胖、皮肤紫纹、痤疮、高血压和骨质疏松等。其中一部分患者空腹血糖即高于正常，其余患者糖耐量试验显示耐量减退。淋巴组织萎缩，淋巴细胞和白细胞百分比率减少。

145. C　皮质醇增多症的病因可分ACTH依赖性和非ACTH依赖性两大类。ACTH依赖性是指垂体或垂体以外的某些肿瘤组织分泌过量ACTH，使双侧肾上腺皮质增生并分泌过量皮质醇，皮质醇的分泌过多是继发的。非ACTH依赖性是指肾上腺皮质自主地分泌过量皮质醇，其原因可以是肾上腺皮质腺瘤、肾上腺皮质腺癌，也可以是双侧肾上腺皮质大结节增生，原发性色素结节性肾上腺皮质病。

146. E　异源性ACTH综合征又称ACTH依赖性库欣综合征，最常见的类型是小细胞肺癌，多见于男性，通常病程短、病情重、消耗严重，不出现明显向心性肥胖、紫纹等库欣综合征症状，主要表现为明显色素沉着、高血压、水肿、严重低血钾，伴肌无力、糖尿病。

147. C　Cushing病是由ACTH分泌性腺瘤引发的高皮质醇血症引起的疾病。给Cushing病患者大剂量地塞米松时，次日皮质醇及ACTH可被抑制。

148. C　皮质醇增多症又称库欣综合征，是肾上腺皮质功能亢进症中最常见的一种。主要表现为满月脸、向心性肥胖、皮肤紫纹、血糖、血压升高、骨质疏松，对感染抵抗力降低等。小剂量地塞米松抑制试验，血皮质醇和尿游离皮质醇，不被抑制到对照值的50%以下。大剂量地塞米松抑制试验可被抑制。

149. D　皮质醇增多症是由于各种病因造成肾上腺分泌过多糖皮质激素（主要是皮质醇）。24小时尿17羟和17酮的排出量可以被大剂量地塞米松所抑制提示Cushing病可能性大，即垂体分泌过多的ACTH，伴肾上腺皮质增生，导致皮质醇增多。

150. A　肾上腺皮质癌引起库欣综合征，影像学检查确定肿瘤部位，肿瘤体积较大，一般直径达5cm或以上。实验室检查皮质醇升高，促进钾从尿中排出，可导致低钾、低氯碱中毒，代谢物24小时尿17-KS、尿17-OHCS基础值升高，但不依赖ACTH分泌，因此ACTH刺激实验后无增加反应。

151. C　ACTH、FRH、LRH试验均为肾上腺功能兴奋试验；苄胺唑啉试验又称酚妥拉明阻滞试验，酚妥拉明为肾上腺素能α受体拮抗剂，通过选择性阻断α受体，对抗肾上腺素的α型作用；地塞米松试验通过地塞米松对ACTH、CRH抑制作用，从而抑制肾上腺功能。

152. D 增生型皮质醇增多症是由于下丘脑－垂体功能紊乱或垂体瘤引起肾上腺皮质增生，其中由于垂体病变导致 ACTH 过量分泌的称为库欣病。库欣病中垂体微腺瘤占 90% 以上，因此增生型皮质醇增多症合并垂体微腺瘤首选经蝶窦垂体微腺瘤切除术。

153. A 肾上腺皮质腺瘤致库欣综合征是由于肾上腺皮质腺瘤造成肾上腺分泌过多糖皮质激素（主要是皮质醇），不依赖 ACTH，因此其治疗方法为肾上腺皮质腺瘤切除术。

154. A Nelson 综合征是垂体微腺瘤伴双侧肾上腺弥漫性增生，双侧肾上腺切除术后，血皮质醇降低，导致血糖低，同时由于负反馈被抑制，垂体瘤侵袭性生长，CT 示蝶鞍扩大，垂体功能亢进，分泌大量 N－POMC、ACTH 及 β－促脂素，皮肤色素沉着。

155. D 皮质醇增多症又称库欣综合征，典型表现为向心性肥胖、满月脸、水牛背、多血质、紫纹等，主要表现为面部及躯干部肥胖，患者面如满月而呈暗红色，胸、腹、颈、背部脂肪甚厚，而四肢相对瘦小。

156. D 增生型皮质醇增多症伴垂体微腺瘤是由于垂体微腺瘤引起 ACTH 过量分泌，继而导致肾上腺皮质增生，皮质醇分泌增多，其治疗方法首选经蝶窦切除垂体微腺瘤，治愈率 65%~90%。

157. B 肾上腺腺癌可引起肾上腺皮质分泌醛固酮、皮质醇以及雄性激素增多，因此高醛固酮可发生低钾性碱中毒；皮质醇增多不依赖 ACTH，由于负反馈机制，血中 ACTH 常降低，同时不被大剂量地塞米松抑制；女性患者由于肾上腺皮质产生过多雄激素和皮质醇，二者共同对垂体促性腺激素的分泌起抑制作用，常有明显男性化表现。肾上腺腺癌属罕见恶性肿瘤，瘤体体积多数较大，容易出现侵犯周围组织器官及转移，发病迅速，转移较早。

158. E 肾上腺皮质增生由于病因不同，治疗预后亦不同。肾上腺皮质腺癌早期可行手术切除，术后长期服用米托坦等药物以抑制肾上腺皮质激素合成，但该病发病迅速，转移较早。异源 ACTH 综合征需尽可能寻找并治疗异位分泌 ACTH 的肿瘤，其预后取决于原发肿瘤的性质以及能否手术切除。不依赖 ACTH 的双侧肾上腺小结节增生治疗应行双侧肾上腺切除术，术后需行终身激素替代治疗。肾上腺皮质腺瘤需行患侧瘤体切除术，术中及术后需补充适量糖皮质激素，术后半年至一年对侧萎缩肾上腺多数能恢复功能，少数不能恢复者终身激素替代，本病预后较好。

159. D 肾上腺皮质功能减退症分为原发性与继发性两类，原发性者又称 Addison 病，可在应激、手术、感染和创伤的情况下急剧加重，诱发急性肾上腺皮质功能衰竭，即肾上腺危象，临床表现为高热、恶心、呕吐、腹痛或腹泻、脱水、低血压、心动过速、虚脱等，由于肾上腺皮质激素分泌不足，可出现低血糖、低钠血症以及高钾血症。

160. A Addison 病诊断一旦明确，应尽早给予皮质激素替代治疗，需终生补充，首先应摸索个体化的基础补充量，模拟激素昼夜节律进行补充，按病情和疗效调整剂量，在感染、创伤、手术等应激时，应适当增加替代量，给药途径一般以口服药物为主。合并结核时，在积极有效抗结核治疗的同时仍需应用皮质激素替代治疗，可改善病情，避免肾上腺危象。

161. E 醛固酮是肾上腺皮质球状带分泌的盐皮质激素，有潴钠排钾的作用，Addison 病由于醛固酮分泌缺乏，导致钾潴留和钠丢失过多，出现低钠高钾血症。

162. B 皮质醇增多症又称库欣综合征，病因以垂体分泌过量 ACTH 引起双肾上腺引起皮质增生最常见，即库欣病，约占皮质醇增多症病因的 65%~75%。

163. C 1. 库欣（Cushing）综合征很少能自行缓解，故应积极采取综合治疗措施，轻中度患者酌情采用手术、放疗和药物治疗，以持续控制高皮质醇血症，常用的抑制的肾上腺类固醇激素合成的药物有米托坦、曲洛司坦、美替拉酮、酮康唑。2. 此患者有高血压，低血钾等症状，但本题的提问是首选的治疗方式，而安体舒通和降压补钾仅为治疗措施中的对症支持治疗，并不能从根本上改善病症。3. 放疗一般在术后进行，经手术治疗不满意者，应用阻滞肾上腺皮质激素合成的药物，必要时做双侧肾上腺切除手术，随后行激素替代疗法。

164. B 嗜铬细胞瘤宜用 α 受体拮抗剂或硝普钠降压，而阿替洛尔是一种 β 受体拮抗剂，若单独应用，由于阻断 β 受体介导的舒血管效应可使血压升高，甚至发生肺水肿，尤其是分泌肾上腺素为主的患者更不宜单用。一般在用 β 受体拮抗剂之前，必须先用 α 受体拮抗剂使血压下降。其余四种药物都宜单独使用。

165. A 嗜铬细胞瘤患者儿茶酚胺分泌过量，儿茶酚胺使肠蠕动及张力减弱，故可引起便秘，甚至肠扩张。儿茶酚胺可使胃肠壁内血管发生增殖性及闭塞性动脉内膜炎，可造成肠坏死、出血、穿孔。本病患者胆石症发生率较高，与儿茶酚胺使胆囊收缩减弱、Oddi 括约肌张力增强、引起胆汁潴留有关。

166. C

167. D 胆固醇与皮质醇增多症无明显关系，其余各项均为皮质醇增多症的临床表现。

168. C 此患者虽然血糖增高，但有皮肤紫纹和皮质醇增高等，肯定不是糖尿病。小剂量地塞米松不能抑制（能抑制提示血皮质醇较对照低 50% 以上），而大剂量地塞米松能抑制，支持诊断 Cushing 病。而不支持其余三种疾病，因为其余三种疾病一般不能被大剂量地塞米松抑制。

169. D 据文献报道，异位 ACTH 综合征最常见的病因为肺部或支气管肿瘤，约占 50%，其次分别为胸腺及胰腺肿瘤，各占约 10%，其他病因还有甲状腺髓样癌、嗜铬细胞瘤等。

170. D 有关原发性醛固酮增多症诊断试验中，高钠试验需将钾控制在正常范围内，重度低血钾、心功能不全和严重肾功能减退等情况不宜进行。卧位试验无法区分腺瘤和增生，因为两者行卧位试验均可出现血浆肾素 - 血管紧张素降低、醛固酮升高。低钠试验主要用于原发性醛固酮增多症、肾性失钾以及肾盂肾炎的鉴别诊断。螺内酯试验只能用于诊断有无醛固酮分泌增多，但无法鉴别原发性与继发性醛固酮增多。原发性醛固酮增多症者速尿激发试验醛固酮无明显升高；通过立位试验可鉴别醛固醇瘤与特醛症。

171. A 此病称 Mdador 综合征，多为儿童及青年，为家族性，呈显性遗传，伴面、颈、躯干皮肤及口唇等着色斑及蓝痣。

172. E

173. B 原发性醛固酮增多症的主要临床表现为高血压、神经肌肉功能障碍、肾脏表现（少数肾衰竭）、心脏表现等。

174. A Addison 病连续静脉滴注 ACTH 3 天，尿 17 - 羟类固醇和皮质醇无明显变化。

175. E 阵发性高血压是嗜铬细胞瘤的特征性表现。

176. A 该病的药物治疗主要有 2 类，一类是针对下丘脑 - 垂体，如赛庚啶；一类是针对肾上腺皮质，通过对皮质醇生物合成中若干酶的抑制以减少皮质醇的合成。

177. A 螺内酯是醛固酮拮抗剂，醛固酮瘤和特发性醛固酮增多症的患者给予螺内酯后，都可使肾小管排钾减少，排钠排水增加、血压下降、血钾升高，表现相同不能明确鉴别。

178. C 肾上腺皮质激素属于类固醇激素。

179. A 原发性肾上腺皮质功能减退症中特发性占 65%，结核占 20%，其他原因占 15%。

180. C	**181.** D	**182.** C	**183.** C	**184.** B	**185.** E
186. A	**187.** A	**188.** B	**189.** D	**190.** C	**191.** E
192. B	**193.** D	**194.** E	**195.** A	**196.** C	**197.** A
198. E	**199.** E	**200.** A	**201.** E	**202.** E	**203.** C
204. A	**205.** A	**206.** D	**207.** D	**208.** E	**209.** E
210. A	**211.** B	**212.** D	**213.** B	**214.** D	**215.** B
216. A	**217.** C	**218.** E	**219.** D		

220. D 嗜铬细胞瘤起源于肾上腺髓质、交感神经节或其他部位的嗜铬组织，这种瘤持续或间断的释放大量儿茶酚胺。

221. D **222.** C **223.** C **224.** A **225.** D **226.** D

227. D **228.** A

229. C 垂体瘤的手术疗效取决于肿瘤大小、向周围组织扩展情况等，一般治愈率为 70% ~ 80%，复发率为 5% ~ 15%。手术分为经蝶及经颅 2 种。经蝶手术损伤小，简便，容易耐受，手术死亡率低，适合于微腺瘤。经颅手术损伤大，用于大腺瘤、鞍上扩展、影响视力者。根据患者的病情，选用经蝶窦切除垂体微腺瘤。

230. C **231.** D **232.** E **233.** E

二、多选题

234. AC 垂体 ACTH 分泌过多称库欣病，主要病因为垂体腺瘤，以微腺瘤占大多数，少数为大腺瘤；下丘脑功能紊乱，CRH 分泌异常，也可致垂体 ACTH 分泌增多。

235. ABD 库欣综合征的典型临床表现主要是由于皮质醇长期过多分泌引起蛋白质、脂肪、糖、电解质代谢的严重紊乱及干扰了多种其他激素的分泌所引起，包括向心性肥胖、满月脸、多血质外貌；皮肤菲薄，毛细血管脆性增加，眼球结膜水肿、有紫纹；糖耐量异常；高血压；水肿；性腺功能紊乱；高尿钙和肾结石等，病程长可有肌肉萎缩、骨质疏松。

236. ABCDE Addison 病又称为原发性慢性肾上腺皮质功能减退症，病变部位在肾上腺，常见病因包括肾上腺结核，自身免疫性肾上腺炎，其他感染性疾病如严重脑膜炎球菌感染、严重败血症，恶性肿瘤肾上腺转移。

237. ABCE 肾上腺危象通常发生于感染、创伤等应激状态或者 Addison 病中断激素替代治疗病情加剧时，可出现低血糖和低血钠症、恶心、脱水和血压降低等表现。血钾水平由盐皮质激素调节，盐皮质激素分泌减少、排钾减少、血钾升高。

238. BC 腺垂体功能减退导致性激素、甲状腺素、肾上腺皮质激素减少。血清总 T_3、游离 T_3、总 T_4、游离 T_4 降低均降低。肾上腺皮质激素减少、ACTH 减少，肤色变浅、无皮肤色素沉着。

239. ADE 小剂量地塞米松抑制试验、ACTH 兴奋试验、大剂量地塞米松抑制试验为皮质醇异常分泌的相关试验，不是原醛症的诊断试验。

240. ABD 原发性醛固酮增多症指肾上腺皮质分泌过量醛固酮，导致体内潴钠、排钾、血容量增多、肾素 - 血管紧张素系统活性受抑、肾素活性低的疾病。皮质醇水平不受影响，高醛固酮、低肾素为诊断标准，指南推荐 ARR（血浆醛固酮浓度与肾素的比值）为首选筛查方法。

241. ABCDE 安体舒通为醛固酮拮抗剂，降低醛固酮水平；β 受体拮抗剂抑制肾素血管紧张素醛固酮系统。血管紧张素转化酶抑制剂抑制 ACE 活性，减少血管紧张素 Ⅱ 的生成。噻嗪类利尿剂抑制 Na 和 Cl 的重吸收而起到排钠利尿的作用，使得钠钾的交换增多，增加 K 的排泄，影响肾素水平。血管紧张素受体拮抗剂直接阻断血管紧张素Ⅱ的 AT 受体，抑制血管紧张素Ⅱ作用。

242. ABCE 原发性醛固酮增多症临床主要表现为高血压伴低血钾。库欣综合征是由多种病因引起的以高皮质醇血症为特征的临床综合征，此外，长期应用外源性糖皮质激素或饮用酒精饮料等也可以引起类似库欣综合征的临床表现，此种类型称为类库欣综合征或药物性库欣综合征。主要表现为满月脸、多血质外貌、向心性肥胖、痤疮、紫纹、高血压、低钾性碱中毒、继发性糖尿病和骨质疏松等。Liddle 综合征又称假性醛固酮增多症，本病的特征是严重的高血压、低钾血症、代谢性碱中毒、低肾素血症。临床症状与醛固酮增多症相似，但是醛固酮分泌率很低，对螺内酯治疗无反应，对氨苯蝶啶或限盐治疗有效。巴特综合征即 Bartter 综合征，以低血钾性碱中毒，血肾素、醛固酮增高但血压正常，肾小球旁器增生和肥大为特征。先天性肾上腺增生症主要由于肾上腺皮质激素生物合成过程中所必需的酶存在缺陷，致使皮质激素合成不正常。多数病例肾上腺分泌理糖激素、理盐激素不足而雄性激素过多，故临床上出现不同程度的肾上腺皮质功能减退，伴有女孩男性化，而男孩则表现性早熟，此外尚可有低血钾或高血压等多种症候群。

243. BCE CYP11B1 酶催化 11 - 去氧皮质醇和 11 - 去氧皮质酮（DOC）分别转变为皮质醇和皮质酮。该酶缺陷导致皮质醇合成减少，ACTH 分泌增多，酶催化反应步骤的前体类固醇 11 - 去氧皮质醇、雄激素蓄积。

244. ABCD 11 - β - 羟化酶缺乏症的临床表现如下。1. 高血压：多为轻至中度高血压，水、钠潴留和血容量扩张所致；2. 皮肤色素沉着：ACTH 水平增高有关；3. 男性化表现：女性患者表现为阴蒂肥大、不同程度的阴唇融合，多毛和（或）痤疮。男性患者表现为非 GnRH 依赖性性早熟，阴茎过早发育，睾丸无增大。4. 生长加速：身体的直线生长加速，骨骺成熟加快，骨龄提前。

245. ACD 17 - α - 羟化酶缺乏症女性患者，以高血压、低血钾和性不发育为基本特征。女性患者内外生殖器为幼稚女性型，到了青春期年龄无性成熟表现，第二性征缺如，血卵巢激素低下、促黄体生成素（LH）和卵泡刺激素（FSH）升高。

246. ACDE 以下情况的高血压应考虑嗜铬细胞瘤的诊断：①血压波动幅度大，尤其是阵发性高血压与低血压交替出现（可能由于血压极度升高后反射性兴奋迷走中枢；或者嗜铬细胞瘤释放多巴胺，消除去甲肾上腺素的升压作用；或者以结合型多巴胺为主，后者与血压呈反相关）。②伴抽搐或直立性低血压或原因不明的休克。个别嗜铬细胞瘤瘤体出血坏死，常表现为剧烈腹痛，血压急剧升高，继而因儿茶酚胺突然释放减少而发生难治性休克，此类患者多诱发于用抗凝药后。③未经治疗的

高血压患者出现直立性低血压，尤其伴心动过缓（可能因立位儿茶酚胺大量释放，抑制交感神经反射，或过量儿茶酚胺使肾上腺素能受体敏感性降低，或血浆容量减少，或去甲肾上腺素代谢产物的假性神经递质作用，或肿瘤生成的扩血管物质）。④发作时伴一过性高血糖，白细胞计数及中性粒细胞增高以及发热等高代谢状态。⑤急进性高血压，伴视力及心功能减退。⑥短期内高血压频频发作，迅速恶化，并常并发心、脑、肾器官损害及昏迷甚至死亡，称急性嗜铬细胞瘤儿茶酚胺危象。多需急症手术抢救。

247. ABCE 由于 NF1 基因大小及其外显子的特点，NF1 的诊断主要通过临床诊断。一般不在散发性嗜铬细胞瘤患者中进行 NF1 基因筛查。

248. ACE 249. BCDE 250. ABCE

251. BCE 男性患者也可无任何症状或可出现青春期发育提前，如提早长胡须、提前出现生长加速及痤疮等。不只针对女性患者。女性 21 - 羟化酶缺乏症患者出生时可无外生殖器异常，在随后可能出现的雄激素分泌过多的表现中，其临床表现可有女性男性化、闭经、乳房发育不良等表现，也可能不典型，即使如此，女性患者的最终身高也会受到影响。75% 的患者除了出生后表现为皮质醇缺乏症群，女性新生儿的外生殖器男性化以外，还伴有失盐症候群。新生儿可在出生后 1 周内表现为肾上腺危象，拒食、昏睡、呕吐、腹泻、脱水、低血压、体重锐减等，可有高尿钠、低血钠、高血钾和代谢性酸中毒等临床表现，严重时可出现低血糖和低血容量性休克，亦称作失盐危象，多于出生后 2 周内出现。

252. ABD 253. ABCD 254. ACE 255. ABCD
256. ABCE 257. ABCDE 258. BD 259. ACDE
260. ABCDE 261. ABCDE

262. ABC 肾上腺皮质由外到内分三带：球状带、束状带、网状带。分别分泌盐皮质激素（醛固酮）、糖皮质激素（皮质醇）、性激素。

263. AC 醛固酮分泌增加，使肾脏重吸收钠离子增加，进而引起水重吸收增加，钠 - 钾离子、钠 - 氢离子交换增加，钾离子和氢离子排出增多。

264. ABCE 肾上腺素兴奋心脏血管 β1 受体，可使心肌收缩力加强，心率加快，心排血量增加，收缩压上升；对于全身不同部位血管作用不同：扩张冠状血管和骨骼肌血管，改善心肌供血，但对于皮肤、黏膜和内脏（如肾脏）血管起收缩作用。此外，尚有增加基础代谢，升高血糖及散大瞳孔等作用。

265. ABDE 失盐性肾病：可以是先天性或获得性，后者多见于慢性肾盂肾炎，主要是肾小球 - 肾小管对钠的滤过与重吸收的失平衡。肾小管对 ALD 不敏感和钠重吸收功能的缺陷，造成尿中钠盐的丢失，有低血压及脱

水表现。

266. ABCDE　皮质醇增多症典型临床表现主要是由于皮质醇分泌的长期过多引起蛋白质、脂肪、糖、电解质代谢的严重紊乱及干扰了多种其他激素的分泌，包括向心性肥胖、四肢消瘦、无力、满月脸、水牛背；皮肤多血质、有紫纹、痤疮、糖耐量异常；高血压；性腺功能紊乱；高尿钙和肾结石、骨质疏松。

267. AB　库欣病主要是由于皮质醇分泌的长期过多引起蛋白质、脂肪、糖、电解质代谢的严重紊乱及干扰性激素等的分泌，临床表现包括向心性肥胖、满月脸、痤疮、唇须；皮肤紫纹、多血质貌等；糖耐量异常；高血压；性腺功能紊乱等。多囊卵巢综合征以慢性无排卵和高雄激素血症为特征，主要临床表现为月经周期不规律、不孕、多毛、痤疮。弥漫性甲状腺肿、阿狄森病、尿崩症不会增加性激素分泌、不会引起病理性痤疮。

268. BC

269. ACDE　垂体性 Cushing 病多数能够被大剂量地塞米松抑制试验抑制，而异位 ACTH 综合征不能被抑制试验抑制，抑制作用较差；异位 ACTH 综合征血中 ACTH，血、尿皮质醇增高较垂体性 Cushing 病更为明显；约60%异位 ACTH 综合征可伴有胸部病变，常规做 X 线胸片、胸部 CT 有助于与垂体性 Cushing 病的鉴别；同时测定垂体静脉及外周静脉血 ACTH 浓度比值是鉴别垂体性 Cushing 病与异位 ACTH 综合征较为有效的方法，比值为 3 以上表明 Cushing 病，如在 1.8 以下为异位 ACTH 综合征。

270. ABDE

271. ABDE　1. 库欣综合征有多种表现：①典型病例：主要表现为向心性肥胖、满月脸、多血质、紫纹等，多见于垂体性库欣病、肾上腺腺瘤、异位 ACTH 综合征中的缓进型。②早期病例：以高血压为主，肥胖，但是向心性不显著，尿游离皮质醇明显增高。③重型：主要特征为体重减轻、高血压、水肿、低血钾性碱中毒。因癌肿所致重症者，病情重，进展迅速。④以并发症为主的病例：如心衰、脑卒中、病理性骨折、精神症状或肺部感染等，多数患者年龄较大，库欣综合征容易被忽略。2. 库欣综合征的高血压症状，因肾素-血管紧张素系统被激活，抑制血管舒张系统，使血压上升并有轻度水肿。3. ACTH 瘤常为微腺瘤，引起 Cushing 病，不依赖 ACTH 性双侧性肾上腺小结节性增生又叫 Meador 综合征。

272. ABCD

273. AB　原发性和继发性肾上腺皮质功能减退所共有的表现为乏力、虚弱和抑郁；纳差和体重减轻；头晕和直立性低血压；恶心、呕吐和腹泻；低钠血症；轻度正细胞贫血、淋巴细胞和嗜酸性粒细胞增多。

274. ABCD　275. CDE

276. ABCDE　原发性肾上腺皮质功能减退特有的表现是皮肤黏膜色素沉着、高血钾、皮肤白斑以及其他自身免疫性疾病的表现。继发性肾上腺皮质功能减退的表现为无明显贫血但肤色苍白、女性闭经、腋阴毛稀少、男性阳痿和睾丸小。同时出现其他垂体激素缺乏的表现，如继发性甲状腺功能减退、青春期延迟、尿崩症、视力视野改变等。

277. AC　肾上腺皮质功能减退症患者多有电解质紊乱表现，一般以低血钠和高血钾为主，血清 Na^+/K^+ 比值下降（小于 30）。

278. ABE　279. ABDE　280. ABC　281. ACE

282. ABC　原发性肾上腺皮质功能减退特有的表现是皮肤黏膜色素沉着、高血钾、皮肤白斑以及其他自身免疫性疾病的表现。

283. ABCD　284. ABCD　285. ABCD

286. ACD　17-羟化酶缺陷可见以下生化及临床异常：①雄激素及雌激素合成受阻，表现为女性性幼稚症，男性呈假两性畸形。②糖皮质激素合成受阻，血、尿皮质醇低，血 17-羟孕酮低，血 ACTH 升高。③盐皮质激素合成途径亢进，伴孕酮、去氧皮质酮、皮质酮升高，引起潴钠、排钾、高血压、高血容量，抑制肾素-血管紧张素活性，导致醛固酮合成减少。

287. ABCD　288. ABCD　289. ABCD　290. BCDE

291. ABCD　292. ABCD

293. ABC　对于肾上腺危象加量口服糖皮质激素无抢救作用。

294. ACE　295. ABCE　296. ABCE　297. BCDE

298. BCDE　299. ACDE　300. AB

301. ACD　1. 皮质醇增多症是指所有引起循环当中糖皮质激素长期增多的临床表现，大多数皮质醇增多的患者都有糖耐量异常，部分患者有临床糖尿病。垂体微腺瘤为主要原因。2. 男女性别之比为 1∶（3~8），男女差别极为显著，原因尚不明。库欣病可发生在任何年龄，以 25~45 岁为多见。

302. BDE　303. ABE

304. ABC　黑色素斑-胃肠多发性息肉综合征：本病特点为局限性黏膜增厚、皮肤色素沉着和胃肠多发性息肉。色素沉着多分布于口周、上下唇与颊黏膜等处，为圆形、卵圆形或不规则的棕色至黑色斑点，直径 1~5mm 或更大。同样的色素沉着也可发生于鼻孔或眼眶周围。胃肠道息肉可做胃镜和纤维结肠镜检查以助诊断。

三、共用题干单选题

305. E　306. A

307. B　双侧肾上腺皮质增生多由一垂体肿瘤导致，是 ACTH 依赖型，血中 ACTH 增高，大剂量地塞米松抑制试验能抑制，而肾上腺皮质癌肿是 ACTH 非依赖型，血中

ACTH 不增高，大剂量地塞米松抑制试验不被抑制。

308. C   309. A   310. D

311. D   患者既往有 Addison 病病史，感冒后更容易诱发肾上腺皮质功能不全危象。

312. C   肾上腺危象表现为低血糖症、低钠血症，血钾可低可高。如不及时抢救，可发展至休克、昏迷、死亡，因此需要急查电解质及血糖，及时治疗。

313. E   肾上腺危象治疗为内科急症，应积极抢救。①补充液体：典型的危象患者液体损失量约达细胞外液的 1/5，故于初治的第 1、2 日内应迅速补充生理盐水每日 2000~3000ml。②糖皮质激素：立即静注氢化可的松 100mg，使血皮质醇浓度达到正常人在发生严重应激时的水平。

314. B   患者主要表现为高血压和低血钾，因此最符合该表现的是醛固酮增多症。

315. B   卡托普利激发试验：患者在坐位或者站立至少 1h 后服用 25~50mg 卡托普利，在服用前和服药后 1~2h，坐位测定肾素、醛固酮和皮质醇。原发性醛固酮增多症患者血醛固酮抑制率 <30%。该试验主要是应用于诊断原发性醛固酮增多症的一种方式。

316. C   肾上腺 CT 可协助鉴别肾上腺腺瘤与增生，并可确定腺瘤的部位。肿瘤体积大，直径达 5cm 或更大者，提示肾上腺癌。MRI 也可用于醛固酮瘤的定位诊断，MRI 对醛固酮瘤检出的敏感性较 CT 高，但特异性较 CT 低。

317. C   318. B   319. D

320. B   患者主要表现为高血压和男性化发育，考虑可能是由于 11-β-羟化酶缺陷导致皮质醇合成减少，ACTH 分泌增多，酶催化反应步骤的前体类固醇 11-去氧皮质醇、11-去氧皮质酮和雄激素蓄积导致。

321. D   该病具有遗传特性，为常染色体隐性遗传。因此染色体核型分析有助于诊断。

322. E   该病主要由于糖皮质激素缺乏所致，因此治疗主要是糖皮质激素替代治疗，首选泼尼松，其次才是降压等对症治疗。

323. D   患者血压升高，并且常规降压药物治疗无效，α-受体拮抗剂治疗有效。说明患者的高血压主要是由于肾上腺素分泌较多引起的，属于嗜铬细胞瘤的特点。

324. C   嗜铬细胞瘤持续或间断地释放大量儿茶酚胺，因此检查儿茶酚胺可以帮助诊断。

325. D   美托洛尔属于 β 受体拮抗药，如单独用 β 受体拮抗药，则由于阻断 β 受体介导的舒血管效应而使血压升高，甚而发生肺水肿，尤其是分泌肾上腺素为主的患者。因此不宜单独用美托洛尔，需要联合 α 受体拮抗药。

326. C   患者表现为血压高，血甲氧基肾上腺素及甲

氧基去甲肾上腺素明显升高，双侧肾上腺占位，考虑是嗜铬细胞瘤，患者右侧甲状腺占位，考虑是甲状腺癌。有多种内分泌器官发生肿瘤的综合征被称为多发性内分泌腺瘤病，而且表现为上述两种类型的是 2 型。

327. B   MEN-2 中的甲状腺髓样癌，由于其病变为多中心性，应作全部甲状腺切除术及中心性淋巴结切除。如同时存在嗜铬细胞瘤，应先切除嗜铬细胞瘤，以免在行甲状腺髓样癌手术时诱发高血压危象或心力衰竭等危险。

328. E   甲状腺髓样癌（MTC）为 MEN-2 中最常见并且最早出现的病变。

329. B   MEN-2 的发病机制系 ret 原癌基因（RET）发生突变所致。

330. D   患者满月脸、有唇须、痤疮、毳毛增多增粗、高血压，考虑为皮质醇增多症引起可能，该病患者除以上临床表现，还有向心性肥胖、皮肤宽大紫纹、多血质等。

331. A   正常人存在明显的皮质醇昼夜节律性，而皮质醇增多症患者除血皮质醇增多，皮质醇节律亦有异常，可以辅助诊断。

332. D   患者 24h 尿 17-羟、17-酮水平明显高于正常，血浆皮质醇节律异常，考虑皮质醇增多症。常见病因包括垂体或垂体外肿瘤分泌过多 ACTH、原发性肾上腺皮质肿瘤，可行双肾上腺 CT 和蝶鞍 MRI 检查定位诊断。

333. A   患者高血压、肌无力、指端麻木、反复手足抽搐，考虑可能低钾血症引起周期性麻痹，需测定血钾水平明确。

334. C   患者高血压、反复手足抽搐，考虑醛固酮增多症可能，醛固酮增多症由于醛固酮分泌增多，导致潴钠排钾，体液容量扩张，抑制肾素-血管紧张系统活性。可进行肾素-血管紧张素-醛固酮测定明确诊断。

335. D   原发性醛固酮增多症临床表现为高血压、低钾性碱中毒和周期性麻痹、多饮多尿。患者高血压、肌无力、指端麻木、多饮多尿、反复手足抽搐，考虑原醛症诊断。

336. A   对于醛固酮腺瘤，手术切除为根治治疗。手术效果一般较好，术后电解质紊乱得以纠正，多尿、多饮症状消失，大部分患者血压降至正常。

337. A   Addison 病的主要病因为肾上腺结核，该患者一直行激素替代治疗，现有盗汗、午后低热、消瘦、红细胞沉降率加快、OT 强阳性，诊断考虑活动性结核。

338. B   患者为活动性结核可能性大，需在激素替代治疗基础上加抗结核治疗控制结核进展，防止结核感染发生肾上腺危象。

339. C   利福平可诱导肝微粒体酶活性增加导致氢化可的松等糖皮质激素代谢加快，当应用利福平时，需增

加糖皮质激素替代量以防止糖皮质激素替代不足发生肾上腺危象。

340. D 患者既往有 Addison 病史、10 天前有流涕、咽痛、咳嗽、发热等应激状态的诱因，继而出现昏迷、低血压，考虑是肾上腺皮质功能不全继发的肾上腺危象。

341. C 肾上腺危象发生时，肾上腺皮质激素极度缺乏，包括糖皮质激素和盐皮质激素同时缺乏，糖皮质激素缺乏时，糖异生减少，糖原利用度低，可出现空腹低血糖，盐皮质激素缺乏，导致水盐代谢紊乱，因此需急查电解质及血糖。

342. E 肾上腺危象时，肾上腺皮质激素缺乏大多为混合性的，即糖皮质激素和潴钠激素两者皆缺乏。治疗的根本目标是保持循环中有充足的糖皮质激素及补充钠和水的不足。治疗包括静脉输注大剂量糖皮质激素、纠正低血容量和电解质紊乱、去除诱因及全身支持治疗。

343. A 该患者因流涕、咽痛、咳嗽、发热等应激状态的诱因，发生肾上腺危象。需告知患者今后在发热、感染等应激状态下，需增加糖皮质激素剂量以防止肾上腺危象再次发生。

344. D 嗜铬细胞瘤的高血压特征之一是阵发性高血压型，发作时血压骤升，收缩压可达 200 ~ 300mmHg，舒张压亦明显升高，可达 130 ~ 180mmHg，伴剧烈头痛，呈紧箍样疼痛，面色苍白，大汗淋漓，心动过速，心前区及上腹部紧迫感，发作终止后，可出现面颊部及皮肤潮红、全身发热、流涎、瞳孔缩小等迷走神经兴奋症状，并可有尿量增多。该例患者平素血压正常、一遇情绪激动有头疼、心悸、出汗、心前区紧迫感，视物模糊，血压骤升，考虑嗜铬细胞瘤诊断。

345. C 嗜铬细胞瘤的诊断如下。1. 血、尿儿茶酚胺及其代谢物测定：尿儿茶酚胺及其代谢物香草基杏仁酸（VMA）及甲氧基肾上腺素（MN）和甲氧基去甲肾上腺素（NMN）皆升高，常在正常高限的 2 倍以上，其中 MN、NMN 的敏感性和特异性最高。2. 药理试验：酚妥拉明是一种 α - 肾上腺素能受体拮抗剂，可阻滞儿茶酚胺的 α - 受体效应，使因儿茶酚胺水平增高引起的持续性或阵发性高血压迅速下降。因此通过对酚妥拉明的反应，可以判断高血压与嗜铬细胞瘤的关系。3. 影像学检查：B 超、肾上腺 CT 扫描、MRI、放射性核素标记的间碘苄胍（MIBG）。

346. B 嗜铬细胞瘤药物治疗首选酚苄明，它是一种 α - 肾上腺素能受体拮抗剂，可阻滞儿茶酚胺的 α - 受体效应，使因儿茶酚胺水平增高引起的持续性或阵发性高血压迅速下降。

347. C 患者高血压伴头痛、心悸、出汗，既往亦有类似阵发性症状，考虑嗜铬细胞瘤可能，血、尿儿茶酚胺及其代谢物测定可助于诊断，尿儿茶酚胺及其代谢物

香草基杏仁酸（VMA）升高，可行 24 小时尿 VMA 定性初筛。

348. B 酚妥拉明是一种 α - 肾上腺素能受体拮抗剂，阻滞儿茶酚胺的 α - 受体效应，患者因儿茶酚胺水平增高引起的持续性高血压可迅速下降。酚妥拉明试验可以判断高血压与嗜铬细胞瘤的关系，试验结果阳性表明高血压原因为嗜铬细胞瘤，则可明确诊断。

349. E 低血糖反应有激动不安、饥饿、心动过速、收缩压升高、舒张压降低、大汗、面色苍白等交感神经兴奋症状，在没有葡萄糖纠正的情况下，随着时间推移，患者可出现嗜睡、注意力涣散、昏迷等表现，但无低血压。因此不考虑低血糖反应的可能。

350. B 患者阵发性高血压后出现低血压休克，应紧急行去甲肾上腺素静脉滴注，收缩小动脉和小静脉血管、加强心肌收缩，使心率上升纠正低血压。

351. C

352. B 一些非内分泌腺肿瘤能产生和分泌激素或激素类物质，引起内分泌紊乱的临床症状，这种肿瘤称为异位内分泌性肿瘤，其所引起的临床症状称为异位内分泌综合征。此类肿瘤多为恶性肿瘤，如类癌、嗜铬细胞瘤等，可产生生物胺或多肽激素。老年患者的嗜铬细胞瘤，伴剧烈呛咳，应高度怀疑肺部肿瘤引起的异位内分泌综合征。

353. A 354. B 355. D 356. C 357. A 358. D 359. D 360. A 361. C 362. B 363. D 364. A 365. B 366. D

367. B 正常成人尿游离皮质醇排泄量为 130 ~ 304nmol/24h，均值为（207 + 44nmol/24h），因其能反映血中游离皮质醇水平，且少受其他色素干扰，诊断价值高，故应首先检测。

368. C 369. E 370. A 371. C

372. C 盐皮质激素过多综合征的病因为先天性 11β - 羟类固醇脱氢酶（11β - HSD）缺陷，不能将皮质醇转变为无活性的皮质素，引起盐皮质激素过多，可出现以下生化及临床异常：①雄激素及雌激素合成受阻，雌激素减低，在女性引起性幼稚症，男性呈假两性畸形。②糖皮质激素合成受阻，血、尿皮质醇减低，血 17 - 羟孕酮降低，血 ACTH 升高。③盐皮质激素合成途径亢进，伴孕酮、去氧皮质酮、皮质酮升高，引起潴钠、排钾、高血压、高血容量，抑制肾素血管紧张素活性，导致醛固酮合成减少。

373. C

374. C 原醛症由于肾上腺皮质增生或肿瘤而自主分泌过多醛固酮，临床表现为高血压、钠潴留，伴或不伴低钾血症，故该患者检查最可能出现醛固酮增多。

375. E 高钠试验适用于无明显低血钾，而临床高度

怀疑为原醛症患者。

376. C　377. A　378. B　379. B　380. E　381. E

382. C　383. A　384. A　385. D

386. C　原醛症指肾上腺皮质分泌过量醛固酮，导致体内潴钠、排钾、血容量增多。临床主要表现为高血压、低血钾引起的神经肌肉功能障碍，肌无力及周期性麻痹，肢端麻木，手足搐搦等。患者反复发作肌无力及周期性麻痹、夜尿增多，口渴，有高血压，甲状腺无肿大，怀疑高血压合并低血钾周期性麻痹，考虑原发性醛固酮增多症可能。

387. C　螺内酯能在肾远曲小管竞争性拮抗醛固酮的排钾效应，对肾小管也无直接作用。原发性醛固酮增多症患者给予螺内酯后，可使肾小管排钾减少，排钠增加，血钾升高，血钠降低。螺内酯试验也用于辅助诊断醛固酮增多症。

388. C　原发性醛固酮增多症的病变部分在肾上腺，肾上腺皮质分泌过多的醛固酮可抑制肾素－血管紧张素水平，继发性醛固酮增多症是由于肾素－血管紧张素系统兴奋继而分泌过多的醛固酮，因此测定肾素－血管紧张素水平是鉴别原发性和继发性醛固酮增多症的关键。

389. D　该患者肥胖、血压升高、血浆皮质醇分泌异常，考虑库欣综合征及单纯性肥胖。鉴别诊断首先需完善小剂量地塞米松抑制试验。

390. A

391. D　该患者阵发性头痛、高血压需考虑嗜铬细胞瘤，实验室检查 24 小时尿 VMA 定量升高可支持该诊断。

392. A　可出现发作性低血压、休克等发现，这可能与肿瘤坏死，瘤内出血，使儿茶酚胺释放骤停，或发生严重心脏意外等有关。

393. D　如腹部 CT 检查未发现异常，MIBG 可显示分泌儿茶酚胺的肿瘤及转移病灶。

394. B　注射酚妥拉明 2～3 分钟内血压迅速下降，较注射前下降 4.67/3.33kPa（35/25mmHg）以上，且持续 3～5 分钟为阳性反应。嗜铬细胞瘤患者酚妥拉明试验阳性率较高。

395. D　患者高血压、低血钾，代谢性碱中毒，怀疑醛固酮增多症和皮质醇增多症可能，但患者伴有咳嗽、咯血，有可能是异源性 ACTH 综合征造成的库欣综合征，异源性库欣综合征指垂体－肾上腺外的肿瘤分泌类似 ACTH 活性的物质引起 Cushing 综合征，多见于小细胞肺癌、不同部位的类癌等，由于病程短，病情重，消耗严重，不出现向心性肥胖、紫纹等，而主要表现为明显的色素沉着、高血压、水肿，严重低血钾伴肌无力，碱中毒、糖尿病、雄激素增多。

396. A　患者有口干、眼干，伴高血压、低血钾和酸性物增多，考虑可能为干燥综合征引起的肾小管性酸中毒。原发性醛固酮增多症一般无酸中毒，Liddle 综合征常有醛固酮降低，而 Bartter 综合征为代谢性碱中毒、血压正常。

397. A　血清钾正常值：3.5～5.5mmol/L，尿钾正常值：25～125mmol/24 小时，尿钠正常值：27～387mmol/24h。尿钠临床意义：当血钠超过 110～130mmol/L 时可从尿中排出多余的钠。由于摄入过少或胃肠道皮肤丢失引起者，则尿钾排泄量常 <20mmol/L。

398. D　儿茶酚胺性心肌病是由于分泌儿茶酚胺的病灶向血液中持续或间断释放大量儿茶酚胺造成的心肌损害，是嗜铬细胞瘤较为严重的并发症。嗜铬细胞瘤中儿茶酚胺性心肌病的发病率为 32.0%～65.4%。手术切除肿瘤以及积极的药物治疗可使心肌损害完全恢复。

399. E　嗜铬细胞瘤患者行酚妥拉明试验时血压迅速下降。

400. E　原发性醛固酮增多症早期表现为高血压，随后表现低血钾、夜尿增多、继发口渴、多饮，现患者心电图改变提示低血钾，因此支持该诊断。

401. E　现患者心电图改变提示低血钾，因此应该立即检查血钾。

402. C

403. C　小细胞肺癌或支气管类癌是引起库欣综合征的最常见细胞类型，这些患者中很多瘤组织甚至血中可测到促肾上腺皮质激素（ACTH）增高。该患者为中老年男性患者，有痰中带血、胸痛、消瘦症状，查体右下肺可闻及固定干湿性啰音，应考虑肺癌可能。且该患者合并有低血钾、类固醇性糖尿病、高血压等，支持肺癌伴异源性 ACTH 综合征诊断。

404. D　高血压伴低血钾时考虑原发性醛固酮增多症。

405. C　原醛症时细胞内钾离子减少，pH 下降。

406. D

407. C　患者既往有 Addison 病，有感染诱因，出现神经精神症状，应考虑肾上腺皮质功能不全危象。

408. C　肾上腺危象的治疗：补充盐水及糖皮质激素。

409. C　肾上腺皮质功能减退的患者，在发热、感染等应激状态下，需增加糖皮质激素剂量以防止肾上腺危象发生。

410. E　Addison 病即原发性慢性肾上腺皮质功能减退症，最具特征性者为全身皮肤色素沉着，对感染、外伤等各种应激的抵抗力减弱。肾上腺危象常发生于感染、创伤、呕吐、腹泻或突然中断肾上腺皮质激素治疗等应激情况下，表现为恶心、呕吐、腹痛、腹泻脱水、血压降低、精神失常、低血糖、低血钠等。如不及时抢救可发展为休克、昏迷、死亡等。结合病史，该患者昏迷最可能的原因是肾上腺皮质功能不全危象。

411. D Addison 病平时用适当基础量以补充生理需要，在出现并发症时根据情况适当加量糖皮质激素基础量。

412. A Addison 病实验室检查异常结果可有：电解质紊乱，低血钠、低血糖等。

413. E 肾上腺危象的治疗方法为补充盐水及糖皮质激素。

414. B 患者乏力半年，发作性手足抽搐伴软瘫提示低血钾，结合高血压病史，考虑可能性大的疾病是原醛症。

415. E 该题考察的是低钾血症的病因诊断。题干中提示尿钾增多，故需先行肾素 – 血管紧张素 – 醛固酮测定了解尿钾增多的原因。

416. D

417. E CT 提示右侧肾上腺腺瘤，首选手术治疗。

418. C 该题考察的是原醛症的术前准备，需用螺内酯保钾，降压治疗。

419. D 该患者有向心性肥胖，痤疮，腹壁、腘窝及腋窝周围紫纹等库欣综合征的典型临床表现，应首先考虑库欣综合征诊断。

420. D 库欣综合征为各种病因造成肾上腺分泌过多糖皮质激素（主要是皮质醇）所致病症的总称；血浆皮质醇分泌增多，失去昼夜分泌节律，且不能被小剂量地塞米松抑制是各型库欣综合征共有特点，库欣综合征患者血皮质醇浓度早晨高于正常，晚上不明显低于清晨。

421. B 小剂量抑制地塞米松试验可进一步明确皮质醇增多症的诊断，即每 6 小时给予小剂量地塞米松口服，服药日晨及次日晨 8：00 抽血，测定血浆游离皮质醇；如测定值较对照值下降超过 50%，是单纯肥胖者或正常人的表现，而血皮质醇下降不明显，提示血皮质醇不被抑制，是库欣综合征引起皮质醇增多症的表现。

422. D 423. D 424. A 425. C 426. C 427. D
428. D 429. E 430. E 431. C 432. C 433. D
434. C 435. B 436. C 437. B 438. D 439. E
440. B 441. B 442. A

443. B 为进一步明确诊断，应采取酚妥拉明抑制试验，如注射酚妥拉明 2～3 分钟内血压迅速下降，较注射前下降 4.67/3.33kPa（35/25mmHg）以上，且持续 3～5 分钟者为阳性反应。嗜铬细胞瘤患者本试验阳性率较高。

四、案例分析题

444. ADG 该患者主因"皮肤紫纹伴头痛 2 月"来诊，查体可见肥胖体型，应考虑单纯性肥胖 Cushing 综合征或垂体促肾上腺皮质激素（ACTH）分泌亢进引起的 Cushing 病。Cushing 综合征需要特别注意与单纯性肥胖

鉴别。

445. DH 为进一步明确诊断，应首先完善血浆游离皮质醇、尿游离皮质醇及其代谢产物的测定，如发现患者血浆皮质醇多增高且昼夜分泌节律消失，24 小时尿游离皮质醇含量升高，测定 24 小时尿 17 – 酮类固醇（17 – KS）和尿 17 – 羟皮质类固醇（17 – OH）含量升高，有助于库欣综合征的诊断。

446. F 小剂量抑制地塞米松试验可进一步明确皮质醇增多症的诊断，即每 6 小时给予小剂量地塞米松口服，服药日晨及次日晨 8：00 抽血，测定血浆游离皮质醇；如测定值较对照值下降超过 50%，是单纯肥胖者或正常人的表现，而血皮质醇下降不明显，提示血皮质醇不被抑制，是库欣综合征引起皮质醇增多症的表现。

447. H 大剂量地塞米松抑制试验对肾上腺皮质增生和肾上腺腺瘤具有重要鉴别价值，肾上腺皮质腺瘤引起的高皮质醇血症已在很大程度上抑制了垂体促肾上腺皮质激素的分泌，再给予外源性大量糖皮质激素，也不会对促肾上腺皮质激素分泌有很大影响，血、尿皮质醇变化不大；相反，大剂量地塞米松对肾上腺皮质增生会有一定抑制作用，使垂体促肾上腺皮质激素分泌减少，皮质醇分泌也相应减少，抑制率多能达到 >50%。

448. ADEG 阻滞肾上腺皮质激素合成的药物有：①米托坦（双氯苯二氯乙烷）：可使肾上腺皮质束状带及网状带萎缩、出血、细胞坏死，主要用于肾上腺癌的治疗。②美替拉酮（SU4885）：能抑制肾上腺皮质 11β – 羟化酶，以而抑制皮质醇的生物合成。③安鲁米特：此药能抑制胆固醇转变为孕烯醇酮，故皮质激素的合成受阻，对肾上腺癌不能根治的病例有一定疗效。此外，酮康唑亦可使皮质类固醇产生量减少。

449. BDG 因肾上腺皮质腺瘤引起的高皮质醇血症已在很大程度上抑制了垂体促肾上腺皮质激素的分泌，给予大剂量外源性糖皮质激素，不会对促肾上腺皮质激素分泌有很大影响，血、尿皮质醇亦变化不大；相反，大剂量地塞米松对垂体病变引起的皮质醇增多症会有一定抑制作用，使垂体促肾上腺皮质激素分泌减少，皮质醇分泌也相应减少，抑制率多能达到 >50%。血浆 ACTH 测定对库欣综合征病因的鉴别有参考意义，垂体性皮质醇增多症表现为血浆 ACTH 升高（ >3.3pmol/L），而肾上腺皮质腺瘤表现为血浆 ACTH 下降（ <1.1pmol/L）。对于 CRH 兴奋试验，垂体性皮质醇增多症正常反应或过度，而肾上腺皮质腺瘤无反应。

450. CD 明显的低血钾性碱中毒主要见于肾上腺皮质癌和异位 ACTH 综合征。除皮质醇大量分泌外，具盐皮质类固醇作用的去氧皮质酮（DOC）分泌也增多。

451. F 嗜铬细胞瘤起源于肾上腺髓质、交感神经节或其他部位的嗜铬组织，这种瘤持续或间断地释放大量

儿茶酚胺，引起持续性或阵发性高血压和多个器官功能以及代谢紊乱。该患出现阵发性高血压是此疾病的特征性表现。

452. ABCDEFGH 嗜铬细胞瘤临床表现个体差异大，临床症状及体征与儿茶酚胺分泌过量有关，以心血管症状（高血压、低血压、休克、心律失常、心力衰竭等）为主，兼有其他系统（消化、泌尿、血液等）和代谢紊乱（高代谢状态、糖脂及电解质紊乱等）等等多种表现。

453. ADGH 高浓度的肾上腺素作用于中枢神经系统，尤其是交感神经系统而使耗氧量增加，基础代谢率增高可致发热、消瘦。少数患者可出现低钾血症，可能与儿茶酚胺促使 K^+ 进入细胞内及促进肾素、醛固酮分泌有关，故出现低钾血症。也可出现高钙血症，可能为肿瘤分泌甲状旁腺激素相关蛋白。胆石症的发生率较高，与儿茶酚胺使胆囊收缩减弱，Oddi 括约肌张力增强，可致胆汁潴留有关。

454. ABCDEFGH 嗜铬细胞瘤患者发生高血压危象的诱发因素可为情绪激动、体位改变、吸烟、创伤、排尿、排便、灌肠、扪压肿瘤、麻醉诱导和使用药物（如组胺、胍乙啶、胰高血糖素、甲氧氯普胺）等。

455. ABCEFGH 在持续性高血压型患者中血、尿儿茶酚胺及甲氧基肾上腺素（MN）和甲氧基去甲上腺素（NMN）皆升高，常在正常高限两倍以上，MN、NMN 的敏感性和特异性最高。阵发性者儿茶酚胺在发作后才高于正常，需在发作后测定。香草基杏仁酸（VMA）是肾上腺素和去甲肾上腺素经单胺氧化酶（MAO）和儿茶酚胺 - o - 甲基转移酶（COMT）的作用下，甲基化和脱氨基而产生的降解产物，VMA 主要是从尿中排出。

456. D 酚妥拉明是一种 α - 肾上腺素能受体拮抗剂，可阻滞儿茶酚胺的 α - 受体效应，使因儿茶酚胺水平增高引起的持续性或阵发性高血压迅速下降。因此通过对酚妥拉明的反应，可以判断高血压与嗜铬细胞瘤的关系。

457. C 血压不高的嗜铬细胞瘤患者静注胰高血糖素 1mg 后约 1 ~ 3 分钟内，血浆儿茶酚胺增加 3 倍以上或升至 2000pg/ml，血压上升。

458. A 嗜铬细胞瘤手术切除前采用 α 受体拮抗剂使血压下降，减轻心脏的负担，并使原来缩减到血管容量扩大。

459. BCFH

460. ABCDEFGH 结合该患者病史和实验室检查，考虑低促性腺激素性腺功能减退症（HH），需进行 GnRH 兴奋试验。HH 患者通常无皮肤色素沉着，结合该患者有疲乏无力、血压偏低，需考虑是否有肾上腺皮质功能减退症，因此需进行电解质、ACTH 和皮质醇检测。无晨间

勃起、无胡须和阴毛生长考虑行垂体 MRI、血甲状腺激素检查。

461. H 该患者血钾增高，ACTH 升高，皮质醇降低，提示肾上腺皮质功能减退。临床上，如果同时具有肾上腺皮质功能减退和 HH，常常需考虑先天性肾上腺发育不良（AHC）。该疾病系 DAX - 1 基因突变所致，该基因在肾上腺和下丘脑、垂体均有表达，因此 DAX - 1 基因突变可以同时累及肾上腺、下丘脑和垂体。

462. ADGI 该患者有乏力，血 ACTH 升高，皮质醇降低，提示糖皮质激素补充不到位，故需要增加剂量。该患者血钾升高，提示盐皮质激素不足。醋酸可的松在肝脏转化成氢化可的松（即皮质醇），与内源性糖皮质激素相同，成为替代治疗的首选。而且醋酸可的松还具有一定的盐皮质激素样活性，故该患者首先考虑增加醋酸可的松剂量。也可适当使用少量盐皮质激素氟氢可的松，同时可以考虑使用 HCG 和（或）雄激素治疗 HH。

463. E 对于有生育要求的先天性肾上腺发育不良患者，有报道使用促性腺激素治疗，如绒促性素（HCG）、人绝经期促性腺激素（HMG）、卵泡促性腺激素（FSH）、GnRH 脉冲治疗或雄激素与 HCG 联合治疗后，生育成功的病例。

464. ABC 患者双肾上腺全切术后 4 年，皮肤黏膜变黑，手术瘢痕等部位可见色素沉着，提示原发性肾上腺皮质功能减退；患者垂体瘤切除术后，肾上腺反复增生、头痛、视物模糊等，提示异位 ATCH 综合征；患者反复发作恶心、食欲减退、体重减轻等，提示消化系统疾病。

465. ABCDF 患者为异位 ACTH 综合征，需要找原发病灶，故需进行影像学检查，包括垂体 MRI、胸部 X 线、腹部 B 超等；患者原发性肾上腺皮质功能减退，同时要检查腺垂体及肾上腺功能检查，并可伴有低血钠、高血钾，可有空腹低血糖，故需要检查血电解质、血糖等。血气分析对诊断本病无意义。

466. B **467. ABCDE** **468. ABCDEF** **469. ADEG**
470. ABCDF **471. ABCEF** **472. ADG**

473. CDEFJ 库欣综合征的定性诊断包括：24 小时尿游离皮质醇、午夜唾液皮质醇测定、血清皮质醇节律、午夜 1mg 地塞米松抑制试验、小剂量地塞米松抑制试验（2mg/d，48 小时）。

474. ABEF 库欣综合征 2011 年专家共识：中重度肾功能不全 GFR < 60ml/min 时可出现 24 小时尿游离皮质醇（UFC）降低的假阴性结果，周期性库欣综合征患者的病情休止期及一些轻症患者的 UFC 水平可以正常。药源性库欣综合征是因为外源糖皮质激素的补充，可抑制肾上腺皮质分泌糖皮质激素，导致内源性皮质醇减少。垂体功能减退导致 ACTH 减低可导致皮质醇分泌减少。

475. ABDE 患者的血皮质醇明显降低，又存在典型

皮质醇增多症外貌，考虑药物性库欣综合征可能性大，故需详细询问药物使用史，并完善 ACTH 测定进一步明确。并完善血肌酐及 GFR 测定排除肾功能影响。

476. ABC 拟诊库欣综合征的患者，应仔细询问近期内有无使用糖皮质激素病史，包括口服、直肠用、吸入、外用或注射剂，尤其是含有糖皮质激素的外用软膏、关节腔内或神经髓鞘内注射剂等，以排除药源性库欣综合征的可能。追问病史，该患者长期服用中成药治疗痤疮，不排除长期服用的中成药中含有激素，故考虑药源性库欣综合征可能性极大，患者的肾功能正常，ACTH 及皮质醇均减少，患者中腹部 CT 提示双侧肾上腺萎缩，临床强烈支持药源性库欣综合征诊断。患者出现高热、心率快、血压偏低，可能因长期使用糖皮质激素，肾上腺皮质分泌皮质醇功能受到抑制，CT 显示双侧肾上腺已经萎缩，故突然停药，肾上腺皮质分泌皮质醇功能尚未恢复，极易出现急性肾上腺皮质功能减退，属于继发性肾上腺功能减退范畴。

477. ACEH 肾上腺危象处理包括补液、补充糖皮质激素、积极抗感染治疗，密切观察病情包括监护血压、心率。

478. BDE 患者存在高血压、糖代谢异常，皮肤易出现皮下瘀斑，情绪低落，体查皮肤菲薄，脸部皮肤潮红，锁骨上窝脂肪垫，四肢相对瘦小，根据以上病史、体征临床需首先考虑"库欣综合征"，患者为中年女性，临床存在库欣综合征可能，同时伴血糖升高需要考虑库欣综合征导致的"特殊类型糖尿病（类固醇性糖尿病）"。近 3 月出现情绪低落，有厌世感，睡眠差，食欲欠佳。考虑抑郁症。

479. BDEGI 皮质醇节律消失，小剂量地塞米松抑制试验不被抑制，诊断"库欣综合征"成立，下一步需进行库欣综合征病因诊断，需进行的检查包括血浆 ACTH、大剂量地塞米松抑制试验、CRH 兴奋试验、ACTH 兴奋试验、甲吡酮试验、岩下静脉窦采血及肿瘤指标、影像学检查等。

480. ADEF 中腹部增强 CT 提示左侧肾上腺结节灶，考虑肾上腺腺瘤可能性大。肾上腺腺瘤属于非 ACTH 依赖的库欣综合征，检查结果见 24 小时尿游离皮质醇、尿 17 - 羟、尿 17 - 酮升高，大剂量地塞米松抑制试验不被抑制，血 ACTH 降低，ACTH 兴奋试验无反应。

481. ADE 严重低钾性碱中毒，主要见于异位 ACTH 综合征、重型库欣病、肾上腺皮质癌，具体机制为有盐皮质激素活性的去氧皮质酮、皮质酮产生过多，以及皮质醇分泌量过高，超过了肾远曲小管上皮细胞中 2 型 11β - 羟化类固醇脱氢酶将皮质醇转化为无活性皮质素的能力，于是皮质醇作用于盐皮质激素受体使其激活，发挥潴钠排钾泌氢效应。

482. CEH 正常人血浆中的糖皮质激素主要为皮质醇，生物学作用包括：促进糖异生；使蛋白质分解增加，合成减少；促进脂肪分解，导致体内脂肪重新分布；降低肾小球入球小动脉的阻力，增加肾血浆流量，使肾小球滤过率增加，有利于水的排出；降低肌肉和脂肪等组织对胰岛素的反应性；血液中儿茶酚胺含量增加，增加醛固酮分泌。

483. C 肾上腺皮质功能减退症最具特征性的表现为全身皮肤色素加深，暴露处、摩擦处、乳晕、瘢痕等处尤为明显，黏膜色素沉着见于牙龈、舌部、颊黏膜等处，系垂体 ACTH、黑素细胞刺激素分泌增多所致。其他症状包括：① 神经、精神系统：乏力，淡漠，易疲劳，重者嗜睡、意识模糊，可出现精神失常。②胃肠道：食欲减退，嗜咸食，胃酸过少，消化不良；有恶心、呕吐、腹泻者，提示病情加重。③心血管系统：血压降低，心脏缩小，心音低钝；可有头晕、眼花、直立性晕厥。④代谢障碍：糖异生作用减弱，肝糖原耗损，可发生低血糖症状。⑤肾：排泄水负荷的能力减弱，在大量饮水后可出现稀释性低钠血症；糖皮质激素缺乏及血容量不足时，抗利尿激素释放增多，也是造成低血钠的原因。⑥生殖系统：女性阴毛、腋毛减少或脱落、稀疏，月经失调或闭经，但病情轻者仍可生育；男性常有性功能减退。⑦对感染、外伤等各种应激的抵抗力减弱，在发生这些情况时可出现肾上腺危象。⑧如病因为结核且病灶活跃或伴有其他脏器活动性结核者，常有低热、盗汗等症状，体质虚弱，消瘦更严重。实验室检查可见基础血、尿皮质醇，尿 17 - 羟皮质类固醇测定降低，基础 ACTH 测定明显增高。患者既往肺结核病史，临床表现为恶心、呕吐、易疲劳，精神萎靡，体重减轻，皮肤渐发黑，以面部及手掌处明显，查体可见血压降低，皮肤色泽发暗，血浆皮质醇测定低于正常参考值，结合患者以上临床表现及血浆皮质醇水平，应考虑肾上腺皮质功能减退症。

484. CE 继发性肾上腺皮质功能减退症血浆 ACTH 水平降低或在正常范围低限。肾上腺 CT 双侧肾上腺可见点状钙化多是结核的典型表现。CT 对肾上腺萎缩诊断价值低。但肾上腺结核病灶表现特征明显：①形态改变，见类圆形或卵圆形肿块，或分叶状肿块。②密度改变，呈软组织密度。③钙化表现，肾上腺病灶均见不同程度的钙化。钙化形态有：大片状钙化，呈大片状不均匀钙化，累及整个病灶；斑块状钙化；散在小颗粒状钙化；病灶细弧形壳状钙化。④增强表现，可无明显强化或不均匀轻度强化，即使呈破坏改变，其干酪坏死组织也可形成团块，而使肾上腺增大。肾上腺结核或其他肾上腺肉芽肿病、转移癌、肾上腺出血、肾上腺淋巴瘤等引起的肾上腺皮质功能减退症患者 CT 扫描可显示肾上腺肿大。

485. ABCDF 原发性肾上腺皮质功能减退症可能出现高钾血症，补钾慎重。可先静脉注射氢化可的松100mg，接着在24小时内每6～8小时静脉给予100mg，同时静脉补充大量的生理盐水（心功能允许的情况下）或5%葡萄糖盐水。糖皮质激素经1～3天的减量过程后可改为口服，氢化可的松片20～40mg或泼尼松5～10mg每日3～4次。并补充盐水，去除诱因，全身支持治疗等。

486. CF Addison病无活动性结核者，初诊时应常规用半年的抗结核治疗。

487. AC 患者慢性起病，有典型的色素沉着、体重减轻、乏力食欲差，血压低，入院后查有低钠、低血糖、皮质醇降低、促肾上腺皮质激素增高，可以确诊慢性原发性肾上腺皮质功能减退症。根据辅助检查结果可判断为电解质紊乱及低钾血症。血色病皮肤色素沉着不累及黏膜。慢性疲劳综合征需排除其他器质性疾病。

488. ABCDEF 慢性原发性肾上腺皮质功能减退症病因多为结核，该患者无结核接触史，红细胞沉降率正常，双肾上腺CT未见钙化等结核特征性改变。可继续做TB spot等检查寻找有无结核证据，胸、腹部CT进一步查找有无结核病的证据，并进行多种肿瘤标志物检测明确有无癌症病灶，需排除肾上腺转移癌。自身免疫性多内分泌病综合征Ⅰ型（APS－Ⅰ型）表现皮肤黏膜念珠菌感染、甲旁减、肾上腺皮质功能减退症，但多见于儿童，该患者不考虑。APS－Ⅱ型成人起病，可伴慢性淋巴细胞性甲状腺炎和1型糖尿病（可伴ICA、GAD阳性）等，可查甲状腺功能相关指标及血糖、胰岛素水平，有条件查肾上腺自身抗体。淋巴瘤、肾上腺出血等均有临床及影像学的特征性表现。

489. AB 嗜盐、皮肤色素沉着、血钾高多见于原发性肾上腺皮质功能减退症。原发性ACTH水平多增高。继发性肾上腺皮质功能减退症血浆ACTH水平降低或在正常范围低限。另外可做血浆肾素、血管紧张素Ⅱ、醛固酮、ACTH兴奋试验来鉴别。原发性肾上腺皮质功能减退症血醛固酮可低于正常或在正常下限，同时血浆肾素活性增高，快速ACTH兴奋试验无反应。部分继发性肾上腺皮质功能减退症需连续性ACTH兴奋试验有反应，可与原发性肾上腺皮质功能减退症相鉴别。

490. ABCDEF 长期坚持，终生使用；应激时增加激素剂量，有恶心、呕吐12小时不能进食时应静脉给药；尽量替代个体化合适的激素用量，以达到缓解症状的目的，避免替代过度。应激时增加激素剂量。一般是早晨起床后服2/3，下午服1/3。

491. BEG 患者为青年男性，发现血压增高，无高血压家族史，多种降压药物联合治疗血压控制不理想，要考虑继发性高血压的可能。继发性高血压常见的病因为肾性高血压、肾动脉狭窄、原发性醛固酮增多症、嗜

铬细胞瘤、甲状腺疾病等。因患者肾动脉超声未见异常，暂不考虑肾动脉狭窄，心率不快且无心慌、体重下降等，也不考虑甲亢、库欣综合征。

492. ABCD 1. 嗜铬细胞瘤：典型发作表现为阵发性高血压升高伴心动过速、头痛、出汗、面色苍白，在发作期间可测定血或尿儿茶酚胺等，如有显著增高，提示嗜铬细胞瘤，可查肾上腺CT初筛。2. 原发性醛固酮增多症：出现低血钾、高血钠、代谢性碱中毒、血浆肾素活性降低、尿醛固酮增多。可行电解质水平检测。3. 肾性高血压：可行肾功能检查及尿液分析。

493. ABCDEF 患者肾上腺CT提示占位，伴高血压的肾上腺疾病主要有原发性醛固酮增多症、嗜铬细胞瘤、皮质醇增多症。

494. ABCD 对于醛固酮/肾素比值阳性＞25的患者，有四种确诊试验，分别是盐水输注试验、卡托普利抑制试验、口服钠负荷试验、氟氢可的松抑制试验。也有国外学者提出需同时有上述两个试验证实均不能抑制自主分泌的醛固酮水平才能确诊原醛症。

495. A 根据盐水输注试验确诊为单侧肾上腺醛固酮分泌瘤（APA），应采用微创手术腹腔镜行单侧肾上腺切除术，术前应用盐皮质激素受体（MR）拮抗剂治疗以纠正高血压和低钾血症；如患者不能手术或为双侧肾上腺增生，则推荐长期用MR拮抗剂治疗。

496. C 肾上腺嗜铬细胞瘤以阵发性发作的恶性高血压为特征，临床表现为剧烈头痛、面色苍白或潮红、四肢发冷、恶心、呕吐、大量出汗、心动过速、气急、视物模糊等。嗜铬细胞瘤引起的恶性高血压对多种常规降压药物治疗无效，骤发高血压危象时，宜静脉缓慢推注酚妥拉明或口服酚苄明，可阻断儿茶酚胺的α-受体效应，使儿茶酚胺水平增高引起的持续性或阵发性高血压迅速下降，如注射酚妥拉明或口服酚苄明后血压迅速下降，则应考虑嗜铬细胞瘤。该患者主因发作性头晕、头痛就诊，血压最高190/130mmHg，常规降压药物无效，口服酚苄明后症状缓解，初步诊断为嗜铬细胞瘤。

497. AF 患者血压明显升高，伴有头痛，口服酚苄明有效，目前初步诊断考虑嗜铬细胞瘤，为明确这一诊断，优先完善血儿茶酚胺的化验。嗜铬细胞瘤90%位于肾上腺髓质，应首先行肾上腺CT寻找具体病灶，行定位诊断。

498. F 间碘苄胍显像是目前用于定位嗜铬细胞瘤最有效的方法，可直接判断是否存在嗜铬细胞瘤，特别对于异位的、多发的和转移的嗜铬细胞瘤定位诊断，优于B超和CT。

499. D 只有在应用α肾上腺素能受体拮抗剂之后，才能应用β肾上腺素能受体拮抗剂药物。单独应用后者可能会诱发高血压危象、急性肺水肿等严重临床后果。

故不宜单独应用美托洛尔。

500. ACEF 嗜铬细胞瘤一般需要手术切除治疗，但术前应给予 α 受体拮抗剂或钙通道阻滞剂等降压药物控制血压，减轻心脏的负担，同时术前应适当放宽盐的摄入，以使原来缩减的血容量恢复正常，完善血糖、血脂、肝肾功能及电解质的检查，评估心脏功能，待血压控制平稳后，再行手术切除治疗。

501. B 该患者以间断出现排尿后头痛、头晕及心悸发作，伴血压升高就诊，血压最高 180/110mmHg，应首先考虑嗜铬细胞瘤。

502. AEF 患者血压升高服用酚苄明有效，考虑与儿茶酚胺释放关系密切。应检查血儿茶酚胺及尿 VMA 明确是否有儿茶酚胺的释放，同时行 MIBG 显像进一步定位，明确膀胱团块影的性质。

503. ABEF 患者为排尿后出现血压升高，伴有儿茶酚胺（CA）的升高，影像学发现肾上腺未见异常，发现膀胱占位，考虑为起源于膀胱壁内的交感神经系统的嗜铬组织，为膀胱来源的副神经节瘤可能性大，约 1% 嗜铬细胞瘤位于膀胱。排尿时可诱发血压升高，甚至有血尿排出。大量的 CA 释放可对抗内源性及外源性胰岛素作用，引起血糖升高，甚至糖尿病。同时加速血脂分解，引起血脂异常。高浓度 CA 抑制肠道蠕动，使肠张力减弱，引起便秘甚至结肠扩张。此外，CA 还可以促使血钾入细胞内，CA 还可以促进肾素及醛固酮的分泌，排钾增加，血钾下降。一般不会出现低血钠。CA 对血尿酸无明确的影响。

504. ACDF 手术是嗜铬细胞瘤的根治性治疗。但术前必须进行适宜的药物治疗来做好准备。除常规检查和心肺功能评估外，术前准备的主要目的是充分扩充血容量，具体表现为血压、心率恢复正常，以避免术中诱发儿茶酚胺危象，肿瘤切除后的低血压和休克，从而降低围手术期死亡率。

505. E 患者考虑嗜铬细胞瘤诊断可能性大，应首选发作期 24 小时尿中儿茶酚胺水平测定检查。

506. C 对于阵发性患者，如果一直等不到发作，可做药物激发试验（胰高糖素试验）。给患者静脉注射胰高血糖素 1mg，注后 1~3 分钟内，如为嗜铬细胞瘤患者，可出现血浆儿茶酚胺增加 3 倍以上或升至 2000pg/ml，血压上升。

507. ABCE 508. C

第六章　多发性内分泌腺瘤病

一、单选题：每道试题由 1 个题干和 5 个备选答案组成，题干在前，选项在后。选项 A、B、C、D、E 中只有 1 个为正确答案，其余均为干扰选项。

1. 不属于 MEN – 1 的特征性组分的疾病是

A. 甲状腺功能亢进症　　　B. 垂体瘤

C. 胃泌素瘤　　　D. 甲状旁腺功能亢进症

E. 胰岛素瘤

2. MEN – 2 的临床表现一般不包括

A. 甲状腺髓样癌　　　B. 甲状旁腺功能亢进症

C. 嗜铬细胞瘤　　　D. 类马凡体型

E. 多发性黏膜神经瘤

3. MEN – 2 的致病基因是

A. MEN – 1 基因　　　B. VHL 基因

C. RET 基因　　　D. NF – 1 基因

E. GNAS 基因

4. MEN – 2 中关于甲状腺髓样癌的说法，不正确的是

A. 起源于甲状腺滤泡旁细胞

B. 可分泌多种激素和生物活性物质

C. 血清降钙素值明显降低

D. 有明显的家族史

E. 手术是首选的方法

5. 与自身免疫性多发内分泌腺病综合征特征不符的是

A. 是同一个体发生 2 个或 2 个以上的内分泌腺体自身免疫病

B. 腺体病变以功能亢进为主

C. 可合并其他系统的自身免疫病

D. 可分为 I 型和 II 型

E. II 型又称为 Schmidt 综合征

6. MEN – 1 型中最常见的内分泌腺瘤是

A. 胃泌素瘤　　　B. 胰岛素瘤

C. 垂体瘤　　　D. 甲状旁腺腺瘤

E. 肾上腺腺瘤

7. Menin 基因缺陷与下列哪种疾病发病有关

A. MEN – 1　　　B. MEN – 2

C. 嗜铬细胞瘤　　　D. 原发性醛固酮增多症

E. 垂体瘤

8. MEN – 2 的发病与下列哪个基因突变有关

A. Menin 基因　　　B. RET 基因

C. ras 基因　　　D. Src 基因

E. fos 基因

9. 甲状腺髓样癌在下列哪种疾病或综合征中是最常见且最早出现的病变

A. MEN – 1　　　B. MEN – 2A

C. MEN – 2B　　　D. 伴瘤内分泌综合征

E. 异位 ACTH 综合征

10. 下列各项中与 Sipple 综合征无关的项目是

A. 嗜铬细胞瘤　　　B. 甲状腺髓样癌

C. 甲状旁腺增生　　　D. 甲状旁腺腺瘤

E. 垂体前叶嫌色细胞瘤

11. MEN – 1 型最主要受累的腺体为

A. 甲状旁腺　　　B. 胰腺

C. 性腺　　　D. 腺垂体

E. 甲状腺

12. MEN – 2 型最常见的病变为

A. 嗜铬细胞瘤　　　B. 甲状旁腺增生或腺瘤

C. 甲状腺髓样癌　　　D. 胰岛细胞瘤

E. 类癌

13. MEN – 2B 的诊断要点不包括

A. 甲状腺髓样癌（MTC）　B. 嗜铬细胞瘤

C. 常染色体显性遗传史　　D. 常染色体隐性遗传史

E. 多发性黏膜神经瘤的表型特征

14. MEN – 1 最早和最常见的症状是

A. 甲旁亢　　　B. 消化道胰腺内分泌肿瘤

C. 胰岛 β 细胞瘤　　　D. 胰高血糖素瘤

E. 血管活性肠肽瘤

15. 有关 MEN – 1 病变中的垂体瘤，下列叙述不正确的是

A. 大多数是单个腺瘤

B. 仅少数为增生

C. 大多为恶性瘤

D. 其诊断、治疗同散发者

E. 检出率 < 3%

16. MEN – 1 胃泌素瘤的确诊依据是

A. 血清胃泌素正常，伴有胃酸正常或降低

B. 血清胃泌素正常或升高，伴有胃酸正常或降低

C. 血清胃泌素升高，伴有胃酸显著降低或缺乏

D. 血清胃泌素升高，伴有基础胃酸分泌增加

E. 血清胃泌素水平正常或稍高，伴有胃酸高

17. MEN - 1 的诊断要点不包括

A. 胰腺内分泌肿瘤

B. 垂体瘤

C. 可伴有或不伴有其他肿瘤

D. 常染色体隐性遗传家族史

E. 甲旁亢，多为 4 个甲状旁腺同时受累

18. MEN - 2B 的 X 线检查不可见

A. 结肠袋与黏膜皱襞异常

B. 结肠憩室与巨结肠

C. 食管节段性扩张

D. 小肠节段性收缩

E. 胃排空延迟

19. 关于 MEN - 1 病变中的胃泌素瘤，下列说法不正确的是

A. 一旦诊断有胃泌素瘤，即提示 MEN - 1 存在的可能

B. 50% 的肿瘤在发现时常常已发生转移

C. 是 MEN - 1 次常见的表现

D. 1/3 发生于十二指肠壁，2/3 发生于胰腺

E. 大多数为多灶性，体积小，多为恶性

二、多选题：每道试题由 1 个题干和 5 个备选答案组成，题干在前，选项在后。选项 A、B、C、D、E 中至少有 2 个正确答案。

20. MEN - 2A 的临床表现包括

A. 甲状腺髓样癌　　　　B. 嗜铬细胞瘤

C. 甲状旁腺肿瘤　　　　D. 类马凡体型

E. 多发性黏膜神经瘤

21. 多发性内分泌瘤病 1 型（MEN - 1）的甲状旁腺功能亢进症（甲旁亢）与散发性甲旁亢的不同点包括

A. MEN - 1 较散发性者发病年龄早，且没有性别差异

B. 两者间甲状旁腺的病理学不同

C. 两者甲状旁腺手术后的结局不同

D. MEN - 1 的甲旁亢几乎不会进展为甲状旁腺癌

E. 两者甲旁亢的临床表现不同

22. MEN - 1 临床表现多种多样，主要特征为

A. 甲旁亢　　　　　　　B. 甲状腺髓样癌

C. 垂体肿瘤　　　　　　D. 肠胰内分泌肿瘤

E. 嗜铬细胞瘤

23. MEN - 2B 的 RET 基因突变主要发生的基因位点是

A. 820 号基因　　　　　B. 883 号基因

C. 890 号基因　　　　　D. 918 号基因

E. 921 号基因

24. MEN - 2B 的黏膜神经瘤伴甲状腺髓样癌可分布在从口唇至肛门的各处，最多见的部位是

A. 口腔黏膜　　　　　　B. 舌头

C. 唇　　　　　　　　　D. 颊部

E. 眼睑

25. RET 基因在染色体 10q11 ~ 12 第 10、11 号外显子的什么基因位点发生突变，有助于 MEN - 2A 的诊断

A. 609　　　　　　　　B. 615

C. 618　　　　　　　　D. 620

E. 634

26. MEN - 2B 中的 MCT 为家族性病例的特点有

A. 病情最重　　　　　　B. 发生最早

C. 病情最轻　　　　　　D. 进展最快

E. 发生最晚

27. MEN - 1 胃泌素瘤的临床表现有

A. 多发性顽固性胃十二指肠溃疡

B. 空肠上段溃疡

C. 腹泻

D. 空腹低血糖

E. 腹痛

28. MEN - 1 胰岛 β 细胞瘤的临床表现有

A. 空腹低血糖　　　　　B. 血浆胰岛素升高

C. 胰岛素原升高　　　　D. C 肽水平降低

E. 胰岛素/血糖比值 > 0.3

29. MEN - 1 血管活性肠肽瘤的临床表现有

A. 体重增加

B. 水样腹泻

C. 低钾综合征

D. 空腹血管活性肠肽（VIP）瘤较小

E. 恶性倾向明显

30. MEN - 1 肾上腺皮质肿瘤常见的临床表现有

A. 皮质醇增多症　　　　B. 原发性醛固酮增多症

C. 嗜铬细胞瘤　　　　　D. 弥漫性或结节性增生

E. 腺癌

31. MEN - 1 病变中胃泌素瘤与胃酸缺乏症伴高胃泌素血症的区别是

A. 前者存在高胃泌素血症及正常胃酸分泌

B. 胰泌素兴奋试验时前者血胃泌素升高

C. 胰泌素兴奋试验时后者血胃泌素升高

D. 前者同时存在高胃泌素血症及高胃酸分泌

E. 胰泌素兴奋试验时前者血胃泌素降低

32. 以下属于有功能的胰、十二指肠肿瘤的有

    A. 胰高糖素瘤   B. 胃泌素瘤

    C. 血管活性肠肽瘤   D. 生长抑素瘤

    E. 胰岛 β 细胞瘤

33. 胃泌素瘤患者消化性溃疡的特点包括

    A. 60% 以上为多发溃疡

    B. 易发生出血、穿孔等并发症

    C. 常伴有幽门螺杆菌感染

    D. 可伴有分泌性腹泻

    E. 可发生在不典型部位，如空肠、十二指肠降部

三、共用题干单选题：叙述一个以单一患者或家庭为中心的临床情景，提出 2~6 个相互独立的问题，问题可随病情的发展逐步增加部分新信息，每个问题只有 1 个正确答案，以考查临床综合能力。答题过程是不可逆的，即进入下一问后不能再返回修改所有前面的答案。

(34~36 共用题干)

    患者，女，25 岁，因"闭经、溢乳 3 个月"来诊。入院后 2 次查血 PRL 升高，分别为 210 μg/L 和 240 μg/L；血清钙分别为 3.4mmol/L 和 3.2mmol/L，血磷正常值低限；PTH 水平升高，分别为 180ng/L 和 200ng/L；尿常规 BLD（+++）。垂体 MRI：微腺瘤。

34. 最可能的诊断是

    A. MEN－1   B. MEN－2A

    C. MEN－2B   D. 催乳素瘤

    E. 原发性甲状旁腺功能亢进症

35. 无须进一步做的检查是

    A. 空腹血糖   B. 肾功能

    C. 尿钙   D. RET 基因筛查

    E. 肾和输尿管 B 超

36. 以下处理错误的是

    A. 溴隐亭治疗

    B. 行甲状旁腺全切除与自体甲状旁腺移植

    C. 甲状旁腺手术中需探查所有甲状旁腺

    D. 不能耐受溴隐亭者可进行垂体手术或放疗

    E. 降钙素治疗

(37~39 共用题干)

    患者，男，25 岁，因"发作性头痛、心悸、多汗 1 年"来诊。症状发作时血压达 200/110mmHg，每次发作持续约 10 min，休息后可自行缓解。既往患甲状腺髓样癌并行手术治疗，术后甲状腺激素替代治疗。查体：P 88 次/分，BP 180/100mmHg；体型正常，颈部有陈旧性手术

瘢痕，未触及甲状腺和肿大淋巴结。实验室检查：血去甲肾上腺素和肾上腺素明显升高，血清降钙素、甲状腺功能及电解质正常。

37. 诊断应首先考虑

    A. MEN－1   B. MEN－2A

    C. MEN－2B   D. 嗜铬细胞瘤

    E. 甲状腺髓样癌复发

38. 无须进一步做的检查是

    A. 肾上腺 CT   B. RET 基因突变检测

    C. 血钙和 PTH   D. 尿儿茶酚胺

    E. 肾动脉造影

39. 如患者合并高血钙、血 PTH 升高，以下处理错误的是

    A. 病变侧肾上腺肿瘤切除术

    B. 术前和术中应该使用 α 和 β 肾上腺素受体拮抗剂

    C. 应该进行甲状旁腺探查和切除术

    D. 首先进行肾上腺肿瘤切除术

    E. 首先进行甲状旁腺手术

(40~42 共用题干)

    患者，女，31 岁。表现为情绪不稳定、记忆力差、嗜睡、四肢无力、消化不良、恶心、呕吐，近日来出现腰背及四肢疼痛，详细询问病史，发现其父亲有类似病史并于 38 岁时病故，经检查发现患者有垂体瘤。

40. 患者最可能诊为

    A. 原发性甲旁亢   B. 垂体瘤

    C. 多发性内分泌腺瘤病 D. 抑郁症

    E. 自主神经功能紊乱

41. 该患者的上述症状应属于

    A. 甲旁亢的症状

    B. 胃肠道症状

    C. 骨骼肌肉系统症状

    D. 神经精神症状

    E. 甲亢症状

42. 对其家庭成员筛查，重要的实验室检查为

    A. 血 PTH 测定   B. 血离子钙浓度测定

    C. 皮质醇抑制试验   D. 血磷测定

    E. 血 TSH 测定

四、案例分析题：每道案例分析题至少 3 个提问。其中正确答案有 1 个或多个，根据选项重要程度不同而得分权重不同。选对得分，选错扣分，扣至本问得分为 0。案例分析题的答题过程是不可逆的，即进入下一问后不能再返回修改所有前面的答案。

(43～47 共用题干)

患者，女，20 岁，因"阵发性心悸、头痛、胸闷半年"来诊。查体：P 80 次/分，BP 130/80mmHg；身高 168cm，体重 48kg，指、趾细长；右上唇和舌尖分别见 0.7cm、0.8cm 肿物；甲状腺左叶可触及一个 1.0cm × 1.5cm 肿物，表面光滑，质硬，可随吞咽上下活动；左颈部可触及一个肿大淋巴结，质中，无压痛，活动度差；心、肺、腹部未见异常。

43. 为明确诊断应进行的检查项目包括

A. 超声心动图

B. 唇及舌肿物活检

C. 甲状腺功能

D. 甲状腺和颈部淋巴结 B 超

E. 血生化

F. 颅脑 CT

44. 患者入院后症状发作时测 P 110 次/分，BP 190/110mmHg；ECG：窦性心动过速。安静休息 10min 后症状自行缓解。肾功能、电解质正常。下一步应做的检查包括

A. 肾上腺 CT

B. 血儿茶酚胺

C. 尿儿茶酚胺及其代谢产物

D. 血 RAAS 测定

E. 血、尿皮质醇

F. 肾动脉造影

45. 超声：甲状腺左叶低回声实性结节，边界不清，可见钙化；左颈部淋巴结肿大，可见钙化。为明确诊断应首先考虑的检查是

A. 甲状腺结节或颈部淋巴结活检

B. 血钙检测

C. 甲状腺功能检测

D. 血磷检测

E. 甲状腺球蛋白检测

F. 血 PTH 检测

46. 患者血钙、磷及 PTH 正常，血降钙素升高；腹部 B 超：右肾上腺实性占位，约 4.0cm×5.0cm；唇及舌肿物活检示神经瘤。其弟幼年发现甲状腺髓样癌。目前考虑诊断为

A. 家族性甲状腺髓样癌　　B. MEN－2A

C. MEN－2B　　　　　　　D. MEN－1

E. VHL 病

F. 神经纤维瘤病 1 型

47. 下一步处理是

A. α 和 β 肾上腺素受体拮抗剂

B. 首先进行右侧肾上腺肿瘤切除术

C. 甲状腺全切术及中央区域淋巴结清扫

D. 其他家系成员基因筛查

E. 甲状腺激素替代

F. 肾上腺皮质激素替代

(48～53 共用题干)

患者，女，30 岁。因"四肢关节疼痛 4 年，发作性心悸 3 个月"入院。4 年前患者因四肢关节疼痛于外院经过检查发现"颈部肿物"，手术切除，术后病理不详。术后患者关节疼痛有所缓解。3 个月来患者于空腹时出现心慌、大汗、乏力，经进食后可缓解。近 1 个月来上述症状频繁发作入院。既往史：2 年前发现双肾肾结石，曾反复体外碎石治疗。近 1 年来月经尚规律。其妹妹患有"严重十二指肠溃疡"。体检：身高 160cm（最高身高 165cm），P 96 次/分，BP 100/70mmHg。神志清，颈部可见手术瘢痕，甲状腺 I 度肿大，质韧，未触及明显结节。心肺腹部未见异常。脊柱胸椎后凸，四肢未见畸形。

48. 患者入院后进行的哪些检查对于疾病诊断有帮助

A. 血常规

B. 血钙、血磷和碱性磷酸酶

C. 空腹及症状发作时的血糖、胰岛素水平

D. 血 PTH

E. 血降钙素

F. 血甲状腺功能

49. 应同时考虑尽快完成的影像学检查包括

A. 脊柱和四肢 X 线检查

B. 静脉肾盂造影

C. 甲状旁腺放射性核素扫描

D. ^{131}I 间碘苄胍（MIBG）放射性核素扫描

E. 甲状腺 B 超

F. 胰腺 CT

50. 血钙 2.8mmol/L（正常值 2.25～2.75mmol/L），血磷 0.7mmol/L（正常值 0.97～1.61mmol/L），血 PTH 137pg/ml（正常值 15～65pg/ml）。空腹血糖 2.6mmol/L，发作时最低血糖 1.5mmol/L，同时胰岛素 10mIU/L（空腹正常值 3～25mIU/L）。X 线提示广泛性骨质疏松，双手部分指骨可见局限性囊性骨质吸收。甲状腺 B 超提示：甲状腺左叶大部切除，残存左叶和右叶弥漫性回声欠均匀，右侧后方可见一个 15mm×19mm×25mm 弱回声团，内部回声不均匀，边界较清楚，内可见少量血流信号。甲状旁腺核素提示：甲状腺右上极后方可见异常核素浓聚灶。胰腺 CT 提示：胰腺钩突部明显强化结节影，双肾肾结石，肾盂轻度积水。目前最可能的诊断为

A. 甲状旁腺功能亢进症　　B. MEN－1

C. MEN－2A　　　　　　　D. MEN－2B

E. 神经纤维瘤病 1 型

F. McCune－Albright 综合征

51. 根据上述诊断，应该优先做的进一步检查是

A. 空腹胃泌素水平　　　　B. 垂体 MRI

C. 胃镜　　　　　　　　　D. 胃肠道动力检查

E. 基础胃酸分泌

F. 血催乳素水平

血儿茶酚胺水平

52. 空腹胃泌素水平、基础胃酸分泌和血催乳素水平均明显升高；胃镜提示胃和十二指肠多发性溃疡，十二指肠降部多发肿物，反流性食管炎；垂体 MRI 示蝶鞍增大，垂体腺瘤 2cm×1.5cm，伴骨质吸收破坏。根据上述诊断，应考虑做的进一步检查是

A. 内镜超声进一步确定十二指肠肿物

B. 骨活检

C. 十二指肠肿物活检

D. 肾上腺 CT

E. 肝脏 CT

F. ^{14}C 尿素呼气试验

53. 十二指肠肿物活检提示胃泌素瘤；肝脏 CT 提示肝脏多发低密度小结节影，边界清，直径 5～10mm。该患者的治疗原则包括

A. 甲状旁腺全切除与自体甲状旁腺移植

B. H$_2$ 受体拮抗剂

C. 质子泵抑制剂

D. 溴隐亭

E. 维生素 D

F. 噻嗪类利尿剂

G. 胰腺肿物切除术、肝脏占位活检术

答案和精选解析

一、单选题

1. A 多发性内分泌腺瘤病 1 型（MEN－1），即 MEN－1 型是常染色体显性遗传疾病，又称为 Wermer 综合征，其男女发病率相等，80% 的患者在 50 岁以前发病。MEN－1 以甲状旁腺功能亢进症、垂体瘤、胃泌素瘤和胰岛素瘤组成为特征，其症状和体征取决于累及患者肿瘤的类型。MEN－1 型的患病率为 0.25%。

2. B 多发性内分泌腺瘤病 2 型（MEN－2），是常染色体显性遗传疾病，其患病率约占普通人群的 1～10/10 万，携带有 MEN－2 缺陷基因者，其疾病外显率高于 80%。MEN－2 临床表现包括甲状腺髓样癌、嗜铬细胞

瘤、多发性黏膜神经瘤、类马凡体型，但甲状旁腺功能亢进症少见。

3. C MEN－2 是一组有明显家族倾向的显性遗传性疾病，MEN－2 的致病基因是 RET 基因，有多个内分泌腺发生肿瘤，且能产生多种与所在腺体相同或复环同的激素或激素样物质，因而引起极其复杂而且多变的内分泌征群。

4. C　5. B　6. D　7. A　8. B

9. C 在 MEN－2B 患者中，甲状腺髓样癌发生比 MEN－2A 早 10 年，可见于 1 岁以内的儿童，进展更快。那些 1 岁时没有进行甲状腺切除术的 MEN－2B 患者，可能在早年进展为转移性甲状腺髓样癌。

10. E　11. A　12. C　13. D　14. A　15. C　16. D

17. D　18. D　19. D

二、多选题

20. ABC MEN－2A 是常染色体显性遗传疾病。MEN－2A 的临床表现包括甲状腺髓样癌、嗜铬细胞瘤及甲状旁腺肿瘤。甲状腺髓样癌为 MEN－2A 中最常见并最早出现的病变，而且是决定病程进展的最重要因素。嗜铬细胞瘤携带 MEN－2 基因的个体中 50% 会出现嗜铬细胞瘤。

21. ABCD　22. ACD　23. BD　24. ABCD　25. ACDE

26. ABD MEN－2B 中的 MCT 为家族性病例的特点包括病情最重、发生最早、进展最快。

27. ABCE　28. ABCE　29. BCE

30. ABCD 肾上腺皮质肿瘤在 MEN－1 中可高达 40%。大多数为无功能性腺瘤，极少数为功能性腺瘤，可引起皮质醇增多症、原发性醛固酮增多症或嗜铬细胞瘤的临床表现。此外，尚可见弥漫性或结节性增生，腺癌少见。

31. BD　32. ABCDE

33. BDE 胃泌素瘤约 90% 以上的患者可出现顽固性的消化性溃疡，表现为饥饿性腹痛、反酸、烧心等。临床上不易与一般溃疡相鉴别，但与普通溃疡相比，症状往往更严重、持续和顽固，20%～25% 可并发消化道大出血和急性穿孔，出现呕血、黑粪和急腹症等。幽门螺杆菌检测常为阴性。消化性溃疡具有特征性分布，胃或十二指肠约占 75%，其中以十二指肠第一部分多见，14% 分布于十二指肠球部以下，11% 分布于空肠上段。胃泌素会导致胃液大量进入肠腔，从而增加了肠道蠕动，引发分泌性腹泻。

三、共用题干单选题

34. A　35. D　36. E　37. B　38. E　39. E

40. C　41. A　42. B

四、案例分析题

43. ABCDE　44. ABC　45. A

46. C　多发性黏膜神经瘤是 MEN-2B 的主要特征，且常为首发临床表现。好发部位主要为舌尖和口唇，也多见于眼结膜下和全胃肠道黏膜。部分可疑黏膜神经瘤者需行黏膜活检加以证实。与神经瘤同时出现的其他特征还包括类马凡体型等。

47. ABCDE　48. BCDF　49. ACEF

50. B　1. 患者既往四肢关节疼痛，曾发现"颈部肿物""双肾肾结石"，查体发现身高明显变矮，脊柱胸椎后凸。辅助检查提示高钙、低磷，血 PTH 升高，应考虑甲状旁腺功能亢进症；结合甲状腺 B 超和甲状旁腺扫描的结果，应考虑甲状旁腺增生或多发腺瘤可能。2. 患者于空腹时出现心慌、大汗、乏力，经进食后可缓解，经生化检查证实存在低血糖，同时血清胰岛素水平在低血糖情况下仍然较高，腹部 CT 提示胰腺钩突部明显强化结节影，考虑胰岛素瘤可能性大。3. 当同一患者同时或先后出现两个或两个以上部位的内分泌腺肿瘤或增生时应考虑 MEN。4. 在 MEN-1 中，甲状旁腺是最常见的病变部位，而消化道胰腺内分泌肿瘤是第二常见的病变部位。

51. ABCEF　52. ACE　53. ABCDG

第七章　异位激素分泌综合征

一、单选题：每道试题由 1 个题干和 5 个备选答案组成，题干在前，选项在后。选项 A、B、C、D、E 中只有 1 个为正确答案，其余均为干扰选项。

1. 下列可能提示异位激素分泌综合征的是

　　A. 咯血伴低钠血症　　　　B. 头痛

　　C. 血压升高　　　　　　　D. 低钾血症

　　E. 血糖升高

2. 肿瘤细胞分泌激素的特点不包括

　　A. 循环中可以检测到相应激素升高的证据

　　B. 循环中可以检测到相应激素前体的证据

　　C. 循环中升高的激素可以被抑制

　　D. 循环中往往检测不到相应激素水平的升高

　　E. 所分泌激素的生物活性较低

3. 非胰岛细胞肿瘤引起低血糖的原因是

　　A. 肿瘤细胞分泌 ACTH

　　B. 肿瘤细胞分泌 PTH

　　C. 肿瘤细胞分泌胰岛素

　　D. 肿瘤细胞分泌 IGF－1

　　E. 肿瘤细胞分泌 IGF－Ⅱ

4. 恶性肿瘤伴发高钙血症的主要原因是

　　A. 肿瘤过量分泌 PTH

　　B. 肿瘤过量分泌甲状旁腺激素相关蛋白（PTHrP）

　　C. 肿瘤过量分泌胰岛素

　　D. 肿瘤过量分泌维生素 $1, 25-(OH)_2D_3$

　　E. 肿瘤过量分泌肾上腺素

5. 最早被发现且研究的最广泛的异位激素分泌综合征是

　　A. 肿瘤所致的低血糖症

　　B. 异位血管升压素综合征

　　C. 伴肿瘤的高钙血症

　　D. 异位 ACTH 综合征

　　E. 异位人绒毛膜促性腺激素综合征

6. 关于异位激素的说法，不正确的是

　　A. 所有异位激素均为肽类和蛋白质激素

　　B. 垂体糖蛋白激素极少由垂体外肿瘤产生

　　C. 与天然激素有免疫交叉反应

　　D. 生物活性弱或无生物活性

　　E. 可以是类似激素的活性多肽

二、多选题：每道试题由 1 个题干和 5 个备选答案组成，题干在前，选项在后。选项 A、B、C、D、E 中至少有 2 个正确答案。

7. 皮质醇增多症的患者出现某些情况时，应考虑异位激素分泌综合征的可能，这些情况包括

　　A. 血钾水平更低　　　　B. 皮肤色素沉着更为严重

　　C. 病情进展迅速　　　　D. 伴有胸痛、咯血

　　E. 伴有低钠血症

8. 诊断异位 ACTH 分泌综合征应检查

　　A. 血清 ACTH 和皮质醇水平

　　B. 血清 ACTH 和皮质醇节律

　　C. 血清阿黑皮素（POMC）

　　D. 大剂量地塞米松抑制试验

　　E. 胸部 X 线片或 CT 检查

9. 有关异位内分泌综合征的临床特点，叙述正确的是

　　A. 引起异位内分泌综合征的肿瘤常为良性

　　B. 异位 ACTH 综合征最常见

　　C. 异位内分泌综合征有的可以存在低血糖表现

　　D. 测定的血或尿中的激素水平对生理反馈抑制无效

　　E. 可以检测到血液某种激素水平升高，但不一定有临床症状

10. 常见的异位激素分泌综合征包括

　　A. 异位 ACTH 综合征　　　B. 异位血管升压素综合征

　　C. 伴肿瘤的高钙血症　　　D. 肿瘤所致的低血糖症

　　E. 异位人绒毛膜促性腺激素综合征

四、案例分析题：每道案例分析题至少 3 个提问。其中正确答案有 1 个或多个，根据选项重要程度不同而得分权重不同。选对得分，选错扣分，扣至本问得分为 0。案例分析题的答题过程是不可逆的，即进入下一问后不能再返回修改所有前面的答案。

（11～13 共用题干）

　　患者，男，46 岁，因"乏力、食欲减退 3 个月，检查发现低钠血症 1d"来诊。既往体健，无吸烟史。查体：BP 135/90mmHg；HR 80 次/分，律齐，各瓣膜区未闻及杂音；双手示指呈杵状指，双下肢无水肿。

11. 为明确诊断应立即进行的检查项目包括

　　A. 测定胰岛素

　　B. 测定儿茶酚胺及其代谢产物

C. 复查血钠和24h尿钠

D. 胸部 X 线片或 CT

E. 测定血皮质醇、ACTH

F. 颅脑 CT

12. 入院后检查血压稳定在（130～140）／（80～85）mmHg。胸部 X 线片：右肺第 3、4 肋间近肺门处见 2cm×2cm 结节影，周边有毛刺样改变。为了明确诊断，还需要做

A. 垂体 CT

B. 痰液肿瘤细胞检查

C. 测定血管升压素水平

D. 高渗氯化钠溶液试验

E. 大剂量地塞米松抑制试验

F. 支气管镜及活检

G. 血/尿渗透压测定

13. 实验室检查：血钠 112mmol/L；尿液渗透压 150mmol/L；ACTH 和血皮质醇水平升高，且节律消失，不能被大剂量地塞米松抑制试验所抑制。垂体 CT：未见明确异常。支气管镜活检：小细胞肺癌。目前最可能的诊断包括

A. 肺癌

B. 伴抗利尿激素分泌不当综合征（SIADH）

C. 库欣病

D. 间质性肾炎

E. 异位 ACTH 分泌综合征

F. 肾上腺皮质功能不全

答案和精选解析

一、单选题

1. A 一些非内分泌腺肿瘤能产生和分泌激素或激素类物质，引起内分泌紊乱的临床症状，这种肿瘤称为异位内分泌性肿瘤，其所引起的临床症状称为异位内分泌综合征。患者主要表现咯血和稀释性低钠血症、低渗透压的症状，倦怠无力、头痛、厌食、恶心呕吐，严重者当血钠低于 120mmol/L 时可出现精神症状，如嗜睡、精神恍惚乃至惊厥昏迷。

2. C 异位激素大多数由起源于非内分泌腺的恶性肿瘤细胞产生，异位激素常有以下特点：① 由于肿瘤细胞内基因转录、剪接，蛋白质加工的功能不完善，往往合成激素的前体物、片段或亚基，其生物活性较低，循环中常可以检测到相应激素前体的证据，但部分患者循环中往往检测不到相应激素水平的升高；② 由于肿瘤细胞缺乏激素分泌的调控机制，因而其分泌多不受调控，循环中升高的激素可以不被抑制。

3. E 非胰岛细胞肿瘤引起的低血糖症与肿瘤细胞分泌 IGF－Ⅱ有关，它与胰岛素受体结合并将其激活，使外周组织摄取葡萄糖增加，肝输出葡萄糖减少，导致低血糖，临床表现与胰岛素瘤所致低血糖症相似，病情常严重，多见于饥饿时或呈自主性，且不易通过多次进食防止其发生。

4. B 恶性肿瘤可分泌过量甲状旁腺激素相关蛋白（PTHrP），该蛋白正常情况下参与软骨细胞及皮肤细胞的分化，其氨基端的前 16 个氨基酸中有 8 个与 PTH 同源，可与成骨细胞的 PTH 受体结合而发挥生物学效应，加强破骨细胞分化，促进骨吸收及高钙血症的发生。

5. D 异位 ACTH 综合征是最早被发现且研究最广泛的异位激素分泌综合征，系垂体以外肿瘤分泌大量 ACTH，主要见于支气管肺癌燕麦细胞（约占半数）和不同部位的类癌，另外胰岛细胞癌、甲状腺髓样癌、嗜铬细胞瘤、神经母细胞瘤、黑色素瘤、肺腺瘤、鳞状细胞癌和肝癌等也可引起。临床表现为库欣综合征，如色素沉着、水肿、肌萎缩、低钾血症、代谢性碱中毒、高血糖或高血压等。

6. A 异位激素主要为多肽类和蛋白质激素，也可以是类似激素的活性多肽，大多数多肽激素由起源于非内分泌腺的恶性肿瘤产生；与正常多肽激素相比，异位激素常有以下特点：① 垂体糖蛋白激素（FSH、LH、TSH）极少由垂体外肿瘤产生，此类激素的合成过程要求两个亚基基因的表达、糖化、形成二聚体等；② 由于肿瘤细胞内基因转录、剪接，蛋白质加工的功能不完善，往往合成激素的前体物、片段或亚基，生物活性弱或无生物活性；③ 肿瘤细胞缺乏激素分泌的调控机制，因而其分泌多不受调控，与天然激素有免疫交叉反应。

二、多选题

7. ABCDE

8. ABCDE 异位 ACTH 综合征系垂体以外肿瘤分泌大量 ACTH，伴肾上腺皮质增生，可采用血清 ACTH 和皮质醇水平测定、血清 ACTH 和皮质醇节律、血清阿黑皮素（POMC）、大剂量地塞米松抑制试验、胸部 X 线片或 CT 检查等手段进一步诊断。异位 ACTH 综合征患者血浆 ACTH 及皮质醇水平较垂体肿瘤更高，血清 ACTH 与皮质醇的分泌失去节律，由于其垂体 ACTH 分泌受到抑制，垂体外肿瘤产生的 ACTH 一般不被大剂量地塞米松抑制；恶性肿瘤中 ACTH 前体物阿片－黑素－促皮质素原（POMC）的表达相对较为常见，但由于缺乏将 ACTH 从其前体 POMC 中裂解出来的酶系，故异位 ACTH 综合征者 POMC/ACTH 比值高；胸腹部 CT 及 MRI 检查有助于异位分泌 ACTH 肿瘤的诊断。

9. BCDE 异位内分泌综合征系恶性肿瘤通过产生激素而导致相应临床表现的出现，包括起源于非内分泌组织的恶性肿瘤产生了某种激素，或是起源于内分泌腺的肿瘤（如甲状腺髓样癌）除产生自身激素（如降钙素）外，还释放其他非自身激素（如 ACTH）。以异位 ACTH

综合征最为常见，还包括肿瘤所致的低血糖症、伴肿瘤的高钙血症、异位抗利尿激素综合征、异位人绒毛膜促性腺激素综合征等。有时一个肿瘤除了产生某一种引起临床内分泌综合征的激素外，还可产生另一些激素，如降钙素、血管活性肠肽、生长抑素等，可以检测到血液中某种激素水平升高，但不一定引起明显的临床症状。肿瘤细胞因缺乏激素分泌的调控机制，故其分泌多不受调控，测定的血或尿中的激素水平对生理反馈抑制无效。

10. ABCDE 恶性肿瘤通过产生激素而导致相应临床表现的出现，称为异位激素综合征，它包括起源于非内分泌组织的肿瘤产生了某种激素，或是起源于内分泌腺的肿瘤（如甲状腺髓样癌）除产生自身激素（如降钙素）外，还释放其他非自身激素（如 ACTH）。常见的异位激素分泌综合征有：肿瘤所致的低血糖症、伴肿瘤的高钙血症、异位 ACTH 综合征、异位抗利尿激素综合征或异位

血管升压素综合征、异位人绒毛膜促性腺激素综合征、非垂体肿瘤所致的肢端肥大症、非垂体肿瘤产生催乳素、肿瘤产生肾素引起的高血压、肿瘤所致的骨软化症等。

四、案例分析题

11. CDE 患者检查发现低钠血症，故需对血钠和尿钠进行复查；患者双手示指呈杵状指，故需做胸部 X 线片或 CT 排除肺部原发疾病；患者仅有低钠血症以及杵状指阳性体征，可能为糖皮质激素的排钠作用导致，故需测定血皮质醇、ACTH。

12. ABCDEFG

13. ABE 患者经支气管镜活检为小细胞肺癌；尿液渗透压下降，血钠降低，故怀疑为伴抗利尿激素分泌不当综合征；该患者 ACTH 和血皮质醇水平升高，且诊断为小细胞肺癌，故可诊断为异位 ACTH 分泌综合征。

第八章　性腺相关疾病

一、单选题：每道试题由 1 个题干和 5 个备选答案组成，题干在前，选项在后。选项 A、B、C、D、E 中只有 1 个为正确答案，其余均为干扰选项。

1. 多囊卵巢综合征的临床特征不包括
- A. 青春期发病
- B. 向心性肥胖
- C. 月经与排卵异常，不育
- D. 多毛、痤疮
- E. 卵巢多囊

2. 多囊卵巢综合征的治疗药物不包括
- A. 二氢睾酮
- B. 地塞米松
- C. 二甲双胍
- D. 阿卡波糖
- E. 氯米芬

3. 多囊卵巢综合征（PCOS）的发病机制不包括
- A. PCOS 发病涉及自身免疫和慢性低度炎症性疾病
- B. 胰岛素抵抗与 PCOS 雄激素过多的关系尚未明确
- C. HLA – DQA 基因分布可能对预测或诊断 PCOS 具有重要意义
- D. 卵巢肿瘤产生过多雄激素引起 PCOS
- E. CYP11A 基因和脂联素基因与 PCOS 发病可能相关

4. Klinefelter 综合征的表现不包括
- A. 骨质疏松
- B. 两性畸形
- C. 男性乳腺发育
- D. 不育
- E. 促性腺激素水平升高

5. 关于 Klinefelter 综合征，叙述错误的是
- A. 生殖细胞肿瘤易发
- B. 染色体核型45，X
- C. 生殖功能减退
- D. 染色体核型47，XXY
- E. 骨龄延迟

6. Klinefelter 综合征的实验室检查结果不包括
- A. 血 LH、FSH 水平低于正常
- B. 睾丸超声显示睾丸体积小于正常
- C. 睾丸活检显示生精小管玻璃样变性
- D. 血睾酮水平低于正常
- E. 染色体核型为 47，XXY

7. 在 Turner 综合征成年患者中，水平明显升高的激素是
- A. 甲状腺激素
- B. 睾酮
- C. 雌二醇
- D. 生长激素
- E. 黄体生成素（LH）

8. 治疗 Turner 综合征，促身高生长的药物是
- A. HCG
- B. 生长激素
- C. 垂体后叶素
- D. 雌激素
- E. 孕激素

9. Turner 综合征最常见的染色体核型是
- A. 46，Xr（X）
- B. 46，Xi（Xq）
- C. 45，X/46，XX
- D. 45，XO
- E. 45，X/46，XY

10. 病理性男子乳房发育不包括
- A. 新生儿期
- B. Klinefelter 综合征
- C. 睾丸女性化
- D. 甲状腺功能亢进
- E. 前列腺癌应用雌激素治疗

11. 男子乳房发育的治疗药物不包括
- A. 睾酮
- B. 他莫昔芬
- C. 克罗米芬
- D. 绒毛膜促性腺激素
- E. 丹那唑

12. 男子乳房发育的发病机制不包括
- A. 血循环中雌激素水平升高
- B. 雄激素受体对睾酮不敏感
- C. 乳腺组织局部的芳香化酶活性增强
- D. 血循环中雄激素水平下降
- E. 血循环中催乳素水平升高

13. 目前性早熟的定义是
- A. 女孩在 8 周岁以前，男孩在 9 周岁以前呈现第二性征的现象
- B. 女孩在 6 周岁以前，男孩在 7 周岁以前呈现第二性征的现象
- C. 女孩在 7 周岁以前，男孩在 9 周岁以前呈现第二性征的现象
- D. 女孩在 7 周岁以前，男孩在 8 周岁以前呈现第二性征的现象
- E. 女孩在 10 周岁以前，男孩在 12 周岁以前呈现第二性征的现象

14. 女性青春期发育的首要标志是
- A. 身高线性增加
- B. 乳房发育
- C. 月经来潮
- D. 卵巢增大
- E. 阴毛发育

15. 男性青春期发育的首要标志是
- A. 遗精
- B. 阴毛发育
- C. 阴茎勃起
- D. 喉结、胡须

E. 睾丸增大

16. 中枢性性早熟的首选治疗药物是

A. 酮康唑　　　　　　　B. GnRH 类似物

C. 环丙孕酮　　　　　　D. 达那唑

E. 安体舒通

17. 下列有关男性性腺功能减退临床表现的叙述错误的是

A. 临床表现取决于雄激素生成有无障碍和雄激素缺乏在性发育的发生阶段

B. 胎儿发育期早期的雄激素缺乏可出现生殖器难以辨认，但不会出现假两性畸形

C. 成人期才出现雄激素缺乏的患者可表现为阳痿和不育

D. 第二性征发育不良提示雄激素缺乏出现于青春期前

E. 睾酮生成正常，仅单纯精子生成缺乏者的主要临床表现是不育

18. 目前最有效的治疗真性性早熟的药物是

A. GnRH 类似物　　　　B. 酮康唑

C. 睾酮　　　　　　　　D. 螺内酯

E. GnRH 激动剂

19. 性早熟是指以下哪个年龄之前出现第二性征发育

A. 男性 11 岁，女性 10 岁

B. 男性 12 岁，女性 10 岁

C. 男性 9 岁，女性 8 岁

D. 男性 8 岁，女性 10 岁

E. 男性 10 岁，女性 11 岁

20. 以下哪一种原因引起的性早熟不属于真性性早熟的范畴

A. 下丘脑错构瘤

B. 神经胶质瘤

C. 先天性肾上腺皮质增生症

D. 蛛网膜囊肿

E. 特发性中枢性性早熟

21. 男性真性性早熟与假性性早熟的最主要区别点是

A. 睾丸阴茎均增大　　　B. 生长速度加快

C. 出现喉结及变音　　　D. 出现阴腋毛

E. 骨龄增速

22. GnRH 依赖性性早熟发病机制在于何种通路过早激活，提前增加了 GnRH 的分泌和释放量，使内、外生殖器发育以及第二性征出现

A. 下丘脑 - 垂体 - 性腺轴

B. 下丘脑 - 垂体 - 胰腺轴

C. 下丘脑 - 垂体 - 甲状旁腺轴

D. 下丘脑 - 垂体 - 甲状腺轴

E. 下丘脑 - 垂体 - 肾上腺皮质轴

23. 需要与多囊卵巢综合征（PCOS）进行鉴别的疾病不包括

A. 肾上腺和卵巢肿瘤

B. 侏儒症

C. Cushing 综合征

D. 高催乳素血症

E. 高雄激素 - 胰岛素抵抗 - 黑色棘皮综合征

24. 性早熟是指任何一个性征出现的年龄比正常人群的平均年龄要早

A. 1 个标准差　　　　　B. 1.5 个标准差

C. 2 个标准差　　　　　D. 2.5 个标准差

E. 3 个标准差

25. GnRH 依赖性性早熟的女性表现不包括

A. 乳房发育

B. 小阴唇变大

C. 子宫、卵巢增大

D. 皮下脂肪增多

E. 阴道黏膜细胞的雌激素依赖性改变

26. 性早熟的治疗目标不包括

A. 改善终身高

B. 最大限度地缩小与同龄人的差异

C. 禁止初潮出现

D. 减少心理行为的影响

E. 控制和减缓第二性征成熟程度和速度

27. 睾酮是由睾丸的哪种细胞合成的

A. 生精上皮细胞　　　　B. 支持细胞

C. 间质细胞　　　　　　D. 成纤维细胞

E. 肥大细胞

28. 患者，女，32 岁。BMI 为 29kg/m²，月经稀发。查体：血压 150/90mmHg，腹部肥胖，紫纹，B 超示多囊卵巢。不需要立即做的检查是

A. 皮质醇测定　　　　　B. 地塞米松抑制试验

C. 垂体磁共振　　　　　D. 胰岛素释放试验

E. LH、FSH、T、E_2 测定

29. 患儿，女，6 岁。因乳房增大，身高增长加速 1 年，阴道出血 3 天就诊。查体：身高 120cm，乳房 Tanner Ⅲ期，耻骨上霡毛略显增粗。手腕骨 X 线片示骨龄 8 岁。患儿最可能的诊断是

A. 特发性性早熟

B. 单纯性乳房早发育

C. McCune - AIBright 综合征

D. 原发性甲减伴性早熟

E. 先天性肾上腺皮质增生症

二、多选题：每道试题由 1 个题干和 5 个备选答案组成，题干在前，选项在后。选项 A、B、C、D、E 中至少有 2 个正确答案。

30. 关于多囊卵巢综合征（PCOS），叙述正确的有

　　A. 超声显示双侧卵巢均有 12 个以上直径 2～9mm 的小卵泡，即卵巢多囊样改变和（或）卵巢体积增大

　　B. LH 及 LH/FSH 值升高

　　C. 性激素结合球蛋白（SHBG）水平升高

　　D. 胰岛素抵抗/高胰岛素血症

　　E. 有高雄激素临床表现的 PCOS 患者均有高雄激素血症

31. 关于 Klinefelter 综合征的临床表现，叙述正确的有

　　A. 血 LH、FSH 水平低于正常

　　B. 睾丸体积小于 4ml

　　C. 成年后血睾酮浓度低于正常

　　D. 睾丸活检呈玻璃样变性

　　E. 染色体核型为 48，XXXY

32. Klinefelter 综合征的治疗措施包括

　　A. 促性腺激素治疗　　B. 雄激素替代治疗

　　C. GnRH 脉冲治疗　　D. 心理及遗传咨询

　　E. 体外受精等辅助生育治疗

33. Turner 综合征患者身材矮小的原因包括

　　A. 宫内生长延迟　　B. 体内雄激素分泌过多

　　C. 骨骺闭合过早　　D. 青春期无身高生长加速

　　E. 新生儿期和儿童期生长缓慢

34. 关于男子乳房发育的临床表现，叙述正确的有

　　A. 单侧或双侧乳房增大

　　B. 可出现乳晕皮肤粘连或乳头凹陷

　　C. 可感到隐痛不适或触痛

　　D. 乳房触诊手指合拢时多无阻力感

　　E. 少数患者在挤压乳头时可见少量白色分泌物溢出

35. 真性性早熟又称

　　A. 非 GnRH 依赖性性早熟

　　B. GnRH 依赖性性早熟

　　C. 外周性性早熟

　　D. 中枢性性早熟

　　E. 完全性性早熟

36. 假性性早熟又称

　　A. 非 GnRH 依赖性性早熟

　　B. GnRH 依赖性性早熟

　　C. 外周性性早熟

　　D. 中枢性性早熟

　　E. 完全性性早熟

37. 下列哪些实验室检查结果符合 Klinefelter 综合征

　　A. 血 LH、FSH 水平低于正常

　　B. 血 LH、FSH 水平高于正常

　　C. 精子计数 $2 \times 10^6 \sim 10 \times 10^6$

　　D. 血睾酮水平低于正常

　　E. 染色体核型为 47，XXY

38. Turner 综合征患者可有以下哪些表现

　　A. 身材矮小　　　　B. 原发性闭经

　　C. 主动脉狭窄　　　D. 多发躯体畸形

　　E. 糖耐量减退

39. 目前用于治疗性早熟的药物主要有

　　A. α 受体拮抗剂

　　B. 孕激素制剂

　　C. GnRH 激动剂类似物

　　D. 抗雄激素制剂

　　E. 5α 还原酶抑制剂

40. 可用于治疗多囊卵巢综合征的药物有

　　A. 二氢睾酮　　　　B. 吡格列酮

　　C. 二甲双胍　　　　D. 甲羟孕酮

　　E. 非那雄胺

41. 可以使用药物治疗的性早熟有

　　A. 外周性性早熟

　　B. 中枢神经系统肿瘤所致的性早熟

　　C. 特发性真性性早熟

　　D. 非 GnRH 依赖性性早熟

　　E. 家族性高睾酮血症引起的性早熟

42. 下列疾病所致性早熟中属于假性性早熟的有

　　A. 脊髓脊膜突出　　B. 家族性高睾酮血症

　　C. 脑缺血缺氧　　　D. 卵泡膜细胞瘤

　　E. 颗粒细胞瘤

43. 关于单纯性阴毛早发育的临床表现，叙述正确的有

　　A. 无下丘脑－垂体－性腺轴的发动

　　B. 有第二性征发育的表现

　　C. ACTH 激发后脱氢表雄酮可升高

　　D. 部分患儿可有轻度的生长加速和骨龄提前

　　E. 病程呈非进行性，真正的青春发动在正常年龄开始

44. 女童 GnRH 依赖性性早熟的药物治疗的前提有

　　A. LH 激发峰值达到青春期水平

　　B. 骨龄提前 2 岁或以上

　　C. 女童骨龄 ≤12.5 岁

　　D. 女童预测成年期身高 ≤150cm

　　E. 女童预测成年期身高低于其遗传靶身高负 3 个 SD

三、共用题干单选题：叙述一个以单一患者或家庭为中心的临床情景，提出 2~6 个相互独立的问题，问题可随病情的发展逐步增加部分新信息，每个问题只有 1 个正确答案，以考查临床综合能力。答题过程是不可逆的，即进入下一问后不能再返回修改所有前面的答案。

(45~47 共用题干)

患者，女，27 岁，因"月经稀发 10 年、闭经 1 年余"来诊。患者 14 岁初潮，2~4 个月一次，量中等，无痛经。近 1 年多无明显诱因停经，月经至今未来潮。22 岁结婚，丈夫体健，夫妻生活正常。G0P0，未避孕。查体：发育正常，营养良好，身高 160cm，体重 80kg，外观肥胖，皮肤见痤疮，体毛多；妇科检查未扪及异常。

45. 最可能的诊断是

A. 皮质醇增多症　　　B. 多囊卵巢综合征

C. 雄激素肿瘤　　　D. 先天性肾上腺皮质增生

E. 垂体瘤

46. 下列检查中可作为确诊依据的是

A. 子宫输卵管造影（HSG）

B. 甲状腺功能检测

C. 监测排卵

D. 空腹血糖 + 空腹胰岛素检查

E. 卵巢 B 超

47. 不宜应用的药物是

A. 克罗米酚　　　B. 达因 - 35

C. 安体舒通　　　D. 奥曲肽

E. 吡格列酮

(48~50 共用题干)

患者，女，25 岁，因"月经稀发 3 年"来诊。3 年前出现月经稀发，周期为 2~3 个月，有时需用孕激素撤退出血。经量偏多，经期为 7~9d。近 2 年体重较前增加 9.5kg，为向心性肥胖。近半年监测基础体温，无双向改变。结婚 2 年，近一年未避孕，G0P0。LMP：曾停经 4 个月，予黄体酮撤退出血。妇科检查：子宫、双附件未见异常。激素六项：雌二醇 43ng/ml（正常值 24~114ng/ml），孕酮 0.06ng/ml（正常值 0.31~1.52ng/ml），睾酮 0.85ng/ml（正常值 0~0.75ng/ml），PRL 13.20ng/ml（正常值 3.34~26.72ng/ml），FSH 5.75mU/ml（正常值 3.85~8.78mU/ml），LH 23.56mU/ml（正常值 2.12~10.89mU/ml）。盆腔 B 超：未见异常。

48. 诊断应首先考虑

A. 卵泡膜细胞增殖症　　　B. 卵巢内胚窦瘤

C. 多囊卵巢综合征　　　D. 无反应卵巢综合征

E. 低促性腺激素性性腺功能减退症

49. 最有助于明确诊断的检查是

A. 肾上腺 B 超　　　B. 卵巢 B 超

C. 胰岛素和 C 肽检测　　　D. 皮质醇检查

E. 小剂量地塞米松试验

50. 以下基础治疗中错误的是

A. 心理治疗　　　B. 调节饮食，控制体重

C. 口服二甲双胍　　　D. 口服避孕药

E. 疏通输卵管

(51~53 共用题干)

患者，女，16 岁，因"逾青春期第二性征不发育、无月经来潮"来诊。查体：身高 120cm；轻度智障；颈蹼，肘外翻，X 型腿；无乳房发育，外阴幼稚。

51. 最可能的诊断是

A. 垂体性侏儒　　　B. 呆小病

C. 体质性青春期延迟　　　D. Turner 综合征

E. 低促性腺激素型性腺功能减退症

52. 下列检查中可作为确诊依据的是

A. 生长激素测定　　　B. 妇科超声

C. 染色体核型分析　　　D. 甲状腺激素测定

E. 胸部 X 线片

53. 下列药物中宜首先应用的是

A. 蛋白同化激素　　　B. 生长激素

C. 雌激素　　　D. 孕激素

E. 雄激素

(54~56 共用题干)

患者，女，32 岁，因"身材矮小、原发性闭经"来诊。查体：身高 132cm；身材矮小，颈短，无颈蹼；面部皮肤散在黑痣，眼睑下垂，鱼形嘴，斜视；盾形胸，肘外翻；后发际低至颈部；乳房无发育，外阴幼稚型，无阴毛、腋毛生长；双肺呼吸音清，无啰音，HR 80 次/分，律齐，主动脉瓣听诊区可闻及粗糙收缩期杂音；肝、脾未触及肿大；双下肢无水肿。

54. 下列疾病中可能性最大的是

A. 体质性青春期延迟　　　B. Turner 综合征

C. 垂体性侏儒　　　D. 腺垂体功能减退

E. 甲状腺功能减退

55. 诊断为先天性心脏畸形可能性最大的是

A. 左房室瓣狭窄　　　B. 主动脉瓣关闭不全

C. 室间隔缺损　　　D. 主动脉缩窄

E. 房间隔缺损

56. 针对先天性心脏畸形，下列检查中最有价值的是

A. 心电图　　　B. 超声心动图

C. 冠状动脉 CT　　　D. 胸部 X 线片

E. PET - CT

(57～59 共用题干)

患者，女，15 岁，因"身高矮于同龄人，青青期无月经"来诊。患者儿童时身高较同龄儿童高，并出现阴蒂肥大，肌肉发达，皮肤较黑。10 岁后身高增长减慢，就诊时矮于同龄人，青春期无月经来潮。查体：BP 110/70mmHg；身高 161cm，体重 63kg，上部量 87cm，下部量 74cm，指间距 154cm；全身皮肤色素沉着，毛发重，上唇胡须较重，下颌胡须少许，腹正中线、双下肢毳毛增多，可见喉结，乳房发育差，乳晕色素沉着，小阴茎样阴蒂，约 3cm。染色体核型：46，XX。妇科 B 超：幼稚子宫，卵巢正常。肾上腺 CT：双侧肾上腺增粗。

57. 诊断应首先考虑
 A. 先天性肾上腺皮质增生症（21 - 羟化酶缺乏）
 B. 家族性高睾酮血症
 C. 特发性中枢性性早熟
 D. 卵巢肿瘤
 E. MuCune - Albright 综合征

58. 患者的性早熟不属于
 A. 非 GnRH 依赖性性早熟
 B. GnRH 依赖性性早熟
 C. 外周性性早熟
 D. 异性性早熟
 E. 假性性早熟

59. 下列实验室检查结果中符合该患者的是
 A. 血睾酮增高、ACTH 增高、17 - OHP 升高、孕酮降低、皮质醇降低
 B. 血睾酮增高、ACTH 增高、17 - OHP 降低、孕酮增高、皮质醇降低
 C. 血睾酮增高、ACTH 增高、17 - OHP 升高、孕酮增高、皮质醇降低
 D. 血睾酮降低、ACTH 增高、17 - OHP 升高、孕酮增高、皮质醇降低
 E. 血睾酮增高、ACTH 降低、17 - OHP 升高、孕酮增高、皮质醇降低

(60～62 共用题干)

患儿，女，6 岁。因乳房增大，身高增长加速 1 年，阴道出血 3 天就诊。查体：身高 120cm，乳房 Tanner Ⅲ 期，耻骨上毳毛略显增粗。手腕骨 X 线片示骨龄 8 岁。

60. 患儿目前可诊断为
 A. 特发性性早熟
 B. 单纯性乳房早发育
 C. McCune - AI Bright 综合征
 D. 原发性甲减伴性早熟
 E. 先天性肾上腺皮质增生症

61. 为明确病因不必要进行的检查为
 A. 骨龄　　　　　　B. LH、FSH、雌激素
 C. 盆腔 B 超　　　　D. 心脏超声
 E. GnRH 兴奋试验

62. 最有助于判断垂体功能和中枢性性早熟的检查是
 A. 骨龄　　　　　　B. LH、FSH、雌激素
 C. 盆腔 B 超　　　　D. 心脏超声
 E. GnRH 兴奋试验

四、案例分析题：每道案例分析题至少 3 个提问。其中正确答案有 1 个或多个，根据选项重要程度不同而得分权重不同。选对得分，选错扣分，扣至本问得分为 0。案例分析题的答题过程是不可逆的，即进入下一问后不能再返回修改所有前面的答案。

(63～66 共用题干)

患者，女，29 岁。原发性不孕 4 年，平素月经不规则，初潮 14 岁，4～16 天/60～90 天，痛经（－）。查体：身高 156cm，体重 68kg，多毛，阴毛浓密，且呈三角形分布，泌乳（－）。超声检查提示：子宫小于正常，双侧卵巢增大，每侧卵巢直径 2～9mm 的小卵泡有 12 个以上。丈夫精液常规为精子密度 51×10^6/ml，a 级为 9%，b 级 19.2%，c 级为 23.8%，d 级为 55%，精子畸形率为 43%。

63. 为明确诊断可考虑的检查项目包括
 A. 促性腺激素 LH/FSH 比值
 B. 血清胰岛素
 C. 血清雄激素及其相关代谢中间物质
 D. 立、卧位醛固酮试验
 E. 检测排卵
 F. 子宫输卵管造影

64. 最可能的诊断为
 A. Cushing 综合征
 B. 雄激素不敏感综合征
 C. 迟发性 21 - 羟化酶缺乏
 D. 分泌雄激素肿瘤
 E. 多囊卵巢综合征（PCOS）
 F. Asherman 综合征
 G. 胰岛素瘤
 H. 空卵泡综合征

65. 可能出现的远期并发症是
 A. 卵巢早衰　　　　B. 卵巢癌
 C. 心血管疾病　　　D. 肾功能不全
 E. 糖尿病　　　　　F. 体重减轻

66. 目前可选择的治疗方案有
 A. ARB 类药物

B. 卵巢楔形切除术

C. 经阴道超声引导的卵巢间质水凝术

D. 联合型口服避孕药

E. 二甲双胍

F. 胰高血糖素样肽 1（GLP－1）类似物

（67～71 共用题干）

患者，女，24 岁，因"闭经 1 年"来诊。平素月经不规则，15 岁初潮，经期 2～4d，量少，周期 30～60d，G1P0，2 年前人工流产 1 次。1 年前无明显诱因出现闭经。精神、食欲好，排尿、排便无异常。查体：身高 158cm，体重 78kg；痤疮，多毛，无泌乳；妇科检查：外阴已婚未产式，阴道畅，宫颈 I 度糜烂，子宫前位，大小正常，无压痛，双侧附件无压痛，未扪及包块。

67. 患者入院后应常规进行的检查

A. 葡萄糖耐量胰岛素释放试验

B. 女性激素全套

C. 卵巢超声

D. 血清皮质醇

E. 17－OHP

F. PRL

G. DHEAS

68. 性激素全套（滤泡期）：FSH 4.4mU/ml（正常值 4.0～13.0mU/ml），LH 40.8mU/ml（正常值 2.4～12.6mU/ml），催乳素 176.2 μU/ml（正常值 102.0～496.0 μU/ml），雌二醇 787.1pmol/L（正常值 46～607pmol/L），孕酮 1.6nmol/L（正常值 0.6～4.7nmol/L），睾酮 2.5nmol/L（正常值 0.2～2.9nmol/L），β－HCG 0.294mU/ml（正常值＜5mU/ml）。B 超：子宫大小正常，右侧卵巢可见滤泡 9 枚，左附件未见异常。此时应考虑的疾病是

A. Asheman 综合征

B. 库欣综合征

C. 隐匿性卵巢早衰

D. 多囊卵巢综合征

E. 垂体性闭经或不孕

F. 甲状腺功能减退或甲状腺功能亢进

69. 患者目前可行的治疗措施为

A. 人工周期或达英－35 调整月经周期

B. 调整生活方式

C. 心理调节

D. 腹腔镜手术

E. 促性腺激素释放激素激动剂的应用

F. 体外受精、胚胎移植

70. 为使患者达到排卵及获得正常妊娠，应用克罗米酚进

行促排卵治疗，该药存在的不良反应主要有

A. 可影响宫颈黏液，精子不宜生存与穿透

B. 可影响输卵管蠕动及子宫内膜发育，不利于胚胎着床

C. 可引起未破裂卵泡明显黄素化

D. 有导致卵巢过度刺激综合征的可能性

E. 恶心和呕吐

F. 精神症状如失眠等

G. 头痛和视觉症状

H. 引起类帕金森反应

I. 心悸、冷汗

71. 为预防远期并发症，可行的预防方法为

A. 宣传教育

B. 抑制胰岛素分泌

C. 控制体重、调整生活方式

D. 口服地塞米松

E. 长期、定期随访观察

F. 早期药物治疗

（72～76 共用题干）

患者，女，22 岁，因"产前检查"来诊。17 岁月经来潮后闭经 1 年，之后行人工周期治疗，有撤退性出血。21 岁结婚，婚后性生活正常，近 5 个月停经，院外确诊妊娠中期，为行产前检查入院。产前检查后出院随诊。既往史、家族史无特殊。查体：身高 160cm；体型正常；乳房发育正常，阴毛、腋毛正常，外阴发育良好，阴道伸展性良好，子宫如孕 4 个月。

72. 患者 17 岁出现月经初潮，明显落后于同龄人。如当时就诊，鉴别诊断时应当考虑到的疾病包括

A. 体质性青春期延迟

B. 甲状腺功能亢进

C. 部分性低促性腺激素型性腺功能减退症

D. 女性性早熟

E. 女性假两性畸形

F. Turner 综合征

73. 如患者 17 岁时就诊，应当进行的实验室检查包括

A. 垂体－性腺轴激素   B. 垂体－甲状腺轴激素

C. 生长激素兴奋试验   D. 甲状旁腺激素

E. 胰岛素   F. 血管升压素

G. 儿茶酚胺   H. 肾上腺素和去甲肾上腺素

74. 患者 18 岁后持续进行人工周期治疗，无自然月经。婚后能够自然受孕。有助于明确病因的检查是

A. 染色体核型

B. 垂体－性腺轴功能评价

C. 血、尿渗透压

D. 垂体 – 肾上腺皮质功能评价

E. 垂体 MRI

F. 胸部 CT

75. 患者染色体核型分析确诊 Turner 综合征。23 岁时剖宫产一活女婴，Apgar 评分 10 分，女婴发育良好。患者的染色体核型最可能是

A. 45XO

B. 45，XO/46，XY

C. 45，XO/46，XX，其中 46，XX 细胞系占的比例大

D. 45，XO/46，X，i（Y）

E. 46，XY

F. 45，X/46，XX，其中 46，XX 细胞系占的比例小

76. 对女婴应当进行的检查是

A. 染色体核型分析　　B. 心血管系统超声

C. 泌尿系统超声　　　D. 胸部 X 线片

E. 腹部 CT　　　　　F. 颅脑 MRI

（77～79 共用题干）

患者，女，23 岁，11 岁时因"身材矮小"就诊，行染色体核型检查为 45，XO/46，XX，确诊 Turner 综合征，应用生长激素治疗。至 15 岁时，身高由 120cm 增至 143cm。16 岁开始出现自发性月经来潮，月经周期 30d，经量略少，第二性征发育，阴毛、腋毛生长。22 岁结婚，性生活正常，拟近期怀孕，来院进行优生优育咨询。查体：BP 120/80cm；智力发育正常；无颈蹼和肘外翻；心、肺听诊无异常。

77. 关于 Turner 综合征患者的生育能力，叙述正确的是

A. 多胎妊娠的概率高

B. 死胎率高

C. 存活胎儿中染色体异常的发生率高

D. 存活胎儿中先天性畸形的发生率高

E. 子宫发育成熟后受孕的成功率高

F. 自然受孕的成功率极低（<5%）

78. 关于患者的怀孕时机，叙述正确的是

A. 推迟至 25 岁以后

B. 全面评价心血管形态和功能并确认正常后

C. 由于卵巢早衰的风险，不能无故推迟

D. 子宫内膜厚度达到 7mm 时最为理想

E. 无须检查，及早受孕

F. 检查甲状腺功能并确认正常后

79. 如果患者自然受孕成功，妊娠前后必须注意

A. 受孕前全面评价身体各个系统的功能

B. 定期产前检查，观察胎儿发育有无畸形

C. 择时行绒毛膜活检或者羊水检查，明确胎儿染色体有无异常

D. 如果发现胎儿发育存在明显畸形和染色体异常，考虑终止妊娠

E. 如出现自发性流产，可以考虑采用正常供者卵子进行人工辅助生育

F. 新生儿出生后再次进行染色体检查，明确有无染色体异常

（80～83 共用题干）

患者，男，12 岁，因"双乳肿痛 1 月余"来诊。患者 5 年前因双侧隐睾、阴茎下弯行双侧腹股沟探查术及阴茎下弯矫正术，术中未探及睾丸样组织。近 1 个月出现双侧乳房肿痛。查体：双侧乳房肿大，乳核 1cm；双侧腋下可触及无痛性淋巴结数个，直径均小于 1.0cm。

80. 应进行的检查项目是

A. 腹部 B 超　　　　B. 染色体核型检测

C. 性腺功能检测　　D. 乳腺 B 超

E. ACTH 和皮质醇　F. 心电图

81. 性激素测定：LH 升高，E_2 升高，T 下降；血 ACTH 和皮质醇正常。染色体核型：46，XY。B 超：腹部未见肿物样回声，双侧肾上腺区未见异常团块，双侧腹股沟及后腹膜未见明显睾丸回声。下一步应进行的检查有

A. HCG 测定　　　B. 腹部 MRI

C. 甲状腺功能　　D. 盆腔 MRI

E. PRL 测定　　　F. 垂体 MRI

G. 胸部 CT

82. 腹部 MRI：左肾下极可见类椭圆形团块影，4cm×3cm，边缘清晰。目前考虑的疾病有

A. 青春期生理性男子乳房发育

B. 病理性男子乳房发育

C. 异位非滋养细胞肿瘤

D. 先天性肾上腺皮质增生

E. 原发性睾丸功能减退

F. 肾肿瘤

83. 下一步的处理方法为

A. 药物治疗乳腺发育

B. 剖腹探查寻找睾丸

C. 经皮穿刺左肾下极团块

D. 乳腺成形术

E. 左肾下极团块切除术

F. 放射治疗

（84～88 共用题干）

患者，男，65 岁，因"右乳肿块 20d"来诊。查体：右乳触及 2.0cm×1.5cm 肿物，质硬，活动，表面光滑，

形态欠规则；生殖系统无异常。

84. 患者入院后为明确诊断应进行的检查是
    A. 乳腺 B 超   B. 胸部 CT
    C. 超声心动图   D. 心电图
    E. 肝、肾功能   F. 腹部 B 超

85. 乳腺 B 超：右乳可见一 1. 7cm×1. 2cm 实性低回声光团，边界清晰，有完整包膜，内部回声均质，肿物后方回声无明显衰减，提示右乳实性肿物，乳腺癌可能性大。下一步可进行的检查是
    A. 肿物穿刺病理检测   B. 胸部 X 线片
    C. 腹部 B 超   D. 乳腺钼靶 X 线
    E. 心电图   F. 骨扫描

86. 患者行肿块穿刺术，病理结果示男性乳腺发育。下一步需进行的检查有
    A. 甲状腺功能测定   B. 性腺功能测定
    C. HCG 测定   D. 腹部 B 超
    E. 染色体检测   F. 肾上腺 B 超

87. 激素测定显示甲状腺激素正常，LH 升高，T 下降，HCG 正常。染色体检查正常。考虑该患者乳房发育的原因可能为
    A. 甲状腺功能亢进   B. 生殖细胞瘤
    C. 药物性   D. 肾上腺肿瘤
    E. 生理性   F. Klinefelter 综合征
    G. 甲状腺功能减退症

88. 患者可采用的治疗是
    A. 他莫昔芬   B. 睾酮
    C. 乳腺成形术   D. 剖腹探查
    E. 放射治疗   F. 绒毛膜促性腺激素

(89 ~ 92 共用题干)

患者，男，63 岁。因"左乳房肿胀 6 个月，体重明显减轻 2 个月"来诊。患者 1 年前无明显原因出现右乳房明显肿胀，怕热、多汗、心悸，于当地医院行手术切除右乳肿块，病理报告为乳腺增生。半年前出现左乳肿胀，近 2 个月体重明显减轻就诊。查体：P 92 次/分；消瘦貌，眼球无突出，甲状腺 I 度弥漫性肿大；右侧乳晕处可见约 3cm 长术痕；双手细震颤（+）；睾丸未见异常。

89. 考虑该患者乳房增生的原因可能为
    A. 生理性   B. 睾丸功能减退
    C. 药物性   D. 甲状腺功能亢进
    E. 老年性   F. 特发性

90. 患者下一步应做的检查是
    A. 甲状腺功能   B. 肝、肾功能
    C. 性激素检测   D. 甲状腺 B 超

    E. TG、TM   F. 乳腺 B 超

91. 甲状腺功能检查示甲状腺功能亢进。下一步治疗包括
    A. 低碘饮食   B. 乳腺成形术
    C. 他巴唑   D. 丙酸睾酮
    E. ^{131}I 放射性核素治疗   F. 他莫昔芬

92. 结合该病例，下列叙述正确的是
    A. 甲状腺功能亢进性乳房发育与催乳素分泌过多有关
    B. 甲状腺功能亢进性乳房发育在甲状腺功能亢进控制后可自行缓解
    C. 甲状腺功能亢进性乳房发育需给予外科手术治疗
    D. 甲状腺功能亢进性乳房发育需给予药物治疗
    E. 男性甲状腺功能亢进患者大部分有乳房发育的表现
    F. 甲状腺功能亢进性乳房发育与 SHBG 浓度增高有关

(93 ~ 97 共用题干)

患者，男，28 岁。因"性功能障碍"入院。查体：身高 178cm，体重 80kg，无胡须和喉结，乳腺 Tanner III 期，阴毛少许，睾丸约 5ml，质韧，阴茎 6cm。

93. 该患者为明确诊断应进行的检查项目包括
    A. 血睾酮测定   B. 垂体 MRI
    C. 血 LH、FSH 测定   D. 骨龄检测
    E. GnRH 兴奋试验   F. 动脉血气分析
    G. 血电解质

94. 该患者实验室结果为血睾酮 1. 6ng/ml（1. 8 ~ 8. 4ng/ml），LH 36mIU/ml（2. 6 ~ 26. 5mIU/ml），FSH 74mIU/ml（3. 4 ~ 21. 6mIU/ml）。应考虑的疾病有
    A. 高促性腺激素性腺功能减退症
    B. 先天性肾上腺增生症
    C. Kallmann 综合征
    D. Turner 综合征
    E. Klinefelter 综合征
    F. 雄激素抵抗综合征

95. 为进一步明确诊断，该患者应该进一步做以下哪些检查
    A. 睾丸超声   B. 精液常规
    C. 染色体核型   D. 睾丸穿刺活检
    E. HCG 激发试验   F. 血铜蓝蛋白检测
    G. 血清铁蛋白，总铁结合力

96. 该患者染色体核型为 47，XXY。应诊断为
    A. 低促性腺激素性腺功能减退症
    B. 先天性肾上腺皮质增生症
    C. Kallmann 综合征
    D. 超雄综合征

E. Turner 综合征

F. Klinefelter 综合征

97. 该患者主要治疗包括

    A. HCG　　　　　　　　B. 雄激素替代治疗

    C. GnRH 脉冲治疗　　　　D. HMG

    E. FSH　　　　　　　　　F. 辅助治疗

(98～101 共用题干)

患者，社会性别女性，20 岁，生长发育迟缓 20 年，原发闭经。查体：血压 120/80mmHg，身高 142cm，上部量 74cm，下部量 68cm，指间距 139cm，体重 39kg。身材矮小，体态匀称。头颅、五官无畸形，听力正常。鼻略塌平，牙列整齐，发际不低，无颈蹼。无腋毛，乳房 Tanner Ⅰ 期，阴毛 Tanner Ⅰ 期，幼稚型外阴。

98. 为明确诊断，下一步需行哪些检查

    A. 染色体检查　　　　　　B. 性腺激素

    C. 甲状腺功能　　　　　　D. 腹部超声

    E. 血生化　　　　　　　　F. 胸片

    G. 生长激素

99. 进一步检查提示：染色体核型 45，XO；妇科 B 超：先天性子宫、阴道缺如；垂体 MRI 未见异常；甲状腺功能正常；骨钙素 49.29ng/ml（正常参考值 11～48ng/ml）；血磷 1.71mmol/L（正常参考值 0.97～1.62mmol/L）；碱性磷酸酶 133.4U/L（正常参考值 0～130U/L）。性腺激素测定：LH 118.86IU/L（正常参考值 0.5～76.3IU/L）、FSH 51.47IU/L（正常参考值 1.5～33.4IU/L）、E_2 < 36.7pmol/L（正常参考值 48.2～1531.8pmol/L）。该患者诊断考虑为

    A. 雄激素抵抗综合征

    B. Turner 综合征

    C. 卵巢功能早衰

    D. 甲状腺功能减退

    E. 先天性肾上腺皮质增生

    F. 成骨发育不全

100. 若患者诊断为 Turner 综合征，可合并下列哪些畸形

    A. 颈短、颈蹼　　　　　　B. 后发际低

    C. 盾状胸　　　　　　　　D. 肘外翻

    E. 心脏畸形　　　　　　　F. 肾脏畸形

    G. 脊柱侧弯　　　　　　　H. 皮肤色素沉着

101. 该患者的下一步治疗可包括

    A. 雌激素替代治疗　　　　B. 生长激素治疗

    C. 心理支持治疗　　　　　D. 孕激素替代治疗

    E. 甲状腺激素治疗　　　　F. 卵巢切除

(102～105 共用题干)

患儿，男，7 岁。因发现双侧乳房增大、乳晕色深、身

高增长过快 13$^+$ 个月，体毛增多 7$^+$ 个月，声音低沉 3$^+$ 个月入院。13$^+$ 个月前患儿无明显诱因出现身高增长过快，双侧乳房微胀，乳晕颜色加深，家属自行予大麦水口服，乳房胀有所减轻，12 个月前发现双侧乳房长大，10$^+$ 个月前身高为 1.22m，骨龄测量为 7.4 岁（年龄为 6.3 岁），院外腹部 CT 示双侧肾上腺未见异常；7$^+$ 个月前发现体毛增多，阴毛生长，皮肤颜色加深，以前额和颈部为甚，阴茎增粗变长、色深。3 个月前患儿声音变粗、低沉，身高增长至 1.32m，骨龄测量增加至 13.0 岁。患儿系 $G_2P_1^{+1}$，足月剖宫产，无产伤、窒息史。无阳性家族史。否认外源性激素服用史。查体：血压 112/62mmHg（1mmHg = 0.1333kPa）；身高 135cm，体质量 31kg；语音低沉；皮肤色素沉着，以颈部、前额为甚；甲状腺未扪及；全身体毛增多；双侧乳房发育，乳晕色深，可扪及乳腺小叶，挤压乳腺有溢乳，无包块，无压痛，无腋毛；腹平软，右上腹轻压痛，无反跳痛，肝脏未扪及，肝区轻叩痛；阴茎成人型，约 6cm，阴茎、阴囊色素沉着，阴毛 Tanner Ⅲ 级，双侧睾丸约 1cm×2cm，质软。

102. 需要考虑的诊断是

    A. 中枢性性早熟

    B. 外周性性早熟

    C. 先天性肾上腺皮质增生症

    D. 生殖细胞瘤

    E. 特发性男性性早熟

    F. 原发性甲状腺功能减退症

    G. 原发性肾上腺皮质功能减退症

    H. 外源性雄激素摄入

103. 检查结果示：肝功能检查，ALT 1426IU/L，AST 611IU/L，TBIL 19.5μmol/L，DBIL 11.8μmol/L，但肝炎病毒标志物（HBsAg、HBeAg、抗 - HBe、抗 - HBc、HAV - IgM、抗 - HCV、HEV - IgM、抗 - HGV）均为阴性。甲状腺功能检查正常，血清 E_2、P、T、LH、FSH、脱氢表雄酮（DHEA）水平正常；血清硫酸脱氢表雄酮（DHEAS）（60μg/dl，参考值 2～43μg/dl）及 PRL 水平（160ng/ml）升高；尿 DHEA 升高（3.2mg/ml，参考值 1.05～1.26mg/ml）；尿 HCG 阴性。乳腺 B 超示双侧乳腺增生；肾上腺薄层 CT 示肾上腺未见异常，垂体及肾上腺 MRI 示垂体及肾上腺未见异常。患儿 6.3 岁时骨龄为 7.4 岁，7 岁时骨龄为 13 岁。静脉注射前及注射 100μg GnRH 后 15、30、60、120 分钟血清 LH 水平均 <1mIU/mL。静脉注射前及注射常规胰岛素 0.1U/kg（3U）后 15、30、60、90、120 分钟，血清 GH 分别为 5.80、15.50、53.10、55.20、26.30、11.70ng/ml；血清皮质酮（CORT）分别为 1280.0、898.5、1206.0、1357.0、1059.0nmol/L。

不能排除的诊断是

A. 中枢性性早熟

B. 外周性性早熟

C. 先天性肾上腺皮质增生症

D. 生殖细胞瘤

E. 特发性男性性早熟

F. 原发性甲状腺功能减退症

G. 原发性肾上腺皮质功能减退症

H. 肝功能损害所致

104. 多次空腹血清皮质醇检测发现其水平明显升高（8：00AM 1124～1445nmol/L，参考值：147.30～609.30nmol/L），但生理波动存在（2次8：00、16：00及24：00血清皮质醇水平分别为1294nmol/L、777nmol/L、199.3nmol/L及1349nmol/L、1087nmol/L、240.5nmol/L）；血浆ACTH水平正常或轻度升高（43.9ng/L、80ng/L）；尿FC水平正常（55.5μg/24h、62.4μg/24h）；患儿血清皮质醇、ACTH、尿游离皮质醇（UFC）、DHEA、DHEAS均能被0.5mg地塞米松抑制。需要考虑的诊断是

A. 原发性糖皮质激素抵抗综合征所致的外周性性早熟

B. 11β－羟化酶缺乏所致的外周性性早熟

C. 21α－羟化酶缺乏所致的外周性性早熟

D. 特发性男性性早熟

E. Cushing综合征

F. 异位ACTH增多综合征

105. 该患者的主要治疗措施包括

A. 小剂量地塞米松（1～3mg/d）睡前口服

B. 小剂量泼尼松（7.5～20mg/d）睡前口服

C. 小剂量地塞米松（1～3mg/d）联合溴隐亭

D. 静脉或口服保肝药物

E. 随访观察患儿皮肤色素沉着、声音低沉、外生殖器及乳房有无进一步发育、身高增长以及骨龄增长情况

F. 随访观察患儿有无长期使用糖皮质激素的副作用

(106～108 共用题干)

患者，女，32岁。已婚，因月经周期不规律、反复出现闭经伴不孕4～5年来诊。患者长期就诊于妇产科生殖医学门诊。查体：体态丰满，BMI 31kg/m²，颈后皮肤颜色较深，体毛比同龄同性别稍多。实验室检查：血清PRL 67.32μg/L（正常值1.90～25.00μg/L），睾酮1.35μ/L（成年女性正常值≤0.6μg/L），空腹血浆胰岛素32.93μU/ml（正常值0.00～17.50μU/ml）。鞍区MRI薄层扫描：垂体稍饱满。

106. 患者最可能诊断为

A. 多囊卵巢综合征　　B. 甲减

C. 垂体催乳素微腺瘤　D. 原发性不孕症

E. 高催乳素血症

107. 本患者进行妇科检查时，应检测的激素有

A. 睾酮（T）　　　　B. 黄体生成素（LH）

C. 卵泡刺激素（FSH）D. 促甲状腺素（TSH）

E. 催乳素（PRL）

108. 欲进一步明确病因诊断，最重要的检查是

A. 双侧卵巢B超　　　B. 性腺功能评价

C. 甲状腺功能检查　　D. 鞍区CT平扫

E. 鞍区MRI薄层扫描＋动态增强

(109～111 共用题干)

患者，女，30岁。因间断月经稀发10年来诊。10年前至外地务工，月经稀发，每90～120天一次，量少。回至家中月经周期28～30天，量正常。再至外地务工后，月经3个月未来潮，妊娠试验（－）。为进一步诊治来诊。结婚3年，未避孕，未孕产，夫体健。

109. 目前患者需要补充的必要病史有

A. 体型　　　　　　　B. 皮肤情况

C. 生活环境　　　　　D. 夫妻性生活情况

E. 生长发育史

F. 多毛分布及量

110. 为明确诊断应进行的检查项目有

A. 血糖、胰岛素　　　B. 尿常规

C. 丈夫精液分析　　　D. 女性激素全套

E. 卵巢超声心动图　　F. 甲状腺激素

111. 入院后激素水平：雌二醇39.88pmol/L（正常值50～297pmol/L），黄体生成素2.42U/L（正常值0～88U/L），促卵泡成熟激素2.86U/L（正常值0～20U/L），催乳素32.36μg/L（正常值0～30μg/L），孕酮3.33nmol/L（正常值0.41～23nmol/L），睾酮80.65nmol/L（正常值14～76nmol/L）。超声检查：右侧卵巢体积≥10ml，左侧未见异常。结合该病例，下列叙述正确的有

A. 应仔细询问病史

B. 对于闭经患者应常规排除多囊卵巢综合征

C. 激素水平测定是确诊多囊卵巢综合征的手段

D. 多囊卵巢综合征患者雄激素水平可以正常

E. 注意排除其他引起月经紊乱的疾病

F. 高雄激素血症为诊断多囊卵巢综合征的必备条件

(112～117 共用题干)

患儿，女，8岁。因乳房增大、身高增长加快伴阴道分泌物增多来诊。查体：身高132cm，体重30kg，双侧乳

房发育（TannerⅢ期），外阴发育正常，阴毛 TannerⅢ期，阴蒂无肥大，大、小阴唇着色，发育良好。

112. 为明确诊断应进行的检查项目有

　　A. 骨龄

　　B. 血常规

　　C. 子宫、卵巢 B 超

　　D. LH、FSH、雌激素

　　E. GnRH 刺激试验

　　F. 垂体 MRI

113. 实验室检查：FSH、LH 升高到成人水平，HCG 正常，癌性标志物正常，GnRH 兴奋试验 LH 较基线升高 9 倍，FSH 升高 3 倍。B 超示双侧卵巢多个卵泡发育。MRI 未发现垂体、鞍区、第三脑室、松果体区的异常病变。该患儿的诊断为

　　A. 单纯乳腺发育　　　　B. 完全性性早熟

　　C. 中枢性性早熟　　　　D. 外周性性早熟

　　E. 特发性性早熟　　　　F. 真性性早熟

114. 患儿的骨龄为 10 岁，预测身高为 150cm。其首选的治疗药物是

　　A. 酮康唑

　　B. 环丙孕酮

　　C. GnRH 类似物曲普瑞林

　　D. 达那唑

　　E. GnRH 类似物亮丙瑞林

　　F. GnRH 类似物亮丙瑞林 + 生长激素

115. 患儿选用每 4 周皮下注射亮丙瑞林进行治疗。治疗中需要监测的指标有

　　A. GnRH 激发试验

　　B. 体重

　　C. 阴道涂片（成熟指数）

　　D. 骨龄

　　E. 子宫、卵巢 B 超

　　F. 血清雌二醇（E$_2$）浓度

116. 患儿经半年治疗后复查，以下结果中提示治疗有效的是

　　A. LH 基础值下降　　　B. 卵巢体积缩小

　　C. 子宫体积缩小　　　　D. LH 刺激后峰值下降

　　E. 身高明显增加　　　　F. 血清雌二醇水平下降

117. 患儿在治疗 2 年后骨龄为 11 岁，身高 138cm，生长速度下降为 3cm/y。患儿此时的治疗方案是

　　A. 维持原治疗

　　B. 亮丙瑞林减量

　　C. 停用亮丙瑞林

　　D. 亮丙瑞林 + 生长激素

　　E. 亮丙瑞林 + 芳香化酶抑制剂

　　F. 亮丙瑞林 + 生长激素，并加强伸展和弹跳运动

答案和精选解析

一、单选题

1. B 多囊卵巢综合征（PCOS）是生育年龄妇女常见的一种复杂的内分泌及代谢异常所致的疾病，以慢性无排卵（排卵功能紊乱或丧失）和高雄激素血症（妇女体内男性激素产生过剩）为特征，主要临床表现为月经周期不规律、不孕、多毛和/或痤疮，卵巢多囊样改变（PCO）是最常见的女性内分泌疾病。

2. A 多囊卵巢综合征可应用降低高雄性激素血症的药物进行治疗，而二氢睾酮是由睾丸分泌的一种类固醇激素，是人体内主要的雄激素，故不能用于治疗多囊卵巢综合征。

3. D 目前对于 PCOS 病因学研究有非遗传理论和遗传理论两种，非遗传学理论认为 PCOS 发病可能涉及自身免疫和慢性炎症性疾病；PCOS 遗传学理论主要根据 P-COS 呈家族群居现象，家族性排卵功能障碍和卵巢多囊样改变提示该病存在遗传基础，细胞遗传学研究结果显示 PCOS 可能为 X 连锁隐性遗传、常染色体显性遗传或多基因遗传方式，CYP11A 基因和脂联素基因可能与 PCOS 发病相关，HLA－DQA 基因分布可能对预测或诊断 PCOS 具有重要意义。高雄激素血症和高胰岛素血症可能是 P-COS 家族成员患病的遗传特征，胰岛素促进卵巢雄激素生成作用亦受遗传因素或遗传易感性影响，但胰岛素抵抗与 PCOS 雄激素过多的关系尚未明确。

4. B Klinefelter 综合征是一种较常见的性染色体畸变的遗传病，本病特点为患者有类无睾身材、男性乳房发育、小睾丸、无精子、不育、骨质疏松及尿中促性腺激素水平升高等；本病患者性染色体为 47，XXY，即比正常男性多了 1 条 X 染色体，因此本病又称为 47，XXY 综合征。

5. B Klinefelter 综合征患者性染色体为 47，XXY，即比正常男性多了 1 条 X 染色体，因此本病又称为 47，XXY 综合征。

6. A Klinefelter 综合征患者血清促卵泡激素（FSH）和黄体生成素（LH）测定：FSH 水平均增高，与正常人无重叠；血清 LH 水平大部分增高。

7. E Turner 综合征又称先天性卵巢发育不全，是一种由于全部或部分体细胞中一条 X 染色体完全或部分缺失或结构发生改变所致，临床特点为身矮、生殖器与第二性征不发育和一组躯体的发育异常，体内 LH 和 FSH 从 10～11 岁起显著升高。

8. B Turner 综合征治疗中主要要解决孩子的身矮问

题，可以使用生长激素治疗。

9. D Turner 综合征的染色体除 45，XO 外，可有多种嵌合体，如 45，X/46，XX，45，X/47，XXX。或 45，X/46，XX/47，XXX 等。其中以 45，XO 最常见。

10. A 新生儿乳房大，生后一周左右消失，极少数可持续数年，是血循环中及胎盘产生的雌激素影响，为生理性男性乳房发育。

11. D 病理性男性乳房发育可应用雄激素制剂、抗雌激素药物、抗绒毛膜促性腺激素药等药物治疗。而绒毛膜促性腺激素的作用，是促进排卵之后的黄体向妊娠黄体转化，促使妊娠黄体产生雌激素与孕激素，以维持胚胎发育，不能用于病理性男性乳房发育的治疗。

12. E 很多研究表明男性乳腺发育主要是由于血液循环中性激素水平紊乱而引起，性激素水平紊乱基本有两种情况：一种是雌激素增多，而不断升高的雌激素可以促进男性乳腺生长发育，另一种是雌雄激素比例失调。主要是升高，两者比值的增加会刺激性激素结合蛋白的合成，蛋白与雄激素的结合力比雌激素强，所以血液中有生物活性的游离雌激素/雄激素比值增高，从而引起乳腺发育。在某些情况下，乳腺局部的芳香化酶活性增强，使更多的雄激素转变为雌激素，局部出现雌激素过多而导致乳房发育。有时候虽然性激素水平均正常，但乳腺组织对激素的反应发生了改变，雄激素作用减弱，而雌激素作用相对增强而造成乳腺增生。

13. A 性早熟是指男童在 9 岁前、女童在 8 岁前呈现第二性征，按发病机理和临床表现分为中枢性（促性腺激素释放激素依赖性）性早熟和外周性（非促性腺激素释放激素依赖性）性早熟。

14. B 女性青春期发育的首要标志是乳房会慢慢地丰满，显示出女性的特征。

15. E 男孩青春期发育启动的标志是内生殖器（睾丸）的体积逐渐增大。

16. B 促性腺激素释放激素类似物（GnRHa）是通过下调作用，减少垂体促性腺激素的分泌，使雌激素恢复到青春期前水平，为中枢性性早熟的首选治疗药物。

17. B 男性性腺功能减退症是由于雄性激素缺乏、减少或其作用不能发挥所导致的性功能减退性疾病，临床表现取决于雄激素生成有无障碍和雄激素缺乏发生于性发育的哪一个阶段；如果睾酮生成正常，仅单纯精子生成缺乏，患者的主要临床表现为不育；雄激素缺乏发生于胎儿发育早期，患者临床表现是生殖器发育难以辨认和男性假两性畸形；青春期前的雄激素缺乏，患者主要表现为青春期发育迟缓和第二性征发育不良。成人期才出现雄激素缺乏的患者主要表现为阳痿、不育和男子出现女性乳房。

18. A

19. C 女孩在 8 岁以前，男孩在 9 岁以前出现第二

性征，为性早熟，即青春期提前。

20. C　21. A　22. A　23. B　24. C

25. D GnRH 依赖性性早熟，又称中枢性性早熟，是缘于下丘脑提前增加了促性腺激素释放激素（GnRH）的分泌和释放量，激活性腺轴功能，导致性腺发育和分泌性激素，使内、外生殖器发育和第二性征呈现。女性主要表现为乳房发育、小阴唇变大、子宫、卵巢增大、阴道黏膜细胞的雌激素依赖性改变等。

26. C 性早熟的治疗目标包括：（1）控制和减缓第二性征成熟程度和速度，抑制或减慢性发育，特别是阻止女孩过早月经来潮；（2）抑制骨骼成熟，改善成人期最终身高；（3）最大限度地缩小与同龄人的差异，恢复相应年龄应有的心理行为，减少心理行为的影响。

27. C 睾酮主要产生于睾丸小叶曲细精管之间的间质细胞，此外肾上腺皮质也能合成。

28. C

29. A 特发性性早熟的诊断要点：（1）女孩 8 岁以前，男孩 10 岁以前，提早出现第二性征；女孩先出现乳房发育，继则外生殖器发育、阴道分泌物增多及阴毛生长，然后月经来潮；男孩先出现睾丸及阴茎增大，随后有阴茎勃起及排精，体力较同龄女孩强壮；（2）性发育同时，患儿身高及体重增长加快，身材常较同龄儿高；（3）实验室检查：血清 FSH（卵泡刺激素）、LH（黄体生成素）、E_2（雌二醇）的测定值升高；（4）X 线摄片（腕骨正位片）提示骨龄提前。该患儿 6 岁出现提早出现乳房增大，身高增长和月经来潮，手腕骨 X 线片示骨龄提前，应诊断为特发性性早熟。

二、多选题

30. ABD 多囊卵巢综合征的诊断标准如下。（1）稀发排卵或无排卵：主要的临床表现形式为闭经、月经稀发和功血等；（2）高雄激素的临床表现或胰岛素抵抗/高雄激素血症：如多毛、高雄激素性痤疮、女性型脱发、皮脂溢出、男性型阴毛分布等，但有高雄激素临床表现的 PCOS 患者不一定有高雄激素血症；（3）超声表现为卵巢多囊样改变或卵巢体积增大（一侧或双侧卵巢有 12 个以上的直径为 2～9mm 的卵泡，或卵巢体积大于 10ml），实验室检查常有 LH 及 LH/FSH 值升高（LH/FSH≥2 且<3）。上述 3 条中符合 2 条，并排除其他疾病，如先天性肾上腺皮质增生、库欣综合征、分泌雄激素的肿瘤，则诊断成立。

31. BCD 血清 FSH、LH 均明显增高，血清 T 低于正常。细胞遗传学检查其染色体核型 80% 为 47，XXY。

32. BDE Klinefelter 综合征的治疗措施包括长期补充男性激素以改善第二性征；对乳房肥大者，可将乳房内乳腺及脂肪组织切除以纠正女性体态，恢复男性体态；不孕症可试用辅助生育技术进行人工受孕等；同时给与

心理辅导及遗传咨询。

33. ADE Turner综合征典型的生长落后特点是：轻度宫内生长落后，婴儿期生长减慢，儿童生长期开始延迟，儿童期生长落后以及缺少青春期身高生长加速。

34. ACE 男子乳房发育临床可见单侧或双侧可触及的乳腺组织，呈圆盘状结节或弥漫性增大，有时可伴有乳头和乳晕增大；局部可感隐痛不适或触痛，少数患者在挤压乳头时可见少量白色分泌物溢出。

35. BDE 真性性早熟亦称中枢性性早熟，由于下丘脑-垂体-性腺轴功能过早启动，GnRH脉冲分泌，除有第二性征的发育外，还有卵巢或睾丸的发育，又称GnRH依赖性性早熟、完全性性早熟。

36. AC 假性性早熟亦称外周性性早熟、非GnRH依赖性性早熟，是非受控于下丘脑-垂体、性腺功能所引起的性早熟，有第二性征发育，有性激素水平升高，但下丘脑-垂体-性腺轴不成熟、无性腺的发育。

37. BDE

38. ABCDE Turner综合征又称先天性卵巢发育不全，是一种由于全部或部分体细胞中一条X染色体完全或部分缺失或结构发生改变所致，临床表现为身材矮小、生殖器与第二性征不发育和多发躯体畸形，具体包括原发性闭经、主动脉狭窄、糖耐量减退、耳大位低、腭弓高、后发际低、颈短而宽、肘外翻、第4或5掌骨或跖骨短、掌纹通关手等。

39. BCD 目前用于治疗性早熟的药物主要有：（1）GnRH激动剂类似物：通过下降调节，减少垂体促性腺激素的分泌，使雌激素恢复到青春期前水平；（2）孕激素制剂：如甲羟孕酮、环丙孕酮等，可阻断性激素受体，减少促性腺激素的释放；（3）抗雄激素制剂。

40. BCDE 目前PCOS的药物治疗已取代手术治疗成为一线治疗方法，主要包括：（1）口服避孕药：应用最多的降低高雄激素血症的是醋酸环丙孕酮、甲羟孕酮等，其具有孕激素活性并可与乙炔雌二醇结合发挥抗雄激素作用；（2）胰岛素增敏剂：PCOS的一个主要特征是胰岛素抵抗，导致代偿性高胰岛素血症，主要的胰岛素增敏药物有二甲双胍、罗格列酮、吡格列酮等，适用于有胰岛素抵抗、糖耐量受损或2型糖尿病的PCOS妇女；（3）非那雄胺：有强效高特异性非类固醇类抗雄激素作用，通过受体结合抑制雄激素效应。

41. BC 性早熟的治疗目标是最大限度地缩小与同龄人的差异，改善终身高，控制和减缓第二性征成熟程度和速度，预防初潮出现和减少心理行为的影响。有明确病因者，最主要的治疗是去除病因。药物治疗主要用于真性性早熟，包括特发性真性性早熟和中枢神经系统肿瘤所致的性早熟。中枢神经系统肿瘤所致的性早熟很难通过切除肿瘤来治疗。目前用于治疗性早熟的药物主要

有GnRH激动剂类似物、孕激素制药和抗雄激素制剂。

42. BDE 假性性早熟是指第二性征发育与性腺发育步调不一致，而睾丸或卵巢本身并未发育，但部分第二性征却提前出现的疾病，主要见于下丘脑、松果体、卵巢、肾上腺皮质、绒毛膜上皮等部位发生肿瘤或病毒性脑膜炎后遗症导致性激素大量分泌，如颗粒细胞瘤、卵泡膜细胞瘤、家族性高睾酮血症等。

43. ACDE

44. ABD GnRH类似物适用于生长潜能明显受损和同时还有剩余生长潜能的患儿，即骨龄明显超前而骺端尚未开始融合者，具体适用情况如下：（1）LH激发峰值达到青春期水平；（2）骨龄≥年龄2岁或以上；女童骨龄≤11.5岁，男童骨龄≤12.5岁；（3）预测成年期身高女童<150 cm，男童年龄<1，骨龄/身高年龄<1或以骨龄判断的身高SDS年龄增长<1。

三、共用题干单选题

45. B 患者为青少年女性，月经稀发，不孕，外观肥胖，皮肤见痤疮，体毛多，符合多囊卵巢综合征的表现。多囊卵巢综合征主要临床表现为月经周期不规律、不孕、多毛和/或痤疮，符合该患者。皮质醇增多症主要表现为满月脸、多血质外貌、向心性肥胖、痤疮、紫纹、高血压、继发性糖尿病和骨质疏松等，较少导致月经紊乱和不孕，可排除。患者无明显脏器占位和生殖器男性化表现，排除雄激素肿瘤。先天性肾上腺皮质增生典型症状包括失盐型和单纯男性化。垂体瘤主要表现为激素分泌过多，如生长激素过多引起肢端肥大症或因促性腺激素分泌减少而闭经、不育或阳痿。

46. E 超声表现为多囊卵巢（一侧或双侧卵巢有12个以上直径为2～9mm的卵泡，和/或卵巢体积大于10ml），有助于诊断。

47. D 奥曲肽是人工合成的天然生长抑素，抑制生长激素，会增加性激素的分泌，因此不宜应用。

48. C 患者表现为月经稀发，肥胖，监测基础体温，无双向改变，说明无排卵，激素六项示雄激素和LH水平较高，综合考虑为多囊卵巢综合征的可能性大。卵泡膜细胞增殖症睾酮水平升高，LH和FSH水平正常或偏低，故排除。患者卵巢检查未见明显异常，故排除卵巢内胚窦瘤。无反应卵巢综合征是指对垂体促性腺激素无反应。临床上出现血FSH水平可升达绝经期水平，血雌二醇水平低落明显，故排除。

49. B 若卵巢B超能看到患者卵巢增大、白膜增厚、多个不同发育阶段的卵泡，并伴有颗粒细胞黄素化，有助于诊断多囊卵巢综合征。

50. E 该患者输卵管无明显异常，不需要疏通。

51. D 先天性卵巢发育不全也称Turner综合征。临床特点为身矮、生殖器与第二性征不发育和一组躯体的

发育异常。智力发育程度不一。符合患者的临床表现。垂体性侏儒及呆小病一般不会影响生殖器发育。青春期延迟及低促性腺激素性性功能减退症不会出现智力发育障碍。

52. C 除临床特征外，首先进行染色体核型检查，染色体为45，X，需有足够数量的细胞以明确是否有嵌合体的存在。

53. B Turner综合征治疗目的首先是促进身高，雌激素容易引起生长板的早期愈合，从而限制骨的生长，抑制生长潜能。因此可以先用生长激素，使患者长高。

54. B

55. D 患者主动脉瓣听诊区可闻及粗糙收缩期杂音，此为主动脉缩窄的典型体征。

56. B 超声心动图能清晰地看到心脏内结构病变和血流动力学变化，有助于诊断。

57. A 先天性肾上腺皮质增生症（CAH）是较常见的常染色体隐性遗传病，由于皮质激素合成过程中所需酶的先天缺陷所致。皮质醇合成不足使血中浓度降低，由于负反馈作用刺激垂体分泌促肾上腺皮质激素（ACTH）增多，导致肾上腺皮质增生并分泌过多的皮质醇前身物质如11-去氧皮质醇和肾上腺雄酮等。患者有全身皮肤色素沉着，毛发重等皮质激素合成不足以及雄激素过多等表现，肾上腺CT提示双侧肾上腺增粗，符合先天性肾上腺皮质增生症的表现。

58. B GnRH依赖性性早熟的发病是由于儿童期下丘脑-垂体-卵巢轴的抑制状态被解除而出现青春期发育提前。患者由于皮质醇合成不足使血中浓度降低，负反馈作用刺激垂体，致使下丘脑-垂体-卵巢轴的抑制状态被解除而性腺发育，故患者的性早熟不属于GnRH依赖性。

59. C 由于皮质激素合成过程中所需酶的先天缺陷，皮质醇合成不足，导致负反馈作用刺激垂体分泌促肾上腺皮质激素（ACTH）增多，肾上腺皮质增生并分泌过多的皮质醇前身物质如17α-羟孕酮等增多，同时下丘脑-垂体-卵巢轴激活，性激素分泌增加。

60. A **61. D** **62. E**

四、案例分析题

63. ABCEF 根据现有的诊断标准，患者作为育龄期女性出现不孕、月经失调，且有肥胖、多毛等临床现象，而超声检查发现双侧卵巢增大，每侧卵巢直径2~9mm的小卵泡在12个以上，应考虑PCOS的可能。一般PCOS患者可表现为LH/FSH比值增高，往往≥2.5~3；可有高胰岛素血症；血清雄激素及其相关代谢中间物质升高。检测排卵和子宫输卵管造影有助于分析患者不孕原因和提供鉴别诊断信息。

64. E

65. ACE PCOS是育龄妇女常见的内分泌代谢异常综合征，以雄激素过多及长期无排卵为特征，常伴有高血脂、糖尿病、心血管疾病和心理障碍。因此，卵巢早衰、心血管疾病和糖尿病均为PCOS者可能出现的远期并发症。

66. BCDE PCOS的治疗目的主要为达到正常体重；降低雄激素水平；对渴望生育者诱发排卵；降低心血管疾病发生风险；避免高胰岛素血症引起严重后果；保护子宫内膜等。卵巢楔形切除术、经阴道超声引导的卵巢间质水凝术、联合型口服避孕药和二甲双胍均为目前治疗PCOS可选择的方案，而ARB类药物和GLP-1类似物分别为高血压和糖尿病治疗药物，本身无治疗PCOS的适应证，可在PCOS患者出现高血压和糖尿病并发症时使用。

67. ABCDEFG

68. D 多囊卵巢综合征的诊断标准如下。（1）稀发排卵或无排卵：主要的临床表现形式为闭经、月经稀发和功血等；（2）高雄激素的临床表现和/或高雄激素血症：如多毛、高雄激素性痤疮、女性型脱发、皮脂溢出、男性型阴毛分布等；（3）超声表现为多囊卵巢（一侧或双侧卵巢有多个直径为2~9mm的卵泡，或卵巢体积大于10ml），实验室检查常有LH/FSH>3。上述3条中符合2条，并排除其他疾病，如先天性肾上腺皮质增生、库欣综合征、分泌雄激素的肿瘤，则诊断成立。该患者有闭经、月经不规则等临床症状，同时伴有痤疮，多毛等高雄激素表现，实验室检查LH/FSH>3，B超示右侧卵巢可见多枚卵泡，应诊断为多囊卵巢综合征。

69. ABCDEF 多囊卵巢综合征的治疗措施有：（1）调整生活方式与心理调节；（2）人工周期或达英-35调整月经周期；（3）药物治疗：促性腺激素释放激素激动剂，如FSH及HMG等；（4）手术治疗：目前首选的外科手术治疗方法是应用热穿透或激光进行腹腔镜卵巢打孔术，可改善促排卵治疗的反应；（5）辅助生殖技术：对于难治性多囊卵巢综合征患者，体外受精、胚胎移植是一种有效的治疗方法。

70. ABCDEG 克罗米酚主要通过抗雌激素作用而诱发排卵，较常见的不良反应有：（1）影响宫颈黏液，精子不宜生存与穿透；（2）影响输卵管蠕动及子宫内膜发育，不利于胚胎着床；（3）引起未破裂卵泡明显黄素化；（4）导致卵巢过度刺激综合征的可能性；（5）恶心、呕吐；（6）其他不良反应有：头痛、视力模糊、复视、眼前感到闪光、眼睛对光敏感、视力减退等。

71. ACEF

72. ACF 能导致月经初潮延迟的原因有体质性青春期延迟、性腺功能减退症以及Turner综合征，故需对以上疾病进行鉴别诊断。

73. ABC 能导致月经初潮延迟的原因有体质性青春期延迟、性腺功能减退症以及 Turner 综合征，故需对内分泌激素进行检测，即性腺轴激素，甲状腺轴激素以及生长激素。

74. AB 由于该患者为自然月经，故需对染色体核型分析，明确性染色体是否为 XX；同时对垂体-性腺轴功能评价，诊断是否为性腺功能减退症；以上检查均有助于明确病因。

75. C 由于患者为先天性卵巢发育不全，故卵母细胞在卵巢分裂时会导致染色体分布异常，可能导致 45，XO 或 46，XX，其中 46，XX 更易发生。

76. ABCD 由于该患者有先天性卵巢发育不全，故该女婴应排除有无染色体异常导致的先天性疾病，因此需做染色体核型分析以及心血管系统超声、泌尿系统超声和胸部 X 线片，排除较易出现的先天性疾病。

77. BCDEF Turner 综合征为先天性卵巢发育不全，主要表现为染色体核型异常，并非细胞分裂异常，故不会导致多胎妊娠的概率高。绝大多数 Turner 综合征患者无生育能力，自发性受孕的概率＜5%，发生流产、死胎、畸胎的比率较高。在人工周期治疗子宫发育理想时（子宫内膜厚度达 7mm），可以考虑采用人工辅助生育技术妊娠，提高受孕成功率。

78. BCDF Turner 综合征怀孕时机无具体年龄要求，全面评价心血管形态和功能并确认正常后即可及早受孕。

79. ABCDEF 若 Turner 综合征患者全面评价心血管形态和功能并确认正常后即可及早受孕，受孕成功后续定期产前检查，观察胎儿发育有无畸形，明确胎儿染色体有无异常，若胎儿发育存在明显畸形和染色体异常，考虑终止妊娠；若出现自发性流产，可以考虑采用正常供者卵子进行人工辅助生育；此外新生儿出生后应再次进行染色体检查，明确有无染色体异常。

80. ABCDE 患者主要为内分泌以及生殖系统方面的疾病，无心脏相关的临床表现，故无需做心电图检查。

81. ABD **82. BE**

83. BE 由于患者 MRI 检查后仍未发现睾丸，故需剖腹探查寻找睾丸；左肾下极可见类椭圆形团块影，提示占位病变，故需进行团块切除术。

84. ABE

85. AD 乳腺 B 超结果考虑乳腺癌的可能性，应进行乳腺方面的检查，肿物穿刺病理检测以及乳腺钼靶 X 线。

86. ABCDEF 患者行肿块穿刺术，病理结果示男性乳腺发育，故应进行乳腺检查以及性腺检查，具体包括甲状腺功能测定，性腺功能测定，HCG，腹部 B 超，染色体检测，肾上腺 B 超。

87. E

88. ABC 男性乳房发育的治疗措施包括：（1）双氢睾酮 200mg，每 3～4 周肌注 1 次；（2）他莫昔芬（三苯氧胺）：能与靶组织的雌激素受体结合，阻断雌激素的作用；（3）乳腺成形术：乳腺成形术仍是治疗本病的重要手段，一般采用环乳晕入路切除乳晕下乳腺组织。

89. D 患者体重明显减轻，甲状腺 I 度弥漫性肿大，双手细震颤（＋），提示为甲亢，且未发现有其他阳性体征，故该患者的乳房增生可能为甲亢导致。

90. ABCDEF 由于患者怀疑甲亢，故需对甲状腺功能，甲状腺 B 超，TG、TM 进行检查；由于患者存在乳房增生的情况，故需要进行性激素检测以及乳腺 B 超；同时还需常规进行肝、肾功能检测，排除其他基础疾病。

91. ACE

92. BF 并发疾病一般伴随原发疾病的改善而缓解，其中甲亢导致乳房发育主要与 SHBG 浓度增高有关，当甲亢治疗后，SHBG 浓度降低，则乳房发育症状可缓解。

93. ACE

94. ABE 结合该患者病史和实验室检查，考虑高促性腺激素性腺功能减退症，这类疾病包括先天性肾上腺增生症（由于性激素合成障碍，如 3β - HSD 缺陷症、17α - 羟化酶缺陷症）、Klinefelter 综合征（染色体缺陷）。Turner 综合征表现为女性外生殖器幼稚型。雄激素抵抗综合征血雄激素水平有不同程度升高。

95. ABCDE 96. F 97. BF 98. ABCDEFG

99. B 该患者为女性表型，身材矮小、性发育幼稚，伴有多种先天性躯体发育异常，性腺激素检查发现 LH 偏高，FSH 升高，E₂降低，染色体核型为 45，XO，故 Turner 综合征诊断成立。

100. ABCDEFG Turner 综合征临床表现为身矮、生殖器与第二性征不发育和一组躯体的发育异常，躯体特征为多痣、眼睑下垂、耳大位低、腭弓高、后发际低、颈短而宽、有颈蹼、桶状胸或盾状胸、乳头间距大、乳房及乳头均不发育、肘外翻、第 4 或 5 掌骨或跖骨短、掌纹通关手、下肢淋巴水肿、脊柱侧弯、肾脏发育畸形、主动脉弓狭窄等心脏畸形。

101. ACD Turner 综合征患者卵巢功能发育不全，需要后天长期雌激素或雌、孕激素补充治疗，从而促进女性第二性征发育预防骨质疏松；Turner 综合征患者生长激素基本正常，但存在 IGF - 1 作用欠佳，常合并身材矮小，若患者骨骺未闭则为生长激素应用的适应证；Turner 综合征患者由于生长发育异常，往往存在自卑、自闭等心理问题，应进行心理支持治疗。生长激素治疗时间段一般在 15～16 岁，该患者 20 岁，故不适宜。

102. B 该患儿在 9 岁前出现第二性征，性征发育不按正常发育程序进展，性腺大小在青春期水平，因此应该怀疑外周性性早熟；同时患儿虽有双侧乳房微胀，乳晕颜色加深，声音变粗、低沉，但患儿无怕冷、纳差、心率减慢、水肿等表现，且患儿身材在 10^+ 个月内增高 10cm，骨龄增长 5.6 岁，可以排除原发性甲状腺功能减退症；虽然患儿有皮肤颜色加深，查体皮肤色素沉着，以颈部、前额为甚；阴茎、阴囊色素沉着，但患儿心率、血压正常等可以排除原发性肾上腺皮质功能减退症；患儿家长否认外源性激素服用史，可以排除外源性雄激素摄入所致的外周性性早熟。

103. B 该患儿在 9 岁前出现第二性征，性征发育不按正常发育程序进展，性腺大小在青春前期水平，血清 E_2、P、T、LH、FSH、DHEA 水平正常；因此临床上可以排除中枢性性早熟，诊断外周性性早熟成立，需要继续搜索病因；同时患儿甲状腺功能检查正常，可以排除原发性甲状腺功能减退症；由于患儿血清 E_2、P、T、LH、FSH、DHEA 水平正常，尿 HCG 阴性；因此临床上可以排除生殖细胞瘤；该患儿虽存在肝功能损害（转氨酶升高）以及空腹血清皮质醇水平升高，肝功能损害对激素的代谢会产生一定的影响，肝功损害可引起皮质醇结合球蛋白升高，从而使血清皮质醇水平升高。但患儿的肝炎病毒标志物均为阴性，腹部 B 超及 CT 示肝脏无明显异常；另外，患儿 PRL 升高的倍数不能用肝损害解释：酒精性肝硬化、肝炎后肝硬化及其他原因导致的肝硬化可使 PRL 升高，约为对照组的 2~4 倍；肝硬化 Child 分级 C 级的 PRL 比正常对照约高出 4~6 倍，而该患儿的 PRL 水平高出正常参考值上限 8~9 倍。同时伴有肾上腺源性雄激素水平增高（血清 DHEAS 及尿 DHEA 水平增高），推测肝功能损害可能系肾上腺源性雄激素分泌过多有关，并不是由于肝功能损害导致的血清皮质醇水平和 PRL 升高。

104. A 患儿血清皮质醇水平明显升高但临床无库欣综合征的表现，同时伴有雄激素过多的临床表现，包括全身体毛增多，阴毛出现，阴茎长大、色深，阴囊色素沉着，睾丸大小与实际年龄相符，声音低沉，骨龄增加迅速（6 岁 3 个月时为 7.4 岁，7 岁时为 13 岁）等外周性同性性早熟的临床表现；皮质醇存在生理波动；ACTH 正常或轻度升高；血清 DHEAS 和尿 DHEA 水平升高；胰岛素低血糖试验能刺激皮质醇释放；垂体及肾上腺 MRI、CT 检查未发现异常等，极低剂量的地塞米松即可抑制皮

质醇、ACTH、UFC、DHEA、DHEAS 水平，符合临床诊断原发性糖皮质激素抵抗综合征的诊断标准。

105. ACEF 地塞米松是一种人工合成的长效糖皮质激素，其内源性盐皮质激素作用在目前人工合成的糖皮质激素中最小。地塞米松可结合并激活有基因缺陷的糖皮质激素受体，发挥糖皮质激素的生理作用，从而抑制机体代偿性的 ACTH 分泌过多，降低肾上腺分泌的盐皮质激素及雄激素水平，缓解临床症状。患儿有溢乳症状，故应联合应用溴隐亭。

106. A 多囊卵巢综合征的诊断标准如下。（1）稀发排卵或无排卵：主要的临床表现形式为闭经、月经稀发和功血等；（2）高雄激素的临床表现或高雄激素血症：如多毛、高雄激素性痤疮、女性型脱发、皮脂溢出、男性型阴毛分布等；（3）超声表现为多囊卵巢（一侧或双侧卵巢有多个直径为 2~9mm 的卵泡，或卵巢体积大于 10ml），实验室检查常有 LH/FSH>3。该患者有月经不规律、反复闭经伴不孕表现，实验室检查可见血睾酮增高，提示高雄激素血症，应考虑多囊卵巢综合征。

107. ABC 促黄体生成素（LH）/卵泡刺激素（FSH）比值≥3，对多囊卵巢综合征有诊断意义；此外，多囊卵巢综合征患者常有雄激素（睾酮）水平高，而孕激素水平偏低的表现。

108. A 双侧卵巢 B 超对诊断多囊卵巢综合征具有重要价值，如超声发现一侧或双侧卵巢有 12 个以上直径为 2~9mm 的卵泡，或卵巢体积大于 10ml，有助于多囊卵巢综合征的诊断。

109. ABDF

110. ACDEF 女性非怀孕闭经原因较多，完善女性激素全套判断是子宫性闭经或中枢性闭经，完善血糖、胰岛素检查、甲状腺激素检查，了解因是否甲状腺疾患或肾上腺皮质激素分泌异常所致的闭经，卵巢超声排除多囊卵巢。而患者不孕亦需要排除配偶的原因，有必要完善丈夫精液分析，明确精子活性以及有无精子畸形可能。尿常规暂无检查依据。

111. ABDE　112. ACDEF　113. BCEF　114. CEF 115. ACDEF　116. ABCDF　117. DF

第九章　代谢性疾病

一、单选题：每道试题由 **1** 个题干和 **5** 个备选答案组成，
　　题干在前，选项在后。选项 **A、B、C、D、E** 中只有
　　1 个为正确答案，其余均为干扰选项。

1. 下列关于血脂的说法，哪项是错误的
　　A. 血脂包括脂肪酸、胆固醇、三酰甘油
　　B. 脂质不溶或微溶于水
　　C. 在血浆中脂质与蛋白质结合存在
　　D. 血脂异常指血脂含量、血脂组分的比例和质的异常
　　E. 高脂血症实际上指高脂蛋白血症

2. 弥漫性肝脏疾病患者餐后血糖可高于正常，但与糖尿病的主要区别是
　　A. 餐后 2 小时至 3 小时血糖正常或低于正常
　　B. 同样存在胰岛 β 细胞功能的缺陷
　　C. 随着时间的延长，也会出现糖尿病视网膜和肾脏病变
　　D. 糖化血红蛋白不会进行性升高
　　E. 不需要用降糖药

3. 血脂异常治疗中运用最广泛的药物种类是
　　A. 他汀类　　　　　　　B. 贝特类
　　C. 胆酸螯合剂　　　　　D. 烟酸类
　　E. 胆固醇吸收抑制剂

4. 血糖浓度的换算系数为（mmol/L – mg/dl）
　　A. 15　　　　　　　　B. 18
　　C. 7　　　　　　　　　D. 11
　　E. 5

5. 与 1 型糖尿病发病无关的是
　　A. 胰岛素抵抗　　　　　B. 环境因素
　　C. 遗传因素　　　　　　D. 牛奶喂养
　　E. 年龄

6. 不适合 1 型糖尿病的治疗方法是
　　A. 胰岛素治疗
　　B. 胰岛移植
　　C. 胰岛素联合 α – 糖苷酶抑制剂
　　D. 胰岛素联合二甲双胍
　　E. 胰岛素联合胰岛素促泌剂

7. 不符合 1 型糖尿病临床特点的是
　　A. 常有家族史　　　　　B. 酮症倾向
　　C. 多于青少年起病　　　D. 口服药物无效

E. 以微血管并发症为主

8. 与糖尿病慢性并发症的发生无关的是
　　A. 病程　　　　　　　　B. 血糖控制情况
　　C. 血糖波动情况　　　　D. 遗传易感性
　　E. 性别

9. 不会发生糖耐量减低或糖尿病的疾病是
　　A. 肢端肥大症　　　　　B. 毒性弥漫性甲状腺肿
　　C. Addison 病　　　　　D. 嗜铬细胞瘤
　　E. 醛固酮瘤

10. 关于磺脲类口服降糖药，叙述正确的是
　　A. 因能引起肝、肾损害，故不能长期使用
　　B. 血糖较高时，宜大剂量开始
　　C. 单独应用时也可引起低血糖
　　D. 由于能刺激胰岛素分泌，故不宜与胰岛素联合应用
　　E. 若不能满意控制血糖，可与格列奈类联用

11. 关于糖尿病的治疗，叙述错误的是
　　A. 合并糖尿病急性并发症时，宜选用胰岛素治疗
　　B. 2 型糖尿病经饮食控制及口服降糖药治疗未获控制时可考虑胰岛素治疗
　　C. 妊娠期糖尿病，先以口服药控制，疗效不佳再考虑胰岛素治疗
　　D. 胰腺切除引起的糖尿病，用胰岛素治疗
　　E. 患者发生急性心肌梗死，改用胰岛素治疗

12. 处理 Somogyi 现象的最佳方案是
　　A. 减少早餐前胰岛素的用量
　　B. 减少晚餐前胰岛素的用量
　　C. 维持胰岛素用量，再加用双胍类药物
　　D. 增加晚餐前胰岛素用量
　　E. 睡前加餐

13. 肾功能不全的老年患者易引发乳酸性酸中毒的口服降糖药是
　　A. 格列美脲　　　　　　B. 格列本脲
　　C. 阿卡波糖　　　　　　D. 吡咯列酮
　　E. 二甲双胍

14. 2 型糖尿病最基本的病理生理改变是
　　A. 极度肥胖
　　B. 长期大量摄糖

C. 长期使用糖皮质激素

D. 胰岛素分泌相对不足及靶组织对胰岛素敏感性降低

E. 老年

15. 判断糖尿病控制程度较好的指标是

A. 空腹血糖　　　　　B. 餐后血糖

C. 糖化血红蛋白　　　D. 空腹血浆胰岛素水平

E. OGTT

16. 肥胖 2 型糖尿病患者首选口服降糖药物为

A. 格列奇特　　　　　B. 二甲双胍

C. 阿卡波糖　　　　　D. 瑞格列奈

E. 吡咯列酮

17. 大量蛋白尿的出现提示糖尿病肾病已达到

A. 糖尿病肾病Ⅰ期　　B. 糖尿病肾病Ⅱ期

C. 糖尿病肾病Ⅲ期　　D. 糖尿病肾病Ⅳ期

E. 糖尿病肾病Ⅴ期

18. 糖尿病肾病合并高血压患者，首选降压药是

A. α-受体拮抗剂　　　B. β-受体拮抗剂

C. 钙通道阻滞剂　　　D. 利尿剂

E. ACEI

19. 2 型糖尿病患者，空腹血糖 9mmol/L，血 Scr 165 μmol/L（正常值 <110 μmol/L），余均正常。治疗首选药物为

A. 格列吡嗪　　　　　B. 格列本脲

C. 格列齐特　　　　　D. 格列喹酮

E. 二甲双胍

20. 患者，男，65 岁，因"眼睑及双下肢水肿 1 个月"来诊。糖尿病病史 15 年。查体：BP 150/90mmHg。实验室检查：血糖 7mmol/L，血 BUN 12mmol/L，Scr 184 μmol/L；尿蛋白 5g/L。最合适的治疗方法为

A. 胰岛素 + 皮质激素

B. 胰岛素 + 非甾体类抗炎药

C. 胰岛素 + ACEI

D. 胰岛素

E. 胰岛素 + 利尿消肿

21. 糖尿病神经并发症中，最常见的是

A. 脊髓病变　　　　　B. 神经根病变

C. 周围神经病变　　　D. 中枢神经系统病变

E. 脑神经病变

22. 糖尿病神经病变的基础治疗方法不包括

A. 保持乐观的情绪

B. 多吃富含多种维生素和微量元素的绿色蔬菜

C. 积极控制血糖

D. 多做跳绳、打球等剧烈运动

E. 戒烟及控制饮酒

23. 糖尿病周围神经病变的临床表现不包括

A. 双侧肢体末端出现对称性麻木、疼痛

B. 疼痛呈刺痛、灼痛或痛觉过敏

C. 伴有四肢冷凉、皮肤蚁行感

D. 胫前色素沉着

E. 伴有发热、触电感，或手套、袜套样感觉

24. 不属于糖尿病足神经病变检查的是

A. 10g 尼龙丝触觉测定　　B. 踝肱指数

C. 肌电图检查　　　　　　D. 皮肤温度检查

E. 音叉测定振动觉

25. 2004 年由全国 14 所医院协作，开展了有关我国糖尿病足现状的多中心合作调查。关于调查结果，叙述错误的是

A. 足溃疡，多见于老年人，尤其是文化程度低、经济条件差者

B. 糖尿病足的医疗费用高

C. 糖尿病足患者的糖尿病并发症多且严重

D. 大多数糖尿病足合并感染严重，需要截肢治疗

E. 足溃疡占调查对象的 60.9%

26. 经皮氧分压测定低于一定数值时，提示足部溃疡没有愈合的可能，这个数值是

A. 50mmHg　　　　　B. 30mmHg

C. 40mmHg　　　　　D. 20mmHg

E. 25mmHg

27. 高血压患者靶器官损害不包括

A. 左心室肥厚　　　　B. 颈动脉内膜增厚

C. 颈动脉内膜斑块　　D. 心功能不全

E. 肾功能受损

28. 关于原发性醛固酮增多症的实验室检查结果，叙述正确的是

A. 高醛固酮、高肾素活性、高皮质醇

B. 高醛固酮、低肾素活性、高皮质醇

C. 高醛固酮、高肾素活性、低皮质醇

D. 高醛固酮、低肾素活性、正常皮质醇

E. 低醛固酮、低肾素活性、正常皮质醇

29. 对糖尿病合并高血压患者常需联合降压，其方案不包括

A. ACEI 与利尿剂　　　B. CCB 与 ARB

C. ACEI 与 CCB　　　　D. ARB 与利尿剂

E. ACEI 与 ARB

30. 对糖尿病合并高血压患者，一般建议控制血压不超过

A. 130/80mmHg   B. 130/85mmHg

C. 135/85mmHg   D. 140/90mmHg

E. 150/90mmHg

31. 患者，男，61 岁，2 型糖尿病，合并高血压，尿蛋白（＋）。最佳降压药物为

 A. 利尿剂   B. CCB

 C. ACEI   D. α-受体拮抗剂

 E. β-受体拮抗剂

32. 关于高尿酸血症，叙述错误的是

 A. 高尿酸血症的发生以内源性嘌呤代谢紊乱为主

 B. 高尿酸血症基本都要发展为临床痛风

 C. 高尿酸血症的原因包括尿酸排泄障碍和生成过多

 D. 高尿酸血症者常伴有肥胖、糖尿病及高血压等

 E. 高尿酸血症可分为原发性和继发性

33. 对痛风最有诊断价值的是

 A. 痛风家族史   B. 高尿酸血症

 C. 尿路结石   D. 痛风石

 E. 第 1 跖趾关节急性关节炎

34. 增加尿酸排泄的药物是

 A. 秋水仙碱   B. 泼尼松

 C. 苯溴马隆   D. 别嘌醇

 E. 碳酸氢钠

35. 关于特发性功能性低血糖，叙述错误的是

 A. 情绪不稳定的中年女性多见

 B. 低血糖多发生在早餐后 2~4h

 C. 血糖一般不 <2.8mmol/L

 D. 胰岛素释放指数 <0.3

 E. 不能耐受 72h 禁食

36. 成人低血糖是指

 A. 血糖 <3.36mmol/L（60mg/dl）（真糖法）

 B. 血糖 <3.08mmol/L（55mg/dl）（真糖法）

 C. 血糖 <2.80mmol/L（50mg/dl）（真糖法）

 D. 血糖 ≤2.52mmol/L（45mg/dl）（真糖法）

 E. 血糖 ≤2.24mmol/L（40mg/dl）（真糖法）

37. 对于功能性低血糖患者，为减少低血糖发作，下列饮食调整中错误的是

 A. 少食多餐   B. 进较干食物

 C. 高蛋白饮食   D. 高脂饮食

 E. 低纤维饮食

38. 患者男，56 岁，患糖尿病，用胰岛素治疗。晚 10 时突起心悸，多汗，软弱，继而意识不清。P 120 次/分。尿糖（－），尿酮体（－）；BUN 10.0mmol/L。最可能的诊断为

A. 低血糖昏迷   B. 高渗性昏迷

C. 酮症酸中毒昏迷 D. 脑血管意外

E. 尿毒症昏迷

39. 患者女，22 岁，患糖尿病 7 年，一直用胰岛素治疗。1h 前昏迷。查体：BP 120/80mmHg；皮肤湿冷。BUN 4.3mmol/L，CO_2 CP 22.0mmol/L。最可能的诊断是

 A. 糖尿病酮症酸中毒昏迷

 B. 高渗性非酮症性糖尿病昏迷

 C. 乳酸性酸中毒昏迷

 D. 低血糖昏迷

 E. 脑血管疾病

40. 患者女，20 岁，有明显糖尿病症状，每日胰岛素用量 36 U。夜里出现多汗，心悸，手抖，晨起血糖 10.3mmol/L（186mg/dl）。应给予

 A. 增加晚餐用量 B. 调换胰岛素类型

 C. 加大胰岛素用量 D. 减少早餐前胰岛素用量

 E. 减少晚餐前胰岛素用量

41. 患者女，24 岁，临床诊断 1 型糖尿病。于胰岛素治疗后，患者经常于清晨 3~4 时出现手颤，大汗，饥饿感。空腹血糖 11mmol/L，尿糖（＋＋＋＋），尿酮体（＋＋＋＋），夜间尿糖（－）。应采取的措施是

 A. 减少晚餐的热量

 B. 增加睡前中效胰岛素用量

 C. 加用双胍类药物

 D. 减少睡前中效胰岛素用量

 E. 后夜加餐

42. 患者男，45 岁，肥胖 7 年，口渴多饮 2 个月，经常餐后 3~5h 心悸、多汗、饥饿感，进餐后缓解。空腹血糖 8.3mmol/L，尿糖（＋）。最可能的诊断是

 A. 胰岛素瘤   B. 胰岛素性低血糖

 C. 糖尿病   D. 胰岛细胞增生症

 E. 2 型糖尿病，反应性低血糖

43. 糖原累积症中，不以肝脏病变为主的类型是

 A. Ⅰ 型   B. Ⅲ 型

 C. Ⅳ 型   D. Ⅴ 型

 E. Ⅵ 型

44. 成人糖原累积症中，最常见缺陷的酶是

 A. 糖原合成酶   B. 分支酶

 C. 肌磷酸化酶   D. 肝磷酸化酶

 E. 葡萄糖-6-磷酸酶

45. 未纳入 IDF 代谢综合征诊断标准的是

 A. 2 型糖尿病   B. 高血压

 C. 血脂异常   D. 脂肪肝

E. 糖耐量异常

46. 与心血管风险最为相关的是
  A. 颈部脂肪　　　　　B. 胸部脂肪
  C. 腹部脂肪　　　　　D. 腿部脂肪
  E. 前臂脂肪

47. 关于肥胖症的病因，叙述错误的是
  A. 肥胖症是遗传和环境因素共同导致的
  B. 某些心理疾病也与肥胖症的发生有关
  C. 体力活动减少导致肥胖症风险增加
  D. 高热量的快餐类食物可使患肥胖症风险增加
  E. 低出生体重患儿成年后肥胖症风险小，而出生体重过重则成年后肥胖症风险增加

48. 具有抗动脉粥样硬化功能的脂蛋白是
  A. CM　　　　　　　B. VLDL
  C. LDL　　　　　　　D. IDL
  E. HDL

49. 血脂异常应首先控制的指标为
  A. LDL - C　　　　　B. TG
  C. VLDL　　　　　　D. TC
  E. HDL - C

50. 糖尿病足的 Wagner 分级法的 3 级是
  A. 局限性坏疽（足趾、足跟或足背）
  B. 溃疡合并缺血
  C. 较深的溃疡，常合并软组织炎，无脓肿或骨的感染
  D. 深部感染，伴有骨组织病变或脓肿
  E. 表浅溃疡，无感染

51. 糖尿病肾病诊断的关键指标
  A. 肾小球滤过率下降　B. 尿白蛋白量升高
  C. 血肌酐水平升高　　D. 血清胱抑素 C 升高
  E. 尿 β_2 微球蛋白升高

52. 患者，男，36 岁，身高 1.75m，体重 80kg，单位体检化验空腹血糖 8.3mmol/L，肝肾功能正常。进一步行 OGTT，0、30、60、120、180 分钟血糖分别为 7.9、9.6、15.3、13.4、7.5mmol/L，糖化血红蛋白为 8.3%，此患者的首选治疗药物是
  A. 二甲双胍　　　　　B. 胰岛素
  C. 格列齐特　　　　　D. 阿卡波糖
  E. 吡格列酮

53. 糖尿病足的预防措施不包括
  A. 夜间如果感到足部发凉，可应用热水袋或加热垫片，以改善血循环
  B. 经常检查鞋内有无异物、有无趾甲撕裂，如患者

视力受损，应由家庭成员代为检查
  C. 戒烟，以减少血管收缩，增加血液供应
  D. 不要剪破或刺破皮肤或胼胝
  E. 干燥的足可以在洗澡后使用护肤油，但趾间应保持干燥

54. 根据 WHO 1999 年标准及 2010 年版《中国 2 型糖尿病防治指南》，以下根据静脉血浆血糖空腹（FPG）和糖负荷后 2 小时（2hPPG）水平进行的糖代谢状态分类哪项是正确的
  A. 空腹血糖调节受损：FPG 6.0 ~ 7.0mmol/L, 2hPPG < 7.8mmol/L
  B. 空腹血糖调节受损：FPG 6.1 ~ 7.0mmol/L, 2hPPG7.8 ~ < 11.1mmol/L
  C. 糖耐量减低：FPG < 7.0mmol/L, 2hPPG 7.8 ~ 11.1mmol/L
  D. 糖耐量减低：FPG < 6.0mmol/L, 2hPPG 7.8 ~ 11.1mmol/L
  E. 糖尿病：FPG≥6.1mmol/L, 2hPPG≥11.1mmol/L

55. 2007 ~ 2008 年，在中华医学会糖尿病学分会（CDS）组织下，全国 14 个省市进行了糖尿病的流行病学调查，结果显示我国 20 岁以上的成年人糖尿病患病率为
  A. 6.5%　　　　　　　B. 9.7%
  C. 10.0%　　　　　　D. 10.6%
  E. 14.2%

56. 妊娠糖尿病的患者，应在产后何时行糖尿病筛查以重新分型
  A. 1 ~ 2 周　　　　　B. 2 ~ 4 周
  C. 3 ~ 6 周　　　　　D. 4 ~ 8 周
  E. 6 ~ 12 周

57. 以下哪个不能作为 1 型糖尿病诊断的标准
  A. 起病时发生酮症酸中毒
  B. 肥胖
  C. C 肽水平低下
  D. 胰岛自身抗体如 GDA - Ab 阳性
  E. 青少年起病，"三多一少"症状明显

58. 1 型糖尿病患者最常见的死亡原因是
  A. 酮症酸中毒　　　　B. 心血管事件
  C. 肾功能衰竭　　　　D. 肺部感染
  E. 脑血管事件

59. 我国糖尿病患病特点
  A. 2 型糖尿病占 90% 以上
  B. 1 型糖尿病约占 2%
  C. 其他类型糖尿病约占 3%

D. 妊娠糖尿病占 2%

E. 我国糖尿病患者血糖达标的占 50%

60. 关于自身免疫性多内分泌腺综合征以下表述不正确的是

A. 自身免疫性多内分泌腺综合征是常染色体单基因隐性遗传疾病

B. 自身免疫性多内分泌腺综合征 Ⅱ 型包括原发性肾上腺皮质功能减退、自身免疫性甲状腺病和（或）1 型糖尿病以及性腺功能减退症

C. 自身免疫性多内分泌腺综合征 Ⅰ 型与人类白细胞抗原基因相关

D. 自身免疫性多内分泌腺综合征 Ⅲ 型包括自身免疫性甲状腺疾病和其他自身免疫性疾病，但不包括原发性肾上腺皮质功能减退和 1 型糖尿病

E. 自身免疫性多内分泌腺综合征是多基因遗传病

61. 有学者指出糖尿病患者出现高尿酸血症，是心肌梗死或脑卒中发生率和病死率上升的一个独立危险因素。研究证实血尿酸水平每升高多少 mg/dl，冠心病或脑卒中等心脑血管并发症的风险将增加多少倍

A. 1，0.5　　　　　　　B. 2，10

C. 1，1.48　　　　　　D. 2，8

E. 1.5，6

62. 继发性高尿酸血症降尿酸药物首选

A. 苯溴马隆　　　　　　B. 丙磺舒

C. 非布司他　　　　　　D. 别嘌醇

E. 培戈洛酶

63. 与动脉粥样硬化密切有关的物质是

A. 醛固酮、β 脂蛋白和三酰甘油

B. 胆固醇、β 脂蛋白和三酰甘油

C. 胆固醇、β 脂蛋白和醛固酮

D. 胆固醇、醛固酮和三酰甘油

E. 肾上腺素、醛固酮和三酰甘油

64. 老年糖尿病合并高血压患者在危险分层中属于高危人群，下面哪种治疗方法是正确的

A. 收缩压在 130～139mmHg 或者舒张压在 80～89mmHg 的患者除了降糖治疗外，早期进行降压药物治疗，维持血压 130/80mmHg 以下，避免靶器官损害改善预后

B. 脑卒中后患者血压控制目标应更为严格，维持在 130/80mmHg 以下

C. 伴有肾脏疾病目标血压降至 120/80mmHg 以下

D. 血压≥140/90mmHg 或伴微量白蛋白尿的患者，应在生活方式干预基础上联合药物治疗

E. 当降压过程中出现心绞痛等症状时，应按照既定

控制目标联用降压药物，尽快使血压达标

65. 糖尿病合并高血压应采取个体化管理策略，下面哪种说法是正确的

A. 对于高龄（65 岁以上）、健康状况较差、已发生靶器官损害甚或伴严重冠心病患者，在强调收缩压达标 <130mmHg 的同时应降低舒张压 <80mmHg

B. 对于糖尿病病史较短、一般健康状况良好、无明显大血管病变且较为年轻的患者，血压控制目标为 <130/80mmHg，同时基于患者临床特点和治疗应答，较高或较低的舒张压目标可能是合适的

C. 妊娠糖尿病患者目标血压为 120～129/60～79mmHg，以减少胎儿生长发育障碍风险

D. 合并慢性肾病，如果尿蛋白≥1g/d 时，则目标血压 <120/80mmHg

E. 透析患者目标血压为 140/90mmHg

66. 长效钙离子拮抗剂（CCB）降压疗效好，广泛应用于糖尿病合并高血压患者的治疗。关于其作用的说法不正确的是

A. 二氢吡啶类 CCB 使出球小动脉扩张，降低肾小球毛细血管内压，增加肾小球滤过率

B. 有效降低卒中事件发生率

C. 合并急性脑卒中时，CCB 扩张脑血管，增加脑血流，可能增高颅内压，应慎重选用

D. 在预防心力衰竭事件方面逊于 ACEI/ARB 类降压药物

E. 具有保护血管内皮和抗动脉粥样硬化功能

67. 以下属于代谢综合征主要组成的有

A. 冠心病

B. 高低密度脂蛋白胆固醇血症

C. 高三酰甘油血症

D. 高胆固醇血症

E. 胰岛素缺乏

68. 一糖尿病患者每当休息时即感双足麻木、蚁行感，此时，最可靠的检查为

A. 下肢血管 B 超　　　　B. 肌电图

C. 腰椎片　　　　　　　D. 血生化检查

E. 肾功能测定

69. 糖尿病神经病变的机制是

A. 糖尿病神经病变主要是由微血管病变及山梨醇旁路代谢增强以致山梨醇增多与神经细胞及其纤维的组织蛋白非酶糖化所致

B. 糖尿病神经病变主要是由大血管病变引起

C. 糖尿病神经病变主要是由大血管和微血管病变引起

D. 糖尿病神经病变是由神经细胞的组织蛋白非酶糖
化所致

E. 糖尿病神经病变主要是由微血管病变及山梨醇旁
路代谢减弱所致

70. 糖尿病肾病的主要病理改变是

A. 肾小球结节 PAS 染色呈淡粉色

B. 肾小球毛细血管祥呈"双轨征"

C. 电镜下肾小球基底膜增厚

D. 免疫组化见单克隆免疫球蛋白轻链沉积

E. 纤维连接蛋白染色肾小球呈强阳性

71. 糖尿病酮症酸中毒抢救的主要措施

A. 抗感染   B. 纠正电解质紊乱

C. 补生理盐水 + 胰岛素   D. 补液

E. 补碱性液

72. 糖尿病酮症酸中毒的电解质改变是

A. 体内常无缺钾   B. 血钠正常或升高

C. 血乳酸下降   D. 胰岛素治疗后血钾下降

E. 血钾正常或升高

73. 糖尿病酮症酸中毒患者，小剂量胰岛素静脉滴注及生
理盐水大量输液最常见的副作用是

A. 脑水肿   B. 低血钠

C. 低血糖   D. 低血钙

E. 低血钾

74. 某糖尿病酮症酸中毒昏迷患者，经治疗后血糖及意识
很快恢复正常，2 小时内又突然昏迷，首先要考虑

A. 酸中毒加剧

B. 脑出血

C. 胰岛素过量致严重低血糖

D. 低血糖后反跳性高血糖

E. 脑水肿

75. 下列哪种疾病不伴有高脂血症

A. 糖尿病   B. 甲减

C. 垂体性侏儒症   D. 肾病综合征

E. 动脉粥样硬化

76. 中年男性，肥胖症，伴高血压，糖耐量减低，尿皮质
醇、17 - 羟排泄量增高，但可被小剂量地塞米松所抑
制。诊断可能是

A. Cushing 病   B. 甲减

C. 糖尿病   D. 肾上腺皮质腺瘤

E. 单纯性肥胖症

77. 关于妊娠糖尿病，下列哪一项处理是错误的

A. 胰岛素使用量以不发生低血糖为限

B. 妊娠整过程均须使用中、短效胰岛素治疗

C. 饮食治疗原则与非妊娠患者相同，必要时才调整

D. 有糖尿病视网膜病变的患者应立即停止妊娠

E. 37 周左右应行剖腹产

78. 糖尿病微血管病变的特点是

A. 毛细血管的动脉粥样硬化管腔狭窄

B. 毛细血管基底膜增厚，PAS 染色阳性

C. 毛细血管微血栓形成血流速慢

D. 毛细血管的钙化通透性降低

E. 毛细血管的内皮细胞受损

79. 下列关于妊娠糖尿病的叙述哪项不正确

A. 妊娠过程中初次发现的任何程度的糖耐量异常，
不论是否需要胰岛素或单用饮食治疗，不论分娩
后这一情况是否继续

B. 不包括妊娠前已知的糖尿病患者，后者应称为糖
尿病合并妊娠

C. 因为妊娠糖尿病患者中可能存在其他类型糖尿病，
只是在妊娠期间表现出来，应在产后 6 周以上给
予复查。重新按常规诊断标准明确诊断

D. 产后血糖将恢复正常，产后 5 ~ 10 年发生糖尿病
的危险性并无增加

E. 有效处理妊娠糖尿病，有利于降低围生期母儿疾
病的患病率和死亡率

80. 患者，男，65 岁，糖尿病史 20 年，应用混合胰岛素
治疗 2 年。近 5 年出现高血压，BP 180/110mmHg。
近来经常于晚餐前出现心慌、出汗，伴明显饥饿感。
以下哪项处理不当

A. 可能是低血糖，可适量进餐

B. 可监测血糖并按照血糖值调整胰岛素用量

C. 调整胰岛素用量并加钙离子拮抗剂

D. 调整胰岛素用量并加用普萘洛尔

E. 调整胰岛素用量加血管紧张素转换酶抑制剂

81. 患者，女，50 岁，4 天前出现尿频、尿急、尿痛，2
天来感口干，多饮，多尿明显，体温波动在 38℃左
右，皮肤干燥，脱水，唇红，神志清，血糖 18mmol/
L，尿糖（ + + + ），尿酮体（ + ），血 pH < 7.32，
此时最关键的治疗原则是

A. 纠正酸中毒 + 补液 + 补充电解质 + 抗生素

B. 补充胰岛素 + 抗生素

C. 纠正酸中毒 + 胰岛素 + 抗生素

D. 补充液体和电解质 + 胰岛素 + 抗生素

E. 补充液体 + 抗生素

82. 患者，女，60 岁。近 1 个月来明显多饮、多尿伴体重
下降。身高 172cm，体重 52kg，尿糖（ + + + ~ + +
+ +），空腹血糖 13.1mmol/L，一个月规范饮食控

制后复查空腹血糖为 10.5mmol/L。应选择什么治疗方案

A. 继续饮食控制

B. 饮食控制 + 胰岛素治疗

C. 饮食控制 + 双胍类药物

D. 饮食控制 + 磺脲类降糖药

E. 磺脲类降糖药 + 胰岛素治疗

83. 糖尿病患者，女，55 岁，身高 1.64m，体重 48kg，空腹血糖 6.5mmol/L。餐后血糖 16mmol/L，治疗应首选

A. 饮食控制 + 达美康

B. 饮食控制 + 二甲双胍

C. 饮食控制 + α - 糖苷酶抑制剂

D. 单纯饮食控制

E. 饮食控制 + 优降糖

84. 低血糖患者经处理后神志转清，后又陷入昏迷，血糖 3.0mmol/L，此时应

A. 喂食饼干或糖水

B. 静脉滴注 5% ~10% 葡萄糖液直至病情稳定

C. 推注 50% 葡萄糖液直至患者清醒

D. 20% 甘露醇 200ml 脱水治疗

E. 胰高血糖素皮下注射

85. 2 型糖尿病患者，因神志不清急诊。体检：血压 80/65mmHg，血糖 17mmol/L，CO_2 CP10mmol/L，BUN 22mmol/L，尿酮体（＋＋＋），经小剂量胰岛素、补液及纠酸治疗后，神志恢复，但出现头痛、呕吐，可能原因是

A. 碱中毒
B. 酮症酸中毒

C. 高渗性昏迷
D. 脑水肿

E. 尿毒性脑病

86. 患者，女，28 岁，1 型糖尿病，平时使用胰岛素 40U/d 控制血糖，现怀孕 6 个月，突然出现乏力，昏迷入院，下列处理错误的是

A. 立即补液治疗

B. 立即测血酮体，尿酮体

C. 立即查电解质和血气分析

D. 立即皮下注射胰岛素 40U

E. 立即吸氧等对症

87. 患者，女，45 岁，1 型糖尿病 2 年，3 小时前注射胰岛素 12U，未进食，20min 前家人发现患者意识不清而将其送来急诊，查体：BP 155/85mmHg，面色苍白，皮肤多汗，心率 110 次/分，四肢肌张力减弱，病理征（－）。正确的处理是

A. 立即抽血查血糖，待结果出来后再作处理

B. 快速静脉滴注生理盐水，同时静脉注射胰岛素首次负荷量后，继续以每小时每公斤体重 0.1U 的速率静滴

C. 立即经口给予糖水

D. 立即抽血查血糖，但不必等待结果，立即给予 50% 葡萄糖液 60 ~100ml 静脉注射

E. 立即静脉滴注 5% 葡萄糖盐水

88. 低血糖所致脑功能障碍时，最后恢复的部位是

A. 大脑皮质
B. 皮层下中枢

C. 延脑
D. 自主神经中枢

E. 下丘脑

89. 下列关于脂蛋白的说法不正确的是

A. 脂蛋白是由蛋白质、胆固醇、三酰甘油和磷脂所组成的球形大分子复合体

B. 含三酰甘油多者密度高，少者密度低

C. 能介于水/油的交界面而溶于血浆

D. 超速离心法可将血浆脂蛋白分为 5 大类，即：CM、VLDL、IDL、LDL 和 HDL

E. CM 和 VLDL 被称为富含三酰甘油的脂蛋白

90. 下列关于载脂蛋白的说法不正确的是

A. 与脂质结合担负在血浆中运转脂类的功能

B. 可参与酶活动的调节

C. 可参与脂蛋白与细胞膜受体的识别和结合反应

D. 大部分由肝脏合成

E. 小肠黏膜细胞可合成 apoAⅠ、apoAⅡ、apoB 和 apoE

91. 下列关于 HDL 的叙述错误的是

A. 其蛋白质部分以 ApoAⅠ和 ApoAⅡ为主

B. 其主要作用是在血浆中促进 CM 和 VLDL 分解成胆固醇

C. 是颗粒最小的脂蛋白

D. 容易进入动脉壁，导致动脉粥样硬化

E. 高密度脂蛋白有抗动脉粥样硬化作用

92. 糖尿病患者，男，60 岁，应用胰岛素治疗 3 年，平均每日 40 单位，几天前在外饮食后出现腹泻、嗜睡、大汗淋漓，急诊入院。体检：脱水貌，BP 140/80mmHg，HR 120 次/分，下列哪项检查对诊断最有意义

A. 粪常规
B. 血糖、酮体测定

C. ECG
D. 血电解质测定

E. 血常规

93. 患者，24 岁，男，肥胖，一日前新诊断为 2 型糖尿病，首先应该告知患者

A. 饮食控制和体育锻炼　B. 双胍类降糖药

C. 减肥药物　　　　　D. 口服磺脲类药物

E. 胰岛素

94. 有关胰岛素的使用下列哪项不正确

A. 所有接受大中型手术的 1 型糖尿病患者均需使用短效胰岛素

B. 所有出现并发症的糖尿病患者都必须使用胰岛素

C. 所有 1 型糖尿病患者饮食控制不佳时均须用胰岛素

D. 所有妊娠糖尿病患者都必须使用胰岛素

E. 合并肾功能不全者胰岛素应适当减量

95. 下列关于 α - 葡萄糖苷酶抑制剂的说法，正确的是

A. 为 2 型糖尿病的一线药物

B. 1 型糖尿病患者也可应用

C. 常见不良反应为胃肠道反应

D. 单独应用不会发生低血糖

E. 以上都对

96. 尿糖检测的临床意义是

A. 尿糖阳性是诊断糖尿病的重要线索．但是尿糖阳性不一定就是糖尿病

B. 根据 24 小时尿糖的变化，可以判断一天内血糖总的控制水平

C. 并发肾小球硬化时，肾糖阈可升高，肾小管损伤为主时或妊娠时肾糖阈降低

D. 尿糖阳性但随机血糖正常的人，应该检测糖化血红蛋白和 OGTT

E. 以上都对

97. 患者，女，1 型糖尿病，妊娠已 3 个月，下列何项检查对决定该患者继续妊娠与否有参考价值

A. OGTT　　　　　　B. 胰岛素释放试验

C. 空腹血糖　　　　　D. 24 小时尿蛋白定量

E. 24 小时尿糖定量

98. 患者，男，60 岁，糖尿病史 20 年，近半年来感双足趾端麻木。体检：消瘦，双手骨间肌萎缩，肌力 IV 级，病理反射阴性。下列哪项诊断可能性大

A. 运动系统改变与糖尿病无关

B. 糖尿病微血管病变

C. 糖尿病自主神经病变

D. 糖尿病并发脑血管病外

E. 糖尿病周围神经病变

99. 糖尿病自然进程中的临床分期为

A. 胰岛素抵抗→胰岛素分泌缺陷

B. 正常葡萄糖耐量→IGT→IFG→糖尿病

C. 正常血糖→IGT→IFG→高血糖

D. 2 型→1 型

E. IGT→IFG→糖尿病

100. 患者，男，30 岁，糖尿病病程 10 年，胰岛素治疗，未监测血糖。近 3 月眼睑及下肢浮肿，尿糖（＋＋），尿蛋白（＋＋＋），WBC 0～3 个/HP，少许颗粒管型。诊断考虑

A. 慢性肾炎　　　　　B. 肾动脉硬化症

C. 肾盂肾炎　　　　　D. 急性肾炎

E. 糖尿病肾病

101. 患者，男，61 岁，退休在家，2 型糖尿病，身高 160cm，体重 76kg，FPG 6.7mmol/L，尿糖（±）。制定总热量时，应该如何给予热量

A. 85～105kJ（20～25kcal）/（kg·d）

B. 105～125.5kJ（25～30kcal）/（kg·d）

C. 125.5～146kJ（30～35kcal）/（kg·d）

D. 146～167kJ（35～40kcal）/（kg·d）

E. ＞167kJ（40kcal）/（kg·d）

102. 中年男性，肥胖，"三多"症状不明显，空腹血糖 6.0mmol/L，餐后 2 小时血糖 9.2mmol/L，尿糖（－），治疗首选

A. 中药制剂　　　　　B. 注射胰岛素

C. 口服降血糖药　　　D. 体育锻炼

E. 饮食控制＋体育锻炼

103. 患者，男，52 岁，糖尿病患者，采用强化胰岛素治疗，常有清晨空腹高血糖，但夜间多次血糖测定血糖偏低。考虑该患者的表现为

A. "黎明"现象　　　　B. 睡前加餐引起

C. Somogyi 效应　　　D. 胰岛素抵抗

E. 胰岛素抗药性

104. 低血糖经处理后患者血糖升至 8.9mmol/L 但半小时后神志仍不恢复，此时应

A. 再度推注 50% 葡萄糖液 60～100ml

B. 持续静脉滴注 5%～10% 葡萄糖液直至患者清醒

C. 胰高血糖素 1mg 皮下或肌注

D. 20% 甘露醇 200ml 脱水治疗

E. 作头颅 CT 检查

105. 微量清蛋白尿期是指尿清蛋白排泄率在

A. 30～300μg/min（30～600mg/24 小时）

B. 30～200μg/min（60～300mg/24 小时）

C. ＞200μg/min（＞300mg/24 小时）

D. ＞30μg/min（＞30mg/24 小时）

E. 20～200μg/min（30～300mg/24 小时）

106. 糖尿病饮食治疗中三大营养素（碳水化合物、蛋白质、脂肪）含量占饮食总热量百分比分别为

A. 35%～45%，45%，＜20%

B. 40% ~ 50%，40%，20%

C. 50% ~ 60%，<15%，30%

D. 20% ~ 30%，60%，20%

E. <15%，50%，40%

107. 糖尿病周围神经病变晚期表现

A. 肌力减弱　　　　B. 肢体麻木

C. 痛觉过敏　　　　D. 肢体烧灼样感

E. 腱反射亢进

108. 患者，男，40 岁，空腹血糖及糖耐量正常，尿糖（＋），考虑为

A. 应激性糖尿　　　B. 甲亢致糖尿

C. 肾性糖尿　　　　D. 药物性糖尿

E. 肝病性糖尿

109. 患者，女，45 岁，体胖，平日食欲佳，近 2 个月来每日饮水量逐渐增多，现每日约 3000ml，尿量多，约 2500ml/d，空腹血糖 6.6mmol/L，尿糖（＋），应做哪项检查确诊糖尿病

A. OGTT

B. 空腹血浆胰岛素水平测定

C. 24 小时尿糖定量

D. 皮质素葡萄糖耐量试验

E. 24 小时尿清蛋白测定

110. 患者，男，52 岁，身高 182cm，体重 86kg，无特殊不适。健康体检时发现空腹血糖 7.1mmol/L。OGTT 显示 2 小时血糖 9.4mmol/L。下列处理错误的是

A. 控制饮食，可加用二甲双胍

B. 控制饮食，胰岛素治疗

C. 控制饮食，增加运动

D. 控制饮食，加用芬氟拉明（减肥药）

E. 控制饮食，加用 α - 糖苷酶抑制剂

111. 下列哪种疾病不会引起糖耐量异常

A. 甲亢　　　　　　B. 库欣综合征

C. 肢端肥大症　　　D. 痛风

E. 嗜铬细胞瘤

112. 关于治疗糖尿病酮症酸中毒治疗原则的说法，错误的是

A. 补液量应 24 ~ 48 小时纠正失水

B. 小剂量胰岛素静脉滴注

C. 补碱宜快宜少

D. 预防感染

E. 必要时补钾

113. 下列指标中哪项不是制定糖尿病饮食总热量的依据

A. 工作性质　　　　B. 身高

C. 年龄　　　　　　D. 生活习惯

E. 体重

114. 下列各项中为糖尿病肾病高度特异性病理改变的是

A. 肾动脉粥样硬化

B. 肾盂肾盏变形缩窄，肾外形凹凸不平

C. 渗出性肾小球硬化型病变

D. 弥漫性肾小球硬化型病变

E. 结节性肾小球硬化型病变

115. 下列哪项并发症不是由糖尿病微血管病变引起

A. 糖尿病性视网膜病变　B. 肾小球硬化症

C. 糖尿病神经病变　　　D. 心肌损害

E. 干性坏疽

116. 患者，男，55 岁，昏迷 1 天收入院，近期无服药史，血糖 33.4mmol/L，pH 7.35，血钠 150mmol/L，尿酮体（－），最可能的诊断是

A. 酮症酸中毒　　　　　B. 乳酸性酸中毒

C. 高渗性昏迷　　　　　D. 酮症酸中毒 + 高渗昏迷

E. 乳酸性酸中毒 + 高渗昏迷

117. 患者，男，16 岁。1 型糖尿病 2 年，平时应用胰岛素治疗，饮食控制严格，血糖控制满意。近 2 个月来在无明显诱因情况下血糖控制不佳，胰岛素用量每日已达 96U，未发生低血糖反应，最可能的原因是

A. 使用了过期的胰岛素

B. 胰岛素过敏

C. 体内对抗胰岛素的激素分泌过多

D. 可能发生了糖尿病肾病

E. 可能体内产生了胰岛素抗体

118. 患者，20 岁，1 型糖尿病 10 年，应用混合胰岛素治疗，分别在早餐前和晚餐前皮下注射，近 2 周发现空腹血糖 11.1 ~ 16.7mmol/L，中餐前 8mmol/L，晚餐前 7.6mmol/L，临睡前 5.1mmol/L，该情况应考虑为

A. 可能是晚餐前胰岛素用量不足，可增加晚餐前胰岛素用量

B. 可能是 Somogyi 现象，应先测定凌晨 1 ~ 2 时血糖，然后调整胰岛素用量

C. 一定是 Somogyi 现象，应减少晚餐前胰岛素用量

D. 继续观察，暂不处理

E. 可能是黎明现象，可在晚餐前增加胰岛素用量

119. 患者，女，28 岁。1 型糖尿病 7 年，用胰岛素治疗，血糖控制满意。现妊娠 32 周，为了保证血糖稳定，下列哪种做法合理

A. 为了避免胎儿低血糖，应减少胰岛素用量

B. 妊娠期对胰岛素敏感性降低，应适当增加胰岛素用量

C. 可增加运动量，胰岛素剂量保持不变

D. 为了避免胎儿过大，应减少糖类摄入同时减少胰岛素用量

E. 胎盘激素增加了胰岛素的敏感性，因此减少胰岛素用量

120. 患者，29 岁。糖尿病史 5 年。近 1 周发热、乏力，嗜睡 2 天，昏迷 5 小时入院。血糖 23.1mmol/L，血酮（＋＋），pH 7.2。下列治疗方案中，正确的是

A. 皮下注射胰岛素加碳酸氢钠静脉注射

B. 补液加小剂量静脉滴注胰岛素

C. 静脉推注胰岛素

D. 小剂量静滴胰岛素治疗加碳酸氢钠静脉滴注

E. 小剂量静脉注射胰岛素治疗加纠正电解质紊乱

121. 下列哪项糖尿病治疗原则是错误的

A. 1 型和 2 型糖尿病均强调饮食治疗

B. 饮食须根据病情调整

C. 2 型糖尿病可不使用胰岛素

D. 妊娠期糖尿病患者，妊娠结束后胰岛素的用量应酌减

E. 糖尿病酮症酸中毒应积极纠正酸中毒

122. 下列关于尿糖阳性的说法中正确的是

A. 肯定伴有糖代谢异常

B. 可以作为诊断糖尿病的确诊依据

C. 肾小管不能将管腔液中葡萄糖全部吸收的结果

D. 肯定伴随血糖升高

E. 正常人餐后尿糖可阳性

123. 一新诊断为糖尿病的患者，用胰岛素治疗后第 7 天，血糖下降至正常，但突然视力模糊，最可能的原因是

A. 已有白内障　　　　B. 晶状体渗透压改变

C. 视网膜微血管病变　D. 合并青光眼

E. 玻璃体出血

124. 患者，男，56 岁，身高 170cm，体重 80kg，其母亲有糖尿病。查：空腹血糖 8.5mmol/L，多次尿糖（＋），治疗方案首选

A. 单纯控制饮食　　　B. 控制饮食＋达美康

C. 控制饮食＋优降糖　D. 控制饮食＋体育锻炼

E. 减肥

125. 下列关于 1 型糖尿病的说法哪项不正确

A. 发病年龄较早

B. 对胰岛素较敏感

C. 胰岛素释放高峰延迟

D. 在儿童及青少年常以酮症酸中毒作为就诊的首发表现

E. 与病毒感染和自身免疫缺陷有关

126. 有关糖尿病的诊断，下列说法正确的是

A. 空腹血糖不一定升高

B. 所有患者都需行 OGTT 诊断

C. 尿糖检查可以确诊

D. "三多一少"症状是诊断糖尿病必须具备的条件

E. 第一次测定静脉血浆血糖值＞10mmol/L 即可诊断

127. 磺脲类口服降糖药不适宜用于

A. 2 型糖尿病患者基础治疗未达控制目标

B. 2 型糖尿病患者已用胰岛素＜30U/日

C. 2 型糖尿病对胰岛素抵抗

D. 2 型糖尿病合并酮症酸中毒

E. 与胰岛素联合应用

128. 下列哪一项是高渗性昏迷的临床特点

A. 皮肤潮湿多汗，呼吸正常

B. 多发于青年，已有糖尿病史

C. 脉搏饱满，血压稍高

D. 尿糖强阳性，尿酮阴性

E. 起病急速，有嗜睡、幻觉、震颤、抽搐等

129. 糖尿病酮症酸中毒时，早期过多补碱的主要危害是

A. 代谢性碱中毒　　　B. 低血氯

C. 脑水肿　　　　　　D. 低血钙

E. 代谢性酸中毒

130. 关于糖尿病大血管病变叙述不正确的是

A. 是 2 型糖尿病患者的主要死亡原因

B. 内源性高胰岛素血症促进脂质合成加速动脉粥样硬化形成

C. 胰岛素不足可减低脂质清除加速动脉粥样硬化形成

D. 与血清低密度脂蛋白水平呈正相关

E. 引起糖尿病心肌病

131. 1 型糖尿病患者，20 岁，经胰岛素治疗血糖控制正常，今早突然晕倒，最可能的原因是

A. 糖尿病酮症酸中毒　B. 乳酸性酸中毒

C. 低血糖　　　　　　D. 糖尿病高渗性昏迷

E. 夜间进食量少

132. 患者的空腹血糖为 7.0mmol/L，下列哪项措施是错误的

A. 进行 OGTT 以确诊

B. 24 小时尿糖定量测定

C. 可诊断为糖尿病并予口服降糖药治疗

D. 糖基化蛋白测定

E. 注意有无服用影响血糖结果的药物

133. 患者，男，70 岁，2 型糖尿病患者，因血糖控制不理想而自行增加胰岛素用量，出现昏迷，下列处理正确的为
    A. 立即喂食饼干或糖水
    B. 立即抽血查血糖，同时静脉注射 50% 葡萄糖液 60 ~ 100ml
    C. 立即抽血查血糖，并等待结果再行处理
    D. 立即抽血查血糖，同时静脉滴注 5% ~ 10% 葡萄糖液
    E. 立查尿糖

134. 关于使用磺脲类药物降糖的说法，错误的是
    A. 年老患者尽量使用短效药物，以减少低血糖的发生
    B. 治疗从小剂量开始
    C. 一般在餐前服药
    D. 应用胰岛素治疗每日需要 20U 时，可加用
    E. 不能用于对磺脲类药物过敏的患者

135. 下列疾病中不会引起继发性糖尿病的是
    A. 生长激素瘤
    B. Cushing 综合征
    C. 嗜铬细胞瘤
    D. 甲状腺功能减退症
    E. 急性重症胰腺炎

136. 患者，男，60 岁，身高 167cm，体重 76kg，近 3 个月来出现烦渴，多饮，多尿，体重下降 9kg，至医院查空腹血糖为 6.8mmol/L，下一步应该进行什么检查或处理
    A. 可能是尿崩症
    B. 可诊断为糖尿病
    C. 应测定尿糖以明确诊断
    D. 应进行 OGTT 试验
    E. 可诊断为空腹血糖受损

137. 高渗性非酮症昏迷患者实验室检查较常见的是
    A. 血浆渗透压 300mmol/L
    B. 血糖 16.6mmol/L
    C. 尿酮体弱阳性
    D. 血肌酐升高
    E. 血钠 145mmol/L

138. 发生胰岛素抵抗时，下列说法错误的是
    A. 胰岛素生理效应降低
    B. 胰岛素介导下骨骼肌，脂肪组织对葡萄糖的摄取、利用或储存的能力减弱
    C. 肝葡萄糖输出减弱
    D. 需要更大剂量的胰岛素
    E. 多发生于肥胖 2 型糖尿病患者

139. 患者，女，26 岁，1 型糖尿病，采用强化胰岛素治疗方案，夜间血糖控制良好，无低血糖发生，但清晨空腹血糖仍然较高。原因可能是
    A. 糖耐量减低
    B. 夜间胰岛素作用不足
    C. Somogyi 现象
    D. 反应性高血糖
    E. 黎明现象

140. 患者，男，68 岁。无糖尿病病史，因发热、腹泻 2 日，突发抽搐、昏迷。血糖 56.6mmol/L，血钠 156.6mmol/L，血浆渗透压 356mmol/L，尿糖（+++）、尿酮（+）。诊断考虑
    A. 高渗性非酮症糖尿病昏迷
    B. 应激性高血糖
    C. 脑血管意外
    D. 糖尿病酮症酸中毒
    E. 感染性休克

141. 关于糖耐量减低的描述正确的是
    A. IGT 是糖尿病的一个亚型
    B. IGT 代表了正常葡萄糖稳态和糖尿病高血糖之间的中间代谢状态
    C. IGT 与胰岛素分泌缺陷有关，是糖尿病的必经过程
    D. IGT 的及早检出有利于糖尿病的治疗
    E. IGT 是指空腹血糖 > 7.0mmol/L。而餐后 2 小时血糖在 7.8 ~ 11.1mmol/L

142. 糖尿病患者如需择期施行大手术，应该从何时开始使用或改用胰岛素治疗
    A. 术前 1 周
    B. 术前 3 天
    C. 术前 1 天
    D. 手术当天
    E. 术前 2 天

143. 欲了解糖尿病患者近 4 ~ 12 周血糖水平，应测定
    A. 糖化血红蛋白
    B. 果糖胺
    C. 血浆胰岛素
    D. C 肽
    E. 空腹和餐后两小时血糖

144. 关于高渗性非酮症糖尿病昏迷的叙述错误的是
    A. 多见于老年人，好发年龄为 50 ~ 70 岁
    B. 神经精神症状突出
    C. 血糖可高至 33.3mmol/L 以上
    D. 因血浆渗透压增高明显，故补液时应先输低渗生理盐水
    E. 约 2/3 患者起病隐匿，进展缓慢，或仅有轻度症状

145. 发生糖尿病酮症酸中毒时，补碱原则叙述错误的是
    A. 血 PH 降至 7.1 时需补碱
    B. 血 HCO$_3^-$，降至 5mmol/L 时需补碱
    C. 补碱过快易致脑细胞酸中毒

D. 随代谢紊乱的纠正，代谢性酸中毒会加重应增加补碱量

E. CO_2 结合力 > 11.2 ~ 13.5mmol/L，无明显中毒，深大呼吸者，可暂不补碱

146. 对 IGT 不应采用下列何种干预措施

A. 饮食调整
B. 体育锻炼
C. 胰岛素强化治疗
D. 应用二甲双胍
E. 应用阿卡波糖

147. 关于糖尿病合并妊娠治疗的叙述，错误的是

A. 饮食治疗原则与非妊娠患者相同
B. 选用速效和中效胰岛素
C. 分娩后应维持原胰岛素用量
D. 妊娠 32 ~ 36 周时即应住院治疗直至分娩
E. 应使用胰岛素控制血糖

148. 糖尿病患者出现以下哪种情况时不宜使用胰岛素治疗

A. 合并脑血管意外
B. 合并急性心肌梗死
C. 合并重症感染
D. 肥胖糖尿病患者饮食控制和运动疗法不佳
E. 需急症手术

149. 66 岁女性，糖尿病史 10 年，现使用胰岛素强化治疗，清晨空腹血糖为 12.3mmol/L，夜间 2 时血糖为 2.6mmol/L。引起清晨空腹血糖高的原因可能为

A. 前一晚进食过多
B. Somogyi 现象
C. 黎明现象
D. 胰岛素剂量不足
E. 以上都有可能

150. 关于 α - 葡萄糖苷酶抑制剂的叙述正确的是

A. 阻止碳水化合物在肠道的吸收
B. 最常见的副作用是乳酸性酸中毒
C. 与其他降糖药物合用发生低血糖时可立即食用淀粉类食物
D. 饮食中如无碳水化合物，则不能发挥降糖作用
E. 可用于胃溃疡患者

151. 关于使用双胍类降糖药物，下列说法错误的是

A. 可与胰岛素联合使用于 T1DM
B. 对血糖在正常范围者无降糖作用
C. 餐中或饭后服用可减轻不良反应
D. 严重的不良反应是低血糖
E. 肥胖的 T2DM 患者首选

152. 下列哪类糖尿病患者可选用双胍类降糖药

A. 糖尿病围手术期
B. T2DM
C. 妊娠期糖尿病

D. 肾脏功能不全合并糖尿病
E. 酮症酸中毒患者

153. 非胰岛素介导的低血糖症，血浆胰岛素水平一般为

A. < 30pmol/L
B. < 10pmol/L
C. > 20pmol/L
D. > 40pmol/L
E. > 56pmol/L

154. 下列各项中除了哪一项之外都与低血糖临床表现的严重程度密切相关

A. 年龄
B. 低血糖发生的时间
C. 低血糖发生的速度和持续时间
D. 机体对低血糖的反应
E. 低血糖的程度

155. 一般认为血糖低于何值可以诊断为低血糖

A. < 3.5mmol/L
B. < 2.5mmol/L
C. < 2.8mmol/L
D. < 3.3mmol/L
E. < 2.0mmol/L

156. 貌似健康而有自发性空腹或运动后低血糖症的原因中最常见的是

A. 药源性低血糖症
B. 胰岛素瘤
C. 反应性低血糖
D. 胰岛素自身免疫综合征
E. 伴瘤的低血糖

157. 评价低血糖症时，常用的诱发试验是

A. C 肽释放试验
B. 葡萄糖耐量试验
C. 胰岛素释放指数
D. C 肽抑制试验
E. 饥饿试验

158. 对于脂肪酶抑制剂的描述正确的是

A. 选择性地抑制胃肠道脂肪酶
B. 同时抑制胰蛋白酶，淀粉酶和磷酸脂酶
C. 可以降低食欲
D. 不良反应有便秘
E. 作用于 5 - 羟色胺通路

159. 下列有关肥大性肥胖的叙述，哪项是错误的

A. 常呈家族性聚集倾向
B. 与 leptin 基因有关
C. 体重的增加往往伴随脂肪细胞数量的增加
D. 肥胖与高血压、糖尿病、血脂异常等疾病密切相关
E. 肥胖属多基因遗传疾病

160. 下列哪项不符合单纯性肥胖

A. 尿 17 - 羟皮质类固醇升高

B. 血皮质醇昼夜节律正常

C. 糖耐量减退

D. 部分小剂量地塞米松抑制试验阳性

E. 尿游离皮质醇增高

161. 有关 **HDL** 的陈述，哪项是错误的

A. 富含磷脂、apoA、apoC

B. 促进 CM 和 VLDL 分解

C. 促进胆固醇酯合成

D. 促进游离胆固醇沉积于动脉壁

E. 低 HDL 胆固醇血症是心血管疾病的危险因素

162. 下列脂蛋白中能够抗动脉粥样硬化的是

A. 乳糜微粒　　　　B. 极低密度脂蛋白

C. 低密度脂蛋白　　D. 高密度脂蛋白

E. 脂蛋白（a）

163. 下列关于胆固醇的说法不正确的是

A. 食物中的胆固醇主要为自由胆固醇，约有 40% 被小肠吸收

B. 内源性胆固醇在肝和小肠黏膜由乙酸合成而来

C. 乙酰辅酶 A 是合成胆固醇的基质，合成过程受 HMG – CoA 还原酶催化

D. 胆固醇的去路包括构成细胞膜、生成类固醇激素、维生素 D、胆酸盐、储存于组织等

E. 饥饿、低热量饮食或肝吸收胆固醇较多时，可增强 HMG – CoA 还原酶活性，从而减少胆固醇合成

164. 痛风发作时导致过饱和的血尿酸浓度一般超过

A. 216.5mmol/L　　B. 416.2μmol/L

C. 405.2nmol/L　　D. 316.2pmol/L

E. 415.2mol/L

165. 下列关于肥胖症的描述，错误的是

A. 体内脂肪堆积过多和（或）分布异常

B. 与遗传因素，高热量，高脂饮食，体力活动少有关

C. 常与 2 型糖尿病，高血压，血脂异常集结出现

D. 梨型肥胖者比苹果型更易发生代谢综合征

E. 腹型肥胖反应的是内脏脂肪蓄积

166. 下列哪一项不符合痛风的特点

A. 急性反复发作性单关节炎

B. 游走性关节炎

C. 高尿酸血症

D. 尿酸性肾结石

E. 痛风石形成

167. 有关血脂异常患者饮食治疗原则的叙述，下列哪项是错误的

A. 饱和脂肪酸摄入可以增加胆固醇的合成

B. 不饱和脂肪酸可以降低胆固醇和 LDL – C，因此可以大量摄入

C. 饮食中的碳水化合物应以谷类为主

D. 应较多进食富含纤维的食物

E. 可增加饮食中的抗氧化性维生素

168. 关于抗动脉粥样硬化药，下列哪一项叙述是错误的

A. 调血脂药包括 HMG – CoA 还原酶抑制剂、考来烯酸（消胆胺）、烟酸、氯贝丁酯（安妥明）

B. HMG – CoA 还原酶是合成胆固醇的限速酶

C. 普罗布考是抗氧化剂

D. 多不饱和脂肪酸可抑制肝脏合成 VLDL

E. 贝特类药物通过降低脂蛋白脂酶活性来降低三酰甘油

169. 血浆各种脂蛋白中，按它们所含胆固醇及其酯的量从多到少的排列顺序是

A. CM，VLDL1，LDL，HDL

B. HDL，LDL，VLDL，CM

C. LDL，HDL，VLDL，CM

D. VLDL，LDL，HDL，CM

E. LDL，VLDL，HDL，CM

170. 脂肪酸在血浆中被运输的主要形式是

A. 与球蛋白结合　　B. 参与组成 CM

C. 与清蛋白结合　　D. 参与组成 VLDL

E. 参与组成 HDL

171. 胆固醇合成过程中的限速酶是

A. HMG – CoA 合成酶　　B. HMG – CoA 裂解酶

C. HMG – CoA 还原酶　　D. 鲨烯合成酶

E. 鲨烯环氧酶

172. 胆固醇水平升高见于

A. 高纤维饮食　　B. 饥饿

C. 低脂饮食　　　D. 雌激素水平降低

E. 运动

173. 内源性胆固醇的合成部位

A. 血管　　　　B. 肝脏

C. 肾脏　　　　D. 小肠

E. 肝脏和小肠

174. 关于高脂蛋白血症Ⅱ型，说法正确的是

A. LDL 水平增高

B. 在临床上较少见

C. 主要见于家族性高三酰甘油血症

D. 见于家族性高乳糜微粒血症

E. 见于家族性前 β 脂蛋白血症

175. 与原发性糖尿病无关的因素是

A. 遗传因素

B. 自身免疫

C. 病毒感染

D. 肥胖或精神刺激、创伤等应激状态

E. 胰腺癌

176. 肥胖者糖耐量减低，最主要的原因是

A. 胰岛素分泌不足

B. 胰岛 β 细胞对葡萄糖刺激欠敏感

C. 循环中经常有大量胰岛素抗体

D. 拮抗胰岛素的激素分泌过多

E. 胰岛素抵抗

177. 糖尿病时，血糖升高的机理是

A. 组织对葡萄糖的利用减少

B. 糖异生增多

C. 糖原分解增多

D. 糖原合成减少

E. 以上四项均有

178. 下列疾病中，不易发生糖尿病的是

A. 慢性胰腺炎　　　　B. 胰腺癌

C. 肢端肥大症　　　　D. 阿狄森病

E. 甲状腺功能亢进症

179. 1 型、2 型糖尿病最基本的区别在于

A. 发病年龄　　　　　B. 起病缓急

C. 病情轻重　　　　　D. 胰岛素依赖情况

E. 葡萄糖刺激后胰岛素释放的反应

180. 不符合幼年起病型糖尿病特点的是

A. "三多一少"症状明显

B. 血浆胰岛素值常明显降低

C. 对外源性胰岛素不敏感

D. 容易发生酮症酸中毒

E. 血糖波动大，容易发生低血糖

181. 关于糖尿病诊断的说法，正确的是

A. 必有三多一少症状

B. 空腹血浆胰岛素浓度正常，可排除糖尿病

C. 空腹血糖正常，不能排除化学性糖尿病

D. 葡萄耐量试验正常，可排除糖尿病倾向

E. 胰岛素释放试验时，释放胰岛素浓度曲线的高峰提前出现

182. 胰岛素依赖型糖尿病与非胰岛素依赖型糖尿病的最主要的区别在于

A. 发病年龄不同

B. 对胰岛素的敏感性不同

C. 胰岛素基础水平与释放曲线不同

D. 发生酮症酸中毒的倾向不同

E. 血糖稳定性不同

183. 下列关于非胰岛素依赖型糖尿病的说法，错误的是

A. 胰岛素水平一定不低　　B. 多为成人发病

C. 心血管病变常较严重　　D. 可用优降糖

E. 少发生酮症

184. 若诊断为临床型糖尿病，下列最适当的检查是

A. 尿糖　　　　　　　　B. 空腹血糖

C. 口服葡萄糖耐量试验　D. 空腹胰岛素测定

E. 以上均不是

185. 对于可疑糖尿病患者，下列检查结果最有助于确诊的是

A. 复查空腹血糖 6.9mmol/L（125mg/dl）

B. 饭后血糖 8.9mmol/L（160mg/dl）

C. 证实尿糖确为葡萄糖

D. 葡萄糖耐量试验呈耐量减低

E. 空腹时血浆胰岛素水平偏低

186. 下列各项对诊断糖尿病最有帮助的是

A. 三多一少症状　　　　B. 尿糖阳性

C. 空腹血糖测定　　　　D. 餐后二小时血糖测定

E. 口服葡萄耐量试验

187. 关于口服葡萄糖耐量试验，说法错误的是

A. 如有糖尿病症状，任意时血糖 11.1mmol/L（200mg/dl），即可诊断糖尿病

B. 葡萄糖耐量减低，即应诊断糖尿病

C. 试验前三天，每天饮食中碳水化合物至少 250g

D. 有糖尿病症状，空腹血糖大于 8.3mmol/L（150mg/dl），一般不做糖耐量试验

E. 以上都不对

188. 下列关于班氏尿糖定性试验的叙述，最为完善的是

A. 示尿中有还原物质　　B. 示尿中有葡萄糖

C. 示尿糖升高　　　　　D. 可诊断为糖尿病

E. 可排除糖尿病的低血糖反应

189. 患者尿糖（＋＋），口服糖耐量试验正常。空腹尿糖阴性，服糖后二小时尿糖阳性，可诊断为

A. 轻型糖尿病　　　　　B. 糖耐量减低

C. 食后糖尿　　　　　　D. 肾性糖尿

E. 非葡萄糖糖尿

190. 病程在十年以上的胰岛素依赖型（1 型）糖尿病患者死亡的主要原因是

A. 酮症酸中毒　　　　　B. 大、中动脉粥样硬化

C. 结节性肾小球硬化症　D. 糖尿病性肾病

E. 以上都不对

191. 糖尿病目前的主要死亡原因是

A. 肺结核感染　　　　B. 化脓性感染

C. 酮症酸中毒　　　　D. 高渗性昏迷

E. 心脑血管合并症

192. 不属于糖尿病性植物神经病变者为

A. 体位性低血压　　　B. 腹泻、便秘

C. 尿潴留　　　　　　D. 肢体麻木、感觉过敏

E. 多汗

193. 糖尿病最常见的神经病变是

A. 周围神经病变　　　B. 植物神经病变

C. 骨髓病变　　　　　D. 颅神经病变

E. 以上都不对

194. 糖尿病的主要治疗原则是

A. 胰岛素治疗为主，辅以饮食治疗

B. 口服降血糖药为主，辅以饮食治疗

C. 联合应用胰岛素及口服降血糖药

D. 在控制饮食的基础上，选用胰岛素或口服降血糖药

E. 控制饮食，酌情选用运动疗法和/或降血糖药，防治各种并发症

195. 不符合双胍类药物降血糖的机理是

A. 外周组织加速无氧糖酵解

B. 抑制糖原异生

C. 抑制或延缓葡萄糖在胃肠道吸收

D. 刺激 β 细胞释放胰岛素

E. 促进外周组织摄取葡萄糖

196. 双胍类药物常见的副作用为

A. 乳酸性酸中毒　　　B. 低血糖

C. 胃肠道反应　　　　D. 过敏性皮疹

E. 肝功障碍

197. 胰岛素依赖型糖尿病，胰岛素治疗合用口服降糖药时，最好选用

A. 优降糖　　　　　　B. 甲苯磺丁脲

C. 氯磺丙脲　　　　　D. 乙酰磺环己脲

E. 降糖片

198. 治疗糖尿病的下列药物中，较易引起胃肠反应及乳酸中毒的是

A. 胰岛素　　　　　　B. 降糖灵

C. 甲苯磺丁脲　　　　D. 优降糖

E. 氯磺丙脲

199. 磺脲类口服降糖药的主要作用原理是

A. 加强周围组织对葡萄的利用

B. 抑制肝糖原的异生

C. 刺激胰岛素 β 细胞释放胰岛素

D. 抑制葡萄糖自肠道吸收

E. 抑制胰高血糖素的分泌

200. 关于双胍类药物治疗糖尿病的叙述，错误的是

A. 加速糖无氧酵解，抑制糖异生及葡萄糖在胃肠道吸收

B. 常用于成年型特别是肥胖者

C. 青（幼）年型糖尿病不能应用

D. 有严重并发症的患者不宜应用

E. 能引起乳酸性酸中毒

201. 下列哪一项不符合胰岛素的作用机理

A. 促进葡萄糖进入肌肉和脂肪细胞内

B. 促进某些氨基酸进入肌肉细胞内

C. 促进糖原的分解

D. 促进脂肪和蛋白质的合成

E. 促进脂蛋白酯酶的生物合成和活性

202. 不宜于使用胰岛素者为

A. 糖尿病合并肺结核

B. 糖尿病合并心肌梗塞

C. 糖尿病患者妊娠或分娩期

D. 过度肥胖的糖尿病患者

E. 糖尿病患者手术前后

203. 下列关于糖尿病胰岛素治疗的叙述，正确的是

A. 肥胖的糖尿病患者较适宜于胰岛素治疗

B. 脆性糖尿病患者在胰岛素治疗的基础上可加用甲苯磺丁脲

C. 清晨高血糖而半夜有饥饿感，出冷汗的糖尿病患者应增加胰岛素剂量

D. 因感染发热而厌食的糖尿病患者应减少胰岛素剂量或停用

E. 经一段时间的胰岛素治疗后，患者都可产生胰岛素抗体

204. 下列关于胰岛素治疗糖尿病的叙述，错误的是

A. 适用于胰岛素依赖型（IDDM）糖尿病者

B. 适用于成年型糖尿病经饮食及口服降糖药仍控制不良者

C. 适应于并发急性严重代谢紊乱者

D. 适用于有严重慢性并发症者

E. 适用于糖尿病产妇的新生儿

205. 应用胰岛素治疗糖尿病，不恰当的治疗方法是

A. 从小剂量开始，以避免 Somogyi 效应

B. 以饮食疗法为基本措施

C. 不稳定型，可加用双胍类药

D. 酮症酸中毒时首选普通胰岛素

E. 高渗性昏迷宜选用鱼精蛋白锌胰岛素

206. 某糖尿病患者，用胰岛素治疗三天后，主诉视力模糊，其可能的原因是

A. 白内障形成　　　　　B. 晶体渗透压变化

C. 糖尿病视网膜病变　　D. 玻璃体混浊

E. 视神经乳头水肿

207. 成年肥胖型糖尿病合并重症感染时，最适宜的治疗是

A. 大剂量 D – 860

B. 饮食控制 + 优降糖或 D – 860

C. 优降糖 + 降糖灵

D. 普通胰岛素

E. 长效胰岛素

208. 初次注射胰岛素，最常见的全身反应是

A. 过敏性休克　　　　　B. 低血糖反应

C. Somogyi 效应　　　　D. 胰岛素抵抗

E. 局部脂肪营养不良

209. 下列关于胰岛素使用过程中出现并发症的处理，错误的是

A. 局部脂肪萎缩——每天调换注射部位

B. 低血糖反应——静脉或口服葡萄糖，同时减少发生低血糖单次的胰岛素剂量

C. 低血糖 – 高血糖矛盾现象——增加碳水化合物总量

D. 抗胰岛素现象——糖皮质激素

E. 局部过敏反应——抗组织胺药物和调换胰岛素品种

210. Somogyi 效应（低血糖后反应性高血糖）多见于

A. 继发性糖尿病

B. 潜伏性糖尿病

C. 病情稳定的胰岛素依赖型糖尿病

D. 非胰岛素依赖型糖尿病

E. 化学性糖尿病

211. 一位使用普通胰岛素治疗的糖尿病患者，午餐前尿糖（ + + + ），增加胰岛素剂量的最恰当时刻是

A. 当日午餐前半小时　　B. 当日晚餐前半小时

C. 次日午餐前半小时　　D. 次日早餐前半小时

E. 即刻

212. 糖尿病患者应用胰岛素治疗中，餐前尿糖定性试验结果为绿黄色，则胰岛素剂量应为

A. 仍按昨天原先所用剂量不变

B. 较原先所用剂量增加 0～4 单位

C. 较原先所用剂量增加 4～8 单位

D. 较原先所用剂量增加 8～12 单位

E. 较原先所用剂量增加 12～16 单位

213. 糖尿病酮症酸中毒主要是由于

A. 大量脂肪酸经 β 氧化产生酮体过多

B. 蛋白质分解加速产生多量的酸性代谢物

C. 电解质紊乱钾离子浓度上升

D. 肾功能衰竭，少尿

E. 呕吐，厌食引起脱水

214. 糖尿病酮症酸中毒时，电解质紊乱表现为

A. 高氯性酸中毒，血中钾、钠正常

B. 血氯、钾、钠均增高

C. 血氯偏高或正常，钠和钾减低

D. 血钾减低

E. 血氯、钾偏高，血钠偏低

215. 有关糖尿病酮症酸中毒的治疗原则，说法错误的是

A. 应用小剂量胰岛素缓缓降低血糖

B. 立即补液迅速纠正失水

C. 尽早用碱性药迅速纠正酸中毒

D. 于治疗开始 2～6 小时后考虑补钾

E. 积极治疗诱因

216. 对酮症酸中毒表现不明显的糖尿病，其正确的治疗措施是

A. 仅需给小量胰岛素皮下注射

B. 需要大量胰岛素治疗

C. 仅需给足量胰岛素及补充液体

D. 不需紧急处理

E. 补给足量液体

217. 糖尿病酮症酸中毒昏迷时，在何种情况下应予补碱

A. CO_2CP 22～27mmol/L

B. CO_2CP 11.8～22mmol/L

C. CO_2CP 9～18mmol/L

D. CO_2CP < 7mmol/L

E. CO_2CP > 27mmol/L

218. 糖尿病酮症酸中毒患者，经胰岛素、输液补碱等治疗后，血糖降为 6.7mmol/L（120mg/dl），CO_2CP 为 18mmol/L，但昏迷反而加重且出现抽搐，球结膜水肿，其可能的原因是

A. 离子平衡紊乱　　　　B. 脑水肿

C. 肾功能衰竭　　　　　D. 低血糖

E. 以上都不是

219. 糖尿病酮症伴轻度酸中毒的处理，正确的是

A. 立即补 40% NB

B. 补乳酸钠

C. 补给计算出的 $NaHCO_3$ 量的一半

D. 补钾

E. 以上都不是

220. 治疗糖尿病酮症酸中毒，首选药物是

A. 注射胰岛素后＋口服降糖药

B. 口服降糖药

C. 注射短效胰岛素

D. 注射鱼精蛋白锌胰岛素

E. 注射珠蛋白胰岛素

221. 疑高渗性非酮症糖尿病昏迷患者，血糖 44.4mmol/L（800mg/dl），下列处理中最恰当的是

A. 测中心静脉压　　B. 测尿比重及尿渗透压

C. 补液、注射胰岛素　D. 测阴离子间隙

E. 测血尿酸、肌酸

222. 疑高渗性非酮症糖尿病昏迷，血糖 44.4mmol/L（800mg/dl），拟用公式计算测血浆渗透压，应进一步检查

A. 中心静脉压　　　B. 尿比重及尿素氮

C. 血钾、钠及尿素氮　D. 阴离子间隙

E. 血尿酸、肌酸

223. 下列有关高渗性非酮性糖尿病昏迷的叙述，正确的是

A. 多见于青年起病型糖尿病

B. 常有重症糖尿病史

C. 常有明显酸中毒

D. 治疗必须用低渗盐水

E. 多见于老年轻型糖尿病

224. 糖尿病酮症酸中毒和高渗性非酮性糖尿病昏迷的主要鉴别症状是

A. 神志改变　　　　B. 多饮多尿症状明显

C. 血压偏低　　　　D. 食欲减低、恶心、呕吐

E. 局灶性癫痫样抽搐和上肢粗震颤

225. 治疗高渗性非酮症糖尿病昏迷，说法错误的是

A. 发生休克者宜首先输入生理盐水或胶性溶液，迅速纠正休克

B. 休克患者或收缩压持续 < 10.7kPa（80mmHg）者，开始除补等渗液外，应间断输血浆或全血

C. 应用小剂量胰岛素治疗

D. 血糖下降 13.9mmol/L（250mg/dl）左右开始输入 5% 葡萄糖液

E. 立即输注碳酸氢钠

226. 不符合高渗性非酮性糖尿病昏迷特点的是

A. 多见于青少年

B. 无糖尿病史或轻型患者

C. 神经精神症状较突出

D. 有高血糖、高血钠及高血浆渗透压

E. 死亡率较高

227. 患者，男，22 岁，肥胖，皮肤痤疮，血压 140/90mmHg，24 小时尿 17 - 羟为 25mg，给予地塞米松 0.5mg，每 6 小时 1 次，共 2 日，再测尿 17 - 羟为 6mg/24h。最可能的诊断是

A. 肾上腺皮质增生　　B. 肾上腺皮质腺瘤

C. 肾上腺皮质腺癌　　D. 异位 ACTH 综合征

E. 单纯性肥胖

228. 糖尿病是一组病因不明的内分泌代谢病，其共同主要标志是

A. 多饮、多尿、多食　B. 乏力

C. 消瘦　　　　　　　D. 高血糖

E. 尿糖阳性

229. 血中直接调节胰岛素分泌的重要因素是

A. 游离脂肪酸　　　　B. 血糖浓度

C. 肾上腺素　　　　　D. 胃肠道激素

E. 血酮体浓度

230. 糖尿病眼底病变中，出现哪一种情况最易引起失明

A. 微血管瘤　　　　　B. 新生血管破裂

C. 硬性渗出物　　　　D. 软性渗出物

E. 视网膜出血

231. 患者饭后尿糖（＋＋），空腹尿糖阴性，进一步检查显示：空腹血糖 5.3mmol/L，饭后 2 小时血糖 7.1mmol/L，可诊断为

A. 轻型糖尿病　　　　B. 糖耐量减低

C. 继发性糖尿病性糖尿　D. 食后糖尿

E. 非葡萄糖糖尿

232. 若诊断临床糖尿病，应首先选择哪项检查

A. 尿糖　　　　　　　B. 空腹血糖

C. 糖化血红蛋白　　　D. 口服糖耐量试验

E. 空腹胰岛素测定

233. 糖尿病酮症酸中毒的临床表现有

A. 原有症状加重或首次出现"三多"伴乏力

B. 食欲减退，恶心，呕吐，极度口渴，尿量增多

C. 有代谢性酸中毒症状

D. 严重脱水伴循环衰竭体征

E. 以上都是

234. 成人糖尿病酮症酸中毒胰岛素治疗应采用

A. 每 4 小时静脉注射 50U 胰岛素

B. 每 4 小时静脉滴注 5 ~ 10U 胰岛素

C. 每 2 小时静脉滴注 3 ~ 10U（PZI）

D. 每小时静脉滴注 5 ~ 7U 胰岛素

E. 每注时静脉滴注 5 ~ 10U（PZI）

235. 下列哪项不是胰岛素瘤的特点

A. 低血糖经常出现在空腹或活动后

B. 胰岛素释放指数增加

C. 血糖降至 1.67mmol/L，胰岛素则停止释放

D. 禁食后多在 48 小时出现低血糖

E. 胰高血糖素可诱发低血糖

236. 患者，男，42 岁，平素多食，肥胖，2 次尿糖阳性，空腹血糖 5.4mmol/L，饭后 2 小时血糖 7.6mmol/L，考虑为

A. 药物性糖尿　　　　B. 应激性糖尿

C. 肾性糖尿　　　　　D. 肿瘤性糖尿

E. 甲亢致糖尿

237. 患者，男，26 岁，明显的"三多一少"症状 10 年，经胰岛素治疗，症状时轻时重，有明显的低血糖症状，近 2 个月眼睑及下肢浮肿，乏力，腰痛，BP 160/100mmHg，尿蛋白（＋＋），颗粒管型少许，尿糖（＋＋）。应诊断为

A. 糖尿病肾病　　　　B. 肾动脉硬化

C. 肾盂肾炎　　　　　D. 肾炎

E. 胰岛素副作用

238. 一患者尿量为 2000ml/d，尿比重为 1.028，此时应考虑下列哪种疾病或状态

A. 尿崩症　　　　　　B. 肾硬化症

C. 糖尿病　　　　　　D. 精神性多饮

E. 大量饮水后

239. 患者，男，65 岁，患糖尿病 15 年，长期服用苯乙福明，因意识障碍急诊入院。检查结果：浅昏迷，呼吸深大、重度脱水，膝反射极弱，血压 80/65mmHg，血糖 15mmol/L，血钠 140mmol/L，血钾 5.6mmol/L，CO_2CP 12mmol/L，BUN 15mmol/L，尿糖（＋＋＋），最可能的诊断是

A. 糖尿病酮症酸中毒昏迷

B. 非酮症高渗性糖尿病昏迷

C. 乳酸性酸中毒昏迷

D. 糖尿病肾病尿毒症昏迷

E. 脑血管意外所致昏迷

240. 纠正低血糖后，脑功能恢复的顺序是

A. 延脑 - 下丘脑 - 皮质下中枢 - 自主神经中枢 - 大脑皮质

B. 延脑 - 自主神经中枢 - 下丘脑 - 皮质下中枢 - 大脑皮质

C. 大脑皮质 - 下丘脑 - 皮质下中枢 - 自主神经中枢 - 延脑

D. 大脑皮质 - 皮质下中枢 - 延脑 - 下丘脑 - 自主神经中枢

E. 下丘脑 - 皮质下中枢 - 延脑 - 自主神经中枢 - 大脑皮质

241. 下列关于线粒体基因突变糖尿病的特点的说法错误的是

A. 母系遗传

B. 可伴神经性耳聋或神经肌肉表现

C. 发病早，B 细胞功能逐渐减退

D. 胰岛细胞抗体阴性

E. 呈典型的 2 型糖尿病的表现

242. DKA 补液时在 2 小时内、第 3～6 小时、第一个 24 小时内补液量分别为

A. 1000～2000ml，1000～2000ml，4000～5000ml

B. 1000～3000ml，2000～4000ml，6000～8000ml

C. 1000～2000ml，1000～2000ml，3000～6000ml

D. 1000～3000ml，1000～3000ml，4000～7000ml

E. 1000～2000ml，1000～2000ml，3000～5000ml

243. 关于糖尿病酮症酸中毒患者过多过快补充碳酸氢钠产生的不良影响，下列说法不正确的是

A. 脑脊液 pH 反常升高

B. 血 pH 骤升使血红蛋白和氧的亲和力上升

C. 可诱发或加重脑水肿

D. 促进钾离子向细胞内转移

E. 反跳性碱中毒

244. 下列关于尿糖的说法中，正确的是

A. 尿糖阳性肯定有血糖升高

B. 尿糖阳性是肾小管吸收功能不良的结果

C. 尿糖阳性肯定有糖代谢异常

D. 尿糖阳性可诊断糖尿病

E. Benedict（班氏）试剂只查尿中有无葡萄糖

245. DKA 时补碱的指征

A. 碳酸氢根 ＜15mmol/L

B. 碳酸氢根 ＜10mmol/L

C. 碳酸氢根 ＜5mmol/L

D. pH＜7.2

E. pH＜7.35

246. 关于 1997 年 ADA 糖尿病诊断标准，哪项不正确

A. 取消了 NIDDM 和 IDDM 的称法

B. 采用了 1 型、2 型糖尿病的名称

C. 取消了营养不良性糖尿病

D. 葡萄糖耐量异常属于糖尿病的一个亚类

E. 妊娠糖尿病属于糖尿病的一个亚类

247. 如何处理胰岛素治疗糖尿病过程中的 somogyi 现象

A. 减少饮食中总热量　　B. 增加胰岛素剂量

C. 减少胰岛素剂量　　　D. 加用双胍类药物

E. 减少碳水化合物摄入

248. 测定胰岛 β 细胞功能的主要目的是

A. 诊断糖尿病　　　　　B. 1、2 型糖尿病分型

C. 除外继发性糖尿病　　D. 指导治疗

E. 诊断营养不良相关性糖尿病

249. 关于糖尿病肾病高血压的说法，哪项不正确

A. 血压控制应 <140/90mmHg

B. 血压控制应 <130/80mmHg

C. 首选 ACEI 降压药

D. 限制盐摄入每天 6 克以下

E. 水肿明显时可用利尿剂

250. 应用胰岛素最常见的不良反应是

A. 胰岛素抗药性　　　　B. 胰岛素过敏

C. 低血糖　　　　　　　D. 脂肪营养不良

E. 注射部位感染

251. 男性患者，化验发现尿糖 5g/L，以下说法错误的是

A. 询问是否服用丙磺舒　B. 查 24 小时尿糖定量

C. 复查尿常规　　　　　D. 应同时查血糖

E. 诊断糖尿病

252. 患者，29 岁，妊娠 5 个月，空腹血糖 8.9mmol/L，餐后血糖 11.7mmol/L，应选用哪项治疗

A. 饮食治疗 + 体育锻炼

B. 饮食治疗 + 体育锻炼 + 二甲双胍

C. 磺脲类药物

D. 胰岛素 + 饮食控制

E. 胰岛素

253. 患者，60 岁，有高血压 5 年，1 周来咳嗽发热，今日被家人发现神志不清，送来急诊。检查：意识不清，有癫痫样抽搐，肺内湿啰音，心率 110 次/分。BP 17.33/8kPa（130/60mmHg），左侧巴宾斯基征可疑 WBC 13×10^9/L ~ 13.5×10^9/L 尿糖（ + + + + ），酮体（ - ）。此例昏迷最可能的原因是

A. 脑血管意外

B. 高渗性非酮症性糖尿病昏迷

C. 糖尿病酮症酸中毒昏迷

D. 感染中毒性脑病

E. 以上都不是

254. 1 型糖尿病患者，2 天前中断胰岛素后出现昏迷，血糖 420mg/dl（23mmol/L），经抢救并静脉滴注碳酸氢钠后血糖下降，神志好转，酸中毒减轻，但不久又进入昏迷，第 2 次昏迷最可能的原因是

A. 并发脑水肿　　　　　B. 并发低血糖

C. 并发脑血管意外　　　D. 并发乳酸性酸中毒

E. 并发肾功能衰竭

255. 糖尿病肾病Ⅲ期是指尿白蛋白排泄率持续在

A. 20 ~ 300μg/min（30 ~ 600mg/24h）

B. 30 ~ 200μg/min（60 ~ 300mg/24h）

C. >200μg/min（ >300mg/24h）

D. >300μg/min（ >30mg/24h）

E. 20 ~ 200μg/min（30 ~ 300mg/24h）

256. 在糖尿病眼部病变中哪一种是导致失明的主要原因

A. 增殖性视网膜病变　　B. 微血管瘤

C. 硬性渗出　　　　　　D. 视网膜小静脉扩张

E. 白内障

257. 下列哪项糖尿病并发症是患者的主要死亡原因

A. 脑血管并发症　　　　B. 心血管并发症

C. 酮症酸中毒　　　　　D. 糖尿病肾病

E. 心、脑血管并发症

258. 重症家族性高胆固醇血症应选用哪类调节血脂药

A. 胆酸螯合树脂类

B. 烟酸类

C. HMC - CoA 还原酶抑制剂

D. 氯贝丁酯类

E. 亚油酸及其复方制剂

259. 2 型糖尿病患者胰岛素分泌缺陷表现为

A. 胰岛素早期时相缺如或减弱，第二时相高峰延迟

B. 胰岛素早期时相增高，第二时相缺如或减弱

C. 胰岛素早期时相和第二时相缺如或减弱

D. 胰岛素生理效应低于预计正常水平

E. 胰岛素需要量增加

260. 糖尿病微血管病变的典型改变是

A. 糖尿病肾病、视网膜病变、心肌病变

B. 微循环障碍、微血管瘤、基底膜增厚

C. 结节性病变、弥漫性病变、渗出性病变

D. 单纯性病变、增殖性病变

E. 血流动力学改变、血液流变学改变

261. 糖尿病酮症酸中毒时，体内代谢严重紊乱，下列哪项在糖尿病酮症酸中毒时不会出现

A. 脱水

B. 可出现 BUN 升高

C. pH 值下降

D. 2，3 - 二磷酸甘油酸减少

E. 脑水肿

262. 下列哪项因素不是引起糖耐量降低的原因

A. 甲状腺功能亢进　　　B. 库欣综合征

C. 应用噻嗪类利尿剂　　D. 肾上腺皮质功能低下

E. 慢性肝病

263. 胰岛素抵抗综合征不可见于
 A. 肥胖　　　　　　　 B. 2 型糖尿病
 C. 低胰岛素血症　　　 D. 脂代谢紊乱
 E. 高血压

264. 有关胰岛素类似物的说法，正确的是
 A. 胰岛素类似物氨基酸序列与人胰岛素相同
 B. 胰岛素类似物的功能与人胰岛素不同
 C. 胰岛素类似物也分为速效、中效、长效三类
 D. 门冬胰岛素是长效胰岛素类似物
 E. 胰岛素类似物更符合生理需求，低血糖发生较少

265. 下列哪项不是治疗糖尿病的药物
 A. 糖适平　　　　　　 B. 那格列奈
 C. 艾塞那肽　　　　　 D. 丙硫氧嘧啶
 E. 艾汀

266. 患者，男，30 岁，BMI 22kg/m², 糖尿病史、耳聋 2 年，对其诊断最有可能的是
 A. MODY　　　　　　　 B. LADA
 C. 1 型糖尿病　　　　 D. 2 型糖尿病
 E. 特殊类型糖尿病

267. 患者，女，26 岁，1 型糖尿病。因感冒食量减少而中断胰岛素治疗 3 日，突发昏迷，Kussmaul 呼吸，皮肤弹性差，脉细速，血压下降，尿量减少，血糖 33.3mmol/L，血尿素氮、肌酐偏高，白细胞 15 × 10⁹/L，中性粒细胞 86%，尿糖、尿酮强阳性，诊断应考虑
 A. 感染性休克
 B. 糖尿病酮症酸中毒昏迷
 C. 糖尿病肾病尿毒症昏迷
 D. 高渗性非酮症糖尿病昏迷
 E. 乳酸性酸中毒

268. 患者，女，62 岁，退休在家，2 型糖尿病，身高 160cm，体重 76kg，FPG 6.7mmol/L，尿糖（±）。应如何制定每日总热量
 A. 55 ×（20~25）kcal　 B. 76 ×（20~25）kcal
 C. 55 ×（25~30）kcal　 D. 76 ×（25~30）kcal
 E. 55 ×（30~35）kcal

269. 患者 40 岁。1 型糖尿病 22 年，平时应用胰岛素治疗，血糖控制较稳定。两年来出现双下肢水肿，空腹血糖 5~6mmol/L，尿蛋白（++~+++），Cr 196μmol/L。在饮食中蛋白含量应为
 A. 每日 1.0g/kg　　　 B. 每日 0.8~1.2g/kg
 C. 每日 1.0~1.2g/kg　 D. 每日 0.6g/kg
 E. 每日 0.2g/kg

270. 患者，男，70 岁，因胸闷、心前区疼痛 2 小时入院。

体检：神志欠清，大汗，BP 8/5.3kPa（60/40mmHg），HR 112 次/分，血糖 16.1mmol/L，ECG：示左室侧壁心肌梗死。有高血压史，否认糖尿病史，对血糖增高的处理正确的是
 A. 静脉滴注小剂量胰岛素，密切监测血糖，及时调整剂量
 B. 可能是应激性高血糖，可不用处理
 C. 可皮下注射短效胰岛素，每日 3 次
 D. 可口服半衰期较短的磺脲类降糖药
 E. 可口服二甲双胍

271. 患者，男，76 岁，糖尿病患者。近 1 月来经常出现胸闷、气急，阵发性夜间呼吸困难。家属发现患者昏迷立即送入院。平时患者每日服格列齐特（达美康）3 片，苯乙双胍（降糖灵）每日 3 片，血糖控制尚满意。体检：深昏迷，呼吸深快，BP 8/5.3kPa（60/40mmHg），HR 124 次/分，尿糖（++），尿酮（±），血糖 12.4mmol/L，pH 6.9，血钾 4.9mmol/L，阴离子间隙 15，ECG 示窦性心动过速。此时最可能的原因是
 A. 心衰合并脑缺氧
 B. 乳酸性酸中毒
 C. 糖尿病酮症酸中毒
 D. 糖尿病非酮症性高渗性昏迷
 E. 糖尿病合并急性脑血管意外

272. 中年男性。2 型糖尿病合并心力衰竭。FPG 6.2mmol/L，2hPG 12.7mmol/L，尿糖阳性、尿酮阴性。忌用哪类降糖药
 A. 磺脲类降糖药　　　　 B. 双胍类降糖药
 C. 葡萄糖苷酶抑制剂　　 D. 胰岛素
 E. 以上都不是

273. 患者，男，42 岁。糖尿病 5 年，应用胰岛素治疗 2 年，平均每日 32~40U。2 天前食用冰箱中不明食物后出现水样泻，每日 4~6 次，嗜睡 1 天，间断抽搐 2 小时，急诊入院。体检：脱水貌，浅昏迷，BP 16/10kPa，HR 120 次/分，下列哪项检查对诊断昏迷最有帮助
 A. 立即做 ECG　　　　 B. 大便常规
 C. 血糖、血酮体测定　 D. 脑部 CT 或 MRI
 E. Cr、BUN 测定

274. 对冠心病患者，调脂药物的选择应首选
 A. 力平之　　　　　　 B. 烟酸
 C. 他汀类药物　　　　 D. 吉非罗齐
 E. 普罗布考

275. 有关他汀类药物说法正确的是

A. 抑制了 HMG – CoA 合成酶，减少胆固醇的合成

B. 抑制了 HMG – CoA 还原酶，阻断胆固醇的合成

C. 不良反应少，但可加强抗凝药的作用，两药合用时抗凝药物剂量减量

D. 不良反应少，使用方便，不需检测肝功能

E. 对 LDL – C 没有作用

276. 下列有关痛风的说法正确的是

A. 痛风是蛋白代谢障碍所导致的一组疾病

B. 痛风是嘌呤代谢障碍所导致的一组异质性疾病

C. 病程较长的痛风患者大多数有肾脏损害，表现为痛风性肾病，但不会引起肾衰竭

D. 持续高尿酸血症一定会引起痛风

E. 痛风可以根治，降低血尿酸水平是唯一方法

277. 患者，男，60 岁。多饮多尿 2 周，嗜睡 2 天，有脱水表现，血尿素氮 42.9mmol/L，血钠 150mmol/L，尿酮体阴性，血糖 42.6mmol/L，诊断为高渗性非酮症糖尿病昏迷。该患者经治疗后意识恢复，血糖迅速降至正常范围，1 小时后又进入昏迷，最可能发生的是

A. 低血糖昏迷　　　　　B. 酸中毒昏迷

C. 反应性高血糖症　　　D. 脑水肿

E. 稀释性低钠血症

278. 患者，女，24 岁。多饮、多食 10 年，空腹血糖经常大于 10.8mmol/L。近 2 个月来眼睑及下肢轻度水肿，血压 160/100mmHg，尿蛋白（＋＋）。最可能的诊断为

A. 高血压病　　　　　　B. 糖尿病肾病

C. 糖尿病合并肾盂肾炎　D. 糖尿病合并膀胱炎

E. 糖尿病合并心功能不全

279. 下列属于长效胰岛素的是

A. 鱼精蛋白锌胰岛素　　B. 普通胰岛素

C. 门冬胰岛素　　　　　D. 赖脯胰岛素

E. 低精蛋白锌胰岛素

280. 患者，男，68 岁。近 2 周来多饮，多尿，食欲减退，精神差，软弱无力。今晨被发现神志不清而就诊。血压 80/60mmHg，血糖 38.1mmol/L，尿糖（＋＋＋），尿酮体（±）。最可能的诊断是

A. 脑出血

B. 脑血栓形成

C. 糖尿病酮症酸中毒昏迷

D. 乳酸性酸中毒昏迷

E. 非酮症高渗性糖尿病昏迷

281. 患者，女，28 岁。烦渴多尿 1 年，不规律用胰岛素治疗，纳差、呕吐 3 天。体检：T 36.2℃，呼吸深大有异味。血糖 22mmol/L，尿糖（＋＋＋＋），酮体（＋＋＋）。最可能的诊断为

A. 急性肠炎 ＋ 代谢性酸中毒

B. 代谢性碱中毒

C. 乳酸性酸中毒

D. 糖尿病酮症酸中毒

E. 非酮症高渗性糖尿病昏迷

282. 关于 2 型糖尿病，正确的说法是

A. 应有"三多一少"的症状

B. 尿糖阳性

C. 胰岛素水平低于正常

D. 空腹血糖应升高

E. 糖耐量试验有助于可疑病例的诊断

283. 下列哪项不符合低血糖的症状或表现

A. 手抖　　　　　　　　B. 心悸

C. 收缩压轻度升高　　　D. 皮肤多汗

E. 血压下降

284. 患者，男，58 岁。178cm，体重 56kg，因多饮、多尿伴体重下降 1 月就诊，查空腹血糖 11.9mmol/L，餐后 2 小时血糖 20.3mmol/L，糖化血红蛋白 9.2%。应选择下列哪项治疗

A. 单纯饮食控制　　　　B. 饮食控制 ＋ 双胍类

C. 饮食控制 ＋ 胰岛素　D. 饮食控制 ＋ 磺脲类

E. 磺脲类 ＋ 胰岛素

285. 14 岁初二年级女生，患 Graves 病，首选哪种治疗方案

A. 抗甲状腺药物治疗　　B. 碘剂治疗

C. 抗甲状腺药物加碘剂　D. 手术治疗

E. ^{131}I 治疗

286. 患者，女，58 岁。体检时发现空腹血糖 6.4mmol/L，行葡萄糖耐量试验，OGTT 2hPG 为 8.6mmol/L。下列说法正确的是

A. 可诊断糖尿病

B. 可排除糖尿病

C. 应重复葡萄糖耐量试验

D. 空腹血糖过高

E. 糖耐量减低

287. 2 型糖尿病最常见的致死并发症是

A. 心血管病变

B. 非酮症高渗性糖尿病昏迷

C. 并发感染及至败血症

D. 酮症酸中毒昏迷

E. 糖尿病肾病

288. 抢救体重约 50kg 糖尿病酮症酸中毒的患者时，胰岛

素用量为

A. 4~6U/h
B. 7~10U/h
C. 11~20U/h
D. 21~30U/h
E. 31~35U/h

289. 糖尿病患者空腹血糖 14mmol/L，尿酮体（+），尿蛋白（++），最适合的治疗是

A. 双胍类降糖药

B. 磺脲类降糖药

C. 双胍类+磺脲类降糖药

D. 单纯饮食治疗

E. 胰岛素

290. 患者，男，70岁。因胸闷、心间区疼痛2小时入院。查体：神志不清，大汗，血压 60/40mmHg，血糖 16.1mmol/L，ECG 示左侧壁心肌梗死，有高血压病史，否认糖尿病史，下列血糖增高的处理哪一项正确

A. 静脉滴注小剂量胰岛素，密切监测血糖，及时调整剂量

B. 可能应激性高血糖，不用处理

C. 可皮下注射胰岛素每天3次

D. 口服二甲双胍

E. 口服磺脲类降糖药

291. 下列哪一项符合糖尿病酮症酸中毒的临床特点

A. 呼吸浅慢、不规则

B. 呼吸深大，呼气有烂苹果味

C. 呼吸困难，口唇青紫

D. 潮式呼吸

E. 呼吸浅快，呼气有大蒜味

292. 患者，女，40岁。患糖尿病一年，身高156cm，体重为70kg，无酮症，空腹血糖 7.8mmol/L，糖化血红蛋白 7.8%，最佳治疗方案是

A. 饮食治疗+运动疗法+二甲双胍

B. 适当运动+饮食运动

C. 饮食疗法+胰岛素

D. 格列本脲+饮食治疗

E. 二甲双胍+饮食治疗

293. 不适宜将胰岛素作为治疗首选的是

A. 糖尿病合并酮症酸中毒

B. 糖尿病合并心肌梗死

C. 糖尿病患者妊娠或分娩

D. 糖尿病患者过度肥胖

E. 糖尿病患者手术前后

294. 1型糖尿病死亡的主要原因是

A. 冠心病
B. 脑血管病

C. 肾小球硬化症
D. 酮症酸中毒

E. 感染性休克

295. 中年女性，患糖尿病多年，现饮食控制并服用格列本脲治疗中，糖尿病控制良好。近日受凉后出现高热、咳嗽，X线证实为肺内炎症，住院治疗。除按照肺炎常规处理外，对糖尿病应如何调整治疗

A. 加强饮食控制，继续服用格列本脲

B. 加大格列本脲用量

C. 改用二甲双胍

D. 格列本脲+二甲双胍

E. 改用胰岛素

296. 关于糖尿病饮食治疗的说法，正确的是

A. 病情轻可以不用饮食治疗

B. 有并发症者不用饮食治疗

C. 用药治疗时，可不用饮食治疗

D. 肥胖者宜给高热量饮食治疗

E. 不论病情轻重都需饮食治疗

297. 患者，男，19岁。诊断1型糖尿病2年，平时每日用胰岛素40U，控制血糖满意，近1周因胰岛素用完而停用。乏力3天昏迷4小时入院，以下处理错误的是

A. 立即测血糖、血酮

B. 立即测尿糖、尿酮

C. 立即建立静脉通路

D. 立即皮下静注40U短效胰岛素

E. 立即测血电解质及酸碱情况

298. 患者，女，27岁。患糖尿病5年，消瘦，血糖常在 16.7mmol/L 以上，胰岛素释放试验低平型，较好的治疗方案是

A. 运动疗法+胰岛素

B. 饮食疗法+胰岛素

C. 饮食疗法+胰岛素+格列吡嗪

D. 单纯胰岛素治疗

E. 二甲双胍+饮食疗法，必要时加胰岛素

299. 下列哪一种药物与低血糖无关

A. 水杨酸盐
B. 奎宁

C. β受体拮抗剂
D. 复哌啶醇

E. ACEI 类药物

300. 患者，男，18岁。"三多一少"症状1月。血糖 16.7mmol/L，尿糖阳性、尿酮阴性。治疗首先选择

A. 磺脲类降糖药
B. 双胍类降糖药

C. 葡萄糖苷酶抑制剂
D. 噻唑烷二酮

E. 胰岛素

301. 患者，男，45岁。身高168cm，体重83kg，近两个

月来，经常于进餐前出现饥饿感，心悸，多汗，进餐后症状缓解，自测空腹血糖 6.5mmol/L，为明确诊断，最合适的检查为

A. 甲状腺功能监测　　　B. 胰腺 CT

C. 心电图　　　　　　　D. 尿常规

E. OGTT

302. 痛风好发于

A. 老年女性　　　　　　B. 中老年男性

C. 儿童　　　　　　　　D. 孕妇

E. 素食者

303. 患者，女，65 岁，肥胖，既往体健。诊断糖尿病后单纯饮食治疗效果不佳，首选的药物治疗是

A. 双胍类　　　　　　　B. 磺脲类

C. 糖苷酶抑制剂　　　　D. 胰岛素

E. 噻唑烷二酮类

304. 下列哪项是判断糖尿病控制程度的最好指标

A. 空腹血糖　　　　　　B. 糖化血红蛋白

C. 24 小时尿糖定量测定　D. 口服糖耐量试验

E. 餐后血糖

305. 患者，男，63 岁，2 型糖尿病 15 年，合并冠心病，不影响其血管病变的激素是

A. 醛固酮　　　　　　　B. 胰岛素

C. 性激素　　　　　　　D. 生长激素

E. 儿茶酚胺

306. 有关糖耐量减低的说法正确的是

A. 无慢性并发症　　　　B. 空腹血糖 >7.0mmol/L

C. 80% 进展为糖尿病　　D. 不能用药物治疗

E. 是冠心病的风险因素

307. 患者，男，33 岁，1 型糖尿病 5 年，合并肺结核 2 个月，不符合该患者肺结核特点的是

A. 病变多呈渗出干酪性

B. 下叶病灶为多

C. 易纤维化，不易形成空洞

D. 中毒症状可不明显

E. 易播散

308. 某患者基因检测结果：HLA – DQA – 52Arg（＋），而 HLA – DQB – 57Asp（－），提示其对糖尿病的影响是

A. 构成易感性　　　　　B. 肯定为易感因素

C. 构成保护因素　　　　D. 肯定有保护性

E. 意义不大

309. 下列哪项是 1 型糖尿病最持久的自身免疫标志

A. 胰岛细胞自身抗体（ICA）

B. 胰岛素自身抗体（IAA）

C. 谷氨酸脱羧酶自身抗体（GAD – Ab）

D. 酪氨酸磷酸酶自身抗体（IA）

E. 胰岛素受体抗体

310. 患者，男，15 岁，体检发现空腹血糖 7.8mmol/L，复查血糖 7.2mmol/L。平时喜喝饮料，其姑姑也患糖尿病。查体 BMI 27kg/m² 。最可能的诊断是

A. 1 型糖尿病　　　　　B. MODY

C. 青少年 2 型糖尿病　　D. 空腹血糖受损

E. 糖耐量异常

311. 患者，女，62 岁，糖尿病 12 年，近 3 月开始胰岛素治疗，2 周来胰岛素用量已由 50U/d 加至 70U/d，空腹血糖仍未达满意指标。对指导临床治疗意义最大的检查是

A. 胰岛素水平　　　　　B. C 肽水平

C. 睡前血糖　　　　　　D. 夜间 3AM 血糖

E. 胰岛素抗体

312. 患者，女，46 岁，2 次查血糖 8.0mmol/L，BMI 27kg/m²，有关该患者的治疗，以下哪项是正确的

A. 先饮食及运动治疗，如无效则首选磺脲类降糖药

B. 如果使用胰岛素将收到较口服降糖药更好的效果

C. 先饮食及运动治疗，如无效则首选双胍类药物

D. 严格控制主食量，副食不必太严格

E. 一经诊断即应开始口服降糖药治疗

313. 下列有关痛风的描述哪项不正确

A. 急性关节炎

B. 痛风石

C. 间质性肾炎

D. 可出现关节畸形及功能障碍

E. 高尿酸血症一般都会发生痛风

314. 1、2 型糖尿病最大的区别为

A. 病因和发病机制不同　B. 发病年龄不同

C. 病情轻重不同　　　　D. 并发症不同

E. 治疗不同

315. 以下哪项不是痛风急性期治疗的措施

A. 卧床休息　　　　　　B. 抬高患肢

C. 应用秋水仙碱　　　　D. 应用糖皮质激素

E. 应用别嘌呤醇

316. 患者，女，24 岁，诊为糖尿病 5 年，进行性听力下降 3 年，近 2 个月来肌肉酸痛，明显无力；为明确诊断应首先进行的检查是

A. 肌酶谱　　　　　　　B. 肌电图

C. 肌肉活检　　　　　　D. 血钾

E. 抗乙酰胆碱受体抗体

317. 不符合 OGTT 正确操作程序的是

　　A. 口服 75g 无水葡萄糖

　　B. 口服 82.5g 含一分子水的葡萄糖

　　C. 儿童按葡萄糖 1.75g/kg 计算，总量 <75g

　　D. 葡萄糖溶于 300~400ml 水中

　　E. 5 分钟内饮进

318. 妊娠糖尿病产后再评价的时间是

　　A. 2 周以上　　　　　　B. 4 周以上

　　C. 6 周以上　　　　　　D. 8 周以上

　　E. 10 周以上

319. 下列哪项指标最能反映糖尿病酮症酸中毒的严重程度

　　A. 血糖　　　　　　　　B. 血钠

　　C. 尿酮体　　　　　　　D. 血钾

　　E. 血碳酸氢根

320. 在摄入的脂肪中，饱和脂肪、多价不饱和脂肪与单价不饱和脂肪的比例应为

　　A. 1:1:1　　　　　　　B. 1:2:1

　　C. 2:1:1　　　　　　　D. 1:2:2

　　E. 1:3:2

321. 患者，男，56 岁，患高脂血症，有动脉粥样硬化的证据，其饮食疗法、药物疗法开始标准及治疗目标值分别是

　　A. TC >5.72，>6.24，<5.72；LDL - C >3.64，>4.16，<3.64

　　B. TC >5.2，>5.72，<5.2；LDL - C >3.12，>3.64，<3.12

　　C. TC >4.68，>5.2，<4.68；LDL - C >2.6，>3.12，<2.6

　　D. TC >4.16，>4.68，<4.16；LDL - C >2.08，>2.6，<2.08

　　E. TC >3.62，>4.16，<3.62；LDL - C >2.08，>3.12，<2.08

322. 患者，女，18 岁，糖尿病 6 年，空腹血糖 10.6mmol/L，睡前胰岛素用量由 10U 加至 14U，3 天后空腹血糖 10.8mmol/L，最恰当的处理是

　　A. 增加胰岛素剂量　　　B. 减少胰岛素剂量

　　C. 联用口服降糖药　　　D. 减少晚餐量

　　E. 测定夜间 2~4AM 的血糖

323. 关于 OGTT 的说法，正确的是

　　A. 试验前应严格限制糖类入量

　　B. 空腹至少 4 小时方可进行试验

　　C. 口服 50~75g 葡萄糖

　　D. 葡萄糖含量固定后溶液体积可酌情调整

　　E. 2 次空腹血糖 ≥7.0mmol/L 时不必进行此项试验即可诊断糖尿病

324. 患者，女，76 岁，患糖尿病 20 余年，近来诊为 Charcot 关节，与该病变无关的是

　　A. 神经营养不良

　　B. 外伤

　　C. 免疫因素

　　D. 好发于足部及下肢各关节

　　E. 骨质可广泛破坏、畸形

325. 腰围和臀围的测量位置分别是

　　A. 围绕髂前上棘与第 12 肋下缘连线中点及环绕臀部最突出点测出的身体水平周径

　　B. 围绕髂前上棘与第 12 肋下缘连线上 1/3 点及环绕髂前上棘测出的身体水平周径

　　C. 围绕髂前上棘与第 12 肋下缘连线下 1/3 点及环绕髂后上棘测出的身体水平周径

　　D. 围绕脐周水平连线及环绕臀部最突出点测出的身体水平周径

　　E. 围绕脐周水平连线及环绕髂前上棘测出的身体水平周径

326. 糖尿病分型的主要依据是

　　A. 病因和发病机制　　　B. 发病年龄

　　C. 病情轻重　　　　　　D. 并发症

　　E. 治疗

327. 糖尿病肾病特异性的病理改变是

　　A. 渗出性病变　　　　　B. 肾动脉硬化

　　C. 膜性肾病　　　　　　D. 结节性肾小球硬化病变

　　E. 弥漫性肾小球硬化病变

328. 调节胰岛素分泌的最重要因素是

　　A. 血糖水平　　　　　　B. 血氨基酸水平

　　C. 胰高血糖素　　　　　D. 血脂水平

　　E. 神经调节

329. 某 28 岁孕妇，原无糖尿病。其父有糖尿病，近测空腹血糖 11.1mmol/L，应诊断为

　　A. 妊娠合并糖耐量异常

　　B. 妊娠合并 2 型糖尿病

　　C. 妊娠糖尿病

　　D. 2 型糖尿病

　　E. 糖耐量正常

330. 糖尿病治疗原则是

　　A. 长期治疗，综合治疗，药物治疗，提高患者生存质量

　　B. 早期治疗，长期治疗，运动疗法，防治并发症

　　C. 早期治疗，综合治疗，血糖检测，糖尿病教育

D. 早期治疗，长期治疗，综合治疗，治疗措施个体化

E. 长期治疗，消除糖尿病症状，治疗措施个体化，饮食控制

331. 患者，男，58 岁，明显肥胖，疑为糖尿病，下列说法错误的是

A. 尿糖检查不一定阳性

B. "三多一少"症状并不是必备的条件

C. 空腹血糖一定升高

D. 餐后 2 小时血糖大于 11.1mmol/L

E. 可进行口服糖耐量试验

332. 关于 2 型糖尿病的临床表现，说法不正确的是

A. 2 型糖尿病发现可因皮肤外阴瘙痒 视物模糊 伤口不易愈合 手足麻木等症状首诊

B. 2 型糖尿病发现时可以无症状

C. 有"三多一少"症状的糖尿病患者血糖一般已经明显升高

D. 2 型糖尿病早期可以有低血糖

E. 初诊以昏迷为首发表现的糖尿病肯定为 1 型糖尿患者

333. 女，36 岁，新诊断为糖尿病，空腹血糖 19.8mmol/L，用胰岛素治疗 1 个月后，血糖降至正常，空腹血糖 6mmol/L，餐后 2 小时血糖 7mmol/L，但逐渐出现视物模糊，最可能的原因是

A. 白内障　　　　　B. 糖尿病视网膜病变

C. 玻璃体出血　　　D. 合并青光眼

E. 晶状体屈光度的急剧变化

334. 有关糖尿病患者的运动，说法错误的是

A. 运动一定可使糖尿病患者的血糖降低 5%

B. 1 型糖尿病患者的运动宜在餐后进行

C. 存在大血管的微血管病变者应在医生指导下运动

D. 糖尿病患者应进行有规律的合适运动

E. 胰岛功能很差者，应先给予胰岛素补充治疗后再开始运动

335. 患者，男，70 岁，不洁饮食后腹泻、呕吐伴发热 1 天，突然昏迷来诊，BP 90/60mmHg，血糖 35mmol/L，血钠 155mmol/L，BUN 12mmol/L，尿糖（＋＋＋＋），尿酮体（＋），该患者最可能的诊断为

A. 脑血管意外

B. 糖尿病酮症酸中毒

C. 高渗性非酮症糖尿病昏迷

D. 感染性休克

E. 乳酸性酸中毒

336. 有关 C 肽和胰岛素测定，说法不正确的是

A. C 肽是没有生物活性的

B. C 肽和胰岛素是等分子释放的，可以反映 β 细胞功能

C. C 肽是用胰岛素治疗患者评价胰岛 β 细胞功能首选检测指标之一

D. C 肽的半衰期比胰岛素长，OGTT 试验时，C 肽的高峰出现要晚

E. C 肽是由胰岛素裂解产生的

337. 患者，男，25 岁，1 型糖尿病诊断 10 年，胰岛素治疗 10 年，检出下列何种抗体最可能支持 1 型糖尿病诊断

A. ICA　　　　　　　B. GAD65 抗体

C. 胰岛素抗体　　　　D. 抗线粒体抗体

E. 抗过氧化物酶抗体

338. 下列糖尿病患者眼底检查的结果提示为增殖性视网膜病变的是

A. 微血管瘤

B. 黄斑水肿

C. 棉絮状软性渗出

D. 微血管瘤，出血并有硬性渗出

E. 机化物增生

339. 根据亚洲－太平洋地区 2 型糖尿病政策组提出的糖尿病控制目标（2002 年第 3 版），下列说法正确的是

A. 控制尚可的糖化血红蛋白为 7.5% ~ 8.5%

B. 理想的血压应控制在小于 140/90mmHg

C. 理想的空腹血浆葡萄糖应控制在 4.4 ~ 7mmol/L

D. 理想的 LDL－C 应控制在小于 3.5mmol/L

E. 理想的 HDL－C 应控制在大于 1.1mmol/L

340. 糖尿病患者的低血糖是指血糖低于

A. 2.0mmol/L　　　　B. 2.2mmol/L

C. 2.8mmol/L　　　　D. 3.9mmol/L

E. 3.5mmol/L

341. 口服阿卡波糖（Acarbose）对餐后高血糖有明显的抑制作用，其机制为

A. 抑制 α－糖苷酶

B. 抑制蛋白质非酶促糖基化

C. 增加外周组织对胰岛素的敏感性

D. 增加胰岛素分泌

E. 增加骨骼肌细胞对葡萄糖的摄取

342. 糖尿病时体内代谢紊乱，成酮氨基酸水平增高。下列何种氨基酸水平不增高

A. 亮氨酸　　　　　　B. 异亮氨酸

C. 缬氨酸　　　　　D. 丙氨酸

E. 所有支链氨基酸

343. 糖尿病最具特征的慢性并发症是

A. 动脉粥样硬化　　B. 糖尿病足

C. 自主神经病变　　D. 糖尿病视网膜病变

E. 直立性低血压

344. 2 型糖尿病的特点是

A. 常以慢性并发症为首发症状

B. 患者不需使用胰岛素治疗

C. 中老年患者多见，从不发生酮症

D. 血清中 GAD、ICA 往往阳性

E. 胰岛功能正常

345. 下列不是判断糖尿病治疗效果指标的是

A. 空腹血糖　　　　B. 餐后血糖

C. 糖基化血浆白蛋白　　D. 糖基化血红蛋白

E. IA2、GAD – Ab

346. 下列选项中不宜使用胰岛素治疗的是

A. 糖尿病合并脑血管意外

B. 糖尿病合并急性心肌梗死

C. 糖尿病合并重症感染

D. 肥胖糖尿病患者通过饮食控制和运动疗法效果不佳

E. 糖尿病需急症手术

347. 关于 1 型糖尿病，下列说法错误的是

A. 对胰岛素不敏感

B. 有发生酮症酸中毒的倾向

C. 起病较急，症状明显

D. 大多消瘦

E. 发病年龄较早

348. 2 型糖尿病的主要死亡原因是

A. 酮症酸中毒　　　B. 心脑血管病变

C. 糖尿病肾病　　　D. 糖尿病神经病变

E. 感染

349. 常见的细胞外钾转移至细胞内的情况是

A. 大量使用高渗盐水

B. 周期性瘫痪间歇期

C. 呼吸性酸中毒时

D. 代谢性酸中毒恢复期

E. 尿酮体阳性

350. 糖尿病时的饮食原则是

A. 按理想体重计算总热量

B. 在总热量不严格控制的前提下，碳水化合物占 60%，脂肪 30% 以下，蛋白质 10%

C. 饮食量分配以患者的习惯为主

D. 饮食固定后则不再更改

E. 患者的病情变化时暂缓调整饮食

351. 非糖尿病患者的异常葡萄糖耐量曲线可见于下列何种疾病

A. Addison 病　　　B. 腺垂体功能减退症

C. 中枢性尿崩症　　D. 嗜铬细胞瘤

E. 痛风

352. 患者，男，80 岁，患 2 型糖尿病合并肺心病，长期服用磺脲类加二甲双胍治疗至今，2 天前因慢性支气管炎急性感染，出现明显发绀，甚至昏迷。首先应考虑

A. 酮症酸中毒

B. 高渗性非酮症糖尿病昏迷

C. 乳酸性酸中毒

D. 水中毒

E. 低血糖

353. 1 型糖尿病患者，用中效胰岛素加二甲双胍治疗后血糖、尿糖均能满意控制，1 周来体温持续 39℃，咳嗽、左下肺可闻及湿啰音，白细胞 $15.3 \times 10^9/L$。治疗措施除抗感染外，还宜

A. 原治疗方案不变　　B. 加大中效胰岛素剂量

C. 改用长效胰岛素　　D. 加大二甲双胍剂量

E. 改用短效胰岛素

354. 患者，女，60 岁，有糖尿病病史半年，口服降糖药治疗，血糖控制欠佳 1 个月，改用胰岛素治疗 1 天，血糖控制可，出现视力模糊。诊断考虑及处理应为

A. 糖尿病视网膜病变，加用改善微血管病变的治疗

B. 糖尿病视网膜病变，强化胰岛素治疗使血糖达标

C. 胰岛素的副作用，继续原治疗方案可自然恢复

D. 胰岛素过敏，立即停用胰岛素

E. 胰岛素过量，出现低血糖反应，胰岛素减量

355. 糖尿病的英文缩写是

A. TDM　　　　　B. JGT

C. DM　　　　　D. GDM

E. ADA

356. 有关糖尿病病因的论述，不正确的是

A. 与自身免疫因素相关

B. 在不同类型糖尿病之间有相同的病因

C. 至今病因不明

D. 与环境因素相关

E. 有遗传倾向

357. 特发性 1 型糖尿病的临床特点不包括

A. 有阳性家族史　　B. 起病早

C. 病初可出现酮症　　D. 有自身免疫反应的证据

E. 是发生在某些人种的特殊类型

358. 不属于特殊类型糖尿病的是

A. B 细胞功能遗传性缺陷

B. 胰岛素作用遗传性缺陷

C. A 型胰岛素抵抗

D. 胰腺炎

E. 妊娠期糖尿病

359. 1 型糖尿病的发生、发展可分为

A. 五期　　　　　　　B. 三期

C. 六期　　　　　　　D. 七期

E. 四期

360. 2 型糖尿病的发生、发展可分为

A. 4 期　　　　　　　B. 6 期

C. 2 期　　　　　　　D. 3 期

E. 5 期

361. 有关 T2DM 的"节约基因型"的说法，错误的是

A. 是为了适应恶劣环境

B. 为抑制糖尿病而形成

C. 是为了节约能量

D. 在人的食物不足的情况下形成

E. 在人类进化中形成

362. 胰岛素抵抗（IR）是指

A. 胰岛素分泌过高

B. 胰岛素分泌过低

C. 机体对一定量胰岛素无反应

D. 机体对一定量胰岛素的反应高于预计正常水平

E. 机体对一定量胰岛素的反应低于预计正常水平

363. 葡萄糖诱导的胰岛素分泌呈双峰，在 T2DM 中典型表现为

A. 第一分泌相延迟，第二分泌相缺失

B. 第一分泌相和第二分泌相均延迟

C. 第一分泌相和第二分泌相均缺失

D. 第一分泌相缺失，第二分泌相延迟

E. 第一分泌相和第二分泌相均增加

364. 空腹血糖调节受损（IFG）是指

A. 是一类非糖尿病性空腹高血糖

B. 一种特殊类型的糖尿病

C. 血糖水平高于糖尿病的诊断值

D. 是葡萄糖不耐受的一种类型

E. 空腹血糖低于正常

365. 糖尿病代谢紊乱的原因不包括

A. 胰岛素的生物活性绝对不足

B. 葡萄糖在肝组织的利用减少

C. 胰岛素的生物活性效应相对不足

D. 蛋白质合成减弱，导致氮负平衡

E. 肝糖输出减少

366. 糖尿病的代谢紊乱不包括

A. 大量脂肪在肌肉等组织中积聚

B. 蛋白质合成减弱，导致氮负平衡

C. 脂蛋白酶活性增加导致身体消瘦

D. 出现大量酮体

E. 低血糖

367. 关于反应性低血糖，正确的说法是

A. 可出现在 T1DM 中

B. 餐后血糖降低

C. 胰岛素分泌高峰提前

D. 可为糖尿病的首发表现

E. 胰岛素分泌过高

368. 糖尿病最严重的急性并发症是

A. 真菌性阴道炎和巴氏腺炎

B. 肾乳头坏死

C. 疖、痈等皮肤化脓性感染

D. 尿路感染

E. 肺结核

369. 糖尿病肾病的肾损害在临床上可分为

A. 5 期　　　　　　　B. 3 期

C. 1 期　　　　　　　D. 2 期

E. 4 期

370. 糖尿病性视网膜病变可分为

A. 2 期　　　　　　　B. 3 期

C. 6 期　　　　　　　D. 4 期

E. 5 期

371. 早期糖尿病肾病使用的治疗药物是

A. 软化血管药　　　B. 血管紧张素转换抑制酶

C. 利尿药　　　　　D. 胰岛素

E. 保肾药

372. 糖尿病足被认为是严重并发症的原因是

A. 可引起骨关节的非感染性破坏

B. 是截肢、致残的主要原因

C. 只能早期预防

D. 神经营养不良和外伤的共同作用

E. 此病只发生在足部

373. 在血糖监测条件不足时，每日应做的尿糖定性检查次数是

A. 1 次　　　　　　　B. 2 次

C. 5 次　　　　　　　D. 4 次

E. 3 次

C. 肥胖　　　　　　　D. 微血管病变

E. 酮症酸中毒

374. 检测血糖时，最好使用

A. 全血　　　　　　　B. 静脉血浆

C. 动脉血　　　　　　D. 静脉血

E. 动脉血浆

384. 糖尿病的基本治疗措施不包括

A. 自我监测血糖　　　B. 糖尿病的健康教育

C. 体育锻炼　　　　　D. 饮食治疗

E. 口服药物治疗

375. 糖化血浆白蛋白的测定结果可反映几周前的血糖水平

A. 4 周　　　　　　　B. 8 周

C. 10 周　　　　　　 D. 6 周

E. 2 周

385. 对糖尿病有益的饮食是

A. 细谷物

B. 水果

C. 富含可溶性纤维的食物

D. 含盐量多的食物

E. 酒类

376. 不受外源性胰岛素影响的检查是

A. 糖化血红蛋白 A1 测定　B. 血浆胰岛素测定

C. C - 肽测定　　　　D. 葡萄糖耐量试验

E. 糖化血浆白蛋白测定

386. 磺脲类药物的主要不良反应是

A. 低血糖　　　　　　B. 肝功能损害

C. 消化道反应　　　　D. 心动过速

E. 皮肤瘙痒

377. 静脉葡萄糖耐量试验可以了解

A. 糖尿病的分类

B. 糖尿病的程度

C. 胰岛素的分泌

D. 胰岛素的第二时相的情况

E. 胰岛素的第一时相的情况

387. 与磺脲类药物引起低血糖无关的因素是

A. 年龄　　　　　　　B. 药物的剂型

C. 饮酒　　　　　　　D. 性别

E. 药物剂量

388. 磺脲类药物治疗效果不佳，被称为原发性治疗失败的治疗时间是

A. 一月内　　　　　　B. 两个月内

C. 两周内　　　　　　D. 半年内

E. 三个月内

378. 正常人口服葡萄糖后多长时间血浆胰岛素达到高峰

A. 90 分钟　　　　　 B. 120 分钟

C. 150 分钟　　　　　D. 30 分钟

E. 60 分钟

379. 糖尿病诊断中的"空腹"是指禁食后

A. 8 小时　　　　　　B. 12 小时

C. 6 小时　　　　　　D. 4 小时

E. 2 小时

389. 对磺脲类降糖药疗效不佳者应选择的治疗方案不包括

A. 与胰岛素联合治疗

B. 与二甲双胍联合治疗

C. 两种磺脲类药物联合治疗

D. 与胰岛素增敏剂联合治疗

E. 与葡萄糖苷酶抑制剂联合治疗

380. 糖尿病诊断中的任意时间是指

A. 饭后　　　　　　　B. 无特殊规定

C. 每日上午　　　　　D. 饭前

E. 每日睡前

390. 关于非磺脲类促进胰岛素分泌剂，说法错误的是

A. 主要有 3 种制剂

B. 此药作用于胰岛 β 细胞

C. 主要用于控制餐后高血糖

D. 从小剂量开始

E. 餐后使用

381. 糖尿病患者的空腹血糖的理想控制值是

A. 7.0 ~ 7.5mmol/L　　B. 6.2 ~ 6.5mmol/L

C. 3.0 ~ 4.4mmol/L　　D. 6.5 ~ 7.0mmol/L

E. 4.4 ~ 6.1mmol/L

382. 糖尿病患者的总胆固醇的理想控制值是

A. <3.5mmol/L　　　 B. <5.0mmol/L

C. <4.5mmol/L　　　 D. <3.0mmol/L

E. <4.0mmol/L

391. 能直接调节胰岛素的主要物质是

A. 血糖　　　　　　　B. 脂肪酸

C. 激素　　　　　　　D. 氨基酸

E. 酮体

383. 糖尿病特异性的并发症是

A. 糖尿病足　　　　　B. 高渗性昏迷

392. 判断糖尿病疗效较好的指标是

A. 尿糖　　　　　　　　B. 糖化血红蛋白

C. 空腹血糖　　　　　　D. 血糖

E. 血中胰岛素

393. 双胍类药物最常见的不良反应是

A. 视力模糊　　　　　　B. 水肿

C. 胃肠道反应　　　　　D. 身体乏力

E. 低血糖

394. 胰岛素增敏剂的常见不良反应是

A. 消瘦　　　　　　　　B. 低血糖

C. 肾功能受损　　　　　D. 胃肠道反应

E. 水肿

395. 磺脲类降糖药物常见的不良反应是

A. 乳酸性酸中毒　　　　B. 水肿

C. 肾功能受损　　　　　D. 肥胖

E. 低血糖

396. 很少经肾排泄，由胆道排入肠道的药物是

A. 格列喹酮　　　　　　B. 格列齐特

C. 格列本脲　　　　　　D. 格列美脲

E. 氯磺丙脲

397. 注射胰岛素安全且起效快的部位是

A. 大腿　　　　　　　　B. 腹部

C. 上臂　　　　　　　　D. 足部

E. 静脉

398. 对于 2 型糖尿病，最关键的预防措施是

A. 早期筛查出 IGT　　　B. 加强糖尿病教育

C. 防止肥胖　　　　　　D. 饮食治疗

E. 早期使用药物干预

399. 有关妊娠期糖尿病的说法，错误的是

A. 孕妇年龄越大，病情越严重

B. 妊娠可加重糖尿病的严重水平

C. 病情与病程呈正比

D. 新生儿易发生低血糖

E. 糖尿病可增加孕妇及胎儿的危险性

400. 妊娠期糖尿病与非妊娠期糖尿病的相同点是

A. 药物治疗　　　　　　B. 预后

C. 危险性　　　　　　　D. 病因

E. 饮食治疗原则

401. 与妊娠期糖尿病发病无关的因素有

A. 胎盘胰岛素酶　　　　B. 怀孕前的胰腺功能

C. 雌激素　　　　　　　D. 胎盘催乳素

E. 胎儿的生长

402. Somogyi 效应是指

A. 黎明现象　　　　　　B. 反跳性低血糖

C. 反跳性高血糖　　　　D. 反应性高血糖

E. 反应性低血糖

403. 低血糖症是指血糖浓度低于

A. 2.0mmol/L　　　　　B. 2.8mmol/L

C. 3.0mmol/L　　　　　D. 3.2mmol/L

E. 4.0mmol/L

404. 不属于常见的低血糖症的是

A. 胰岛素瘤

B. 药源性低血糖症

C. 胰岛素自身免疫综合征

D. 反应性低血糖

E. 胰岛素抵抗

405. 诊断低血糖症的依据不包括

A. 出汗、紧张、饥饿

B. 口服糖水或进餐无效

C. 发作时血糖低于 3.0mmol/L，伴有血浆胰岛素值≥
36pmol/L

D. 48 小时饥饿试验可诱发

E. 严重者静脉输葡萄糖液可缓解

**406. 患者，女，50 岁，发现血糖高 10 年，血糖控制欠佳
1 个月。入院时空腹血糖 17.8mmol/L，给予胰岛素
泵治疗 3 天，有夜间出汗及心悸发作，空腹血糖均
在 10.4mmol/L 以上。应考虑为**

A. Whipple 三联征　　　B. LADA

C. GDM　　　　　　　　D. Somogyi 现象

E. MODY

**407. 患者，女，26 岁，妊娠 30 周，发现血糖高 1 个月，
明确诊断妊娠期糖尿病，饮食控制后空腹血糖
4.6mmol/L，糖化血红蛋白 3.7%。近 2 周体重无明
显增加，考虑为**

A. 继续原治疗方案

B. 无需饮食控制

C. 增加热量摄入，监测血糖

D. 减少锻炼，减少能量消耗

E. 增加热量摄入，如血糖升高再控制饮食

**408. 患者，男，45 岁，反复心悸、出汗 5 年，反应迟钝
伴精神不集中 1 年。入院后多次血糖在 1.6～
2.3mmol/L。首先考虑及处理为**

A. 低血糖症，查肝功能除外肝源性低血糖症

B. 低血糖症，查胰岛素水平排除胰岛素瘤

C. 低血糖症，查胰岛素抗体除外胰岛素自身免疫综
合征

D. 低血糖症，行诱发试验除外高胰岛素血症性低血
糖症

E. 低血糖症，行 CT 除外伴肿瘤的低血糖症

409. 正常人空腹血糖的范围是
　A. 3.9～6.1mmol/L　　B. 2.0～4.6mmol/L
　C. 3.8～5.7mmol/L　　D. 3.0～5.6mmol/L
　E. 4.0～5.6mmol/L

410. 关于低血糖的说法正确的是
　A. 低血糖不会导致大脑识别功能异常
　B. 正常人血糖浓度变动受多种因素影响
　C. 脑细胞可以储存能量
　D. 胰岛素分泌少和作用减弱，致低血糖
　E. 以上都不正确

411. 不属于低血糖症状的是
　A. 便频　　　　　B. 皮肤多汗
　C. 饥饿感　　　　D. 手颤
　E. 心率加快

412. 单纯性肥胖症的表现有
　A. 血浆 ACTH 降低
　B. 蝶鞍扩大
　C. 皮质醇增多，可被小剂量地塞米松抑制
　D. 双侧肾上腺切除术＋激素替代治疗
　E. 阻滞肾上腺皮质激素合成

413. 我国肥胖的标准是
　A. BMI＞18kg/m²　　B. BMI＞28kg/m²
　C. BMI＞24kg/m²　　D. BMI＞27kg/m²
　E. BMI＞30kg/m²

414. 诊断内脏型肥胖最精确的方法是
　A. 体重指数　　　B. 腰臀比
　C. 腰围　　　　　D. CT 和 MRI
　E. B 超

415. 关于肥胖者饮食治疗的叙述错误的是
　A. 控制主食，限制脂肪、糖和甜食
　B. 适当提高蛋白质供量
　C. 一般采用极低热量饮食减肥
　D. 补充足量的维生素，微量元素和纤维素
　E. 饮食治疗的关键是控制饮食的总热量，而不是单纯地控制主食或几种食物

416. 肥胖的脑力劳动者每天需要的热量是
　A. 20cal×标准体重（kg）
　B. 25cal×标准体重（kg）
　C. 30cal×标准体重（kg）
　D. 35cal×标准体重（kg）
　E. 40cal×标准体重（kg）

417. 肥胖症的手术治疗不包括
　A. 吸脂术　　　　B. 切脂术
　C. 空肠回肠分流术　　D. 胃大部切除术
　E. 垂直结扎胃成形术

418. 代谢综合征的几大主要临床表现不包括
　A. 高血压　　　　B. 高血糖
　C. 高血脂　　　　D. 中心性肥胖
　E. 白内障

419. 肥胖患者糖耐量减退的最主要原因是
　A. 胰岛素分泌不足
　B. 胰岛 β 细胞对葡萄糖刺激欠敏感
　C. 循环中常有大量胰岛素抗体
　D. 抗胰岛素的激素分泌过多
　E. 外周组织胰岛素受体数目减少

420. 肥胖性代谢综合征患者应改变生活的方式不包括
　A. 减轻体重
　B. 增加蔬菜、水果和鲜奶
　C. 增加微量元素的摄入
　D. 戒烟
　E. 以上都是

421. 主要鉴别皮质醇增高是原发于肾上腺还是继发于垂体及下丘脑的试验为
　A. 血浆皮质醇测定
　B. 尿游离皮质醇测定
　C. 尿 17－羟皮质类固醇测定
　D. 尿 17－酮皮质类固醇测定
　E. ACTH 兴奋试验

422. 关于代谢综合征描述正确的是
　A. 合并代谢综合征者，冠心病和心血管疾病的死亡率显著增加
　B. 代谢综合征在男女性别中，有显著差异，男性显著高于女性
　C. 我国人群中，BMI 大小不影响代谢综合征的患病率
　D. 对心血管事件的危险性，从高至低排列，代谢综合征在吸烟后面
　E. 以上都正确

423. 下列哪种指标阳性对于强直性脊柱炎的诊断有重要意义
　A. HLA－B3　　　　B. HLA－B27
　C. HLA－B35　　　　D. HLA－DR3
　E. HLA－DR35

424. 关于代谢综合征的典型血脂谱，描述正确的是
　A. 低三酰甘油
　B. 高 HDL－C

C. LDL – C 显著增高

D. 小而密的 LDL – C 颗粒增加

E. 以上都正确

425. 尿糖阳性的原因不包括

A. 糖尿病 B. 尿崩症

C. 麻醉 D. 妊娠

E. 重大精神创伤后

426. 治疗代谢综合征患者，首选的降糖药物是

A. 胰岛素 B. 磺脲类

C. α – 糖苷酶抑制剂 D. 噻唑烷二酮类

E. 以上都是

427. 下列生物半衰期最长的磺脲类降糖药为

A. 甲苯磺丁脲（D – 860）

B. 格列本脲

C. 格列齐特

D. 格列喹酮

E. 格列吡嗪

428. 对于代谢综合征合并高血压患者，可首选的降压药物包括

A. 利尿药 B. ACEI 和 ARB

C. 血管扩张药 D. 钙通道阻断剂

E. 磺脲类

429. 肢体外周动脉粥样硬化常以哪里病变为主。

A. 主动脉 B. 冠状动脉

C. 脑动脉 D. 肾动脉

E. 下肢动脉

430. 可作为特发性功能性低血糖症鉴别诊断的是

A. 胰岛素释放指数升高

B. 饥饿试验（–）

C. 低血糖伴 ACTH 升高

D. 空腹低血糖伴皮质醇下降

E. 餐前有心慌、冷汗等低血糖表现，餐后血糖升高，胰岛素峰值延迟

431. 2 型糖尿病最重要的诱因为

A. 肥胖 B. 吸烟

C. 运动量减少 D. 食糖过多

E. 感染和应激

432. 糖尿病血糖控制不良者主要发生何种脂代谢紊乱

A. 高胆固醇 B. 高三酰甘油

C. 高低密度脂蛋白 D. 低高密度脂蛋白

E. α 脂蛋白

433. 1 型糖尿病尿酮体的测定，采用硝酸钠与何种物质反应，形成紫色物质则提示尿酮体阳性

A. 丙酮 B. 乙酰乙酸

C. β 羟丁酸 D. 丙酮酸

E. α 酮戊二酸

434. 对胰岛素瘤的诊断具有决定意义的是

A. 低血糖症状 B. 供糖后症状迅速消失

C. 常于空腹时发作 D. 空腹胰岛素升高

E. 胰岛素/血糖比值升高

435. 胰岛素瘤患者的异常表现是

A. 胰岛素释放指数升高

B. 饥饿试验（–）

C. 低血糖伴 ACTH 升高

D. 空腹低血糖伴皮质醇下降

E. 餐前有心慌、冷汗等低血糖表现，餐后血糖升高，胰岛素峰值延迟

436. 下列对 LDL 的叙述，不正确的是

A. LDL 亦称 B 脂蛋白

B. 具有致动脉粥样硬化的作用

C. 富含 ApoB48

D. LDL 在血中由 VLDL 转变而来

E. 它是胆固醇酯含量百分比最高的脂蛋白，是血中胆固醇的主要运输形式

437. 患者，女，36 岁，近 1 年来反复出现清晨不易唤醒，饮糖水后可缓解，且发作逐渐频繁。其最可能的诊断为

A. 肝癌晚期 B. 胰岛素瘤

C. 糖原累积病 D. 腺垂体功能减退症

E. 肝硬化

438. 血脂异常症的临床分类不包括

A. 高胆固醇血症

B. 高三酰甘油血症

C. 低高密度脂蛋白血症

D. 混合型高脂血症

E. 多基因性脂蛋白异常血症

439. GDM 是指

A. 内分泌性糖尿病 B. 非胰岛素依赖型糖尿病

C. 妊娠期糖尿病 D. 胰源性糖尿病

E. 胰岛素依赖型糖尿病

440. 鉴别是否为 Somogyi 现象的最好方法是

A. 测早餐前空腹血糖 B. 夜间多次测血糖

C. 晚餐前测血糖 D. 测晚餐后 2 小时血糖

E. 睡前监测血糖

441. 痛风性关节炎早期主要病理改变发生在

A. 软骨下骨组织 B. 关节软骨

C. 关节滑膜　　　　　D. 关节周围肌腱韧带

E. 关节周围皮下软组织

442. 诊断痛风，主要根据的生化指标是

A. 红细胞沉降率快　　　B. 血脂高

C. 类风湿因子阳性　　　D. 血尿酸高

E. 肾功能不良

443. 抢救糖尿病酮症酸中毒应用碳酸氢盐的指征不包括

A. 合并有乳酸性酸中毒

B. 酸中毒所诱发的心肺功能不全

C. 伴有严重的高血钾

D. 出现严重心律失常

E. 血 HCO_3^- <5mmol/L、pH <7.1

444. IFG 是指

A. 糖耐量减低

B. 空腹血糖调节受损

C. 妊娠期糖尿病

D. 青年人中的成年发病型糖尿病

E. 线粒体 tRNALeu（UUR）基因突变糖尿病

445. 糖尿病酮症酸中毒的补钾原则为

A. 治疗酸中毒起初的 2 小时

B. 治疗前，血钾正常，每小时尿量 20ml 以上

C. 治疗前，血钾高于正常

D. 治疗前，血钾正常，每小时尿量 30ml 以上

E. 治疗前，血钾正常，每小时尿量 40ml 以上

446. TG 升高的慢性肾脏病患者应慎用的药物为

A. 胆酸螯合剂　　　　B. 非诺贝特

C. 氟伐他汀　　　　　D. 吉非贝齐

E. n−3 脂肪酸

447. 引起继发性肥胖症的原因不包括

A. 下丘脑−垂体疾病

B. 皮质醇增多症

C. 甲状腺或性腺功能减退

D. 胰岛素瘤

E. 合成代谢超过分解代谢

448. 下列关于糖尿病的临床表现，说法正确的是

A. 糖尿病患者都有多饮、多尿和多食症状

B. 糖尿病因烦渴多饮而引起多尿

C. 糖尿病的一些并发症表现，可作为首发症状

D. 目前糖尿病的主要死亡原因是酮症酸中毒

E. 最常见的糖尿病神经病变是脑神经损害

449. 不会导致渗透压间隙增大的化学物质是

A. 氯化钠　　　　　　B. 甘露醇

C. 乙醇　　　　　　　D. 甲醇

E. 乙二醇

450. V 型高脂蛋白血症的表现为

A. 血浆 CM 增加，血脂主要是 TG 升高，TC 正常或轻度增加

B. 血浆 LDL 增加，血脂主要是 TC 升高，TG 正常

C. 血浆 VLDL 和 LDL 增加，血脂 TC、TG 均升高

D. 血浆 CM 和 VLDL 均升高，血脂 TC、TG 均升高，以 TG 升高为主

E. 血浆 VLDL 增加，血脂 TG 明显升高，TC 正常或偏高

451. 2 型糖尿病的发病机制是

A. 胰岛素拮抗激素增多

B. 胰岛 β 细胞自身免疫反应性损伤

C. 胰岛 β 细胞遗传性缺陷

D. 胰岛素抵抗和胰岛素分泌缺陷

E. 胰岛 β 细胞破坏，胰岛素绝对不足

452. 2 型糖尿病大血管病变主要侵犯的动脉不包括

A. 主动脉　　　　　　B. 冠状动脉

C. 脑动脉　　　　　　D. 肾动脉

E. 肺动脉

453. 下列关于 1 型糖尿病的叙述不正确的是

A. 常不依赖胰岛素治疗

B. 容易发生酮症酸中毒的倾向

C. 有胰岛 β 细胞破坏

D. 病毒感染常是重要的环境因素

E. 与某些特殊 HLA 类型有关，决定其遗传易感性

454. 不刺激胰岛素分泌，延缓肠道碳水化合物吸收的口服降糖药为

A. 磺脲类药　　　　　B. 格列奈类药

C. 双胍类药　　　　　D. 噻唑烷二酮类药

E. α−葡萄糖苷酶抑制药

455. 用胰岛素治疗最常见的不良反应是

A. 抗体形成　　　　　B. 注射部位荨麻疹

C. 低血糖　　　　　　D. 局部脂肪萎缩

E. 过敏反应

456. OGTT 中 2 小时血浆葡萄糖正常值标准为

A. <7.0mmol/L　　　B. <7.8mmol/L

C. <6.0mmol/L　　　D. <6.1mmol/L

E. <11.1mmol/L

457. 所有妊娠 24~28 周的妇女都进行 100gOGTT，试验前夜间至少要空腹

A. 5 小时　　　　　　B. 6 小时

C. 7 小时　　　　　　D. 8 小时

E. 9 小时

458. 从量上说，餐后肝内葡萄糖去路最多的代谢途径是
A. 糖酵解　　　　　B. 糖有氧氧化
C. 合成糖原　　　　D. 磷酸戊糖途径分解
E. 转变为其他单糖

459. 用于调整胰岛素剂量最简便的检查是
A. 空腹血糖　　　　B. 尿糖
C. 糖基化血红蛋白　D. 葡萄糖耐量试验
E. 胰岛素释放试验

460. 关于 α-葡萄糖苷酶抑制药，下列说法不正确的是
A. 是 1 型糖尿病患者的主要治疗药物
B. 对有肝肾功能损害者不宜使用
C. 常见不良反应为胃肠道反应
D. 一般不引起营养吸收障碍
E. 是肥胖的 2 型糖尿病患者首选的降糖药

461. 诊断早期糖尿病肾病最有意义的检查是
A. 尿常规检查　　　B. 微量蛋白尿测定
C. 肾脏活检　　　　D. 肌酐清除率
E. 双肾 B 超

462. 抢救糖尿病酮症酸中毒时，关于胰岛素的使用下列说法正确的是
A. 应使血糖迅速下降至正常
B. 可静脉注射普通胰岛素 10~20U 作为首次负荷剂量
C. 将普通胰岛素加入生理盐水中按 0.1U/（kg·min）持续静脉滴注
D. 尿酮体消失后，可停止输液，恢复平时治疗
E. 当血糖下降至正常时，改输 5% 葡萄糖液并加入普通胰岛素（按每 3~4g 葡萄糖加 1U 胰岛素计算）

463. 糖尿病最常见的急性并发症是
A. 糖尿病酮症酸中毒　B. 心血管病变
C. 脑血管病变　　　　D. 糖尿病肾病
E. 糖尿病视网膜病变

464. TG 水平在 1.70~2.26mmol/L 的高三酰甘油血症患者应采取的治疗措施为
A. 非药物治疗加用烟酸类药物治疗
B. 非药物治疗加用贝特类药物治疗
C. 减轻体重，增加体力活动
D. 选用贝特类药物治疗
E. 选用贝特类 + 烟酸类药物治疗

465. 对于家族性醛固酮增多症（FH）的高胆固醇血症重症患者，首选的调节血脂药为

A. 胆酸螯合剂　　　　B. 依折麦布
C. 普罗布考　　　　　D. 烟酸
E. 贝特类

466. 关于肥胖症的叙述，不正确的是
A. 指体内脂肪堆积过多和/或分布异常
B. 肥胖症可并发心血管疾病和多种内分泌代谢紊乱的临床综合征
C. 患者常常具有腹部脂肪积聚过多的特点
D. 临床所见肥胖绝大多数为单纯性肥胖，可伴有器质性疾病
E. 继发性肥胖是由于疾病引起的肥胖，是由内分泌混乱或代谢障碍引起的疾病

467. 自我血糖监测（SMBG）最理想的方法是
A. 指尖毛细血管血糖检测
B. 尿糖检测
C. 糖化血红蛋白检测
D. 静脉空腹血糖检测
E. 空腹胰岛素检测

468. 与胰岛素合用可造成严重低血糖反应的药物是
A. 水杨酸钠　　　　B. 氯丙嗪
C. 普萘洛尔　　　　D. 氯噻嗪
E. 硫脲类药

469. 对于功能性低血糖的胰岛素瘤患者，为减少低血糖发作，下列饮食调整方案不正确的是
A. 少食多餐　　　　B. 避免吸收快的糖类
C. 高蛋白质饮食　　D. 高脂肪饮食
E. 低纤维饮食

470. 继发性痛风的治疗主要是针对原发病的病因，降低尿酸药物首选
A. 别嘌醇　　　　　B. 螺内酯
C. 呋塞米　　　　　D. 碳酸氢钠
E. 乙酰唑胺

471. 诊断糖尿病的唯一标准是
A. 全血血糖测定
B. 血浆或血清葡萄糖测定
C. 糖化血红蛋白测定
D. 用药后测血糖
E. 24 小时尿糖定量测定

472. 下列降糖药中，不能刺激胰岛 β 细胞分泌胰岛素增加的是
A. D860　　　　　　B. 格列喹酮
C. 格列本脲　　　　D. 消渴丸
E. α-糖苷酶抑制剂

473. TIDM 根据其发病机制和临床特征的差异，可分为

A. 自身免疫性和特发性

B. MODY1 和 MODY2

C. MODY 和线粒体 DNA

D. IGT 和 IFG

E. MODY 和 GDM

474. 双胍类降血糖药物的降糖作用机制为

A. 抑制小肠上皮细胞表面的 α–葡萄糖苷酶，从而延缓糖类的吸收

B. 刺激胰岛 β 细胞分泌胰岛素发挥作用

C. 能快速促进胰岛素分泌，降低糖化血红蛋白和餐后血糖

D. 能加强胰岛素作用，减轻胰岛素抵抗

E. 增加组织对胰岛素的敏感性，加强组织对葡萄糖的利用，抑制肠道对葡萄糖等营养物质的吸收

475. 关于糖尿病酮症酸中毒的实验室检查结果，不正确的是

A. 血糖多数为 16.7~33.3mmol/L（300~600mg/dl）

B. 血酮体多数患者 >4.81mmol/L（50mg/dl）

C. 尿糖和尿酮体均呈强阳性

D. 阴离子间隙增大，与碳酸氢盐降低大致相等

E. 碱剩余负值减小

476. 痛风发生的最重要的生化基础是

A. 高尿酸血症

B. 尿酸减少

C. 尿酸增多

D. 尿素氮升高

E. 高脂血症

477. 关于 1997 年以美国 ADA 为代表提出的糖尿病诊断和分型标准要点，下列叙述不正确的是

A. 取消营养不良相关糖尿病

B. 糖耐量减低作为一个亚型，不作为糖尿病发展过程中的一个阶段

C. 保留妊娠期糖尿病

D. 保留Ⅰ型和Ⅱ型糖尿病的名称，但用阿拉伯数字（1 型和 2 型），不用罗马数字

E. 取消胰岛素依赖型糖尿病（IDDM）和非胰岛素依赖型糖尿病（NIDDM）的医学术语

478. IGT 是指

A. 空腹血糖过高

B. 葡萄糖耐量减低

C. 妊娠期糖尿病

D. 青年人中的成年发病型糖尿病

E. 线粒体 tRNALeu（UUR）基因突变糖尿病

479. 各国指南中指定的治疗血脂异常的最重要药物是

A. 他汀类

B. 烟酸类

C. 贝特类

D. 氯贝丁酯类

E. 胆酸螯合剂

480. 培戈洛酶具有降血尿酸和缩小痛风结节的作用，其最有效剂量为

A. 每周注射 8mg

B. 每 2 周注射 8mg

C. 每 2 周注射 10mg

D. 每 3 周注射 14mg

E. 每个月注射 20mg

481. 1 型糖尿病最常见的神经病变是

A. 周围神经炎

B. 动眼神经麻痹

C. 坐骨神经痛

D. 下肢麻痹

E. 腕管综合征

482. 出现糖尿病肾病肾功能不全时，应选择的治疗方案为

A. 饮食控制 + 运动

B. 低盐低脂糖尿病饮食 + 格列喹酮

C. 单纯饮食控制

D. 优质低蛋白糖尿病饮食 + 胰岛素

E. 低盐低脂糖尿病饮食 + 二甲双胍

483. 不属于糖尿病性自主神经病变的是

A. 直立性低血压

B. 腹泻、便秘

C. 尿潴留

D. 肢体麻木、感觉过敏

E. 多汗

484. 胰岛素瘤来源于胰腺的

A. A 细胞

B. B 细胞

C. C 细胞

D. D 细胞

E. F 细胞

485. 高尿酸血症或痛风的易感基因位于

A. 染色体 3q21

B. 染色体 4q25

C. 染色体 1q21

D. 染色体 16p22

E. 染色体 3q34

486. 糖尿病的诊断是典型糖尿病症状加上 1 次随机血糖

A. ≥7.1mmol/L

B. ≥9.1mmol/L

C. ≥10.1mmol/L

D. ≥11.1mmol/L

E. ≥20mmol/L

487. 禁食 15 小时后可确诊为胰岛素瘤的空腹血糖值为

A. 3.8mmol/L 以下

B. 3.5mmol/L 以下

C. 3.0mmol/L 以下

D. 2.78mmol/L 以下

E. 2.5mmol/L 以下

488. 关于糖化血红蛋白的叙述不正确的是

A. 可以了解取血前 2~3 个月平均血糖控制情况

B. 是目前判断糖尿病血糖控制水平的较好的指标之一

C. 其含量与血糖浓度呈正相关

D. 是葡萄糖与血红蛋白 β 链 N 端非酶糖化而成，是可逆反应

E. 糖化血红蛋白 AL 正常值为 4% ~6%

489. 理想体重的计算公式为

A. 理想体重（kg）= 身高（cm）－100

B. 理想体重（kg）= 身高（cm）－105

C. 理想体重（kg）= 身高（cm）－110

D. 理想体重（kg）= 身高（cm）－115

E. 理想体重（kg）= 身高（cm）－120

490. 下列关于口服降血糖药物的临床应用，正确的是

A. 糖尿病合并严重感染时，宜增加口服降血糖药物的剂量

B. 脆性糖尿病宜用磺脲类和双胍类联合治疗

C. 磺脲类药物可延长双胍类药物的生物半衰期，增加低血糖反应

D. 磺脲类药物可能诱发乳酸性酸中毒

E. 肥胖型胰岛素非依赖型糖尿病饮食治疗控制不佳时宜加用双胍类药物

491. 胰岛 β 细胞分泌的是

A. 胰高血糖素　　　　B. 胰岛素

C. 促胃液素　　　　　D. 胰多肽

E. 醛固酮

492. 病程 10 年以上的 1 型糖尿病患者的主要死亡原因是

A. 糖尿病酮症酸中毒　　B. 非酮症性高渗性昏迷

C. 脑血管意外　　　　　D. 糖尿病肾病肾衰竭

E. 心血管事件

493. 属于器官特异性自身免疫病的疾病是

A. 2 型糖尿病　　　　B. 冠心病

C. 高血压　　　　　　D. 重症肌无力

E. 1 型糖尿病

494. 2 型糖尿病控制理想的目标血浆葡萄糖值（mmol/L），空腹与非空腹分别为

A. 4.4 ~7.0，<10.0

B. 6.0 ~7.0，8.0 ~10.0

C. 4.0 ~8.0，7.0 ~10.0

D. 4.4 ~6.2，6.2 ~8.0

E. 6.0 ~8.0，8.0 ~10.0

495. 1 型糖尿病的主要特点是

A. 多见于 40 岁以上的成年人

B. 以糖尿病酮症酸中毒就诊

C. 早期常不需要胰岛素治疗

D. 与免疫介导的胰岛 β 细胞增生有关

E. 多数患者表现为胰岛素抵抗

496. 痛风属于何种物质代谢异常的疾病

A. 糖　　　　　　　　B. 蛋白质

C. 脂肪　　　　　　　D. 嘌呤

E. 核糖

497. 若无其他伴随疾病，糖尿病患者胰岛素治疗剂量一般为

A. 0.1 ~0.5U/（kg·d）

B. 0.5 ~1.0U/（kg·d）

C. 1.0 ~1.5U/（kg·d）

D. 1.5 ~2.0U/（kg·d）

E. 2.0 ~2.5U/（kg·d）

498. 治疗高渗性非酮症糖尿病昏迷的措施不正确的是

A. 发生休克者宜首先输入生理盐水或胶性溶液，迅速纠正休克

B. 立即输注碳酸氢钠

C. 应用小剂量胰岛素治疗

D. 血糖下降 13.9mmol/L（250mg/dl）左右开始输入钾盐

E. 无休克或休克已纠正，输入 0.45% 盐水至渗透压降压至 330mOsm/L 为止

499. 属于原发性痛风临床自然病程 4 个阶段的是

A. 无症状期　　　　　B. 急性痛风性关节炎期

C. 间歇期　　　　　　D. 慢性痛风性关节炎期

E. 以上均是

500. 关于糖尿病的病因和发病机制，叙述正确的是

A. 自身免疫反应起主要作用

B. 主要与遗传及免疫因素有关

C. 遗传易感性是主要发病因素

D. 遗传与环境因素共同参与其发病过程

E. 环境因素导致胰岛素分泌不足

501. 目前国内应用较为广泛的 HbA1c 测定方法是

A. 电泳法

B. 高压液相色谱法

C. 免疫比浊法

D. 亲和色谱微柱法

E. 阳离子交换树脂微柱层析法

502. 关于糖尿病患者对胰岛素产生抗药性，下列叙述不正确的是

A. 牛胰岛素的抗原性比猪胰岛素强

B. 胰岛素每日用量大于 200U

C. 糖皮质激素治疗有效

D. 加大原来使用的胰岛素剂量即可

E. 需更换另一属性胰岛素或纯品胰岛素

503. 糖尿病患者最基础的治疗措施是

A. 饮食治疗   B. 应用双胍类降血糖药

C. 手术治疗   D. 应用磺脲类降血糖药

E. 应用胰岛素

504. 糖尿病患者失明的主要原因是

A. 脑血管意外   B. 白内障

C. 视网膜病变   D. 青光眼

E. 虹膜睫状体病变

505. 痛风进入慢性关节炎期的标志是

A. 痛风石的形成   B. 急性痛风性关节炎

C. 出现肩背痛   D. 出现肋间神经痛

E. 出现坐骨神经痛

506. 下列关于胰岛素瘤的说法，不正确的是

A. 手术切除后可痊愈

B. 大多数为良性，恶性者很少

C. 占胰岛细胞肿瘤的 70% ~75%

D. 多见于青、中年，女性多于男性

E. 胰腺神经内分泌肿瘤中比较常见的一种

507. 临床上痛风性肾病在尿液变化的主要特点是

A. 早期夜尿增多、等渗尿

B. 早期持续性血尿

C. 早期尿中有大量白细胞及管型

D. 早期间歇性蛋白尿和镜下血尿

E. 早期红细胞沉降率加快

508. GHbA1c 测定的临床意义为反映糖尿病患者

A. 近 6 个月内血糖总的水平

B. 近 5 个月内血糖总的水平

C. 近 4 个月内血糖总的水平

D. 近 2 ~3 个月内血糖总的水平

E. 近 2 ~3 周内血糖总的水平

509. 糖尿病性血管病变，最具有特征性的表现是

A. 高血压眼底病变

B. 冠状动脉粥样硬化

C. Charcot 关节

D. 周围动脉硬化 – 下肢坏疽

E. 微血管病变

510. 胰岛素抵抗是指

A. 机体对胰岛素超常敏感

B. 机体对胰岛素的需要量减少

C. 机体对胰岛素的生理效应增高

D. 机体对胰岛素的超常反应

E. 机体对胰岛素的生物学效应降低

511. Somogyi 现象是指

A. 夜间胰岛素作用不足

B. 黎明现象

C. 低血糖后反应性高血糖

D. 清晨胰岛素拮抗激素分泌增多

E. 胰岛素抗药性

512. 与 T1DM 发病有关的环境因素中，最重要的是

A. 病毒感染   B. 化学物质

C. 饮食因素   D. 遗传因素

E. 社会因素

513. IFG 的空腹静脉全血葡萄糖值为

A. 7.0 ~11.1mmol/L   B. 6.1 ~11.1mmol/L

C. 6.1 ~7.0mmol/L   D. 6.1 ~7.8mmol/L

E. 5.6 ~6.0mmol/L

514. 糖尿病患者胰岛素治疗最主要的不良反应是

A. 注射处红肿疼痛   B. 注射处脂肪萎缩

C. 发生低血糖   D. 荨麻疹样皮疹

E. 高血糖

515. 可用磺脲类药物治疗的是

A. 糖尿病合并高热患者

B. 重症糖尿病患者

C. 糖尿病并发酮症酸中毒患者

D. 胰岛素依赖型糖尿病患者

E. 血糖比较高，但还有潜在胰岛素分泌能力且不太胖的 2 型糖尿病患者

516. 关节疼痛是急性关节炎期主要的临床表现。初发时绝大多数仅侵犯单个关节，其中最为常见的关节是

A. 第一跖趾关节   B. 足弓关节

C. 膝关节   D. 指、腕关节

E. 肘关节

517. 低血糖出现交感神经兴奋症状是由于释放大量的

A. 肾上腺素   B. 糖皮质激素

C. 胰高血糖素   D. 血管加压素

E. 醛固酮

518. 易引起严重低血糖不良反应的口服降糖药是

A. 磺脲类口服降糖药

B. 双胍类口服降糖药

C. α – 葡萄糖苷酶抑制药

D. 二甲双胍

E. 胰岛素增敏剂

519. 属于糖尿病微血管病变的是

A. 脑血管意外   B. 冠心病

C. 糖尿病肾病   D. 肾动脉狭窄

E. 肺部感染

520. 对于血糖易于波动的患者（胰岛素严重缺乏的糖尿

病患者），反映血糖控制水平的最好方法是

 A. 空腹胰岛素检测 B. 自我血糖监测

 C. 糖化血红蛋白检测 D. 尿糖检测

 E. SMBG 与 GHbA1c 检测相结合

521. 关于强化胰岛素治疗方案的叙述，不正确的是

 A. 大剂量胰岛素注射

 B. 睡前注射中效胰岛素制剂

 C. 餐前多次注射速效胰岛

 D. 自我监测血糖记录

 E. 可采用持续皮下胰岛素输注

522. 患者，男，63 岁。多饮、多尿 2 周，嗜睡 2 天，有脱水表现。查体：血压 90/60mmHg，血尿素氮 42.9mmol/L，血钠 150mmol/L，尿酮体（−），经诊断为高渗性非酮症糖尿病昏迷。该患者需要采取的治疗措施为

 A. 大剂量胰岛素 + 等渗盐水

 B. 小剂量胰岛素 + 等渗盐水

 C. 大剂量胰岛素 + 低渗盐水

 D. 小剂量胰岛素 + 低渗盐水

 E. 小剂量胰岛素 + 低渗盐水 + 碳酸氢钠

523. 患者，男，71 岁。糖尿病史 14 年，长期口服二甲双胍，空腹血糖维持在 7~9mmol/L，尿白蛋白排泄率为 240mg/24h，LDL−C 5.08mmol/L。查体：血压 160/95mmHg，心、肺未见明显异常，双下肢可见轻度可凹性水肿。有关该患者的治疗，叙述不正确的是

 A. 口服氢氯噻嗪

 B. 治疗高脂血症

 C. 使用胰岛素控制血糖

 D. 限制蛋白质摄入量

 E. 口服 ACE 抑制药

524. 患者，男，45 岁。体检发现尿糖阳性，下列检查结果对诊断糖尿病最有意义的是

 A. 空腹血糖 9.2mmol/L

 B. 口服葡萄糖耐量试验呈耐量降低

 C. 餐后 1 小时 7.8mmol/l。

 D. 尿糖检查证实为葡萄糖

 E. 空腹血浆胰岛素 6μU/L（正常值为 5.25μU/L）

525. 患者，女，35 岁。妊娠 6 个月，无糖尿病病史，空腹血糖 6mmol/L，餐后 2 小时血糖 9mmol/L，尿糖（+），治疗方案为

 A. 饮食疗法

 B. 饮食疗法 + 格列齐特（达美康）

 C. 饮食疗法 + 胰岛素

 D. 饮食疗法 + 苯乙双胍（降糖灵）

 E. 无须特殊治疗

526. 患者，女，40 岁。1 个月来体重下降 5kg，伴口渴、心悸。食量正常，自测脉搏 92 次/分，其父患糖尿病。OGTT 示：空腹、60 分钟、120 分钟血糖分别为 5.59mmol/L、14.8mmol/L、8.82mmol/L。糖化血红蛋白（HbA1c）5.5%。患者可能诊断为

 A. 甲状腺炎   B. 糖耐量减低

 C. 空腹血糖调节受损 D. 糖尿病

 E. 自主神经功能紊乱

527. 患者，女，54 岁。肥胖，因宫颈癌准备行根治术，术前查空腹血糖 9.6mmol/L，餐后 2h 血糖 11.8mmol/L，既往无糖尿病史。为控制血糖应给予的是

 A. 双胍类口服降糖药

 B. 磺脲（磺酰脲）类口服降糖药

 C. α−葡萄糖苷酶抑制药

 D. 长效胰岛素

 E. 普通胰岛素

528. 患者，男，54 岁。2 型糖尿病合并心力衰竭，FPG 6.2mmol/L，2h−PG 12.7mmol/L，尿糖（+）、尿酮（−）。下列应禁用的降糖药为

 A. 米格列醇   B. 二甲双胍（甲福明）

 C. 阿卡波糖   D. 胰岛素

 E. 格列本脲（优降糖）

529. 患者，女，32 岁。妊娠 3 个月，无糖尿病史。其姐有糖尿病，最近测空腹血糖 7.0mmol/L，餐后血糖 11.1mmol/L，诊断可考虑为

 A. 妊娠合并 2 型糖尿病

 B. 妊娠糖尿病

 C. 妊娠合并糖耐量异常

 D. 2 型糖尿病

 E. 糖耐量异常

530. 患者，女，26 岁。1 型糖尿病。早晨因感冒、食欲减退、少食，常规注射胰岛素，家属发现神志不清。患者最可能诊断为

 A. 高渗性昏迷   B. 低血糖昏迷

 C. 酮症酸中毒昏迷 D. 脑血管意外

 E. 尿毒症昏迷

531. 患者，男，68 岁。3 个月前被诊断为 2 型糖尿病，近 2 个月活动后气短。查体：BMI 29.7，血压 170/100mmHg，两肺呼吸音清，心率 88 次/分，双下肢水肿。经饮食控制后空腹血糖 5.6mmol/L，三餐后 2 小时血糖分别为 9.7mmol/L、9.2mmol/L 和

8.8mmol/L，对于该患者，控制血糖最适宜的药物是

A. 继续饮食控制   B. 中效胰岛素

C. 格列本脲   D. 罗格列酮

E. 阿卡波糖

532. 患者，男，60岁。2型糖尿病史10年，以二甲双胍500mg，tid；格列齐特80mg，tid，右眼视力急剧下降，急查血糖为15mmol/L，眼底检查为右眼玻璃体积血。关于该患者的诊断及治疗，说法不正确的是

A. 诊断糖尿病视网膜病变IV期

B. 患者可能存在神经病变

C. 换用胰岛素治疗

D. 应检查患者的24小时尿清蛋白

E. 患者的糖化血红蛋白应控制在8%以内

533. 患者，女，32岁。妊娠28周，空腹血糖、1小时、2小时、3小时糖耐量试验血糖水平依次为5.0mmol/L、9.5mmol/L、10.0mmol/L及8.5mmol/L，1周后早餐后2小时血糖为8.7mmol/L，患者系初次妊娠，既往无糖尿病史，诊断为

A. 糖耐量正常   B. 妊娠期糖耐量减低

C. 妊娠期糖尿病   D. 糖尿病合并妊娠

E. 特殊类型糖尿病

534. 患者，男，41岁。4个月前体检诊断为2型糖尿病，无口渴、多尿症状，身高165cm，体重66kg。经坚持饮食控制及运动锻炼后，近3个月空腹血糖5.0~6.0mmol/L，餐后血糖10.0~13.0mmol/L，拟加用的药物为

A. 双胍类降血糖药   B. 磺脲类降糖药

C. 短效胰岛素   D. α-葡萄糖苷酶抑制药

E. 长效胰岛素

535. 患者，男，42岁。有10年1型糖尿病病史，平素使用胰岛素治疗，未监测血糖，此次外出，2天未应用胰岛素，出现乏力、口渴、精神萎靡、恶心、呕吐、腹痛。医院查体：血糖20.32mmol/L，尿酮体（+++）；血气分析：pH 7.01，HCO_3^- 35.3mmol/L，血钾3.56mmol/L。患者最可能诊断为

A. 糖尿病酮症酸中毒

B. 糖尿病高渗性昏迷

C. 乳酸性酸中毒

D. 糖尿病合并尿毒症酸中毒

E. 肺部感染

536. 患者，女，60岁。有10年糖尿病史，3天前出现高热、肾绞痛、血尿入院。查体：尿蛋白（++）、尿糖（+++），尿沉渣中有大量白细胞及脓细胞、坏死的肾乳头组织。诊断考虑为

A. 糖尿病   B. 糖尿病肾病

C. 糖尿病合并感染   D. 糖尿病合并肾盂肾炎

E. 糖尿病合并肾乳头坏死

537. 患者，男，54岁。1年前因胃溃疡穿孔行胃大部切除术。近3个月常于清晨空腹时出现精神症状，进食后缓解。今晨被家人发现神志不清送来急诊。查体：血糖2.2mmol/L，静脉注射葡萄糖溶液后逐渐清醒。患者发生低血糖症的最可能原因是

A. 自主神经功能紊乱   B. 营养不良

C. 胃大部切除术后   D. 胰岛素瘤

E. 低血容量休克

538. 患者，男，54岁。2型糖尿病合并充血性心力衰竭。FPG 6.2mmol/L，餐后2小时血糖为12.7mmol/L，尿糖（+），尿酮（-）。患者不应使用的降糖药物为

A. 磺脲类降糖药   B. 双胍类降糖药

C. 葡萄糖苷酶抑制剂   D. 格列奈类药物

E. 胰岛素

539. 患者，男，45岁。饮酒后4小时出现左足关节剧烈疼痛、伴红肿。既往发作过2次，每次发作5~7天可自行缓解，曾用过青霉素治疗效果不明显。患者最可能的诊断是

A. 风湿性关节炎   B. 急性痛风性关节炎

C. 强直性脊柱炎   D. 类风湿关节炎

E. 骨关节炎

540. 患者，男，53岁。午夜因突发左踝关节剧痛而惊醒，考虑为痛风可能。以下对痛风具有特征性诊断价值的是

A. 吲哚美辛诊断性治疗

B. 吗啡类诊断性治疗

C. 糖皮质激素诊断性治疗

D. 秋水仙碱诊断性治疗

E. 硝酸甘油诊断性治疗

541. 患者，女，29岁。5年1型糖尿病史。3天前感冒，出现食欲减退、少食症状，餐前按常规注射胰岛素，近中午时突然出现心悸、出汗，继而头晕、视物模糊。急诊处理应采用

A. 胰岛素静脉注射   B. 静滴生理盐水

C. 葡萄糖静注   D. 碳酸氢钠注射

E. 急查血糖待结果后处理

542. 患者，女，66岁。糖尿病病史8年，因双足趾端麻木，大腿皮肤刺痛3月余急诊。查体：双手骨间肌萎缩，肌力IV级，病理反射（-）。空腹血糖

14mmol/L，血酮（－）。应考虑的糖尿病慢性并发症是

A. 周围神经病变
B. 自主神经病变
C. 视网膜病变
D. 脑血管病变
E. 肝硬化

543. 患者，男，40 岁。患糖尿病 10 余年，尿蛋白（－），近 2 个月感觉下腹部胀，排尿不畅伴尿失禁。B 超显示膀胱扩大、尿潴留。原因应考虑为

A. 糖尿病自主（植物）神经病变
B. 糖尿病合并泌尿系感染
C. 糖尿病合并慢性前列腺炎
D. 糖尿病肾病
E. 膀胱癌

544. 患者，女，29 岁。妊娠 5 个月，体检：尿糖（＋＋＋）；血糖：空腹 7.7mmol/L，随机 16.7mmol/L。既往无糖尿病史。患者最可能诊断为

A. 肾性糖尿病
B. 糖尿病合并妊娠
C. 妊娠期糖尿病
D. 继发性糖尿病
E. 2 型糖尿病

545. 患者，男，43 岁。反复发作低血糖症。检查血胰岛素、胰岛素原、诱发试验、C－肽抑制试验呈自主性胰岛素不适当分泌过多。患者可诊断考虑为

A. 特发性功能性低血糖症
B. 胰岛素自身免疫综合征
C. 伴肿瘤的低血糖症
D. 胰岛素瘤
E. 肝源性低血糖症

546. 患者，女，61 岁。身高 160cm，体重 76kg，目前退休在家，2 型糖尿病患者。FPG 6.7mmol/L，尿糖（±）。制定总热量时，每日每公斤理想体重给予热量

A. 85 ~ 105kJ（20 ~ 25kcal）
B. 105 ~ 125.5kJ（25 ~ 30kcal）
C. 125.5 ~ 146kJ（30 ~ 35kcal）
D. 146 ~ 167kJ（35 ~ 40kcal）
E. ＞167kJ（40kcal）

547. 患者，女，41 岁。常规体检时发现空腹血糖为 6.5mmol/L，下列诊治措施不正确的是

A. 进行口服葡萄糖耐量试验
B. 空腹及餐后 2 小时血糖测定
C. 口服降血糖药物治疗
D. 分析影响血糖结果的因素
E. 24 小时尿糖定量及糖化血红蛋白测定

548. 患者，女，65 岁。糖尿病病史 10 年，近 3 个月应用

胰岛素强化治疗，但检测空腹血糖水平为 9.8mmol/L。对临床治疗指导意义最大的检查为

A. 胰岛素释放试验
B. C 肽释放试验
C. 睡前血糖测定
D. 胰岛素抗体测定
E. 凌晨 3 点血糖测定

549. 患者，男，58 岁，多食多尿 20 天，体重由 55kg 降为 48kg，血糖 7.8mmol/L，餐后血糖 12.4mmol/L，尿糖（＋＋），尿酮体（－）。患者应选择的治疗措施为

A. 饮食疗法
B. 禁食疗法
C. 双胍类
D. 磺脲类
E. 胰岛素

550. 患者，女，55 岁。身高 171cm，体重 85kg，口服葡萄糖耐量试验结果：空腹 6.7mmol/L，1 小时后 9.8mmol/L，2 小时后 7.0mmol/L，诊断考虑为

A. 正常曲线
B. 空腹血糖调节受损
C. 糖耐量减低
D. 1 型糖尿病
E. 2 型糖尿病

551. 患者，女，62 岁。确诊 2 型糖尿病 2 年，给予合理饮食和运动治疗并口服二甲双胍 500mg，每日 3 次。查体：身高 173cm，体重 78kg，血压 130/90mmHg，心、肺和腹部检查未见异常。复查：空腹血糖 5.2mmol/L，三餐后 2 小时血糖分别为 11.4mmol/L、13.1mmol/L 和 12.6mmol/L，下一步最合理的治疗是

A. 禁食
B. 改用胰岛素制剂
C. 改用磺脲类降血糖药
D. 加用磺脲类降血糖药
E. 加用 α－葡萄糖苷酶抑制药

552. 患者，男，50 岁。体型肥胖，2 型糖尿病 5 年，口服二甲双胍 250mg，每日 2 次，5 个月前因外伤发生左足溃疡至今未愈。空腹血糖 7.2mmol/L，三餐后血糖分别为 9.2mmol/L、8.7mmol/L、8.6mmol/L。对于该患者最佳的治疗方案为

A. 增加二甲双胍剂量
B. 加用胰岛素制剂
C. 加用磺脲类口服降糖药
D. 加用 α－葡糖糖苷酶抑制剂
E. 禁食

二、多选题：每道试题由 1 个题干和 5 个备选答案组成，题干在前，选项在后。选项 A、B、C、D、E 中至少有 2 个正确答案。

553. 磺脲类药物继发性失效的原因包括

A. 未被识别的成人隐匿性自身免疫性糖尿病（LADA）
B. 磺脲类药物吸收障碍

C. 胰岛 β 细胞功能进行性下降

D. 患者饮食控制不佳

E. 应激状态

554. 高脂蛋白血症 Ⅲ 型

A. 见于家族性前 β 脂蛋白血症

B. 见于家族性异常 β 脂蛋白血症

C. 血浆中 CM 及 VLDL 残粒增加

D. 胆固醇和三酰甘油增加

E. 仅三酰甘油增高

555. 对于 1 型糖尿病患者，胰岛移植的适应证包括

A. 初发 1 型糖尿病

B. 血糖控制不佳

C. 经常发生严重低血糖

D. 合并肾衰竭

E. 合并增殖性糖尿病视网膜病变

556. 预混人胰岛素的主要缺点包括

A. 餐后血糖控制欠佳   B. 餐前低血糖

C. 价格高   D. 使用不方便

E. 夜间低血糖

557. 1 型糖尿病的治疗方法包括

A. 糖尿病教育   B. 合理饮食

C. 适当运动   D. 胰岛素治疗

E. 血糖监测

558. 关于糖尿病的治疗，叙述正确的有

A. 部分病情较轻者经饮食和运动治疗即可平稳控制血糖

B. 有并发症者不用饮食治疗，关键是注射胰岛素

C. 用药治疗时，可不用饮食治疗

D. 饮食和锻炼是控制血糖达标的基础疗法

E. 肥胖者宜低糖、高蛋白质饮食

559. 关于 GHbA1c，叙述正确的有

A. 反映取血前 8~12 周血糖的总水平

B. 糖尿病控制情况的一个监测指标

C. 与空腹和餐后血糖具有很好的相关性

D. 可作为糖尿病诊断指标

E. 妊娠期也可用于诊断糖尿病

560. 糖尿病的诊断标准为

A. 任意时间血浆葡萄糖水平≥11.1mmol/L（200mg/dl）

B. 空腹血浆葡萄糖水平≥7.0mmol/L（126mg/dl）

C. OGTT 2h PG 水平≥11.1mmol/L（200mg/dl）

D. 尿糖强阳性

E. GHbA1c≥5.5%

561. 关于 2 型糖尿病强化血糖控制，叙述错误的有

A. 减少微血管和神经并发症

B. 对预防大血管病变无益处

C. 增加低血糖发生风险

D. 可使糖尿病病程较短、基线 GHbA1c 较低的患者 CVD 获得明显益处

E. 预期寿命比较短的患者也可进行

562. 关于糖尿病肾病的治疗，叙述正确的有

A. 严格饮食控制可防治或延缓临床肾病的发生

B. 减少蛋白质的摄入量对防治慢性肾功能不全有利

C. 控制高血压可延缓肾小球滤过率的下降速度

D. 早期应用 ACEI 或 ARB 可减轻微量清蛋白尿

E. 合并慢性肾功能不全时，口服降糖药以格列本脲较安全

563. 糖尿病"三联病症"是指

A. 糖尿病神经病变   B. 糖尿病肾病

C. 糖尿病眼病   D. 糖尿病心脑血管病变

E. 酮症酸中毒

564. 糖尿病心血管系统自主神经病变的常见症状包括

A. 快而固定的心率

B. 直立性低血压

C. 无痛性或"哑"型心肌梗死

D. 夜间心率减慢

E. 室上性心房扑动

565. 糖尿病足外周血管病变的检查项目包括

A. 踝动脉与肱动脉血压比值

B. 经皮氧分压测定

C. 足 X 线片

D. 彩色多普勒超声

E. 磁共振血管造影

566. 关于糖尿病足的病因与发病机制，叙述正确的有

A. 周围神经病变导致肢体末梢的保护性感觉减退或丧失

B. 足部溃疡合并感染可发生足坏疽

C. 外周血管病变，下肢血供严重减少可导致坏疽

D. 机械性物理性损伤是最常见的发病原因

E. 足底压力分布异常，可导致难治性足溃疡

567. 糖尿病合并内分泌性高血压可见于

A. 皮质醇增多症

B. 嗜铬细胞瘤

C. 原发性醛固酮增多症

D. 肢端肥大症

E. 糖尿病肾病

568. 易患高血压的危险因素包括

A. 男性年龄 >55 岁   B. 吸烟

C. 血脂异常　　　　　　D. 早发心血管病家族史

E. 肥胖

569. 痛风石的特点包括

A. 可发生于任何关节、肌腱和关节周围软组织

B. 痛风石可向皮肤表面发生破溃，并继发感染，不易愈合

C. 痛风石针吸活检见尿酸盐结晶可作为诊断依据

D. 痛风石是每个患者必经的临床过程

E. 痛风石形成不影响关节功能，不造成手、足畸形

570. 发生低血糖的危险因素包括

A. 胰岛素或类似物质过多

B. 胰高血糖素、肾上腺素、皮质醇等升糖激素不足

C. 迷走神经过度兴奋

D. 糖摄入不足和（或）吸收严重不足

E. 肝糖原储存、分解不足

571. 诊断低血糖的主要依据有

A. 低血糖症状

B. 低血糖体征

C. 发作时血糖 < 2.8mmol/L

D. 发作时血糖 < 2.0mmol/L

E. 补充葡萄糖以后低血糖症状迅速缓解

572. 下列药物中可引起药源性低血糖的有

A. 大剂量使用胰岛素

B. 大剂量使用促胰岛素分泌剂

C. 水杨酸类

D. β - 受体拮抗剂或激动剂

E. 单胺氧化酶抑制剂

573. 对胰岛素瘤患者应采用

A. 肿瘤切除术

B. 未找到肿瘤者可从胰尾开始向胰头逐渐分段切除

C. 未找到肿瘤者可从胰头开始向胰尾逐渐分段切除

D. 二氮嗪

E. 生长抑素

574. 患者发生低血糖昏迷时的抢救措施包括

A. 立即做快速血糖测定及其他相关检查

B. 立即静脉注射50%葡萄糖溶液60～100ml

C. 继续静脉滴注5%～10%葡萄糖溶液

D. 血糖仍没有升高或意识仍不清者可使用氢化可的松

E. 意识仍未恢复超过30 min者静脉输注20%甘露醇

575. 糖原累积症 I 型的常见表现包括

A. 低血糖　　　　　　　B. 远端肌无力

C. 高尿酸血症　　　　　D. 高脂血症

E. 肝腺瘤

576. 反映向心性肥胖程度的指标有

A. 体重　　　　　　　　B. BMI

C. 腰围　　　　　　　　D. 腰臀比

E. 大腿围

577. 血脂常规检查项目包括

A. LDL – C　　　　　　B. TG

C. VLDL　　　　　　　D. TC

E. HDL – C

578. 有助于诊断 1 型糖尿病的自身抗体有

A. 谷氨酸脱羧酶抗体（GADA）

B. 胰岛素自身抗体（IAA）

C. 胰岛细胞抗体（ICA）

D. 蛋白酪氨酸磷酸酶抗体（IA2）

E. 趋化因子 CCL3 抗体

579. 我国糖尿病与高血压患病率均不断升高，其中30%～50%糖尿病患者初诊时已合并高血压。糖尿病患者的高血压形成机制是

A. 糖尿病初期肾小球高灌注以及高血浆容量状态，使得入球小动脉不能有效收缩，高滤过状态得不到控制，肾小管 - 小球反馈机制无法充分发挥作用

B. 血管内皮损伤和结构重塑

C. 凝血功能异常

D. 糖脂代谢紊乱

E. 胰岛素抵抗

580. 下列关于高血糖高渗综合征的说法正确的是

A. 高血糖高渗综合征以严重高血糖而无明显酮症酸中毒、血浆渗透压显著增高、脱水和意识障碍为特征

B. 高血糖高渗综合征以严重高血糖及明显酮症酸中毒为特征

C. 高血糖高渗综合征化验检查为尿糖及尿酮均呈强阳性

D. 高血糖高渗综合征抢救失败的主要原因是高龄、严重感染、重度心衰、肾衰等

E. 高血糖高渗综合征的治疗主要包括积极补液，纠正脱水，小剂量胰岛素静脉输注，纠正水、电解质和酸碱失衡以及去除诱因和治疗并发症

581. 以下哪几项研究的结果与减少糖尿病肾病发生的风险相关

A. SAVOR 研究　　　　B. UKPDS 研究

C. DCCT 研究　　　　　D. PROactive 研究

E. ADVANCE 研究

582. 研究表明原发性高尿酸血症及痛风的发生与饮食习

惯相关，进食以下哪些饮食与降低血尿酸浓度及痛风的患病率相关

A. 富含嘌呤的蔬菜　　B. 维生素 C

C. 海鲜　　D. 中度饮酒

E. 乳制品

583. 下列哪些药物的使用可导致尿酸排泄减少，进而可能引起继发性高尿酸血症

A. 噻嗪类利尿剂

B. 螺内酯

C. 厄贝沙坦

D. 低剂量阿司匹林（＜1g/d）

E. 环孢素

584. 痛风性肾病是痛风特征性病理变化之一。尸检发现，90%~100%痛风患者的肾组织有尿酸盐结晶沉积，常见于

A. 肾小球　　B. 肾皮质

C. 肾髓质　　D. 肾被膜

E. 椎体部

585. 下列哪种酶缺陷不会导致肌肉病变

A. 酸性麦芽糖酶　　B. 葡萄糖－6－磷酸酶

C. 糖原合成酶　　D. 磷酸果糖激酶

E. 分支酶

586. 下列哪型糖原累积病可以肝脏病变为主

A. Ⅰ型　　B. Ⅲ型

C. Ⅳ型　　D. Ⅴ型

E. Ⅵ型

587. 有关国内肥胖药物治疗指征，下列说法正确的是

A. 食欲旺盛、餐前饥饿难忍、每餐进食较多者

B. BMI≥28kg/m² 患者的初始治疗

C. 合并高血糖、高血压、血脂异常和脂肪肝

D. 合并负重关节疼痛

E. 用于美容目的

588. 关于自身免疫性多内分泌腺综合征 Ⅰ 型以下说法正确的是

A. 该病多见于婴幼儿

B. 属于多基因遗传病

C. 与人类白细胞抗原基因相关

D. 该病以慢性皮肤黏膜念珠菌感染为最典型的特征

E. 该病可存在肾上腺皮质功能不全和甲状旁腺功能减退

589. 关于高脂蛋白血症 1 型，说法正确的是

A. 血脂测定主要表现为三酰甘油增高

B. 血脂测定主要表现为胆固醇增高

C. 胆固醇水平可以正常或轻度升高

D. 主要为血浆中乳糜微粒增加所致

E. 又称家族性高乳糜微粒血症

590. 糖尿病足的发病与下列哪些因素有关

A. 足部合并革兰阳性、阴性甚至厌氧菌的混合感染

B. 糖尿病感觉神经障碍

C. 糖尿病外周动脉病变

D. 糖尿病自主神经损伤

E. 糖尿病下肢静脉形成血栓，造成肢体远端的淤血

591. 以下关于重度非增殖性糖尿病视网膜病变的论述，正确的是

A. 4 个象限中每一个象限均有 20 个以上的视网膜内出血

B. 2 个以上象限有明确的静脉串珠样改变

C. 1 个以上象限出现明确的视网膜内微血管异常

D. 视网膜出血

E. 新生血管

592. 关于 2005 年 IDF 代谢综合征的诊断标准表述正确的是

A. 中心性肥胖（中国人）：男性腰围≥90cm，女性≥80cm

B. 高 TG 血症（TG≥1.7mmol/L）

C. 低 HDL－C 血症（男性＜1.03mmol/L，女性＜1.29mmol/L）

D. 血压升高（收缩压≥140mmHg 或舒张压≥85mmHg 或已确认为高血压并治疗者

E. 空腹血糖升高（FPG≥6.1mmol/L）或已诊断 2 型糖尿病

593. 关于 2004 年中华医学会糖尿病学分会代谢综合征的诊断标准表述正确的是

A. 超重和（或）肥胖（体重指数 BMI≥25kg/m²）

B. 高血糖［FPG≥6.1mmol/L 和（或）餐后 2 小时血糖≥7.8mmol/L］，或已确诊为糖尿病并治疗者

C. 高血压［SBP≥140mmHg 和（或）DBP≥90mmHg，或已确认为高血压并治疗者］

D. 高三酰甘油血症（空腹血 TG≥2.3mmol/L）

E. 低高密度脂蛋白胆固醇血症（空腹 HDL－C 男性＜0.9mmol/L，女性＜1.0mmol/L）

594. 常见的 DM 微血管并发症有

A. 糖尿病视网膜病变　　B. 糖尿病周围神经病变

C. 糖尿病肾病　　D. 腔隙性脑梗死

E. 肾动脉硬化

595. 下列哪些降糖药对正常人无降糖作用

A. 糖适平　　B. 胰岛素

C. 二甲双胍   D. 拜唐苹

E. 罗格列酮

596. 下列关于糖尿病肾病的叙述正确的是

A. 是 T1DM 患者的主要死因

B. 结节性肾小球硬化型病变有高度特异性

C. 患者病程常在 10 年以上

D. 早期肾病应用 ACEI 或 ARB 可减轻微量白蛋白尿

E. 糖尿病肾病最终可发展为尿毒症

597. 下列关于 DM 大血管病变的说法正确的是

A. 心血管病变主要侵犯主动脉、冠状动脉

B. 肢体动脉硬化可引起下肢疼痛，间歇性跛行肢端坏疽

C. 脑动脉硬化常表现为脑血栓形成

D. DM 患者 CHD 和急性脑血管病的患病率较非 DM 者高 2~4 倍

E. 须胰岛素治疗

598. 下列与糖尿病有关的眼科疾病为

A. 玻璃体出血   B. 白内障

C. 青光眼   D. 屈光改变

E. 黄斑水肿

599. 下列哪些情况常见于胰岛素抵抗

A. 肢端肥大症   B. 肥胖

C. 急性胰腺炎   D. 多囊卵巢综合征

E. 高血压

600. 糖尿病自主神经异常可表现为

A. 直立性低血压   B. 胃排空延迟

C. 持续心动过速   D. 尿失禁

E. 逆向射精

601. 糖尿病酮症酸中毒（DKA）的酮体包括

A. 丙酮   B. 乙酰乙酸

C. β-羟丁酸   D. 丙酮酸

E. α-酮戊二酸

602. 使用胰岛素治疗的适应证包括

A. 1 型糖尿病

B. 糖尿病酮症酸中毒、高渗性昏迷、乳酸性酸中毒伴高血糖

C. 合并重症感染、消耗性疾病、严重视网膜病变、肾脏和神经病变

D. 急性心肌梗死、脑卒中、肝肾功能衰竭

E. 围手术期、妊娠和分娩、2 型糖尿病口服药失效

603. 关于口服降糖药，说法正确的是

A. 1 型糖尿病不宜用磺脲类降糖药

B. 糖适平 95% 经过肝脏排泄

C. 肾功能不全时不宜使用优降糖

D. 磺脲类药物依赖 30% 以上有功能的 β 细胞

E. 乳酸性酸中毒提示磺脲类降糖药治疗有危险，特别是有肾病和肝病时

604. 下列哪些情况不宜应用减肥药

A. 儿童

B. 孕妇

C. 乳母

D. 原有对该类药物有不良反应者

E. 正在服用其他选择性血清素再摄取抑制剂

605. 下列对 LDL 的叙述中正确的是

A. LDL 亦称 β 脂蛋白

B. 是血中胆固醇的主要运输形式

C. 富含 ApoB48

D. LDL 在血中由 VLDL 转变而来

E. 具有致动脉粥样硬化的作用

606. 以下关于血脂和脂蛋白的描述正确的是

A. 血脂指血浆中的胆固醇、三酰甘油、类脂的总称

B. 脂蛋白是由蛋白质、胆固醇、三酰甘油和磷脂所组成的球形大分子复合体

C. 脂蛋白中含三酰甘油多者密度高，少者密度低

D. 脂蛋白中含三酰甘油多者密度低，少者密度高

E. 脂蛋白中的蛋白质具有运转脂类的功能

607. 下列关于 HDL 的叙述，正确的是

A. HDL 颗粒最小

B. HDL 密度最高

C. HDL 的蛋白质部分以 ApoA 为主

D. HDL 主要在肝脏合成

E. HDL 是抗动脉粥样硬化因子

608. 下列因素中，可引起肥胖症的有

A. 遗传因素   B. 高热量、高脂饮食

C. 体力活动少   D. 心身问题

E. 糖皮质激素

609. 有关 DM 并发症的论述，说法错误的是

A. DM 的早期诊断是非肉眼性血尿

B. 糖尿病患者的心肌梗死症状多为无痛性的

C. DKA 是近年来 DM 的主要死因

D. 神经病变为 DM 并发症中发病率最高的病变

E. DM 主要并发症是视网膜剥离

610. 患者，男，T1DM 7 年，足底被锐器割伤后不愈，关于对该患者的诊治与指导正确的是

A. 应告知患者平时要保护好皮肤黏膜不被损伤

B. 控制好血糖是治疗该类患者的关键

C. 入院后应该积极应用有效抗生素控制局部感染

D. 应检查下肢神经传导速度，判断有无神经病变，应积极预防或治疗末梢神经病变

E. 以上做法都正确

611. 患者，女，40 岁，肥胖，患糖尿病 10 年，一直使用胰岛素和间断使用口服降糖药物，因糖尿病酮症酸中毒而住院，住院第 3 天尽管每日数百 U 胰岛素，患者仍然有酮症酸中毒，血浆葡萄糖 30.8mmol/L，血清钠 140mmol/L，血清氯离子 113mmol/L，关于此患者，下列说法正确的是

A. 可能由于血液胰岛素抗体过多，已对胰岛素耐药

B. 大剂量类固醇治疗

C. 大量补液

D. 因为人胰岛素的抗原性低，故应使用其治疗

E. 停用口服降糖药

612. 胰岛素瘤手术后可有高血糖持续数天，其原因是

A. 胰腺炎症水肿

B. 抗胰岛素的调节激素增多

C. 高胰岛素血症致胰岛素受体下调

D. β 细胞功能受抑制

E. 胰腺破坏过多

613. 下列关于血脂及其代谢的说法正确的有

A. 阻止胆酸盐肠肝循环的药物可降低血浆胆固醇

B. 乳糜微粒的主要成分来源于外源性三酰甘油

C. 血浆中的三酰甘油是机体恒定的供给能量来源

D. 磷脂是维持乳糜微粒结构稳定的因素

E. 糖尿病患者血浆 FFA 水平升高

614. 常用的磺脲类降糖药有

A. 格列吡嗪   B. 格列本脲

C. 拜唐苹   D. 罗格列酮

E. 二甲双胍

615. DKA 的处理包括

A. 应用小剂量胰岛素治疗

B. 纠正酸碱失衡

C. 防治诱因及处理并发症

D. 大量补液

E. 适时补钾

616. 下列哪些疾病可引起高胰岛素血症

A. 肥胖   B. 高血压

C. 冠心病   D. 脑动脉硬化

E. 胰岛素瘤

617. DKA 发生的诱因有

A. 感染   B. 停用或减用胰岛素

C. 妊娠与分娩   D. 创伤、手术

E. 精神创伤

618. T1DM 有何临床特点

A. 多发生于青少年，起病较急，病情较重

B. 血浆胰岛素水平低下甚至无

C. 易发生 DKA

D. 必须使用胰岛素以维持生命

E. 相关免疫学检查无异常

619. DM 的并发症有

A. 酮症酸中毒   B. 高渗性昏迷

C. 糖尿病视网膜病   D. 肺结核

E. 周围神经病变

620. 磺脲类降糖药的副作用有

A. 低血糖   B. 恶心、呕吐

C. 血细胞减少   D. 肝功能损害

E. 皮肤瘙痒及皮疹

621. 下列哪些情况适于胰岛素治疗

A. T1DM   B. T2DM（肥胖）

C. DKA   D. DM 合并肺 TB

E. 妊娠期 DM

622. 关于 2 型糖尿病主要的病理生理特征正确的是

A. 胰岛素抵抗和 β 细胞功能缺陷

B. 胰岛素抵抗

C. 胰岛素分泌失调

D. 胰岛素抵抗早已存在，β 细胞功能缺陷不能代偿时便会出现糖尿病

E. 胰岛素抵抗和 β 细胞功能缺陷哪个是原发的改变目前尚未完全明了

623. 引起低血糖症的常见原因是

A. 肝衰竭   B. 特发性功能性低血糖症

C. 胰岛素瘤   D. 胰岛素自身免疫综合征

E. 药源性低血糖症

624. 正常人对血糖下降的反应有

A. 胰岛素分泌减少或完全抑制

B. 糖原合成增加

C. 升糖激素分泌增加

D. 下丘脑 - 肾上腺素能神经兴奋反应

E. 认知障碍

625. 临床上，血脂异常主要包括

A. 高胆固醇血症

B. 高三酰甘油血症

C. 高高密度脂蛋白胆固醇血症

D. 低高密度脂蛋白胆固醇血症

E. 低低密度脂蛋白胆固醇血症

626. 糖尿病的主要慢性并发症是

A. 大中动脉硬化

B. 肺结核、视网膜微血管瘤

C. 毛细血管间肾小球硬化症

D. 植物神经损害

E. 糖尿病足

627. 关于糖尿病血管病变，说法正确的是

A. 高胰岛素血症可刺激动脉内膜平滑肌细胞增生

B. 低胰岛素血症可能加速动脉粥样硬化的发生发展

C. 红细胞2，3-二磷酸甘油酸水平降低与微血管瘤的发生无关

D. 激素水平异常与动脉粥样硬化的发生无关

E. 血管病变的发生与病程无关

628. 糖尿病植物神经病变的后果有

A. 腹泻、吸收不良综合征

B. 尿潴留

C. 阳痿

D. 体位性低血压

E. 胃轻瘫

629. 患者，男，58岁，1型糖尿病10年，因双下肢麻木，左足被刺刺破后持久不愈且越发严重，来院诊治。被诊为糖尿病足，糖尿病足形成与下列哪些因素相关

A. 微血管病变

B. 下肢远端神经病变

C. 肢体外周动脉粥样硬化

D. 感染

E. 骨质疏松

630. 下列药物中不能促进胰岛素分泌的有

A. D860　　　　　B. 二甲双胍

C. 达美康　　　　D. 优降糖

E. 拜唐苹

631. 可引起糖耐量低下的疾病有

A. 糖尿病　　　　B. 甲亢

C. 库欣综合征　　D. 肢端肥大症

E. 伴瘤内分泌综合征

632. 下列哪些情况可导致糖耐量减低

A. 应激性糖尿

B. 糖尿病

C. 肾性糖尿

D. 口服阿司匹林、吲哚美辛

E. 胰岛β细胞瘤

633. 在葡萄糖刺激时，2型糖尿病患者的胰岛素水平

A. 可稍低　　　　B. 可基本正常

C. 可高于正常　　D. 分泌高峰延迟

E. 一定低于正常

634. 属于糖尿病微血管病变的是

A. 肾小球硬化症　　B. 肾动脉硬化

C. 视网膜微血管病　D. 冠状动脉粥样硬化症

E. 颈动脉狭窄

635. 糖尿病时血糖升高的机制有

A. 组织对葡萄糖的利用减少

B. 胃肠道对葡萄糖吸收增加

C. 糖原分解代谢加速

D. 糖原合成减少

E. 外周组织摄取葡萄糖增加

636. 患者，男，56岁，糖尿病肾病（尿毒症期），突发脑出血2小时，血钾6.50mmol/L，此时应采用哪些措施较为恰当

A. 10%葡萄糖酸钙静推

B. 立即进行血液透析

C. 5%~10%的葡萄糖加6~12U胰岛素静滴，促进钾向细胞内转移

D. 应用利尿剂

E. 低分子肝素钙皮下注射

637. 葡萄糖耐量试验的取血时间应在口服葡萄糖后

A. 一个半小时　　B. 一小时

C. 半小时　　　　D. 二个半小时

E. 二小时

638. 关于肥胖症的病因，叙述正确的是

A. 肥胖症是遗传和环境因素共同导致的

B. 某些心理疾病也与肥胖症的发生有关

C. 体力活动减少导致肥胖症风险增加

D. 高热量的快餐类食物可使患肥胖症风险增加

E. 低出生体重患儿成年后肥胖症风险小，而出生体重过重则成年后肥胖症风险增加

639. 以下属于低血糖症状的是

A. 便频　　　　　B. 皮肤多汗

C. 饥饿感　　　　D. 手颤

E. 心率加快

640. 低血糖症按病因可分为

A. 外源性、内源性和功能性

B. 吸收后低血糖

C. 空腹和餐后低血糖

D. 血糖利用过度和生成不足

E. 器质性和功能性

641. 1型糖尿病患者发生低血糖是因为

A. 肾上腺功能低下　　B. 胰岛素绝对缺乏

C. 肾上腺素分泌降低　　D. 肾上腺素分泌增加

E. 胰高血糖素反应减低

642. 急性痛风性关节炎期的治疗药物包括

A. 别嘌醇　　　　　　　B. 秋水仙碱

C. 吲哚美辛　　　　　　D. 糖皮质激素

E. 苯溴马隆

643. 糖尿病的治疗目标是

A. 提高患者生活质量

B. 维持良好健康和劳动能力

C. 防止或延缓并发症

D. 纠正代谢紊乱

E. 保障儿童生长发育

644. 下列指标中，有助于判断 DM 治疗效果的是

A. 空腹血糖　　　　　　B. 2 小时 PG

C. FA　　　　　　　　　D. C 肽释放试验

E. 糖化血红蛋白

645. 关于糖尿病患者对胰岛素产生抗药性，说法正确的有

A. 牛胰岛素的抗原性比猪胰岛素强

B. 胰岛素每日用量大于 200U

C. 糖皮质激素治疗有效

D. 需更换另一属性胰岛素或纯品胰岛素

E. 加大原来使用的胰岛素剂量即可

646. 可降低糖尿病风险的因素有

A. 药物干预　　　　　　B. 减轻体重

C. 自我保健　　　　　　D. 增加体力活动

E. 饮食调整

647. 糖尿病的治疗要点有

A. 血糖监测　　　　　　B. 运动疗法

C. 糖尿病教育　　　　　D. 饮食控制

E. 药物治疗

648. 发生胰岛素抵抗时，下列说法正确的是

A. 胰岛素生理效应降低

B. 胰岛素介导下骨骼肌、脂肪组织对葡萄糖的摄取、利用或储存的能力减弱

C. 肝葡萄糖输出减弱

D. 需要更大剂量的胰岛素

E. 多发生于肥胖 2 型糖尿病患者

649. 下列关于 1 型糖尿病的发病机制的说法，以下正确的是

A. 自身免疫病　　　　　B. 存在胰岛病变

C. 可能与病毒感染有关　D. 胰岛素分泌相对不足

E. 胰岛素分泌绝对不足

650. 关于妊娠糖尿病，以下处理正确的是

A. 胰岛素使用量以不发生低血糖为限

B. 妊娠整个过程均须使用中、短效胰岛素治疗

C. 饮食治疗原则与非妊娠患者相同，必要时才调整

D. 有糖尿病视网膜病变的患者应立即停止妊娠

E. 37 周左右应行剖宫产

651. 关于 1 型糖尿病的叙述正确的是

A. 容易伴发其他自身免疫性疾病

B. 青少年起病者有自发性酮症倾向

C. 胰岛素抵抗参与其发病

D. 需要胰岛素治疗以控制代谢紊乱和维持生命

E. 患病初期经胰岛素治疗可控制代谢紊乱和维持生命

652. 关于糖尿病合并妊娠的治疗，说法正确的是

A. 饮食治疗原则与非妊娠患者相同

B. 选用速效和中效胰岛素

C. 分娩后应维持原胰岛素用量

D. 妊娠 32 ~ 36 周时即应住院治疗直至分娩

E. 应使用胰岛素控制血糖

653. 关于糖尿病的治疗原则，说法正确的是

A. 1 型和 2 型糖尿病均强调饮食治疗

B. 饮食需根据病情调整

C. 2 型糖尿病可不使用胰岛素

D. 妊娠期糖尿病患者，妊娠结束后胰岛素的用量应酌减

E. 糖尿病酮症酸中毒应积极纠正酸中毒

654. 有关糖尿病的诊断，下列说法不正确的是

A. 空腹血糖不一定升高

B. 所有患者都需行 OGTT 诊断

C. 尿糖检查可以确诊

D. "三多一少" 症状是诊断糖尿病必须具备的条件

E. 第一次测定静脉血浆血糖值 >10mmol/L 即可诊断

655. 以下属于特殊类型糖尿病的是

A. β 细胞功能遗传性缺陷

B. 胰岛素作用遗传性缺陷

C. A 型胰岛素抵抗

D. 胰腺炎

E. 妊娠期糖尿病

656. 有关胰岛素的使用，以下正确的是

A. 所有接受大中型手术的 1 型糖尿病患者均需使用短效胰岛素

B. 所有出现并发症的糖尿病患者都必须使用胰岛素

C. 所有 1 型糖尿病患者饮食控制不佳时均须用胰岛素

D. 所有妊娠糖尿病患者都必须使用胰岛素

E. 合并肾功能不全者胰岛素应当减量

657. 关于使用磺脲类药物降糖的说法，正确的是

A. 年老患者尽量使用短效药物，以减少低血糖的发生

B. 治疗从小剂量开始

C. 一般在餐前服药

D. 应用胰岛素治疗每日需要 20U 时，可加用

E. 不能用于对磺脲类药物过敏的患者

658. 下列实验室检查结果符合糖尿病酮症酸中毒的有

A. 血糖多数为 16.7 ~ 33.3mmol/L（300 ~ 600mg/dl）

B. 血酮体多在 4.8mmol/L（50mg/dl）以上

C. 碱剩余负值增大

D. 阴离子间隙增大，与碳酸氢盐降低大致相等

E. 碱剩余负值减小

659. 下列关于糖尿病酮症酸中毒的说法正确的是

A. 常见的诱因是感染

B. 需用静脉滴注小剂量胰岛素治疗

C. 在 1 型、2 型糖尿病均可发生

D. 需用皮下注射大剂量胰岛素治疗

E. 酮症时可出现中枢神经系统功能障碍

660. 糖尿病酮症酸中毒常见诱因包括

A. 感染　　　　　　　B. 妊娠和分娩

C. 呕吐　　　　　　　D. 胰岛素治疗中断

E. 情绪波动

661. 下列关于糖尿病酮症酸中毒的治疗原则，正确的是

A. 补液应在 24 ~ 48 小时纠正失水

B. 小剂量胰岛素静脉滴注

C. 补碱宜快宜少

D. 预防感染

E. 必要时补钾

662. 糖尿病高渗性昏迷的抢救措施是

A. 正确合理补液　　　B. 应用胰岛素

C. 治疗诱因及并发症　D. 昏迷患者护理

E. 对症治疗

663. 糖尿病非酮症高渗性昏迷的诊断依据是

A. 血钠 >142mmol/L

B. 血糖 >600mg/dl

C. 血渗透压 >350mOsm/L

D. 血糖 >500mg/dl，血渗透压 >300mOsm/L

E. 血酮体 >4.8mmol/L

664. 糖尿病非酮症高渗性昏迷特点的是

A. 多见于年轻的 1 型糖尿病患者

B. 常以感染、服用利尿剂、应用糖皮质激素等为诱因

C. 常伴严重失水、神志障碍

D. 血糖常达 33.3mmol/L 以上

E. 出现深而快的 Kussmaul 呼吸

665. 含嘌呤较多的食物主要有

A. 沙丁鱼　　　　　　B. 浓肉汤

C. 海产品　　　　　　D. 奶制品

E. 动物内脏

666. 血脂异常症主要的临床表现有

A. 脂肪肝　　　　　　B. 低血压

C. 早发的心血管疾病　D. 黄色瘤

E. 自发性胰腺炎

667. 下列与糖尿病有关的眼科疾病有

A. 玻璃体积血　　　　B. 白内障

C. 近视眼　　　　　　D. 屈光改变

E. 黄斑水肿

668. 下列各项中，符合幼年起病型糖尿病特点的有

A. "三多一少"症状明显

B. 血浆胰岛素值常明显降低

C. 对外源性胰岛素不敏感

D. 容易发生酮症酸中毒

E. 血糖波动大，容易发生低血糖

669. 下列关于肥胖症的描述，正确的是

A. 体内脂肪堆积过多和（或）分布异常

B. 与遗传因素，高热量、高脂饮食，体力活动少有关

C. 常与 2 型糖尿病、高血压、血脂异常同时发生

D. 梨形肥胖者比苹果形更易发生代谢综合征

E. 腹型肥胖反应的是内脏脂肪蓄积

670. 以下关于脂蛋白的说法不正确的有

A. 磷脂脂蛋白含三酰甘油多者密度高

B. 脂蛋白的外壳分子中均是水溶性蛋白质

C. 脂蛋白的外壳分子中全具有脂溶性蛋白质

D. 磷脂脂蛋白含三酰甘油少者密度高

E. 脂蛋白溶于血浆运送到全身组织进行代谢

671. 关于高钾血症的治疗，以下说法不正确的有

A. 葡萄糖和胰岛素不能使细胞外的钾转移至细胞内

B. 治疗高钾血症可用 50% 葡萄糖每 4g 加 2U 普通胰岛素持续静注

C. 治疗高钾血症可用 25% 葡萄糖每 4g 加 1U 普通胰岛素持续静注

D. 治疗高钾血症可用 50% 葡萄糖每 4g 加 1U 普通胰岛素持续静注

E. 葡萄糖和胰岛素能使细胞外的钾转移至细胞内

672. 2 型糖尿病患者需要使用胰岛素控制高血糖的情况有

A. 经生活方式改变及口服降血糖药治疗未获得良好控制或口服降糖药失效

B. 糖尿病酮症酸中毒、高渗性高血糖状态和乳酸性酸中毒时

C. 理解力和自觉性高的患者

D. 妊娠和分娩时

E. 合并重症感染，消耗性疾病、视网膜病变、肾病、神经病变、急性心肌梗死、脑卒中时

673. 下列关于双胍类药物治疗糖尿病，叙述正确的是

A. 1 型糖尿病不能应用

B. 肥胖的 2 型糖尿病患者首选

C. 肾功能不全患者不宜应用

D. 最严重的并发症是引起乳酸性酸中毒

E. 能加速无氧糖酵解，抑制糖异生及抑制葡萄糖在胃肠道吸收

674. 关于口服降糖药的叙述，正确的是

A. 1 型糖尿病不宜用磺脲类降糖药

B. 格列奈类降糖药不宜与磺脲类降糖药合用

C. 甲亢、老年患者应慎用格列本脲（优降糖）

D. 磺脲类药物在餐后 30 分钟服药效果最佳

E. 双胍类药物剂量不当或肾功能低下者，可能会发生乳酸性酸中毒

675. 1 型糖尿病患者主诉胰岛素注射处皮下脂肪明显消失。应该采取的处理措施为

A. 避免直接注射到脂肪萎缩区

B. 更换胰岛素注射部位

C. 胰岛素制品中加入少量地塞米松

D. 改用短效胰岛素

E. 用纯度高的胰岛素

676. 餐后反应性低血糖症可见于

A. 胃切除后低血糖症

B. 隐匿性糖尿病

C. 胃旁路手术后低血糖症

D. 非胰岛素瘤性胰源性低血糖综合征

E. 伴瘤的低血糖症

677. 不宜使用药物减重的情况有

A. 合并负重关节疼痛的患者

B. 合并心血管危险因素的肥胖患者

C. 孕妇、哺乳期妇女

D. 对治疗药物有不良反应者

E. 正在服用其他选择性血清素再摄取抑制剂

678. 关于胰高血糖素试验，以下说法正确的有

A. 此试验可全部呈现阳性

B. 每 5 分钟测血浆胰岛素水平

C. 共进行 6 次

D. 静脉推注 1mg 胰高血糖素

E. 血浆胰岛素水平 >700pmol/L 提示胰岛素瘤

679. 有关糖尿病慢性并发症的说法正确的有

A. 与遗传易感性等因素有关

B. 可作为线索发现糖尿病

C. 大多为可逆性变化

D. 可遍及全身各重要器官

E. 可单独出现，也可以不同组合出现

680. 糖原累积病的临床表现有

A. 糖原异常堆积

B. 高脂血症

C. 高乳酸血症

D. 肝、脾、肾肿大

E. 肌张力高、肌痉挛疼痛、贫血

681. 下列高脂血症的治疗方案中，合理的有

A. 以总胆固醇升高为主者，选用 HMG – CoA 还原酶抑制剂

B. 以三酰甘油升高为主者，选用贝特类

C. 三酰甘油和总胆固醇均升高，选用考来烯胺 + 氯贝丁酯

D. 以 TC、LDL – C 增高为主的糖尿病患者选用烟酸

E. TC、LDL – C 与 TG 均显著升高者选用辛伐他汀 + 氯贝丁酯

682. 胰岛素自身免疫综合征（IAS）在遗传免疫缺陷的基础上，多见于哪些自身免疫性疾病

A. 重症肌无力　　　　B. 系统性红斑狼疮

C. 类风湿关节炎　　　D. 干燥综合征

E. 恶性贫血

683. 1 型糖尿病二级预防的治疗方法包括

A. 早期使用胰岛素

B. 胰岛素注射 + 口服二氮嗪

C. 胰岛素注射 + 口服磺脲类药物

D. 小剂量环孢霉素 A

E. 皮下接种卡介苗

684. 对糖尿病合并高血压患者常需联合降压，其方案包括

A. ACEI 与利尿剂　　　B. CCB 与 β 受体拮抗剂

C. ACEI 与 CCB　　　　D. ARB 与利尿剂

E. ACEI 与 ARB

685. 诊断胰岛素瘤的依据有

A. 血糖 2.6mmol/L　　　B. 胰岛素 37pmol/L

C. C 肽 320pmol/L　　　D. 胰岛素原 24pmol/L

E. 血糖 2.9mmol/L

686. 下列关于 2 型糖尿病大血管病变，叙述正确的是

A. 心血管病变主要侵犯主动脉、冠状动脉等

B. 须胰岛素治疗

C. 脑动脉硬化常表现为脑血栓形成

D. 微血管病变主要表现在视网膜、肾、神经、心肌组织

E. 肢体外周动脉硬化可引起下肢疼痛、感觉异常、间歇性跛行甚至肢体坏疽

687. 糖尿病性视网膜病变可表现为

A. 高血压性视网膜病变　B. 失明

C. 白内障　　　　　　　D. 视网膜微血管瘤

E. 视网膜出血

688. 需要与乳酸性酸中毒进行鉴别的疾病有

A. 急性脑血管病　　　　B. 糖尿病酮症酸中毒

C. 高渗性昏迷　　　　　D. 尿毒症酸中毒

E. 水杨酸中毒

689. 可刺激胰岛素分泌，改善胰岛素不足的口服降糖药有

A. 磺脲类药　　　　　　B. 格列奈类药

C. 双胍类药　　　　　　D. 噻唑烷二酮类药

E. α-葡萄糖苷酶抑制药

690. 目前市场上常用的 α-葡萄糖苷酶抑制药包括

A. 阿卡波糖　　　　　　B. 伏格列波糖

C. 米格列醇　　　　　　D. 二甲双胍

E. 瑞格列奈

691. 关于二甲双胍的作用特点，叙述正确的是

A. 无促进脂肪合成的作用

B. 诱发低血糖概率较低

C. 对正常人有降糖作用

D. 单独应用时对正常血糖无明显影响

E. 降低餐后血糖，显著控制糖化血红蛋白

692. 糖尿病性视网膜病变需用胰岛素治疗的阶段是

A. Ⅰ 期　　　　　　　　B. Ⅳ 期

C. Ⅴ 期　　　　　　　　D. Ⅲ 期

E. Ⅱ 期

693. 肥胖症应进行的内分泌功能检查有

A. 下丘脑-垂体-性腺轴功能检查

B. 下丘脑-垂体-肾上腺轴功能检查

C. 胰岛功能检查

D. 下丘脑-垂体-甲状腺轴检查

E. 下丘脑-垂体-甲状旁腺轴功能检查

694. 导致糖尿病酮症酸中毒患者出现休克的因素有

A. 严重失水　　　　　　B. 酸中毒

C. 严重肾脏功能损害　　D. 心脏排血量减少

E. 组织缺氧导致毛细血管扩张

695. 阴离子间隙正常的代谢性酸中毒一般均伴有高氯血症，如

A. 肾小管酸中毒

B. 肠道丢失 HCO_3^- 过多引起的酸中毒

C. 尿毒症性酸中毒

D. 乳酸性酸中毒

E. 酮症酸中毒

696. 可引起继发性血脂异常的疾病有

A. 库欣综合征　　　　　B. 糖原累积症

C. 骨髓瘤　　　　　　　D. 多囊卵巢综合征

E. 基因缺陷所致的家族性疾病

697. 有关高渗性非酮性糖尿病昏迷的叙述，下列说法不正确的有

A. 常有明显酸中毒

B. 常有重症糖尿病史

C. 多见于青年起病型糖尿病

D. 治疗必须用低渗盐水

E. 多见于老年轻型糖尿病

698. 黄色瘤是过多的脂质在局部组织沉积所致。主要累及的部位有

A. 肘部　　　　　　　　B. 眼睑周围

C. 手掌及手指的皱纹处　D. 膝、踝部

E. 臀部

699. 慢性痛风性关节炎期最为常见的受累关节为

A. 踝关节　　　　　　　B. 膝关节

C. 第一跖趾关节　　　　D. 髋关节

E. 骶髂关节

700. 肥胖症患者进行空肠绕道手术的不良反应有

A. 蛋白质-热量营养不良

B. 细菌过度生长和易位

C. 形成草酸盐结石

D. 电解质失衡

E. 引起脂肪栓塞

701. 垂体意外瘤的手术指征有

A. 视野缺损

B. 意外瘤体积显著增大

C. 垂体卒中并伴有视觉障碍

D. 垂体催乳素腺瘤

E. MRI 提示肿瘤侵犯到毗邻结构或压迫视神经交叉

702. 对糖耐量减低（IGT）的叙述，不正确的是
A. 是糖尿病前期
B. 是发生糖尿病的危险因素
C. 空腹血糖高于正常
D. 与空腹血糖调节受损的发病机制相同
E. 介于正常人与糖尿病患者之间的代谢状态

703. 不刺激胰岛素分泌，主要减轻胰岛素抵抗，减少糖分吸收的口服降糖药有
A. 磺脲类药
B. 格列奈类药
C. 双胍类药
D. 噻唑烷二酮类药
E. α-葡萄糖苷酶抑制药

704. T2DM 胰岛 β 细胞功能缺陷主要表现在
A. 胰岛素量的缺陷
B. 胰岛素分泌模式的缺陷
C. 胰岛素质的缺陷
D. 胰岛抵抗缺陷
E. 胰岛素合成异常

705. 可引起班氏试剂法假阳性反应的物质有
A. 维生素 C
B. 水杨酸盐
C. 青霉素
D. 丙磺舒
E. 有机碘造影剂

706. 下列关于胰岛素使用过程中出现并发症的处理，叙述正确的有
A. 局部脂肪萎缩——每日调换注射部位
B. 局部过敏反应——抗组胺药物和调换胰岛素品种
C. 低血糖-高血糖矛盾现象——增加碳水化合物总量
D. 抗胰岛素现象——糖皮质激素
E. 低血糖反应——静脉注射或口服葡萄糖，同时减少胰岛素剂量

707. 成人隐匿性自身免疫性糖尿病（LADA）的特点有
A. 发病时多为肥胖
B. 体内胰岛 β 细胞抗体常持续阳性
C. 具有 T1DM 的易感基因
D. 常伴阳性的甲状腺和胃壁细胞等其他器官特异性抗体
E. 早期饮食控制或口服降血糖药物有效，发病半年内不依赖胰岛素治疗，无酮症酸中毒发生

708. 下列关于尿糖的叙述不正确的有
A. 尿糖阳性，肯定有血糖升高
B. Benedict 试剂只检查尿中有无葡萄糖
C. 尿糖阳性肯定有糖代谢异常
D. 根据尿糖阳性即可诊断糖尿病
E. 尿糖阳性是肾小管不能全部将糖重吸收的结果

709. 对于痛风性肾病，在利尿时应避免使用的影响尿酸排泄的药物有
A. 噻嗪类利尿剂
B. 呋塞米
C. 依他尼酸
D. 螺内酯
E. 乙酰唑胺

710. 血胰岛素水平测定对评价胰岛 β 细胞功能和指导治疗有重要意义，检测方法有
A. 放射免疫法
B. 酶联免疫吸附法
C. 单向免疫扩散法
D. 化学发光免疫分析法
E. 电化学发光免疫测定法

711. 糖尿病的主要特点有
A. 血糖过高
B. 多尿
C. 多饮
D. 多食
E. 肥胖

712. 一步法测量确诊 GDM 必须满足的条件有
A. 空腹≥5.1mmol/L
B. 1 小时≥10mmol/L
C. 2 小时≥8.5mg/dl
D. 3 小时≥7.78mmol/L
E. 空腹≥6mmol/L

713. 下列哪些疾病可伴有高脂血症
A. 糖尿病
B. 甲减
C. 垂体性侏儒症
D. 肾病综合征
E. 动脉粥样硬化

714. 1985 年 Holmes 痛风诊断标准有
A. 滑囊液中的白细胞有吞噬尿酸盐结晶的现象
B. 关节腔积液穿刺或结节活检有大量尿酸盐结晶
C. 有反复发作的急性单关节炎和无症状间歇期、高尿酸血症
D. 对秋水仙碱治疗有特效
E. 对硝酸甘油治疗有特效

715. 可引起血脂异常的系统性疾病主要有
A. 糖尿病
B. 肾病综合征
C. 甲减
D. 肾功能衰竭
E. 系统性红斑狼疮

716. 许多胰外肿瘤可伴发低血糖症，最常见的有
A. 胆管癌
B. 支气管癌
C. 原发性肝癌
D. 假性黏液瘤
E. 低度恶性或良性结缔组织肿瘤

717. 磺脲类口服降糖药的不良反应有
A. 低血糖
B. 肝功能损害
C. 胃肠道反应
D. 诱发乳酸性酸中毒
E. 过敏反应

718. 可引起血脂异常的药物有

A. 雌激素　　　　　　B. 糖皮质激素

C. 噻嗪类利尿剂　　　D. β 受体拮抗剂

E. 非诺贝特

719. 慢性痛风性关节炎期痛风石常见的部位有

A. 耳郭　　　　　　　B. 足趾关节

C. 手指关节　　　　　D. 腕关节

E. 眼睑

720. 糖尿病的基础治疗不包括

A. 胰腺移植

B. 胰岛细胞移植

C. 胰岛素治疗

D. 饮食治疗和合适的体育锻炼

E. 口服降糖药物治疗

721. 肥胖症患者怀疑糖尿病、胰岛 β 细胞瘤时可测定哪些指标明确胰岛功能

A. 空腹血糖　　　　　B. 血清胰岛素及 C 肽

C. OGTT 2h 血糖值　　D. 糖基化血红蛋白

E. 血清果糖胺

722. 1 型糖尿病主要的慢性并发症为

A. 心血管病变　　　　B. 微血管并发症

C. 周围神经病变　　　D. 脑血管病变

E. 肾血管病变

723. 伴瘤低血糖症的临床特点，下列叙述正确的有

A. 发作时血糖甚低，但血胰岛素含量不低

B. 发作时血糖甚低，但血胰岛素含量也低

C. 多见于饥饿时或呈自主性，且不易通过多次进食防止发生

D. 病情常严重

E. 多次进食可防止低血糖发生

724. 痛风的临床特点有

A. 肢端麻木

B. 伴高尿酸血症

C. 尿酸性肾脏病变

D. 尿路结石和痛风石形成

E. 反复发作的急性痛风性关节炎

725. 2 型糖尿病的主要死亡原因有

A. 心血管动脉粥样硬化

B. 脑血管动脉粥样硬化

C. 糖尿病酮症酸中毒

D. 糖尿病肾病

E. 糖尿病视网膜病变

726. 关于抗动脉粥样硬化药，下列叙述正确的有

A. 贝特类药物通过降低脂蛋白脂酶活性来降低三酰甘油

B. HMG - CoA 还原酶是合成胆固醇的限速酶

C. 普罗布考是抗氧化剂

D. 多不饱和脂肪酸可抑制肝脏合成 VLDL

E. 调血脂药包括 HMG - CoA 还原酶抑制剂、考来烯胺（消胆胺）、烟酸、氯贝丁酯（安妥明）

727. 秋水仙碱的停药指标有

A. 疼痛、炎症明显缓解

B. 疼痛、炎症完全消失

C. 出现恶心、呕吐、腹泻等

D. 24 小时总量达 3mg

E. 24 小时总量达 6mg

728. 有关糖尿病蜜月期的说法正确的是

A. 发生机制不清

B. 胰岛功能自发性恢复

C. 一般不超过 1 年

D. 胰岛素必须继续使用

E. 病情部分或完全缓解

729. 以下哪些因素可减少胆固醇的合成

A. 饥饿　　　　　　　B. 低热量饮食

C. 高热量　　　　　　D. 肝吸收胆固醇较多

E. 脂肪

三、共用题干单选题：叙述一个以单一患者或家庭为中心的临床情景，提出 2～6 个相互独立的问题，问题可随病情的发展逐步增加部分新信息，每个问题只有 1 个正确答案，以考查临床综合能力。答题过程是不可逆的，即进入下一问后不能再返回修改所有前面的答案。

（730～732 共用题干）

患者，男，15 岁，因"口渴、多尿 1 周，腹痛伴恶心、呕吐 1d"来诊。无腹泻。查体：T 37.3 ℃，P 104 次/分，R 35 次/分，BP 85/60mmHg；BMI 18.5kg/m²；脱水貌；双肺未闻及干、湿性啰音；腹软，压痛（＋），无反跳痛。

730. 最可能的诊断是

A. 急性胃炎

B. 急性胰腺炎

C. 尿崩症

D. 1 型糖尿病合并酮症酸中毒

E. 急性阑尾炎

731. 确诊应进行的检查是

A. 尿常规和血常规

B. 血糖测定

C. 腹部 B 超

D. 胸部 X 线片

E. 急查血糖、电解质、酮体和血气分析

732. 患者的首选治疗为

A. 止吐   B. 抗生素

C. 解痉镇痛   D. 积极补液

E. 胰岛素

(733~735 共用题干)

患者，女，21 岁，因"糖尿病 4 年，血糖控制不理想半年"来诊。患者被诊断为 1 型糖尿病 4 年，一直应用预混人胰岛素治疗，近半年来监测晚餐后 2h 血糖约 11mmol/L，睡前血糖 6~8mmol/L，空腹血糖 9~12mmol/L。

733. 空腹高血糖最可能的原因是

A. 黎明现象   B. Somogiy 现象

C. 胰岛素用量不足   D. 进食未控制

E. 运动量不足

734. 有助于明确诊断的检查是

A. 分段尿糖测定   B. HbA1c 测定

C. 自我血糖监测   D. 监测夜间 0~3 时血糖

E. 监测睡前血糖

735. 若为 Somogiy 现象，正确的处理措施是

A. 减少晚餐前预混胰岛素剂量

B. 睡前加餐

C. 将晚餐前改为短效或速效胰岛素

D. 联合 α - 糖苷酶抑制剂

E. 以上均正确

(736~738 共用题干)

患者，男，60 岁，因"多饮、多尿 2 周，嗜睡 2d"来诊。患者有脱水表现。实验室检查：血 BUN 42.9mmol/L，血钠 150mmol/L；尿酮体（－）。诊断：高渗性高血糖状态。

736. 该诊断主要的实验室依据为

A. 血二氧化碳结合率为 17.6mmol/L

B. 血钾 4.0mmol/L

C. 尿糖（＋＋）

D. 尿蛋白（＋＋）

E. 血糖 36.1mmol/L

737. 宜采取的措施为

A. 等渗氯化钠溶液＋大剂量胰岛素

B. 等渗氯化钠溶液＋小剂量胰岛素

C. 低渗氯化钠溶液＋大剂量胰岛素

D. 低渗氯化钠溶液＋小剂量胰岛素

E. 低渗氯化钠溶液＋小剂量胰岛素＋碳酸氢钠

738. 患者经治疗后意识恢复，血糖迅速降至正常范围，1h 后又进入昏迷，最可能发生的是

A. 低血糖昏迷   B. 酸中毒昏迷

C. 反应性高血糖症   D. 脑水肿

E. 稀释性低钠血症

(739~741 共用题干)

患者，女，21 岁，因"消瘦、多饮 2 个月，咽痛、发热 3d，意识不清 4h"来诊。

739. 对诊断有特殊意义的体征是

A. 心动过速   B. 皮肤干燥

C. 中度昏迷   D. 呼气有烂苹果味

E. 血压 80/60mmHg

740. 能最快获得诊断的检查是

A. 毛细血管血糖测定＋尿酮

B. 血酮

C. 血气分析

D. 血浆葡萄糖测定

E. 血常规

741. 确诊后，最主要的治疗是

A. 纠正酸中毒，应用中枢兴奋剂

B. 充分补液，小静脉滴注胰岛素

C. 充分补液，大剂量皮下注射胰岛素

D. 纠正酸中毒，纠正电解质紊乱

E. 应用呼吸兴奋剂，小剂量滴注胰岛素

(742~744 共用题干)

患者，男，56 岁，因"空腹血糖增高"来诊。患者患高血压多年，诊断为 2 型糖尿病 3 年，一直坚持饮食和运动治疗，同时口服二甲双胍 0.5g，3 次/天，格列奇特 80mg，2 次/天。最近一次空腹血糖为 8.0mmol/L。

742. 为了解血糖控制情况，最好检测

A. 饭后血糖   B. 空腹血糖

C. 糖化血红蛋白   D. 空腹血浆胰岛素水平

E. OGTT

743. 如果 HbA1c 为 9.0%，2h PG 为 14.5mmol/L，最佳的处理是

A. 增加格列奇特剂量

B. 联用格列奈类

C. 加用噻唑烷二酮类

D. 与基础胰岛素联用

E. 加用 α - 糖苷酶抑制剂

744. 若患者丙氨酸氨基转移酶 120U/L，尿蛋白（＋＋＋），最适合的替换方案是

A. 格列奇特＋基础胰岛素

B. 格列喹酮＋基础胰岛素

C. 噻唑烷二酮类＋早晚餐前预混胰岛素

D. 二甲双胍＋早晚餐前预混胰岛素

E. 噻唑烷二酮类＋α－糖苷酶抑制剂＋基础胰岛素

（745～747 共用题干）

患者，女，36 岁，因"间断出现眼睑及双下肢水肿 1 年"来诊。1 型糖尿病病史 15 年。查体：BP 160/90mmHg。尿常规：WBC 2/HP，蛋白（＋＋），糖（＋＋）。

745. 该患者最可能的诊断为

A. 慢性肾小球肾炎　　B. 肾动脉硬化

C. 慢性肾盂肾炎　　D. 糖尿病肾病

E. 急性肾盂肾炎

746. 实验室检查该患者尿清蛋白排泄率为 186μg/min，以下叙述正确的是

A. 患者 24h 尿清蛋白可能大于 300mg

B. 患者为糖尿病临床肾病

C. 患者为糖尿病肾病早期

D. 患者 24h 尿蛋白可能大于 0.5g

E. 患者尿清蛋白排泄率正常

747. 目前最佳治疗方案为

A. 服用中药保肾治疗

B. 使用利尿剂降压、消除水肿治疗

C. 血压控制在 130/80mmHg 以下

D. 禁用 ACEI 类药物，避免血肌酐增高

E. 应用免疫抑制剂

（748～750 共用题干）

患者，女，48 岁，因"下肢水肿 2 周"来诊。2 型糖尿病病史 3 年，高血压病史 2 年。尿常规：RBC 15～20/HP，蛋白（＋＋＋）。

748. 先不需要考虑的检查项目是

A. 尿红细胞形态　　B. 肾 B 超

C. 尿培养　　D. 静脉肾盂造影

E. 眼底检查

749. 如尿红细胞中 76％为变异红细胞，应考虑的检查是

A. 肾活检　　B. 静脉肾盂造影

C. 肾 B 超　　D. 眼底检查

E. 尿细胞学检查

750. 如肾活检病理确定为系膜增生，则诊断为

A. 糖尿病肾病

B. 膜性肾病

C. 系膜增生性肾小球肾炎

D. 膜增生性肾小球肾炎

E. IgA 肾病

（751～753 共用题干）

患者，男，60 岁，因"双足趾端麻木 6 年"来诊。糖尿病病史 20 年。查体：消瘦，双手骨间肌萎缩，肌力 Ⅳ级，病理反射（－）。

751. 最可能的诊断是

A. 运动系统改变与糖尿病无关

B. 糖尿病微血管病变

C. 糖尿病自主神经病变

D. 糖尿病并发脑血管意外

E. 糖尿病周围神经病变

752. 对诊断本病没有帮助的检查是

A. 肌电图　　B. 震颤量阈值的测定

C. 下肢血管彩超　　D. 下肢浅感觉测定

E. 皮肤温度感觉测定

753. 糖尿病周围神经病变最基础的治疗是

A. 口服降糖药物，控制血糖

B. 改善局部微循环药物

C. 维生素 B_{12}

D. 镇痛药对症治疗

E. 戒烟，限酒

（754～756 共用题干）

患者，女，52 岁，因"腹泻 1 年"来诊。患者糖尿病病史 8 年余，近 1 年反复出现腹泻，粪溏软，或呈水样，腹痛不明显。大便常规：正常。消化道彩超：未见异常。

754. 诊断可能为

A. 慢性结肠炎　　B. 糖尿病自主神经病变

C. 克罗恩病　　D. 肠易激综合征

E. 肠道肿瘤

755. 糖尿病性腹泻的常见症状不包括

A. 无痛性腹泻

B. 大量水样粪

C. 粪伴脓血

D. 常在进餐后尤其夜间发生

E. 间断性发作，可自行缓解

756. 如患者腹泻与便秘交替，下列治疗措施不妥的是

A. 合理控制血糖

B. 加强抗生素的应用

C. 在进软食的基础上适量地加入膳食纤维

D. 改善神经营养障碍，补充维生素 B 类

E. 中医药、针灸治疗

（757～759 共用题干）

患者，男，47 岁，因"多尿、口干、多饮 10 年，下肢麻木 4 年，右足底溃破 1 个月"来诊。查体：右足温暖，足背动脉搏动良好，右足底近第 3 跖趾关节处有一 2cm×2cm 被胼胝包围的溃疡，表面无脓性分泌物，周围

组织无红肿。空腹血糖 13.8mmol/L。

757. 根据糖尿病足 Wagner 分级法，该患者糖尿病足属于

A. 1 级　　　　　　　B. 2 级

C. 3 级　　　　　　　D. 4 级

E. 5 级

758. 为进一步评估该患者糖尿病足病，优先考虑的检查是

A. 下肢血管造影

B. 经皮氧分压测定

C. 足 X 片线

D. 神经系统检查，特别是足部压力测定

E. 应用探针探查

759. 对于该患者足溃疡的治疗，必不可少的措施是

A. 抗感染治疗　　　　B. 减轻足底压力

C. 改善循环功能　　　D. 戒烟

E. 修剪胼胝

(760～762 共用题干)

患者，女，50 岁，因"多尿、口干、多饮 7 年，左足背红肿、流脓 2 周"来诊。查体：左足近第 1 趾间处皮肤破溃，有脓性分泌物，足背大部红肿，压痛不明显，左足背动脉搏动差。空腹血糖 13.8mmol/L。

760. 评估感染是否累及骨和关节的检查不包括

A. X 线片　　　　　　B. MRI

C. 白细胞扫描　　　　D. 应用探针探查

E. 10g 尼龙单丝检查

761. 该患者糖尿病足伴感染，有关使用抗生素的基本原则，叙述错误的是

A. 治疗开始，在未知病原菌的情况下使用广谱抗生素

B. 可口服抗生素治疗

C. 由于局部组织缺血，抗生素剂量可能需要加大

D. 软组织抗感染治疗至少 2 周，如有骨髓炎至少 6 周

E. 根据创面状况和分泌物培养结果调整抗生素

762. 关于患者糖尿病足治疗方案中，叙述错误的是

A. 应用胰岛素控制血糖

B. 应用扩血管药物改善循环功能

C. 抗感染

D. 局部清创后缝合伤口

E. 应用 B 族维生素改善神经功能

(763～765 共用题干)

患者，男，74 岁，饮酒多年，喝啤酒 150ml/d。既往 1 年内左踇趾关节急性关节炎发作 2 次。目前无任何自觉症状，无痛风石形成，规律口服别嘌醇 700mg/d。BMI 28kg/m² 。实验室检查：血尿酸轻度增高，尿尿酸正常。

763. 目前诊断为

A. 无症状性高尿酸血症

B. 痛风间歇期

C. 慢性痛风性关节炎期

D. 急性痛风性关节炎

E. 痛风性肾病

764. 进一步处理中，不合适的是

A. 建议低嘌呤饮食

B. 多饮水，戒酒

C. 检查有无糖尿病、高血压及高血脂等疾病

D. 增加别嘌醇剂量或联合应用其他降尿酸药物

E. 适当锻炼，减轻体重

765. 若患者经过戒酒、减肥等非药物措施后，血尿酸水平仍未达标，下列处理最合适的是

A. 加用秋水仙碱

B. 停用别嘌醇，改用丙磺舒

C. 加用丙磺舒

D. 加用 NSAID 类药物

E. 加用泼尼松

(766～767 共用题干)

患者，女，24 岁，患低血糖症，平时觉得腹胀、胸闷。查体：身高 160cm，体重 52kg。血乳酸水平增高；血浆胰岛素 34 μU/ml，胰岛素原与总胰岛素放免值之比为 15%。B 超：胸、腹腔积液和可疑腹膜后占位。CT：胰腺增大伴钙化斑。

766. 最可能的诊断是

A. 营养不良性糖尿病　　B. 胰岛素瘤

C. 胰岛细胞增生　　　　D. 生长抑素瘤

E. 间皮细胞瘤

767. 如诊断成立，引起低血糖的主要激素或因子是

A. 胰岛素 (Insulin)

B. 胰岛素原 (Proinsulin)

C. 生长抑素 (SS)

D. 胰岛素样生长因子 (IGF)

E. 表皮生长因子 (EGF)

(768～770 共用题干)

患儿，男，4 岁，生长发育迟缓，身材矮小，体型肥胖，腹部膨隆，曾多次发生晨起惊厥。肝肋下 5cm，质硬，无黄疸及脾肿大。ALT 正常。拟诊为糖原累积症。

768. 为确诊应行

A. 空腹血糖测定

B. 骨骼 X 线片

C. 胰高血糖素试验

D. 血乳酸测定

E. 肝组织活检行糖原定量及酶活性测定

769. 经检查确诊为糖原累积症 I 型，其发病机制主要是

A. 缺乏葡萄糖 – 6 – 磷酸酶

B. 缺乏肝磷酸化酶

C. 缺乏分支酶

D. 缺乏 α – 1, 4 – 葡萄糖苷酶

E. 缺乏肝磷酸化酶激酶

770. 错误的治疗是

A. 日间多次少量进食以维持正常血糖水平

B. 高蛋白饮食

C. 防止外伤出血

D. 加强锻炼，增加运动量

E. 口服生玉米淀粉

(771 ~ 773 共用题干)

患者，女，20 岁，因"进行性乏力 10 余年，加重 1 个月余，呼吸困难呼吸机辅助呼吸 15d"来诊。幼时常患上呼吸道感染，生长发育较同龄人迟缓，身材较矮小，学习成绩较差。患者的祖父母、外祖父母、父母及 2 位兄长均无肌无力的表现。查体：四肢及躯干肌肉萎缩较明显，四肢肌张力低；脑神经检查正常；神经系统检查有异常。实验室检查：肌酸激酶 312U/L，肌酸激酶同工酶 31U/L，ALT 51U/L，AST 57U/L，乳酸脱氢酶 249U/L，ESR 32mm/h，血乳酸 218mmol/L。(提示：以上数值均高于正常值。) 肌电图：右侧肱二头肌、右股直肌、左胫前肌肌源性损害。

771. 诊断首先考虑为

A. 重症肌无力　　　　B. 结缔组织病

C. 血管炎　　　　　　D. 糖原累积症

E. 多发性肌炎

772. 最有助于明确诊断的检查是

A. 肌肉活检　　　　　B. 腹部 CT

C. 血生化　　　　　　D. 糖耐量试验

E. 心电图

773. 不宜应用的治疗是

A. 保肝　　　　　　　B. 辅助呼吸

C. 激素治疗　　　　　D. GAA 酶替代治疗

E. 控制感染

(774 ~ 776 共用题干)

患者，女，12 岁，因"进行性肌无力 2 年余"来诊。查体：四肢肌肉明显萎缩，肌张力降低，肌力减退。经检查拟诊为糖原累积症 II 型。

774. 该型糖原累积症的遗传方式为

A. 常染色体显性遗传　　B. 常染色体隐性遗传

C. 伴 X 隐性遗传　　　　D. 伴 X 显性遗传

E. 伴 Y 隐性遗传

775. 其发病机制主要是

A. 缺乏葡萄糖 – 6 – 磷酸酶

B. 缺乏脱支酶

C. 缺乏分支酶

D. 缺乏酸性 α – 1, 4 – 葡萄糖苷酶

E. 缺乏糖原合成酶

776. 该病最恰当的治疗方法为

A. 日间多次少量进食以维持正常血糖水平

B. 高蛋白低糖饮食

C. 加强呼吸肌锻炼

D. 骨髓移植

E. GAA 酶替代疗法

(777 ~ 779 共用题干)

患者，女，27 岁。自 5 岁起体形偏胖，近 2 年体重进一步增加，增重约 10kg。喜食甜食，不喜运动。智力发育正常，月经尚规律。2 年前顺产一男婴。查体：P 76 次/分，BP 135/80mmHg；体重 77kg，身高 162cm，腰围 88cm，均匀性肥胖；未见紫纹，双下肢无水肿。实验室检查：FBG 4.5mmol/L，血脂正常。

777. 最可能的诊断是

A. 皮质醇增多症　　　B. 甲状腺功能减退症

C. 多囊卵巢综合征　　D. 单纯性肥胖

E. 糖尿病

778. 按中国成人超重和肥胖症预防控制指南中的标准，评估该患者患高血压、糖尿病、血脂异常的风险

A. 增加　　　　　　　B. 高

C. 极高　　　　　　　D. 低

E. 无法判断

779. 目前应建议患者采取的治疗方式为

A. 饮食干预 + 运动治疗

B. 饮食干预 + 运动治疗 + 行为矫正

C. 饮食干预 + 运动治疗 + 行为矫正 + 药物

D. 手术治疗 + 后续饮食干预、运动治疗

E. 手术治疗 + 后续饮食干预、运动治疗、行为矫正

(780 ~ 781 共用题干)

患者，男，45 岁，肥胖病史 10 年，2 型糖尿病、高血压、血脂异常病史 3 年。平素喜高脂饮食，经饮食、运动治疗，但难以坚持。降糖使用格列齐特 80mg，2 次/天，HbA1c 6.5%；应用辛伐他汀降脂，血脂基本正常；应用培哚普利降压，血压维持在 160/80mmHg 左右，肝、肾功

能正常。查体：体重 87kg，身高 172cm，BMI 31.3kg/m²。

780. 考虑给予的治疗方式为

A. 调整降糖药物、降压药物

B. 调整降糖药物、降压药物并加用西布曲明

C. 调整降糖药物、降压药物并加用奥利司他

D. 调整降压药物并加用西布曲明

E. 调整降压药物并加用奥利司他

781. 如患者出现夜间打呼噜并有呼吸暂停、白天嗜睡，应考虑

A. 甲状腺功能减退症

B. 阻塞性睡眠呼吸暂停

C. 肥胖低通气综合征

D. 糖尿病神经病变

E. 脑梗死

(782~784 共用题干)

患者，男，50 岁，因"体检发现血脂异常 1d"来诊。既往体健，家族史无异常。查体：BP 120/70mmHg；BMI 22kg/m²；心、肺未见异常。实验室检查：TC 7.16mmol/L，LDL-C 5.0mmol/L，TG 2.7mmol/L，HDL-C 0.91mmol/L。

782. 接下来最应采取的措施是

A. 心电图

B. 1 周后复查血脂

C. 检查血糖

D. 胸部 X 线片

E. 口服调脂药

783. 最可能的诊断是

A. 高 TC 血症

B. 高 LDL-C 血症

C. 高 TG 血症

D. 低 HDL-C 血症

E. 混合性血脂异常

784. 确立诊断后，首先应该采取的措施是

A. 医学营养治疗

B. 血脂异常危险分层

C. 增加体力活动

D. 给予他汀类药物

E. 不予处理

(785~787 共用题干)

患者，女，75 岁，因"乏力、肌肉酸痛 2d"来诊。入院前 1 周因"流涕、咳嗽"自服阿奇霉素 7d。无发热，无少尿、水肿。无外伤史。既往有高血压、冠心病、混合性血脂异常史（高 LDL-C 血症和低 HDL-C 血症），长期口服阿托伐他汀、阿司匹林、依那普利。否认糖尿病病史。查体：T 36.6℃，P 80 次/分，R 18 次/分，BP 120/70mmHg；心、肺未见异常；四肢肌肉压痛，双下肢无水肿。

785. 肌肉酸痛的原因首先应考虑

A. 退行性关节病变

B. 他汀类药物引起的肌炎

C. 感冒

D. 冠心病

E. 混合性血脂异常

786. 为明确诊断，应进行的检查是

A. CK

B. AST 和 ALT

C. 肾功能

D. 血常规

E. 胸部 X 线片

787. 如患者查 CK 高于正常上限 5 倍，血 Scr 100 μmol/L，最先采取的措施是

A. 停用阿司匹林

B. 停用阿托伐他汀

C. 停用依那普利

D. 停用 HCT

E. 不予处理

(788~790 共用题干)

患者，男，20 岁，患 1 型糖尿病。2d 来出现恶心、面部潮红、呼吸深快，渐发生意识模糊以至昏迷。

788. 该患者最可能的诊断是

A. 乳酸性酸中毒

B. 尿毒症酸中毒

C. 呼吸性酸中毒

D. 糖尿病酮症酸中毒

E. 糖尿病高渗昏迷

789. 该患者还可出现的电解质紊乱是

A. 低血钠、低血氯

B. 高血钾

C. 高血钠

D. 高血氯

E. 高渗性失水

790. 糖尿病酮症酸中毒的碳酸氢钠应用指征是

A. 治疗酸中毒的起初 2h

B. 出现血钾过高

C. 出现心律失常

D. 血 pH <7.1

E. 血 pH <7.3

(791~793 共用题干)

患者，男，19 岁，恶心、呕吐 2 天，嗜睡、乏力。尿酮体（+），尿糖（++++），血糖 29.5mmol/L，血钠 140mmol/L，BUN 14.2mmol/L，血浆渗透压 315mmol/L。

791. 最可能的诊断为

A. 酮症酸中毒昏迷

B. 高渗性非酮症昏迷

C. 乳酸性酸中毒

D. 脑梗死

E. 低血糖昏迷

792. 经小剂量胰岛素治疗后 4 小时最可能出现

A. 低钾血症

B. 低血糖

C. 心衰

D. 脑水肿

E. 高氧

793. 该患者已接受小剂量胰岛素治疗，尿量较多，进食差，可能合并有

A. 低钾血症

B. 低血糖

C. 心衰

D. 脑水肿

E. 高氧

(794～797 共用题干)

患者，男，26 岁。糖尿病病程 10 年，胰岛素治疗。血糖未监测，时有低血糖症。近 3 个月眼睑及下肢浮肿，血糖 300mg/L，尿蛋白排泄率 180μg/min，WBC 0～3/HP，颗粒管型少许，血尿素氮、肌酐正常。

794. 诊断考虑

    A. 胰岛素性水肿　　　　B. 肾动脉硬化

    C. 肾盂肾炎　　　　　　D. 急性肾炎

    E. 糖尿病肾病

795. 在该病的发生发展中，该患者属于何种时期

    A. 高滤过期

    B. 间歇性蛋白尿期

    C. 微量清蛋白尿期（早期肾病）

    D. 临床肾病期

    E. 尿毒症期

796. 该病例中，减轻蛋白尿应该选用

    A. 利尿剂

    B. 钙拮抗剂

    C. β受体拮抗剂

    D. 血管紧张素转换酶抑制剂

    E. 血管紧张素 II 受体拮抗剂

797. 饮食治疗应特别注意的是

    A. 减少脂肪含量

    B. 减少动物蛋白质含量

    C. 减少蛋白质含量

    D. 减少碳水化合物含量

    E. 减少植物蛋白质含量

(798～804 共用题干)

患者，女，30 岁，患有糖尿病，怀孕已 3 个月。

798. 下列何项检查有助于明确此患者是否可继续怀孕

    A. 24 小时尿糖定量　　B. 血清胆固醇和三酰甘油

    C. 糖化血红蛋白　　　　D. 24 小时尿蛋白定量

    E. 神经传导速度

799. 在下列哪种情况下应建议患者终止妊娠

    A. 糖尿病神经病变

    B. 糖尿病白内障

    C. 糖尿病眼底微血管瘤及视网膜增殖期病变

    D. 青光眼

    E. 糖尿病性骨质疏松

800. 如果此患者继续妊娠，下列说法错误的是

    A. 应定期在内分泌科及产科就诊检查

    B. 用胰岛素治疗，不用口服降糖药

    C. 分娩提前至妊娠第 37 周

    D. 饮食热卡按需供给，但应固定

    E. 分娩前 1 个月住院待产为最好

801. 患者用班氏试剂检查尿糖为阳性。下列何种情况不予考虑

    A. 糖尿病

    B. 肾性糖尿

    C. 风湿热用阿司匹林治疗

    D. 痛风

    E. 用甘露醇做脱水治疗

802. 此患者做口服葡萄糖耐量试验，结果为糖耐量减低。下列何种疾病不予考虑

    A. 糖尿病　　　　　　　B. 嗜铬细胞瘤

    C. 肢端肥大症　　　　　D. 原发性醛固酮增多症

    E. 甲状腺髓样癌

803. 为鉴别此患者是 1 型还是 2 型糖尿病，宜选用下列哪项试验

    A. 口服糖耐量试验　　　B. 胰岛素释放试验

    C. 糖基化血红蛋白　　　D. 糖基化血浆清蛋白

    E. 血脂检查

804. 在行胰岛素释放试验鉴别 1 型和 2 型糖尿病时，下列何种指标最有意义

    A. 基础胰岛素水平

    B. 高峰胰岛素水平

    C. 胰岛素释放指数

    D. 胰岛素释放曲线下面积

    E. 胰岛素释放高峰出现在 1 小时

(805～808 共用题干)

某患者用胰岛素治疗糖尿病，因突然晕倒来急诊室就诊。

805. 下列诊断应首先考虑

    A. 脑出血　　　　　　　B. 糖尿病酮症酸中毒

    C. 高渗性昏迷　　　　　D. 乳酸性酸中毒

    E. 低血糖昏迷

806. 导尿检查尿糖阴性，体温不高，无呕吐，昏迷及抽搐。应采取的抢救措施是

    A. 输氧

    B. 输液

    C. 静脉推注 50% 葡萄糖液

    D. 输液中加入胰岛素，每小时滴入 5U 普通胰岛素

    E. 肌肉注射适当抗生素

807. 为确诊此患者有无酸中毒，下列哪项检查无诊断意义

    A. 血酮体测定　　　　　B. 血 pH 测定

    C. 碳酸氢根浓度测定　　D. 二氧化碳结合力

E. 阴离子间隙

808. 为确诊该患者有无乳酸性酸中毒,最有意义的检查是

A. 血糖   B. 血 pH 值

C. 碳酸氢根浓度   D. 二氧化碳结合力

E. 阴离子间隙

(809～813 共用题干)

患者,男,16 岁。因多饮、多尿,伴消瘦、乏力 1 个月就诊。空腹血糖 16.2mmol/L,空腹胰岛素水平 0.72pmol/L,诊断为 1 型糖尿病。

809. 明确诊断后应采取下列哪项治疗方案

A. 首先饮食控制 4 周

B. 先用磺脲类降糖药

C. 立即开始胰岛素治疗

D. 磺脲类降糖药加双胍类降糖药

E. 应用免疫抑制剂

810. 半年后,患者因进食不洁食物后出现呕吐、腹泻、发热 38℃、嗜睡 1 天来诊。此时最可能的诊断应考虑

A. 中毒性菌痢

B. 急性胃肠炎并糖尿病酮症酸中毒

C. 胃肠道感染并饥饿性酮症

D. 糖尿病非酮症高渗昏迷

E. 低血糖昏迷

811. 此时最快捷的检查手段是

A. 血糖、血酮测定   B. 血气分析

C. 尿糖、尿酮测定   D. 肾功能测定

E. 血电解质测定

812. 在各项化验结果尚未报告之前,应选择哪项处理

A. 立即皮下注射正规胰岛素 40U

B. 输注 10% 葡萄糖液以抢救可能的低血糖昏迷

C. 输注 0.45% 氯化钠溶液

D. 0.9% 氯化钠溶液滴注

E. 0.9% 氯化钠溶液滴注,同时补钾

813. 实验室检查示:血糖 24.1mmol/L,血酮 8.4mmol/L,pH 7.0。此时血压 60/40mmHg,应该进行的处理是

A. 大量补液,皮下注射胰岛素

B. 大量补液,适当补碱,持续静脉滴注胰岛素,每小时 0.1U/kg

C. 大量补液,补碱,持续静脉滴注胰岛素,每小时 0.01U/kg

D. 大量补液,补碱,持续静脉滴注胰岛素,每小时 0.08U/kg

E. 大量补液,补碱,持续静脉滴注胰岛素,每小时 1.0U/kg

(814～816 共用题干)

患者,男,45 岁,近 1 个月来常于餐后出现饥饿感、手抖、心悸、出汗。

814. 下列疾病中哪项可能性最小

A. 胰岛素瘤   B. 反应性低血糖

C. 2 型糖尿病   D. 甲亢

E. 肢端肥大症

815. 为确诊该患者是否为糖尿病,最好做什么检查

A. 空腹血糖

B. 24 小时尿糖定量

C. 胰岛素释放试验

D. 测定症状发作时的血浆胰岛素水平

E. OGTT

816. 若确诊为 2 型糖尿病,下列哪项不是对该患者的医嘱

A. 控制每天总热量的摄入

B. 适当增加早餐的蛋白质及脂肪含量,禁食碳水化合物

C. 早餐前半小时口服磺脲类降糖药

D. 可服用 α - 糖苷酶抑制剂

E. 发生低血糖症状时,立即口服葡萄糖粉

(817～818 共用题干)

患者,男,52 岁,清晨因叫不醒被送来急诊,以前曾有多次清晨不易唤醒,胡言乱语及行为异常,进甜食后可缓解。无糖尿病家族史。体检发现患者肥胖,呈昏迷状态,心肺腹（-）。

817. 以下最可能异常的是

A. 血 BUN   B. 血 ALT

C. 血糖   D. 血氨

E. 血钠

818. 最有效的急救措施为

A. 静点谷氨酸钠   B. 静推 50% 葡萄糖

C. 静点支链氨基酸   D. 利尿

E. 静点 10% 葡萄糖

(819～821 共用题干)

患者,男,50 岁。突然发作右足关节肿痛,活动受限。体检发现右足母趾的跖趾关节明显红肿、有压痛。查血尿酸水平明显增高。

819. 诊断考虑

A. 风湿热   B. 老年性关节炎

C. 类风湿关节炎   D. 痛风

E. 化脓性关节炎

820. 该患者目前处于该疾病的哪一个阶段

  A. 无症状期   B. 急性关节炎期

  C. 间歇期   D. 慢性关节炎期

  E. 慢性肾病期

821. 能迅速缓解症状的特效药是

  A. 秋水仙碱   B. 抗生素

  C. 糖皮质激素   D. 别嘌醇

  E. 利尿剂

（822~825 共用题干）

患者，男，60 岁，多饮多尿 2 周，嗜睡 2 天，有脱水表现，血尿素氮 429mmol/L，血钠 150mmol/L，尿酮体阴性，拟诊断高渗性非酮症糖尿病昏迷。

822. 下列哪项检查为主要依据

  A. 血二氧化碳检查为主要依据

  B. 血钾 4.0mmol/L

  C. 尿糖（+++）

  D. 尿蛋白（++）

  E. 血糖 36.1mmol/L

823. 对此患者宜采取哪种措施

  A. 大剂量胰岛素 + 等渗盐水

  B. 小剂量胰岛素 + 等渗盐水

  C. 大剂量胰岛素 + 低渗盐水

  D. 小剂量胰岛素 + 低渗盐水

  E. 小剂量胰岛素 + 低渗盐水 + 碳酸氢钠

824. 提示：患者经治疗后意识恢复，血糖迅速降至正常范围，1 小时后又进入昏迷状态，最可能发生的是

  A. 低血糖昏迷   B. 酸中毒昏迷

  C. 反应性高血糖症 D. 脑水肿

  E. 稀释性低钠血症

825. 治疗后复查血钠为 162mmol/L，此时应如何治疗

  A. 大量低渗盐水，快速静脉滴注

  B. 大量等渗盐水静脉滴注

  C. 等渗盐水 + 小剂量胰岛素静脉滴注

  D. 低渗盐水 + 大剂量胰岛素静脉滴注

  E. 低渗盐水 + 小剂量胰岛素静脉滴注

（826~829 共用题干）

患者，女，21 岁，消瘦，多饮 2 个月，咽痛，发热 3 天，意识不清 4 小时。

826. 哪项体征对诊断有特殊意义

  A. 心动过速   B. 皮肤干燥"洗衣手"

  C. 中度昏迷   D. 呼气有烂苹果味

  E. 血压 80/60mmHg

827. 哪项检查能最快获得诊断

  A. 毛细血管血糖测定 B. 尿酮、血酮

  C. 血气分析   D. 血浆血酮测定

  E. 尿常规

828. 尿酮（+），血糖 28.5mmol/L，目前的诊断是什么

  A. 肾性糖尿病   B. 应激性糖尿病

  C. 甲状腺危象   D. 糖尿病酮症酸中毒

  E. 1 型糖尿病

829. 患者胰岛素释放试验低平型，较好的治疗方案是

  A. 运动疗法 + 饮食疗法 + 胰岛素

  B. 饮食疗法 + 胰岛素

  C. 运动疗法 + 胰岛素

  D. 单纯胰岛素治疗

  E. 甲福明 + 饮食疗法，必要时加胰岛素

（830~831 共用题干）

患者，女，45 岁。肥胖多年，口渴 5 个月，糖化血红蛋白 7.9%，空腹血糖 7.9mmol/L，饭后 2 小时血糖 12.1mmol/L。

830. 本患者可诊断为

  A. 1 型糖尿病   B. 肾性糖尿

  C. 食后糖尿   D. 2 型糖尿病

  E. 类固醇性糖尿病

831. 本患者应首选下列哪种药物或治疗方法

  A. 促泌剂   B. 磺脲类降糖药

  C. 胰岛素   D. 饮食治疗 + 双胍类

  E. 糖苷酶抑制剂

（832~833 共用题干）

患者，女，26 岁。1 型糖尿病。今日因感冒，食欲减退、少食，常规注射胰岛素，家属发现神志不清。

832. 该患者最可能的诊断为

  A. 高渗性昏迷   B. 低血糖昏迷

  C. 酮症酸中毒昏迷 D. 脑血管意外

  E. 尿毒症昏迷

833. 急诊处理应采用

  A. 胰岛素静脉注射

  B. 静滴生理盐水

  C. 测血糖后予静脉葡萄糖输注

  D. 碳酸氢钠注射

  E. 氯化钾静滴

（834~839 共用题干）

患者，男，60 岁。多饮多尿 2 周，神志不清 1 天，有脱水表现，测血糖 40.3mmol/L，血尿素氮 42.9mmol/L，血钠 170mmol/L，尿酮体阴性。

834. 该患者最可能诊断为

A. 乳酸性酸中毒　　　B. 尿毒症酸中毒
C. 脑梗死　　　　　　D. 糖尿病酮症酸中毒
E. 糖尿病高渗昏迷

835. 该患者诊断为
  A. 高渗性非酮症糖尿病昏迷
  B. 休克
  C. 糖尿病酮症酸中毒
  D. 乳酸性酸中毒
  E. 重症感染

836. 该患者首要采取的措施为
  A. 补液 + 小剂量胰岛素
  B. 补液 + 大剂量胰岛素
  C. 抗感染
  D. 立刻补充碳酸氢钠
  E. 立刻补钾

837. 该患者血糖降到多少时，可给予葡萄糖溶液
  A. 11.1mmol/L　　　B. 7.8mmol/L
  C. 16.7mmol/L　　　D. 13.9mmol/L
  E. 6.1mmol/L

838. 该患者治疗血糖下降的速度控制在多少较为合适
  A. 每小时 3.9 ~ 6.1mmol/L
  B. 每 2 小时 3.9 ~ 6.1mmol/L
  C. 每小时 6.1 ~ 10.5mmol/L
  D. 每 2 小时 6.1 ~ 10.5mmol/L
  E. 每天 3.9 ~ 6.1mmol/L

839. 对此患者宜采取哪种措施
  A. 大剂量胰岛素 + 等渗盐水
  B. 小剂量胰岛素 + 等渗盐水
  C. 大剂量胰岛素 + 低渗盐水
  D. 小剂量胰岛素 + 低渗盐水
  E. 小剂量胰岛素 + 低渗盐水 + 碳酸氢钠

(840 ~ 841 共用题干)

患者，女，26 岁。1 型糖尿病。因感冒食量减少而中断胰岛素治疗 3 日，突发昏迷，Kussmaul 呼吸，皮肤弹性差，脉细速，血压下降，尿量减少，血糖 33.3mmol/L，血尿素氮、肌酐偏高，白细胞 15×10^9/L，中性粒细胞 86%，尿糖、尿酮强阳性。

840. 诊断应考虑
  A. 感染性休克
  B. 糖尿病酮症酸中毒昏迷
  C. 糖尿病肾病尿毒症昏迷
  D. 高渗性非酮症糖尿病昏迷
  E. 乳酸性酸中毒

841. 治疗上首选药物是

A. 注射胰岛素后 + 口服降糖药
B. 口服降糖药
C. 注射普通胰岛素
D. 注射鱼精蛋白锌胰岛素
E. 注射珠蛋白胰岛素

(842 ~ 845 共用题干)

患者，女，26 岁，1 型糖尿病。中断胰岛素治疗 3 天突发昏迷，血糖 33.3mmol/L，pH 值 7.2，尿糖、尿酮强阳性。

842. 诊断考虑为
  A. 低血糖昏迷
  B. 糖尿病酮症酸中毒昏迷
  C. 糖尿病肾病尿毒症昏迷
  D. 高渗性非酮症糖尿病昏迷
  E. 乳酸性酸中毒

843. 治疗应选择
  A. 快速静滴生理盐水 + 小剂量胰岛素
  B. 快速静滴高渗盐水 + 小剂量胰岛素
  C. 快速静滴低渗盐水 + 小剂量胰岛素
  D. 快速静滴生理盐水 + 大剂量胰岛素
  E. 快速静滴碳酸氢钠 + 大剂量胰岛素

844. 静滴胰岛素、碳酸氢钠约 2 小时，血糖降至 16.7mmol/L，酸中毒改善，二度清醒后又陷于昏迷。此现象可能为
  A. 并发脑水肿　　　　B. 并发脑血管意外
  C. 并发低血糖　　　　D. 并发尿毒症
  E. 并发乳酸性酸中毒

845. 若出现上述现象，应采用下列哪项措施
  A. 应用脱水剂如甘露醇、呋塞米及地塞米松
  B. 降血压、止血或抗凝
  C. 静注葡萄糖
  D. 透析疗法
  E. 纠正酸碱平衡

(846 ~ 849 共用题干)

患者，男，41 岁，多饮、多食、体重迅速下降 2 月余，体重指数 21，饮食不洁后出现恶心、呕吐、嗜睡 1 天来诊。查体：意识模糊、脱水貌，呼气中烂苹果味，心率 127 次/分，血压 80/56mmHg，甲状腺 I 度肿大，未闻及血管杂音，双眼球突出 16mm。

846. 为明确诊断首先应做哪项检查
  A. T_3、T_4、TSH
  B. 尿糖、尿酮、血糖、血酮
  C. 血气分析
  D. 肾功能、电解质

E. 血乳酸

847. 经检查血糖 26.8mmol/L，尿酮（＋＋＋＋），考虑为以下哪种原发疾病可能性最大

A. LADA
B. 甲亢
C. 应激性高血糖
D. 营养不良相关型糖尿病
E. 肥胖症

848. 如要确诊尚需要继续做什么检查

A. T₃、T₄、TSH
B. 胰岛细胞自身抗体
C. TRAb、TSAb
D. TPOAb、TGAb
E. 瘦素水平

849. 明确诊断后，最好采用什么方法治疗

A. 甲巯咪唑
B. 口服格列齐特（达美康）＋饮食控制＋体育锻炼
C. 胰岛素
D. 二甲双胍
E. 优甲乐

（850～851 共用题干）

患者，男，62 岁，因大量饮酒后出现发热、伴夜间足趾关节痛 1 天来诊，查体可见足趾关节红、肿，按压后疼痛，双手背指间关节、耳郭有突起，皮肤菲薄，溃破后排出白色粉末状的物质，红细胞沉降率 60mm/h。

850. 该患者最可能的诊断是

A. 痛风
B. 风湿性关节炎
C. 创伤性关节炎
D. 化脓性关节炎
E. 结核性关节炎

851. 为明确诊断，应做下列哪些检查

A. 血、尿尿酸检测
B. 耳郭、手背结节内容物检查
C. 关节腔内滑囊液检查
D. ANCA
E. 患病关节 X 线检查

（852～855 共用题干）

患者，女，74 岁。因外阴瘙痒，轻度口干，伴胸闷、心前区不适 3 个月余就诊。平素怕冷、便秘。体检：肥胖、面部及眼睑水肿，头发、眉毛干枯、稀疏。心率 60 次/分，律齐，心音低钝，心界于左锁骨中线外 0.5cm，肝于肋下 3 指，肝颈回流征（＋），双下肢胫前黏液性水肿。空腹血糖 8.4mmol/L，餐后 2 小时血糖 13.6mmol/L。

852. 最可能的初步诊断是

A. T2DM
B. T2DM 加冠心病加心衰
C. T2DM 加糖尿病肾病加心衰
D. T2DM 加甲状腺功能减退加心衰
E. 甲状腺功能减退加冠心病加心衰

853. 对此患者的实验室检查中最不可能出现哪一项

A. TSH↑，FT₃↓，FT₄↓
B. TSH↓，FT₃↑，FT₄↑
C. HbA1c↑
D. 总胆固醇↑，三酰甘油↑
E. 肝功能异常

854. 下列哪项治疗方案对于此患者是不适当的

A. 饮食控制加甲状腺激素替代
B. 胰岛素治疗加甲状腺激素替代
C. 口服二甲双胍加甲状腺激素替代
D. α-葡萄糖苷酶抑制剂加甲状腺激素替代
E. 以上都不是

855. 给予甲状腺激素替代后，下列哪项体征可作为调整甲状腺激素替代剂量的依据

A. 静息时心率
B. 静息时血压
C. 出汗多少
D. 胸闷发作次数
E. 尿量多少

（856～858 共用题干）

患者，男，72 岁，糖尿病 1 年，间断口服中药玉泉丸治疗，血糖控制不满意。既往高脂血症，近日口渴、多饮，尿量明显增多，2 天前着凉后发热，自服阿司匹林降温，大汗淋漓，4 小时前呼之不应来诊。

856. 该患者诊断为非酮症高渗性糖尿病昏迷，其发病诱因不包括

A. 平素血糖控制不佳
B. 感染
C. 阿司匹林退热
D. 高脂血症加重高凝状态
E. 大汗失水

857. 导致非酮症高渗性糖尿病昏迷易发生神经精神症状的因素，不包括

A. 继发性醛固酮增多加重高钠血症
B. 严重高血糖
C. 严重失水
D. 脑细胞脱水
E. 老年人神经精神兴奋性降低

858. 以低渗溶液抢救该患者最大的顾虑是

A. 不能有效扩容
B. 诱发脑水肿
C. 减少肾血流量
D. 血压下降
E. 血钾增高

（859～861 共用题干）

患者，男，14 岁，暑假中暴饮暴食，尤其多饮甜饮料，近期感口渴、多尿，查空腹血糖 7.4mmol/L，母亲患糖尿病。查体：BMI 27kg/m²，BP 130/85mmHg，腹部、股部可见白色皮纹，有痤疮。

859. 为明确诊断应先检查

A. 糖耐量试验（OGTT）

B. 糖化血红蛋白（GHbA1c）

C. 餐后血糖

D. ICGAD – Ab

E. 血 β 羟丁酸

860. 此患者最可能的诊断为

A. Cushing 综合征　　　B. 1 型糖尿病

C. MODY　　　　　　　D. 线粒体糖尿病

E. 青少年 2 型糖尿病

861. 首选的治疗为

A. 饮食控制、体育锻炼

B. 磺脲类药物

C. 胰岛素治疗

D. 双胍类药物

E. α – 糖苷酶抑制剂

（862～865 共用题干）

患者，男，27 岁，2 天来恶心、呕吐，4 小时来意识不清。查体：T 38.9℃，P 124 次/分，R 30 次/分，BP 80/50mmHg；皮肤干燥，右肺可闻及水泡音，心率 124 次/分，心律规整，腹部凹陷；血糖 20mmol/L；尿酮体强阳性；血 pH 7.25；诊断为糖尿病酮症酸中毒。

862. 应用胰岛素治疗的原则是

A. 持续静脉输注 0.05U/（kg·h）

B. 持续静脉输注 0.1U/（kg·h）

C. 持续静脉输注 0.15U/（kg·h）

D. 持续静脉输注 0.2U/（kg·h）

E. 持续静脉输注 0.25U/（kg·h）

863. 生理盐水的输注速度为

A. 2 小时内及 2～6 小时分别输入 500～1000ml，第 1 个 24 小时总输入量 3 000～4 000ml

B. 2 小时内及 2～6 小时分别输入 500～1 000ml，第 1 个 24 小时总输入量 4 000～5 000ml

C. 2 小时内及 2～6 小时分别输入 1 000～2 000ml，第 1 个 24 小时总输入量 4 000～6 000ml

D. 2 小时内及 2～6 小时分别输入 2 000～3 000ml，第 1 个 24 小时总输入量 6 000～7 000ml

E. 2 小时内及 2～6 小时分别输入 3 000～4 000ml，第 1 个 24 小时总输入量 7 000～8 000ml

864. 可抑制脂肪分解及酮体生成最大效应的血清胰岛素浓度是

A. 10～50U/ml　　　　B. 50～100U/ml

C. 100～200U/ml　　　D. 200～300U/ml

E. 300～400U/ml

865. 该患者是否需要补碱，原因是

A. 需要补，因其酸中毒可抑制呼吸中枢

B. 需要补，因其酸中毒可诱发心律失常

C. 不需要补，因补碱易诱发心力衰竭

D. 不需要补，因补碱易诱发低钙性搐搦

E. 不需要补，因快速补碱易加重昏迷及脑水肿

（866～868 共用题干）

患者，男，23 岁，多食、消瘦 1 个月，1 周前受凉后咳嗽，1 天来恶心、呕吐。体检：T 37.5℃、BP 80/60mmHg、P 128 次/分、呼吸急促，眼球凹陷。

866. 该患者来诊时生化异常最可能表现为

A. 血钠正常、钾降低、CO_2CP 正常

B. 血钠降低、钾正常、CO_2CP 下降

C. 血钠降低、钾升高、CO_2CP 升高

D. 血钠升高、钾降低、CO_2CP 正常

E. 血钠升高、钾升高、CO_2CP 下降

867. 下列检查中最可能异常的是

A. 血常规检查　　　　B. 血糖

C. 血电解质　　　　　D. 血乳酸浓度

E. 血渗透压

868. 对疾病诊断最有意义的检查是

A. 血渗透压　　　　　B. 血气分析

C. 酮体　　　　　　　D. 血电解质

E. 胸部 X 线检查

（869～870 共用题干）

患者，男，45 岁，3 天前夜间突发左足关节肿痛。查体：T 38.2℃，BP 150/96mmHg，BMI 27.5kg/m²；心、肺、腹（－），ESR 28mm/h，白细胞 $1.4\times10^9/L$。

869. 治疗首选为

A. 阿司匹林　　　　　B. 肾上腺皮质激素

C. 秋水仙碱　　　　　D. 吲哚美辛

E. 头孢拉定

870. 进一步应检查

A. CRP　　　　　　　B. 抗链"O"测定

C. RF　　　　　　　　D. UA

E. 血培养

（871～873 共用题干）

患者，男，58 岁，糖尿病 13 年。2 天来视物不清。检查眼底显示：微血管瘤、出血伴有棉絮状软性渗出。

871. 糖尿病眼底病变最易合并的是

A. 脑梗死　　　　　　B. 排汗异常

C. 下肢坏疽　　　　　D. 肾小球硬化

E. 肺结核

872. 该患者为糖尿病视网膜病变哪一期

A. Ⅰ期　　　　　　　B. Ⅱ期

C. Ⅲ期   D. Ⅳ期

E. Ⅴ期

873. 糖尿病眼底病变受侵犯血管的直径多在

A. 10μm 以下   B. 50μm 以下

C. 100μm 以下   D. 200μm 以下

E. 300μm 以下

(874～875 共用题干)

患者，男，56 岁，近 2 年来乏力、纳差；3 天前晨起后出现精神不振、头晕伴心悸多汗，进食后略缓解。查体：BP 100/60mmHg，心、肺、腹（－）；血常规：Hb 94g/L，血钾 5.5mmol/L。

874. 诊断首先考虑

A. 嗜铬细胞瘤   B. 胰岛细胞瘤

C. 胃泌素瘤   D. 肝癌

E. Addison 病

875. 进一步的检查应是

A. 尿 VMA   B. 空腹 C 肽

C. 空腹胰岛素   D. ACTH 兴奋试验

E. 饥饿试验

(876～877 共用题干)

患者，女，57 岁，糖尿病史 10 年，目前优降糖 6 片/天，二甲双胍 3 片/天，空腹血糖控制在 8.0mmol/L，近期出现足部溃疡，检查：足背动脉搏动消失，右足溃烂，有异味。

876. 下一步治疗哪项不正确

A. 外科清创处理

B. 局部应用抗生素

C. 加用营养神经药物治疗

D. 改用胰岛素控制血糖

E. 口服降糖药加量，必要时加葡萄糖苷酶抑制剂

877. 此患者下一步检查哪项最重要

A. 下肢血管超声多普勒   B. 肌电图检查

C. X 线检查   D. 局部细菌培养

E. 足部感觉检查

(878～880 共用题干)

患者，男，63 岁，糖尿病史 15 年，一直口服优降糖 2.5mg Tid 和二甲双胍 0.25g Tid 治疗，血糖控制尚可。1 周前感冒后发热，并出现恶心、呕吐、意识障碍。查体 BMI 18.8kg/m²，化验尿酮体（＋＋），FBG 28mmol/L，K⁺ 3.5mmol/L，Na⁺ 140mmol/L，HCO₃⁻ 18mmol/L，pH 7.30，BUN 15.6mmol/L，WBC 15×10⁹/L。

878. 此患者最可能的诊断是

A. 糖尿病酮症

B. 糖尿病酮症酸中毒

C. 高渗性非酮症糖尿病昏迷

D. 糖尿病肾病

E. 乳酸性酸中毒

879. 目前对于患者的治疗哪项不正确

A. 小剂量胰岛素持续静点

B. 充分补液

C. 补钾纠正电解质紊乱

D. 静滴碳酸氢钠纠正酸中毒

E. 使用抗生素控制感染

880. 病情稳定后下一步最佳治疗方案是

A. 增大口服药物剂量

B. 改用胰岛素皮下分次注射，以抢救时全天胰岛素用量为起始量，逐步调整

C. 改用胰岛素治疗，从大量开始，血糖下降后逐渐减量

D. 口服药物加严格控制饮食

E. 维持原治疗方案

(881～884 共用题干)

患者，男，47 岁，轻体力劳动者；初诊 LADA；查体：身高 1.75m，体重 55kg，心、肺、腹正常。

881. 对于该患者最重要的分型指标是

A. C 肽释放试验   B. 胰岛素释放试验

C. 口服葡萄糖耐量试验 D. GAD－Ab

E. IAA

882. 根据该患者情况最佳的治疗措施是

A. 餐前短效及睡前中效胰岛素治疗

B. 中长效胰岛素＋磺脲类口服降糖药

C. 双胍类口服降糖药

D. 葡萄糖酐酶抑制剂

E. 预混胰岛素＋双胍类口服降糖药

883. 此患者全天热量摄入应为

A. 1 650 卡以下   B. 1 650 卡～1 925 卡

C. 1 925 卡～2 100 卡   D. 2 100 卡～2 450 卡

E. 2 450 卡以上

884. 有关该患者饮食的安排，正确的是

A. 糖类为总热量的 40%～60%

B. 蛋白质摄入量为 1.2～1.5g/kg

C. 脂肪占总热量的 30%

D. 开始药物治疗后可适当增加食量

E. 由于工作需要，每天 2 餐对其更适合

(885～887 共用题干)

患者，女，68 岁，糖尿病 15 年，血糖控制不佳；查：BP 167/96mmHg，颜面水肿，心脏向左下扩大，肺腹（－）；Ccr 66ml/min，UAER 568μg/min。

885. 如其肾脏病理形态改变具有特异性，应为

    A. 结节性肾小球硬化   B. 弥漫性肾小球硬化

    C. 节段性肾小球硬化   D. 渗出性病变

    E. 系膜增生病变

886. 该患者为糖尿病肾病哪一期

    A. Ⅰ期   B. Ⅱ期

    C. Ⅲ期   D. Ⅳ期

    E. Ⅴ期

887. 可延缓其病变进展的最佳选择是

    A. CCB   B. ARB

    C. α 受体拮抗剂   D. β 受体拮抗剂

    E. 中草药

(888～890 共用题干)

患者，男，65 岁，糖尿病史 10 年，不规律口服降糖药治疗。咳嗽、咳痰 10 天，纳差、腹泻 3 天，神志不清伴抽搐 2 小时。

888. 采集病史应重点注意

    A. 近期尿量和进水量   B. 毒物接触

    C. 家族史   D. 胃肠道疾病史

    E. 慢性支气管炎史

889. 哪项体征最为重要

    A. 体温低   B. 皮肤黏膜干燥

    C. 肺部啰音   D. 肠鸣音活跃

    E. 甲状腺增大

890. 对确诊最有价值的检查是

    A. 血常规   B. 血糖、电解质

    C. 胸片   D. 腹部 B 超

    E. 脑 CT

(891～894 共用题干)

患者，女，17 岁，1 个月来常感口干，故大量饮用甜饮料，每天 2000～4000ml，尿量每天 3000～4000ml，夜尿明显增多，体重下降约 3kg，1 天前受凉后出现咽部疼痛，发热，嗜睡，查体：皮肤弹性差，BP 90/60mmHg，血糖 23mmol/L，血 CO_2CP 11mmol/L。

891. 为快速明确诊断应行下列何种检查

    A. 血培养   B. 血酮体

    C. 骨髓培养   D. OGTT 试验

    E. 禁水加压试验

892. 患者入院后急查血钾为 4.0mmol/L，患者暂时无尿，此时应该

    A. 暂不补钾，待血钾降至正常以后补钾

    B. 立即开始补钾

    C. 暂不补钾，待尿量大于每小时 40ml 时开始补钾治疗

    D. 暂不补钾，待尿量大于每小时 40ml，血钾降至正常以下时开始补钾治疗

    E. 整个过程无需补钾治疗

893. 患者首要的抢救措施是

    A. 小剂量速效胰岛素持续静脉滴注

    B. 纠正电解质紊乱

    C. 补充碳酸氢钠

    D. 补液

    E. 使用脱水药治疗脑水肿

894. 该患者经静脉补液，持续小剂量胰岛素治疗后，神志一度清醒，为纠正酸中毒输入 1.25% 碳酸氢钠 250ml 后，患者再度昏迷，此时应

    A. 加强抗感染治疗

    B. 加大胰岛素剂量

    C. 50% 葡萄糖 20ml 静脉注射

    D. 采用甘露醇脱水治疗

    E. 使用正性肌力药

(895～897 共用题干)

患者，女，63 岁，有高血压、糖尿病病史。发热、咳嗽、咳痰 10 天，神志不清 1 天，急诊入院。体检：T 39℃，R 25 次/分钟，BP 130/70mmHg。皮肤干燥，双下肺较多湿啰音。

895. 下列检查中最可能出现异常结果的是

    A. 血二氧化碳结合力   B. pH 值

    C. 血糖   D. 血清钾、钠、氯、钙

    E. 血乳酸

896. 该患者神志不清最可能的原因是

    A. 缺氧   B. 中毒性脑病

    C. 脑水肿   D. 乳酸性酸中毒

    E. 低血糖

897. 为明确诊断，首先应进行的检查是

    A. 血常规   B. 血生化八项

    C. 血气分析   D. 胸片

    E. 尿糖及酮体

(898～899 共用题干)

患者，女，70 岁。患 2 型糖尿病 10 年，目前以胰岛素治疗。某天上午在注射胰岛素 1 小时后出现心悸、出汗、饥饿感伴意识障碍，进而昏迷。

898. 该患者最可能的诊断是

    A. 糖尿病酮症   B. 糖尿病高渗昏迷

    C. 低血糖昏迷   D. 糖尿病伴脑卒中

    E. 糖尿病脑血管意外

899. 在患者意识恢复后，治疗最需要的是

    A. 进食糖水   B. 静脉注射葡萄糖液

C. 停用胰岛素治疗　　D. 调整每天胰岛素用量

E. 静脉滴注氢化可的松

(900~904 共用题干)

患者，男，65 岁，发作性第一跖关节疼痛 2 年，左足扭伤后发作 1 天，高血压、冠心病史 6 年，糖尿病史 5 年，查体体温 37.7℃，左足第一跖关节红肿，压痛阳性，腹部 B 超示脂肪肝，双肾结石，血清尿酸 821μmol/L。

900. 该患者的哪一项检查结果对确诊本病最有价值

A. 普通饮食情况下，24 小时尿尿酸 320mg

B. 旋光显微镜检查受累关节腔滑囊液，见白细胞内有双折光现象的针形结晶

C. 红细胞沉降率 29mm/h

D. 左足第一跖关节软组织肿胀，软骨缘破坏，关节面不规则

E. 血常规 WBC 10.3×10^9/L

901. 目前不应该给予的治疗是

A. 双氯芬酸　　　　　B. 秋水仙碱

C. 糖皮质激素　　　　D. 别嘌呤醇

E. 卧床休息，抬高患肢

902. 对该患者进行饮食治疗时，最应该限制的食物是

A. 水果和蔬菜　　　　B. 精米和精面

C. 牛奶　　　　　　　D. 鸡蛋

E. 沙丁鱼

903. 该患者在发作间歇期应该首选哪种药物进行降低尿酸治疗

A. 丙磺舒　　　　　　B. 苯溴马隆

C. 别嘌呤醇　　　　　D. 磺吡酮

E. 碳酸氢钠

904. 该患者最可能的诊断是

A. 痛风　　　　　　　B. 化脓性关节炎

C. 创伤性关节炎　　　D. 类风湿关节炎

E. 风湿性关节炎

(905~907 共用题干)

患者，女，33 岁，4 年来体重明显增加，最重达 75kg，半年前体检发现血糖高，多次查空腹血糖 8~9mmol/L，被诊断为"2 型糖尿病"，结婚 10 年，3 年来月经稀发，未生育，弟弟患糖尿病。经饮食控制、适当运动和服用二甲双胍半年，体重下降 10kg，月经恢复正常，目前停经 2 个月，被诊断为 8 周宫内妊娠。身高 160cm，体重 65kg，血压 130/85mmHg，可见黑棘皮，无皮肤紫纹。血皮质醇正常，尿糖阳性，酮体阴性。

905. 此例患者在初诊时，最应考虑排除的是

A. 皮质醇增多症　　　B. 缓慢进展的 1 型糖尿病

C. 特发性 1 型糖尿病　D. 多囊卵巢综合征

E. β 细胞功能遗传性缺陷

906. 此例患者应该诊断为

A. 妊娠期糖尿病　　　B. 糖尿病合并妊娠

C. 1 型糖尿病　　　　D. LADA

E. MODY

907. 下一步应该如何治疗

A. 继续服用二甲双胍　B. 可以改用格列喹酮

C. 采用胰岛素治疗　　D. 胰岛素合用二甲双胍

E. 二甲双胍治疗效果不佳时，加用磺脲类药物

(908~910 共用题干)

患者，女，34 岁，既往无特殊病史，营养状况良好，无特殊服药史，近 1 个月来常于空腹时出现心悸，出汗，手抖，进食后好转，院外查甲状腺功能正常。

908. 为进一步明确诊断，最需要做的检查是

A. 腹部 CT　　　　　B. 肾上腺 CT

C. 胸片　　　　　　　D. 垂体 MRI

E. 生化检查

909. 为明确诊断，最有意义的检查为

A. 发作时的胰岛素/血糖指数

B. 发作时血气

C. 发作时的血儿茶酚胺

D. 发作时心电图

E. 发作时电解质

910. 最可能的诊断是

A. 神经官能症　　　　B. 心律失常

C. 低血糖症　　　　　D. 糖尿病

E. 嗜铬细胞瘤

(911~913 共用题干)

患者，男，35 岁，多饮、多尿、乏力，被诊断 2 型糖尿病 3 年，服用二甲双胍 1.5g/d，优降糖 7.5mg/d 治疗，效果欠佳，HbA1c 在 8%~10%，1 年来听力减退，母亲和哥哥患糖尿病并有耳聋。ICA（-），GAD 抗体阴性，身高 165cm，体重 45kg。电测听示神经性耳聋。

911. 该患者最有价值的检查是

A. 基因诊断　　　　　B. 头颅 CT 检查

C. 脑电图检查　　　　D. 胰岛素抗体检查

E. 胰岛素释放试验评估胰岛 β 细胞功能

912. 该患者控制糖尿病最好的治疗方案是

A. 睡前直接加中效胰岛素

B. 停用二甲双胍，加用胰岛素

C. 停用口服药，改用胰岛素

D. 加用阿卡波糖

E. 加用胰岛素增敏剂量

913. 最可能的诊断是

A. 2 型糖尿病

B. 1 型糖尿病

C. 缓慢进展 1 型糖尿病

D. 线粒体基因 3243A－G 突变糖尿病

E. 胰岛素受体基因突变糖尿病

(914～916 共用题干)

患者，女，20 岁。因多饮、多尿、纳差伴体重下降半年就诊。体检身高 161cm，体重 55kg。随机血糖 19.2mmol/L，尿酮（＋）。

914. 此时应按下列哪项方案制定饮食治疗措施

A. 按实际体重计算饮食

B. 按标准体重计算饮食

C. 按标准体重计算饮食，参考实际体重逐步调整

D. 按标准体重计算饮食，糖类越少越好

E. 按标准体重计算饮食，增加蛋白质比例

915. 根据目前情况，下列哪项治疗方案是最佳选择

A. 双胍类降糖药　　　B. 长效胰岛素治疗

C. 短效胰岛素治疗　　D. 磺脲类降糖药治疗

E. 混合胰岛素治疗

916. 在治疗 1 月后空腹血糖为 14mmol/L，中、晚餐前血糖控制较满意。此时何种措施为最佳选择

A. 中、晚餐前加用中效胰岛素

B. 睡前增加 1 次短效胰岛素

C. 晚餐减量

D. 睡前加用口服二甲双胍

E. 加强午夜及凌晨血糖监测，然后再调整胰岛素用量

(917～919 共用题干)

患者，女，71 岁。糖尿病史 5 年。咳嗽、多痰伴发热 1 周，嗜睡 2d，昏迷 5h 入院。体检：中度昏迷，皮肤干燥，呼吸 24 次/分，双肺湿啰音，心率 120 次/分。

917. 此时做何种检查最有助于诊断

A. ECG　　　　　　B. 电解质

C. HbA1c　　　　　D. 血脂全套

E. 血糖、血酮

918. 如果此时患者血糖 31.2mmol/L，尿酮（＋＋）、pH 7.1、BUN 25mmol/L、Cr 204μmol/L，WBC 12 × 10^9/L、N 0.90（90％）。以下哪项为最佳治疗方案

A. 补液加小剂量胰岛素静滴

B. 立即补充各种电解质

C. 立即补充 5％碳酸氢钠

D. 补液加皮下注射正规胰岛素 40U

E. 在胰岛素溶液中加入抗生素

919. 抢救过程中对饮食的管理哪项是正确的

A. 坚持糖尿病饮食

B. 经胃管间断流质灌胃

C. 因患者昏迷可不考虑饮食问题

D. 计算全天热量，分别在补液及胃管途径补充

E. 静脉营养

(920～923 共用题干)

患者，男，55 岁。身高 172cm，体重 80kg。因胃纳亢进易饥，伴心慌、多汗 2 月余就诊。体检：明显肥胖，情绪较急躁，皮肤略潮湿，甲状腺不大。心率 124 次/分，血压 18.6/9.3kPa（140/70mmHg）。双手细微震颤（－）。

920. 在初次就诊考虑可能的诊断时，错误的是

A. 可能存在糖尿病

B. 可能存在糖耐量异常

C. 可以排除甲状腺功能亢进

D. 可能存在高胰岛素血症

E. 可能存在反复发作的低血糖

921. 为了进一步明确诊断，应做多种实验室检查，下列哪项是不必要的

A. 糖基化血红蛋白测定

B. 胰岛素及 C 肽水平测定

C. 24h 尿 VMA 测定

D. OGTT

E. 甲状腺功能测定

922. 此时患者 HbA1c（糖基化血红蛋白）8.7％，推测患者血糖水平持续增高至少多少时间

A. 2～3 周　　　　　　B. 2～3 月

C. 4～6 周　　　　　　D. 2～3 天

E. 6 个月

923. 假如患者此时同时伴有甲状腺功能亢进，下列哪种情况是不可能出现的

A. 糖耐量增加

B. 糖耐量下降

C. 高胆固醇血症可能减轻

D. 降糖药剂量可能增加

E. 发生心绞痛的机会增大

(924～925 共用题干)

患者，男，65 岁，高热 3 天，昏迷 1 天。尿酮体（－），血糖 38mmol/L，血钠 155mmol/L，血浆渗透压 340mmol/L，尿素氮 13.5mmol/L。

924. 最可能的诊断为

A. 酮症酸中毒昏迷　　B. 高渗性非酮症昏迷

C. 乳酸性酸中毒　　　D. 脑梗死

E. 低血糖昏迷

925. 以下治疗原则正确的是

A. 积极补液，补充大量低渗液为主，纠正脱水

B. 及时使用胰岛素，血糖降至 13.9mmol/L，改输 5% 葡萄糖 + 胰岛素

C. 积极补碱，尽快纠正酸中毒

D. 严密观察血钠，防治高血钠

E. 查找感染灶，积极治疗感染

(926~927 共用题干)

患者，女，32 岁，1 型糖尿病 15 年，1 年来间断眼睑及双下肢水肿，血压 160/90mmHg，尿蛋白（+），尿糖（++）。

926. 患者最可能诊断为

A. 慢性肾小球肾炎　　B. 肾动脉硬化

C. 慢性肾盂肾炎　　　D. 狼疮性肾炎

E. 糖尿病肾病

927. 该患者尿白蛋白排泄率为 190μg/min，下列正确的是

A. 患者为糖尿病早期肾病

B. 患者为糖尿病临床肾病

C. 患者 24 小时尿白蛋白可能大于 300mg

D. 患者 24 小时尿蛋白可能大于 0.5g

E. 患者肾小球滤过率下降

(928~930 共用题干)

患者，男，67 岁，身高 170cm，体重 70kg，糖尿病病史 3 年，饮食控制 + 口服格列本脲治疗，血糖控制可，近 1 个月来血糖控制欠佳，空腹血糖 5.9mmol/L，餐后血糖 16mmol/L。

928. 最可能的诊断是

A. 平时未用双胍类药物治疗

B. 平时未用磺脲类降糖药

C. 平时未用胰岛素治疗

D. 磺脲类药物继发性治疗失效

E. 磺脲类药物原发性治疗失效

929. 应该采用的措施是

A. 改用双胍类药物治疗

B. 改用饮食控制

C. 改用胰岛素治疗

D. 改用噻唑烷二酮类治疗

E. 改用葡萄糖苷酶抑制剂治疗

930. 尿常规：蛋白（++），血清肌酐 146μmol/L，不应选择的是

A. 双胍类药物　　　　B. 非磺脲类促泌剂

C. 胰岛素　　　　　　D. 噻唑烷二酮类

E. 葡萄糖苷酶抑制剂

(931~933 共用题干)

患者，女，69 岁，发现血糖高 3 年，长期口服格列齐特，血糖控制欠佳，追问病史，患者饮食控制不理想，查体：身高 160cm，体重 60kg。

931. 该患者的理想体重为

A. 45kg　　　　　　　B. 55kg

C. 65kg　　　　　　　D. 75kg

E. 85kg

932. 该患者属于轻体力劳动者，饮食治疗每天摄入热量正确的是

A. 25~30kcal/（kg·d）　B. 30~35kcal/（kg·d）

C. 35~40kcal/（kg·d）　D. 40~45kcal/（kg·d）

E. 45~50kcal/（kg·d）

933. 该患者饮食治疗各营养成分所占比例正确的是

A. 碳水化合物 50%~60%，脂肪 25%~30%，蛋白质 15%~20%

B. 碳水化合物 40%~50%，脂肪 25%~30%，蛋白质 25%

C. 碳水化合物 50%~60%，脂肪 20%，蛋白质 30%

D. 碳水化合物 60%~70%，脂肪 20%，蛋白质 20%

E. 碳水化合物 60%，脂肪 30%，蛋白质 10%

(934~936 共用题干)

患者，男，64 岁，糖尿病病史 6 年，饮食治疗结合运动，血糖控制可。

934. 判断患者 3 个月的血糖控制情况的指标是

A. OGTT 检查　　　　B. HbA1c

C. 尿常规　　　　　　D. 末梢血糖

E. 随机血糖

935. 如果患者空腹血糖控制不理想，选择双胍类的理由是

A. 刺激胰岛 β 细胞分泌胰岛素

B. 减少胃肠道对葡萄糖的吸收

C. 抑制肝糖原分解，增加糖的无氧酵解

D. 增加糖的有氧代谢

E. 增加外周组织对胰岛素的抵抗

936. 对于糖尿病患者的运动，说法错误的是

A. 运动总是使糖尿病患者的血糖降低

B. 糖尿病患者应进行有规律的合适运动

C. 1 型糖尿病患者的运动宜在餐后进行

D. 有大血管和微血管并发症者应在医生指导下运动

E. 胰岛功能很差者，应先给予胰岛素补充治疗后再开始运动

（937～939 共用题干）

男性患者，查体发现尿糖 5g/L。

937. 以下说法错误的是

 A. 询问是否服用丙磺舒 B. 查 24 小时尿糖定量

 C. 复查尿常规 D. 应同时查血糖

 E. 诊断糖尿病

938. 应该进行的筛查是

 A. 糖化血红蛋白 B. 葡萄糖耐量试验

 C. 复查尿常规 D. 空腹血糖

 E. 胰岛素释放试验

939. 测定胰岛 β 细胞功能的主要目的是

 A. 诊断糖尿病

 B. 1、2 型糖尿病分型

 C. 除外继发性糖尿病

 D. 指导治疗

 E. 诊断营养不良相关性糖尿病

（940～942 共用题干）

患者，男，40 岁，体检发现空腹血糖 6.4mmol/L。

940. 此患者应首选何种检查确诊

 A. 再复查一次空腹血糖 B. 尿糖

 C. 糖化血红蛋白 D. 糖耐量试验

 E. 餐后 2 小时血糖

941. 关于 1997 年 DNA 糖尿病诊断标准，说法不正确的是

 A. 取消了 NIDDM 和 IDDM 的称法

 B. 保留了 1 型、2 型糖尿病的名称

 C. 取消了营养不良性糖尿病

 D. 葡萄糖耐量异常属于糖尿病的一个亚类

 E. 妊娠糖尿病属于糖尿病的一个亚类

942. 如患者糖负荷后 2 小时血糖 11.1mmol/L，下列说法正确的是

 A. 再复查一次空腹血糖

 B. 诊断糖尿病

 C. 糖化血红蛋白

 D. 复查糖耐量试验

 E. 餐后 2 小时血糖

（943～946 共用题干）

某患者为单卵双胎。有糖尿病史 10 年，现出现眼睑及下肢浮肿，乏力，尿蛋白（＋＋）、尿糖（＋＋＋）。

943. 该患者的同胞兄弟出现糖尿病症状的岁数大约在

 A. 出生时 B. 学龄前

 C. 青春期 D. 40 岁后

 E. 80 岁时

944. 该患者及其兄弟所患的糖尿病类型常为

 A. 1 型糖尿病 B. 2 型糖尿病

 C. 无法确定 D. 胰腺外分泌疾病

 E. 脂肪萎缩型糖尿病

945. 应采用的治疗是

 A. 饮食治疗 B. 体育锻炼

 C. 药物治疗 D. 胰岛素治疗

 E. 胰腺移植

946. 目前出现的症状应该考虑为

 A. 药物治疗的并发症 B. Somogyi 反应

 C. 糖尿病肾病 D. 药物的不良反应

 E. 出现新的疾病

（947～951 共用题干）

患者，男，40 岁。近半年来经常出现阵发性心慌伴明显饥饿感，发作严重时出冷汗，多在餐前及凌晨发生，进餐后好转。平时嗜睡，体重增加。

947. 下列哪项检查对诊断最有帮助

 A. 心电图 B. 电解质

 C. 发作时血糖 D. 脑 CT

 E. 发作时尿糖

948. 如果上述各项检查均无明确的阳性发现，应进一步做下列哪项检查

 A. 胰岛素激发试验 B. 饥饿试验

 C. 皮质醇刺激试验 D. 生长激素耐受试验

 E. 胰高血糖素试验

949. 患者住院期间在 1 次洗澡后明显乏力，嗜睡渐入浅昏迷。脉搏 120 次/分，律齐。综合前几项检查，考虑本例最可能的诊断是

 A. 低血糖 B. 脑血管意外

 C. 胰岛细胞瘤 D. 心肌梗死

 E. 心律失常、心衰

950. 胸片、腹部及胰腺 CT 扫描未见肿瘤证据，则还应该选择下列哪项检查进一步提供诊断的依据

 A. 空腹 T_3、T_4 水平 B. 糖耐量试验

 C. 胰岛素释放指数 D. 血浆胰岛素水平

 E. 胰岛素释放试验

951. 在鉴别诊断中，可以完全排除下列哪一种疾病

 A. 肝病所致的低血糖

 B. 胰腺外恶性肿瘤

 C. 肾上腺皮质功能减退

 D. 垂体前叶功能减退

 E. 库欣综合征

（952～953 共用题干）

患者，女，33 岁，近 2 年来反复出现清晨不易唤醒，

饮糖水后可缓解，且发作逐渐频繁。

952. 其最可能的诊断为

    A. 肝癌晚期　　　　　　B. 胰岛素瘤

    C. 糖原累积病　　　　　D. 腺垂体功能减退症

    E. 肝硬化

953. 如果血气分析报告 pH 7.30，首先应检查的是

    A. 甲状旁腺素　　　　　B. 尿酸化功能

    C. 肝功能　　　　　　　D. 甲状腺功能

    E. 免疫功能

(954～955 共用题干)

    患者，男，35 岁，反复出现清晨不易唤醒 3 年，饮糖水后可缓解。

954. 初步诊断为胰岛素瘤，实验室检查可发现

    A. 胰岛素释放指数升高

    B. 饥饿试验（－）

    C. 低血糖伴 ACTH 升高，皮质醇下降

    D. 空腹低血糖伴肝功异常

    E. 餐前有低血糖表现，血糖升高，胰岛素峰值延迟

955. 鉴别特发性功能性低血糖症与胰岛素瘤的检查结果是

    A. 胰岛素释放指数升高

    B. 饥饿试验（－）

    C. 低血糖伴 ACTH 升高，皮质醇下降

    D. 空腹低血糖伴肝功异常

    E. 餐前有低血糖表现，血糖升高，胰岛素峰值延迟

(956～957 共用题干)

    患者，男，23 岁，低血糖症患者，总感到腹胀，胸闷。B 超显示：可疑腹膜后占位，胸腹腔积液。血乳酸水平高，CT 显示胰腺增大伴钙化斑。血浆胰岛素 36μIU/ml，胰岛素原与总胰岛素放免值之比为 15%。

956. 该患者最可能的诊断是

    A. 胰岛素瘤　　　　　　B. 胰岛细胞增生症

    C. 结核病　　　　　　　D. 间皮细胞瘤

    E. 严重营养不良

957. 若诊断正确，造成低血糖的主要原因是

    A. 生长抑素　　　　　　B. 胰岛素

    C. 胰岛素原　　　　　　D. 表皮生长激素

    E. 胰岛素生长因子

(958～960 共用题干)

    患者，男，47 岁，自发性或运动后心慌、出汗、饥饿伴精神症状 8 个月，严重时曾发生昏迷，进糖水后清醒，发作时血糖 1.8～2.2mmol/L。身高 172cm，体重 91kg。

958. 发生该情况最可能的原因是

    A. 自主神经功能紊乱　　B. 1 型糖尿病

    C. 2 型糖尿病　　　　　D. 胰岛素瘤

    E. 反应性低血糖

959. 确诊最有价值的检查是

    A. 胰岛素和 C 肽释放试验

    B. 肝功能

    C. 头颅 CT

    D. 糖耐量试验

    E. 血和尿皮质醇测定

960. 确诊后该患者的最佳治疗是

    A. 饮食控制　　　　　　B. 口服普萘洛尔

    C. 口服二氮嗪　　　　　D. 口服双胍类药物

    E. 手术治疗

(961～962 共用题干)

    患者，女，35 岁。多尿、多饮伴体重下降 1 个月。身高 162cm，体重 51kg。无糖尿病家族史。血糖 11.5mmol/L，HbA1c 9.8%。给予口服格列吡嗪 5mg，一日 3 次，空腹血糖控制在 6～7mmol/L。5 个月后血糖控制不佳，常达到 11～15mmol/L，经常出现酮症。

961. 最恰当的诊断是

    A. 营养不良性糖尿病

    B. 2 型糖尿病

    C. 成人隐匿性自身免疫性糖尿病

    D. 1 型糖尿病

    E. 继发性糖尿病

962. 为明确诊断应进一步做的检查是

    A. GAD 抗体，IAA，IA－2 抗体联合检测

    B. 基因型检测

    C. 胰岛素释放试验

    D. HbA1c 检测

    E. OGTT

(963～965 共用题干)

    患者，女，19 岁，1 型糖尿病 2 年，因肺部感染诱发酮症酸中毒。

963. 何为酮症酸中毒的特征性症状

    A. 严重口渴　　　　　　B. 昏迷

    C. 呼吸深大　　　　　　D. 呼气有烂苹果味

    E. 皮肤干燥

964. 抢救时使用胰岛素的最佳方法是

    A. 大剂量＋肌内注射

    B. 大剂量＋静脉注射

    C. 大剂量＋皮下注射

    D. 小剂量＋静脉滴注

    E. 小剂量＋静脉推注

965. 以下哪种治疗原则是错误的

    A. 积极补液，纠正脱水

    B. 及时使用胰岛素

    C. 积极补碱，尽快一次性纠正酸中毒

    D. 严密观察血钾，防治低血钾

    E. 积极治疗肺部感染

(966 ~ 970 共用题干)

    患者，男，47 岁。口渴、多饮、消瘦 3 个月，突发昏迷 2 日。血糖 41mmol/L，血钠 132mmol/L，血钾 4.0mmol/L，尿素氮 9.8mmol/L，CO_2CP 18.3mmol/L，尿糖、尿酮（＋＋＋）。

966. 该患者的首选治疗方案为

    A. 快速静滴高渗盐水 + 小剂量胰岛素

    B. 快速静滴低渗盐水 + 小剂量胰岛素

    C. 快速静滴生理盐水 + 小剂量胰岛素

    D. 快速静滴生理盐水 + 大剂量胰岛素

    E. 快速静滴碳酸氢钠 + 大剂量胰岛素

967. 治疗 8 小时后，患者神志渐清，血糖降至 12.8mmol/L，血钾 3.2mmol/L。此时，可采用下列治疗中的

    A. 输 5% 葡萄糖 + 普通胰岛素

    B. 输 5% 葡萄糖 + 普通胰岛素 + 适量钾

    C. 输 10% 葡萄糖 + 普通胰岛素

    D. 继续维原治疗方案

    E. 输低渗盐水 + 普通胰岛素 + 适量钾

968. 该患者最可能的诊断是

    A. 高渗性昏迷

    B. 糖尿病酮症酸中毒

    C. 糖尿病合并脑血管意外

    D. 糖尿病乳酸性酸中毒

    E. 应激性高血糖

969. 静滴胰岛素、碳酸氢钠约 2 小时，血糖降至 16.7mmol/L，酸中毒改善，一度清醒后又陷入昏迷。此现象可能为

    A. 并发脑水肿   B. 并发脑血管意外

    C. 并发低血糖   D. 并发尿毒症

    E. 并发乳酸性酸中毒

970. 若出现上述现象，应采用下列措施中的

    A. 脱水剂如甘露醇、呋塞米及地塞米松

    B. 降血压、止血或抗凝

    C. 静注葡萄糖

    D. 透析疗法

    E. 纠正酸碱平衡

(971 ~ 972 共用题干)

    患者，男，56 岁。糖尿病患者，用胰岛素治疗，突起心悸、多汗、乏力，继而神志不清。查体：脉搏 120 次/分，尿糖（－），尿酮体（－），尿素氮 10.0mmol/L。

971. 该患者最可能的诊断为

    A. 高渗性昏迷   B. 低血糖昏迷

    C. 酮症酸中毒昏迷   D. 脑血管意外

    E. 尿毒症昏迷

972. 应采用的急诊处理措施是

    A. 胰岛素静脉注射

    B. 静滴生理盐水

    C. 碳酸氢钠注射

    D. 测血糖后静脉输注葡萄糖

    E. 氯化钾静滴

(973 ~ 978 共用题干)

    患者，男，23 岁。3 小时前因神志不清入院，既往有 4 年 1 型糖尿病史，长期皮下注射胰岛素，近 4 天因腹泻而停用。查体：血压 70/50mmHg，皮肤中度失水征，呼吸深大，有烂苹果味，心率 130 次/分。

973. 该患者可以诊断为

    A. 休克   B. 重症感染

    C. 糖尿病酮症酸中毒   D. 乳酸性酸中毒

    E. 高渗性非酮症糖尿病昏迷

974. 最可能与诊断无关的检查是

    A. 血气分析   B. 血电解质测定

    C. 血糖   D. 尿糖、尿酮

    E. 血培养

975. 该患者首先应采取的治疗措施为

    A. 补液 + 小剂量胰岛素

    B. 补液 + 大剂量胰岛素

    C. 抗感染

    D. 立刻补充碳酸氢钠

    E. 立刻补钾

976. 患者进行小剂量胰岛素治疗方案时，开始静脉泵入或输入胰岛素的剂量为

    A. 0.5U/（kg·h）   B. 0.4U/（kg·h）

    C. 0.3U/（kg·h）   D. 0.2U/（kg·h）

    E. 0.1U/（kg·h）

977. 该患者血糖降至多少时，可给予葡萄糖溶液

    A. 11.1mmol/L   B. 7.8mmol/L

    C. 16.7mmol/L   D. 13.9mmol/L

    E. 6.1mmol/L

978. 患者治疗血糖下降合适的速度为

    A. 每小时 3.9 ~ 6.1mmol/L

    B. 每 2 小时 3.9 ~ 6.1mmol/L

C. 每小时 6.1～10.5mmol/L

D. 每 2 小时 6.1～10.5mmol/L

E. 每日 3.9～6.1mmol/L

(979～981 共用题干)

患者，女，58 岁。2 型糖尿病 14 年，长期口服格列本脲 10mg/d。查体：血压 150/95mmHg，心、肺和腹部检查未见异常，双下肢无水肿。眼底检查：视网膜病变Ⅲ期。空腹血糖 6.9mmol/L，餐后 2 小时血糖 10.8mmol/L，血尿素氮 6.2mmol/L，血肌酐 92.5mmol/L。尿常规检查尿糖 50mmol/L，蛋白（－）。

979. 糖尿病治疗应选择

A. 磺脲类降血糖药加量

B. 噻唑烷二酮类

C. 多吃淀粉类食物

D. α－葡萄糖苷酶抑制药

E. 胰岛素

980. 对诊断早期糖尿病肾病较有意义的检查是

A. 红细胞沉降率　　　　B. 尿常规检查

C. 尿渗透压测定　　　　D. 双肾 B 超

E. 尿微量白蛋白测定

981. 患者经检查为糖尿病早期肾病，治疗应首选

A. 利尿剂　　　　　　　B. α－葡萄糖苷酶抑制药

C. α 受体拮抗剂　　　　D. β 受体拮抗剂

E. 血管紧张素转换酶抑制剂

(982～984 共用题干)

患者，男，45 岁。体检发现空腹血糖 8mmol/L，餐后 2 小时血糖 13mmol/L，血清三酰甘油 3.5mmol/L，低密度脂蛋白胆固醇 3.6mmol/L，无明显不适，半年内体重下降 10kg。查体：血压 160/110mmHg，BMI 28，心、肺查体无阳性发现。

982. 患者首选的降血糖药物是

A. 罗格列酮　　　　　　B. 格列本脲

C. 阿卡波糖　　　　　　D. 二甲双胍

E. 瑞格列奈

983. 降血压首选的治疗药物是

A. α 受体拮抗剂　　　　B. β 受体拮抗剂

C. 钙通道阻滞剂　　　　D. 利尿剂

E. 血管紧张素转换酶抑制剂

984. 患者首选的调脂药物是

A. 他汀类　　　　　　　B. 多烯酸乙酯

C. 贝特类　　　　　　　D. 维生素 E

E. 烟酸类

(985～987 共用题干)

患者，男，79 岁。肢体软弱无力，进食减少，口渴、多尿 3 周，近 3 天嗜睡。查体：血压 70/50mmHg，神志模糊，皮肤干燥失水，呼吸 34 次/分，心率 108 次/分，尿糖（＋＋＋＋），尿酮（＋）。既往无糖尿病史。

985. 患者最可能诊断为

A. 糖尿病酮症酸中毒

B. 糖尿病性神经病变

C. 肺部感染

D. 糖尿病乳酸性酸中毒

E. 高渗性非酮症糖尿病昏迷

986. 为明确诊断，除血糖测定外，首选的检查是

A. 血电解质 + BUN、Cr

B. 糖基化血红蛋白 + BUN、Cr

C. 血气分析 + BUN、Cr

D. 血酮体 + 血气分析

E. 血常规

987. 最主要的治疗措施是

A. 抗感染　　　　　　　B. 肾上腺皮质激素

C. 口服降血糖药　　　　D. 小剂量胰岛素及补液

E. 大剂量胰岛素

(988～990 共用题干)

患者，女，51 岁。近半个月来感到口渴，饮水量增至每日 2000ml。患者身高 156cm，体重 71kg。查体：空腹血糖 10mmol/L，餐后血糖 14mmol/L，系初次发现血糖高，过去无糖尿病史。

988. 给予患者的治疗建议是

A. 饮食及运动治疗

B. 口服双胍类降血糖药

C. 口服磺脲类降血糖药

D. 口服 α－葡萄糖苷酶抑制药

E. 注射胰岛素

989. 根据以上建议治疗 3 个月后空腹血糖 8.6mmol/L，餐后血糖 12.5mmol/L，进一步治疗建议为

A. 口服氯磺丙脲　　　　B. 口服格列齐特

C. 口服二甲双胍　　　　D. 口服阿卡波糖

E. 注射胰岛素

990. 4 年后该患者被检查出浸润型肺结核，降血糖治疗宜采取

A. 原降血糖药增加剂量

B. 改用降血糖作用更强的口服降血糖药

C. 增加一种口服降血糖药

D. 双胍类、磺脲类、α 葡萄糖苷酶抑制剂联合使用

E. 胰岛素治疗

(991～992 共用题干)

患者，女，31 岁。妊娠 4 个月。发现尿糖（+）。葡萄糖耐量试验结果：空腹血糖 6.6mmol/L，2 小时血糖 10.6mmol/L。既往无糖尿病史。

991. 患者可诊断考虑为

A. 糖耐量减低　　　　B. 1 型糖尿病

C. 应激性高血糖　　　D. 反应性高血糖

E. 妊娠期糖尿病

992. 患者应选用的治疗药物为

A. 磺脲类降糖药　　　B. 双胍类降糖药

C. 葡萄糖苷酶抑制剂　D. 噻唑烷二酮

E. 胰岛素

(993～996 共用题干)

患者，女，58 岁。因患短肠综合征给予全胃肠外营养（TPN）治疗。治疗 1 周时患者出现昏迷，但尿内无酮体。患者既往空腹血糖曾为 11mmol/L。

993. 患者可诊断为

A. 高渗性非酮症糖尿病昏迷

B. 肝性昏迷

C. 导管感染败血症

D. 糖尿病昏迷

E. 合并严重感染

994. 此病的常见诱因不包括

A. 摄入糖类过多　　　B. 服用双胍类降糖药

C. 腹泻、呕吐　　　　D. 误输葡萄糖溶液

E. 甘露醇脱水

995. 此病的发病机制是

A. 内源性胰岛素分泌不足

B. 等渗性脱水

C. 输液导管细菌滋生

D. 肝功能损害

E. 感染

996. 此病的主要预防措施是

A. 预防感染

B. 加强保肝

C. 加强导管护理、无菌操作

D. 纠正水和电解质紊乱，预防酸中毒发生

E. 治疗开始的 1 周内注意葡萄糖输注的浓度、速度和与胰岛素的比例

(997～999 共用题干)

患者，女，70 岁。患糖尿病 20 年，每日皮下注射入预混胰岛素治疗，早餐前 25U，晚餐前 30U，每日进餐规律，主食量 350g。近来查空腹血糖 13.6～14.8mmol/L，餐后 2 小时血糖 7.6～8.8mmol/L。

997. 对明确空腹高血糖原因最有意义的检查是

A. 多次测定空腹血糖

B. 多次测定餐后血糖

C. 多次测定夜间血糖

D. 测定糖化血红蛋白

E. 口服葡萄糖耐量试验

998. 最可能的情况是

A. Somogyi 现象或黎明现象

B. 晚餐主食过多或过少

C. 未加口服降糖药物

D. 餐后血糖控制不佳

E. 存在胰岛素抵抗

999. 较为合适的处理是

A. 禁食　　　　　　　　B. 改用口服降糖药

C. 加磺脲类降糖药物　　D. 加双胍类降糖药物

E. 胰岛素调整剂量

四、案例分析题：每道案例分析题至少 3 个提问。其中正确答案有 1 个或多个，根据选项重要程度不同而得分权重不同。选对得分，选错扣分，扣至本问得分为 0。案例分析题的答题过程是不可逆的，即进入下一问后不能再返回修改所有前面的答案。

(1000～1003 共用题干)

患者，男，28 岁。因口干、多饮 2 周、恶心、呕吐伴腹痛一天入院。3 天前有"上感"史。既往史、家族史无特殊。查体：BP 120/70mmHg，身高 165cm，体重 71kg；心肺听诊无异常；腹软，无压痛和反跳痛，肠鸣音可；双下肢不肿。急查血糖 29mmol/L；K^+ 3.1mmol/L；Na^+ 136mmol/L；Cl^- 105mmol/L；CO_2 CP 12mmol/L；血 pH 7.35；血 β-羟丁酸 3mmol/L（正常值：小于 0.3mmol/L）。

1000. 该患者的糖尿病分型诊断如何考虑

A. 1 型糖尿病

B. 2 型糖尿病

C. 成人隐匿性自身免疫糖尿病（LADA）

D. 分型不确定

E. 其他特殊类型糖尿病

F. 线粒体基因突变糖尿病

1001. BUN 和 Cr 正常；血脂 TG 2.3mmol/L；血 WBC 11.0×10^9/L，N 85%，L 10%；血 HbA1c 6%（正常）；血空腹 C 肽 200pmol/L，餐后 2 小时 C 肽 300pmol/L。有助于确定诊断的是

A. 胰岛自身抗体

B. 对胰岛素治疗的依赖程度

C. 血 C 肽水平的变化

D. 体重指数

E. 基因检测

F. 抗核抗体

1002. 患者的谷氨酸脱羧酶抗体（GAD – Ab）阳性，胰岛素自身抗体（IAA）阴性。该患者的最终诊断考虑

A. 1 型糖尿病　　　　B. 2 型糖尿病

C. 暴发性 1 型糖尿病　D. 分型不确定

E. 其他特殊类型糖尿病

F. 线粒体基因突变糖尿病

1003. 治疗该患者最适合选择的药物是

A. 胰岛素　　　　　　B. 磺脲类

C. 双胍类　　　　　　D. 阿卡波糖

E. 格列酮类

F. DPP – Ⅳ抑制剂

（1004～1009 共用题干）

患者，女，25 岁，因"食欲减退，多饮，烦渴，多尿 15d"来诊。1 型糖尿病病史。查体：身高 160cm，体重 41kg；皮肤弹性差，呼吸深大，面色潮红，意识模糊。实验室检查：空腹血糖 22.2mmol/L；尿糖（＋＋＋），尿酮体（＋＋＋＋）。

1004. 为明确诊断，应立即进行的检查项目包括

A. 心电图　　　　　　B. 血离子测定

C. 血气分析　　　　　D. 胸部 X 线片

E. 肾功能测定　　　　F. 血脂分析

G. 肝功能测定

1005. 最可能的诊断是

A. 乳酸性酸中毒

B. 尿毒症性酸中毒

C. 呼吸性酸中毒

D. 糖尿病酮症酸中毒

E. 糖尿病高渗性昏迷

F. 脑血管意外

G. 感染性休克

1006. 该患者的病理生理特点是

A. 酸中毒　　　　　　B. 严重失水

C. 血酮升高　　　　　D. 携氧系统功能正常

E. 电解质紊乱　　　　F. 代谢紊乱

1007. 该患者可能出现的电解质紊乱有

A. 因渗透性利尿丧失钾离子

B. 治疗前血钾可正常或偏高

C. 治疗后可出现低血钾

D. 治疗后偶可出现低钙性抽搐

E. 磷酸根离子丢失

F. 低钠血症

G. 低氯血症

1008. 对该患者应该首先采取的治疗措施是

A. 饮食控制

B. 大量补充等渗氯化钠溶液

C. 大剂量胰岛素

D. 纠正离子紊乱

E. 大量补充碳酸氢钠溶液

F. 积极控制诱因

1009. 低钾血症时，错误的补钾方式是

A. 紧急时缓慢静脉注射 10% 氯化钾溶液 20ml，时间≥10 min

B. 每日给 10% 氯化钾溶液 30～60ml，分次口服

C. 10% 氯化钾溶液 15～30ml 加入 5%～10% 葡萄糖溶液 100ml，静脉滴注

D. 10% 氯化钾溶液 20ml 加入 5% 葡萄糖溶液 500ml，静脉滴注

E. 血钾正常后，应立即停止补钾

F. 补钾速度一般不能超过 50～60mmol/h

G. 补钾速度一般不宜超过 20ml/h

（1010～1013 共用题干）

患者，女，56 岁。1 年前体检血压 130/95mmHg，空腹血糖 6.8mmol/L，总胆固醇 5.8mmol/L，血常规、胸片未见异常。因"口干、多饮、多尿、视力下降半年"入院。血常规提示：RBC 5.0×10^{12}/L，Hb 143g/L。查体：体型肥胖，双肺未闻及啰音，心率 80 次/分，心律齐，各瓣膜听诊区未闻及杂音，双侧踝关节凹陷性水肿。

1010. 为明确诊断可进一步行的检查为

A. 24 小时动态血压

B. OGTT、HbA1c

C. 24 小时尿微量白蛋白、尿常规

D. 尿素氮、肌酐、尿酸

E. 眼底检查

F. 血脂

1011. 如果随机血糖 22.3mmol/L，尿酮体（＋＋＋），应立即进行的治疗有

A. 静脉使用胰岛素　　B. 胰岛素泵

C. 二甲双胍　　　　　D. 罗格列酮

E. 硝苯地平　　　　　F. 格列吡嗪

1012. 患者治疗后，尿酮体（－），3 天后行 OGTT：进餐时 11mmol/L，餐后 2 小时 18mmol/L，HbA1c 9%，可改用的药物为

A. 胰岛素　　　　　　B. 普萘洛尔

C. 二甲双胍　　　　　D. 罗格列酮

E. 硝苯地平　　　　　F. 格列吡嗪

1013. 患者注射胰岛素后未进食，突然出现强烈饥饿感，大量出汗、手抖、心悸、软弱乏力，应进一步治疗为
    A. 小剂量胰岛素静脉滴注，同时急查大便常规
    B. 大量口服生理盐水
    C. 停用二甲双胍，立即行洗胃治疗
    D. 进食
    E. 立即使用呋喃唑酮
    F. 立即查血糖，50%高渗糖静脉推注

(1014~1016 共用题干)

患者，男，55 岁。近 5 年来每于饮酒或劳累之后，右手指关节及左足大趾内侧肿痛，以夜间痛为重，皮下隐现多个乳白色硬结节。查红细胞沉降率 6mm/h，血尿酸高达 918μmol/L。

1014. 最可能的诊断为
    A. 类风湿关节炎   B. 关节外伤
    C. 皮下结节性红斑   D. 痛风
    E. 丹毒   F. 骨肿瘤

1015. 痛风常见的临床表现包括
    A. 急性关节炎   B. 痛风石
    C. 发热   D. 乏力
    E. 痛风性肾病   F. 腰背部疼痛
    G. 胃部不适

1016. 痛风患者急性关节炎期可选择的治疗药物包括
    A. 别嘌醇   B. 秋水仙碱
    C. 吲哚美辛   D. 苯溴马隆
    E. 糖皮质激素   F. 磺吡酮
    G. 丙磺舒

(1017~1024 共用题干)

病历摘要：患者，女，36 岁，因"易饥多食伴消瘦 2 月"来诊，2 月前患者无明显诱因出现易饥多食，伴体重下降，这 2 个月来体重减轻 10kg，无明显的口渴、多饮、多尿、烦躁、易怒、心悸、发热、咳嗽、胸闷。

1017. 该患者可能是下列哪种（或哪几种）疾病
    A. 食管癌   B. 胃癌
    C. 重症肝炎   D. 下丘脑综合征
    E. 糖尿病   F. 甲状腺功能亢进症
    G. 肺结核
    H. 神经官能症

1018. FT$_3$、FT$_4$ 和 TSH 正常，胸片未见明显异常，生化提示，空腹血糖 8.3mmol/L，下列检查有哪个（或哪些）对于疾病的诊断、病情评估和指导治疗是有必要的
    A. 肝功能

    B. 甲状腺彩超
    C. 尿微量白蛋白排泄率
    D. 眼底荧光造影
    E. 痰涂片查找抗酸杆菌
    F. 神经电生理检查
    G. 下肢血管彩超
    H. 胃镜

1019. 如果该患者确诊糖尿病，以下哪个（或哪些）指标常用于协助分型
    A. OGTT   B. IVGTT
    C. 血浆胰岛素   D. 血浆 C 肽
    E. ICAs   F. IAA
    G. GAD   H. 血脂谱

1020. 如果该患者确诊糖尿病，尿微量白蛋白排泄率为 15μg/min，考虑患者处于糖尿病肾病的第几期
    A. Ⅰ   B. Ⅱ
    C. Ⅲ   D. Ⅳ
    E. Ⅴ   F. Ⅵ

1021. 如果该患者确诊糖尿病，眼底荧光造影提示有微血管瘤，出血并有软性渗出，考虑患者处于糖尿病视网膜病变的第几期
    A. Ⅰ   B. Ⅱ
    C. Ⅲ   D. Ⅳ
    E. Ⅴ   F. Ⅵ

1022. 如果患者身高 160cm，体重 75kg，空腹血糖 8.3mmol/L，早餐后 2 小时血糖 11.9mmol/L，尿微量白蛋白排泄率为 15μg/min，眼底荧光造影提示有微血管瘤，出血并有软性渗出，下列哪种（或哪几种）治疗方案可以考虑选用
    A. 单用饮食治疗
    B. 单用运动治疗
    C. 联用饮食和运动治疗
    D. 在饮食运动的基础上单用磺脲类药物
    E. 在饮食运动的基础上单用双胍类药物
    F. 在饮食运动的基础上联用磺脲类和双胍类药物
    G. 在饮食运动的基础上单用噻唑烷二酮类药物
    H. 在饮食运动的基础上联用餐时血糖调节剂和双胍类药物

1023. 治疗好转后，以下哪种（或哪几种）药物可以考虑长期服用
    A. 氯磺丙脲   B. 格列本脲
    C. 甲苯磺丁脲   D. 苯乙双胍
    E. 二甲双胍   F. 罗格列酮
    G. 曲格列酮   H. 吡格列酮

1024. 以下哪个（或哪几个）指标或检查，有必要每年复查 1 次

A. 高密度脂蛋白胆固醇

B. 低密度脂蛋白胆固醇

C. 中密度脂蛋白胆固醇

D. 总胆固醇

E. 三酰甘油

F. 尿微量白蛋白排泄率

G. 眼底荧光造影

H. OGTT

（1025 ~ 1032 共用题干）

患者，男，36 岁，因"体检发现血糖偏高 3 天"来诊，3 天前患者于体检时发现空腹血糖为 6.7mmol/L，无明显自觉不适。无糖尿病的家族史。

1025. 下列哪一种（或哪几种）措施是可以实施的

A. 复查空腹血糖，加查早餐后 2 小时血糖

B. 进行 OGTT

C. 进行 IVGTT

D. 进行小剂量地塞米松抑制试验

E. 进行大剂量地塞米松抑制试验

F. 进行禁水试验

G. 进行禁水 – 加压试验

H. 进行酚妥拉明试验

1026. 1999 年 WHO 专家委员会公布的协商性报告关于糖尿病诊断标准中对于空腹的定义是什么

A. 2 ~ 4 小时没有热量的摄入

B. 4 ~ 6 小时没有热量的摄入

C. 6 ~ 8 小时没有热量的摄入

D. 8 ~ 10 小时没有热量的摄入

E. 10 ~ 12 小时没有热量的摄入

F. 12 ~ 14 小时没有热量的摄入

G. 晨起未进餐前

H. 每餐餐前

1027. 1999 年 WHO 专家委员会公布的协商性报告关于糖尿病诊断标准中糖尿病症状指的是下列哪一种（或哪几种）

A. 多尿　　　　　B. 烦渴多饮

C. 多食　　　　　D. 易饥

E. 难以解释的体重减轻 F. 夜尿增多

G. 尿频　　　　　H. 尿急

1028. 如果行 OGTT 的结果是空腹血浆血糖 6.5mmol/L，服糖后 1 小时 7.7mmol/L，服糖后 2 小时 7.1mmol/L，则该患者应该诊断为

A. 正常糖耐量

B. 糖耐量减低

C. 空腹血糖调节受损

D. 1 型糖尿病

E. 2 型糖尿病

F. 难以下结论，建议再次行 OGTT

G. 难以下结论，建议行 IVGTT

H. 难以下结论，建议查糖化血红蛋白

1029. 如果患者诊断为 IFG（空腹血糖调节受损），目前认为应该进行的是

A. 饮食治疗　　　　B. 运动治疗

C. 糖尿病教育　　　D. 短效胰岛素治疗

E. 磺脲类药物治疗　F. 糖苷酶抑制剂治疗

1030. 如果患者诊断为 IFG（空腹血糖调节受损）且身高 165cm，体重 80kg，还应该补充进行的是

A. 饮食治疗　　　　B. 运动治疗

C. 糖尿病教育　　　D. 短效胰岛素治疗

E. 磺脲类药物治疗　F. 双胍类药物

G. 噻唑烷二酮类

1031. 如果患者身高 165cm，体重 80kg，诊断为 IFG（空腹血糖调节受损），应该向他提出哪一项（或哪几项）建议

A. 每 3 个月进行一次 OGTT

B. 每 6 个月进行一次 OGTT

C. 每 1 年进行一次 OGTT

D. 戒烟

E. 避免高脂高糖饮食

F. 养成睡前进食的习惯

G. 减肥

H. 尚未达到糖尿病，不需要任何处理

1032. 如果患者身高 165cm，体重 80kg，经过 OGTT 诊断为 IFG（空腹血糖调节受损），如果患者有条件，下列项目中应该每年检查一次的有哪一项（或哪几项）

A. 空腹血糖和餐后 2 小时血糖

B. OGTT

C. IVGTT

D. 血脂谱

E. 血皮质醇

F. 血胆红素

G. 尿 VMA

H. 甲状腺功能

（1033 ~ 1040 共用题干）

患者，男，40 岁，因"口渴、多饮 1 月"来诊。1 月前患者无明显诱因出现口渴，多饮，无多食易饥，体

重下降。在外院检查示空腹血糖 9.8mmol/L。

1033. 对于该患者的处理，正确的是
A. 可以直接诊断为糖尿病
B. 还不能诊断糖尿病，应该加查餐后 2 小时血糖
C. 还不能诊断糖尿病，应该检查餐后 2 小时血糖才比较准确
D. 还不能诊断糖尿病，应该进行 OGTT
E. 还不能诊断糖尿病，应该进行 IVGTT
F. 还不能诊断糖尿病，应该检查糖化血红蛋白才比较准确
G. 还不能诊断糖尿病，应该检查果糖胺才比较准确
H. 还不能诊断糖尿病，应该检查尿糖才比较准确

1034. 为了鉴别患者所患的糖尿病是 1 型还是 2 型，可以考虑下列哪一种（或哪几种）检查或试验
A. 空腹胰岛素　　　B. 餐后 2 小时胰岛素
C. 糖化血红蛋白　　D. 果糖胺
E. 谷氨酸脱羧酶抗体　F. 微粒体抗体
G. 过氧化物酶抗体　H. OGTT

1035. 要了解患者 3 个月的血糖控制情况，应该检查下列哪一项（或哪几项）指标
A. 尿糖　　　　　　B. 空腹血糖
C. 早餐后 2 小时血糖　D. 午餐后 2 小时血糖
E. 晚餐后 2 小时血糖　F. 睡前 2 小时血糖
G. 糖化血红蛋白　　H. 果糖胺

1036. 如果给患者予磺脲类药物治疗，患者完全遵照医嘱治疗，结果 1 个月血糖均无明显变化，这种现象称为
A. 不可能发生，所以没有名称
B. 磺脲类耐药性
C. 磺脲类抵抗
D. 磺脲类抗药性
E. 磺脲类原发性失效
F. 磺脲类继发性失效
G. 磺脲类完全失效

1037. 下列哪一种（或哪几种）患者容易发生磺脲类原发性失效
A. 消瘦的 1 型糖尿病患者
B. 肥胖的 1 型糖尿病患者
C. 处于重症感染状态的 1 型糖尿病患者
D. 合并有自身免疫性疾病的 1 型糖尿病患者
E. 消瘦的 2 型糖尿病患者
F. 标准体重的 2 型糖尿病患者
G. 肥胖的 2 型糖尿病患者

1038. 如果给患者予磺脲类药物治疗，患者完全遵照医嘱治疗，2 年来血糖一直控制良好，但随后血糖逐渐升高，这种现象称为什么
A. 不可能发生，所以没有名称
B. 磺脲类耐药性
C. 磺脲类抵抗
D. 磺脲类抗药性
E. 磺脲类原发性失效
F. 磺脲类继发性失效
G. 磺脲类完全失效

1039. 如果患者发生磺脲类继发性失效，以下哪一项（或哪几项）处理方法是正确的
A. 注意是否存在应激
B. 考虑换用另外一种磺脲类药物
C. 考虑联合应用另外一种磺脲类药物
D. 考虑联合应用二甲双胍
E. 考虑联合应用阿卡波糖
F. 考虑联合应用瑞格列奈
G. 考虑改用胰岛素治疗
H. 考虑联合应用胰岛素治疗

1040. 如果患者正在服用格列吡嗪控释片治疗，下列哪一种（或哪几种）药物会增加发生低血糖的风险
A. 普萘洛尔　　　　B. 阿司匹林
C. 泼尼松　　　　　D. 呋噻米
E. 二甲双胍　　　　F. 阿卡波糖
G. 罗格列酮

（1041～1048 共用题干）

病历摘要：患者，女，28 岁，无性生活史，因"昏迷半小时"入院，生化检查提示糖尿病，经抢救后患者苏醒。

1041. 为进一步诊断和治疗，还需要什么检查
A. OGTT
B. IVGTT
C. 空腹血糖和餐后 2 小时血糖
D. 空腹胰岛素和餐后 2 小时胰岛素
E. 空腹 C 肽和餐后 2 小时 C 肽
F. TGAb
G. GAD
H. TPOAb

1042. 患者听力正常，无糖尿病家族史，检查结果提示：空腹胰岛素和 C 肽水平很低，几乎测不到，餐后 2 小时不被激发，谷氨酸脱羧酶抗体（＋），考虑什么诊断的可能性最大
A. 其他特殊类型糖尿病

B. MODY

C. 2 型糖尿病

D. 1 型糖尿病

E. 线粒体糖尿病

F. 妊娠期糖尿病

1043. 对于该患者长期的治疗方案最有可能采用的是

A. 单纯饮食加运动

B. 在饮食和运动的基础上加用双胍类药物

C. 在饮食和运动的基础上加用 α - 糖苷酶抑制剂

D. 在饮食和运动的基础上加用噻唑烷二酮类药物

E. 在饮食和运动的基础上加用第二代磺脲类药物

F. 在饮食和运动的基础上加用第三代的磺脲类药物

G. 在饮食和运动的基础上加用餐时血糖调节剂

H. 在饮食和运动的基础上加用胰岛素

1044. 如果患者使用三餐餐前注射短效胰岛素，出现这种情况"每餐餐后 2 小时，血糖控制良好，但餐后 4 小时出现低血糖"，下列哪一种（或哪几种）措施可以考虑使用

A. 加用磺脲类药物

B. 加用双胍类药物

C. 加用餐时血糖调节剂

D. 加用 α - 糖苷酶抑制剂

E. 加用噻唑烷二酮类药物

F. 加用中效胰岛素

G. 加用长效胰岛素类似物

H. 改用快速胰岛素类似物

1045. 如果患者使用三餐餐前注射短效胰岛素，出现"每天空腹血糖很高"的情况可以采用下列哪一种（或哪几种）措施

A. 加大现有每餐餐前胰岛素的用量

B. 加大晚餐前胰岛素的用量

C. 加大早餐前胰岛素的用量

D. 在睡前使用中效胰岛素

E. 在晨起时使用中效胰岛素

F. 在睡前使用长效胰岛素类似物

G. 在晨起时使用长效胰岛素

H. 改用快速胰岛素类似物

1046. 如果患者使用三餐餐前注射短效胰岛素并睡前注射中效胰岛素，出现"第二天空腹血糖很高"的情况，下列哪一种（或哪几种）原因是应该考虑的

A. 三餐餐前短效胰岛素剂量不足

B. 三餐餐前短效胰岛素剂量过大

C. 晚餐前短效胰岛素剂量不足

D. 晚餐前短效胰岛素剂量过大

E. 早餐前短效胰岛素剂量不足

F. 睡前中效胰岛素剂量不足

G. 睡前中效胰岛素剂量过大

H. 黎明现象

1047. 如果患者因某种原因出现一天需要胰岛素的剂量大于 200U，这种现象称为什么

A. 胰岛素抵抗　　　　B. 胰岛素抗药性

C. 胰岛素耐受　　　　D. 胰岛素失效

E. 胰岛素耐药性　　　F. 胰岛素过敏

G. 代谢综合征　　　　H. X 综合征

1048. 如果患者在使用胰岛素期间出现胰岛素抗药性，下列哪一种（或哪几种）措施可以考虑

A. 如果原来使用动物胰岛素，可以改用人胰岛素制剂

B. 停用胰岛素，改用磺脲类药物

C. 停用胰岛素，改用双胍类药物

D. 停用胰岛素，改用 α - 糖苷酶药物

E. 停用胰岛素，改用噻唑烷二酮类药物

F. 如果皮下注射胰岛素不能降低，可以改用静脉注射

G. 如果原来使用人胰岛素制剂，可以改用动物胰岛素

H. 在原来胰岛素治疗的基础上加用糖皮质激素

（1049～1056 共用题干）

病历摘要：患者，男，31 岁，因"拇趾疼痛 1 小时"来急诊就诊。患者 1 小时前在睡眠时后突觉拇趾疼痛难忍，无法入睡。体检：体温 36.8℃，左侧拇趾红肿，皮温升高，未见皮损。6 小时前患者因朋友聚会饮较多啤酒。

1049. 该患者目前考虑什么疾病的可能性最大

A. 左侧拇趾感染

B. 左侧拇趾骨折

C. 左侧拇趾异物创伤

D. 痛风

E. 类风湿关节炎

F. 风湿性关节炎

G. 丹毒

1050. 对于该患者的诊断，价值最大的是

A. 血常规　　　　　　B. 红细胞沉降率

C. 拇趾 X 光片　　　　D. 拇趾 MRI

E. 血尿酸　　　　　　F. 类风湿因子

G. C 反应蛋白　　　　H. 咽拭子培养链球菌

1051. 痛风可能是由于下列哪一种（或哪几种）原因导致

A. 糖代谢异常　　　B. 脂质代谢异常
C. 蛋白代谢异常　　D. 嘌呤代谢异常
E. 嘧啶代谢异常　　F. 卟啉代谢异常
G. 含氮物质排泄异常　H. 尿酸排泄异常

1052. 高尿酸血症出现下列哪一种（或哪几种）情况才能称为痛风
A. 只要有高尿酸血症就可以称为痛风
B. 尿酸盐结晶沉积
C. 肾功能受损
D. 关节炎
E. 肾结石
F. 肾病综合征
G. 尿尿酸升高
H. 糖代谢异常

1053. 对于高尿酸血症和痛风的叙述，正确的是
A. 有些高尿酸血症患者可以终生不出现症状
B. 急性关节炎通常是痛风的首发症状
C. 痛风发作通常在凌晨
D. 痛风发作最常见的部位是肘关节
E. 关节液白细胞有尿酸盐结晶可以确诊痛风发作
F. 可疑痛风石结晶针吸活检有尿酸盐结晶可以确诊痛风发作
G. 只有原发性痛风，没有继发性痛风
H. 只有继发性痛风，没有原发性痛风

1054. 痛风的特征性改变是下列哪一种（或哪几种）
A. Roth 斑　　　B. Osler 结节
C. Janeway 损害　D. 痛风石
E. 晨僵　　　　　F. 睑结膜瘀点
G. 迁移性脓肿　　H. 心瓣膜出现赘生物

1055. 急性痛风性关节炎期可以考虑使用下列哪一种（或哪几种）药物
A. 螺内酯　　　B. 氨苯蝶啶
C. 秋水仙碱　　D. 吲哚美辛
E. 泼尼松　　　F. ACTH
G. 环孢素 A　　H. CTX

1056. 痛风慢性期可以考虑下列哪一种（或哪几种）措施
A. 适当减少水的摄入
B. 严禁饮酒
C. 适当服用噻嗪类利尿剂
D. 适当服用碳酸氢钠
E. 服用别嘌醇
F. 服用秋水仙碱
G. 服用泼尼松
H. 服用环孢素 A

（1057~1060 共用题干）

患者，女，12 岁，因"多饮、多食、多尿伴体重减轻 15d"来诊。无恶心、呕吐。无糖尿病家族史。查体：生命体征正常；体型偏瘦；心、肺正常；腹软，无压痛。实验室检查：空腹血糖 13.9mmol/L，餐后 2h 血糖 24.8mmol/L；尿酮体阳性，血酮体弱阳性。诊断：1 型糖尿病合并糖尿病酮症。

1057. 该患者诊断 1 型糖尿病的依据是
A. 起病年龄小　　B. 症状典型
C. 自发酮症倾向　D. 初诊时血糖高
E. 无糖尿病家族史　F. 血、尿酮体阳性

1058. 针对该患儿的治疗，目的是
A. 改善症状
B. 保证正常的生长和发育
C. 严格控制血糖
D. 保证健康的心理状态
E. 防治慢性并发症
F. 防治急性并发症

1059. 针对该患儿的治疗方案为
A. 启动皮下胰岛素治疗
B. 糖尿病教育
C. 严格饮食控制
D. 口服抗糖尿病药物，如二甲双胍
E. 积极静脉补液
F. 卧床休息

1060. 针对该患儿的胰岛素治疗方案应选择
A. 多次皮下注射胰岛素
B. 预混胰岛素治疗
C. 静脉滴注小剂量胰岛素
D. 胰岛素联合口服抗糖尿病药物
E. 胰岛素泵持续皮下输注胰岛素
F. 有条件者建议胰岛移植

（1061~1064 共用题干）

患者，女，30 岁，因"妊娠 5 个月，体检发现血糖升高 1 周"来诊。否认糖尿病家族史，既往无特殊疾病史。查体：意识清楚，精神可；手测宫底高度脐下 1 横指，胎心 125 次/分。空腹血糖 5.4mmol/L。

1061. 为明确其是否患有妊娠期糖尿病，最准确的检测是
A. 50g OGTT 检测
B. 检查餐后 2h 静脉血糖
C. 检查糖化血红蛋白
D. 馒头餐试验
E. 75g OGTT 检测
F. 再次检测空腹静脉血糖

1062. 100g OGTT 检测结果中，达到妊娠期糖尿病诊断标准的有

A. 空腹 7.5mmol/L，负荷后 1h 8.6mmol/L，负荷后 2h 7.7mmol/L

B. 空腹 5.8mmol/L，负荷后 1h 10.8mmol/L，负荷后 2h 7.8mmol/L

C. 空腹 7.0mmol/L，负荷后 1h 9.5mmol/L，负荷后 2h 9.0mmol/L

D. 空腹 5.6mmol/L，负荷后 1h 10.4mmol/L，负荷后 2h 8.0mmol/L

E. 空腹 5.5mmol/L，负荷后 1h 10.2mmol/L，负荷后 2h 7.2mmol/L

F. 空腹 4.8mmol/L，负荷后 1h 10.4mmol/L，负荷后 2h 8.8mmol/L

1063. 经检查该患者 75g OGTT 空腹和 2h 负荷后血糖分别为 6.2mmol/L 和 9.0mmol/L，明确诊断为妊娠期糖尿病。其合理的治疗方案是

A. 饮食控制的基础上服用二甲双胍

B. 因孕妇和胎儿需加强营养，无须饮食控制

C. 注射人胰岛素降糖

D. 合理的饮食控制和运动锻炼

E. 胰岛素配合二甲双胍降糖

F. 因注射胰岛素可能会增加体重，应严格饮食控制，不宜注射胰岛素

1064. 经合理降糖等治疗后，该患者顺利分娩一健康女婴，其分娩后可能会出现的与糖尿病相关的情况有

A. 胰岛素需要量减少

B. 不需药物治疗血糖即恢复正常

C. 仍存在糖调节受损

D. 终身患有糖尿病

E. 需在产后第 6～12 周行 75g OGTT

F. 胰岛素需要量不变

(1065～1069 共用题干)

患者，男，68 岁，因"多尿、多饮 20 余年，伴双下肢麻痛 2 年"来诊。患者糖尿病史 2 年余，平素血糖控制在 FPG 7.0～8.0mmol/L，2hPG 10.0～11.0mmol/L。既往有高血压病史 20 余年。查体：BP 135/76mmHg；意识清楚，精神可；口唇无发绀，颈静脉无充盈；双肺呼吸音清，未闻及明显干、湿性啰音。HR 80 次/分，律齐，无杂音；腹部（-）；双下肢无水肿，双下肢浅感觉减退。

1065. 患者入院后应检查

A. 糖化血红蛋白

B. 肌电图测定

C. 震颤量阈值测定

D. 皮肤温度感觉测定

E. 下肢血管彩超

F. 血液流变学检查

1066. 周围神经病变损害的症状与体征包括

A. 有中等到严重程度的持续性疼痛

B. 四肢（至少双下肢）感觉障碍

C. 双下肢拇趾（或至少有一足拇趾）有振动觉的异常

D. WHOPNTF 提供的分度音叉在拇趾处测 3 次，振动觉的值≤7.0

E. 右侧腓总神经感觉传导速度值比同龄人均值低 1SD

F. 四肢肌力减退

1067. 患者入院检测空腹及餐后 2h 血糖，平均值分别为 8.0mmol/L、10.0mmol/L。针对患者目前的状况应采取的治疗为

A. 控制血糖

B. 肌醇等针对性治疗

C. 维生素 B 族等支持治疗

D. 改善循环治疗

E. 对症治疗

F. 戒烟、戒酒

1068. 患者诉双下肢麻痛，偶尔有电击样痛感。查体：双下肢浅感觉减退，震动觉减退。针对该患者疼痛的对症治疗有

A. 卡马西平 0.1g，2～3 次/天

B. 苯妥英钠 0.1g，2～3 次/天

C. 阿米替林 25mg，2～3 次/天

D. 局部涂抹镇痛药膏，如辣根素

E. 苯氧甲恶酮 0.2g，2～3 次/天

F. 局部理疗，如针灸、按摩

1069. 本病需要患者改善生活方式以辅助治疗，其中不包括

A. 清淡饮食，不宜油腻，注意安排粗纤维饮食

B. 合理控制血糖

C. 注意保暖

D. 锻炼适度

E. 戒烟、戒酒

F. 疼痛时以休息为主

(1070～1072 共用题干)

患者，女，60 岁，因"多尿、口干、多饮 9 年，右足底刺伤后红肿、流脓 2 周，右足第 2 足趾变黑 5d"来诊。近 3 年自觉双下肢麻木，发凉，无明显间歇性跛行。查体：右足底中部皮肤红肿破溃，有脓性分泌物，伴有

恶臭，压痛不明显，右足背动脉搏动消失，右足第 2 足趾变黑，余趾色泽稍暗。空腹血糖 14.1mmol/L。

1070. 患者入院后应常规行哪几种检查

A. 下肢动脉血管彩超

B. 血常规，尿常规，肝、肾功能等

C. 足 X 线片

D. 经皮氧分压测定

E. 足创面分泌物细菌学检查

F. 肌电图检查

G. 足底压力检查

1071. 下肢血管彩超：闭塞性动脉硬化；右足背经皮氧分压 <30mmHg；足 X 线片：骨髓炎改变。下一步应优先采取的检查有

A. 如无肾功能损害，可行下肢血管 DSA

B. 如有肾功能损害，可行下肢血管 MRA

C. 足 MRI

D. 创面的探针探查

E. 足 ^{99m}Tc 骨扫描

F. ABI 检查

G. ^{111}In - 标记的白细胞扫描

1072. 下一步的综合治疗措施应包括

A. 胰岛素降低血糖

B. 应用扩张血管、活血化瘀药物

C. 静脉应用广谱抗生素

D. 局部组织彻底清创

E. 局部应用合适敷料

F. 血管旁路移植或介入治疗

G. 立即行患足的截肢手术

H. 高压氧治疗

(1073~1076 共用题干)

患者，男，24 岁，因"四肢肌肉萎缩无力 20 年，胸闷、气促 4 个月"来诊。患者于 4 岁时不明原因出现走路不稳，易摔跤。近 5 年来，症状明显加重。脊柱侧弯，四肢肌肉明显萎缩，以近端为重，并出现双下肢假性肥大。近 4 个月来，出现呼吸困难，咳嗽力弱，痰咳不出。肢无力更加明显，排粪无力，饮食量减少。查体：呼吸力弱，口唇及指端发绀；双肺呼吸动度小，双肺叩诊呈清音，听诊双肺呼吸音低，闻及明显干、湿性啰音；心脏（-）；四肢肌张力降低，肌力减退，腱反射消失；深、浅感觉正常；Hoffman 征（-），Babinski 征（-）。

1073. 为明确诊断应立即进行的检查项目包括

A. 肌电图

B. 胸部 X 线片

C. 空腹血糖、生化、血脂

D. 肌酸激酶同工酶 CK

E. 肺功能检查

F. 肌肉活检及酶学分析

G. 心电图

1074. 经过检查考虑为糖原累积症 II 型，支持该诊断的有

A. 患者童年起病，无肌肉疼痛，近 4 个月出现呼吸困难

B. 肌肉活检：肌纤维呈空泡样改变，糖原染色（+）

C. 肌源性异常肌电图

D. 空腹血糖降低，高乳酸血症

E. 空腹血糖正常

F. 血脂升高

G. CK 升高

H. 肌肉活检示肌纤维坏死及血管周围炎性细胞浸润

1075. 患者入院后感冒、发热，出现咳嗽、喘憋、呼吸困难。血气分析：pH 7.273，PO_2 59.7mmHg，PCO_2 50.9mmHg。应尽快做的处理包括

A. 吸氧

B. 营养支持疗法

C. 快速大量补液

D. 静脉应用喘定

E. 静脉应用地塞米松

F. 痰培养、药敏

G. 静脉应用抗生素

H. 无创呼吸机辅助通气

1076. 该患者以后的治疗方案应包括

A. 高糖饮食

B. 高蛋白低糖饮食

C. 加强呼吸肌锻炼

D. 重组人酸性麦芽糖酶的酶替代疗法

E. 骨髓移植

F. 肝移植

G. GAA 转基因疗法

(1077~1081 共用题干)

患者，女，48 岁，因"多饮、多尿、多食、消瘦 6 个月"来诊。既往史、家族史无特殊。无烟酒嗜好。查体：T 36.5 ℃，P 70 次/分，R 18 次/分，BP 145/80mmHg；意识清楚，呼吸平顺，体型匀称，BMI 26kg/m²；无突眼，甲状腺无肿大；HR 70 次/分，律齐，各瓣膜区未闻及病理性杂音；双肺呼吸音清；双下肢无水肿。随机血糖 12mmol/L。

1077. 接下来应做的检查是

A. 血糖

B. 血脂

C. 心电图

D. 肝、肾功能

E. GAD、IAA 和 ICA 等抗体检查

F. 甲状腺功能

1078. 实验室检查：空腹血糖 9mmol/L，餐后 2h 血糖 13mmol/L，血 TC 5.16mmol/L，LDL－C 3.5mmol/L，TG 3.9mmol/L，HDL－C 0.91mmol/L；肝、肾、甲状腺功能正常；GAD、IAA 和 ICA 均（－）。ECG：无异常。目前可能的诊断是

A. 2 型糖尿病　　　　B. 混合性血脂异常

C. 原发性高血压　　　D. 肥胖症

E. 代谢综合征　　　　F. 冠心病

1079. 患者平素喜食肥腻食品，不喜运动。诊断明确后，治疗包括

A. 降糖　　　　　　　B. 降压

C. 调脂　　　　　　　D. 减重

E. 医学营养治疗

F. 口服阿司匹林

1080. 患者血脂控制的目标包括

A. LDL－C < 2.6mmol/L

B. LDL－C < 3.37mmol/L

C. TG < 1.7mmol/L

D. TG < 2.0mmol/L

E. HDL－C > 0.91mmol/L

F. HDL－C > 1.04mmol/L

1081. 患者进行生活方式调整，口服福辛普利、二甲双胍后 3 个月（暂时未使用调脂药），血压 130/70mmHg，空腹血糖 6mmol/L，非空腹血糖 8mmol/L，血浆 TC 5.2mmol/L，LDL－C 3.4mmol/L，TG 2.7mmol/L，HDL－C 1.0mmol/L。接下来调节该患者血脂异常的首选药物是

A. 他汀类　　　　　　B. 贝特类

C. 胆酸螯合剂　　　　D. 烟酸类

E. 胆固醇吸收抑制剂　F. ω－3 脂肪酸

（1082 ~ 1084 共用题干）

患者，男，18 岁。因"脐周疼痛3h"来诊。3h 前饱餐后出现脐周刀割样疼痛，呈持续性，向背部放射，弯腰稍可缓解，伴恶心、呕吐，呕吐后疼痛不缓解，有排气，无发热，无饮酒。患者 1 年前有急性胰腺炎病史，有家族性高脂血症史，否认糖尿病、消化性溃疡病史。查体：T 36.5 ℃，P 105 次/分，R 24 次/分，BP 130/80mmHg；体型匀称，意识清楚，无黄染，痛苦面容；腹肌紧张，上腹压痛、反跳痛，肠鸣音减弱，莫氏征（－），麦氏点无压痛。

1082. 患者目前最可能的诊断是

　A. 急性胰腺炎　　　　B. 家族性高脂血症

　C. 消化道穿孔　　　　D. 急性胆囊炎

　E. 急性阑尾炎　　　　F. 急性肠梗阻

1083. 为明确诊断应进行的检查项目包括

A. 血、尿淀粉酶　　　B. 腹部 X 线片

C. 腹部超声　　　　　D. 腹部 CT

E. 血脂　　　　　　　F. 基因诊断

1084. 实验室检查：血淀粉酶超过正常值 5 倍，随机血糖 10mmol/L，血 TC 5.17mmol/L，LDL－C 3.1mmol/L，TG 30.3mmol/L，HDL－C 1.6mmol/L。腹部 CT：胰腺水肿，未见坏死液化。首选的药物是

A. 他汀类　　　　　　B. 贝特类

C. 胆酸螯合剂　　　　D. 烟酸类

E. 胆固醇吸收抑制剂　F. 中药

（1085 ~ 1088 共用题干）

患者，女，33 岁。因血糖升高 6 年余就诊。患者 6 年前经体检多次发现空腹血糖（FBG）大于 7.0mmol/L；餐后血糖（PBG）波动于 8.0 ~ 9.29mmol/L，经饮食控制后 PBG 小于 6.0mmol/L。5 年前妊娠期间监测血糖，发现 PBG 大于 11.1mmol/L，短期使用短效胰岛素控制血糖。足月（40 周）分娩一女婴（体重 3.6kg，身长 48.5cm）。分娩后，未行规则治疗，未严格控制饮食，监测 FBG 6.0 ~ 7.0mmol/L，PBG 不超过 9.0mmol/L，糖化血红蛋白（HbA1c）波动于 6.5% ~ 8.4%。血脂、血压均正常。血清谷氨酸脱羧酶抗体、胰岛细胞抗体、胰岛素自身抗体均为阴性。患者哥哥在 34 岁发现 FBG 升高，FBG 在 6.1 ~ 7.5mmol/L 之间。其母亲 50 岁经筛查发现 FBG 升高，饮食控制后 FBG 6.1 ~ 7.0mmol/L，PBG 7.0 ~ 8.0mmol/L。患者女儿 3 岁即发现血糖升高，FBG 6.1 ~ 7.2mmol/L，PBG 最高 9.0mmol/L；HbA1c 6% ~ 8%。家族成员均未发现非糖尿病肾病、胰腺发育不良、低脂血症等。

1085. 患者的糖尿病最可能属于以下哪种类型

A. 2 型糖尿病

B. 成人隐匿自身免疫性糖尿病

C. 青少年发病的成年型糖尿病（MODY）

D. 线粒体基因突变所致糖尿病

E. 矮妖精貌综合征

F. Turner 综合征

1086. 青少年发病的成年型糖尿病（MODY）有以下哪些临床特点

A. 常染色体显性遗传

B. 三代或三代以上家族遗传史

C. 糖尿病早发（25 岁以前发病）

D. 糖尿病早发（40 岁以前发病）

E. 胰岛细胞相关自身免疫抗体阳性

F. 至少 2 年内无需胰岛素治疗

1087. 根据该患者临床特点，考虑属于 MODY 的哪一型

    A. MODY1，肝细胞核因子 -4α

    B. MODY2，葡萄糖激酶

    C. MODY3，肝细胞核因子 -1α

    D. MODY4，胰岛素启动因子 -1

    E. MODY5，肝细胞核因子 -1β

    F. MODY6，神经源性分化因子 1

1088. 该患者适合的降糖治疗方案是

    A. 饮食控制   B. 磺脲类

    C. 胰岛素   D. 二甲双胍

    E. 噻唑烷二酮类   F. DPP - Ⅳ抑制剂

(1089 ~ 1092 共用题干)

    患者，男，52 岁。因"多饮、多尿 10 年，抽搐 1 天，意识丧失 4 小时"入院。查体：T 36.5℃，P 120 次/分，R 32 次/分，BP 142/95mmHg，身高 162cm，体重 76kg，昏迷，双侧瞳孔等大等圆，直径 3.5mm，对光反射减弱，双肺呼吸音粗，未闻及干湿啰音，心律整齐，四肢有不自主运动，病理反射未引出。急查血糖 42mmol/L；尿常规：尿糖（＋＋＋＋），蛋白（－），尿酮（＋/－）。

1089. 需要考虑的诊断是

    A. 糖尿病，糖尿病酮症酸中毒

    B. 糖尿病高渗性昏迷

    C. 糖尿病合并严重感染

    D. 糖尿病性低血糖昏迷

    E. 糖尿病乳酸性酸中毒

    F. 糖尿病合并脑血管意外

1090. 检查结果：K⁺ 3.1mmol/L；Na⁺ 156mmol/L；Cl⁻ 111mmol/L；血 pH 7.35，PCO₂ 28mmHg；BE - 6mmol/L；Cr 425μmol/L，BUN 32mmol/L；血 WBC 14.0×10⁹/L，N 69%，L 31%。血乳酸 3.1 mmo/L。头颅 MRI：未见异常。对该例患者的诊断是

    A. 糖尿病酮症酸中毒

    B. 糖尿病高渗性昏迷

    C. 糖尿病合并严重感染

    D. 糖尿病性低血糖昏迷

    E. 糖尿病乳酸性酸中毒

    F. 糖尿病合并脑血管意外

1091. 进一步要进行的辅助检查和观察指标包括

    A. 尿量   B. 电解质

    C. 脑脊液   D. 血培养

    E. 血糖和血渗透压   F. 肾功能

1092. 该患者主要的治疗措施包括

    A. 胰岛素降糖

    B. 积极补钾

    C. 积极补液

    D. 抗感染

    E. 监测血糖、血酮、血常规、电解质、尿常规/肾功能

    F. 补碱

(1093 ~ 1096 共用题干)

    患者，女，82 岁。无明显诱因下出现昏迷送神经内科急诊抢救。患者既往有脑卒中史，长期高血压及冠心病史，无糖尿病史。体检示 BP 90/55mmHg，HR 102 次/分，律齐，小便失禁，无半侧偏瘫。急诊 CT 示：陈旧性脑梗死，多发性小腔隙灶。与旧片比较无明显变化。化验示肝功能正常，尿素氮 21mmol/L，肌酐 155μmol/L，Na⁺ 159mmol/L，K⁺ 3.9mmol/L，Cl⁻ 120mmol/L。

1093. 目前应该采取的措施

    A. 患者有心衰可能，应以补充糖水为主

    B. 患者有肾功能不全，应询问有无肾功能不全病史

    C. 插导尿管，测尿常规

    D. 急测血糖

    E. 测血气

    F. 高钠血症导致昏迷，紧急输糖水降低血钠

1094. 追问病史，患者半年前体检肾功能正常。急测毛细血管血糖较高。尿常规：尿糖（＋＋＋＋），尿酮（±），尿蛋白（±），血气 pH 7.36，BE - 1.2mmol/L，复测肾功能：尿素氮 28mmol/L，肌酐 209μmol/L。以下诊疗正确的是

    A. 诊断首先考虑糖尿病酮症酸中毒

    B. 诊断首先考虑高渗性高血糖状态

    C. 考虑患者存在急性肾功能不全，应谨慎补液

    D. 急测静脉血糖，确定血糖数值

    E. 应监测 24 小时尿量和肾功能

    F. 考虑患者为脱水引起肾前性肾功能不全，应加大补液量，纠正脱水

1095. 应采取的治疗及预期疗效为

    A. 患者为高渗状态，应紧急补充 5% 糖水加胰岛素，以缓解高渗

    B. 患者无法进食，故补充 5% 糖盐水加胰岛素较为合适，因为既可补充能量，又能降低渗透压

    C. 患者血钾正常，且非酮症酸中毒，无需补钾

    D. 补液以等渗盐水为主，必要时可应用低渗盐水

    E. 血糖过高，应大剂量胰岛素快速降糖

    F. 高渗昏迷预后较好，该患者应能康复痊愈

1096. 患者经大量补液后血压 120/70mmHg，心率 92 次/

分，血肌酐 143μmol/L，Na⁺ 149mmol/L。对病情
正确的判断为

A. 大量补液后休克得以纠正

B. 肌酐回落，说明肾功能不全为肾前性，随循环
改善可能恢复

C. 此急症多见于 1 型糖尿病患者

D. 高渗状态纠正后，患者即应苏醒

E. 酮症酸中毒与高渗性高血糖状态相比血浆渗透
压均正常

F. 糖尿病酮症与高渗性高血糖状态是截然不同的
两种急症，不会合并发生

（1097～1100 共用题干）

患者，男，42 岁。2 型糖尿病史 6 年，身高 176cm，
体重 98kg，血压 160/100mmHg，实验室检查：FBG
11mmol/L，2hPG 18mmol/L，HbA1c 10.8%，空腹 C 肽
3.96ng/ml。合并高血压、血脂异常、脂肪肝及睡眠呼吸
暂停综合征。现降糖治疗方案：二甲双胍 0.5g，每日 3
次；格列美脲 2mg，每日 2 次；阿卡波糖 50mg，每日
3 次。

1097. 该患者拟采用手术治疗，最合理的术式为哪一种

A. 十二指肠切除术

B. 胆胰转流术

C. 胃底折叠术

D. 胃转流术（也叫胃旁路术）

E. 可调节胃绑带术

F. 胃大部切除术

1098. 该患者术后 2 个月时有头昏、出汗症状，进食流
质后多见，最可能的诊断是什么

A. 贫血

B. 胰岛细胞增生所致低血糖

C. 倾倒综合征

D. 未控制的高血压

E. 未控制的高血糖

F. 自主神经功能紊乱

1099. 该患者术后应常规进行哪些方面的监测和随访

A. 饮食和运动情况　　B. 血糖

C. 血脂　　　　　　　D. 电解质

E. 甲状腺激素　　　　F. 甲状旁腺激素

G. 维生素及微量元素　H. 代谢性骨病

1100. 该患者术后 1 年，FBG 5.3mmol/L，2hPG 6.9mmol/L，
HbA1c 5.8%，体重 72kg，仅通过生活方式干预，
不需服用降糖药物，已达到完全缓解标准，目前认
为代谢手术治疗糖尿病的机制有哪些

A. 进食量的减少

B. 食物吸收面积减少

C. GLP-1 分泌增加

D. ghrelin 分泌增加

E. 肠道菌群的改变

F. 肽 YY（PYY）分泌增加

（1101～1104 共用题干）

患者，女，63 岁。20 年前明确诊为"2 型糖尿病"，
此后未规律治疗。7 年前出现双下肢水肿，尿蛋白显著升
高，诊为"糖尿病肾病"，开始应用胰岛素治疗，但血糖
控制不满意。2 年前出现间歇性跛行、双足麻木、皮肤颜
色变暗。1 月前出现右足跟皮肤破溃。1 周前不慎跌倒致
右股骨颈骨折，导致卧床。1 天前患者出现发热，伴咳
嗽、咳痰。既往有脑梗死病史。查体：T 37.8℃，P 68
次/分，R 18 次/分，BP 140/90mmHg。神清。双肺呼吸
音粗，双肺底可闻及干湿性啰音。心率 68 次/分，律齐。
腹（-）。右下肢外展位，右髋压痛，双下肢水肿，右侧
明显，双足背动脉搏动减弱，右足跟可见直径约 5cm 水
疱，已破溃，可见少许脓性分泌物，皮下呈紫黑色，有
触痛。

1101. 依据病史和查体，患者目前可能的诊断包括哪些

A. 糖尿病神经病变

B. 糖尿病外周血管病变

C. 糖尿病视网膜病变

D. 糖尿病足

E. 肺部感染

F. 高血糖高渗透压综合征

G. 糖尿病肾病

H. 糖尿病酮症酸中毒

1102. 根据病史和查体结果，对患者进行实验室检查，可
能发现以下哪种异常

A. 血白细胞升高

B. 贫血

C. 血清白蛋白降低

D. 血清球蛋白降低

E. 血转氨酶升高

F. 血肌酐升高

G. 尿蛋白升高

H. 红细胞沉降率加快

I. 痰培养阳性

J. 足部伤口分泌物培养细菌阳性

1103. 为了明确患者足部的局部病变，常用的辅助检查还
包括

A. 下肢血管彩色多普勒超声成像

B. 右足部 X 线检查

C. 右足部 CT 检查

D. 双下肢神经电生理检查

E. 多功能血管病变诊断仪

F. 血管造影

1104. 该患者的主要治疗措施包括

A. 静脉注射胰岛素以控制血糖

B. 皮下注射胰岛素以控制血糖

C. 根据药敏试验选择抗生素治疗

D. 预防性应用抗真菌药物治疗

E. 应用抗血小板药物

F. 局部清创换药

G. 积极截肢

(1105～1108 共用题干)

患者，男，33 岁。自由职业者，饮食起居不规律，吸烟 20 支/天，饮白酒 250ml/d。体格检查：身高 170cm，体重 82kg，体重指数 28.4kg/m²。血压 136/82mmHg，心率 72 次/分。糖尿病史 3 年，目前口服二甲双胍（0.5g，每日 3 次）和伏格列波糖（0.2mg，每日 3 次）治疗。空腹血糖 5.3～6.5mmol/L，餐后 2 小时血糖 5.9～9.1mmol/L，HbA1c 7.1%，尿素氮 3.1mmol/L，肌酐 67μmol/L，肌酐清除率 78ml/min，24 小时尿微量白蛋白 13mg，眼底检查及双下肢动脉超声未见异常。多次门诊和自测血压均在 130～138/80～86mmHg。

1105. 针对该糖尿病患者的降压措施为

A. 钙离子拮抗剂（CCB）治疗

B. 血管紧张素转化酶抑制剂（ACEI）治疗

C. 利尿剂治疗

D. β 受体拮抗剂治疗

E. 血管紧张素 II 受体拮抗剂（ARB）治疗

F. 非药物疗法

G. 非药物疗法 + CCB 治疗

H. 非药物疗法 + ACEI 治疗

I. 非药物疗法 + ARB 治疗

J. 非药物疗法 + 利尿剂治疗

K. 非药物疗法 + β 受体拮抗剂治疗

1106. 非药物疗法是糖尿病合并高血压降压治疗的基本措施，不仅能降低血压，而且能改善糖尿病患者的预后。其中包括

A. 中等强度的规律运动

B. 减轻精神压力，保持心理平衡

C. 戒烟限酒，纠正不良生活方式

D. 控制体重

E. 合理膳食结构，营养均衡

F. 减少钠盐摄入

1107. 对患者进行非药物治疗的干预，随访 3 个月血压均

在 136～146/80～88mmHg，对该患者采取的降压治疗原则为

A. 尽可能用一种降压药物尽快降压，以保护靶器官

B. 初始治疗采用较小治疗剂量，根据病情逐步调整，避免过快、过度降低血压

C. 良好的血压管理，最大程度减少远期心脑血管事件发病率和死亡率

D. 优选长效制剂有效和缓平稳控制夜间血压与晨峰血压，减少血压昼夜波动

E. 根据患者血压水平、并存的靶器官损害情况进行心血管风险评估

F. 注意患者经济情况、药物耐受性、不良反应等诸多因素个体化选择适合患者的降压药物

1108. 若在非药物疗法基础上开始药物治疗，药物选择应该为

A. CCB   B. ACEI 或 ARB

C. 利尿剂   D. β 受体拮抗剂

E. α 受体拮抗剂   F. CCB + ACEI

G. CCB + ARB   H. ACEI + ARB

I. ACEI + 利尿剂   J. ARB + 利尿剂

(1109～1112 共用题干)

患者，女，32 岁。4 年前患者无明显诱因出现体重增加，6 个月内体重增加 25kg。1 年前患者出现头痛、头晕，查血压最高可达 190/100mmHg，平素服用硝苯地平控释片（30mg，每日 2 次）治疗，血压控制在 140～160/80～100mmHg。院外行 OGTT + INS 释放试验诊断为"2 型糖尿病"，口服二甲双胍 0.5g，每日 3 次。空腹血糖 7.3～8.5mmol/L，餐后 2 小时血糖控制在 9.7～13.9mmol/L。患者无糖尿病和高血压家族史。体格检查：血压 155/95mmHg。身高 167cm，体重 73kg，BMI 26.2kg/m²。皮肤菲薄，腹部可见紫纹。心肺（－）。双下肢无水肿，双足背动脉搏动可。

1109. 患者存在血糖和血压的异常，入院后应行的常规检查项目包括

A. 血脂

B. HbA1c

C. 肾功能

D. 尿液分析（尿糖和蛋白）

E. 眼底检查

F. 超声心动图

G. 脉搏波传导速率

H. 踝臂血压指数

I. 颈动脉超声

J. 电解质

K. 动态血压监测

L. 血常规

1110. 结合患者的体征，患者最应该行的检查是

A. 血游离甲氧基肾上腺素

B. 血游离甲氧基去甲肾上腺素

C. 血浆肾素活性

D. 血和尿醛固酮

E. 血和尿儿茶酚胺

F. 血促肾上腺皮质激素（ACTH）和皮质醇（Cor）

1111. 患者血 ACTH 73.2pg/ml（0~46），Cor 47.0μg/dl（5~25）。患者进一步应该进行的检查为

A. 卧立位试验

B. 酚妥拉明试验

C. 大、小剂量地塞米松抑制试验

D. 卡托普利试验

E. 冷加压试验

F. 可乐定试验

G. 胰高糖素激发试验

1112. 患者小剂量地塞米松抑制试验不被抑制，而大剂量地塞米松抑制试验被抑制。影像学检查：肾上腺 CT 未见异常，垂体 MRI 提示占位，该患者最可能的诊断为

A. 2 型糖尿病

B. 多囊卵巢综合征

C. 代谢综合征

D. 库欣病

E. 异位 ACTH 分泌综合征

F. 原发性高血压

G. 肾上腺腺瘤

（1113~1116 共用题干）

患者，男，33 岁。因"右第一跖趾关节反复红肿热痛 2 年，加重 2 天"就诊。2 年前，患者饮酒后突发右第一跖趾关节红肿热痛，疼痛尚能忍受，自行卧床休息 1 周，症状缓解。1 年前无明显诱因再次出现上述症状，自行服用"吲哚美辛"（具体不详）后症状缓解。2 天前，患者饮酒后出现右第一跖趾关节红肿热痛，疼痛呈进行性加剧，不能耐受。今日来院就诊。查体：T 36.4℃，BP 146/86mmHg，P 85 次/分。右足第一跖趾关节红肿，有压痛，表面光滑。其父有痛风史。

1113. 为明确诊断，可考虑以下哪些检查

A. 血尿酸

B. 尿尿酸

C. 血肌酐

D. 尿素氮

E. 肾小球滤过率

F. 血常规

G. 红细胞沉降率

H. 右第一跖趾关节 X 线检查

I. 双肾 X 线检查

J. 双肾超声检查

1114. 患者右第一跖趾关节的 X 线检查结果具有典型的痛风 X 片特征，该特征应包括

A. 类圆形穿凿孔样

B. 虫蚀样缺损

C. 关节面的硬化、变形，关节边缘增生

D. 边缘呈尖锐的增生硬化

E. 骨赘剥离及软骨下囊变

F. 骨皮质翘样突出

1115. 若予"秋水仙碱 0.5mg，每日 3 次"治疗，其停药指标包括

A. 疼痛消失

B. 疼痛明显缓解

C. 炎症明显缓解

D. 出现恶心、呕吐、腹泻

E. 24 小时总量达 5mg

F. 24 小时总量达 6mg

1116. 该患者住院期间肾小球滤过率为 92ml/min。其症状缓解 3 周后考虑长期服用别嘌醇，可考虑下列哪些方案

A. 50mg/d   B. 100mg/d

C. 25mg/d   D. 200mg/d

E. 250mg/d   F. 300mg/d

（1117~1120 共用题干）

患者，男，42 岁。因"左跖趾关节划伤 11 天，突发疼痛 4 天"前来就诊。5 天前，患者搬家时左跖趾关节被门框底边划伤，立即到当地医院就诊，门诊注射"破伤风疫苗"，清洁伤处，予"抗生素抗感染治疗"（具体不详）后返家。4 天前大量饮酒后突发左跖趾关节肿胀、疼痛，活动受限，到当地医院就诊，门诊予"抗生素抗感染治疗"（具体不详）后症状无缓解。今日为进一步诊治来我院。查体：T 36.7℃，BP 126/80mmHg，P 87 次/分。营养好。左跖趾关节红肿明显、皮温稍高，有压痛，皮肤表面可见一约 1cm×0.15cm×0.05cm 伤口，愈合良好。有"血脂紊乱"史。平素血压及血糖正常。父亲患痛风。

1117. 为进一步诊断，需考虑以下哪些检查

A. 血常规

B. 红细胞沉降率

C. 血尿酸

D. 尿尿酸

E. 肾小球滤过率

F. 血脂

G. 左踇趾关节 X 线检查

H. 关节穿刺

I. 滑囊液细胞学检查

J. 滑囊液细菌培养

1118. 患者进行滑囊液细菌培养后，结果为阴性。患者滑囊液的检查结果最可能为

A. 有脓性渗出物

B. 白细胞计数 > 50000 ~ 100000/mm^3

C. 多为中性粒细胞

D. 白细胞计数约为 5000 ~ 75000/mm^3

E. 含有二羟焦磷酸钙结晶

F. 含有尿酸钠结晶

1119. 若考虑予吲哚美辛治疗该患者，应选用的方案为

A. 12.5mg，每日 3 次服用 1 天，改为 50mg，每日 3 次，服用 3 天

B. 25mg，每日 3 次服用 1 天，改为 50mg，每日 3 次，服用 3 天

C. 50mg，每日 3 次服用 3 天，改为 25mg，每日 3 次，服用 4 ~ 7 天

D. 50mg，每日 3 次服用 14 天，改为 25mg，每日 3 次，服用 3 天

E. 12.5mg，每日 3 次服用 1 天，改为 50mg，每日 3 次，服用至症状缓解后

F. 50mg，每日 3 次服用 3 天，改为 25mg，每日 3 次，服用至症状缓解后

1120. 患者血脂结果为 TG 3.93mmol/L，TC 6.26mmol/L，HDL – C 0.81mmol/L，LDL – C 2.81mmol/L。考虑患者症状缓解后，若予以调脂药物，首先选择下列哪种药物

A. 辛伐他汀

B. 洛伐他汀

C. 氟伐他汀

D. 阿托伐他汀

E. 非诺贝特

F. 普伐他汀

(1121 ~ 1124 共用题干)

患者，女，47 岁。4 年前因"甲亢"行甲状腺次全切除手术，术后未补充甲状腺激素类药物，术后曾查血脂异常，服中成药降脂（具体不详）。门诊查 T_3 < 0.15nmol/L，T_4 < 3.9nmol/L，TSH 86.2mU/L，抗 – TPOAb > 1300.0 IU/ml，抗 – TGAb > 500.0IU/ml。Cr 143μmol/L，LDL – C 4.34mmol/L，TG 3.36mmol/L。

1121. 对该患者的治疗，应该为

A. 补充左甲状腺素

B. 停中成药，改为他汀类降脂

C. 停中成药，改为贝特类降脂

D. 应用糖皮质激素

E. 停降脂中成药，待甲功正常后复测血脂

F. 应用免疫抑制剂

1122. 患者在院外不规律应用左甲状腺素钠及他汀类药物，后渐出现四肢无力，以下肢明显，不能远距离行走，近 1 个月其余症状进行性加重，伴四肢肌肉酸痛感。考虑的原因是

A. 腰椎椎管狭窄

B. 吉兰 – 巴雷综合征

C. 甲减肌病

D. 多发性肌炎

E. 周期性瘫痪

F. 药物所致肌溶解

1123. 为明确诊断，必须进行的检查有

A. 甲状腺功能检查

B. 肌酶检测

C. 肌电图

D. 肌活检

E. 电解质检测

F. 脑脊液检查

1124. 患者检查结果提示：T_3 < 0.15nmol/L，T_4 < 3.9nmol/L，TSH 44.35mU/L，抗 – TPOAb > 1300.0IU/ml，抗 – TGAb > 500.0IU/ml。CK 6074U/L，CK – MB 113U/L，LDH：413U/L。血常规、肝功能、血管炎二项、狼疮三项、肿瘤标志物未见明显异常，肌酐 145μmol/L。肌电图示：所检肌肉未见肯定肌源性或神经源性损害。对该患者的主要治疗措施

A. 补充左甲状腺素

B. 停用降脂药物

C. 应用糖皮质激素

D. 适当补液

E. 监测肾功能

F. 监测肌酶

(1125 ~ 1128 共用题干)

患者，男，26 岁。近五年体重增加明显，近日体检发现血压升高，血糖升高（空腹血糖 6.3mmol/L）。查体：BP 145/90mmHg，身高 170cm，体重 98kg，无满月脸，面部散在痤疮，颈部可见黑棘皮征，皮肤无紫纹。心肺查体正常。腹软。母亲有糖尿病、高血压。

1125. 需要考虑的诊断是

A. 高血压

B. 皮质醇增多症

C. 肥胖症

D. 继发性高血压

E. 糖尿病

F. 空腹血糖调节受损

1126. 化验：ALT 55IU/L，AST 50IU/L，血肌酐正常，血钾 3.9mmol/L，血钠 140mmol/L，空腹血糖 6.8mmol/L，三酰甘油 2.9mmol/L，低密度脂蛋白胆固醇 3.0mmol/L，高密度脂蛋白胆固醇 0.9mmol/L，糖化血红蛋白 6.1%，OGTT – 2h 血糖 8.7mmol/L，血清皮质醇（8AM）30μg/dl（参考范围 8.7 ~ 24μg/dl），节律正常。过夜地塞米松

抑制试验：可被抑制。对该患者的诊断是

A. 糖调节受损　　　　B. 血脂紊乱

C. 皮质醇增多症　　　D. 肝功能异常

E. 代谢综合征　　　　F. 单纯性肥胖

1127. 患者平时生活不规律，经常熬夜。调整作息后多次测血压 125～129/75～80mmHg。腹部 B 超提示脂肪肝。对该患者的治疗措施有

A. 生活方式干预　　　B. 口服贝特类药物

C. 口服二甲双胍　　　D. 监测血糖

E. 减体重　　　　　　F. 口服保肝药物

1128. 1 个月后复查血脂：三酰甘油 1.6mmol/L，低密度脂蛋白胆固醇 2.9mmol/L，高密度脂蛋白胆固醇 0.9mmol/L，空腹血糖 6.0mmol/L，餐后 2 小时血糖 7.8mmol/L。在该患者的随访过程中应关注以下哪些问题

A. 患者教育

B. 设定体重控制的短期和长期目标

C. 关注血压

D. 定期复查血脂

E. 关注血糖和糖化血红蛋白

F. 合理控制饮食（调整饮食结构及减少热量摄入）

(1129～1130 共用题干)

患者，男，46 岁，1 年前体检发现血尿酸水平升高，当时无症状，未予重视，平时也不注意饮食控制。患者 1 日前参加同学聚餐，吃较多海鲜及肉食，并饮啤酒约 500ml，晨起感觉右踇趾关节疼痛，局部肿胀、发热。

1129. 目前考虑最可能的诊断是

A. 痛风　　　　　　　B. 类风湿关节炎

C. 糖尿病足　　　　　D. 风湿性关节炎

E. 足部细菌性感染

1130. 恰当的治疗和处理是

A. 足部制动，抬高患肢

B. 口服苯溴马隆

C. 口服秋水仙碱

D. 禁酒

E. 口服吲哚美辛

(1131～1139 共用题干)

患者，男，24 岁，学生。由于"昏迷半小时"，于晚 11 时送来急诊。病史（同伴提供）：患者近几日来饮水较多，每日饮水约 4000ml，但仍常诉口渴，而且喜冷饮。约每 1 小时需排尿一次（量不详），夜尿 4～5 次。食欲不佳，昏迷前一日曾有呕吐胃内容物 2～3 次，未见咖啡色样物，曾听患者诉"由于饮水太多，口淡，胃口不好，不如改喝可乐有味"。查体：T 38.6℃，R 16 次/分，P 72

次/分，BP 130/80mmHg，昏迷，双瞳孔等大等圆，D = 2.5mm，对光反射存在，皮肤干燥，弹性差，中度脱水貌。呼吸较深大，有烂苹果味，双肺呼吸音清，未闻及干、湿啰音。心界不大，HR 72 次/分，各瓣膜区未闻及明显病理性杂音。生理反射存在，病理反射可疑。

1131. 目前患者首先应考虑的诊断是

A. 脑出血　　　　　　B. 脑梗死

C. 严重心律失常　　　D. 糖尿病酮症酸中毒

E. 糖尿病非酮症高渗性昏迷

1132. 目前急诊应先进行的检查有

A. 心电图

B. 头部 CT

C. 血清钾、钠、氯、渗透压

D. 血常规

E. 血清葡萄糖

F. 血清二氧化碳结合力、碳酸氢根浓度

G. 血清肌酸磷酸激酶、乳酸脱氢酶

H. 尿常规

1133. 血常规：WBC 12.3×10^9/L，中性粒细胞 10.2×10^9/L，Hb 156g/L，PLT 140×10^9/L。生化：Na^+ 140mmol/L，K^+ 4.5mmol/L，Glu 33.6mmol/L，CO_2CP 14mmol/L。尿常规：Glu（++++），尿酮体（+++），尿比重（SG）1.021。主要考虑的疾病是

A. 重症感染合并应激性高血糖

B. 糖尿病酮症酸中毒

C. 糖尿病非酮症高渗性昏迷

D. 糖尿病乳酸性酸中毒

E. 糖尿病合并重症感染

1134. 下列治疗措施中，最重要的是

A. 吸氧纠正酸中毒

B. 补液纠正脱水

C. 胰岛素治疗降低血糖

D. 补碱纠正酸中毒

E. 脱水治疗脑水肿防止脑疝

F. 给糖皮质激素对抗应激

G. 抗生素治疗感染

1135. 补液总量按体重的多少估计

A. 1%　　　　　　　　B. 2%

C. 5%　　　　　　　　D. 10%

E. 20%　　　　　　　　F. 30%

G. 40%　　　　　　　　H. 50%

1136. 选择何种液体进行补液

A. 生理盐水

B. 5% 葡萄糖盐水加胰岛素

C. 5% 葡萄糖加胰岛素

D. 低渗盐水

E. 10% 葡萄糖盐水加胰岛素

F. 10% 葡萄糖加胰岛素

G. 1.25% 碳酸氢钠溶液

1137. 胰岛素治疗按什么速度给予

A. 0.01U/（kg·h）   B. 0.02U/（kg·h）

C. 0.05U/（kg·h）   D. 0.1U/（kg·h）

E. 0.2U/（kg·h）   F. 0.5U/（kg·h）

1138. 应该补碱的情况有

A. pH 7.3   B. pH 7.0

C. CO_2CP 5mmol/L   D. CO_2CP 4mmol/L

E. 碳酸氢根 14mmol/L   F. 碳酸氢根 12mmol/L

1139. 应该立即补钾的情况有

A. 血钾 4.5mmol/L，尿量 40ml/h

B. 血钾 5.8mmol/L，尿量 20ml/h

C. 血钾 4.2mmol/L，尿量 10ml/h

D. 血钾 2.9mmol/L，尿量 50ml/h

E. 血钾 3.4mmol/L，尿量 10ml/h

F. 血钾 5.9mmol/L，尿量 50ml/h

（1140～1145 共用题干）

患者，男，62 岁。因左脚第 1 跖趾关节疼痛 2 小时来诊。有糖尿病和高血压病史，1 周前胃溃疡出血。双足无外伤史。查体：体温 38℃，脉搏 90 次/分，呼吸 19 次/分，血压 160/95mmHg；BMI 28kg/m²；左脚第 1 跖趾关节红肿、皮温较高、触痛明显，余四肢关节未见异常，双侧足背动脉搏动有力。

1140. 患者首先考虑的诊断为

A. 痛风性关节炎   B. 化脓性关节炎

C. 风湿性关节炎   D. 类风湿关节炎

E. 假性痛风性关节炎   F. 血管性疾病

1141. 为明确诊断，可采取的检查方法为

A. 血尿酸测定   B. 关节液检查

C. 受累关节 X 线片   D. 秋水仙碱诊断性治疗

E. 血常规   F. 类风湿因子检测

1142. 血常规：WBC 12×10^9/L，尿酸 600μmol/L。目前应排除的疾病是

A. 化脓性关节炎   B. 假性痛风性关节炎

C. 风湿性关节炎   D. 骨性关节炎

E. 银屑病性关节炎   F. 血管性疾病

1143. 关节液常规：少量白细胞，镜检发现尿酸盐结晶；左足 X 线片：第 1 跖趾关节骨质呈虫噬样缺损。目前应采取的药物治疗是

A. 立即口服吲哚美辛

B. 立即口服吲哚美辛 + 质子泵抑制剂

C. 立即口服秋水仙碱

D. 立即口服秋水仙碱 + 泼尼松

E. 立即口服泼尼松

F. 立即口服泼尼松 + 吲哚美辛

1144. 患者口服秋水仙碱后出现腹泻，但关节疼痛仍未缓解。此时可采取的措施有

A. 加用吲哚美辛

B. 加用口服糖皮质激素

C. 静脉应用糖皮质激素

D. 关节腔内注射曲安奈德

E. 皮下注射阿那白滞素

F. 口服别嘌醇降尿酸

1145. 该患者经治疗后疼痛缓解，血压 150/90mmHg。患者平时口服呋塞米降压，关于控制血压，描述正确的是

A. 增加 ACEI 类降压药

B. 该患者血压控制目标为 125/75mmHg

C. 增加呋塞米剂量

D. 该患者血压控制目标为 130/80mmHg

E. 用螺内酯

F. 停用呋塞米，改用 ACEI 类降压药

（1146～1150 共用题干）

患者，男，64 岁。因胸痛 30 分钟来诊。患者 30 分钟前活动时出现心前区压榨样疼痛，向左肩放射，含服硝酸甘油疼痛无缓解，伴大汗，无恶心、呕吐，无呼吸困难。自述曾有高血压病史，不规则治疗，否认糖尿病病史，吸烟 30 年，家族史无异常。查体：体温 36.5℃，脉搏 90 次/分，呼吸 18 次/分，血压 170/100mmHg；BMI 26kg/m²，均匀性肥胖；意识清楚，呼吸平顺；双肺呼吸音清；心界无扩大，心率 90 次/分，律齐，各瓣膜区未闻及病理性杂音；腹软，无压痛；双下肢无水肿。

1146. 患者入院后急诊常规进行的检查有

A. 血常规   B. 血糖、血脂

C. 心肌酶谱   D. 肝、肾功能

E. 凝血功能   F. 床边胸部 X 线片

1147. 实验室检查：肌钙蛋白 I（+）；随机血糖 10mmol/L，TC 5.16mmol/L，LDL－C 4.5mmol/L，TG 3.9mmol/L，HDL－C 0.91mmol/L；肝、肾功能正常；凝血功能正常。ECG：$V_1 \sim V_5$ ST 段弓背向上抬高，提示急性广泛前壁心肌梗死。目前患者的诊断包括

A. 冠心病

B. 急性广泛前壁心肌梗死

C. 原发性高血压

D. 混合性血脂异常

E. 肥胖症

F. 心肌炎

1148. 患者正确的处理措施包括

A. 适当运动　　　　　B. 阿司匹林

C. 他汀类调脂药　　　D. 予以 ACEI

E. 急诊 PCI　　　　　F. 监护

1149. PCI：左前降支狭窄 90%，安放支架后，血管再通。患者血脂异常危险分层为

A. 低危　　　　　　　B. 中危

C. 高危　　　　　　　D. 极高危

E. 无危险　　　　　　F. 不确定

1150. 患者缓解期继续使用他汀类调脂药，其 LDL – C 的控制目标为

A. <4.14mmol/L　　　B. <3.37mmol/L

C. <2.59mmol/L　　　D. <2.07mmol/L

E. <1.81mmol/L　　　F. <0.91mmol/L

（1151～1155 共用题干）

患者，男，65 岁。因多饮、多食、消瘦 10 余年，下肢水肿 1 个月来诊。10 年前逐渐出现烦渴、多饮，饮水量每日达 4000ml，伴尿量增多，血糖 12.5mmol/L，尿糖（ + + + + ），服用降糖药物治疗好转。近 1 年来逐渐出现视物模糊。1 个月来出现双下肢水肿。既往 7 年来多次量血压偏高，未治疗。查体：体温 36℃，脉搏 78 次/分，呼吸 18 次/分，血压 160/100mmHg；巩膜不黄，双晶体稍混浊；颈软，颈静脉无怒张；心、肺无异常；双下肢轻度水肿。实验室检查：Hb 103g/L，WBC 6.5 × 10⁹/L，N 0.65，L 0.35，PLT 235 × 10⁹/L；血糖 15mmol/L，BUN 7.0mmol/L。

1151. 为明确病情诊断应进行的检查项目有

A. 糖化血红蛋白　　　B. 尿常规

C. 血生化　　　　　　D. X 线检查

E. 动脉血气分析　　　F. 24 小时尿蛋白定量

1152. 目前主要考虑的疾病有

A. 2 型糖尿病　　　　B. 糖尿病肾病

C. 糖尿病视网膜病变　D. 原发性高血压

E. 冠心病

F. 高血压心脏病

1153. 患者应采取的处理措施有

A. 胰岛素降糖治疗　　B. 降血压治疗

C. 阿司匹林抗凝　　　D. 快速大量补液

E. 抗生素预防感染　　F. 降血脂治疗

1154. 患者可选择的降血压药物有

A. CCB　　　　　　　B. ACEI

C. ARB　　　　　　　D. 利尿剂

E. 可乐定　　　　　　F. 普萘洛尔

1155. 可选择的联合降血压方案包括

A. CCB + ACEI　　　　B. ACEI + 利尿剂

C. ARB + 利尿剂　　　D. CCB + β 受体拮抗剂

E. CCB + 可乐定　　　F. β 受体拮抗剂 + 可乐定

（1156～1159 共用题干）

患者，女，42 岁。因精神失常入住精神病医院。后因患者血压 90/60mmHg，给予输注 0.9% 氯化钠溶液和 5% 葡萄糖氯化钠溶液。2 小时后患者呼之不应，呼吸深大，加快上述输液速度。10 小时后，呼吸浅慢，转入专科医院。查体：呼吸 4～6 次/分，脉搏 140 次/分，血压测不出；深度昏迷，双眼深凹，口腔内见有咖啡色液体，皮肤弹性极差，手足冰冷；心音弱；腹胀气，肠鸣音少且弱，叩诊膀胱区为鼓音。

1156. 为明确诊断必须进行的检查项目包括

A. 测定血糖　　　　　B. 肾功能和电解质

C. 动脉血气分析　　　D. 血常规

E. 血浆渗透压　　　　F. 心电图

1157. 血常规：WBC 23.3 × 10⁹/L，N 0.86，RBC 3.2 × 10¹²/L，Hb 92g/L，PLT 204 × 10⁹/L。尿常规：蛋白质（ + + + ），KET（ + + + + ），颗粒管型。血糖 60.1mmol/L，血 pH 6.82，HCO₃⁻ 3.2mmol/L。血电解质：钾 6.8mmol/L，钠 168mmol/L，氯 110mmol/L。血乳酸 3.1mmol/L，血 Scr 656μmol/L，BUN 42mmol/L。胃内容物隐血（ + + + + ）。ECG：窦性心动过速，ST – T 改变。该患者目前诊断考虑为

A. 1 型糖尿病　　　　　B. 糖尿病酮症酸中毒

C. 高渗性高血糖昏迷　　D. 多脏器功能衰竭

E. 感染性休克　　　　　F. 精神性疾病

1158. 该患者目前应尽快做的处理有

A. 尽快使用呼吸兴奋剂

B. 充分补液

C. 抗心律失常药纠正快速心室率

D. 持续静脉滴入小剂量胰岛素

E. 1.25% 碳酸氢钠纠正酸中毒

F. 纠正电解质紊乱

1159. 关于该患者的治疗，叙述正确的是

A. 如无心力衰竭，开始时补液速度应较快

B. 开始治疗时即可予以输注葡萄糖液，其中加入速效胰岛素

C. 使用小剂量胰岛素，剂量一般为 0.1U/（kg·h）

D. 可胃内注入温水

E. 当血糖降至 13.9mmol/L 时，改输 5% 葡萄糖液并加入普通胰岛素

F. 输入一定量 0.9% 氯化钠溶液后，可输注 0.45% 的氯化钠溶液

答案和精选解析

一、单选题

1. A 血脂包括胆固醇，三酰甘油磷脂，游离脂肪酸（FFA）。

2. A 肝弥漫性病变患者肝脏糖原合成能力下降，餐后半小时至 1 小时血糖会升高，但餐后 2～3 小时血糖正常或低于正常。

3. A 他汀类药物主要作用是降低血浆 LDL－C 浓度，有助于预防动脉粥样硬化性血管病，广泛应用于临床。

4. B 血糖浓度的换算系数为 18mmol/L－mg/dl。

5. A 1 型糖尿病的发病机理是由于胰岛 β 细胞受病毒或者免疫系统的破坏，在自身遗传的基础上近而引起的自身的免疫反应而引发的疾病。一般认为胰岛 β 细胞破坏的机制有两方面：一是病毒或毒物有直接破坏细胞的可能性。二是大多数情况下是这些外因使胰岛 β 细胞产生了某种变化，通过诱发自身免疫反应使细胞缓慢死亡。胰岛素抵抗是 2 型糖尿病的发病机制。环境因素主要是指病毒感染，现在认为风疹病毒、柯萨奇病毒、腮腺炎病毒或巨细胞病毒的感染都与 1 型糖尿病的发生有关。认为婴儿过早接触牛奶和谷类蛋白，也是引起 1 型糖尿病的环境因素。

6. E 1 型糖尿病发病机制是胰岛素的绝对缺乏，其治疗是用胰岛素替代或者胰岛移植。胰岛素可以选择速效胰岛素、短效胰岛素，联合使用长效胰岛素或者胰岛素联合口服药物（如二甲双胍或 α－糖苷酶抑制剂）。因为 1 型糖尿病胰岛素的绝对缺乏，故不使用胰岛素促泌剂。

7. A 1 型糖尿病的发病机理是由于胰岛 β 细胞受病毒或者免疫系统的破坏，在自身遗传的基础上近而引起的自身的免疫反应而引发的疾病。以微血管并发症为主。多于青少年起病，有自发酮症倾向，因胰岛素的绝对缺乏，其治疗是用胰岛素替代或者胰岛移植，口服药物无效。2 型糖尿病往往有家族史。

8. E 高血糖导致糖尿病慢性并发症的微血管和大血管病变，主要通过四条途径：多元醇通路活性增高；晚期糖基化终末产物形成增加；蛋白激酶 C 激活；氨基己糖通路活性增高。与遗传易感性相关，另外糖尿病病程越长，血糖控制越差，血糖波动越大，越容易发生糖尿病慢性并发症。糖尿病慢性并发症的发生与性别无关。

9. C 糖耐量异常（IGT）是指口服一定量（75g 无水或 82.5g 含水）葡萄糖后，血糖超过正常水平但是未达到糖尿病诊断标准，是介于糖尿病与正常人之间的一种中间状态，某些疾病如肢端肥大症（生长激素分泌过多），毒性弥漫性甲状腺肿（甲状腺激素过多），嗜铬细胞瘤（儿茶酚胺分泌过多），醛固酮瘤（醛固酮分泌过多）等可引起。而 Addison 病即肾上腺皮质功能减退，因皮质醇缺少而引起低血糖，故不会引起糖耐量异常。

10. C 磺脲类降糖药是使用较早的口服降糖药，通过刺激胰岛分泌胰岛素来降低血糖。磺脲类降糖药相对安全，但个别患者可出现肝功能损害、白细胞降低或过敏的反应，可长期使用。可增加体重，单独应用时也可引起低血糖。这类药物降糖效果迅速，容易诱发低血糖，口服药物时应从小剂量开始，可与胰岛素联合应用，但避免低血糖发生。格列奈类主要就是为非磺脲类的促泌剂，也是通过刺激胰岛素的分泌而降低餐后血糖，故当磺脲类口服降糖药降糖效果差时，不选择与格列奈类联用，选择其他机制的降糖药物比如二甲双胍，阿卡波糖等。

11. C 妊娠期间首次发生或发现的糖尿病或糖耐量降低（不包括孕前已诊断糖尿病的患者），空腹血糖大于等于 5.1mmol/L，则为妊娠糖尿病。妊娠期糖尿病患者的糖代谢异常大多于产后能恢复正常，但将来患 2 型糖尿病机会增加。妊娠期糖尿病患者应首先推荐应用胰岛素控制血糖。目前口服降糖药物二甲双胍和格列苯脲在妊娠期糖尿病患者中应用的安全性和有效性不断得到证实，但我国尚缺乏相关研究，妊娠期糖尿病患者不首先推荐使用口服降糖药物。

12. B Somogyi 现象是正在使用胰岛素的糖尿病患者夜间出现不易察觉的低血糖，而后出现低血糖反应性高血糖，以致出现清晨空腹血糖过高的情况。Somogyi 现象是睡前胰岛素剂量过多导致的，因此需要减少睡前或者晚餐前胰岛素用量。

13. E 二甲双胍的副作用主要表现为消化道的反应，最严重的副作用是乳酸性酸中毒，多见于肾功能不全的老年患者。

14. D 2 型糖尿病的发病机制是胰岛素抵抗（靶组织对胰岛素敏感性降低）和 β 细胞的功能缺陷（包括两者的相互关系）。2 型糖尿病的异质性：从以胰岛素抵抗为主伴胰岛素分泌不足到以胰岛素分泌不足为主伴胰岛素抵抗。

15. C 糖化血红蛋白是糖与血红蛋白结合的产物，

主要反映 2~3 个月内血糖的变化情况，是反映较长一段时间血糖控制好坏的良好指标。

16. B 二甲双胍能改善胰岛素抵抗，减轻体重，适用于肥胖的 2 型糖尿病患者。

17. D 糖尿病肾病分为以下五期。Ⅰ期：肾小球高滤过和肾脏肥大期，初期肾小球滤过功能明显增高；Ⅱ期：正常白蛋白尿期，肾小球滤过功能接近正常或略微增高，表现为基底膜增厚，系膜基质增多，运动后尿白蛋白排出率升高，休息后恢复正常；Ⅲ期：持续微量白蛋白尿期，病理出现肾小球结节样病变或渗出性病变；Ⅳ期：糖尿病肾病期，尿白蛋白大于 $200\mu g/min$，或蛋白尿大于 $500mg/d$，病理出现典型的 K-W 结节；Ⅴ期：终末期肾衰竭，肾小球滤过功能明显降低，小于 $15ml/min$，尿毒症症状明显，需要透析治疗

18. E 血管紧张素转化酶抑制剂（ACEI）是一种抑制血管紧张素转化酶活性的化合物。特别适用于糖尿病合并高血压、早期肾病的情况，因为 ACEI 类药物能够抑制肾素血管-紧张素系统，达到心脏和肾脏保护的目的，所以糖尿病患者整个病情的监测不仅仅是局限于血糖，肾功能、心脏大小、血压的评估都非常关键。

19. D 格列喹酮代谢产物主要自胆道排泄，仅有 5% 从肾脏排泄。根据题干，该患者为 2 型糖尿病伴肾功能不全（血肌酐升高），故选格列喹酮。

20. C 胰岛素注射液的适应证如下：①1 型糖尿病。②2 型糖尿病有严重感染、外伤、大手术等严重应激情况，以及合并心、脑血管并发症、肾脏或视网膜病变等。③糖尿病酮症酸中毒，高血糖非酮症性高渗性昏迷等。ACEI 是目前常用的一线降血压药物，对糖尿病肾病患者具有独立于降血压作用之外的肾脏功能保护作用，目前的研究表明，一旦糖尿病患者出现尿中有微量蛋白，无论是否伴有高血压，都应当尽早给 ACEI 药物治疗。结合题干，该患者为老年男性，糖尿病病史 15 年，Scr 184 $\mu mol/L$，尿蛋白 5 g/L，最适合的治疗方法为胰岛素 + ACEI。

21. C 糖尿病神经并发症以周围神经病变最为常见，其中以手足远端对称性、多发性感觉运动神经受累为最常见的类型。

22. D 糖尿病性神经病变的具体的治疗措施如下：1. 控制高血糖，是治疗糖尿病性神经病变的基础。保持乐观的情绪，戒烟及控制饮酒。2. 醛糖还原酶抑制剂（依帕司他），可抑制山梨醇代谢途径中的醛糖还原酶，三周后神经传导功能可改善。3. 神经节苷脂可加速轴突的生长，有利于各种神经元的修复和生长，促进神经传导速度的恢复，改善神经功能。4. 前列腺素 E 可扩张血管和抗血小板聚集，还有维生素 B 族的维生素和微量元素的绿色蔬菜等多种治疗。糖尿病神经病变可以适当地

运动，建议可以选择简单的散步，不宜剧烈运动。

23. D 糖尿病周围神经病变包括周围性感觉性多发性神经病和对称性运动神经病。是糖尿病最常见的慢性并发症，是一组以感觉神经和自主神经症状为主要临床表现的周围神经病，运动神经症状较轻。临床表现为双侧肢体末端出现对称性麻木、疼痛，伴有发热、触电感，或手套、袜套样感觉，疼痛呈刺痛、灼痛或痛觉过敏及伴有四肢冷凉、皮肤蚁行感，不伴有皮肤色素沉着。

24. B 踝肱指数（ABI）是血管外科最常用、最简单的一种检查方法，通过测量踝部胫后动脉或胫前动脉以及肱动脉的收缩压，得到踝部动脉压与肱动脉压之间的比值，适用于周围血管疾病。

25. D

26. D 经皮氧分压测定可以直接反映微循环的功能状态，较早发现糖尿病足溃疡发生的风险、预测溃疡愈合的可能、选择截肢平面及评价治疗效果等。经皮氧分压测定低于 20mmHg，提示足部溃疡没有愈合的可能。

27. D 高血压的靶器官损害主要是心脏、动脉血管和肾脏等。心脏损害主要是左心室肥厚，表现为心电图、超声心动图或者 X 线有左心室肥厚改变。动脉损害主要依据：颈动脉超声发现的内膜中层厚度大于等于 0.9mm，或者周围血管超声和 X 线证实有动脉粥样硬化斑块。肾脏损害：血清肌酐轻度升高，男性大于 1.3~1.5mg/dL，女性大于 1.2~1.24mg/dL，尿微量白蛋白大于 30~300mg/24h。

28. D 原发性醛固酮增多症是指肾上腺皮质增生或肾上腺腺瘤分泌过多的醛固酮，继发性引起血压升高，该病具有长期高血压伴有低钾血症的特征，醛固酮增多负反馈抑制肾素活性，故肾素活性下降，皮质醇浓度不受影响。

29. E 我国临床主要推荐应用优化联合治疗方案是：ACEI/ARB + 二氢吡啶类（CCB）；ARB/ACEI + 噻嗪类利尿剂；二氢吡啶类（CCB）+ 噻嗪类利尿剂；二氢吡啶类（CCB）+ β 受体拮抗剂。

30. A 高血压合并糖尿病的治疗，除降糖外，还应积极控制血压。糖尿病患者血压控制在 130/80mmHg 以下，若 24h 尿蛋白超过 1g，血压应控制在 125/75mmHg。

31. C 血管紧张素转化酶抑制剂（ACEI）是一种抑制血管紧张素转化酶活性的化合物。特别是对于糖尿病合并高血压、早期肾病的情况，因为 ACEI 类药物能够抑制肾素血管-紧张素系统，达到心脏和肾脏保护的目的。患者为老年男性，2 型糖尿病伴高血压，有蛋白尿，首先选择 ACEI 降压。

32. B 痛风性关节炎是高尿酸血症其中一个不良后果，并不是所有高尿酸血症最终都会发展为痛风，但血

尿酸的水平和痛风发作的次数是密切相关的。大量临床资料显示尿酸的水平越高，痛风发作的次数就会越多。高尿酸血症、尿酸水平的高低都直接决定痛风发作的几率。

33. D 痛风石是嘌呤代谢障碍致尿酸盐结晶沉积于关节周围组织，引起慢性炎症和纤维组织增生形成的结节肿，又称痛风结节，是慢性痛风的一种表现，对痛风最具有诊断价值。

34. C 苯溴马隆属于增加尿酸排泄的药物，主要用于痛风慢性期的治疗。此类药物主要通过抑制近端肾小管对尿酸的重吸收并促进肾小管对尿酸排泄来降低尿酸，用于维持尿酸的水平。

35. E 功能性低血糖指的是没有糖尿病病史的患者，在餐后 2～4 个小时出现了低血糖的情况，往往是因为早餐进食碳水化合物的量比较大。进食碳水化合物过多，胰岛素分泌量也相应地剧烈增加，导致餐后 2～4 个小时分泌量过大，碳水化合物的吸收开始下降，胰岛素仍然是比较高的水平，出现低血糖的情况，血糖一般不＜2.8mmol/L，胰岛素释放指数＜0.3，患者可耐受 72 小时禁食。这种情况发生于交感神经容易兴奋的人群，在中青年女性特别是有一些紧张焦虑的人群当中比较好发，建议早餐不要食用过饱，碳水化合物的量要适当控制。同时可以应用精神类药物缓解情绪，对于功能性的低血糖都有很大的改善。

36. C 正常空腹静脉血糖是 3.9～6.0mmol/L，空腹静脉血糖≤2.8mmol/L 时则叫低血糖，糖尿病患者低血糖是血糖＜3.9mmol/L。

37. E 有功能性低血糖的患者，必须限制碳水化合物的进量，少食多餐，要采取低碳水化合物、较干食物，高蛋白质、高脂肪、高纤维膳食。

38. A 根据题干，老年男性患糖尿病，用胰岛素降糖，现出现心悸，多汗，继而昏迷，尿糖（-），尿酮体（-）故排除酮症酸中毒昏迷和高渗性昏迷，首先考虑低血糖昏迷。

39. D 40. E 41. D 42. E

43. D 糖原贮积症是因肝、肌肉和脑组织的糖原代谢中某些酶的缺乏，使糖原不能正常分解或合成，在组织中沉积结构和数量异常糖原的一组隐性遗传性糖原代谢紊乱疾病，又叫糖原病。V 型糖原贮积症因肌肉缺乏磷酸化酶，患者肌肉中虽有高含量糖原，但运动后血中少或无乳酸。多为青少年发病，表现为中度运动不能完成，小量肌肉活动不受限制，肌肉易疲劳，肌痉挛，有肌球蛋白尿，不以肝脏病变为主。

44. C 糖原贮积症最常见缺陷的酶是肌磷酸化酶。

45. D 代谢综合征是指人体的蛋白质、脂肪、碳水化合物等物质发生代谢紊乱，是一组复杂的代谢紊乱症候群，在临床上出现一系列综合征即肥胖、2 型糖尿病、糖耐量异常、高血压、血脂异常等临床疾病的聚集。

46. C 腹部脂肪堆积会引起代谢异常，比如糖尿病、肥胖、糖耐量异常、高血压、血脂异常等临床疾病，与心血管风险最为相关。

47. E 肥胖症是一组异质性疾病，病因未明，被认为是包括遗传和环境因素在内的多种因素相互作用的结果，某些心理疾病也与肥胖症的发生有关。脂肪的积聚总是由于摄入的能量超过消耗的能量，体力活动减少导致肥胖症风险增加。胎儿期母体营养不良，蛋白质缺乏和出生时的体重婴儿在成年期饮食结构发生变化时，也容易发生肥胖症。

48. E HDL 是高密度脂蛋白胆固醇，它能清理粘附在血管壁上的 LDL，血液中 HDL 含量较高为好。HDL 是一种被认为有助于预防动脉粥状硬化的胆固醇。

49. A 低密度脂蛋白是一种运载胆固醇进入外周组织细胞的脂蛋白颗粒，可被氧化成氧化低密度脂蛋白，当低密度脂蛋白，尤其是氧化修饰的低密度脂蛋白（OX - LDL）过量时，它携带的胆固醇便积存在动脉壁上，容易引起动脉硬化。当血脂异常时需首先控制 LDL - C。

50. D 糖尿病足 wagner 分级共分为 6 级。0 级是指有发生糖尿病足的高危因素，但是目前没有了溃疡。1 级是指糖尿病足皮肤表面有溃疡，但是临床上没有感染。2 级是指有较深的溃疡，常合并软组织感染，但是没有脓肿或骨髓炎。3 级是指溃疡比较深，常影响到骨组织并有深部的脓肿或骨髓炎。4 级是指有缺血性溃疡，足部局部有坏疽。5 级是指坏疽影响到整个足部也就是全足坏疽。

51. B

52. A 二甲双胍缓释片是目前常用的一种双胍类的降糖药物，主要可以降低 2 型糖尿病患者的空腹和餐后的高血糖。其降血糖机制如下：1. 可以增加周围组织对于胰岛素的敏感性，还可以增加胰岛素介导的葡萄糖利用。2. 可以增加一些非胰岛素依赖的组织，比如说像脑或者是肠道、皮肤等一些组织对于葡萄糖的利用。3. 可以抑制肝糖原异生。4. 就是可以抑制肠壁细胞摄取葡萄糖，从而可以降低高血糖。所以二甲双胍缓释片尤其适合肥胖的 2 型糖尿病患者。结合题干，该患者空腹血糖和糖化血红蛋白高，结合 OGTT 结果，0、30、60、120、180 分钟血糖分别为 7.9、9.6、15.3、13.4、7.5mmol/L，糖尿病诊断成立。根据身高 175cm 和体重 80kg，BMI = 体重/身高^2 = 80kg/1.75m^2 = 26.1kg/m^2，超重诊断明确。故首选二甲双胍减重降糖。

53. A 预防糖尿病足的方法如下。1. 控制三高：高血压，高血糖，高血脂；2. 戒烟；3. 加强足部护理：穿合适脚型的舒适鞋子，患者足部神经感觉会减退，鞋不合适或者磨脚无法感觉，等到脚磨破了，感染逐步加重才会发现；4. 控制水温：因为脚无法感觉到温度，因此水温的高低要用手去感觉。5. 不要剪破或刺破皮肤或胼胝。6. 干燥的足可以在洗澡后使用护肤油，但趾间应保持干燥。

54. C　糖耐量异常的诊断标准是口服 75g 葡萄糖，空腹血糖 < 7.0mmol/L，两小时后血糖 7.8mmol/L ~ 11.1mmol/L 之间。

55. B　2007 ~ 2008 年，CDS 调查全国 14 个省市进行了糖尿病的流行病学调查，显示我国 20 岁以上的成年人糖尿病患病率为 9.7%。

56. E　妊娠期糖尿病（GDM）是由于妊娠后母体糖代谢异常而首次发生的糖尿病，是妊娠期常见的合并症之一。如果在妊娠前就患有糖尿病，妊娠后则称为糖尿病合并妊娠，应在产后 6 ~ 12 周行糖尿病筛查以重新分型。

57. B　1 型糖尿病（T1DM）是由于胰岛 β 细胞破坏、胰岛素绝对不足或 C 肽水平低下，引起的一种糖尿病，胰岛自身抗体阳性，一般青少年期起病，发病时多食、多饮、多尿和消瘦的"三多一少"症状明显，或者直接以酮症酸中毒的较重疾病状态发病。

58. C　1 型糖尿病（T1DM）是由于胰岛 β 细胞破坏、胰岛素绝对不足引起的一种糖尿病，最常见的死亡原因是肾功能衰竭。

59. A　我国糖尿病现状有三大特点：1. 发病率逐年增加，并有加快趋势。2. 糖尿病慢性并发症迅速增加。3. 我国糖尿病患者血糖达标的仅占 26%。2 型糖尿病占 90% 以上。

60. B　APS 可分为 I 型和 II 型。50% 自身免疫性肾上腺皮质功能减退患者有一种以上的自身免疫性疾病，而 1 型糖尿病或甲状腺病变的患者并发肾上腺皮质功能减退则较少。单独或作为 I 型和 II 型的一部分，自身免疫性肾上腺炎约占原发性肾上腺皮质功能减退的 80%，肾上腺结核约占 15% ~ 20%，其他约占 1%。APS-I 型又称自身免疫性多内分泌病变-念珠菌病-外胚层发育不良（APECED），多在儿童期发病，平均发病年龄为 12 岁，女性发病率高。常伴有皮肤黏膜念珠菌病（75%）、肾上腺皮质功能减退（60%）、原发性甲状旁腺功能减退（89%）、卵巢功能早衰（45%）、恶性贫血、慢性活动性肝炎、吸收不良综合征和脱发等。APS-II 型：①肾上腺皮质功能减退；②自身免疫性甲状腺；③1 型糖尿病；④性腺功能减退症；⑤非内分泌疾病：白癜风、斑形脱发、恶性贫血、重症肌无力、免疫性血小板减少性紫癜、干燥综合征、风湿性关节炎、帕金森病。

61. C　研究证实血尿酸水平每升高 1mg/dl，冠心病或脑卒中等心脑血管并发症的风险将增加 1.48 倍。

62. D　继发性高尿酸血症，就是指在原有疾病基础

上，引起尿酸升高而诊断的高尿酸血症，如服用抗肿瘤药物或肾脏病引起的尿酸升高，继发性高尿酸血症降尿酸首选别嘌醇。

63. B　动脉粥样硬化是指动脉内膜有脂质的沉积和复合糖类物质的沉积，还伴有纤维组织的增生以及钙盐的沉积。胆固醇、β 脂蛋白和三酰甘油与其密切相关。

64. D　老年糖尿病合并高血压患者饮食护理要遵从低脂、低盐、低胆固醇、高维生素、钙膳食纤维的原则。血压 ≥140/90mmHg 或伴微量白蛋白尿的患者，应在生活方式干预基础上联合药物治疗。

65. B　糖尿病血压控制情况：①一般控制目标为血压 ≤130/80mmHg。②在老年人应 ≤ 140/90mmHg。③若 24 小时尿蛋白 ≥1g，血压应 ≤125/75mmHg。④药物治疗 24 小时内的谷峰比应 ≥50%。对于糖尿病病史较短、一般健康状况良好、无明显大血管病变且较为年轻的患者，血压控制目标为 <130/80mmHg，同时基于患者临床特点和治疗应答，较高或较低的舒张压目标可能是合适的。

66. A　A 选项是 ACEI 类降压药物机制。

67. C　高三酰甘油血症是动脉粥样硬化疾病的独立危险因素。多项科学研究表明，高三酰甘油会导致心血管风险显著升高。与低三酰甘油水平人群相比，高三酰甘油水平人群的冠心病风险增加 80%、冠心病死亡风险增加 70%、脑卒中发生风险增加 50%。另外，三酰甘油水平的升高可导致急性胰腺炎发生风险大大增高。尤其是当三酰甘油 >5.6mmol/L 时，急性胰腺炎风险可增加 5 ~ 10 倍，属于代谢综合征的主要组成部分。

68. B　需要排除糖尿病周围神经病变，通过肌电图的检查可以看出上肢及下肢神经传导速度、是否有神经传导速度延迟或者对传导对神经刺激没有反应。

69. A　糖尿病周围神经病变（DPN）的确切发病机制目前尚不清楚，根据现有的研究推测，其发病机制可能与长期严重的高血糖及由此导致的微血管病变、代谢紊乱、氧化应激损伤、神经炎症损伤和维生素营养障碍等多种因素有关。主要是由微血管病变及山梨醇旁路代谢增强以致山梨醇增多与神经细胞及其纤维的组织蛋白非酶糖化所致。

70. C　糖尿病肾病的病理表现主要有三种，一是结节性肾小球硬化，有高度特异的。第二是弥漫性肾小球硬化最常见，对肾功能影响最大，但是特异性较低，类似病变也可见于系膜毛细血管性肾小球肾炎和狼疮性肾炎。第三渗出性病变，特异性不高，可见于慢性肾小球肾炎。电镜下肾小球基底膜增厚是最主要的病理改变。

71. C　糖尿病酮症酸中毒抢救措施包括：①补液，是抢救酮症酸中毒首要的、极其关键的措施；②胰岛素治疗，采用小剂量胰岛素治疗方案；③纠正酸中毒；

④纠正电解质紊乱：经输液及胰岛素治疗后，血钾常明显下降，应注意补钾。

72. D 糖尿病酮症酸中毒胰岛素治疗会促使血钾进入细胞内，故血钾水平会下降。

73. E 小剂量胰岛素静脉滴注具有促进钾离子向细胞内运转的作用，加之生理盐水大量输注，常可导致低血钾。

74. E DKA 开始昏迷是因为严重酸中毒、失水、缺氧、体循环及微循环障碍可导致脑细胞失水或水肿、中枢神经系统功能障碍。2 小时后再次昏迷多与治疗不当如过快、过多补充碳酸氢钠会导致反常性脑脊液酸中毒加重，血糖下降过快或输液过多过快、渗透压不平衡可引起继发性脑水肿并加重中枢神经系统功能障碍。

75. C 高脂血症可分为原发性和继发性两类。原发性与先天性和遗传有关，是由于单基因缺陷或多基因缺陷，使参与脂蛋白转运和代谢的受体、酶或载脂蛋白异常所致，或由于环境因素（饮食、营养、药物）等因素引起。继发性高脂血症指的是由于其他疾病所导致的血脂异常，如糖尿病，甲状腺功能减退，肾病综合征等。高脂血症可引起动脉粥样硬化。

76. E 小剂量地塞米松抑制试验是指当日上午 8 点测血皮质醇作为对照，12 点口服地塞米松 1mg，次晨 8 点再测血皮质醇作为抑制值。主要用于鉴别单纯性肥胖与皮质醇增多症。结合题干，该患者肥胖，尿皮质醇、17－羟排泄量增高，但可被小剂量地塞米松所抑制，故考虑单纯性肥胖症。

77. E 妊娠合并糖尿病包括糖尿病合并妊娠以及妊娠期糖尿病。妊娠期糖尿病（GDM）是妊娠期间发现或发病的由不同程度糖耐量异常及糖尿病引起的不同程度的高血糖。妊娠整个过程均须使用中、短效胰岛素治疗，使用量以不发生低血糖为限；饮食治疗原则与非妊娠患者相同，必要时才调整，避免胎儿营养不良。有糖尿病视网膜病变的患者应立即停止妊娠；若血糖控制可，可在 39 周后终止妊娠。

78. B 微血管一般指微小动脉和微小静脉之间的毛细血管及微血管网。糖尿病微血管病变的特点是：毛细血管基底膜增厚、微血管内皮细胞增生，PAS 染色阳性。

79. D 妊娠合并糖尿病包括糖尿病合并妊娠以及妊娠期糖尿病。妊娠期糖尿病（GDM）是妊娠期间发现或发病的由不同程度糖耐量异常及糖尿病引起的不同程度的高血糖。妊娠整过程均须使用中、短效胰岛素治疗，使用量以不发生低血糖为限；在产后 6 周以上给予复查。重新按常规诊断标准明确诊断。产后 5～10 年发生糖尿病的危险性比正常人会增加。妊娠糖尿病血糖控制平稳，可降低围生期母婴的患病率和死亡率。

80. D 普萘洛尔是非选择性受体拮抗剂，可减弱交感神经及肾上腺髓质对低血糖反应而掩盖低血糖症群。结合题干，该患者糖尿病多年，现胰岛素治疗，近来经常于晚餐前出现心慌、出汗，伴明显饥饿感，考虑低血糖发作，故不能使用普萘洛尔降压，以免掩盖低血糖症状。

81. D 患者口干，多饮，多尿明显血糖 18mmol/L，尿糖（＋＋＋），尿酮体（＋），考虑糖尿病急性并发症，需立即补液＋胰岛素治疗，避免严重脱水发生；该患者 4 天前出现尿频、尿急、尿痛，体温波动在 38℃ 左右，考虑有泌尿系统感染，故需使用抗生素。

82. D 磺脲类药物：属于促胰岛素分泌药，主要药理作用是刺激胰岛 β 细胞分泌胰岛素，增加体内的胰岛素水平。

83. C 该患者空腹血糖 6.5mmol/L，餐后血糖 16mmol/L，说明餐后血糖控制欠佳，饮食需调整，注意碳水化合物摄入。α－糖苷酶抑制剂的主要作用是延缓碳水化合物在小肠上段的吸收，降低餐后高血糖和减少血糖的波动。

84. B 低血糖时，血浆中葡萄糖小于 2.8mmol/L；对于糖尿病患者，血糖小于 3.9mmol/L 就诊断为低血糖。低血糖发作的处理：1. 对于轻症、神志清醒者，立即口服糖水、含糖饮料或者面包、饼干等食物，通常能迅速缓解；2. 疑似低血糖昏迷的患者，立即测指尖血糖，及时给予 50% 葡萄糖 30～50ml 静脉注射，随后以 5%～10% 葡萄糖维持静点，直至血糖处于安全范围。神志清醒后、血糖稳定后可改为口服进食。密切监测血糖；3. 对于顽固性低血糖，可以予以胰高糖素肌注或静点氢化可的松促进肝糖异生以尽快纠正低血糖。结合题干，低血糖经处理后患者神志转清，后又陷入昏迷，血糖 3.0mmol/L，说明该患者血糖仍偏低，继续注射葡萄糖直至病情稳定。

85. D 糖尿病酮症酸中毒后可引起脑水肿，临床表现为恶心呕吐，头痛等；目前脑水肿机制可能和下列因素有关：1. 反常性脑部酸中毒可引起脑水肿。2. 糖尿病酮症酸中毒可引起脑组织缺氧，经治疗后 pH 值逐渐恢复，但心排血量不能相应增高，而且动脉血 pH 值升高后，通过自主调节使血流量减少，更进一步加重脑缺氧，视乳头水肿及脑脊液压力增高，支持脑水肿的诊断。3. 当用胰岛素纠正高血糖的速度过快时，脑渗透压下降较慢，形成明显的渗透压梯度，从而产生脑水肿。

86. D 年轻女性，1 型糖尿病，平时胰岛素控制血糖，血糖情况不详，现患者出现昏迷，需排除血糖过高引起的糖尿病急性并发症或者胰岛素注射过多引起的低血糖反应，入院后需立即补液，完善血糖，血酮体，尿酮体，电解质检测和血气分析等。

87. D

88. A 低血糖临床多表现为交感神经兴奋或脑功能障碍表现。脑功能障碍最后恢复的是大脑皮质。

89. B 脂蛋白内的蛋白质组分称为载脂蛋白。脂蛋白是由蛋白质、胆固醇、三酰甘油和磷脂所组成的球形大分子复合体，能介于水/油的交界面而溶于血浆。血清脂蛋白经过超高速离心根据密度不同将脂蛋白分为乳糜微粒、极低密度脂蛋白、低密度脂蛋白、高密度脂蛋白和中间密度脂蛋白。其中 CM 和 VLDL 被称为富含三酰甘油的脂蛋白。电泳法可以讲脂蛋白分为乳糜微粒、前 β 脂蛋白、β - 脂蛋白和 α - 脂蛋白。

90. E 载脂蛋白是脂蛋白中蛋白质成分的总称，目前已发现的载脂蛋白有 20 多种，按 ABC 分类法分为 apo - A、B、C、D、E、F、G、H 等，每一型又分为若干亚型。它们大部分由肝脏合成。载脂蛋白的功能主要为：①维持脂蛋白的结构；②作为酶的辅因子，如 apo - C II 和 apo - AI 分别是脂蛋白脂酶和卵磷脂胆固醇酰基转移酶的辅因子；③作为脂质转运的载体，HDL 中的 apo - D 使 TG 在 HDL、VLDL 和 LDL 之间转运；④作为脂蛋白受体的配体，如 apo - B100 和 apo - E 是 LDL 受体的配体。通过它们与受体特异性结合，介导脂蛋白的受体代谢途径。

91. D 高密度脂蛋白（HDL）：它运载周围组织中的胆固醇，再转化为胆汁酸或直接通过胆汁从肠道排出，动脉造影证明高密度脂蛋白胆固醇含量与动脉管腔狭窄程度呈显著的负相关。所以高密度脂蛋白是一种抗动脉粥样硬化的血浆脂蛋白。

92. B 糖尿病酮症酸中毒，为最常见的糖尿病急症，以高血糖、酮症和酸中毒为主要表现，是胰岛素分泌不足和胰岛素拮抗共同作用，所产生的代谢紊乱综合征。感染其他诱因包括胰岛素治疗中断或不适当减量，各种应激、酗酒等。结合题干，老年男性，现用胰岛素降糖，饮食后出现腹泻、嗜睡、大汗淋漓等脱水样表现，需立即完善血糖，血酮体，排除糖尿病急性并发症。

93. A 糖尿病宣教的内容包括：1. 饮食控制，控制总热量，营养均衡。2. 糖尿病教育和心理疗法，教育患者认识糖尿病，包括服药的用法，胰岛素的注射以及低血糖等处理，同时给予心理疏导。3. 运动治疗，可以在没有运动禁忌的情况下，进行中等强度的有氧运动，饭后半小时后，进行锻炼 30 分钟以上锻炼。4. 药物治疗包括口服药物、胰岛素及 GLP - 1 类似物。5. 自我血糖监测，根据血糖情况调整用药，避免血糖波动和低血糖事件发生。糖尿病诊断成立后，首先需要告知患者生活方式调整包括饮食和运动。

94. B 胰岛素的应用指征如下：1. 部分新诊断糖尿病（DM）的患者，有下列情况时应考虑起始胰岛素治疗。①空腹血糖超过 13.9mmol/L，HbA1c 大于 11%；②糖尿病难以分型；③有药物治疗禁忌证；④患者本人希望使用胰岛素强化治疗。2. 在生活方式干预基础上应用 2 ~ 3 种口服药物治疗，3 ~ 6 个月血糖不能达标的患者，可能是胰岛功能衰竭，此时开始胰岛素治疗是唯一可行的方法。3. 特殊情况：围手术期和重症患者。

95. E α - 糖苷酶抑制剂：食物中淀粉和蔗糖的吸收需要小肠黏膜上皮细胞表面的 α - 糖苷酶。α - 糖苷酶抑制剂通过抑制这类酶从而延缓碳水化合物的吸收，降低餐后高血糖。适用于以碳水化合物为主要食物成分和餐后血糖升高的患者。可作为 2 型糖尿病的一线药物，尤其适用于空腹血糖正常（或偏高）而餐后血糖明显升高者。可单独或与 SUs、双胍类合用。1 型糖尿病患者若使用的胰岛素剂量较大而餐后血糖控制不佳，也可联合使用。肝肾功能不全者慎用，不宜用于胃肠功能紊乱者、孕妇和儿童。从小剂量开始，逐渐加量可减少胃肠道不良反应。单独服用不发生低血糖，并可减少餐前反应性低血糖的风险。常用药物有阿卡波糖（拜糖苹）、伏格列波糖（倍欣）。阿卡波糖每次 25 ~ 50mg，3 次/天；伏格列波糖每次 0.2mg，3 次/天。服用后常有腹胀、排气增多等症状。

96. E 尿糖是指尿液中的糖分，主要是指尿中的葡萄糖，当人体处于正常生理状态时，通常尿糖为阴性。根据 24 小时尿糖的变化，可以判断一天内血糖总的控制水平。而当机体血糖过高时，或肾功能紊乱时，肾脏不能将血液中糖分全部吸收，进而导致部分糖分随尿液排出体外，引发糖代谢紊乱，使尿液中糖含量异常升高，呈现尿糖阳性。故尿糖阳性是诊断糖尿病的重要线索，但是尿糖阳性不一定就是糖尿病。尿糖常见于糖尿病、肾脏疾病等。肾小管损伤或者妊娠时肾糖阈值低于正常人，也可以呈现尿糖阳性，但此时血糖正常。尿糖阳性，但随机血糖正常的人，应该检测糖化血红蛋白和 OGTT。

97. D 糖尿病合并妊娠病情严重，尤其合并有微血管病变者，妊娠中晚期母子并发症较多，通常需提前终止妊娠，其中 24 小时尿蛋白定量参考意义大。

98. E 糖尿病周围神经病变是糖尿病慢性并发症之一，属小血管病变，由于血糖长期控制不佳引起。主要表现为周围神经功能障碍，常见症状为肢体末端麻木、疼痛、发凉等感觉异常和痛觉、温觉、感觉迟钝。糖尿病周围神经病变常对称性发生，单侧肢体少见。常从足趾、脚趾等肢体远端开始发病，下肢比上肢多见。诊断可通过振动觉、触觉、踝反射及肌电图检查确诊。治疗上，可通过控制血糖、营养神经、改善微循环等来缓解症状。结合题干，该患者糖尿病多年，半年感足趾端麻木，双手骨间肌萎缩，肌力 IV 级，病理反射阴性，首先考虑糖尿病周围神经病变。

99. B 糖尿病的自然进程首先是正常葡萄糖耐量，糖耐量受损（IGT）即是由正常血糖向糖尿病过渡的异常糖代谢状态，主要表现为餐后血糖升高，后面出现空腹血糖受损（IFG），最终发展为糖尿病。

100. E 糖尿病患者出现蛋白尿需考虑糖尿病肾病。

101. B

102. E

103. C somogyi效应是指夜间出现了低血糖，导致晨起空腹血糖反跳性增高的现象。该患者使用胰岛素治疗，清晨空腹血糖高，但夜间血糖低，考虑为somogyi效应。

104. D 脑细胞的代谢需要葡萄糖，长时间的反复低血糖容易导致脑细胞的能量不足，引起细胞水肿，形成脑水肿。低血糖经处理后患者血糖升至8.9mmol/L但半小时后神志仍不恢复，考虑脑水肿发生，予以甘露醇脱水治疗。

105. E

106. C 糖尿病患者确定每天的总热量以后，按照每天进食的比例，碳水化合物在50%～60%，蛋白质在10%～15%，脂肪在25%～30%。按照每克糖类、蛋白质产热4千卡，每克脂肪产热9千卡来计算，将热量换算为相应的食物，根据生活习惯进行安排，可按每日三餐分配为1/5、2/5、2/5或者1/3、1/3、1/3来进食。

107. A 糖尿病周围神经病变是指在排除其他原因情况下，糖尿病患者出现周围神经功能障碍，包含脊神经、颅神经及植物神经病变，其中以糖尿病远端对称性多发性神经病变（DSPN）最具代表性，晚期出现肌力减弱。

108. C 肾性糖尿（RG）是指患者血糖水平正常或者低于正常肾糖阈的情况下，肾小管对糖的重吸收功能下降，引起的糖尿现象。

109. A OGTT是公认的诊断糖尿病的金标准。在血糖异常增高但尚未达到糖尿病诊断标准时，可采用该试验明确是否为糖尿病。结合题目，该患者口干多饮，尿糖阳性，需完善OGTT排除糖尿病。

110. B 胰岛素是体内唯一的降糖激素，但并非所有患者都适宜胰岛素治疗，需要根据患者具体情况，在医生指导下规律使用，不可擅自停药、减药，避免出现血糖难以控制的情况。①2型糖尿病患者：针对新发的2型糖尿病患者，如果发现时有明显的血糖升高以及伴随症状，比如消瘦、乏力、口干、多饮、多尿等，需要首选胰岛素强化治疗；②糖尿病并发症患者：糖尿病出现糖尿病酮症酸中毒等急性并发症时，需要首选胰岛素治疗；③糖尿病分型困难的患者：新诊断的糖尿病患者，如果1型、2型糖尿病难以鉴别时，可以首选胰岛素治疗。2型糖尿病在胰岛素治疗后效果较好，而1型糖尿病患者，胰岛素的治疗效果常常不佳；④其他药物治疗无效的患者：对于2型糖尿病患者，通过生活方式以及口服降糖药治疗3个月后，血糖仍然没有达到控制目标，糖化血红蛋白

仍≥7.0%，在原有口服降糖药的基础上，联合使用胰岛素。此外糖尿病患者，在病程的发展中出现肝肾功能不全，身体无法耐受口服降糖药时，也需要及时启动胰岛素治疗；⑤其他：妊娠期糖尿病，或者是糖尿病患者出现胰岛功能差时，也需要进行胰岛素替代或者补充治疗。该患者没有达到使用胰岛素的指征。

111. D 糖耐量异常是指糖尿病早期的一种表现。糖耐量异常的诊断标准，是75g葡萄糖耐量试验当中2h血浆葡萄糖水平介于7.8mmol/L和11.1mmol/L之间。甲亢，库欣综合征，肢端肥大症及嗜铬细胞瘤等都可以糖耐量异常。

112. C 糖尿病酮症酸中毒是糖尿病较严重的并发症，临床补碱指征是血$pH < 7.1$，$HCO_3^- < 5mmol/L$，要及时的补碱，但是要注意避免过快，容易导致心脏负荷，加重疾病的发展速度。

113. D 糖尿病患者热量的计算首先要计算出理想体重，理想体重以千克为单位＝身高－105，身高的单位为厘米，根据理想的体重和工作性质来计算每日所需要的总热量。要考虑患者的年龄，肥胖程度，活动量大小等。成年人在休息状态下每日每千克体重所需要的热量大概为25～30千卡，轻体力劳动者大概在30～35千卡，中体力劳动者在35～40千卡，重体力劳动者在40千卡以上。儿童、孕妇、哺乳期的妇女以及营养不良、存在消耗性疾病的人群，要适当增加热量，肥胖人群要适当减少热量。

114. E

115. E 糖尿病坏疽一般来讲通常包括两种类型，干性坏疽以及湿性坏疽，二者发生机理不太一样。干性坏疽通常是因为大血管供应中断造成坏疽，不是微血管病变引起。

116. C 糖尿病高渗性昏迷是一种经常发生在老年2型糖尿病患者的急性并发症。患者血糖高，渗透压高，容易发生意识障碍或昏迷，一旦发生，死亡率远比酮症酸中毒高，实验室检查为高渗透压，血糖往往超过33.3mmol/L，血酮体多正常。结合题干，该患者为老年男性，无药物服用史，pH 7.35排除酸中毒，现血糖33.4mmol/L，血钠150mmol/L，尿酮体（－），首先考虑高渗性昏迷。

117. E 血液中存在胰岛素抗体是产生胰岛素抵抗的重要原因，糖尿病患者在使用胰岛素治疗的过程中可因胰岛素抗体的产生而出现胰岛素抵抗，表现为胰岛素用量逐日增加但血糖控制并不理想。此时应检测胰岛素抗体，若出现阳性或滴度增高可作为胰岛素抵抗的客观依据。换用单组分胰岛素、高纯度胰岛素及停用胰岛素、口服降糖药或应用糖皮质激素皆有助于降低胰岛素抗体的浓度，改善胰岛素抵抗。

118. B　somogyi 效应是指夜间出现了低血糖，导致晨起空腹血糖反跳性增高的现象。该患者空腹血糖明显高，临睡前血糖 5.1mol/L，需要排除 somogyi 现象，先监测血糖，必要时调整胰岛素剂量。

119. B　正常孕妇孕期胰岛素敏感性下降 50～60%，孕晚期最明显，同时胰岛 β 细胞代偿性增加胰岛素的分泌以维持正常血糖水平。当胰岛素抵抗加重和/或胰岛 β 细胞无法代偿，则发生妊娠期糖尿病，故应适当增加胰岛素用量。

120. B　输液是抢救 DKA 的首要和关键措施。只有在组织灌注得到改善后，胰岛素的生物效应才能充分发挥。小剂量胰岛素治疗：即按 0.1U/（kg·h）的剂量将短效胰岛素加入生理盐水中持续静脉滴入或泵入，以达到血糖快速、稳定下降而又不易发生低血糖的效果，同时还能抑制脂肪分解和酮体产生。轻、中度酸中毒经充分静脉补液及胰岛素治疗后可纠正，无须补碱。

121. E　通过补液治疗可以纠正糖尿病酮症酸中毒水、电解质紊乱，降低血糖，清除酮体，也是纠正休克的重要措施。同时，只有在有效组织灌注改善、恢复后，胰岛素的生物效应才能充分发挥。胰岛素是治疗糖尿病酮症酸中毒的关键，合理的补充胰岛素可以促进机体利用葡萄糖，减少脂肪的分解，从根源上减少酸性酮体的产生，改善症状。通常采用短效胰岛素持续静脉滴注的方式进行治疗。临床补碱指征是血 pH < 7.1，HCO_3^- < 5mmol/L。

122. C

123. B　糖尿病患者在血糖快速下降过程中出现视物模糊，有可能为血糖下降速度过快，导致晶状体渗透压明显改变，而出现一过性视物模糊。这种改变为血糖降低过程中的常见反应，可适当减慢降糖速度，无需进行其他特殊处理，该症状一般会逐渐好转。

124. D

125. C　1 型糖尿病的特点为胰岛素绝对缺乏，而胰岛素高峰延迟属于 2 型糖尿病特点。

126. A

127. D　酮症酸中毒用胰岛素治疗，不宜口服降糖药物。

128. D　糖尿病高渗性昏迷是一种经常发生在老年 2 型糖尿病患者的急性并发症。患者血糖高，渗透压高，容易发生意识障碍或昏迷，一旦发生，死亡率远比酮症酸中毒高，其临床特点是尿糖强阳性，尿酮体阴性或者弱阳性。

129. C　糖尿病酮症酸中毒患者在治疗后 10 小时内，脑脊液压力可升高达到高水平，而患者并无症状，以后脑脊液压力又恢复正常，但有些患者却在经治疗，病情好转 4 到 16 小时后，发生致死性脑水肿。引起脑水肿的机制尚未完全阐明，目前认为和下列因素有关：一、早期过多补碱，反常性脑部酸中毒可引起脑水肿。二、糖尿病酮症酸中毒可致脑组织缺氧，经治疗后 pH 值逐渐恢复，但心排血量不能相应增高，而且动脉血 pH 值升高后，通过自主调节使血流量减少，更进一步加重脑缺氧，视乳头水肿及脑积液压力增高，支持脑水肿的诊断。三、当用胰岛素纠正高血糖的速度过快时，或山梨醇代谢很慢，脑渗透压下降较慢及不平衡，形成明显的渗透压梯度，从而产生脑水肿。

130. E　糖尿病心肌病是指发生于糖尿病患者，不能用高血压心脏病、冠状动脉粥样硬化性心脏病及其他心脏病变来解释的心肌疾病。该病在代谢紊乱及微血管病变的基础上引发心肌广泛灶性坏死，出现亚临床的心功能异常，最终进展为心力衰竭、心律失常及心源性休克，重症患者甚至可能猝死，与糖尿病大血管病变无关。

131. C　低血糖是指血浆中葡萄糖水平下降，成人血糖水平降低至 <2.8mmol/L（50mg/dl），糖尿病患者降低至 <3.9mmol/L，会出现心悸，大汗，昏迷等症状。

132. C　空腹血糖高不一定是糖尿病，需要排除其他引起血糖升高的原因，注意有无服用影响血糖结果的药物。空腹血糖高者，可行 OGTT 以及糖化血红蛋白来明确是否是糖尿病。

133. B

134. D　磺脲类药物可促进胰岛素分泌，适用于经饮食、运动治疗，血糖控制仍不稳定者。体重过于超重者慎用。1 型糖尿病有一定胰岛分泌能力者可用，没有胰岛分泌能力者不可用。磺脲类药物主要使用于 2 型糖尿病患者，一般不和胰岛素搭配使用。

135. D　某些疾病过程当中由于相关激素水平异常，有可能会出现胰岛素作用障碍或者是拮抗胰岛素的激素水平升高，引起继发性糖尿病，比如生长激素瘤，Cushing 综合征，嗜铬细胞瘤及急性胰腺炎等。

136. D　糖耐量试验，也称葡萄糖耐量试验，是诊断糖尿病的一种实验室检查方法。主要有静脉和口服两种，前者称 IVGTT，后者称 OGTT。结合题干，该患者烦渴多饮，体重下降，血糖异常，需首先完善 OGTT 试验排除糖尿病。

137. C

138. C　胰岛素抵抗（IR）是指必须以高于正常的血胰岛素释放水平来维持正常的糖耐量，表示胰岛素介导组织细胞处理葡萄糖的能力减退。

139. E　"黎明现象"是指糖尿病患者在夜间血糖控制尚可且平稳，即无低血糖的情况下，于黎明时分（清晨 3～9 时）由各种激素间不平衡分泌所引起的一种清晨高血糖状态。

140. A　141. B

142. B 糖尿病患者术前空腹血糖应控制在 8.0mmol/L 以下，长期血糖控制不良的糖尿病会导致多种急、慢性并发症，也会增加患者术后的感染率。一般术前 3 天使用胰岛素治疗。

143. A 糖化血红蛋白可反映过去 2 ~ 3 个月血糖控制的平均水平，结果不受是否进食的影响。

144. D 一旦出现高渗性非酮症糖尿病昏迷的症状，首先选用 0.9% 生理盐水和 5% 的葡萄糖静脉注射。

145. D

146. C 糖耐量受损（IGT）是一种由正常血糖向糖尿病过渡的异常糖代谢状态，主要表现为餐后血糖升高。其诊断标准为：患者做口服葡萄糖耐量试验时空腹血糖正常（小于 6.0mmol/L），但口服糖后 2 个小时的血糖在7.8 ~ 11.1mmol/L 之间，该数值大于正常值，但同时又达不到糖尿病的诊断标准，该状态即为糖耐量受损，属于糖尿病前期，可能进一步发展为糖尿病。可通过饮食调整及体育锻炼，或者口服二甲双胍和阿卡波糖进行纠正。

147. C 妊娠合并糖尿病包括糖尿病患者妊娠（即糖尿病合并妊娠），以及妊娠期糖尿病。血糖控制不佳时，选用速效和中效胰岛素（特胰岛素）；饮食治疗原则与非妊娠患者相同；妊娠不同时期机体对胰岛素需求不同，妊娠 32 ~ 36 周胰岛素用量达最高峰，妊娠 36 周后胰岛素用量稍下降，特别在夜间。妊娠 32 ~ 36 周时即应住院治疗直至分娩。妊娠时候胰岛素敏感性下降，胎盘会加重胰岛素抵抗，分娩后胰岛素抵抗会减轻，根据血糖调整胰岛素用量。

148. D 肥胖的糖尿病患者饮食控制和运动疗法不佳，可使用口服降糖药物比如二甲双胍，阿卡波糖等有减轻体重的降糖药物。

149. B Somogyi 现象：又称低血糖后高血糖现象，夜间有低血糖，在睡眠中未被察觉，导致体内胰岛素拮抗激素分泌增加，继而发生低血糖后的反跳性高血糖现象。根据题干，患者夜间有低血糖，后出现清晨高血糖现象，符合 Somogyi 现象。黎明现象是指夜间血糖控制好，无低血糖发生，仅在黎明短时间内出现高血糖，可能由于清晨皮质醇、生长激素等胰岛素拮抗激素分泌增加所致。

150. D ①α - 葡萄糖苷酶抑制剂竞争性抑制葡萄糖淀粉酶、蔗糖酶、麦芽糖酶等，抑制糖类分解，延缓葡萄糖和果糖吸收，可降低餐后血糖，若饮食中无碳水化合物，不能发挥降糖作用。②该酶对乳糖酶无抑制作用，不影响乳糖的消化吸收，一般不产生乳酸性酸中毒。③α - 葡萄糖苷酶抑制剂与其他口服降糖药或胰岛素联合应用时，如发生低血糖，应静注或口服葡萄糖治疗，服用蔗糖或一般甜食无效。④对此药过敏或有肠道炎症、溃疡、消化不良、疝等禁忌应用该药。

151. D 双胍类药物最严重的不良反应是诱发乳酸性酸中毒。

152. B 双胍类药物适应证：①超重或肥胖的 2 型糖尿病，第一线用药。②与其他口服降糖药联合应用。③胰岛素治疗时（包括 1 型糖尿病）加用双胍类有助于稳定血糖，减少胰岛素用量。除 1 型糖尿病外，凡忌用磺脲类的情况也是双胍类的禁忌证：乳酸性酸中毒、严重缺氧、心衰、严重肝肾疾病和哺乳期禁用。

153. A 非胰岛素介导的低血糖症即重症感染、营养不良等疾病引起的低血糖，该病有低血糖症状及体征，血糖水平 < 55mg/dl，胰岛素 < 30pmol/L，C 肽 < 0.2nmol/L，胰岛素抗体阴性。

154. B 一般来说血糖越低症状越明显，但低血糖症状的严重程度还取决于以下情况。①血糖降低的速度：血糖下降越快，症状越重；血糖下降严重且历时较长，可因脑组织缺糖而引起神志改变、认知障碍、抽搐及昏迷等。②年龄：年龄越大，反应性越差，症状越不明显。③既往血糖发作经历：长期发作者的表现可不典型，老年人或慢性空腹低血糖患者，血糖已降低至 2.5mmol/L，可仍无自觉不适，直至昏迷。

155. C 低血糖是指成年人空腹血糖浓度低于 2.8mmol/L。

156. B

157. E 当无自发性低血糖发作时，可进行 72h 饥饿试验诱发低血糖，饥饿试验结束时，血糖 < 3mmol/L，胰岛素 ≥ 18pmol/L，血清 C 肽 ≥ 0.2nmol/L，胰岛素原 ≥ 5pmol/L，提示胰岛素瘤。

158. A 脂肪酶抑制剂选择性抑制胃和胰的脂肪酶，抑制肠道吸收脂肪，使脂肪不能吸收而直接有粪便排出，因而引起油样便与腹泻，并可造成脂溶性维生素缺乏。该药不能抑制蛋白酶、淀粉酶等，对食欲无明显影响。不良反应为脂肪吸收不良性腹泻和脂溶性维生素吸收障碍。

159. C 肥大性肥胖：只有脂肪细胞贮积脂肪量增多而脂肪细胞数目增加不明显，脂肪堆积在身体躯干部位，又称中心性肥胖。增殖性肥胖：是指脂肪细胞数目增加，其特点是肥胖从儿童期开始，青春发育期进一步增加，脂肪主要堆积在身体外周，又称周围性肥胖，成年人可同时伴有肥大性肥胖。

160. E 肥胖症患者尿游离皮质醇不高。

161. D HDL 的作用是从组织中移走过多的胆固醇到肝脏进行处理，因而被认为是有益的脂蛋白。高水平的血液 HDL - C 能降低斑块形成并移走血液中过多的胆固醇。

162. D

163. E HMG - CoA 还原酶是催化胆固醇合成的关键

酶。饥饿时，肝脏 HMG - CoA 还原酶活性降低，乙酰CoA、ATP 含量不足，因而饥饿时胆固醇合成减少。

164. B 临床上不分年龄性别，血尿酸 ≥ 7.0mg/dl（416.2μmol/L）即为高尿酸血症，体内血尿酸达到饱和状态。高尿酸是痛风发作的基础。即痛风发作时导致过饱和的血尿酸浓度一般超过 416.2μmol/L。

165. D 梨型身材的脂肪主要堆积在臀部和大腿。苹果型身材的脂肪堆积在腹部，为腹型肥胖。腹型肥胖时脂肪组织表达的脂肪因子谱发生改变，表现为血游离脂肪酸上升、PAI-1 增多、高瘦素血症。脂联素分泌减少，而众多炎症细胞因子激活炎症信号通路，诱导炎症介质表达，使机体处于慢性炎症状态，共同导致胰岛素抵抗和代谢综合征发生。所以苹果型身材比梨型身材更容易发生代谢综合征。

166. B 痛风是嘌呤代谢障碍所致的一组异质性慢性代谢性疾病，其临床特点为高尿酸血症、反复发作的痛风性急性关节炎、间质性肾炎或尿酸性肾结石和痛风石形成。游走性关节炎多见于风湿性关节炎，受累关节多为膝、踝、肩、肘、腕等大关节，关节炎呈游走性及多发性，关节炎发作后无变形遗留。

167. B 适量的不饱和脂肪酸使胆固醇酯化，降低血中的胆固醇和三酰甘油，减少心血管病发生几率。但大量摄入不饱和脂肪酸可能加重肠道炎症及诱发肿瘤等。

168. E 苯氧芳酸类（贝特类）：主要是增强脂蛋白酯酶的活性，使三酰甘油的水解增加，对治疗高三酰甘油血症有显著疗效。

169. C LDL：主要转运内源性胆固醇，故含胆固醇及其酯最多；HDL：也是转运胆固醇，是逆向转运，含胆固醇较 LDL 低些；VLDL：主要转运内源性三酰甘油（三酰甘油），含胆固醇较少；CM：是转运吸收的脂肪，含三酰甘油量大，胆固醇更少。

170. C 三酰甘油分解成游离脂肪酸，通过血浆清蛋白运输到心、肝、骨骼肌进行利用。

171. C 调节胆固醇合成的限速酶是 HMG - CoA 还原酶，该酶受胆固醇抑制，同时酶的磷酸化也可以调节酶的活性。

172. D 雌激素能促进肝脏对低密度脂蛋白的摄取，抑制肝脂肪酶对高密度脂蛋白的分解代谢，减少低密度脂蛋白在动脉血管壁的粘附。雌激素水平降低，可使胆固醇水平升高。

173. E 全身各组织除脑和成熟红细胞外均，均能合成胆固醇，以肝能力最强，小肠次之，合成酶存在胞液和内质网中。

174. A 高脂蛋白血症Ⅱ型：分为Ⅱa型和Ⅱb型。Ⅱa型高蛋白血症（家族性高胆固醇血症）血浆中仅 LDL 增加，血脂测定 TC 升高，TG 正常。Ⅱb型高脂蛋白血症（复合高脂蛋白血症）血浆中 VLDL 和 LDL 均增加，血中 TC 和 TG 均升高，临床相当常见。D 项为Ⅰ型高脂蛋白血症。E 项为Ⅲ型高脂蛋白血症。C 项为Ⅳ型高脂蛋白血症。

175. E 1 型糖尿病目前认为与遗传因素、环境因素及自身免疫因素均有关，环境因素包括病毒感染、致糖尿病化学物质、饮食因素等。2 型糖尿病与遗传因素、环境因素（肥胖、高热量饮食、体力活动不足等）、早期营养不良等有关。当收到创伤、精神刺激等应激状态时可引起暂时性血糖升高。胰腺癌可引起血糖变化，可以是高血糖，也可以是低血糖。

176. E 糖耐量低减者体内胰岛素受到了抵抗，是指正常量的胰岛素难以维持正常血糖水平。

177. E 胰岛素缺乏使丙酮酸脱氢酶活性降低，葡萄糖有氧氧化减弱，能量供给不足。由于葡萄糖磷酸化减少，进而导致糖酵解、磷酸戊糖旁路代谢及三羧酸循环减弱，糖原合成减少，分解增多。以上代谢紊乱使肝、肌肉和脂肪组织摄取利用葡萄糖的能力降低，空腹及餐后肝糖输出增加；又因葡萄糖异生底物增多及磷酸烯醇型丙酮酸激酶活性增强，肝糖异生增加，因而出现空腹及餐后高血糖。

178. D 阿狄森病即原发性肾上腺皮质功能减退症。临床表现为皮肤色素沉着、毛发分布变化、低血糖、体位性低血压、胃肠功能失调、体重减轻及无力等。可伴肾上腺危象。

179. E 1 型糖尿病指由于胰岛 β 细胞破坏导致胰岛素绝对缺乏所引起的糖尿病。2 型糖尿病指胰岛素抵抗为主，伴胰岛素相对不足到胰岛素分泌不足为主伴胰岛素抵抗所致的，并排除其他原因的糖尿病。葡萄糖刺激后胰岛素释放的反应可以作为两者最基本的区别。

180. C 幼年起病型糖尿病多为 1 型糖尿病，是胰岛素绝对缺乏引起的糖尿病，其中大多数最终需要外源性胰岛素维持生存，且对外源性胰岛素敏感。

181. C

182. C ①胰岛素依赖型糖尿病：空腹胰岛素值低，服糖后仍无反应或反应低下，呈不反应型，说明胰岛素分泌绝对不足，需终身使用外源性胰岛素。②非胰岛素依赖型糖尿病：空腹胰岛素值正常或增高，服糖后胰岛素水平增加甚至过强，峰值延迟，常在 2~3 小时出现。

183. A 非胰岛素依赖型糖尿病：即 2 型糖尿病，多 > 40 岁起病，多由超重或肥胖，酮症倾向小，老年患者易发生高渗性高血糖状态，70% 患者出现心血管并发症，为主要死因。2 型糖尿病早期及中期均出现空腹高胰岛素血症，随着胰岛 β 细胞功能逐渐衰竭，2 型糖尿病晚期空腹胰岛素水平降低，口服葡萄糖后胰岛素呈延迟释放反应。优降糖即格列本脲，刺激胰岛细胞分泌胰岛素，治疗 2 型糖尿病。

184. C 口服葡萄糖耐量试验是一种葡萄糖负荷试验，用以了解胰岛 β 细胞功能和机体对血糖的调节能力，是诊断糖尿病的确诊试验，口服葡萄糖耐量试验，是指给成人口服 75g 无水葡萄糖，儿童按每公斤体重 1.75g 计算，总量不超过 75g，然后测其血糖变化，观察患者耐受葡萄糖的能力，是目前公认的诊断糖尿病的金标准。

185. D   186. E

187. B 糖耐量试验结果示减低，提示糖尿病前期，如果不加干预、任其发展，很有可能进展为糖尿病。

188. A

189. D 肾性糖尿主要是由于近端肾小管重吸收葡萄糖的功能降低所致，表现为患者在血糖正常时出现糖尿。该病患者胰岛细胞功能正常，机体对血糖调控正常，即糖耐量试验正常。空腹时，血糖低于肾糖阈时尿中没有葡萄糖。服糖后，血糖高于肾糖阈时尿糖呈阳性。

190. D 糖尿病病程持续十年以上容易并发糖尿病肾病，糖肾的特征性改变是结节性肾小球硬化，最常见的是弥漫性肾小球硬化。

191. E 糖尿病使心脏、脑和周围血管疾病风险增加 2~7 倍，与非糖尿病人群相比，糖尿病人群心血管病死亡、失明和下肢截肢风险均明显增高。其中心脑血管疾病是糖尿病患者的主要死因。

192. D 肢体麻木属于糖尿病周围神经病变。

193. A 糖尿病神经病变是糖尿病微血管病变中的最常见的并发症之一，病变可累及中枢神经及周围神经，后者尤为常见。

194. E 糖尿病的治疗原则：在控制饮食和适当运动基础上，然后增加糖尿病药物或者胰岛素来治疗。治疗过程中需监测血糖，防治各种并发症，提高患者的生存质量和延长预期寿命。

195. D 双胍类降糖药可以抑制肝糖原糖异生，减少葡萄糖的来源，增强组织对葡萄糖的摄取和利用，增强胰岛素敏感性，抑制胰高血糖素的释放。

196. C 双胍类药物最常见的不良反应是胃肠道症状，表现为口干、口苦、口中金属味、厌食、恶心、呕吐、腹泻等，应进餐中服用或由小剂量开始减轻。

197. E 胰岛素治疗时（包括 1 型糖尿病）加用双胍类有助于稳定血糖，减少胰岛素用量。降糖片（降糖灵）为苯乙双胍，为双胍类药物。

198. B 1. 双胍类常见不良反应为胃肠道症状，表现为口干、口苦、恶心、呕吐等。2. 双胍类药物促进肌肉组织对葡萄糖进行无氧酵解，使乳酸增加，出现乳酸性酸中毒，尤以苯乙双胍发生率高。降糖灵又称苯乙双胍，属于双胍类降糖药。

199. C 磺脲类的药理机制：主要是刺激胰岛 β 细胞分泌胰岛素，称为胰岛素促泌剂，其作用于 β 细胞膜上的 ATP 敏感的钾离子通道，促进钙离子内流及细胞内钙离子浓度增高，刺激含有胰岛素的颗粒外移和胰岛素释放，使血糖下降。

200. C 二甲双胍适用于单纯饮食控制欠佳及体育锻炼控制血糖无效的 2 型糖尿病，10 岁及以上儿童和青少年可用，可作为单独治疗或与胰岛素联合治疗。

201. C 胰岛素能促进全身组织对葡萄糖的摄取和利用，并抑制糖原的分解和糖原异生。因此胰岛素有降低血糖的作用。

202. D 过度肥胖的 2 型糖尿病患者可首选口服双胍类降糖药，不仅可降低血糖，还有减肥效果。胰岛素有增加体重的副作用，过度肥胖糖尿病患者不宜使用胰岛素。

203. E 胰岛素治疗往往使患者发胖、体重增加，故肥胖的糖尿病患者没有急、慢性并发症时一般不采用胰岛素治疗；半夜有饥饿感、出冷汗是低血糖反应表现，清晨高血糖是低血糖后继发的反应性高血糖，称为 Somogyi 反应，增加胰岛素剂量会加重夜间低血糖而无助于改善清晨高血糖；当糖尿病患者因感染、发热而出现厌食等情况时需调整胰岛素剂量，此时更应注意是否发生了酮症，因不能正常进食而输液，依据血糖水平随时调整胰岛素剂量，不能简单地加倍；胰岛素是蛋白质类多肽激素，不论是动物源的还是纯度较高的基因工程制造的人胰岛素，使用一段时间后皆可能产生胰岛素抗体。

204. E 糖尿病产妇血糖高，葡萄糖将通过胎盘进入胎儿体内，刺激胎儿胰岛 β 细胞增生肥大，造成胰岛素分泌增加，发生高胰岛素血症。当胎儿分娩后，母亲提供的葡萄糖来源突然中断，但新生儿体内的胰岛素水平仍高，引起新生儿低血糖，无需胰岛素治疗。

205. E 鱼精蛋白锌胰岛素为长效胰岛素，作用持续时间常，一般在皮下注射后 4~6h 起效，作用持续时间可达 24~36h，一般与短效胰岛素配用。当患者出现高渗性昏迷时需选用速效胰岛素治疗，要求起效迅速，控制血糖及症状。

206. B 胰岛素治疗后如血糖迅速下降，可导致眼睛晶状体内水分逸出而屈光率下降，发生远视，患者会感觉视力模糊，多见于胰岛素使用初期或血糖波动大的低龄患者。属于暂时变化，一般随血糖浓度恢复正常而迅速消失。

207. D 成年肥胖型糖尿病多属于 2 型糖尿病，2 型糖尿病患者合并重症感染、创伤、手术、急性心梗及脑血管意外等应激状态时需用普通胰岛素治疗。

208. B   209. C

210. C 部分研究表明，somogyi 效应是 1 型糖尿病患者空腹高血糖的最常见原因，2 型糖尿病患者少见，即该现象多见于胰岛素依赖型糖尿病患者。

211. D 午餐前尿糖（＋＋＋）说明午餐前血糖高。午餐前血糖高提示当日早餐餐后血糖下降不理想，最可能原因是早餐前短效胰岛素量不足，即该患者治疗调整为增加次日早餐前短效胰岛素量。

212. C 尿糖定性试验结果为绿黄色，即尿糖（＋＋），根据尿糖调整胰岛素剂量：一般每增加一个加号，应增补2～4个单位胰岛素，如尿糖接近＋或±，胰岛素用量宜慢调，以防低血糖发生。根据题干提示餐前血糖高，应增加胰岛素剂量4～8单位。

213. A 糖尿病患者由于胰岛素不足，机体无法利用体内血糖，脂肪酸成为主要供能物质，脂肪酸在肝脏内经β氧化产生大量酮体，酮体由β-羟丁酸、乙酰乙酸和丙酮酸组成，均为酸性物质，大量酮体在体内堆积，会出现代谢性酸中毒。

214. D 糖尿病酮症酸中毒患者在输液开始前血清钾较高是由于酸中毒、分解代谢增加和呕吐、脱水的共同作用造成的，但体内总的钾储备被耗竭。随着液体的输入，特别是应用胰岛素后，血钾迅速降低。以上因素共同造成低钾血症。

215. C 糖尿病酸中毒时，主要由酮体中酸性代谢产物引起，经输液和胰岛素治疗后，酮体水平下降，酸中毒可自行纠正，一般不必补碱。但严重酸中毒影响心血管、呼吸和神经系统功能，应给予相应治疗，但补碱不宜过多、过快。补碱指征为血pH＜7.0，HCO_3^-＜5mmol/L。应采用等渗碳酸氢钠（1.25%～1.4%）溶液，或将5%碳酸氢钠84ml加注射用水至300ml配成1.4%等渗溶液，一般仅给1～2次。补碱过多过快，可产生不利影响，包括脑脊液反常性酸中毒加重、组织缺氧加重、血钾下降和反跳性碱中毒等。

216. C 对早期酮症患者，仅需给予足量胰岛素及补充液体，严密观察病情，定期查血糖、血酮，调整胰岛素剂量；对酸中毒甚至昏迷患者一旦诊断应立即积极抢救。

217. D

218. B 糖尿病酮症酸中毒（DKA）合并脑水肿机制如下：①DKA可导致脑组织缺氧，治疗后pH值虽慢慢恢复，但心输出量并内有相应增加，动脉pH值增加后，血流减少，加剧脑部供血不足，引起脑水肿。②早期使用碱性液，血pH骤然升高，血红蛋白与氧结合力增加，诱发和加重脑水肿。③二氧化碳透过血脑屏障能力快于碳酸氢根，快速补碱后脑脊液pH呈反常性降低，引起脑细胞酸中毒，可引起脑水肿。④当胰岛素调节高血糖的速度过快，脑渗透压缓慢下降且处于不平衡状态，形成明显的渗透压梯度，从而导致脑水肿。DKA合并脑水肿可出现意识状态改变、异常呼吸方式、呕吐、头痛或抽搐

等颅高压表现。根据题干，患者有碱性液补充史，降血糖幅度过快，仍存在酸中毒，出现昏迷加重，球结膜水肿及抽搐等颅高压表现，考虑DKA合并脑水肿。

219. E DKA伴轻度酸中毒时经补液和胰岛素治疗后，酮体水平下降，酸中毒可自行纠正，一般不必补碱。

220. C 糖尿病酮症酸中毒使用小剂量胰岛素治疗，最常选用短效胰岛素。

221. C 高渗性非酮症糖尿病昏迷的治疗主要是大量补液，小剂量胰岛素，纠正电解质平衡和对症治疗。测中心静脉压可监测患者血容量情况，指导液体治疗的补液速度和补液量，不是该病的主要治疗措施。测尿比重及尿渗透压、测阴离子间隙及血尿酸肌酐等可协助诊断该病或评估患者病情，不是治疗措施。

222. C 血浆总渗透压是指血浆有效渗透压（包括葡萄糖）与能自由通过细胞膜的尿素氮形成的渗透压之和。血浆总渗透压（mOsm/L）＝2（NA^+＋K^+）（mmol/L）＋血糖（mmol/L）＋BUN（mmol/L）。血浆渗透压显著增高是高渗性高血糖状态的重要特征和诊断依据，一般在350mOsm/L以上。根据题干，患者除了血糖，应进一步行血钾、血钠及尿素氮检查。

223. E

224. E HHS中枢神经系统的损害明显，且逐日加重，最终出现不同程度的意识障碍；当血浆渗透压＞350mmol/L时，可有定向障碍、幻觉、上肢拍击样粗震颤、癫痫样抽搐、失语、偏盲、肢体瘫痪、昏迷及锥体束征阳性等表现。DKA中枢神经系统改变多为意识障碍（由嗜睡至昏迷），长期缺氧导致脑水肿等。

225. E

226. A 高渗高血糖综合征（HHS）是糖尿病的严重急性并发症之一，临床以严重高血糖而无明显酮症酸中毒、血浆渗透压显著升高、失水和意识障碍为特征。主要见于老年2型糖尿病患者，超过2/3患者于发病前无糖尿病史或仅有轻度高血糖既往史。典型HHS表现主要为严重失水和神经系统两组症状体征。HHS预后不良，死亡率为DKA的10倍以上。

227. E 青年男性，肥胖、皮肤痤疮、血压稍高，需考虑单纯性肥胖或皮质醇增多症。小剂量地塞米松抑制试验可筛查皮质醇增多症，属于定性试验，临床主要用于单纯型肥胖和皮质醇增多症的鉴别诊断。本题采用两日法，正常人及单纯性肥胖者，服药后尿游离皮质醇或尿17-OHCS比服药前下降≥50%，如果不被抑制或抑制率＜50%，提示皮质醇增多症。根据题干，该患者服药后抑制率＞50%，考虑为单纯性肥胖。

228. D 糖尿病是由遗传因素和环境因素共同引起的一组以糖代谢紊乱为主要表现的临床综合征，胰岛素缺乏和胰岛素作用障碍单独或共同引起糖类、脂肪、蛋白

质、水和电解质的代谢紊乱，临床以慢性高血糖为主要特征。

229. B 血浆葡萄糖浓度是影响胰岛素分泌最重要的因素，当血糖浓度升高时，胰岛β细胞中胰岛素原含量增加，胰岛素合成加速，以调节人体胰岛素的分泌。

230. B 糖尿病视网膜病变分为两大类、六期。Ⅰ期：微血管瘤、小出血点。Ⅱ期：出现硬性渗出。Ⅲ期：出现棉絮状软性渗出。Ⅳ期：新生血管形成、玻璃体积血。Ⅴ期：纤维血管增殖、玻璃体机化。Ⅵ期：牵拉性视网膜脱离、失明。Ⅰ~Ⅲ期为非增殖期视网膜病变；Ⅳ~Ⅵ期为增殖期视网膜病变，是引起失明的主要原因。微血管瘤、硬性渗出、软性渗出为非增殖期病变，一般不出现失明。新生血管形成、破裂出血、导致玻璃体积血为Ⅳ期改变，属增殖期病变，易引起失明。

231. D 食后糖尿又称滋养型糖尿，属于非病理因素引起的一过性糖尿。如大量进食糖或输入葡萄糖时发生的饮食性糖尿，食物中的糖在胃肠道吸收过快，此时血糖迅速升高，出现一过性的尿糖阳性，但其空腹血糖及糖耐量试验正常。结合题干，该患者符合食后糖尿诊断。糖尿病的诊断：空腹血糖≥7.0mmol/L，2h餐后血糖≥11.1mmol/L。糖耐量减低：空腹血糖<7mmol/L，2h餐后血糖7.8~11.1mmol/L。

232. D 口服糖耐量试验是通过试验获得空腹血糖与餐后血糖的数据，用以了解胰岛β细胞功能和机体对血糖调节能力。是诊断糖尿病的确诊试验，广泛用于临床实践中。

233. E DKA临床表现：早期"三多一少"症状加重，但亦可首次出现；酸中毒失代偿后，疲乏、食欲减退、恶心、呕吐，多尿、口干、头痛、嗜睡，呼吸深快，呼气中有烂苹果味（丙酮）；后期严重失水，尿量减少、眼眶下陷、皮肤黏膜干燥，血压下降、心率加快，四肢厥冷等循环衰竭体征；晚期不同程度意识障碍，昏迷。少数患者表现为腹痛，酷似急腹症，易误诊。虽然患者常有感染，但其临床表现可被DKA的表现所掩盖，且往往因外周血管扩张而体温不高，甚至偏低，是预后不良的表现。

234. D DKA胰岛素治疗一般采用小剂量胰岛素治疗方案，最常采用短效胰岛素持续静脉滴注，开始以0.1U/（kg·h）（成人5~7U/h）胰岛素加入生理盐水中持续静脉滴注。PZI为精蛋白锌胰岛素，属于长效胰岛素，不用于纠正DKA。

235. C 血糖浓度是影响胰岛素分泌的重要因素。胰岛细胞可通过细胞膜上的葡萄糖受体感受到血糖水平变化，当血糖浓度低于2.5mmol/L，胰岛素基本停止分泌；当血糖浓度高于17mmol/L，胰岛素分泌受抑制；当血糖浓度小于5mmol/L，胰岛素呈基础分泌；当血糖浓度大于5.5mmol/L，胰岛素分泌显著提高。

236. C 肾性糖尿：由于近端肾小管重吸收葡萄糖的功能降低所致，表现为患者在血清葡萄糖浓度正常时出现糖尿。根据题干，该患者空腹血糖和餐后2小时血糖正常，出现尿糖阳性，考虑肾性糖尿。题干未提示该患者有药物、受应激或肿瘤疾病及甲亢相关病史，暂不考虑。

237. A 糖尿病肾病（DKD）是指由糖尿病所致的慢性肾脏病变，病变可累及全身，临床上以蛋白尿及肾小球滤过率进行性降低为特征。DKD患者由于肾损伤、排出大量蛋白尿，使血清白蛋白降低，出现低白蛋白血症，会出现面部及眼部浮肿、下肢水肿等。DKD患者肾脏损害一段时间后，因为肾动脉狭窄和RAAS系统异常，钠水潴留，血压逐渐升高，通常比单纯的高血压升高要明显。结合题干，患者16岁出现"三多一少"症状，多为1型糖尿病，有明显低血糖，尿糖有阳性，可知平素血糖控制不佳，易有合并症。出现眼睑及双下肢水肿、高血压、大量蛋白尿提示有肾脏损伤，综合考虑为糖尿病肾病。

238. C 健康人的尿比重在1.015~1.025之间。尿比重增高多见于脱水、糖尿病、急性肾炎及肾病综合征等；尿比重降低见于尿崩症、慢性肾小管肾炎、肾小管损害的尿毒症等。正常人尿量约1000~2000ml/d。结合题干，该患者轻微多尿伴尿比重增多，考虑糖尿病可能性大。肾硬化症为肾小球疾病，可引起尿比重高，但往往为少尿。大量饮水后一般不会影响尿比重。精神性多饮患者常自觉烦渴而大量饮水引起多尿、尿比重下降。尿崩症的尿比重下降。

239. C 苯乙福明为双胍类降糖药，长期应用苯乙福明，可因组织中无氧酵解增加而产生大量乳酸，少数患者可出现严重的乳酸性酸中毒、昏迷或低血糖。根据题干，患者长期服用苯乙福明，后出现昏迷，血糖稍高、尿糖阳性，有重度脱水、血压低等循环系统障碍表现，查CO_2CP低提示存在酸中毒，但未提示酮体情况，综合考虑苯乙福明引起的乳酸性酸中毒可能性大。血浆总渗透压（mOsm/L）$= 2（NA^+ + K^+）$（mmol/L）+ 血糖（mmol/L）+ BUN（mmol/L）$= 2×（140 + 5.6）+ 15 + 15 = 321.2$ mOsm/L< 350 mOsm/L。暂不考虑高渗性高血糖状态。虽然BUN及血钾稍高于正常值，但未提示肌酐及肾小球滤过率情况，无法诊断糖尿病肾病尿毒症昏迷。该患者除意识障碍外，未提示有偏瘫、失语等脑血管意外表现，故暂不考虑。

240. B 低血糖发生时首先是大脑皮层出现抑制，其次是皮层下中枢包括基底节区、下丘脑、植物神经中枢相继受影响，接下来受影响的是间脑、中脑、脑干网状结构、延髓。补充葡萄糖后按上述顺序逆转恢复。即恢复顺序：延脑-植物神经（自主神经）中枢-下丘脑-皮层下中枢-大脑皮层。

241. E 线粒体基因突变糖尿病是人类单基因突变糖尿病中最常见的类型，临床特点如下：①母系遗传，外显率接近100%；②起病较早，40岁以前多见，20%患者急性起病，亦有DKA者；③体重低且肌肉组织少，少见于肥胖；④病初单用饮食控制或应用单一降糖药可控制血糖，但确诊糖尿病后两年内需改为胰岛素；⑤随着病程的延长胰岛功能逐渐减退，通常无胰岛素抗体；⑥胰岛细胞自身抗体通常为阴性；⑦75%患者伴有神经性耳聋，少数可伴有明显神经、眼、心肌及骨骼肌综合表现。少数线粒体基因突变患者可呈现1型糖尿病典型症状或发病与妊娠时，大部分患者临床表现都似2型糖尿病，但症状不典型。

242. A DKA补液时，如无心力衰竭，开始时补速度要较快，在2小时内输入1000~2000ml，以便较快补充血容量，改善周围循环和肾功能；从第3至第6小时输入1000~2000ml，第一个24小时输液总量为4000~5000ml，严重失水者可达6000~8000ml。

243. A 糖尿病酮症酸中毒患者过多过快补充碳酸氢钠后使血pH上升，而脑脊液pH尚为酸性，所以脑脊液pH反常升高不正确。

244. B 血糖经肾小球滤过到肾小管，经肾小管重吸收后剩余的糖随尿排出则为尿糖，所以尿糖阳性是肾小管吸收功能不良的结果，尿糖阳性不一定有血糖升高和糖代谢异常，也不一定诊断糖尿病，因为尿糖阳性与肾糖阈水平相关，如妊娠时血糖虽在正常范围，但由于肾糖阈降低，也可出现尿糖阳性。班氏试剂不只查尿中有无葡萄糖，凡是单糖都可阳性。

245. C DKA时补碱过多过快，可诱发或加重脑水肿，诱发低钾血症和反跳性碱中毒等不良反应，故补碱应慎重，当血pH < 7.1或碳酸氢根 < 5mmol/L时可给予适当补碱。

246. D 糖耐量异常不作为糖尿病诊断，而是该病病程中的一个过渡阶段。

247. C Somogy现象是胰岛素过量引起的高血糖后的反应性低血糖，故需减少胰岛素剂量。

248. D 测定胰岛β细胞功能的目的主要是根据胰岛素分泌量决定是否使用胰岛素，可用于指导治疗。而糖尿病的诊断主要依靠血糖测定；本试验可作为糖尿病分型的参考，但主要依靠相关抗体测定（ICA、GAD - Ab等）决定分型。此外高糖毒性、高脂毒性均抑制胰岛功能，糖尿病病程久也可导致胰岛功能衰竭。

249. A 大量循证医学结果证明，血压控制在 < 130/80mmHg，可减少糖尿病并发症；ACEI可保护肾功能；严格限制钠盐有利于降压治疗；适当利尿剂应用对血糖影响不明显。

250. C 低血糖是强化血糖控制的最常见不良反应。其他不良反应均较少见。

251. E 糖尿病诊断应依赖血糖测定而不是尿糖。肾性糖尿可有大量尿糖，而血糖完全正常，并非糖尿病。

252. D 妊娠糖尿病必须严格控制血糖，只可用胰岛素；而任何类型糖尿病均以饮食控制为基础。

253. B

254. A 由于血糖下降过快，输注碳酸氢钠过早过多，虽然血糖下降、酸中毒减轻，神志一过性好转，但由于发生了脑水肿，很快又进入昏迷。

255. E 256. A

257. E 糖尿病使心脏、脑和周围血管疾病的发病风险增加2~7倍，与非糖尿病人群相比，糖尿病人群心血管病死亡、失明和下肢截肢风险均明显增高。其中心、脑血管疾病是糖尿病患者致残致死的主要原因。

258. C 重症家族性高胆固醇血症主要为LDL - C水平显著升高。HMC - CoA还原酶是体内胆固醇合成的重要限速酶，此酶活性下降，胆固醇的合成减少，因此HMG - CoA还原酶抑制剂（他汀类）是降低高LDL - C的首选药物，除了降低血胆固醇外，他汀类还具有抗炎、免疫调节作用和保护血管内皮功能作用。

259. A 2型糖尿病患者胰岛β细胞功能缺陷主要表现如下。①胰岛素分泌量的缺陷：T2MD早期空腹胰岛素水平正常或增高，葡萄糖刺激后胰岛素分泌代偿性增多，随着疾病进展，胰岛素最大分泌水平降低。②胰岛素分泌模式异常：静脉注射葡萄糖后第一时相胰岛素分泌减弱或消失，OGTT中早时相胰岛素分泌延迟、减弱或消失，疾病早期第二时相（或晚时相）胰岛素分泌呈代偿性升高及峰值后移。病情进一步进展则对葡萄糖和非葡萄糖刺激反应均减退。③胰岛素分泌质的缺陷：胰岛素原/胰岛素的比例增加。糖尿病患者会有胰岛素生理效应低于正常水平和生理需要量增加的表现的，但不属于胰岛素分泌缺陷。

260. B 微血管是指微小动脉和微小静脉之间、管腔直径在100μm以下的毛细血管及微血管网。微血管病变是糖尿病的特异性并发症，其典型改变是微血管基底膜增厚和微循环障碍，微血管瘤。

261. D

262. D 糖调节受损多见于糖尿病前期，主要包括空腹血糖受损和糖耐量减低。糖耐量减低提示有糖代谢异常与糖尿病间的过渡阶段。肝病会引起肝糖原储备增加，导致血糖一过性升高，引起糖耐量减低。甲亢患者也会血糖升高出现糖耐量减低；长期大剂量应用噻嗪类利尿剂及糖皮质激素会导致糖调节受损，引起血糖升高，出现糖耐量减低。肾上腺皮质功能低下不会出现糖耐量减低。库欣综合征即肾上腺皮质醇增多症会引起血糖升高，出现糖耐量减低。

263. C 胰岛素抵抗是 2 型糖尿病基本特征之一。由于不利环境因素的影响或疾病的进展，胰岛素抵抗逐渐加重，为弥补胰岛素作用的日益减退，防止血糖升高，β细胞的胰岛素呈代偿性增多（高胰岛素血症）。肥胖人群多存在胰岛素抵抗，黑棘皮病（颈部、腋下皮肤发黑）也可能存在胰岛素抵抗。此外，血脂异常、脂肪肝、高血压、早发心脑血管疾病、多囊卵巢综合征等多存在胰岛素抵抗。

264. E ①赖脯胰岛素是将人胰岛素 B 链 28 位脯氨酸与 29 位赖氨酸对换；门冬胰岛素将胰岛素 B 链 28 为脯氨酸换成门冬氨酸，即胰岛素类似物氨基酸序列与人胰岛素不同。②能与胰岛素受体结合，功能及作用与人胰岛素相似。③目前已有多种不同氨基酸序列及作用的胰岛素类似物，可提供符合临床需要的速效、长效和预混制剂。④门冬胰岛素是速效胰岛素类似物。⑤胰岛素类似物控制血糖能力与人胰岛素相似，但在模拟生理性胰岛素分泌和减少低血糖发生风险方面优于人胰岛素。

265. D 糖尿病的药物治疗分为口服药物治疗及注射制剂两大类。口服降糖药：促胰岛素分泌剂（磺脲类和格列奈类）、双胍类、噻唑烷二酮类、α - 糖苷酶抑制剂、DPP - IV 抑制剂和 SCLT - 2 抑制剂。注射制剂有胰岛素和胰岛素类似物、GLP - 1 受体激动剂。①糖适平：格列喹酮，属于磺脲类；②那格列奈属于格列奈类；③艾塞那肽属于胰高血糖素样多肽 - 1 受体激动剂（GLP - 1 受体激动剂）；④艾汀：盐酸吡格列酮，属于噻唑烷二酮类；⑤丙硫氧嘧啶：通过抑制甲状腺内过氧化物酶系统，甲状腺组织内酪氨酸的碘化及碘化酪氨酸的缩合，从而抑制甲状腺激素的合成，常用于甲亢的治疗。

266. E 线粒体基因突变糖尿病临床特征为：①母系遗传；②发病早，β 细胞功能逐渐减退，自身抗体阴性；③身材多消瘦；④常伴神经性耳聋或其他神经肌肉表现。

267. B 糖尿病酮症酸中毒（DKA）是由于胰岛素不足和升糖激素不适当升高引起的糖、脂肪和蛋白代谢严重紊乱综合征，以致水、电解质和酸碱平衡失调，临床以高血糖、高血酮和代谢性酸中毒为主要表现，是最常见的糖尿病急症。糖尿病酮症酸中毒以 1 型糖尿病患者多见。常见诱因如下。①感染：如糖尿病患者并发肺炎、泌尿系感染、坏疽等。②各种应激状态。③糖尿病治疗不当：胰岛素治疗中断或不适当减量；降糖药突然停用或用量不足；大量进食水果、甜品、含糖饮料或淀粉类食物等；糖尿病未经正规降糖治疗等等。根据题干，该患者为 1 型糖尿病，近期出现感染及胰岛素治疗中断，后出现昏迷、脱水及微循环障碍、Kussmaul 呼吸提示酸中毒，有高血糖、尿糖及尿酮阳性，综合考虑患者出现糖尿病酮症酸中毒昏迷。

268. C 应按理想体重计算每日所需热量，理想体重

（kg）= 身高（cm）- 105，退休在家属于轻体力劳动；轻体力劳动每日热量按 30 ~ 35kcal/（kg·d）计算，患者的 BMI 为 29.7，属于肥胖症，肥胖患者热量要减少，成人肥胖患者轻体力劳动每日热量按 25 ~ 30kcal/（kg·d）计算。

269. D 根据题干，患者有长期糖尿病史，平素血糖控制可，近两年有双下肢水肿、大量蛋白尿，血肌酐高于正常值，提示存在肾损伤，考虑目前该患者为糖尿病肾病。临床上糖尿病肾病（大量蛋白尿）者应减少蛋白质摄入量，（每日每千克理想体重 0.6 ~ 0.8g），以优质蛋白为主。

270. A 糖尿病患者在合并严重感染、创伤、手术、急性心肌梗死及脑血管意外等应激状态下，都需要调整为胰岛素治疗以渡过急性期，待应激消除或再调整糖尿病的治疗方案。根据题干，该患者急性心肌梗死后出现血糖增高，应静脉滴注小剂量胰岛素，密切监测血糖，及时调整剂量。

271. B 根据题干，患者长期口服苯乙双胍病史，目前出现深昏迷、呼吸深快、血压明显低于正常，心率快，血糖及尿糖高，尿酮（±），PH 6.9、阴离子间隙 15，综合考虑患者为长期服用苯乙双胍后引起乳酸性酸中毒。心衰合并脑缺氧时，多为心衰相关表现，一般不会出现血糖升高。DKA 是胰岛素不足和拮抗胰岛素激素过多共同作用所致的严重代谢紊乱综合征，以高血糖、高血酮及酸中毒为主要表现，该患者尿酮不高，暂不考虑。高渗性高血糖状态以严重高血糖、高血浆渗透压、脱水及无明显酮症为特点，患者可有不同程度的意识障碍或昏迷。该患者血糖没有特别高，血浆渗透压不详，暂不考虑。糖尿病合并脑血管意外者临床多表现为缺血性或出血性脑血管疾病的表现。

272. B 双胍类降糖药禁用于急性和不稳定性心力衰竭患者；如果患者存在严重肝肾功能损害、低氧血症，则不推荐使用二甲双胍，以免发生乳酸性酸中毒。

273. C 糖尿病酮症酸中毒（DKA）临床以高血糖、高血酮和代谢性酸中毒为主要表现，是最常见的糖尿病急症。常见诱因包括感染、糖尿病治疗不当、胰岛素中断等。根据题干，该糖尿病患者，肠道感染后诱发嗜睡、抽搐，有脱水貌，浅昏迷，血压低，心率快等表现，综合考虑其昏迷原因为糖尿病酮症酸中毒昏迷，诊断该病，首先应检测血糖及血酮体。

274. C 对冠心病患者，调脂药物的选择应首选他汀类药物。他汀类药物抑制肝脏胆固醇合成，主要适用于总胆固醇（TC）和低密度脂蛋白胆固醇（LDL - C）升高的患者。

275. B 他汀类药物的作用机制是通过竞争性抑制内源性胆固醇合成限速酶 HMG - CoA 还原酶，阻断细胞内

甲羟戊酸代谢途径，使细胞内胆固醇合成减少，从而反馈性刺激细胞膜表面低密度脂蛋白（LDL）受体数量和活性增加，使血清胆固醇清除增加、水平降低临床上主要用于降低胆固醇尤其是低密度脂蛋白－胆固醇（LDL－C），治疗动脉粥样硬化，现已成为冠心病预防和治疗的最有效药物。

276. B　痛风是嘌呤代谢所致的一组异质性慢性代谢病。病程较长的痛风患者约1/3有肾脏损害，表现形式有痛风性肾病、尿酸性肾石病及急性肾衰竭。以肾石病多见。急性肾衰竭是由于大量尿酸盐结晶堵塞肾小管、肾盂甚至输尿管所致，可突然出现少尿甚至无尿，如果不及时处理可迅速发展为急性肾衰竭，大约有15%患者死于肾衰竭。原发性痛风目前尚无根治方法，但控制高尿酸血症可以使病情逆转。高尿酸血症不一定引起痛风，会因人而异，高尿酸血症发展为痛风的概率在5%左右。

277. D　高血糖危象并发脑水肿机制：①高血糖危象伴发脱水、过度换气、酸碱失衡等造成大脑灌注不足，缺血缺氧，引起血脑屏障、血管及细胞膜离子转运功能障碍，易诱发脑细胞水肿。②当胰岛素调节高血糖的速度过快，脑渗透压缓慢下降且处于不平衡状态，形成明显的渗透压梯度，从而导致脑水肿。根据题干，患者为高血糖危象，治疗过程中降糖速度过快，再次出现昏迷，考虑合并脑水肿。

278. B　糖尿病病史在10年以上时可引起肾脏病变。临床主要表现为蛋白尿、水肿及高血压，血清肌酐、尿素氮升高，最终发生肾衰竭。

279. A　鱼精蛋白锌胰岛素为长效胰岛素，普通胰岛素为短效胰岛素，低精蛋白锌胰岛素为中效胰岛素，门冬胰岛素及赖脯胰岛素为短效胰岛素。

280. E　非酮症高渗性糖尿病昏迷多见于50～70岁的中老年人，多数患者无糖尿病史或仅有轻度糖尿病症状。起病时有多尿，多食不明显。以后失水情况逐渐加重，逐渐出现神经精神症状，如嗜睡、幻觉、定向障碍、偏盲、上肢拍击样粗震颤、癫痫样抽搐，终至昏迷。实验室检查表现为血糖明显增高，常达33.3mmol/L（600mg/dl）以上，血钠升高可达155mmol/L，血尿素氮及肌酐升高，血浆渗透压显著增高，一般在350mOsm/L以上。尿糖强阳性，但无酮症或较轻。

281. D　糖尿病酮症酸中毒早期表现为糖尿病症状加重，随后出现食欲减退、恶心、呕吐、腹痛、呼吸深大、呼气中有烂苹果味。随着病情进一步发展，出现明显失水，尿量减少，血压下降，意识模糊，嗜睡以至昏迷。实验室检查尿糖、尿酮体均强阳性。

282. E　空腹或餐后血糖高于正常但未达糖尿病诊断标准的可疑病例，须进行糖耐量试验。葡萄糖负荷量成人为75g，儿童1.75g/kg，总量不超过75g。服糖前及服糖后2小时各取静脉血浆用葡萄糖氧化酶法测定血糖。2型糖尿病大多起病缓慢，症状较轻，并非所有患者均有"三多一少"的症状。

283. E　低血糖时交感神经过度兴奋，表现为手抖、心悸、流涎、饥饿，皮肤多汗，面色苍白、收缩压轻度升高等。

284. C

285. A　甲状腺药物治疗的适应证：病情轻、中度患者；年龄<20岁；孕妇、高龄或由于其他严重疾病不适宜手术者；手术前或放射碘治疗前的准备；手术后复发且不适宜放射碘治疗者。

286. E　口服葡萄糖耐量试验空腹血糖<7.0mmol/L，负荷后2h血糖在7.8～11.1mmol/L，提示糖耐量减低。

287. A　糖尿病血管病变有大血管病变和微血管病变两种类型。大血管病变包括冠心病、脑血管意外（包括脑出血、脑梗死）和下肢坏疽等。微血管病变包括糖尿病肾病和糖尿病视网膜病变。心血管病变是2型糖尿病最常见致死并发症。

288. A　大量胰岛素使血糖下降过快易发生低血糖、低血钾、脑水肿；胰岛素剂量为1U/h可使血浆胰岛素水平升高20μU/ml，若胰岛素用量为5U/h，则可使血浆胰岛素水平达100μU/ml，足以消除酮中毒。

289. E　患者尿酮体阳性提示糖尿病酮症，尿蛋白阳性提示糖尿病肾病，治疗首选胰岛素。

290. A　糖尿病患者在合并严重感染、创伤、手术、急性心肌梗死及脑血管意外等应激状态下，都需要调整为胰岛素治疗以度过急性期，待应激消除或再调整糖尿病的治疗方案。根据题干，该患者急性心肌梗死后出现血糖增高，应静脉滴注小剂量胰岛素，密切监测血糖，及时调整剂量。

291. B　呼气有大蒜味常见于有机磷中毒。

292. A　糖尿病治疗包括5个方面：糖尿病教育、饮食治疗、体育锻炼、药物治疗（口服降糖药、胰岛素等）和血糖监测。饮食治疗及运动疗法是治疗糖尿病的基础治疗，双胍类降糖药主要适用于超重或肥胖2型糖尿病，除了降糖作用外，还有减肥效果。根据题干，40岁糖尿病患者考虑为2型糖尿病可能性大，空腹血糖高，体重大，最佳治疗方案为饮食治疗＋运动疗法＋二甲双胍。

293. D　2型糖尿病患者发生以下情况时需用胰岛素治疗：①高渗性高血糖状态、乳酸性酸中毒、糖尿病酮症酸中毒或反复出现酮症；②血量控制不良的增殖型视网膜病变；③神经病变导致严重腹泻与吸收不良综合征；④合并严重感染、创伤、手术、急性心梗及脑血管意外等应激状态；⑤肝肾功能不全和重症糖尿病肾病；⑥妊娠期及哺乳期；⑦磺脲类药物原发性和继发性失效；⑧显著消瘦的或某些新诊断的严重2型糖尿病，部分2型糖尿病患者用短期胰岛素强化治疗可明显改善 β 细胞功能，以后对口服降糖药物有良好反应；⑨同时需要糖皮质激素治疗者；⑩某些特异性糖尿病（如坏死性胰腺炎）。糖尿病患者如有过度肥胖可通过控制饮食、适量运动疗法及二甲双胍进行降糖、控制体重，不宜将胰岛素作为首选。

294. C 1 型糖尿病主要死亡原因为糖尿病肾病。

295. E 糖尿病患者合并感染、创伤、手术、急性心梗或脑血管意外等应激情况下，改为胰岛素治疗，能更好渡过急性期。该糖尿病患者目前合并肺炎，急性期应改为胰岛素治疗，能更好控制血糖，有利于治疗。

296. E

297. D 1 型糖尿病患者，近 1 周停用胰岛素，现出现昏迷入院，入院后应立即检测血糖、血酮及尿糖、尿酮，行动脉血气检测了解患者电解质及酸碱情况，同时建议静脉通路大量补液。

298. B 该患者患糖尿病 5 年，消瘦，血糖控制不佳，胰岛素释放试验低平型，胰岛 β 细胞功能衰竭或遭到严重破坏，需注射胰岛素治疗。格列吡嗪为胰岛素促泌剂，不适用于 β 细胞功能很差的糖尿病患者；胰岛素治疗应在综合治疗基础上进行，生活方式干预应贯穿糖尿病治疗的始终。运动治疗主要适用肥胖患者，本例患者消瘦，考虑可能存在慢性营养不良，不宜运动治疗，同时不推荐使用二甲双胍降糖治疗，应积极调整饮食，达到良好的代谢控制，恢复并维持理想体重。

299. D

300. E 青少年，有"三多一少"症状，新发病的高血糖患者，1 型糖尿病可能性大，治疗首选胰岛素。

301. E

302. B 痛风好发于 30～50 岁男性。

303. A 2 型糖尿病患者中约 60% 是体重超重或肥胖。因长期的过量饮食，摄取高热量，体重逐渐增加，以至肥胖，导致胰岛素抵抗，双胍类药物能部分提高组织细胞对胰岛素的敏感性，促进体内葡萄糖的利用。

304. B HbA1c 用于评价长期血糖控制情况，也是临床指导调整治疗方案的重要依据之一。

305. C 肾素－血管紧张素－醛固酮系统（RAAS）在体内主要参与调控血压和血液平衡。RAAS 系统中的许多成分，如醛固酮等与糖尿病血管病变的发病有着明确的相互关系。胰岛素通过降低血糖改善糖尿病血管损害；生长激素诱导胰岛素抵抗，使患者出现糖尿病，进而出现血管病变；儿茶酚胺可引起肾素、胰岛素和胰高血糖素等多种激素分泌的变化，引起糖尿病血管病变。

306. E 每年有 1%～5% 的糖耐量减低者会发展为 2 型糖尿病。在未进行治疗的糖耐量减低者中，约有 67.7% 的人会发展为糖尿病。另外，糖耐量减低者患高血压、冠心病的危险性也较正常人高。

307. C 青年患者以渗出性坏死性为主，病灶扩散较快，并以下叶多见。

308. B 1 型糖尿病遗传易感性涉及 50 多个基因，包括 HLA 基因和非 HLA 基因，目前认为位于 6 号染色体短臂的 HLA 基因为主效基因，贡献了遗传易感性的 50%，HLA－DQA－52Arg（＋）为 1 型糖尿病的常见易感基因，患者 HLA－DQA－52Arg（＋），而 HLA－DQB－57Asp（－），提示其对糖尿病的具有易感性。

309. C 谷氨酸脱羧酶自身抗体（GAD－Ab）是 1 型糖尿病最持久的自身免疫标志。

310. C

311. D 完善夜间血糖以排除 Dowm 现象及 Somogyi 现象。

312. C 肥胖患者空腹血糖增高首选饮食控制及加强运动，若效果差则选择服用双胍类药物。

313. E 痛风临床可表现为急性关节炎、痛风石、间质性肾炎、关节畸形及功能障碍，但高尿酸血症不一定都会发生痛风。

314. A 1、2 型糖尿病的最大区别为病因和发病机制不同。

315. E 诊断为痛风急性期，应卧床休息、抬高患肢、口服秋水仙碱、糖皮质激素治疗。间歇期和慢性期口服别嘌呤醇类药物促进尿酸排泄。

316. B

317. D WHO 推荐成人口服 75g 葡萄糖，溶于 250～300ml 水中，5 分钟内饮完，儿童按每公斤体重 1.75g 计算，总量不超过 75g。

318. C 一般说来，妊娠糖尿病患者应在妊娠结束后 6 周或以上再复查血糖。

319. E DKA 诊断明确后，尚需判断酸中毒严重程度：pH＜7.3 或碳酸氢根＜15mmol/L 为轻度；pH＜7.2 或碳酸氢根＜10mmol/L 为中度；pH＜7.1 或碳酸氢根＜5mmol/L 则为严重酸中毒。

320. A 321. C

322. E 增加胰岛素用量空腹血糖反而增高说明凌晨可能有低血糖，故应测定夜间血糖。

323. E

324. C 由于神经营养不良、感染和外伤的共同作用，可引起营养不良性关节炎（Charcot 关节），好发于足部和下肢各关节，受累的关节有广泛骨质破坏和畸形。

325. A 326. A

327. D 结节性肾小球硬化病变有高度特异性，弥漫性肾小球硬化病变最常见，对肾功能影响最大。

328. A 胰岛素分泌情况受血糖水平调节，低血糖是促进胰岛素分泌的最重要因素。

329. C　妊娠期间发现的糖尿病均为妊娠糖尿病。

330. D　糖尿病的治疗原则强调早期、长期综合及治疗措施个体化，综合治疗的内容包括饮食控制、运动疗法、药物治疗、血糖检测及糖尿病教育，而防治并发症、提高患者生活质量、消除糖尿病症状等为糖尿病治疗目的。

331. C　糖尿病空腹血糖不一定升高也可以表现为餐后血糖增高。

332. E　初诊以昏迷为首发表现的糖尿病也可能成为2型糖尿病患者，尤其老年人，有时以高渗性昏迷就诊。

333. E　血糖短期快速变化，使晶状体渗透压快速变化，而引起屈光度快速变化，导致患者逐渐出现视物模糊。

334. A　胰岛素绝对或相对不足时运动有时可促进肝糖原输出增加引起血糖升高。

335. C

336. E　C肽是胰岛素原裂解产生的，而非胰岛素。

337. B　GAD65抗体持续时间比ICA长，而用胰岛素治疗的人也会出现胰岛素抗体。

338. E　增殖性视网膜病变包括Ⅳ期新生血管形成，玻璃体出血；Ⅴ期机化物增生；Ⅵ期继发性视网膜脱离，失明。

339. E　理想的空腹血糖应该是4.4~6.1mmol/L，糖化血红蛋白6.5%~7.5%为控制尚可，理想的血压应该控制在小于130/80mmHg，理想的LDL应控制在小于2.5mmol/L。

340. D　糖尿病患者低血糖标准与正常人不同，糖尿病患者的低血糖是指血糖低于3.9mmol/L。

341. A　阿卡波糖是一种α-糖苷酶抑制剂，主要作用是延缓碳水化合物在小肠上段的吸收。降低餐后高血糖和减少血糖的波动。

342. D　糖尿病时体内代谢紊乱，成酮氨基酸水平增高，非支链氨基酸（丙氨酸）被肝脏摄取和利用，支链氨基酸（亮氨酸、异亮氨酸和缬氨酸）几乎未被肝脏摄取和代谢而进入体循环，使循环血液中支链氨基酸浓度从基态增高一倍或更多。

343. D　糖尿病的慢性并发症包括微血管病变、动脉粥样硬化性心血管疾病、糖尿病足以及神经系统并发症，其中微血管病变是糖尿病的特异性并发症，而糖尿病肾病和视网膜病变是糖尿病微血管病变的代表。

344. A　2型糖尿病为一组异质性疾病，可发生在任何年龄，但多见于成人，常在40岁以后起病，常以慢性并发症为首发症状。

345. E　谷氨酸脱羧酶抗体（GAD-Ab）、抗酪氨酸磷酸酶抗体（IA2-Ab）和抗胰岛细胞抗体（ICA）在糖尿病患者临床分型中的应用价值，不是判断糖尿病治疗效果指标。

346. D　肥胖糖尿病患者通过饮食控制和运动疗法效果不佳，可先尝试口服降糖药降糖减重，而不是立即就使用胰岛素。

347. A　1型糖尿病的病机为胰岛素绝对缺乏，对胰岛素治疗敏感，早期需胰岛素治疗。

348. B　2型糖尿病患者中60%~80%死于糖尿病动脉硬化性心脑血管病变；而1型糖尿病的首位死因为糖尿病肾病。

349. D　转移性细胞外低钾血症常见原因如下：①代谢性或呼吸性碱中毒或酸中毒的恢复期，一般血pH每升高0.1，血钾约下0.7mmol/L；②使用大量葡萄糖液（特别是同时应用胰岛素时）；③周期性瘫痪，如家族性低血钾性周期性瘫痪、Graves病，发作期细胞外低钾；④急性应激状态，可致肾上腺素分泌增多，促进钾进入细胞内；⑤棉籽油或氯化钡中毒；⑥使用叶酸、维生素B₁治疗贫血；⑦反复输入冷存洗涤过的红细胞，因冷存过程中可丢失钾50%左右，进入人体后细胞外钾迅速进入细胞内；⑧低温疗法使钾进入细胞内。

350. A　糖尿病患者饮食原则合理控制总热量，按理想体重计算总热量。营养物质分配，碳水化合物占50%~60%，脂肪25%~30%以下，蛋白质15%~20%，合理按餐次分配。

351. D　嗜铬细胞瘤：由于肝糖原分解加速及胰岛素分泌抑制，可有高血糖、糖尿及葡萄糖耐量异常等表现。

352. C

353. E　患者现出现急性感染，应使用短效胰岛素，起效快，除了补充餐时胰岛素之外，短效胰岛素往往还用于糖尿病急性并发症急救，严重感染等应激状态。

354. C　在胰岛素治疗过程中有的患者会感到视力模糊，是由于治疗的过程会使血糖下降，影响晶状体和玻璃体内的渗透压，导致屈光率下降，但只是暂时性，一般血糖浓度恢复正常后则会消失。患者使用胰岛素治疗1天，血糖控制可，出现视力模糊考虑胰岛素的副作用，继续原治疗方案可自然恢复。

355. C　糖尿病简称使用的是其外文名称diabetes mellitus的简写DM，所以DM即糖尿病的简称。

356. B　糖尿病的病因目前不是十分明确，绝大多数是自身免疫性疾病，遗传因素和环境因素共同参与其发病。糖尿病遗传因素（15%）：1型或2型糖尿病均存在明显的遗传异质性。糖尿病存在家族发病倾向，1/4~1/2患者有糖尿病家族史。糖尿病环境因素（30%）：进食过多，体力活动减少导致的肥胖是2型糖尿病最主要的环境因素，使具有2型糖尿病遗传易感性的个体容易发病。体液免疫：已发现90%新诊断的1型糖尿病患者血清中存在针对β细胞的单株抗体，比较重要的有多株胰岛细胞抗体、胰岛素抗体、谷氨酸脱羧酶抗体、蛋白质酪氨酸磷酸酶样蛋白抗体等。

357. D 特发性 1 型糖尿病占少数，病因不明。临床表现为持续胰岛素缺乏，频发酮症酸中毒，但体内始终缺乏针对胰 β 细胞自身免疫的证据，具有强烈遗传倾向，与 HLA 无关。多见于非洲人或亚洲人。

358. E 特殊类型糖尿病是当前国际沿用的 WHO 糖尿病诊断分型中的一种，指除了 1 型糖尿病、2 型糖尿病以及妊娠期糖尿病以外的其他所有病因引起的糖尿病。特殊类型糖尿病可根据其病因分为 8 大类，包括胰岛 β 细胞功能遗传性缺陷、胰岛素作用遗传性缺陷、胰腺外分泌疾病、胰腺炎、A 型胰岛素抵抗、内分泌疾病、药物或化学品、感染、罕见的免疫介导糖尿病以及糖尿病相关的遗传综合征。

359. C 360. A

361. B 在人类社会早期，由于食物极度缺乏、捕猎非常艰难，人类时刻面临饥饿的威胁。此时，一部分人发生某些基因突变，使得他们能够比没有突变的个体更容易贮存营养物质。这些贮存的营养物质转化为脂肪，节约能量，可以在食物缺乏的时候保障个体的生命需求。具备这些基因的个体，更容易在艰苦的环境中存留下来，所以这些基因也就被一代一代地传递下去。在现代社会，每个个体都会或多或少的携带有突变基因。这些在进化过程中为了适应环境变化而逐渐形成的突变基因在人类进化中形成，被称为"节俭基因"，也叫"节约基因型"。

362. E 胰岛素抵抗（IR）是指机体对一定量胰岛素的生物学反应低于预计正常水平的一种现象。胰岛素抵抗易导致代谢综合征和 2 型糖尿病。

363. D 葡萄糖诱导的胰岛素第一时相分泌受损是最早出现的胰岛 β 细胞功能障碍的标志之一，在 2 型糖尿病早期阶段，第一时相胰岛素分泌减少或者消失，常低于 50mU/L，由于第一时相异常导致血糖升高，使第二时相胰岛素分泌量增加，且分泌峰值时间向后推移。

364. A 空腹血糖调节受损指血糖≥5.6mol/L，但未超过 7.0mol/L，是一类非糖尿病性空腹高血糖，也可以称为糖尿病前期。

365. E 糖尿病发病机制为遗传因素和环境因素共同参与，导致胰岛 β 细胞破坏和功能衰竭，体内胰岛素生物活性绝对不足及胰岛素生物活性效应相对不足进行性加重，出现各种代谢紊乱，糖代谢紊乱表现为葡萄糖在肝、肌肉和脂肪组织的利用减少，在蛋白质代谢中，蛋白质合成会减弱，分解代谢会加快，从而在机体中产生负氮平衡。

366. A 胰岛素一方面抑制脂肪分解，另一方面促进脂肪合成。胰岛素对酮体生成有显著的抑制作用，这主要通过其强烈的抗脂肪分解作用和刺激脂肪酸合成，并在肝细胞线粒体肉毒碱水平抑制脂肪酸氧化来达到的。故糖尿病时，因体内胰岛素分泌不足会产生大量酮体。因机体只能通过分解脂肪和蛋白质提供能量，蛋白质合成减弱，导致氮负平衡，脂蛋白酶活性增加致使脂肪和蛋白质消耗过多，故患者会越来越瘦。糖尿病时体内发生胰岛素的抵抗或者是胰岛素分泌不足可引起低血糖。

367. D 反应性低血糖主要表现为发作性的心慌、出汗、乏力，有"不由自主"感，并多在餐后 2～4 小时发生。餐后低血糖反应也可以是 2 型糖尿病的首发表现，这类患者进餐后胰岛素的释放慢于血糖水平的升高，因此当血液中的胰岛素浓度达到高峰时，血糖水平已开始下降，从而发生低血糖反应。

368. B 急性肾乳头坏死（坏死性乳头炎）多见于糖尿病病变的基础上发生的急性肾盂肾炎，乳头基底部锥体发生缺血坏死，形成窦状并延伸到穹窿部。最终整个乳头也都发生病变。肾乳头坏死为糖尿病最严重的急性并发症，死亡率高。

369. A 糖尿病肾病在临床上分为五期：1. 第一期是肾小球的高滤过率和肾脏的肥大；2. 第二期是正常的微量蛋白尿期；3. 第三期是早期的糖尿病肾病期；4. 第四期是临床的肾病期；5. 第五期是终末期的肾衰。

370. C 国内将糖尿病视网膜病变分为六期：一期，主要是以后极部为中心，出现微动脉瘤和小的出血点。二期，是出现黄白色硬性渗出和出血斑。三期，是有白色棉絮斑和出血斑。四期，眼底有新生血管或者是玻璃体积血。五期，眼底新生血管和纤维增生。六期，眼底新生血管和纤维增生，并发牵拉性视网膜脱离。前三期叫作背景期，后三期叫作增殖期，一般需要激光手术治疗。

371. B 早期糖尿病肾病使用血管紧张素转换酶抑制剂，在有效降低患者血压的同时，能明显减少糖尿病肾病患者尿蛋白的排泄，这表明用药后患者的肾小球滤过膜结构屏障改善，肾小管蛋白重吸收功能增强，临床症状改善。

372. B 世界卫生组织统计资料表明，目前全球大约有 2 亿人患糖尿病，其中 15% 的患者并发有糖尿病足。糖尿病足作为糖尿病四大严重并发症之一，已成为糖尿病患者致残、致死的重要原因。

373. D 在血糖监测条件不足时，每日 4 次尿糖定性检查（3 餐餐前和晚上 9～10 时或分段检查），和 24 小时尿糖定量可作判断疗效指标，并可作为调整降血糖药物剂量的参考。

374. B

375. E 血浆蛋白（主要为白蛋白）可与葡萄糖发生非酶糖化反应而形成果糖胺（FA），即糖化血浆白蛋白。

由于白蛋白在血中的浓度比较稳定，其半衰期为 19 天，因此 FA 可以反映患者 2 周前的血糖平均水平，可作为糖尿病长期控制血糖水平的监测指标。

376. C　C - 肽与胰岛素系从胰岛素原分裂而成的等分子肽类，不被肝脏酶灭活，其半衰期为 10 ~ 11 分钟，故其血中浓度可更好地反映胰岛 β 细胞贮备功能。C - 肽测定还有不受外来胰岛素影响的优点。

377. E　正常人在葡萄糖刺激之后，产生双相胰岛素应答，即在葡萄糖水平升高之后的一到三分钟，胰岛素立即开始升高，称为胰岛素第一时相分泌。在刺激六到十分钟后降至基线水平，然后再次逐渐升高称为第二时相分泌。糖耐量试验异常和早期糖尿病的患者，出现第一时相峰值降低或消失。

378. D　正常人空腹口服葡萄糖后，口服的葡萄糖经小肠吸收使血糖浓度升高，促进胰岛素的分泌并进入血液，胰岛素浓度在 30 分钟达到高峰使血糖浓度降低，又会促进胰高血糖素的分泌，所以正常人空腹口服葡萄糖后，血浆中胰岛素含量的峰值和胰高血糖素含量的峰值相比，血浆中胰岛素含量的峰值在前，胰高血糖素含量的峰值在后。

379. A　空腹血糖通常要求要禁食 8 个小时以上。如果第二天要检测空腹血糖，建议夜间不要熬夜，不要进食夜宵。

380. B　糖尿病诊断是依据空腹、任意时间或 OGTT 中 2 小时血糖值。任意时间指 1 天内任何时间，与上次进餐时间及食物摄入量无关。

381. E　理想状态下，糖尿病空腹血糖是 4.4 ~ 6.1mmol/L，如果是良好状态，空腹血糖应在 7mmol/L 以下。

382. C　糖尿病患者的总胆固醇要严格控制在 4.5mmol/L 以下，特别强调低密度脂蛋白胆固醇（LDL - C）要 < 2.0mmol/L，高密度脂蛋白胆固醇（HDL - C）应 > 1.0mmol/L 或更高一些。

383. D

384. E　一般情况下，针对糖尿病患者，应给予饮食治疗、适当的运动、监测血糖、加强糖尿病教育等。其中饮食和运动是糖尿病治疗的基础，患者需要长期坚持控制饮食以及长期运动，从而可以达到较好的治疗效果。

385. C　糖尿病患者应该多吃富含可溶性纤维的食物。纤维可以阻止餐后血糖变高，因为它能减慢食物被消化的速度。另外，吃高纤维、低脂肪的食物还可以降低患癌症、心血管疾病、高血压和肥胖的风险。

386. A　磺脲类药物的不良反应发生率低，为 2% 到 5%。低血糖为磺脲类药物最常见的不良反应，所有磺脲类药物均能引起低血糖反应，重者可导致昏迷。

387. D　导致磺脲类药物低血糖的主要因素有高龄、饮酒、肝肾疾病，多种药物相互作用，药物剂量过大或者用药后没有及时进餐引起。磺脲类药物各自的生物半衰期不同，有的较短（甲苯磺丁脲），有的适中（格列吡嗪、格列美脲），有的较长（格列本脲、氯磺丙脲）。

388. A　原发性失效：约 10% 的糖尿病患者在使用磺脲类药物治疗一月内血糖不能控制（FPG > 13.9mmol/L 或 FPG 下降 < 1.1mmol/L），称之为磺脲类药物治疗原发性失效。主要的原因有饮食控制不佳，胰腺 β 细胞功能受损严重，高血糖造成 β 细胞出现急性糖中毒。一般的解决方法为控制饮食，联合胰岛素等。

389. C　绝大多数磺脲类药物治疗患者需同时合用另外一类降糖药或胰岛素。联合用药可以减少失效的发生率，如和双胍类药物、噻唑烷二酮类、葡萄糖苷酶抑制剂、胰岛素增敏剂合用治疗。

390. E　非磺脲类促胰岛素分泌剂是一类快速作用的促胰岛素分泌剂，主要通过刺激胰岛素的早时相分泌而降低餐后血糖，具有吸收快、起效快和作用时间短的特点，主要用于控制餐后高血糖，也有一定降低空腹血糖作用。应于餐前或进餐时口服。

391. A　血糖浓度是调节胰岛素分泌的最重要因素，当血糖浓度升高时，胰岛素分泌明显增加，从而促进血糖降低。当血糖浓度下降至正常水平时，胰岛素分泌也迅速恢复到基础水平。

392. B　糖化血红蛋白也是糖尿病的重要监测指标之一。糖化血红蛋白 HbA1c 作为糖尿病筛选、诊断、血糖控制、疗效考核的有效检测指标，在临床中得到了广泛的使用。

393. C　双胍类药物最常见的不良反应是消化道的不良反应，主要表现为胃肠道的不适，可出现腹泻、恶心、呕吐、腹痛、食欲的减退，最主要是由于二甲双胍水溶解度高所导致的。因为其胃肠道不适，可以导致一部分患者依从性不佳，另外有一小部分患者因为胃肠道反应停二甲双胍。

394. E　胰岛素增敏剂的常见不良反应为体重增加、水肿。

395. E　磺脲类药物主要通过刺激 β 细胞分泌胰岛素发挥降糖作用，对胰岛素有促泌作用，可导致低血糖。

396. A　格列喹酮（糖适平）经口服后吸收快而且完全，半衰期短，仅为 1 ~ 2 小时，8 小时后血液中已无法测出，而且它的分解产物也没有降糖作用。格列喹酮最大的特点是 95% 可通过胆汁排出，自肾脏排出的比例不足 5%，而且作用温和，很少引起低血糖。

397. B　胰岛素注射吸收最快、最完全的部位依次为腹部、上臂、前臂以及大腿、臀部。所以腹部也是建议患者注射最多的部位。

398. A　IGT 干预是预防糖尿病的重要手段。在试验过程中，需要避免剧烈运动，也不能进餐，不能饮水，目的是查胰岛素分泌情况以及这几个时间段的具体血糖情况，从而确诊是否患有糖尿病。

399. A 年龄因素也是妊娠期糖尿病发生的诱因之一，35 岁以上的大龄孕妇发生妊娠期糖尿病的几率比较高。但并不是孕妇年龄越大，病情越严重。

400. E 妊娠期与非妊娠期糖尿病患者的饮食治疗原则相同，要均衡、营养，严格控制总热量的摄入。

401. B 妊娠期糖尿病病因如下：1. 妊娠时母体适应性改变，胎儿的生长使母体对葡萄糖的利用增加、肾血流量及肾小球滤过率增加，胰岛素清除葡萄糖能力增加，夜间母体葡萄糖不断转运到胎儿体内，都可使孕妇空腹血糖比非孕时偏低。2. 胰岛素抵抗和胰岛素分泌相对不足。胎盘合成的胎盘催乳素、雌激素、孕激素以及肿瘤坏死因子、瘦素等细胞因子均具有拮抗胰岛素的功能，使母体对胰岛素的敏感性下降。胎盘胰岛素酶使妊娠期胰岛 β 细胞功能代偿性增加，以促进胰岛素分泌，这种作用随孕期进展而增加。胎盘娩出后，胎盘所分泌的抗胰岛素物质迅速消失，孕期胰岛素抵抗状态逐渐消失。

402. C Somogyi 效应即在夜间曾有低血糖，在睡眠中未被察觉，但导致体内胰岛素拮抗素分泌增加，继而发生低血糖后的反跳性高血糖。

403. B 低血糖症指由多种原因引起的血糖浓度过低所致的综合征。一般指血浆血糖浓度 < 2.8mmol/L，或全血葡萄糖 < 2.5mmol/L。

404. E

405. B 急性低血糖及病程短者呈交感神经兴奋症群，如激动不安，饥饿，软弱，出汗，心动过速，收缩压升高，舒张压降低，震颤，一过性黑蒙，意识障碍，甚至昏迷。发作时血糖低于 3.0mmol/L，伴有血浆胰岛素值≥36pmol/L，注射葡萄糖后症状缓解，不典型病例可测饥饿 48 小时血糖 3 次，作过筛试验，如 > 3.9mmol/L（70mg/dl）可排除空腹低血糖，如 < 2.22mmol/L（40mg/dl）肯定诊断；若低血糖症状迅速缓解或昏迷者神志转清醒，均是低血糖症的有力佐证。通常用 50% 葡萄糖 40ml 静脉注射。

406. D

407. C 大多数妊娠期糖尿病孕妇通过生活方式的干预即可使血糖达标，患者食控制后空腹血糖 4.6mmol/L，糖化血红蛋白 3.7%。血糖控制良好。给予增加热量摄入，监测血糖变化，及时调整治疗。妊娠期糖尿病为阶段性疾病，大部分可随妊娠期结束而治愈。但是有效且规范的治疗，能够减轻或消除糖尿病症状，维持孕期正常的生活质量。

408. B 考虑为低血糖症，低血糖症是由多种原因引起的血糖浓度过低所致的综合征。一般认为血浆血糖浓度 < 2.8mmol/L，或全血葡萄糖 < 2.5mmol/L 为低血糖。儿童低血糖诊断标准比成人值低 1.11mmol/L。处理措施如下：1. 立即补充糖。2. 因降糖药引起者往往需持续输注含糖液，直到体内药物代谢完全。3. 积极寻找低血糖的原因。在低血糖发作时查血糖、胰岛素、C 肽。少数空腹血糖降低不明显或处于非发作期的患者应多次检测有无空腹及吸收后低血糖，必要时采用 48 ~ 72 小时禁食试验。

409. A

410. B 脑细胞消耗能量而不储存能量，低血糖会导致大脑识别功能异常，如精神不振、头昏、认知损害、行为改变、精神运动异常、癫痫发作和昏迷等，胰岛素作用是降糖，故胰岛素分泌少和作用减弱可致高血糖。正常人血糖浓度变动受多种因素影响，如饮食、运动、药物等。

411. A 低血糖的症状主要有两种：自主神经低血糖症状和大脑神经元低血糖症状。自主神经低血糖症状有：震颤、心悸、焦虑紧张、出汗、面色苍白、饥饿、感觉异常。大脑神经元低血糖症状有：精神不振、头昏、认知损害、行为改变、精神运动异常、癫痫发作和昏迷等。

412. C 单纯性肥胖症皮质醇可以增多，小剂量地塞米松抑制试验可以抑制，但是库欣综合征不能被抑制。

413. B

414. D CT 或 MRI 可以计算皮下脂肪厚度或内脏脂肪量，是评估体内脂肪分布最准确的方法。

415. C 营养治疗是肥胖的最基本治疗方法。营养治疗主要是限制患者摄入的热量，使摄入热量小于消耗。关键是限制糖和脂肪的摄入量，同时供给充足的营养素，如必需氨基酸、维生素、矿物质、纤维素等。尤其应注意足量蛋白质供给，以减少减重造成的蛋白质丢失。饮食治疗的关键是控制饮食的总热量，而不是单纯地控制主食或几种食物，常用的减重膳食为限制热量、平衡膳食、低热量膳食。

416. B 对大多数久坐不动的脑力劳动者，每天摄入 30 ~ 35kcal × 标准体重（kg）能量可以维持体重；但对于肥胖者每天需要热量较正常人减少 70% ~ 80%，需 25kcal × 标准体重（kg）左右能量即可。

417. D 手术治疗仅适合于那些极度肥胖或有严重肥胖并发症的患者。目前治疗肥胖的手术分为全身减肥手术（主要指胃肠道手术）和局部减肥手术（吸脂术）。胃肠道手术包括小肠旁路术、胃成形术、胃旁路术、胃束带手术等。

418. E **419. E** **420. C** **421. E** **422. A** **423. B**

424. D 代谢综合征患者的血脂异常主要表现为富含三酰甘油的脂蛋白包括极低密度脂蛋白胆固醇和乳糜微粒及其残粒升高、高密度脂蛋白胆固醇降低和小而密的低密度脂蛋白增加。

425. B　426. A　427. B　428. B　429. E　430. B

431. A　432. B　433. B

434. E　胰岛素/血糖比值升高提示器质性胰岛素不适当分泌过多性低血糖症，特别见于胰岛素瘤。

435. A　436. C　437. B　438. E　439. C　440. B

441. C　442. D　443. E　444. B

445. E　为防止低血钾，在开始治疗时，只要患者血钾低于5.5mmol/L，且尿量足够（40ml/h以上），即可开始补钾。

446. A　447. E

448. C　糖尿病患者可伴或不伴"三多一少"症状；多尿的发生主要由于血糖过高，超过肾糖阈而不能被肾小管重吸收，形成渗透性利尿；糖尿病主要死亡原因是心、脑血管疾病；糖尿病神经病变最常见的是周围神经病变；部分糖尿病患者可无任何症状，仅于体检或出现并发症时发现高血糖。

449. A　450. D　451. D　452. E　453. A　454. E

455. C　456. B　457. D

458. C　餐后葡萄糖主要通过肝脏合成糖原储存起来。

459. B　460. A　461. B　462. B　463. A　464. C

465. C

466. D　肥胖症是一种以体内脂肪堆积过多、过度蓄积或分布异常和体重超常为特征的慢性代谢性疾病，由遗传因素、环境因素等多种因素相互作用所引起，可并发心血管疾病和糖尿病等多种内分泌代谢紊乱的临床综合征，患者常常具有腹部脂肪积聚过多的特点。临床所见的肥胖绝大多数为单纯性肥胖，无器质性疾病；继发性肥胖是由于其他因素引起的肥胖，是由内分泌混乱或代谢障碍引起的疾病，例如库欣综合征引起的向心性肥胖。

467. A　468. C　469. E　470. A　471. B　472. E

473. A　474. E　475. D　476. A　477. B　478. B

479. A　480. B　481. A　482. D　483. D　484. B

485. B　486. D　487. D　488. D　489. D　490. E

491. B　492. D　493. E　494. A　495. B　496. D

497. B　498. B　499. E　500. D

501. E　HbA1c的测定方法目前有多种：阳离子交换树脂微柱层析法、高压液相色谱法、电泳法、亲和色谱微柱法、放免法、免疫比浊法和免疫竞争抑制法等。微柱内的阳离子交换树脂是目前国内应用较为广泛的方法。

502. D　503. A　504. C　505. A　506. D　507. D

508. D　509. E　510. E　511. C　512. A　513. C

514. C　515. E　516. A　517. A　518. A　519. C

520. E　521. A　522. B　523. A　524. A

525. C　糖代谢异常孕妇的治疗主要为饮食治疗；口服降糖药在妊娠期应用的安全性、有效性未得到足够证实，目前不推荐使用；在监测血气、血糖、电解质并给予相应治疗的同时，主张应用小剂量正规胰岛素静滴。

526. B　根据OGTT结果可确诊糖耐量减低，但此种糖代谢异常，不足以导致短期体重明显下降，故应进一步检查明确诊断。

527. E

528. B　双胍类禁用于糖尿病并发酮症酸中毒、急性感染、充血性心力衰竭，肝肾功能不全或有任何缺氧状态存在者。

529. B　FPG≥5.1mmol/L可以直接诊断GDM，不必行口服葡萄糖耐量试验（OGTT）。

530. B　531. E　532. E

533. C　所有妊娠24～28周的妇女都应进行100gOGTT，试验前夜间至少空腹8小时，确诊GDM必须满足以下条件中的2项：①空腹血糖≥5.32mmol/L；②1小时血糖≥10.08mmol/L；③2小时血糖≥8.68mmol/L；④3小时血糖≥7.84mmol/L。

534. D　535. A　536. E　537. D

538. B　双胍类降糖药禁用于糖尿病并发酮症酸中毒、急性感染、充血性心力衰竭，肝肾功能不全或有任何缺氧状态存在者。

539. B　540. D　541. C　542. A　543. A

544. B　达到以下任何一项标准应诊断为糖尿病合并妊娠：（1）空腹血糖（FPG）≥7.0mmol/L（126mg/dl）。（2）糖化血红蛋白（GHbA1c）≥6.5%（采用NGSP/DCCT标化的方法）。（3）伴有典型的高血糖或高血糖危象症状，同时任意血糖≥11.1mmol/L（200mg/dl）。如果没有明确的高血糖症状，任意血糖≥11.1mmol/L需要次日复测上述（1）或者（2）确诊。

545. D　546. B　547. C

548. E　检测凌晨3点血糖有助于鉴别是夜间胰岛素作用不足还是黎明现象或Somogyi现象。

549. E　550. B　551. E　552. B

二、多选题

553. ACE　磺脲类药物吸收障碍不属于磺脲类药物的继发性失效。患者饮食控制不佳不会导致磺脲类药物继发性失效。

554. BCD　Ⅲ型高脂蛋白血症又称家族性异常β脂蛋白血症，血浆中乳糜微粒残粒和VLDL残粒水平增加，TC和TG均明显升高。

555. CD　1型糖尿病患者行胰岛移植适应证：伴终末期肾病（肾衰竭）的1型糖尿病患者；经胰岛素强化治疗仍难达到控制目标，且反复发生严重低血糖等代谢紊乱者。

556. ABE 1. 预混人胰岛素是短效和中效胰岛素按一定比例混合而成的胰岛素制剂，灵活性差，不能根据个体调节成分比例。2. 预混人胰岛素每天只在早餐和晚餐前注射，当早餐后和晚餐后血糖控制良好时，经常容易在午餐前、晚餐前或者睡前及夜间出现低血糖。3. 由于预混人胰岛素只在早餐前和晚餐前注射，午餐时的血糖是依赖早餐前注射的预混胰岛素中的中效胰岛素来控制，但中效胰岛素很难有效控制午餐后的血糖高峰，需要在午餐前加用速效胰岛素或口服降糖药来控制午餐后血糖的目的。

557. ABCDE 糖尿病的综合防治包括5个方面：糖尿病教育、饮食治疗、体育锻炼、药物治疗（口服降糖药、胰岛素等）及血糖监测。所有1型糖尿病患者应接受胰岛素治疗，要求终身胰岛素治疗。

558. AD 饮食治疗是糖尿病治疗的基础。运动疗法能协助血糖控制，提高胰岛素敏感性。两者结合可改善高血糖、脂质代谢紊乱、胰岛素抵抗等，还可降低血糖，是控制血糖达标的基础疗法，部分轻症患者可在生活中通过这两方面控制平稳血糖。糖尿病患者在适合饮食治疗基础上，配合胰岛素或降糖药物治疗有利于血糖控制和防止低血糖。糖尿病有并发症者需给予胰岛素治疗以纠正代谢紊乱，消除症状，同时应配合饮食治疗和运动治疗等。肥胖者糖类摄入宜占 50% ~ 60%，建议为杂粮，忌食蔗糖、葡萄糖、含糖糕点及饮料等；蛋白质摄入建议为 10% ~ 20%。

559. ABCDE

560. ABC 糖尿病的诊断标准：任意时间血浆葡萄糖水平≥11.1mmol/L；空腹血浆葡萄糖水平≥7.0mmol/L；OGTT 2h PG 水平≥11.1mmol/L。

561. BE 1. 大血管并发症是糖尿病代谢综合征的一个表现，可引起动脉粥样硬化和动脉钙化。强化血糖控制可降低大血管并发症相关危险因素。2. 健康状况差的老年患者或合并肿瘤、预期寿命 <5 年的 2 型糖尿病患者，临床上 HbA1c 可控制在 <9%，无需强化血糖控制。

562. ABCD 糖尿病肾病的治疗：①在糖尿病饮食的基础上，注意低盐、低脂、低蛋白等，能够防治或延缓糖尿病肾病（DKD）的进展；②DKD 患者应合理限制蛋白质摄入，能够延缓 DKD 进展、减轻肾功能不全症状及并发症；③高血压是 DKD 发生、发展的重要危险因素，大量数据证明，早期 ACEI 或 ARB 可减少尿蛋白，控制高血压可延缓肾病进展和肾小球滤过率的下降、减少心血管风险；④降糖药物要选择对肾脏损伤小的药物：如格列喹酮和瑞格列奈等。

563. ABC 糖尿病高血糖可累及全身神经系统任何部位，导致感染、运动等神经功能障碍，统称为糖尿病神经病变。糖尿病周围神经病变是糖尿病最常见的慢性并发症，常与糖尿病肾病和糖尿病视网膜病变并存，称之为"三联病症"。

564. ABC 糖尿病自主神经病变较常见，且出现较早，影响胃肠、心血管、泌尿系统和性器官功能。临床表现有瞳孔对光反射迟钝，排汗异常（无汗、少汗或多汗等），或胃排空延迟（胃轻瘫）、腹泻、便秘等，或持续性心动过速（≥90 次/分）和直立性低血压（立、卧位收缩压相差超过 30mmHg），或排尿无力、膀胱麻痹、尿失禁，或尿潴留、阴茎勃起功能障碍。并发冠心病的患者无痛性心肌梗死发生率高。

565. ABDE 1. 检查足背动脉搏动。2. 踝动脉、肱动脉血压比值（ABI）是反应下肢血压与血管状态的重要指标。3. 下肢彩色多普勒超声了解下肢各血管血流情况，有无斑块及其大小、位置。4. 血管磁共振造影可用于了解下肢血管闭塞程度、部位，既可为严重糖尿病足患者确定截止平面提供依据，又可以为血管旁路手术做准备。5. 经皮氧分压测定反应微循环状态，反应了周围动脉供血。

566. ABCE 糖尿病足是由于长期血糖控制不佳，导致下肢及足部血管出现阻塞或狭窄，影响足部血运，表现为皮肤色素沉着、皮温降低、伤口难以愈合。高糖状态下也会使下肢及足部的感觉神经受损，出现刺痛、灼痛、麻木、感觉减退或消失，呈袜套样改变。糖尿病患者下肢血管病变时，下肢呈缺血表现，随着疾病进展，脚步及足跟等受压部位出现溃疡，严重感染可出现坏疽。足底压力分布异常，受压部位的溃疡常不易愈合。

567. ABCD 内分泌性高血压是一种特殊类型的继发性高血压病，常见于肾上腺疾病、垂体疾病、甲状腺疾病、肾脏疾病等，库欣综合征、嗜铬细胞瘤、原发性醛固酮增多症、肢端肥大症及甲状腺功能亢进等均可引起继发性高血压，并常合并糖尿病。

568. ABCDE 心血管疾病的危险因素：①收缩压及舒张压的水平（1~3 级）；2. 性别（男性 >55 岁，女性 >65 岁）；3. 吸烟；4. 血脂异常；5. 有早发心血管病家族史（一级亲属发病年龄 <50 岁）；6. 腹型肥胖（腰围男≥85cm，女≥80cm）或肥胖（BMI 大于等于 28kg/m^2）；7. 缺少体力活动 8. hs – CRP≥3mg/L 或 CRP≥10mg/L。

569. AC 痛风石又称痛风结节，是谷氨酸钠尿酸盐在皮下聚集形成的结晶。这些痛风石可造成痛性的、覆盖皮肤的结节。常见于关节软骨、滑囊、耳轮、腱鞘、关节周围组织、皮下组织和肾脏间质等处，引起相应的症状。痛风石最常见于耳轮，可能与耳轮处血液偏酸有关。亦多见于足趾的第一跖趾关节、指、腕、肘及膝关节等处，少数患者可出现在鼻软骨、舌、声带、眼睑、主动脉、心瓣膜和心肌。在关节附近的骨骼中侵入骨质，形成骨骼畸形，或使骨质遭受损毁。这种痛风结节也可在关节附近的滑囊膜、腱鞘与软骨内发现。痛风石大小不一，小的如芝麻，大的如鸡蛋。触诊有砂砾感，偶尔透过皮肤可以看见黄色的晶体。痛风石逐渐增大后，其外表皮肤可能变薄溃破，形成瘘管，排出白色粉笔屑样的尿酸盐结晶物，经久不愈。

570. ABCDE 发生低血糖的危险因素如下。①外源性高胰岛素血症：降糖药物胰岛素或类似物、磺脲类药过多、饮酒等。②内源性高胰岛素血症：胰岛素瘤、胰岛素细胞癌等。③升血糖激素缺乏或不足：皮质醇、肾上腺素、GH、胰高糖素缺乏等。④某些重症疾病：营养不良、脓毒血症等糖摄入不足、糖吸收不足。⑤某些代谢性疾病：肝糖原储存、分解不足等。

571. ABCE 低血糖症的诊断依据是 Whipple 三联征：①有低血糖的临床表现的病史（症状及体征）；②在低血糖发作时血糖 < 2.8mmol/L；③给予葡萄糖或进食糖类后症状能迅速缓解。

572. ABCDE 可引起药源性低血糖的情况如下：1. 胰岛素、磺脲类药物。2. 含胰岛素促分泌剂的其他药物：瑞格列奈。3. 喷他脒、奎宁：促进胰岛素分泌。4. 水杨酸盐：降低糖原的生成、促进胰岛素分泌、提高胰岛素的敏感性。5. β 受体阻滞剂在与胰岛素或磺酰脲类联用时，可发生低血糖。6. H_2 受体拮抗药：西咪替丁等抑制口将糖尿在肝脏代谢，引起低血糖。7. 单胺氧化酶抑制剂：反苯环丙胺、优降宁等，可促进胰岛素分泌而降低血糖。

573. ABDE 胰岛素瘤根治方法是手术切除肿瘤。肿瘤定位困难者可行胰腺探查，如未发现肿瘤，可用术中胰腺超声显像定位，如仍未发现肿瘤，可从胰尾开始向胰头逐步分段切除，每切除一小段胰腺后立即查血糖，如血糖上升表示不能触摸到的细小肿瘤已被切除。非手术治疗适用于术前准备、不能手术或手术未成功者，具体措施有：①少量多餐，减少低血糖发作；②术前应用二氮嗪；③链脲菌素、生长抑素类似物亦可用于不能说书的胰岛素癌的治疗。

574. ABCDE 低血糖出现神志不清者，应立即做快速血糖测定及其他化验检查，同时静脉注射 50% 葡萄糖液 60ml；血糖上升不明显或数分钟内仍未清醒者，应重复注射，然后用 10% 葡萄糖液静脉滴注，维持 24～48 小时或更长，直至患者能进食淀粉类食物。如血糖恢复正常而意识仍未恢复，必须按急性脑病进行重症监护和综合急救，除头部降温、护脑等措施外，静脉输注 20% 甘露醇，并给予地塞米松或氢化可的松静脉注射，积极防治各种并发症和合并症。糖皮质激素适用于顽固性低血糖症和自身免疫性低血糖症的治疗，血糖稳定后逐渐减量并停药，慢性肾上腺功能减退者逐渐减至维持剂量。

575. ACDE Ⅰ 型糖原贮积病的主要病机为缺乏葡萄

糖-6-磷酸酶，不能将 6-磷酸葡萄糖水解为葡萄糖。主要表现为：①空腹诱发严重低血糖患者出生后即出现低血糖、惊厥以致昏迷。长期低血糖影响脑细胞发育，智力低下，多于 2 岁内死亡；②伴酮症和乳酸性酸中毒；③高脂血症，臀部和四肢伸面有黄色瘤，向心性肥胖，腹部膨隆，体型呈"娃娃"状；④高尿酸血症；⑤肝细胞和肾小管上皮细胞大量糖原沉积，新生儿期即出现肝脏肿大、肾脏增大。成人时期可出现单发或多发肝腺瘤、进行性肾小球硬化、肾功能衰竭；⑥生长迟缓形成侏儒状态。

576. CD 1. 腰围，表明内脏脂肪和身体中总脂肪的相对比例，男性腰围 > 90cm，女性 > 85cm 可判断为向心性肥胖。2. 腰臀比可用来判断向心性肥胖，即腰围除以臀围的比值。一般情况下，当女性腰臀比 > 0.85，男性 > 0.9 可判断为向心性肥胖。

577. ABDE 血脂异常是心脑血管疾病的重要危险因素，常规血脂检查项目有四项：TC（总胆固醇）、TG（三酰甘油）、HDL-C（高密度脂蛋白胆固醇）、LDL-C（低密度脂蛋白胆固醇）。

578. ABCD 胰岛自身抗体是胰岛 β 细胞遭到免疫破坏的标志物，是诊断自身免疫性 1 型糖尿病的关键指标，目前常用的胰岛自身抗体有 5 种：谷氨酸脱羧酶抗体（GADA）、胰岛细胞抗体（ICA）、胰岛素抗体（IAA）及蛋白酪氨酸磷酸酶抗体（IA2）可呈阳性，早期阳性率高，对诊断有帮助。

579. ABCDE ①糖尿病患者高血糖状态可使血管内皮损伤和结构重塑，引起血管内皮细胞功能紊乱，使内皮源性缩血管物质产生增加，而内皮源性舒张血管物质（如：NO）产生减少，从而使血压升高。②糖尿病患者的胰岛素抵抗可使血管内皮细胞 NO 合成减少，还可使 RAS 系统和交感神经活性增加，从而使血压身高。高胰岛素血症可导致交感神经活性增加并刺激肾素分泌，还会引起肾小管对钠的重吸收，使血压升高。③糖脂代谢紊乱可加速肾动脉和全身小动脉硬化，使外周阻力增加，血压升高。④高血糖使血容量增加，肾小球出现高灌注，入球小动脉不能有效收缩，高滤过状态控制不佳，肾小球-小球发怒会机制无法充分发挥作用，肾脏超负荷，引起水钠潴留，最终引起高血压。⑤糖尿病患者长期处于高血糖状态，可诱导多种粘附分子的表达，引起血小板粘附能力增强，心血管事件发生率增加与血小板聚集性增强有关，可加重高血压。

580. ADE 1. 高血糖高渗综合征（HHS）是糖尿病的严重急性并发症。临床以严重高血糖而无明显酮症酸中毒、血浆渗透压显著升高、失水和意识障碍为特征，多见于老年 2 型糖尿病患者。2. 该病尿糖强阳性，而尿酮阴性或弱阳性。3. HHS 治疗：①等渗溶液补液、纠正脱水；②小剂量胰岛素泵点；③补钾、纠正酸中毒，积极去除诱因，注意纠正电解质紊乱，治疗并发症。4. HHS 预后不良，抢救失败的主要原因是高龄、严重感染、重度心力衰竭、肾衰竭、急性心肌梗死和脑梗死等。

581. ABCE ①SAVOR – TIMI 试验 16492 例 2 型糖尿病患者被随即分配至沙格列汀或安慰剂组，2.1 年的随访显示，沙格列汀治疗组参与者白蛋白/肌酐比明显降低。②UKPDS 试验中纳入 3867 例新发 2 型糖尿病患者，被随即分配至强化血糖控制组和对照组，15 年随访显示强化血糖控制组微量白蛋白尿的发生显著减少。③DCCT 试验中，1441 例 1 型糖尿病患者被随即分配至强化血糖干预组和传统血糖管理组，18 年随访分析显示，强化血糖干预组微量白蛋白尿的发生率降低 49%、大量白蛋白尿下降 66% 及 eGFR < 60ml/min/1.73m^2 持续损害减少 44%。④ADVACE 试验纳入 11140 例 2 型糖尿病患者，被随即分配为强化血糖干预和标准血糖治疗组，5 年随访显示强化血糖控制组新发微量白蛋白尿风险减少 9% 及新发大量白蛋白尿风险减少 30%。⑤PROactive 研究目的：明确吡格列酮是否能有效减少高危风险的 T2DM 大血管病变发生。

582. BE 1. 乳制品中含有乳清酸、酪蛋白等营养成分，会正价肾脏排泄尿酸，血尿酸水平下降。2. 有研究表明每天摄入大于 500mg 维生素 C 可以降低血尿酸水平和痛风发作风险，随着维生素 C 的摄入量增加，痛风的发生率随之下降。剩下三个选项食物均可使血尿酸增加，痛风患病率增加。

583. ADE 导致肾尿酸排泄减少的情况如下：①肾病变如肾小球病变导致尿酸滤过减少和肾小管病变导致尿酸分泌减少；②利尿剂特别是噻嗪类利尿剂，其他药物如阿司匹林、吡嗪酰胺、左旋多巴、乙胺丁醇、乙醇等也可干扰肾小管对尿酸的重吸收；③体内有机酸增加如酮酸、乳酸可竞争性抑制肾小管尿酸分泌。

584. CE 痛风患者尿酸盐结晶可在肾间质组织沉积（常见于肾髓质和锥体部）可导致慢性间质性肾炎，使肾小管变性、萎缩、纤维化、硬化，进而累及肾小球血管床，引起痛风性肾病。

585. BCE

586. ABCE 糖原累积症 I 型、Ⅲ 型、Ⅳ 型、Ⅵ 型、Ⅸ 型及 Fancoin – Bickle 病以肝脏病变为主。糖原累积症 Ⅴ 型是肌肉磷酸化酶缺乏，以肌肉病变为主。

587. ACD 《肥胖症基层合理用药指南》用药指征如下：1. 食欲旺盛，餐前饥饿难忍，每餐进食量较多。2. 合并高血糖、高血压、血脂异常和脂肪肝。3. 合并负重关节疼痛。4. 肥胖引起呼吸困难或阻塞性睡眠呼吸暂停综合征。5. BMI ≥ 24kg/m^2 且有上述并发症情况。6. BMI ≥ 28kg/m^2，不论是否有并发症，经过 3 个月的单纯饮食方式改善和增加活动量处理仍不能减重 5%，甚至体重仍有上升趋势者。

588. ADE 自身免疫性多内分泌腺综合征 I 型都伴有皮肤黏膜念珠菌感染，又称为念珠菌 – 内分泌病综合征。多在儿童期发病，通常为常染色体显性遗传，与 HLA 无关。该病内分泌系统常见的表现为肾上腺皮质功能减退和甲状腺功能减退，罕见甲状腺功能减退和 1 型糖尿病。

589. ACDE 高脂蛋白血症 I 型：主要是血浆中乳糜微粒浓度增加所致，又称家族性高乳糜微粒症，将血浆置于 4℃ 冰箱中过夜，见血浆外观顶层呈"奶油样"，下层澄清，测定血脂主要为三酰甘油升高，而胆固醇可正常或轻度升高。

590. ABCD 糖尿病足的基本发病因素是糖尿病合并神经病变、血管病变和感染，这些因素共同作用，可导致组织的坏死、溃疡和坏疽。神经病变是感觉减退或消失的末梢神经病变。糖尿病的自主神经病变所造成的皮肤干燥、开裂和局部动静脉短路也可促使或加重糖尿病足的发生发展。周围血管病变可使下肢或足部血管缺血、引起组织血运减少。糖尿病足溃疡容易合并感染，感染是加重糖尿病足溃疡甚至截肢的因素，大多是革兰阳性菌和阴性菌甚至合并厌氧菌的混合感染。

591. ABC 重度非增殖性糖尿病视网膜病变时，以下的任意一项均可存在：①4 个象限都有 20 个以上的视网膜内出血点；②2 个以上象限有确定的静脉串珠样改变；③1 个以上的象限发生视网膜微血管异常；④无增殖性视网膜病变体征。

592. ABC 采用 IDF，代谢综合征的诊断标准：在腰围男性 ≥ 90cm，女性 ≥ 80cm 的情况下同时存在下列 4 项中的任意 2 项即可诊断为代谢综合征。①血三酰甘油 ≥ 1.7mmol/L，或已接受相关治疗；②血低密度脂蛋白胆固醇（HDL – C）男性 < 1.03mmol/L，女性 < 1.29mmol/L，或已接受相关治疗；③收缩压 ≥ 130mmHg 或舒张压 ≥ 85mmHg 或已接受相关治疗或诊断为高血压病；④空腹血糖 ≥ 5.6mmol/L 或已诊断为 2 型糖尿病。

593. ABCE CDS 建议 MS 诊断标准：具备以下 4 项组成成分中的 3 项或全部者。①超重和（或）肥胖 BMI 大于等于 25；②高血糖：FPG ≥ 6.1mmol/L 及（或）2 小时 PG ≥ 7.8mmol/L，及（或）已确认糖尿病并治疗者；③高血压：SBP/DBP ≥ 140/90mmHg，及（或）已确认高血压并治疗者；④血脂紊乱：空腹血 TG ≥ 1.7mmol/L，及（或）空腹血 HDL – C < 0.9mmol/L（男）或 < 1.0mmol/L（女）。

594. ABC

595. CDE ①糖适平（格列喹酮）属于磺脲类，主要是通过刺激 β 细胞分泌胰岛素来降糖，可以使正常人胰岛素分泌过多，降低正常人血糖。②胰岛素对正常人有降糖风险。③二甲双胍：本药不刺激胰岛 β 细胞，不影响胰岛素分泌，对正常人无作用，而对糖尿病患者降血糖作用明显，其降糖机制是通过抑制糖原异生和糖原分解、增加骨骼肌等组织摄取和利用葡萄糖、延迟葡萄糖在肠道吸收。④拜唐苹（阿卡波糖）：α-糖苷酶抑制剂可竞争性抑制麦芽糖酶、葡萄糖淀粉酶及蔗糖酶，延缓淀粉、蔗糖及麦芽糖在小肠内分解为葡萄糖，降低餐后血糖。不促进胰岛素分泌，单独使用不引起低血糖，对正常人无降糖作用。⑤罗格列酮：胰岛素增敏剂，通过提高靶组织对胰岛素的敏感性，提高利用胰岛素的能力，改善糖代谢及脂质代谢，单独使用不引起低血糖。

596. ABCDE 糖尿病肾病又称肾小球硬化症，病程10 年以上的 1 型糖尿病患者累计有 30%~40% 发生糖尿病肾病，是 1 型糖尿病患者的主要死因。糖尿病肾病病理呈弥漫性或结节性肾小球硬化，结节性病变具有高度特异性。糖尿病肾病临床上早期表现为肾小球滤过率升高，随后出现微量白蛋白尿，一旦出现显性尿蛋白，病情多不断进展，直至发展为肾衰竭及尿毒症。在糖尿病肾病3、4 期或不伴高血压，ACEI 和 ARB 可显著减少蛋白尿，延缓肾功能减退。糖尿病一旦出现微量蛋白尿，无论是否伴有高血压，均应尽早采用 ACEI 或 ARB 治疗减轻微量白蛋白尿。

597. ABCD 与非糖尿病患者群相比，糖尿病患者群的动脉粥样硬化性疾病患病率高、发病年龄轻、病情进展快、多脏器受累多。糖尿病患者群的脑血管病患病率为非糖尿病患者群的 2~4 倍。糖尿病大血管并发症病理为动脉粥样硬化和动脉钙化，主要侵犯主动脉、冠状动脉、脑动脉、肾动脉和外周动脉，引起冠心病、缺血性脑血管病、高血压及动脉夹层。外周动脉粥样硬化常以下肢动脉为主，表现为下肢发凉、疼痛、感觉异常和间歇性破行，严重者可致肢体坏疽。脑动脉硬化常表现为脑血栓形成、缺血缺氧性脑血管病。糖尿病大血管病变治疗包括控制血糖、降脂、抗凝以及生活方式干预等综合治疗。对于 2 型糖尿病患者可口服降糖药控制血糖，当合并心血管事件初期可持续小剂量胰岛素静点治疗。

598. ABCDE 糖尿病眼部并发症除了糖尿病性视网膜病变，还可能有糖尿病性白内障、糖尿病性角膜病变、糖尿病性视神经病变等。此外还包括：①屈光改变，糖尿病患者会因血糖变化，使晶状体出现肿胀或脱水，出现时而近视，时而远视。②葡萄膜炎及青光眼，表现为瞳孔粘连、新生血管性青光眼等。③黄斑病变，黄斑区受损可表现为渗出、出血及黄斑水肿，出现视力下降、视物变形等症状；黄斑水肿是最为常见的糖尿病性黄斑病变。④糖尿病性视网膜病变可引起微小血管病变，新生血管是由于视网膜缺血缺氧所诱导生长的不健康的血管，从而易出现视网膜渗出、出血及术中，新生血管出血可引起玻璃体内出血积血。

599. ABDE 胰岛素抵抗是指胰岛素的敏感性下降，机体对胰岛素的反应不敏感，使胰岛素不能正常发挥降血糖的功能。胰岛素抵抗对人体的不良影响如下。①糖尿病：可导致前驱糖尿和 2 型糖尿病。②肥胖：肥胖患者，尤其是中心型肥胖患者易发生胰岛素抵抗，这与脂肪细胞体积增大，受体相对减少，对胰岛素敏感性降低有关。③冠心病：胰岛素抵抗对动脉粥样硬化斑块的发生、发展和病情进展有促进作用。④脂肪肝：肝脏内脂肪聚集是胰岛素抵抗引起脂质紊乱的表现。⑤多囊卵巢综合征：过多的胰岛素刺激身体分泌过量的雄激素和促黄体生成素，阻碍卵巢发育，导致向心性肥胖，还影响排卵及卵子质量。⑥高血压：胰岛素抵抗可能是高血压的发病基础，大部分学者认为继发性高胰岛素血症使肾脏水钠重吸收增强，交感神经活性亢进，动脉弹性减弱，从而使血压升高。⑦肢端肥大症：是一种起病隐匿的慢性进展性内分泌疾病，大多数是由垂体腺瘤分泌过多的生长激素所致。生长激素可诱导胰岛素抵抗和脂肪分解异常，因此该病与糖代谢及脂质代谢有关。

600. ABCDE 糖尿病的自主神经异常较常见，且出现较早，影响肠胃、心血管、泌尿系统和性器官功能。表现有瞳孔对光反射迟钝，排汗异常（无汗、少汗或多汗），或胃排空延迟（胃轻瘫）、腹泻、便秘或持续性心动过速（≥90 次/分）和直立性低血压（立、卧位收缩压相差超过 30mmHg），或排尿无力、膀胱麻痹、尿失禁，或尿潴留、阴茎勃起功能障碍、逆行射精等。

601. ABC 糖尿病酮症酸中毒由于脂肪动员和分解加速，大量游离脂肪酸在肝内经 β-氧化生成酮体，超过组织的正常氧化能力而使血酮升高，尿酮排除增多，两者统称为酮症。酮体包括乙酰乙酸、β-羟丁酸及丙酮组成，前两项为有机酸性化合物，可消耗体内储备碱。

602. ABCDE 胰岛素适应证：所有 1 型糖尿病和妊娠糖尿病应接受胰岛素治疗。2 型糖尿病患者发生以下情况时需用胰岛素治疗：①高渗性高血糖状态、乳酸性酸中毒、糖尿病酮症酸中毒或反复出现酮症；②血糖控制不良的增殖型视网膜病变；③神经病变导致严重腹泻与吸收不良综合征；④合并严重感染、创伤、手术、急性心梗及脑血管意外等应激状态；⑤肝肾功能不全和重症糖尿病肾病；⑥妊娠期及哺乳期；⑦磺脲类药物原发性和继发性失效；⑧显著消瘦的或某些新诊断的严重 2 型糖尿病，部分 2 型糖尿病患者用短期胰岛素强化治疗可明显改善 β 细胞功能，以后对口服降糖药物有良好反应；⑨同时需要糖皮质激素治疗者；⑩某些特异性糖尿病（如坏死性胰腺炎）。

603. ABCD ①磺脲类药物通过刺激胰岛细胞分泌胰

岛素降低血糖；1 型糖尿病患者胰岛 β 细胞功能受损，无法分泌胰岛素。故 1 型糖尿病患者使用磺脲类药物无效，而且会加重胰岛细胞功能的受损。②糖适平（格列喹酮）的代谢产物有 5% 由尿排出，大部分代谢产物经肝脏系统从粪便排出。③磺脲类药物时常用的口服降糖药，适用于胰岛 β 细胞功能尚残存 30% 以上的 2 型糖尿病者，因磺脲类降糖药主要在肝脏代谢，所以肝肾功能严重不良者，不宜服用磺脲类降糖药。优降糖（格列本脲）属于磺脲类药物，肾功能不全时不宜使用。④乳酸性酸中毒是双胍类药物严重的不良反应。

604. ABCDE 妊娠、哺乳、不稳定型心绞痛、高血压、精神病、厌食者禁用，年龄小于 18 岁和大于 65 岁者慎用减肥药物。此外对该类药物有不良反应者及正在服用其他选择性血清素再提取抑制剂者不适宜应用减肥药。

605. ABDE LDL 为低密度脂蛋白，是含胆固醇最多的脂蛋白，其载脂蛋白以 ApoB100 为主，主要由极低密度脂蛋白（VLDL）在血浆中转变而来，是转运肝合成的内源性胆固醇的主要形式。脂蛋白电泳可分为乳糜颗粒、α、β、前 β 带等四类脂蛋白，其中 β 带相当于 LDL。LDL 是发生动脉粥样硬化的危险重要因素之一。

606. ABDE 血脂是血浆中的中性脂肪（CH 和 TG）和类脂（磷脂、糖脂、固醇、类固醇等）的总称。血浆脂蛋白是由载脂蛋白和 CH、TG、磷脂（PL）等组成的球形大分子复合物。

607. ABCDE HDL 是高密度脂蛋白胆固醇，是血液中密度最高、颗粒最小的一种脂蛋白。其主要是在肝脏合成，由载脂蛋白、磷脂、胆固醇及少量脂肪酸组成。HDL 主要载脂蛋白为 Apo A I 和 Apo A II。HDL 颗粒有减少血管内细胞炎症的能力，具有抗动脉粥样硬化的功能。

608. ABCDE 单纯性肥胖的病因未明，其主要原因是摄入的能量大于消耗的能量，但遗传因素不可忽视。1. 遗传因素：单纯性肥胖存在明显的遗传的背景，多数患者有家庭发病倾向。2. 环境因素：①高龄、运动过少、高热量及高脂饮食与肥胖过关；②胰岛素抵抗和体力活动减少，代谢效能降低，更易引起肥胖；③胰岛素、性激素和糖皮质激素促进摄食，抑制脂肪分解，引起体内脂肪堆积和肥胖；④神经精神异常可通过精神应激、心理感觉和运动功能障碍促进食欲，导致肥胖；⑤抗惊厥药、抗抑郁药、糖皮质激素、胰岛素、促胰岛素分泌剂等可导致药物性肥胖。

609. ACDE 关于糖尿病的并发症：1. 糖尿病肾病的早期诊断是出现微量白蛋白尿。2. 糖尿病神经病变是糖尿病常见的慢性并发症之一。糖尿病合并大血管并发症是发病率最高的。3. 糖尿病视网膜病变是糖尿病常见的微血管病变之一，糖尿病视网膜性增殖病变是导致患者失明的主要原因。4. 糖尿病的心脑血管病变是糖尿病患者的主要死因。

610. ABCDE

611. ACDE ①患者每日大量胰岛素治疗后，血糖控制不佳，不排除外源性胰岛素注射可引起体内产生胰岛素抗体，尤以动物来源的胰岛素最容易产生抗体，血液中胰岛素抗体产生过多，对外源性胰岛素产生耐药，减弱胰岛素的作用。②不排除补液量不足，循环障碍不缓解，引起的糖尿病酮症酸中毒治疗效果差，可以大量补液促进酸性物质排出。③可能由于所用胰岛素穿度较低或具有一定抗原性，例如动物胰岛素导致体内产生胰岛素抗体，使胰岛素效果下降。此时，可换用纯度高且无抗原性的人胰岛素治疗。④糖尿病患者出现酮症酸中毒、高渗性高血糖状态、乳酸性酸中毒等情况时，应停用口服降糖药，改为胰岛素治疗。

612. ABCD ①胰岛素瘤不断分泌大量胰岛素，产生高胰岛素血症，不仅可导致低血糖，同时也抑制瘤体以外正常胰腺细胞的分泌功能，所以胰岛素瘤术后患者可因正常胰腺 β 细胞分泌功能未恢复而出现血糖升高。②高胰岛素血症使胰岛素敏感性降低，即胰岛素受体下调，术后胰岛素作用能力降低，出现血糖增高。③术后胰腺组织炎症水肿，分泌胰岛素量减少，可引起高血糖。④胰岛素瘤手术后，机体受创伤刺激使抗胰岛素的调节激素增多，可导致应激性高血糖。

613. ABCDE ①胆酸螯合树脂：为阴离子交换树脂，服用后吸附肠内胆酸，阻断胆酸的肠肝循环，加速肝中胆固醇分解为胆酸，与肠内胆酸一起排出体外而使血胆固醇下降。②乳糜微粒是最大的脂蛋白，主要功能为运输外源性三酰甘油，即乳糜微粒内部包含外源性三酰甘油。③三酰甘油可分解为甘油和脂肪酸，代谢中间产物转化成葡萄糖为机体功能；三酰甘油在肝脏将甘油和脂肪酸转化为葡萄糖或肝糖原，是机体供能来源。④乳糜微粒的组成是外层的磷脂和内层的三酰甘油，即磷脂是乳糜微粒重要组成成分，是结构稳定的因素。⑤糖尿病患者由于血糖升高，胰岛素相对缺乏，胰岛素敏感性下降，出现胰岛素抵抗，葡萄糖利用减少，脂肪酸大量分解功能，脂肪酸分解使游离脂肪酸（FFA）水平升高。

614. AB 磺脲类降糖药分为一代 SU 以甲苯磺丁脲和氯磺苯脲为代表。第二代主要有格列本脲、格列齐特、格列吡嗪、格列喹酮和格列美脲等。拜唐苹即阿卡波糖，为 α - 葡糖苷酶抑制剂类降糖药。罗格列酮为噻唑烷二酮类降糖药。二甲双胍为双胍类降糖药。

615. ABCDE DKA 治疗：1. 小剂量胰岛素治疗方案，有效降糖、抑制酮体生成。2. 大量补液治疗：纠正失水，恢复肾灌注，有助于降低血糖和清除酮体。3. 纠正电解质素乱：胰岛素及补液治疗后，只要尿量正常，血钾低于 5.5mmol/L 即可静脉补钾，以预防低钾血症发生。4. 纠正酸中毒：上述治疗后，酸中毒随代谢紊乱的纠正而恢复，一般不需补碱治疗。当 PH < 7.0，才需补碱治疗，但需谨慎用药。5. 治疗其他合并症和并发症：积极抗感染、治疗脑水肿等。

616. ABCDE 高胰岛素血症指人体内胰岛素水平过高，通常与胰岛素抵抗、糖尿病及胰岛素瘤有关。胰岛素瘤可分泌大量胰岛素，引起高胰岛素血症，导致反复低血糖发作。胰岛素抵抗是高胰岛素血症的主要原因，肥胖、高血压、动脉粥样硬化性疾病（冠心病、脑动脉硬化等）、多囊卵巢综合征、脂肪肝等患者常伴胰岛素抵抗，可引起高胰岛素血症。

617. ABCDE DKA 发病常见诱因有：（1）感染：如糖尿病患者并发肺炎、泌尿系感染、坏疽等。（2）各种应激状态。（3）糖尿病治疗不当：胰岛素治疗中断或不适当减量；降糖药突然停用或用量不足；大量进食水果、甜品、含糖饮料或淀粉类食物等；糖尿病未经正规降糖治疗。（4）饮食失调：进食含糖或脂肪过多的食物，或进食碳水化合物过少（< 100g/d）。（5）精神紧张、创伤、过度劳累。（6）伴有拮抗胰岛素的激素分泌过多。（7）其他：严重外伤或手术后、妊娠和分娩。

618. ABCD 1 型糖尿病是由于胰岛 β 细胞破坏，胰岛素分泌绝对不足造成，必须依赖胰岛素治疗，故又称胰岛素依赖性糖尿病。大多在 25 岁之前或青少年起病，一般来说幼儿和儿童起病急，病情重，病情发展快，儿童和青少年常以酮症酸中毒为首发症状。治疗过程中如因某种原因停用胰岛素或合并急性应激，很容易诱发酮症酸中毒。1 型糖尿病患者自身免疫性抗体，如抗谷氨酸脱羧酶抗体、胰岛细胞抗体、胰岛素抗体可呈阳性，早期阳性率高，对诊断有帮助。

619. ABCE

620. ABCDE 磺脲类降糖药主要不良反应是低血糖，一般与剂量过大、饮食配合不妥、使用长效制剂或同时应用增强降糖作用的药物有关。另一个不良反应是体重增加。此外，还可出现恶心、呕吐、消化不良、皮肤瘙痒、皮疹和光敏性皮炎等，或发生严重肝损害、粒细胞缺乏、再生障碍性贫血、溶血性贫血、血小板减少性紫癜等明显毒副作用。

621. ACDE 胰岛素适应证：所有 1 型糖尿病和妊娠糖尿病应接受胰岛素治疗。2 型糖尿病患者发生以下情况时需用胰岛素治疗：①高渗性高血糖状态、乳酸性酸中毒、糖尿病酮症酸中毒或反复出现酮症；②血量控制不良的增殖型视网膜病变；③神经病变导致严重腹泻与吸收不良综合征；④合并严重感染、创伤、手术、急性心梗及脑血管意外等应激状态；⑤肝肾功能不全和重症糖尿病肾病；⑥妊娠期及哺乳期；⑦磺脲类药物原发性和继发性失效；⑧显著消瘦或某些新诊断的严重 2 型糖尿

病，部分 2 型糖尿病患者用短期胰岛素强化治疗可明显改善 β 细胞功能，对口服降糖药物有良好反应；⑨同时需要糖皮质激素治疗者；⑩某些特异性糖尿病（如坏死性胰腺炎）。肥胖或超重的 2 型糖尿病患者可给予双胍类降糖药治疗。

622. ABCDE 胰岛素抵抗和胰岛 β 细胞功能缺陷（胰岛素分泌不足）是 2 型糖尿病的基本特征。糖尿病遗传易感个体的早期即存在胰岛素抵抗，在漫长的生活过程中，由于不利环境因素的影响或疾病本身进展的演进，胰岛素抵抗逐渐加重，为弥补胰岛素作用的减退和防止血糖升高，β 细胞的胰岛素呈代偿性分泌增多（高胰岛素血症），在此过程中，β 细胞增生和凋亡均增加，当 β 细胞分泌能力不足以代偿胰岛素抵抗时，出现糖代谢紊乱，进一步加重胰岛素抵抗，β 细胞因长期代偿过度而衰竭时，血糖进一步升高，最终导致糖尿病。高血糖又可抑制葡萄糖介导的 β 细胞胰岛素分泌反应，增强胰岛素抵抗，形成胰岛素分泌与作用缺陷间的恶性循环，目前这两个基本特征中哪个是原发改变尚不明确。

623. ABCDE 低血糖症常见病因：1. 药物性低血糖：胰岛素、磺脲类药及饮酒，含胰岛素促分泌剂的其他药物、奎宁、水杨酸盐等。2. 重症疾病：肝衰竭、心衰竭、肾衰竭、脓毒血症及营养不良等。3. 升血糖激素缺乏或不足：皮质醇缺乏、GH 缺乏、胰高血糖素缺乏等。4. 胰岛 β 细胞疾病：肿瘤（胰岛素瘤、胰岛素细胞瘤）、胰岛 β 细胞增生等。5. 自身免疫性低血糖症：胰岛素抗体、胰岛素受体抗体等。6. 先天糖代谢酶缺陷症：遗传性果糖不耐受、半乳糖血症等。7. 特发性餐后低血糖、特发性功能性低血糖症。8. 滋养性低血糖症（包括倾倒综合征）等。

624. ACDE 正常人发生低血糖时，通过血糖对抗调节机制，使胰岛素分泌减少或完全停止，同时升血糖激素的分泌增加。升血糖激素使糖原分解增加，合成减少，以提高血糖水平。空腹低血糖发作时，下丘脑"糖感受器"将信息迅速传递到相关神经元，引起下丘脑 CRH、GHRH 等细胞兴奋，促进兴奋性氨基酸神经递质、促肾上腺激素、生长激素等释放从而兴奋垂体 - 肾上腺轴，糖皮质激素和儿茶酚胺分泌增多，出现交感神经兴奋症状。脑组织缺糖可引起神志改变、意识障碍、抽搐或昏迷，持续 6h 以上严重低血糖常致永久性脑损伤。

625. ABD 血脂异常症又称为高脂血症，通常表现为三酰甘油、总胆固醇、低密度胆固醇和载脂蛋白 apoB100 升高，高密度脂蛋白胆固醇、apoA Ⅰ、apoA Ⅰ / apoB100 比值和 apoA Ⅱ降低，即高三酰甘油血症、高胆固醇血症、高低密度脂蛋白胆固醇血症及低高密度脂蛋白胆固醇血症。

626. ACDE 糖尿病的慢性并发症可遍及全身各重要

器官，这些并发症可单独出现或以不同组合同时或先后出现。①糖尿病肾病；②糖尿病性视网膜病变；③糖尿病神经病变，包括周围神经病变和自主神经病变；④糖尿病心肌病；⑤糖尿病大、中血管病变：动脉粥样硬化主要侵犯主动脉、冠状动脉、脑动脉、肾动脉和肢体外周动脉等，引起冠心病、缺血性或出血性脑血管病变、肾动脉硬化、下肢动脉硬化性闭塞症和糖尿病足等。

627. AB ①大多数高胰岛素血症伴有高血压、高胆固醇和高三酰甘油等，有时伴有多代谢紊乱，高胰岛素血症可促进动脉壁脂质合成和摄取，抑制胆固醇清除，促进动脉壁平滑肌细胞增殖，从而引发或加重动脉粥样硬化。②低胰岛素血症可减少脂质，降低血管壁溶酶体脂肪酶活性而加速动脉粥样硬化的发生发展。③由于细胞分解增加，磷在细胞内的有机结合障碍，引起低磷血症，低磷导致红细胞2，3-二磷酸甘油减少，使血红蛋白与氧的亲和力增加，引起组织缺氧，血管内皮缺氧损伤，可引起微血管瘤的发生。④内分泌激素：胰岛素具有扩张血管、抗血小板聚集、调节血脂，抗动脉粥样硬化作用。胰岛素抵抗和高胰岛素血症可促进动脉粥样硬化发生及发展。肾上腺素在炎症和动脉粥样硬化形成及增加斑块不稳定性中发挥作用。雌激素可以通过改善血浆脂质谱和脂质过氧化而保护血管，改善血管内皮结构和功能，减少胆固醇在动脉壁的滞留，减轻动脉粥样硬化的发生和发展。⑤血管病变是糖尿病慢性并发症，随着病程进展，高血糖或高胰岛素血症对血管内皮损伤逐渐加重，后出现血管病变。

628. ABCDE 糖尿病的自主神经较常见，且出现较早，影响肠胃、心血管、泌尿系统和性器官功能。表现有瞳孔对光反射迟钝，排汗异常（无汗、少汗或多汗），或胃排空延迟（胃轻瘫）、腹泻、便秘、吸收不良综合征或持续性心动过速（≥90 次/分）和直立性低血压（立、卧位收缩压相差超过 30mmHg），或排尿无力、膀胱麻痹、尿失禁，或尿潴留、阴茎勃起功能障碍、逆行射精等。

629. ABCD

630. BE 促进胰岛素分泌的药物：磺脲类药物、非磺脲类促胰岛素分泌剂。D860（甲苯磺丁脲）、优降糖（格列本脲）、达美康（格列齐特）为磺脲类药物，能促进胰岛素分泌。二甲双胍为双胍类药物，可以抑制糖原异生和分解，增加骨骼肌等组织摄取和利用葡萄糖，不能促进胰岛素分泌。拜唐苹（阿卡波糖）为 α-葡糖苷酶抑制剂，抑制糖类分解，延缓葡萄糖和果糖吸收，降低餐后血糖，不能促进胰岛素分泌。

631. ABCDE

632. ABD 急性应激状态时，胰岛素对抗激素（如肾上腺素、ACTH、肾上腺皮质激素和生长激素）分泌增加，可使糖耐量减低，引起应激性糖尿；糖尿病会导致

糖耐量减低；口服的阿司匹林、吲哚美辛可抑制胰岛素释放或有抗胰岛素的作用，导致糖耐量减低。肾性糖尿是由于肾糖阈降低所致，呈尿糖阳性，但糖耐量正常。

633. ABCD 在葡萄糖刺激时，2 型糖尿病患者的胰岛素水平可稍低、基本正常、高于正常，分泌高峰可延迟，所以四项都正确。

634. AC 肾小球硬化症和视网膜微血管病属于糖尿病微血管病变。

635. ACD   636. BC

637. BCE 口服葡萄糖耐量试验（OGTT）：适用于有糖尿病可疑而空腹或餐后血糖未达到糖尿病诊断标准者。试验于清晨进行，试验前禁食至少 10 小时。试验日晨空腹取血后成人口服葡萄糖水（75g 葡萄糖粉溶于 250ml 水中），在 5 分钟内服下。服后 30、60、120 和 180 分钟时取静脉血测血糖。

638. ABCD 肥胖症是一种以体内脂肪过度蓄积和体重超常为特征的慢性代谢性疾病，由遗传因素、环境因素等多种因素相互作用所引起；高热量快餐类食物摄入增多、体力活动减少可导致肥胖症风险增加；某些心理疾病也与肥胖症的发生有关；胎儿期母体营养不良或低出生体重儿在成年期更容易发生肥胖症。

639. BCDE   640. AE   641. ABE

642. BCD 治疗目标是终止急性关节炎的发作、控制高尿酸血症、处理痛风石所致病变。急性关节炎期用药：秋水仙碱、非甾体抗炎药、糖皮质激素。间歇期和慢性期处理：保持血尿酸在正常水平，药物用促进尿酸排泄药，抑制尿酸生成药。

643. ABCDE 糖尿病是终身性疾病，提高患者生活质量、维持良好健康和劳动能力、防止或延缓并发症、纠正代谢紊乱、保障儿童糖尿病患者生长发育是糖尿病治疗的终极目标。

644. ABCE 有助于判断 DM 治疗效果的标准包括空腹血糖、2 小时 PG、FA 和糖化血红蛋白。

645. ABCD   646. ABCDE   647. ABCDE

648. ABDE   649. ABCE   650. ACD

651. ABDE   652. ABDE   653. ABCD

654. BCDE   655. ABCD   656. ACE

657. ABCE

658. ABCD 糖尿病酮症酸中毒时，血糖升高，多数为 16.7 ~ 33.3mmol/L（300 ~ 600mg/dl），血酮体升高，多在 4.8mmol/L（50mg/dl）以上；血气分析碱剩余负值增大；阴离子间隙增大，与碳酸氢盐降低大致相等。

659. ABCE

660. ABDE 糖尿病酮症酸中毒最常见的诱因是感染，其他诱因还包括：胰岛素治疗中断或不适当减量、妊娠和分娩、情绪波动、各种应激状态、酗酒以及某些

药物（如糖皮质激素、拟交感药物等）。

661. ABDE

662. ABCDE　糖尿病高渗性昏迷抢救措施有：合理补液，应用胰岛素，治疗诱因及并发症、对昏迷患者护理，对症治疗。

663. BC　**664. BCD**

665. ABCE　高嘌呤食物：动物内脏（心、肝、肾）、沙丁鱼、海产品、牛羊肉、肉汤（包括清淡的鱼汤等）、新鲜的蘑菇、豆芽菜、酒等。奶制品为优质蛋白质，含嘌呤低。

666. ACDE　血脂异常症的临床表现包括：①脂质在真皮内沉积所引起的黄色瘤；②脂质在血管内皮沉积所引起的动脉粥样硬化，产生冠心病、脑血管病和周围血管病等。此外，少数患者可因乳糜微粒栓子阻塞胰腺的毛细血管导致自发性胰腺炎。③某些家族性血脂异常可于青春期前出现早发的心血管疾病，如冠心病，甚至心肌梗死。④内脏器官脂质沉积：异常增多的脂质沉积在肝脏和脾脏，导致其体积增大，形成脂肪肝。

667. ABDE　糖尿病眼部并发症除了糖尿病性视网膜病变，还可能有糖尿病性白内障、糖尿病性角膜病变、糖尿病性视神经病变等。其他还有：①屈光改变，糖尿病患者会因血糖变化，使晶状体出现肿胀或脱水，出现时而近视，时而远视。②葡萄膜炎及青光眼，表现为瞳孔粘连、新生血管性青光眼等。③黄斑病变，黄斑区受损可表现为渗出、出血及黄斑水肿，出现视力下降、视物变形等症状；黄斑水肿是最为常见的糖尿病性黄斑病变。④糖尿病性视网膜病变可引起微小血管病变，新生血管是由于视网膜缺血缺氧所诱导生长的不健康的血管，从而易出现视网膜渗出、出血及术中，新生血管出血可引起玻璃体内出血积血。

668. ABDE　幼年起病型糖尿病多为 1 型糖尿病，是一种自身免疫性疾病，其特点是胰腺中产生胰岛素的细胞被破坏，胰岛素分泌很少或缺如，即血浆胰岛素值明显降低，大多数最终需要外源性胰岛素维持生存，且对胰岛素敏感。儿童糖尿病病症起病急，有典型的三多一少症状。如果外源性胰岛素使用恰当，血糖能维持在理想的范围内。使用不合理的血糖波动大，且容易发生低血糖症；如因某种原因停用胰岛素或合并急性应激，很容易诱发酮症酸中毒。

669. ABCE

670. ABCE　①脂蛋白的外壳分子含载脂蛋白、游离胆固醇和磷脂，游离胆固醇和磷脂为极性类脂物质，不是蛋白质。②磷脂脂蛋白含三酰甘油多者为乳糜微粒或低密度脂蛋白；磷脂脂蛋白含三酰甘油少者为高密度脂蛋白。③脂蛋白为血液中不溶性脂类的载体，血液中不溶性脂类与蛋白质结合在一起形成的脂质－蛋白质复合物。脂蛋白基本功能是运载脂质类物质到机体各组织进行代谢及稳定脂蛋白的结构。

671. AB　高钾血症治疗：1. 稳定心肌。常用 10% 葡萄糖酸钙溶液 10~20ml 稀释后静脉注射，钙离子可迅速对抗钾离子对心肌动作电位的影响，稳定细胞膜电位，使心肌细胞兴奋性恢复正常。2. 促进钾离子进入细胞内。①葡萄糖＋胰岛素：10% 葡萄糖 500ml＋10U 普通胰岛素静注 1 小时以上，如果需要限制入水量，可将葡萄糖浓度调高至 50% 葡萄糖，无论葡萄糖浓度多少，糖与胰岛素比例应维持在 4~6g 葡萄糖：1U 普通胰岛素。②碳酸氢钠：如果患者合并代谢性酸中毒，可静脉注射碳酸氢钠，5% 碳酸氢钠 150~250ml 静点 2h。③β－肾上腺素能受体激动剂：10~20mg 沙丁胺醇喷雾剂。3. 促进钾离子排出体外。①利尿剂：对严重肾脏疾病作用有限，对伴有低肾素低醛固酮血症效果好。联合祥利尿剂和噻嗪类利尿剂效果好，但对于血容量不足的患者可降低肾小球滤过率，影响肾功能并加重高钾血症。②阳离子交换树脂：聚苯乙烯磺酸钠和聚苯乙烯磺酸钙，该类药物易引起便秘，有肠梗阻及肠穿孔风险。③新型钾离子结合剂环硅酸锆钠。④透析治疗。

672. ABDE

673. BCDE　1. 双胍类药物药理作用：通过肝细胞膜 G 蛋白恢复胰岛素对腺苷环化酶的抑制，减少肝糖异生及肝糖输出，促进无氧糖酵解，增加骨骼肌等组织摄取和利用葡萄糖，抑制或延缓胃肠道葡萄糖吸收，改善糖代谢。2. 适应证：超重或肥胖 2 型糖尿病；与其他口服降糖药联合应用；胰岛素治疗时（包括 1 型糖尿病）加用双胍类有助于稳定血糖，减少胰岛素用量。3. 禁忌证：凡忌用 SU 的情况也是双胍类禁忌证，乳酸性酸中毒、严重缺氧、心衰、严重肝肾疾病和哺乳期禁用。因组织无氧糖酵解可产生大量乳酸，该药最严重的不良反应是诱发乳酸性酸中毒。

674. ABCE　①磺脲类降糖药是刺激胰岛 β 细胞分泌胰岛素来降糖，1 型糖尿病患者胰岛 β 细胞功能缺陷，不能分泌胰岛素，即口服磺脲类也不能使胰岛素分泌能多，磺脲类忌用于 1 型糖尿病。②格列奈类为非 SU 促胰岛素分泌剂，与磺脲类药理作用一样，不宜联合应用。③格列本脲不良反应：可诱发持续性低血糖，老年人及甲亢患者应慎用。④磺脲类药物有胃肠道反应不良反应，建议餐前半小时服用。⑤双胍类药物可使组织进行无氧糖酵解，产生乳酸，当乳酸产生过多或肾功能不全不能排出时，乳酸聚集易发生乳酸性酸中毒。

675. ABE

676. ABCD　餐后低血糖症多由于餐后释放胰岛素过多引起，空腹血糖正常，低血糖症多发生于餐后 2~4h，发作与进食有关，尤其是进食高碳水化合物后易发生。

单纯的餐后低血糖症主要见于早期 T2DM（隐匿性糖尿病），滋养性低血糖症（包括倾倒综合征）和肠外营养支持，偶见于先天性糖代谢酶缺陷症。糖营养性反应性低血糖又称倾倒综合征，见于胃切除术、胃空肠吻合术、胃幽门成形术、胃旁路手术后等，胃排空加速，葡萄糖吸收加速，出现高血糖，后刺激胰岛素分泌，使血糖下降。非胰岛素瘤性胰源性低血糖是以神经低血糖症为特征，由内源性高胰岛素血症所致，多数发生于餐后，病理改变为胰岛细胞弥漫性增生。

677. CDE 使用减肥药物需慎重。妊娠、哺乳、不稳定心绞痛、高血压、精神病、厌食者禁用，年龄小于 18 岁和大于 65 岁者慎用。此外对该类药物有不良反应者及正在服用其他选择性血清素再提取抑制剂者不适宜应用减肥药。

678. BD

679. ABDE 糖尿病慢性并发症的特点如下：①未经治疗或治疗不当者常在发病 10 年后出现程度不等的微血管和大血管慢性并发症，可遍布全身各重要器官。②不少患者可长期无代谢紊乱的症状，有些则在体健或出现并发症时才被发现，合并慢性并发症可作为线索发现糖尿病；③已发现的并发症只是冰山一角，其他慢性并发症已经或正在形成，因而一种并发症的出现往往预示其他并发症存在，可单独出现，也可不同组合出现。④除糖尿病本身外，慢性并发症的发生、发展和严重程度还受许多遗传因素和环境因素影响。⑤绝大多数慢性并发症是不可逆转的，临床预防只能延缓其进展，不能被根除。

680. ABCD 糖原累积病是由于先天性酶缺陷所造成的糖原分解、糖酵解、葡萄糖释放和糖原合成障碍的一组代谢性疾病。这类疾病的共同生化特征是糖原代谢异常，多数疾病可见糖原在肝脏、肌肉、肾脏等组织中贮积量增加。临床表现包括不同程度的低血糖、酸中毒、生长发育落后和肝功能异常。因糖代谢异常，促进脂肪酸分解，可出现高脂血症及高胆固醇血症、高乳酸血症伴酮症。当肾脏受累时，可出现肾脏肿大，葡萄糖、磷酸盐、氨基酸再吸收减少而排出增多，临床上称 Fanconi 综合征。

681. ABC HMG - CoA 还原酶抑制剂，即他汀类，主要降低 TC 和 LDL - C，适用于以总胆固醇升高为主者；贝特类药物（如氯贝丁酯）的适应证为高三酰甘油血症和以高三酰甘油高为主的混合性高脂血症，胆酸螯合剂（如考来烯胺），通过加速胆固醇合成胆酸，降低 TG 和 LDL - C；混合型高脂血症，如以 TC 与 LDL - C 增高为主，首选他汀类；如以 TG 增高为主则选贝特类，当血清 TG≥5.65mmol/L，应首先降低 TG，如 TC、LDL - C、TG 均显著升高，可考虑联合用药。

682. BC IAS 是指未用胰岛素的患者，反复发作低血糖症状而并未检测出低血糖，同时血液中检测出胰岛素自身抗体的情况。IAS 还能合并自身免疫性疾病，如：Graves 病、系统性红斑狼疮、多发性骨髓瘤、溃疡性结肠炎、类风湿关节炎和垂体功能减低等疾病。

683. ABDE

684. ABCD 糖尿病合并高血压患者，为达到降压目的，常需多种降压药联合应用。建议联合用药可以 ACEI 或 ARB 为基础，联合 CCB、小剂量利尿剂或选择性 β 受体拮抗剂。糖尿病患者一般不推荐 ACEI 联合 ARB、利尿剂联合选择性 β 受体拮抗剂的治疗方案。

685. ABCD 胰岛素瘤诊断：1. 空腹低血糖症：根据 Whipple 三联征确定，即发作性低血糖，发作时血糖 < 2.8mmol/L，及进食后可缓解。2. 胰岛素释放指数：即血胰岛素（μU/ml）与同一血标本测定的血糖值（mg/dl）之比；正常人比值 < 0.3，多数胰岛素瘤患者 > 0.4，可至 1.0 以上。如果空腹血糖 < 2.5mmol/L，免疫发光法测得（真）胰岛素 > 18pmol/L、胰岛素原 > 5pmol/L，一般即可确立为内源性高胰岛素血症，其常见原因为胰岛素瘤（或胰岛 β 细胞增生），但必须首先排除磺脲类和格列奈类药物引起的低血糖症。

686. ACDE 与非糖尿病人群相比较，2 型糖尿病人群中动脉粥样硬化的患病率较高，其心脑血管事件危险高达正常人群的近 4 倍；而且动脉粥样硬化发病年龄较小，在糖尿病诊断前，患者的心脑血管事件危险已经是正常人群的 3 倍，甚至在 2 型糖尿病诊断之前 15 年已经倍增。大血管病变主要侵犯主动脉、冠状动脉、脑动脉、肾动脉和肢体外周动脉等，引起冠心病、缺血性或出血性脑血管病、肾动脉硬化、肢体动脉硬化等。肢体外周动脉粥样硬化常以下肢动脉病变为主，表现为下肢疼痛、感觉异常和间歇性跛行，严重供血不足可导致肢体坏疽。目前心血管和脑血管动脉粥样硬化已成为 2 型糖尿病主要死亡原因。随病程延长和血糖控制恶化，微血管病变所致的慢性并发症出现并加重。微血管病变主要表现在视网膜、肾、神经、心肌组织，其中尤以糖尿病肾病和视网膜病为主。

687. BDE 糖尿病病程超过 10 年，大部分患者合并程度不等的糖尿病性视网膜病变，是失明的主要原因之一；视网膜病变可出现微血管瘤、出血、新生血管形成、玻璃体出血、纤维血管增殖，甚至视网膜脱离、失明等改变。

688. BCDE 糖尿病并发乳酸性酸中毒常见诱因为过量使用双胍类药物，临床表现为急性起病，多为代谢性酸中毒的表现，有恶心、呕吐、腹泻、腹痛等消化道症状，缺氧表现（口唇发绀）、血压下降等脱水表现，深大呼吸（无烂苹果味）、意识障碍、四肢肌张力下降、反射减弱、瞳孔散大甚至昏迷休克，轻症患者表现可不明显。在临床上，对昏迷、脱水伴酸中毒、休克的患者，均应考虑该病，此外还常见于糖尿病酮症酸中毒、糖尿病合并尿毒症、高渗性高血糖状态等。水杨酸中毒常见于口服阿司匹林过量等药物引起，临床表现为恶心、呕吐，伴有呼吸增快、躁动，高热甚至抽搐，并很快转为抑制，出现嗜睡，呼吸衰竭和虚脱；水杨酸中毒常伴有复杂的代谢性障碍，早期表现为呼吸性碱中毒，后产生代谢性酸中毒，需鉴别。

689. AB　促进胰岛素分泌的药物即胰岛素促泌剂，包括磺脲类药物及非磺脲类促胰岛素分泌剂。非 SU 促胰岛素分泌剂即格列奈药物：瑞格列奈、那格列奈等。

690. ABC　α‑葡萄糖苷酶抑制剂是通过竞争性抑制葡萄糖淀粉酶、蔗糖酶、麦芽糖酶等，抑制糖类分解，延缓葡萄糖和果糖吸收，可降低餐后血糖。常见的药物有阿卡波糖、伏格列波糖及米格列醇等。

691. ABD　二甲双胍是双胍类降糖药，通过抑制糖原异生和糖原分解，促进无氧糖酵解，增加骨骼肌等组织摄取和利用葡萄糖，抑制或延缓胃肠道葡萄糖吸收，改善糖代谢。本药物不降低正常血糖，单独应用时不会引起低血糖，低血糖发生率低。二甲双胍可上调 5‑AMPK 信号通路，可刺激糖酵解和脂肪酸氧化，抑制糖原生成和脂肪酸合成，故二甲双胍没有促进脂肪合成的作用。

692. BC

693. ABCD　甲状腺功能减退症、肾上腺皮质醇增多症、性功能低下及糖尿病等可引起内分泌性肥胖症。其相应内分泌检查：①下丘脑‑垂体‑甲状腺轴功能检查；②下丘脑‑垂体‑肾上腺轴功能检查；③下丘脑‑垂体‑性腺轴功能检查；④胰岛功能检查。

694. ABCD　糖尿病酮症酸中毒引起休克因素如下：①严重失水和代谢性酸中毒：血糖和血酮浓度上升，导致细胞外液高渗，细胞内液相细胞外转移，细胞脱水伴渗透性利尿；蛋白质及脂肪分解加速，渗透性代谢物与酮体排泄带出水分；酸中毒失代偿期时厌食、呕吐等使水摄入减少，丢失增多，失水引起血容量不足，血压下降。血容量不足和酸中毒导致周围循环衰竭，出现低血容量性休克。②肾功能损伤：血容量减少，血压下降使肾灌注降低，体内酮体及代谢产物无法排除，加重酸中毒，也可引起休克。③DKA 时心肌收缩力下降，心脏排血量减少，血容量不足，引起低血容量性休克。

695. AB

696. ABCD　因系统性疾病所致的血脂异常称为继发性血脂异常症，可引起血脂升高的疾病主要有糖尿病、甲减、库欣综合征、肝肾疾病、糖原贮积症、系统性红斑狼疮、骨髓瘤、急性卟啉病等。此外某些药物如利尿剂、β 受体拮抗剂、糖皮质激素等也可引起继发性血脂升高。临床所见的血脂异常症多同时合并有高血压、糖尿病、肥胖、多囊卵巢综合征、冠心病等（代谢综合征）。

697. ABCD　高渗高血糖综合征（HHS）是糖尿病的严重急性并发症之一，临床以严重高血糖而无明显酮症酸中毒、血浆渗透压显著升高、失水和意识障碍为特征。主要见于老年 2 型糖尿病患者，超过 2/3 患者于发病前无糖尿病病史或仅有轻度高血糖既往史。HHS 补液治疗时一般先补等渗液体，因为对于 HHS 而言，等渗液体仍为低渗性。

698. BC　黄色瘤是一种异常的局限性皮肤隆起，由脂质局部沉积引起，颜色可为黄色、橘黄色或棕红色，多呈结节、斑块或丘疹形状，质地柔软，最常见于眼睑周围、手掌及手指的皱纹处。

699. ABC　慢性痛风性关节炎期：尿酸盐沉积在软骨、滑膜、肌腱和软组织中形成的痛风石为本期的特征性表现。以耳廓及跖趾、指间、掌指、肘关节、膝、踝关节等较常见，亦可见于尺骨鹰嘴滑车和跟腱内。

700. ABCD　缩胃空肠绕道手术：①使胃缩小，饮食量明显减小，摄入不足会引起蛋白质‑热量营养不良。②可能会出现肠瘘，肠瘘时大分子物质，比如细菌、真菌、潜在的有毒分子和未消化的食物颗粒，会被允许直接穿过肠壁进入血液，引起消化道部位刺激和炎症，阻止营养吸收，此外肠道内细菌过度生长，通过肠瘘，定植到其他部位，形成细菌易位，此术后管饲喂养也会引起细菌易位。肠瘘时肠液丢失可引起电解质失衡。③正常情况下，肠腔内草酸与钙离子结合形成难溶性草酸钙，不被肠道吸收。当肠道术后脂肪吸收不良，肠腔内大量游离脂肪酸与钙结合成脂肪酸钙，并从粪便除排出，使肠腔内钙离子浓度降低，大量草酸形成水溶性草酸盐，草酸吸收增加，可在肾脏形成草酸盐结石。

701. ABCE　垂体意外瘤是指以往没有发现垂体病变，在一次与垂体无关的影像学检查时意外发现的垂体病变。包括典型的垂体腺瘤和囊性病变。直径不足 1cm 肿瘤称微小意外瘤，直径大于或等于 1cm 称大意外瘤。手术指征如下：1. 病变导致视野缺损；2. 有其他视觉异常（如：眼肌麻痹）或是病变压迫导致视神经功能受损；3. MRI 提示病变毗邻或是压迫视神经视交叉；4. 垂体卒中伴有视觉障碍；5. 高分泌功能肿瘤（除外 PRL 瘤）；6. 意外瘤体积显著增大者。

702. CD　糖耐量减低指空腹血糖在 < 7.0mmol/L，75g 葡萄糖负荷后 2h 血糖在 7.8~11.1mmol/L。代表正常葡萄糖带血和糖尿病之间的中间代谢状态，是糖尿病的危险因素；空腹血糖受损和糖耐量减低称为糖尿病前期。空腹血糖受损是空腹血糖介于正常人与糖尿病之间，餐后 2h 血糖正常，即非糖尿病的空腹高血糖状态。糖尿量

减低为空腹血糖正常或稍高，餐后2h血糖介于正常人和糖尿病之间的非糖尿病的餐后高血糖状态。这两个疾病发病机制不同。

703. CD 促胰岛素分泌剂：磺脲类及非SU胰岛素促泌剂（格列奈类）。双胍类药物抑制糖原异生和糖原分解，抑制肠道葡萄糖吸收，减轻胰岛素抵抗。噻唑烷二酮类：胰岛素增敏剂，可增强胰岛素在外周组织的敏感性，减轻胰岛素抵抗，减少葡萄糖吸收。α–葡萄糖苷酶抑制剂是延缓葡萄糖和果糖吸收，降低餐后血糖。

704. ABC

705. ABCD 班氏试剂法是利用葡萄糖中的醛基有还原性，可与班氏试剂（复方硫酸铜溶液）反应，观察反应后颜色判断尿中含糖量。此方法简便，但当尿中含还原性物质时，可呈现假阳性，如服用大量维生素C、先锋霉素等青霉素、异烟肼、阿司匹林、水杨酸盐、丙磺舒等药物或可使尿糖呈假阳性反应。

706. ABDE ①长期使用胰岛素可导致皮下脂肪萎缩，应及时调整注射部位。②胰岛素过敏反应分局部反应和全身反应，处理措施包括更换胰岛素制剂或更换不同厂家生产的胰岛素，同时应用抗组胺药和糖皮质激素，必要时考虑脱敏疗法。③胰岛素治疗过程中出现Somogyi现象是由于胰岛素过量引起的低血糖后的反应性高血糖，需减少胰岛素剂量。④胰岛素耐受性少见，只有极少数患者出现胰岛素抗药性，可给予糖皮质激素封闭抗体。⑤低血糖症是胰岛素主要不良反应，与剂量过大和（或）饮食失调有关，发作后应立即静脉注射或口服葡萄糖，同时减少次日胰岛素剂量。

707. BCDE LADA是指临床早期不依赖胰岛素治疗，以胰岛β细胞遭受缓慢自身免疫损害为特征的糖尿病类型。LADA发病的遗传背景具有T1DM和T2DM的易感基因，其遗传特征与T1DM类似。LADA的体液免疫异常主要表现为血清中存在胰岛自身抗体。LADA的临床过程分为非胰岛素依赖阶段和胰岛素依赖阶段。在非胰岛素依赖阶段，LADA处于临床早期，患者表现与T2DM相似，无典型的三多一少症状，饮食控制或口服降糖药物治疗可控制血糖，无自发酮症倾向。该病胰岛β细胞功能减退呈先快后慢的双向模式，当胰岛β细胞功能显著不足，导致糖尿病酮症或酸中毒，必须胰岛素治疗而进入胰岛素依赖阶段。LADA易伴发其他免疫疾病或自身免疫相关抗体，较常见的自身免疫病包括自身免疫性甲状腺病、乳糜泻、Addison病和自身免疫性胃炎等，LADA患者甲状腺过氧化物酶、胃壁细胞抗体、Addison病相关的21–羟化酶抗体阳性。LADA诊断标准：①发病年龄≥18岁；②胰岛β细胞自身抗体阳性或胰岛自身免疫T细胞阳性；③诊断糖尿病后至少半年不依赖胰岛素治疗。

708. ABCD ①尿糖阳性不一定有血糖升高，如妊娠或患有肾性糖尿时，肾糖阈降低，血糖正常时尿糖亦呈阳性或强阳性。②班氏试剂检查尿中有无还原性物质，假阳性多，除尿糖外，机体大量服用维生素C、水杨酸制剂或阿司匹林等药物后，可使班氏试验呈假阳性。③尿糖阳性是诊断糖尿病的重要线索，但不能作为诊断依据，尿糖阴性也不能排除糖尿病的可能。④当肾性糖尿时，有肾脏疾病，不代表有糖代谢异常。

709. ABC 促进尿酸排泄的药物可通过抑制肾小管对尿酸的重吸收，增加尿尿酸排泄而降低血尿酸水平，适用于肾功能正常，每日尿酸排泄不多的患者。不易与水杨酸、噻嗪类利尿剂、呋塞米、利尿酸等抑制尿酸排泄的药物同用。

710. ABD 血清胰岛素的测定，方法主要包括两大类，免疫测定方法和非免疫检测方法。其中免疫检测方法包括放射免疫法、酶联免疫法和化学发光免疫法。非免疫检测法主要包括同位素稀释法及高效液相色谱法。

711. ABCD 糖尿病主要特点是"三多一少"，即多尿、多饮、多食和消瘦，同时伴有高血糖。1型糖尿病患者少见肥胖，肥胖多见于2型糖尿病患者。

712. ABCD 妊娠糖尿病诊断一步法：对所有既往无糖尿病史的孕妇，孕24周~28周行75g OGTT。妊娠期糖尿病诊断标准：空腹血糖≥5.1mmol/L、服糖后1h血糖≥10mmol/L、服糖后2h血糖≥8.5mmol/L、服糖后3小时≥7.78mmol/L，任意一点的血糖≥阈值即可诊断GDM。

713. ABDE 因系统性疾病所致的血脂异常称为继发性血脂异常症，可引起血脂升高的疾病主要有糖尿病、甲减、库欣综合征、肝肾疾病（肾病综合征等）、糖原贮积症、系统性红斑狼疮、骨髓瘤、急性卟啉病等。此外某些药物如利尿剂、β受体拮抗剂、糖皮质激素等也可引起继发性血脂升高。临床所见的血脂异常症多同时合并有高血压、糖尿病、肥胖、多囊卵巢综合征、冠心病（动脉粥样硬化）等代谢综合征。

714. ABCD 1985年Holmes痛风诊断标准为下列3条符合1条即可：①滑囊液中白细胞有吞噬尿酸盐结晶征象；②关节腔积液或结节活检有大量尿酸盐结晶；③反复发作的急性关节炎和无症状间隙期、高尿酸血症及秋水仙碱治疗有效者。

715. ABC 可引起血脂异常的系统性疾病主要有糖尿病、肾病综合征、甲状腺功能减退症，其他疾病有肾衰竭、肝脏疾病、系统性红斑狼疮、库欣综合征、糖原贮积症、骨髓瘤、脂肪萎缩症、急性卟啉病、多囊卵巢综合征等。此外，某些药物如利尿药、β受体拮抗药、糖皮质激素、干扰素、环孢素以及避孕药等也可能引起继发性血脂异常。

716. CE 低度恶性或良性结缔组织肿瘤和原发性肝癌常见于胰腺外肿瘤合并低血糖。

717. ABCE 磺脲类药物主要不良反应是低血糖，另一个不良反应是体重增加，此外可出现恶心、呕吐等胃肠道反应，皮肤瘙痒、皮疹等过敏性反应和光敏性皮炎。或发生严重肝损害、粒细胞缺乏、再障、血小板减少性紫癜等明显毒副作用。

718. ABCD 因系统性疾病所致的血脂异常称为继发性血脂异常症，可引起血脂升高的疾病主要有糖尿病、甲减、库欣综合征、肝肾疾病（肾病综合征等）、糖原贮积症、系统性红斑狼疮、骨髓瘤、急性卟啉病等。此外某些药物如噻嗪类利尿剂、β受体拮抗剂、糖皮质激素及雌激素等也可引起继发性血脂升高。

719. ABCD　720. ABCE　721. ABCDE

722. BC 1型糖尿病的主要慢性并发症主要是微血管并发症，如糖尿病性视网膜病变、糖尿病肾病和糖尿病足病（有大血管并发症因素）和糖尿病性周围神经病变。

723. ACD　724. BCDE　725. AB　726. BCDE

727. ACE　728. ABCE

729. ABD 饥饿、低能量饮食和肝吸收胆固醇较多等因素可减少胆固醇的合成。

三、共用题干单选题

730. D　731. E　732. D

733. A 黎明现象的特点为睡前或夜间血糖控制良好，夜间无低血糖发生，仅在黎明一段时间出现高血糖。机制可能为此时糖皮质激素、生长激素等胰岛素拮抗激素分泌增多，使胰岛素相对不足；处理应改为晚餐前皮下注射短效或速效胰岛素，调整睡前基础胰岛素剂量，以使作用时间覆盖至黎明时间段；增加晚餐前预混胰岛素剂量，改胰岛素泵治疗，通过调整各阶段的基础胰岛素输注速率来解决。患者睡前血糖6~8mmol/L，夜间无低血糖发生。

734. D

735. E Somogyi现象处理：应减少晚餐前NPH或预混胰岛素剂量；睡前检测血糖或尿糖，如血糖水平不高或尿糖阴性，应睡前适当加餐；将晚餐前改为短效或速效胰岛素，睡前皮下注射基础胰岛素；联合α糖苷酶抑制剂，延缓糖类的吸收速度，降低餐后高血糖同时有助于减少夜间低血糖的发生。

736. E 高渗性高血糖患者的诊断依据主要是血糖值，一般大于30mmol/L。

737. B 高渗性高血糖患者目前多主张治疗开始时用等渗溶液如0.9%氯化钠溶液，因大量输入等渗液不会引起溶血，有利于恢复血容量，纠正休克，改善肾血流量，恢复肾脏调节功能。大剂量胰岛素会导致血糖下降太快，如血糖迅速降低而补液不足，将导致血容量和血压进一步下降。因此要选用等渗氯化钠溶液+小剂量胰岛素。

738. D 患者血糖迅速降低，会导致血容量和血压进一步下降，引起大脑缺氧，发生脑水肿。

739. D 患者消瘦、多饮，考虑为糖尿病，咽痛、发热考虑有感染的诱发因素，意识不清考虑发生了酮症酸中毒，若呼气有烂苹果味（丙酮），更有助于诊断。

740. A 糖尿病酮症酸中毒患者尿糖强阳性、尿酮阳性，血糖增高，一般为16.7~33.3mmol/L，有时可达55.5mmol/L以上。联合血糖和尿酮检查可以诊断。

741. B 补液是治疗的关键环节。只有在有效组织灌注改善、恢复后，胰岛素的生物效应才能充分发挥。胰岛素要小剂量使用，避免血糖下降过快引起血容量不足。

742. C 糖化血红蛋白（HbA1c）是葡萄糖或其他糖与血红蛋白的氨基发生非酶催化反应（一种不可逆的蛋白糖化反应）的产物，其量与血糖浓度呈正相关。血糖控制不良者HbA1c升高，并与血糖升高的程度和持续时间相关。因此糖化血红蛋白的测定有利于了解血糖控制情况。

743. D 患者为2型糖尿病，长期服用降糖药物治疗，疗效欠佳，因此需要联合胰岛素治疗。

744. B 根据题干所述可知患者肝肾功能均出现了损害，格列喹酮可以用于糖尿病患者合并肾脏疾病，肾功能轻度异常时，尚可使用。

745. D 患者有糖尿病病史，也有肾脏损害的表现，考虑为糖尿病肾病。

746. C

747. C 患者为糖尿病合并高血压，血压控制目标应该在130/80mmHg以下。

748. D 患者无明显肾盂病变的表现，暂不考虑做静脉肾盂造影。

749. A 患者尿红细胞中76%为变异红细胞，考虑为肾实质的病变，应做肾活检明确病理。

750. C 肾活检病理确定为系膜增生，是系膜增生性肾小球肾炎的典型病理表现。

751. E 患者有糖尿病病史，双足趾端麻木，考虑合并了周围神经病变。

752. C 周围神经病变是指微动脉和微静脉的病变，下肢血管彩超检查的是大血管，对诊断本病没有帮助。

753. A 治疗原发病是控制周围神经病变的基础。故应口服降糖药物，控制血糖，治疗糖尿病。

754. B　755. C　756. B　757. A　758. D　759. B

760. E　761. B　762. D

763. B 患者既往发作过2次，因此不是无症状期。患者目前无任何自觉症状，属于发作后的间歇期。慢性关节炎多见于未规范治疗的患者，受累关节非对称性不规则肿胀、疼痛，关节内大量沉积的痛风石可造成关节骨质破坏。患者目前无发作，不属于急性痛风性关节炎。

患者无明显肾功能异常，排除痛风性肾病。

764. D 患者目前无任何自觉症状，无痛风石形成，血尿酸轻度增高，尿尿酸正常，可以不用药物治疗，通过饮食和锻炼来尝试改善病情。

765. C 丙磺舒可抑制尿酸经肾小管重吸收，增加尿酸排泄，降低血尿酸，主要用于尿酸排泄减少者、对别嘌醇过敏或疗效不佳者，可以促进尿酸排泄的药物，因此可以和别嘌醇合用降低尿酸。

766. E

767. D 间皮细胞瘤可引起低血糖症。这种肿瘤异常分泌的激素为胰岛素样生长因子（IGF），胰岛素样生长因子不与血浆蛋白结合，进而升高的胰岛素样生长因子（IGF）便可通过与胰岛素样生长因子－1受体（IGF－1受体）或胰岛素受体结合而引起低血糖效应。

768. E 肝穿刺活检是本病确诊依据，测定患者肝糖原常超过正常值6%，葡萄糖－6－磷酸酶活性降低甚至缺失，细胞核内有大量糖原沉积。

769. A

770. D 治疗应该以防治低血糖为主，加强锻炼，增加运动量容易引起低血糖，升高乳酸，对患者病情不利。

771. D 重症肌无力临床主要表现为部分或全身骨骼肌无力和易疲劳，活动后症状加重，经休息后症状减轻，肌无力常表现为"晨轻暮重"，故排除。结缔组织病常有多系统受累，自身抗体阳性，故排除。血管炎患者常有皮肤紫癜、丘疹等表现，故排除。多发性肌炎一般以肢体近端进行性肌无力为主要表现，肌电图检查提示肌源性和神经源性病变共同存在，可见自发纤颤电位和正相尖波增多。

772. A 肌肉活检对糖原累积症的诊断与鉴别诊断具有重要价值；细胞浆内糖原空泡、糖原蓄积是重要病理诊断依据，酸性磷酸酶、磷酸化酶特殊染色有助于分型诊断，指导致病基因测序；电镜下溶酶体髓磷脂样改变支持糖原累积症诊断。

773. C 激素治疗会升高患者血糖，加重糖原累积，使病情恶化。

774. B　775. D　776. E

777. D 患者在只表现为均匀性肥胖，未见紫纹，排除皮质增多症。患者无明显乏力及水肿，血脂正常，排除甲状腺功能减退症。患者月经规律，排除多囊卵巢综合征。空腹血糖（FBG）正常，排除糖尿病。因此单纯性肥胖可能性最大。

778. A BMI评估标准：BMI 25～29.9时，风险增加，Ⅰ度肥胖30～34.5，风险中度增加，Ⅱ度肥胖35～39.5，风险严重增加，Ⅲ度肥胖40，风险严重增加。

779. B 药物治疗仅用于体重仍然不能减低者，或行为疗法效果欠佳者，可考虑用药物辅助减重。手术治疗仅适合于那些极度肥胖或有严重肥胖并发症的患者。对BMI＞40的极度肥胖病患者，或者因肥胖引起心肺功能不全等而使用其他减肥治疗方法长期无效的患者，经过慎重选择的病例才可以考虑外科手术治疗。患者不仅体重超标，腰围也超标，因此除了饮食和运动治疗还需要行为矫正。建立节食意识，每餐不过饱；尽量减少暴饮暴食的频度和程度。因此最佳的治疗方式是饮食干预＋运动治疗＋行为矫正。

780. C 患者目前肥胖，HbA1c小于7%，但应继续调整血糖，控制体重。患者目前血压维持在160/80mmHg左右，应调整降压药物，维持在130/80mmHg左右，患者肥胖经饮食运动治疗难以控制，并且合并高血糖、高血压等，应加用药物治疗，奥利司他是胃肠道胰脂肪酶、胃脂肪酶抑制剂，减少脂肪的吸收，是最常用的药物。西布曲明对于高血压、冠心病的患者禁用。

781. B

782. B 如血脂检测异常，在进一步处理前，应在2个月内进行再次或多次测定，两次测定至少要相隔一周。

783. E　784. B

785. B 患者长期口服阿托伐他汀治疗，大多数患者对他汀类耐受性良好。少数接受大剂量治疗的患者可出现转氨酶升高、肌痛、肌炎、血清肌酸激酶升高，极少数可发生横纹肌溶解而致急性肾衰竭。且他汀不宜与大环内酯类抗生素等合用。

786. A 若检查结果提示CK升高，则可证明是阿托伐他汀引起的肌炎。

787. B 患者肌酐升高，考虑是他汀药物和阿奇霉素合用后所致的急性激酶升高，应立刻停用阿托伐他汀。

788. D 患者为青少年男性，有1型糖尿病基础疾病，出现呼吸深快，意识模糊以至昏迷，考虑为糖尿病酮症酸中毒可能性大。

789. A 糖尿病酮症酸中毒患者，由于渗透性利尿同时使钠、钾、氯、磷酸根等大量丢失，又因厌食、恶心、呕吐使电解质摄入减少，引起电解质代谢紊乱。患者会出现低血钠、低血氯，由于酸中毒致K^+从细胞内转移到细胞外，因此血钾在治疗前可正常、偏低或偏高。

790. D 补碱指征为血pH＜7.1，HCO_3^-＜5mmol/L。

791. A 糖尿病酮症酸中毒（DKA）是由于胰岛素不足和升糖激素不适当升高引起的糖、脂肪和蛋白代谢严重紊乱综合征，以致水、电解质和酸碱平衡失调，临床以高血糖、高血酮和代谢性酸中毒为主要表现，是最常见的糖尿病急症。临床表现：早期三多一少症状加重；酸中毒失代偿后，疲乏、食欲减退、恶心、呕吐，多尿、口干、头痛、嗜睡、呼吸深快，呼气中有烂苹果味（丙酮）；后期严重失水，尿量减少、眼眶下陷、皮肤黏膜干燥，血压下降、心率加快，四肢厥冷；晚期不同程度意识障碍，昏迷。实验室检查结果如下。（1）尿：尿糖强阳性、尿酮阳性，可有蛋白尿和管型尿。（2）血：血糖增高，一般为 16.7 ~ 33.3mmol/L，有时可达 55.5mmol/L 以上。血酮体 >1.0mmol/L 为高血酮，>3.0mmol/L 提示可有酸中毒。患者 20 岁，恶心、呕吐、嗜睡、乏力。尿酮体（+），尿糖（++++），血糖 29.5mmol/L，最可能诊断为酮症酸中毒昏迷；患者血钠 140mmol/L 正常，BUN 14.2mmol/L，血浆渗透压为 315mmol/L 小于 320mmol/L 不考虑高渗性非酮症昏迷。血糖明显升高排除低血糖昏迷；没有证据支持脑梗死及乳酸性酸中毒。

792. A 胰岛素可以和血钾结合进入了细胞内，就可以出现转移性的低钾血症，所以大量的或长时间使用胰岛素有可能会导致血钾的下降。

793. A 低钾血症病因如下。①摄入减少：长期偏食、厌食、减肥等。②进入细胞内的钾增多即转移性低钾血症：例如，代谢性碱中毒或酸中毒的恢复期，使用胰岛素；③丢失过多：胃肠道丢失长期大量的呕吐、腹泻、胃肠胆道引流或造瘘等。尿液丢失如多尿、应用利尿剂。本患者进食差，多尿，应用胰岛素，最可能导致低钾血症。

794. E 糖尿病肾病又称肾小球硬化症。病程 10 年以上的 1 型糖尿病患者约有 30% ~40% 发生糖尿病肾病，约 20% 的 2 型糖尿病患者发生糖尿病肾病。本患者青年男性，糖尿病病程 10 年，临床表现眼睑及下肢浮肿，血糖 300mg/L，尿蛋白排泄率 180μg/min，WBC 0 ~3/HP，颗粒管型少许，病史、临床表现、化验检查均符合糖尿病肾病特点。

795. C 分期如下：①Ⅰ期：肾脏增大和高滤过状态。②Ⅱ期：高滤过状态仍存在，运动后出现微量白蛋白尿。③Ⅲ期：持续性微量白蛋白尿（尿白蛋白/肌酐 30 ~300mg/g，或尿蛋白排泄率 20 ~200μg/min，或尿白蛋白排泄量 30 ~300mg/24h），常规尿化验蛋白阴性。④Ⅳ期：常规尿化验蛋白阳性，24 小时尿蛋白排泄率 >0.5g，或尿白蛋白排泄率超过微量白蛋白尿上限，可伴有水肿和高血压，部分呈肾病综合征表现；GFR 开始降低，肾功能减退（临床糖尿病肾病）；⑤Ⅴ期：终末期糖尿病肾病，出现尿毒症临床表现。

796. D 血管紧张素转换酶抑制剂（ACEI）是目前公认的肾脏保护药物，ACEI 能够降低系统高血压，而且减轻蛋白尿，延缓肾功能衰竭的进展，被世界卫生组织和我国高血压治疗指南列为一线抗高血压药物。

797. C 糖尿病肾病患者进行低蛋白饮食，可以减轻肾小球高灌注状态，减少蛋白尿，稳定肾功能。

798. D　799. C

800. C 妊娠合并糖尿病原则上应尽量推迟终止妊娠的时间，若血糖控制良好，孕晚期无合并症，胎儿宫内状况良好，应等待至妊娠 38 ~39 周终止妊娠。

801. D 葡萄糖在肾小球滤出，在近端肾小管被主动重吸收，葡萄糖重吸收的最大限度是肾脏的葡萄糖阈值，当血糖浓度平均 >10mmol/L 时，将会超过此肾阈值，尿中出现尿糖。尿糖阳性主要见于糖尿病、肾性糖尿、甲状腺功能亢进、急性应激情况下（如颅脑外伤、胰腺炎、心脑血管意外等）、风湿热使用阿司匹林治疗、使用甘露醇进行脱水治疗等。

802. E 糖耐量异常（IGT）是指口服一定量（75g 无水或 82.5g 含水）葡萄糖后，血糖超过正常水平但是未达到糖尿病诊断标准，是介于糖尿病与正常人之间的一种中间状态；糖耐量减低常见于 2 型糖尿病、嗜铬细胞瘤、原发性醛固酮增多症、肢端肥大症、甲状腺功能亢进症、肥胖症及皮质醇增多症等疾病。

803. B 胰岛素释放试验是指令患者在空腹时定量口服葡萄糖（或馒头），使血糖升高刺激胰岛 β 细胞释放胰岛素，通过测定空腹及服糖后 0.5 小时、1 小时、2 小时、3 小时的血浆胰岛素水平，来了解胰 β 细胞的储备功能，也有助于糖尿病的分型及指导治疗。其他选项均不能鉴别患者是 1 型还是 2 型糖尿病。

804. D 糖尿病时，无论空腹还是胰岛素释放试验分泌曲线均较常人有明显不同，一是胰岛素分泌减少，空腹胰岛素水平降低；二是胰岛素分泌迟缓，高峰后移。其中 1 型糖尿病与 2 型糖尿病，在胰岛素分泌曲线和空腹胰岛素水平上也有明显的不同，且各自具有不同的特点。1 型糖尿病患者空腹血浆胰岛素水平明显低于正常，其基值一般在 5mmol/L 以下，服糖刺激后其胰岛素释放也不能随血糖升高而上升。常呈无高峰的低平曲线，有些患者甚至不能测得。2 型糖尿病患者空腹胰岛素水平可正常，或稍低于正常，胰岛功能衰竭时空腹胰岛素也会降低，但往往高峰出现的时间延迟，如在服糖后 2 小时或 3 小时出现，呈分泌延迟高峰后移。其中尤其是肥胖的糖尿病患者，血浆胰岛素释放曲线明显高于正常，但低于同体重的非糖尿病患者的释放曲线。因此在行胰岛素释放试验鉴别 1 型和 2 型糖尿病时，最有意义是胰岛素释放曲线下面积。

805. E 应用胰岛素治疗的患者常见不良反应为低血糖；低血糖严重时可出现昏迷；因此本患者应用胰岛素治疗突发昏迷首先应查血糖排除低血糖昏迷。

806. C 患者尿糖阴性不考虑高渗昏迷和糖尿病酮症酸中毒；仍然考虑低血糖昏迷，治疗原则如下：低血糖发作时，尽快纠正低血糖，并预防再次发生。如症状较重或神志不清者，应立即静脉注射 50% 葡萄糖液 60ml；血糖上升不明显或数分钟内仍未清醒者，应重复注射，然后用 10% 葡萄糖液静脉滴注，维持 24 ~48 小时或更长，直至患者能进食淀粉类食物。

807. A 确诊乳酸性酸中毒辅助检查有：血乳酸大于5mmol/L，血pH测定小于7.0；碳酸氢根浓度测定减低；二氧化碳结合力下降至20%以下；阴离子间隙大于18mmol/L。血酮体对诊断糖尿酮症酸中毒意义大，对诊断乳酸性酸中毒意义不大。

808. E

809. C 青年患者诊断为1型糖尿病。1型糖尿病一经诊断就应开始胰岛素治疗并需终身替代治疗。由于患者残余β细胞数量和功能有差异，胰岛素治疗方案要注意个体化。

810. B 1型糖尿病患者出现糖尿病酮症酸中毒多见，感染是最常见的诱因；本患者进食不洁饮食后出现呕吐、腹泻、发热应考虑急性胃肠炎；之后出现嗜睡意识障碍应首先考虑急性胃肠炎并糖尿病酮症酸中毒。

811. C 对于糖尿病酮症酸中毒者，首先需要进行常规尿液检查。通过尿检，可以对尿糖、尿酮体及其他异尿现象进行了解及分析，做出相应判断。一般状况下，尿糖常常呈现为强阳性、尿酮体多为强阳性。血气分析如果出现酸中毒，但其病因并不一定是酮症酸中毒，对该病诊断无特异性。肾功能、电解质对该病诊断也无特异性。血糖、血酮体可协助该病诊断，但出结果较慢，且部分医疗机构没有测血酮体条件。因此最简便快捷的检查是尿糖、尿酮测定。

812. D 患者最可能被诊断为1型糖尿病，急性胃肠炎并发糖尿病酮症酸中毒；但仍需排除高渗性高血糖非酮症昏迷及低血糖昏迷等；各项化验结果尚未报告之前，应避免使用葡萄糖及高渗盐；避免使用胰岛素；补钾也需慎重；最合适的处理为0.9%氯化钠溶液滴注。

813. B 糖尿病酮症酸中毒的治疗措施如下。（1）补液：是治疗的关键环节。只有在有效组织灌注改善、恢复后，胰岛素的生物效应才能充分发挥。基本原则为"先快后慢，先盐后糖"。（2）胰岛素治疗：一般采用小剂量（短效）胰岛素治疗方案，即每小时给予每千克体重0.1U胰岛素。（3）纠正电解质及酸碱平衡失调：本症酸中毒主要由酮体中酸性代谢产物引起，经输液和胰岛素治疗后，酮体水平下降，酸中毒可自行纠正，一般不必补碱。补碱指征为血pH<7.1，HCO₃⁻<5mmol/L。补碱过多过快，可产生不利影响，应适度补碱。（4）处理诱发病和防治并发症。本患者血糖24.1mmol/L，血酮8.4mmol/L，pH 7.0小于7.1。此时血压60/40mmHg提示休克；治疗原则应大量补液纠正休克；适当补碱，避免过度补碱所致脑水肿不良反应；持续静脉滴注胰岛素，每小时0.1U/kg。

814. E 根据患者餐后出现饥饿感、手抖、心悸、出汗符合低血糖临床表现，考虑为低血糖；低血糖常见病

因为胰岛素瘤；2型糖尿病由于血糖对抗调节受损也可引起低血糖；患者心悸、手抖，提示交感神经兴奋，甲亢、嗜铬细胞瘤、自主神经功能紊乱、反应性低血糖，糖尿病自主神经病变也可出现上述临床表现；肢端肥大症是生长激素过多引起的，生长激素是升糖激素的一种，一般不会引起低血糖。

815. E 血糖升高是诊断糖尿病的主要依据，又是判断糖尿病病情和控制情况的主要指标。口服葡萄糖耐量试验（OGTT）是确诊糖尿病的最主要的检查方法。

816. B 应该注意营养物质分配，保证碳水化合物的摄入。

817. C 晨起患者意识不清，伴有胡言乱语及行为异常，进甜食后可缓解，提示患者可能出现空腹低血糖；检查最可能出现异常的指标为血糖。

818. B 患者进甜食症状可缓解，仍考虑空腹低血糖；低血糖发作的急救：尽快纠正低血糖症，并预防再次发生。如患者病情较轻或神志清楚，可立即进食糖果、糖水或含糖饮料；如症状较重或神志不清者，应立即静脉注射50%葡萄糖液60ml；血糖上升不明显或数分钟内仍未清醒者，应重复注射，然后用10%葡萄糖液静脉滴注，维持24~48小时或更长，直至患者能进食淀粉类食物。本患者意识不清抢救，应静推50%葡萄糖以急救。

819. D 痛风是嘌呤代谢障碍所致的一组异质性慢性代谢性疾病，其临床特点为高尿酸血症、反复发作的痛风性急性关节炎、间质性肾炎和痛风石形成；严重者伴关节畸形或尿酸性尿路结石。急性关节炎期临床表现：①多在午夜或清晨突然起病，关节剧痛，呈撕裂样、刀割样或咬噬样，难以忍受；数小时内出现受累关节的红、肿、热、痛和功能障碍；②单侧第一跖趾关节最常见，其余为趾、踝、膝、腕、指、肘关节；③发作常呈自限性，多于数天或2周内自行缓解，受累关节局部皮肤脱屑和瘙痒；④可伴高尿酸血症，但部分患者急性发作时血尿酸水平正常；⑤关节液或皮下痛风石抽吸物中发现双折光的针形尿酸盐结晶为确诊依据；本患者突然发作右足关节肿痛，活动受限。体检发现右足拇趾的跖趾关节明显红肿、有压痛是痛风好发部位。查血尿酸水平明显增高。故诊断应考虑痛风。

820. B 痛风的临床自然病程可分为4个阶段：无症状期、急性关节炎期、间歇期和慢性关节炎期。临床上，一般仅在发生关节炎时才称为痛风。（1）无症状期：仅有波动性或持续性高尿酸血症。（2）急性关节炎期：多在午夜或清晨突然起病，关节剧痛，呈撕裂样、刀割样或咬噬样，难以忍受；数小时内出现受累关节的红、肿、热、痛和功能障碍；（3）痛风石及慢性关节炎期：痛风石是痛风的特征性临床表现，典型部位在耳郭，也常见于反复发作的关节周围以及鹰嘴、跟腱、髌骨滑囊等处。

外观为隆起的大小不一的黄白色赘生物，表面菲薄，破溃后排出白色粉状或糊状物经久不愈，但较少继发感染。根据临床表现本患者符合急性关节炎期的特点。

821. A 秋水仙碱是治疗急性发作的传统药物，因其药物毒性现已少用。一般首次剂量 1mg，以后每 1~2 小时 0.5mg，24 小时总量不超过 6mg。如果秋水仙碱无效再考虑应用糖皮质激素治疗。痛风发作时不建议应用别嘌呤醇降尿酸，因可加重痛风；痛风患者不建议应用利尿剂，尤其噻嗪类利尿剂；未合并感染不建议抗生素。

822. E 高渗性非酮症糖尿病昏迷（HHS）的实验室诊断参考标准：①血糖≥33.3mmol/L；②有效血浆渗透压≥320mmol/L；③血清碳酸氢根≥15mmol/L，或动脉血 pH≥7.30；④尿糖呈强阳性，而尿酮阴性或为弱阳性。根据诊断标准可见高渗性非酮症糖尿病昏迷（HHS）的实验室诊断中以血糖≥33.3mmol/L 最为重要，选项中患者血糖 36.1mmol/L 为诊断的主要依据。选项其他检查对本病诊断意义不大。

823. B 目前多主张治疗开始时用等渗溶液如 0.9% 氯化钠溶液，因大量输入等渗液不会引起溶血，有利于恢复血容量，纠正休克，改善肾血流量，恢复肾脏调节功能。降低血糖要缓慢，如血糖迅速降低而补液不足，将导致血容量和血压进一步下降，故宜使用小剂量胰岛素。

824. D 血糖迅速降低而补液不足，将导致血容量和血压进一步下降，从脑细胞脱水转为脑水肿。

825. E

826. D 青年患者，消瘦多饮不排除糖尿病；咽痛、发热提示患者出现呼吸道感染；意识不清，考虑患者感染诱发糖尿病酮症酸中毒；糖尿病酮症酸中毒最典型的临床表现为呼气中有烂苹果味（丙酮）。

827. A 血糖测定是最快速，操作最便捷的检查方法，有助于判断患者的昏迷原因。

828. D 829. A 830. D

831. D 肥胖患者，有口渴症状，糖化血红蛋白 7.9%，空腹血糖 7.9mmol/L，饭后 2 小时血糖 12.1mmol/L 支持糖尿病诊断。二甲双胍对糖尿病患者有减重作用，适合肥胖的糖尿病患者。糖尿病患者治疗还应包括饮食、运动、监测血糖、宣教治疗。

832. B 患者进食少，常规剂量注射胰岛素导致低血糖。

833. C

834. E 此患者最可能的诊断是高渗性糖尿病昏迷，尿酮体阴性可排除酮症酸中毒，脱水，血钠高，为高渗表现。

835. A 患者测血糖 40.3mmol/L，血尿素氮 42.9mmol/L，血钠 170mmol/L，根据公式也可用公式计算，即血浆总渗透压（mmol/L）= 2（Na⁺ + K⁺）（mmol/L）+ 血糖（mmol/L）+ BUN（mmol/L），在不知道血钾情况下，患者血浆渗透压为 423.2mmol/L 较 320mmol/L 明显升高；高渗性非酮症糖尿病昏迷的实验室诊断参考标准：①血糖≥33.3mmol/L；②有效血浆渗透压≥320mmol/L；③血清碳酸氢根≥15mmol/L，或动脉血 pH≥7.30；④尿糖呈强阳性，而尿酮阴性或为弱阳性。本患者血糖 40.3mmol/L；不含钾血浆渗透压为 423.2mmol/L；尿酮体阴性；符合高渗性非酮症糖尿病昏迷诊断标准。

836. A 高渗性非酮症糖尿病昏迷治疗原则如下。（1）补液：患者均有严重失水，可达体重的 12%，脑细胞失水是危及生命的主要矛盾，故积极补液至关重要，对预后起决定性作用。（2）胰岛素治疗：其原则与 DKA 相同，但所需剂量稍小。（3）补钾：HHS 患者的体内钾丢失一般为 5~10mmol/kg（总量 400~1000mmol），但因失水和高渗状态，血钾可正常甚或升高，而在输注生理盐水过程中常出现严重低钾血症，故应及时补充。（4）其他治法：积极去除诱因，注意纠正电解质紊乱。因此患者首要治疗措施是补液 + 小剂量胰岛素。

837. C 1. 糖尿病高渗昏迷：当血糖下降至 16.7mmol/L 时应开始输入 5% 葡萄糖液并按每 2~4g 葡萄糖加入 1U 胰岛素；2. 糖尿病酮症酸中毒：当血糖下降至 13.9mmol/L 时，根据血钠情况以决定改为 5% 葡萄糖液或葡萄糖生理盐水，并按每 2~4g 葡萄糖加入 1U 短效胰岛素。

838. A 胰岛素治疗：其原则与 DKA 相同，血糖下降速度一般以每小时降低 3.9~6.1mmol/L 为宜，每 1~2 小时复查血糖。

839. B

840. B 糖尿病酮症酸中毒的临床表现：早期呈糖尿病症状加重，随后出现食欲减退、恶心、呕吐、腹痛、呼吸深大、呼气中有烂苹果味。随后出现明显失水，尿量减少，血压下降，意识模糊，嗜睡以至昏迷。实验室检查尿糖、尿酮体均强阳性。胰岛素治疗中断为诱因。

841. C 糖尿病酮症酸中毒时采用小剂量胰岛素治疗方案。

842. B 糖尿病酮症酸中毒以 1 型糖尿病患者多见。常见诱因有：（1）感染。（2）各种应激状态。（3）糖尿病治疗不当：胰岛素治疗中断或不适当减量；降糖药突然停用或用量不足；大量进食水果、甜品、含糖饮料或淀粉类食物等；糖尿病未经正规降糖治疗。（4）饮食失调。（5）精神紧张、创伤、过度劳累。（6）伴有拮抗胰岛素的激素分泌过多。（7）其他：严重外伤或手术后、妊娠和分娩。糖尿病酮症酸中毒的临床表现：早期三多一少症状加重；酸中毒失代偿后，疲乏、食欲减退、恶心、呕吐，多尿、口干、头痛、嗜睡，呼吸深快，呼气中有烂苹果味（丙酮）；后期严重失水，尿量减少、眼眶下陷、皮肤黏膜干燥，血压下降、心率加快，四肢厥冷；晚期不同程度意识障碍，昏迷。糖尿病酮症酸中毒的实验室检查：（1）尿：尿糖强阳性、尿酮阳性，可有蛋白尿和管型尿。（2）血：血糖增高，一般为 16.7～33.3mmol/L，有时可达 55.5mmol/L 以上。血酮体升高，>1.0mmol/L 为高血酮，>3.0mmol/L 提示可有酸中毒。血实际 HCO_3 和标准 HCO_3 降低，CO_2CP 降低，酸中毒失代偿后血 pH 下降；剩余碱负值增大，阴离子间隙增大，与 HCO_3 降低大致相等。本患者为 1 型糖尿病，中断胰岛素治疗 3 天突发昏迷，血糖 33.3mmol/L，pH 值 7.2，尿糖、尿酮强阳性，符合糖尿病酮症酸中毒昏迷临床特点。

843. A 糖尿病酮症酸中毒的治疗如下。（1）补液：是治疗的关键环节。只有在有效组织灌注改善、恢复后，胰岛素的生物效应才能充分发挥。基本原则为"先快后慢，先盐后糖"。（2）胰岛素治疗：一般采用小剂量（短效）胰岛素治疗方案，即每小时给予每公斤体重 0.1U 胰岛素，使血清胰岛素浓度恒定达到 100～200μU/ml，这可产生抑制脂肪分解和酮体生成的最大效应以及相当强的降低血糖效应，而促进钾离子运转的作用较弱。

844. A 依据血糖降至 16.7mmol/L，酸中毒改善，可知该患者血糖有所下降，酸中毒改善，但昏迷反而加重，或虽然一度清醒又再次昏迷应警惕脑水肿的可能。考虑是因为补碱过多过快，产生不利影响，包括脑脊液反常性酸中毒加重、组织缺氧加重、血钾下降和反跳性碱中毒等诱发脑水肿。

845. A 患者考虑脑水肿。治疗原则停用碳酸氢钠，可给予地塞米松、呋塞米，或给予白蛋白。必要时给予甘露醇。

846. B

847. A 结合患者年龄大于 35 岁，有多饮、多食、体重迅速下降等临床表现，查血糖 26.8mmol/L，考虑为糖尿病；不洁饮食后出现意识模糊、脱水貌，呼气中烂苹果味，查尿酮（＋＋＋＋），符合糖尿病酮症酸中毒表现。成人隐匿性自身免疫性糖尿病（LADA）是由于胰岛素 β 细胞自身免疫破坏导致的糖尿病，属 1 型糖尿病，最易发生酮症，故考虑为 LADA 的可能性最大。

848. B

849. C 成人隐匿性自身免疫性糖尿病（LADA），属 1 型糖尿病，即胰岛素依赖性糖尿病，最好治疗方法是胰岛素治疗。

850. A 痛风是嘌呤代谢障碍所致的一组异质性慢性代谢性疾病，痛风的临床自然病程可分为 4 个阶段：无症状期、急性关节炎期、间歇期和慢性关节炎期。其中急性关节炎期：①常见的发病诱因有受寒、劳累、饮酒、

高蛋白高嘌呤饮食、外伤、手术、感染等，出现关节剧痛，难以忍受；数小时内出现受累关节的红、肿、热、痛和功能障碍；可伴有发热等。②单侧第 1 跖趾关节最常见；③可伴高尿酸血症；④关节液或皮下痛风石抽吸物中发现双折光的针形尿酸盐结晶是确诊依据。痛风石是痛风的特征性临床表现，典型部位在耳郭，也常见于反复发作的关节周围以及鹰嘴、跟腱、髌骨滑囊等处。外观为隆起的大小不一的黄白色赘生物，表面菲薄，破溃后排出白色粉状或糊状物经久不愈，但较少继发感染。本患者大量饮酒后出现发热、伴夜间足趾关节痛是痛风常见表现，查体可见足趾关节红、肿，按压后疼痛；双手背指间关节、耳郭有突起，皮肤菲薄，溃破后排出白色粉末状的物质考虑痛风石，故患者最可能诊断是痛风。

851. A 大量饮酒后出现发热、伴夜间足趾关节痛是痛风发作最常见表现，痛风的实验室检查结果：（1）血尿酸测定：血尿酸值为 208～416μmol/L（3.5～7.0mg/dl），女性为 149～358μmol/L（2.5～6.0mg/dl），绝经后接近男性。痛风患者尿酸大于 420μmol/L。（2）尿尿酸测定：限制嘌呤饮食 5 天后，每日尿酸排出量大于 3.57mmol（600mg），可认为尿酸生成增多。痛风患者行血、尿尿酸检测可确诊。

852. D 依据患者口干，空腹血糖 8.4mmol/L，大于 7.0mmol/L；餐后 2 小时血糖 13.6mmol/L，大于 11.1mmol/L；可知符合 2 型糖尿病诊断标准。依据肥胖、面部及眼睑水肿、头发及眉毛干枯稀疏、怕冷、便秘符合甲状腺功能减退临床特点，再结合双下肢胫前黏液性水肿是甲减的临床特点，考虑甲状腺功能减退。依据胸闷、心前区不适，结合心音低钝，心界于左锁骨中线外 0.5cm 可知心脏扩大；肝肋下 3 指提示肝瘀血，肝颈回流征（＋），提示静脉压增高符合右心衰竭表现。综合考虑 T2DM 加甲状腺功能减退加心衰。

853. B

854. C 患者诊断为 T2DM 加甲状腺功能减退加心衰，甲减可给予甲状腺激素替代治疗；糖尿病，目前以餐后血糖高为主并且合并心衰，应饮食控制，联合阿卡波糖降餐后血糖，胰岛素降糖均可，但不宜选用二甲双胍，因二甲双胍可使空腹及餐后血糖均下降，患者空腹血糖尚可，同时合并有心衰，应避免低血糖发生，故不适合应用二甲双胍。

855. A 甲状腺激素替代治疗原则小剂量逐渐加量，并根据患者静息时心率调整药物剂量及加药速度。

856. C 857. B

858. B 虽然 HHS 患者有明显高血钠，但低渗溶液可致血浆渗透压下降较快，有诱发脑水肿可能。

859. A

860. E 因患者母亲患有糖尿病，且患者有暴饮暴食

史，近期感口渴，多尿，空腹血糖升高，因此考虑青少年 2 型糖尿病。

861. A 首选治疗原则为饮食控制及加强运动。

862. B 胰岛素的治疗原则为持续静滴 0.1U/（kg·h），这样治疗主要目的是较简便、有效、安全，较少引起脑水肿、低血糖、低血钾。

863. C 输液是抢救糖尿病酮症酸中毒的首要、关键的措施，通常使用生理盐水，补液总量可按原体重 10% 估计，如无心衰，2 小时内输入 1000～2000ml、第 2～6 小时输入 1000～2000ml、第 1 个 24 小时输液总量 4000～6000ml，可较快补充血容量、改善周围循环和肾功能。

864. C 每小时每千克体重 0.1U 使血清胰岛素浓度可恒定达到 100～200U/ml，这也是抑制脂肪分解及酮体生成最大效应的浓度。

865. E 二氧化碳透过血脑脊液屏障的弥散能力快于碳酸氢根，补碱后，血液 pH 快速上升，而脑脊液 pH 值尚为酸性，引起脑细胞酸中毒，加重昏迷及脑水肿。

866. B 临床上对于原因不明的恶心、呕吐、酸中毒、失水、昏迷的患者，不论有无糖尿病病史，均应想到有 DKA 或 HHS 的可能。该患者多食、消瘦 1 个月，是糖尿病的典型症状，且近期出现恶心、呕吐，眼球凹陷疑有脱水症状，故考虑糖尿病酮症酸中毒。一般此类患者会出现血钠减低、血钾正常，二氧化碳结合率降低。

867. B 结合患者病史考虑糖尿病合并酮症酸中毒可能性大，因此在上述检查中，血糖升高是最可能异常的结果。

868. C 糖尿病酮症酸中毒患者最有诊断意义的检查是血、尿酮体阳性。

869. B 秋水仙碱、非甾体抗炎药物（吲哚美辛）均可引起白细胞减少，因此首选糖皮质激素。

870. D 871. D 872. C 873. C

874. B 胰岛细胞瘤临床症状复杂多样，低血糖是胰岛素瘤的首发症状，主要表现为低血糖对中枢神经系统的影响和低血糖引起的儿茶酚胺过度释放，症状常出现在清晨和运动后，患者常诉头痛、焦虑、饥饿、复视、健忘等，部分患者甚至出现昏睡、昏迷或一过性惊厥、癫痫发作；儿茶酚胺的释放可引起出汗、心慌、震颤、脉速和面色苍白等。

875. E 胰岛素瘤是最常见引起低糖血症的疾病之一，饥饿试验阳性支持高胰岛素血症性低血糖的诊断，特别是胰岛素瘤引起者。

876. E

877. D 对于糖尿病足患者目前最关键检查是局部细菌培养，根据细菌培养结果选用抗生素以控制炎症。

878. B 老年糖尿病患者出现感染、发热、检查结果尿酮体（＋＋），血糖高，有代谢性酸中毒，但电解质正

常，故考虑为糖尿病酮症酸中毒。

879. D 酸中毒时一般不主张先静滴碳酸氢钠，可能导致脑水肿的发生。

880. B 病情稳定后可过渡到常规皮下注射胰岛素。

881. D LADA 患者与其他糖尿病分型指标主要为 GAD－Ab。

882. A LADA（成人隐匿型自身免疫性糖尿病），属于 T1DM 的一类。对于 T1DM，一经诊断就应开始胰岛素治疗并需终身替代治疗。某些 LADA 患者早期或部分 T1DM 患者在"蜜月期"，可短期使用预混胰岛素每日 2 次注射，但不宜用于 T1DM 的长期治疗。

883. D 标准体重 = 身高 － 105（cm），该患者属于轻体力劳动者，约每天每千克理想体重给予其总热量为 30～35kcal，该患者标准体重为 70kg，故全天热量摄入应为 2100 卡～2450 卡。

884. C 糖尿病患者饮食中蛋白质含量 0.8～1.2g/kg（每天），脂肪占总热量 30%，糖类占总热量的 50%～60%。

885. A 结节性肾小球硬化型病变有高度特异性。

886. D 该患者尿蛋白增多，肾小球滤过率下降，同时存在颜面水肿，可知为糖尿病肾病Ⅳ期。

887. B ARB 类药物降压治疗可减缓肾小球滤过率的下降速度，同时可改善微量白蛋白尿。

888. A 该患者患糖尿病 10 余年，不规则服药治疗，有咳嗽、咳痰等肺部感染症状，因此需考虑糖尿病酮症酸中毒可能，需要完善病史为尿量及进水量，以明确是否严重脱水。

889. B 中重度酮症酸中毒患者常有脱水症状，皮肤黏膜干燥进一步反应脱水情况。

890. B

891. B 该患者考虑酮症酸中毒，因此需要查血酮体。

892. C 患者血钾正常，暂时无尿应该等到每小时尿量大于 40ml 时再补钾。

893. D 糖尿病酮症酸中毒首要措施应该是补液，液体量足够，胰岛素敏感性才能提高。

894. D 患者一度清醒，补碱后昏迷考虑不恰当补碱引起脑水肿，应给予脱水治疗。

895. C 高渗性昏迷时血糖可高达 33.3mmol/L。

896. A 高渗性昏迷时因高渗透压致严重失水，可引起脑细胞脱水、缺氧。

897. B 糖尿病高渗状态时，血钠可在 155mmol/L，血浆渗透压显著升高达 330～460mmol/L，无或有轻度酮症，血尿素氮及肌酐升高，白细胞明显升高。

898. C 注射胰岛素后出现冷汗、心悸、饥饿应考虑低血糖反应。

899. D 患者行胰岛素治疗出现低血糖反应，治疗需

调整胰岛素用量。

900. B 关节腔抽取滑囊液进行旋光显微镜检查发现白细胞内有双折光现象的针形尿酸盐结晶，是确诊痛风的重要依据。

901. D 在痛风急性发作期，血清尿酸值的迅速波动会加重急性期症状，因此不宜应用降尿酸的别嘌呤醇。

902. E 该患者应该限制高嘌呤食物的摄入，包括动物内脏、鱼虾和海蟹、肉类、啤酒等。

903. C 该患者有双肾结石，在发作间歇期，不应该选择促进尿酸排泄的药物（苯溴马隆、磺吡酮、丙磺舒）行降尿酸治疗，而应该选择抑制尿酸生成的药物（别嘌呤醇），碳酸氢钠为碱化尿液的辅助药物。

904. A 该患者为老年男性，有代谢综合征表现，血清尿酸水平增高，关节疼痛部位为典型的痛风发作部位，足扭伤为发作诱因，故最可能的诊断是痛风。

905. D 月经稀少伴激素水平高，应首先排除多囊卵巢综合征。

906. B 患者先有糖尿病，再合并妊娠，诊断应为糖尿病合并妊娠。

907. C 糖尿病合并妊娠应用胰岛素治疗。

908. A 909. A 910. C

911. A 患者青年发病，母系遗传，肥胖不明显，口服降糖药物效果差，伴神经性耳聋家族史，要考虑线粒体基因突变可能，因此基因诊断最有价值。

912. C 该患者病理变化以胰岛素分泌进行性下降为主，故需要胰岛素治疗。

913. D

914. C 该患者有多饮、多尿伴体重下降的典型"三多一少"症状，且随机血糖≥11.1mmol/L，尿酮（+），应诊断为糖尿病。合理的饮食与营养分配是糖尿病的基础管理措施，也是治疗的重要组成部分。目前推荐所有糖尿病患者接受个体化的医学营养治疗，按标准体重计算饮食，并参考实际体重逐步调整，以实现各种营养物质的合理化分配，维持理想体重。

915. C 胰岛素是控制糖尿病高血糖最重要和有效的手段，对于新诊断的2型糖尿病伴有明显高血糖者或伴有各种严重的糖尿病急性或慢性并发症者，均应给予胰岛素替代治疗，其中短效胰岛素作用快，可有效控制饭后高血糖，应为首选。该患者随机血糖19.2mmol/L，治疗方案宜选择短效胰岛素治疗。

916. E 采用胰岛素替代治疗后，空腹血糖仍然较高，多与夜间胰岛素应用不足或清晨皮质醇、生长激素等分泌增多引起短时间内出现高血糖的"黎明现象"有关；该患者在治疗1月后中、晚餐前血糖控制较满意，但空腹血糖仍高，应注意加强午夜及凌晨血糖监测，鉴别晨间高血糖的原因，然后再根据具体情况调整胰岛素

用量。

917. E 糖尿病酮症酸中毒是胰岛素不足和拮抗胰岛素激素过多共同作用所致的严重代谢紊乱综合征，感染是最常见的诱因，临床表现为高血糖、酸中毒和严重脱水导致的电解质紊乱、中枢神经功能障碍与周围循环衰竭；该患者糖尿病病史明确，1周前有咳嗽、多痰伴发热等感染表现，此次因嗜睡、昏迷入院，应考虑糖尿病酮症酸中毒可能，故血糖、血酮测定有助于本病的诊断。

918. A

919. D 糖尿病酮症酸中毒时，鼓励患者喝水，减少静脉补液量，可使用胃管灌注温0.9%氯化钠或温开水；同时应注意计算全天热量，分别在补液及胃管途径中补充，但要分次少量缓慢灌注，避免呕吐而造成误吸。

920. C 甲状腺功能亢进患者因自身产生过量甲状腺激素，可引起以神经、循环、消化等多系统兴奋性增高和代谢亢进，主要表现为易激动、烦躁失眠、夜梦多、心率快、乏力、怕热、多汗、手抖、手震颤、消瘦、食欲亢进、腹泻、女性月经稀少等；心血管系统表现为心率增快、心脏扩大、心力衰竭、心律失常、心房颤动、脉压增大、水冲脉等。该患者有易饥，伴心慌、多汗、情绪急躁、心率加快、脉压增大等代谢亢进及心血管系统兴奋性增高表现，不能排除甲状腺功能亢进可能。

921. C 尿香草扁桃酸（VMA）是肾上腺素和去甲肾上腺素的代谢产物，通过尿液排出体外，嗜铬细胞瘤患者24小时尿VMA测定常有升高，对嗜铬细胞瘤诊断具有一定提示意义，该患者无引起阵发性发作的高血压等嗜铬细胞瘤的典型症状，24h尿VMA测定诊断价值不大。

922. B 糖化血红蛋白反映了近2~3个月的平均血糖水平，可用于评价糖尿病的控制程度，糖化血红蛋白HbA1c<7%，说明糖尿病控制良好，HbA1c增高提示近2~3个月的糖尿病控制不良，且HbA1c愈高，血糖水平愈高，病情愈重。

923. A 甲状腺功能亢进患者因自身产生过量甲状腺激素，可引起代谢亢进；总的来说，甲状腺激素分泌过多可使蛋白质，特别是骨骼肌的蛋白质大量分解；促进小肠黏膜对糖的吸收增加，加速肝糖原的分解作用；同时还能促进外周组织对糖的利用，使血糖升高，引起糖耐量下降，降糖药剂量可能增加；此外，过量甲状腺激素可加速脂肪代谢，促进脂肪的分解氧化过程，使血总胆固醇减少，高胆固醇血症可能减轻。甲状腺激素还可增强心脏β受体对儿茶酚胺的敏感性，增强心肌的正性肌力作用，引起甲亢性心脏病，是患者发生心绞痛的机会增大。

924. B 有效血浆渗透压是诊断糖尿病非酮症性高渗性昏迷的主要依据，该患者血糖38mmol/L，血浆渗透压340mmol/L，尿酮体（-），应诊断为糖尿病非酮症性高

渗性昏迷。

925. E

926. E 青年女性，糖尿病史超过 10 年，出现浮肿、蛋白尿、高血压，首先考虑糖尿病肾病。

927. A 糖尿病肾病诊断分期如下。Ⅰ期：为糖尿病初期，GFR 明显升高，肾脏体积增大，无临床症状。Ⅱ期：UAE 正常（＜20μg/min），肾小球基膜底增厚、系膜基质增宽；GFR 轻度升高。Ⅲ期：早期糖尿病肾病，UAE 20～200μg/min；GFR 开始下降；肾小球基底膜增厚和系膜基质增加明显。Ⅳ期：临床糖尿病肾病，蛋白尿（＞0.5g/24h），GFR 下降；部分肾小球纤维化、灶状肾小管萎缩及间质纤维化；出现大量尿蛋白、水肿、高血压。Ⅴ期：尿毒症，多数肾单位闭锁；出现血肌酐升高、肾功能衰竭。

928. D 老年男性，糖尿病史 3 年，饮食及磺脲类药物（格列本脲）治疗开始有明显效果，但经过一段时间后出现效果减弱，血糖控制欠佳，考虑磺脲类药物继发性治疗失效可能性大。

929. E 患者空腹血糖正常，餐后血糖明显升高，应选葡萄糖苷酶抑制剂治疗。

930. A 患者血肌酐升高，出现肾功不全为双胍类药物使用禁忌证。

931. B 理想体重（kg）＝身高（cm）－105＝160－105＝55。

932. B 成年人休息状态下每天每公斤理想体重给予热量 25～30kcal，轻体力劳动 30～35kcal，中度体力劳动 35～40kcal，重体力劳动 40kcal 以上。儿童、孕妇、乳母、营养不良和消瘦、伴有消耗性疾病者每天每公斤体重酌情增加 5kcal，肥胖者酌情减少 5kcal，使体重逐渐恢复至理想体重的 ±5%。

933. A 一般来说，糖尿病患者的三大主要热源营养素占总热能的百分比分别为：蛋白质 15%～20%，脂肪 25%～30%，碳水化合物 50%～60%。

934. B 血糖和血红蛋白的结合生成糖化血红蛋白是不可逆反应，反应程度与血糖浓度成正比，且保持 120 天左右，所以可以观测到 3 个月的血糖浓度。

935. C 双胍类药物主要的作用机制就是抑制肝葡萄糖的分解，增加葡萄糖的无氧酵解，并且改善外周组织对胰岛素的敏感性，增加葡萄糖的摄取和利用。

936. A 在胰岛素绝对或相对不足时，运动可使肝葡萄糖输出增加，血糖升高，因而运动不是总使血糖降低，对胰岛功能很差者，应先给予胰岛素补充治疗后再开始运动。1 型糖尿病患者接受胰岛素治疗时，常处于胰岛素不足和胰岛素过多之间，为避免空腹运动可能出现的低血糖反应或血糖升高，运动宜在餐后进行。糖尿病患者的运动应有规律，运动量和运动方式因人而异，如有心、

脑血管疾病或严重微血管病变者，剧烈运动导致的血压升高、心率增快可能导致心、脑血管事件的发生或使微血管病变加重，运动应在医生指导下进行。

937. E 糖尿病诊断应依据血糖测定而不是尿糖。尿糖在很多情况下会出现假阳性，如肾性糖尿可有大量尿糖，而血糖完全正常。

938. B 葡萄糖糖耐量试验主要用于血糖高于正常范围而又未达到糖尿病的诊断标准时，用于了解机体对葡萄糖代谢的调节能力，是糖尿病筛查与诊断的重要试验；OGTT2 小时血糖值 ≥ 11.1mmol/L 即可诊断为糖尿病。

939. D 胰岛 β 细胞功能是指胰岛素脉冲样分泌以及对各种刺激物刺激引起的胰岛素释放或分泌反应以及分泌其他多肽的能力。在糖尿病防治中，模拟或恢复胰岛素的时相性分泌和脉冲式分泌及有效改善胰岛素敏感性会取得很好的治疗效果。这对于从病理生理角度制订个性化的治疗方案、科学判断预后有重大意义。

940. D OGTT（葡萄糖耐量试验）是一种葡萄糖负荷试验，用以了解胰岛 β 细胞功能和机体对血糖的调节能力，是诊断糖尿病的确诊试验；当血糖高于正常范围而又未达到诊断糖尿病标准时，须进行 OGTT。

941. D 糖耐量异常（IGT）是指口服一定量（75g 无水或 82.5g 含水）葡萄糖后，血糖超过正常水平但是未达到糖尿病诊断标准，是介于糖尿病与正常人之间的一种中间状态；这部分人虽然不被归类为糖尿病，但是将来发生 2 型糖尿病危险性非常高。

942. D 葡萄糖糖耐量试验主要用于血糖高于正常范围而又未达到糖尿病的诊断标准时，用于了解机体对葡萄糖代谢的调节能力，是糖尿病筛查与诊断的重要试验；OGTT2 小时血糖值 ≥ 11.1mmol/L 可诊断为糖尿病，但该试验受饮食、体力活动、感染、创伤、情绪剧烈波动等因素的影响，需要重复确认。该患者糖负荷后 2 小时血糖 11.1mmol/L，需复查糖耐量试验。

943. D 1 型糖尿病有一定的家族聚集性，兄弟姐妹间 1 型糖尿病的家族聚集的发病率为 6%～11%，同卵双生子 1 型糖尿病发生的一致性可达 50%；多数患者糖尿病症状大约在 40 岁后出现。

944. A 1 型糖尿病具有明显家族聚集性，双亲有糖尿病史，其子女 1 型糖尿病发病率为 4%～11%，兄弟姐妹间 1 型糖尿病的家族聚集的发病率为 6%～11%，同卵双生子 1 型糖尿病发生的一致性可达 50%。

945. D 胰岛素是治疗糖尿病重要且有效的手段，1 型糖尿病一经诊断就应开始胰岛素治疗并需终身替代治疗；由于 1 型糖尿病患者残余胰岛细胞数量和功能有差异，胰岛素治疗方案要注意个体化。

946. C 糖尿病肾病是病程 10 年以上 1 型糖尿病患者的常见并发症和首要死亡原因，主要表现为不同程度

蛋白尿及肾功能的进行性减退。该患者既往有糖尿病史10年，现出现眼睑及下肢浮肿伴乏力表现，尿蛋白（＋＋），应考虑合并糖尿病肾病。

947. C 低血糖是指一种由于多种原因引起的血糖浓度过低所致的临床综合征，临床上主要是交感神经受刺激及中枢神经系统受低血糖影响的多种表现，一般的血糖数值低于2.8mmol/L，而且有出汗、颤抖、心悸、饥饿、软弱无力等表现。患者出现阵发性心慌伴明显饥饿感，发作严重时出冷汗，考虑低血糖发作。应在患者发作时行血糖检查。

948. B 饥饿试验指禁食48～72小时，取血标本测血糖、胰岛素、C肽，之后每6h一次。若血糖小于3.3mmol/L时，应改为每1～2h一次，血糖小于2.8mmol/L出现低血糖症状时结束试验。饥饿实验主要用来鉴定低血糖的原因，尤其是在低血糖发作时测血糖和胰岛素，计算胰岛素分泌指数，判断是否存在高胰岛素血症，确定胰岛素瘤的诊断。

949. C 胰岛细胞瘤临床症状有两组，与低血糖发展的程度有关，第一组是低血糖造成的脑部症状，表现为头痛、复视、焦虑、饥饿、行为异常、神志不清、昏睡，以至昏迷，或一过性惊厥、癫痫发作，导致永久性中枢神经系统障碍。另一组症状继发于低血糖后，儿茶酚胺代偿性释放入血，表现为出汗、心慌、震颤、面色苍白、脉搏细速。患者洗澡后明显乏力，嗜睡渐入浅昏迷症状考虑为胰岛细胞瘤。

950. C 胰岛素释放指数一般可以通过胰岛素释放试验来测定，计算公式为空腹服用一定量的无水葡萄糖刺激后血浆胰岛素会上升到峰值，如果这个数值低于正常值则说明胰岛素分泌有所不足。

951. E 低血糖病因鉴别诊断如下。①严重肝病：肝脏组织弥漫性严重破坏，可引起肝糖原储备严重不足，糖异生能力减弱。②胰外恶性肿瘤：最常见是起源于间皮的巨大肿瘤，包括纤维瘤、肉瘤，其次是胃肠道恶性肿瘤，偶见于肾癌、肺癌等。这些肿瘤诱发低血糖的机制还不清楚，可能与肿瘤细胞产生高浓度的类胰岛素样生长因子（IGF）和过多的葡萄糖摄取有关。③拮抗胰岛素的激素分泌过少：包括垂体前叶功能减退、甲状腺功能低下、肾上腺皮质功能减退、胰高血糖素缺乏等。

952. B 临床胰岛素瘤典型症状为发作性低血糖且口服葡萄糖以后患者症状迅速缓解，以及发作时测定血液葡萄糖水平低于2.8mmol/L以下。反复出现清晨不易唤醒，饮糖水后可缓解考虑胰岛素瘤。

953. B 尿酸化功能测定的具体内容包括测定尿中的碳酸氢根离子、磷酸根离子和氨离子的浓度。人体每天的生产过程代谢过程中会产生一些酸性物质，而产生的酸性物质会多于碱性物质，为了保持血液偏碱性的酸碱

度，肾脏中必须排除血液中多余的酸性物质，重吸收过滤到肾小管内的碱性物质，最终形成酸性尿，这就是尿酸化功能。患者pH偏碱必须检查尿酸化功能。

954. A 胰岛素瘤指因胰岛β细胞异常增生造成胰岛素分泌过多，进而引起低血糖症；其胰岛素分泌不受低血糖抑制；实验室检测可见胰岛素释放指数升高。

955. B

956. D 间皮瘤多见于胸膜，少发于腹膜。有局限性和弥漫性之分，其中局限性病变大多为良性而弥漫性间皮瘤是胸部预后最坏的肿瘤之一。如累及膈肌可传导至上腹部及患侧肩部，会合并大量胸水。

957. E 间皮细胞瘤分泌异常的胰岛素样生长因子－2（IGF－2），这类胰岛素样生长因子不与血浆蛋白结合，这样升高的胰岛素样生长因子－2（IGF－2）便可通过胰岛素样生长因子－1受体（IGF－1受体）或胰岛素受体引起低血糖效应。当肿瘤完全或部分切除后，低血糖症好转；当肿瘤重新生长，低血糖症可能复发。

958. D　959. A　960. E

961. C 成人隐匿性自身免疫性糖尿病（LADA）是一种自身免疫性疾病，与1型糖尿病的不同之处在于其胰岛β细胞所受免疫损害呈缓慢性进展，在诊断后平均27个月不需要胰岛素治疗。中华医学会糖尿病学分会推荐关于LADA的诊断标准为：（1）胰岛自身抗体阳性；（2）年龄≥18岁；（3）诊断糖尿病后至少半年不依赖胰岛素治疗。该患者35岁，以多尿、多饮伴体重下降为主要临床表现，一直给予口服降糖药物控制血糖，未使用胰岛素，近期方才出现血糖控制不佳，符合成人隐匿性自身免疫性糖尿病特点。

962. A 成人隐匿性自身免疫性糖尿病患者常有胰岛自身抗体阳性，目前推荐GAD作为首选检测抗体，同时联合IA－2、IAA可提高本病的检出率。

963. D　964. D　965. C　966. C　967. B

968. B　969. A

970. A 脑水肿时用甘露醇快速静滴，必要时加用呋塞米，以提高脱水效果。

971. B　972. D　973. C　974. E　975. A

976. E 持续静脉滴注小剂量胰岛素（速效）方案[0.1U/（kg·h）]，可使患者血浆胰岛素浓度达100μU/ml，已显著高于非糖尿病患者的平均血浆胰岛素水平，完全足以抑制脂肪分解和肝糖原异生。

977. D 当血糖降至13.9mmol/L（250mg/dl）时，胰岛素给药速度可减少至0.05～0.1U/（kg·h），或改为输5%葡萄糖溶液并加入普通胰岛素（按每3～4g葡萄糖加1U胰岛素计算）。

978. A 血糖下降速度一般以每小时降低3.9～6.1mmol/L（70～110mg/dl）为宜。

979. E　980. E　981. E　982. D　983. E　984. A

985. E　986. D　987. D　988. A　989. C　990. E

991. E　992. E　993. A　994. B　995. A　996. E

997. C　998. A　999. E

四、案例分析题

1000. D　患者同时具有 1 型和 2 型糖尿病部分特点，所以目前不能确定分型。

1001. ABC　对于疑诊 1 型糖尿病，先给予胰岛素治疗，然后检查胰岛自身抗体，以及随访 C 肽的变化趋势，对胰岛素的依赖程度，最终确定分型。

1002. A　患者胰岛自身抗体阳性，应考虑诊断为自身免疫糖尿病。因为成年起病，胰岛功能尚未完全损害，在病因上归属为自身免疫性 1 型糖尿病。

1003. A　自身免疫糖尿病患者的胰岛功能衰减速度较快，应首先选择胰岛素治疗。

1004. BCE　由于患者出现呼吸深大，面色潮红，意识模糊，怀疑为酸中毒，故需血离子测定以及血气分析；由于患者尿糖（＋＋＋），尿酮体（＋＋＋＋），故应排除肾脏方面的原发病，进行肾功能测定。

1005. D　患者出现呼吸深大，面色潮红，意识模糊，怀疑为酸中毒；空腹血糖 22.2mmol/L；尿糖（＋＋＋），尿酮体（＋＋＋＋），故可诊断为糖尿病酮症酸中毒。

1006. ABCEF　糖尿病酮症酸中毒（DKA）指糖尿病患者在各种诱因的作用下，胰岛素明显不足，升糖激素不适当升高，造成的高血糖、高血酮、酮尿、脱水、电解质紊乱、代谢性酸中毒等病理改变的症候群。

1007. ABCDEFG　糖尿病酮症酸中毒是一种急性并发症，大量酮体产生，血糖急剧增高，渗透性利尿使患者脱水的同时伴电解质大量丢失，加上患者食欲减退、恶心、呕吐也会使电解质丢失，再加上药物治疗的影响，也会使离子丢失。

1008. BDF　由于患者存在大量的离子紊乱以及脱水表现，故需要大量补充等渗氯化钠溶液和纠正离子紊乱，以及控制诱因，防止病情恶化。

1009. ACDEG　补钾常用于一般病情较轻或慢性疾病引起的低钾血症，推荐使用 10% 氯化钾溶液，其吸收好且安全性高。对于大多数轻至中度低钾血症，给予分次口服氯化钾，常用剂量为 60～100mmol/d 或者每日给 10% 氯化钾溶液 30～60ml，分次口服。静脉补钾速度，一般不能超过 50～60mmol/h。血钾正常后，不是立即停止补钾，而是继续口服补钾 3 天。静脉补钾应在心电监护下进行，将 10% 氯化钾注射液 15ml 加入 0.9% 氯化钠注射液 500ml，静脉滴注。不能静脉注射纯氯化钾，严重时可引起心脏骤停。

1010. ABCDEF　1011. A　1012. AC　1013. DF

1014. D　痛风是一种由于嘌呤生物合成代谢增加，尿酸产生过多或因尿酸排泄不良而致血中尿酸升高，尿酸盐结晶沉积在关节滑膜、滑囊、软骨及其他组织中引起的反复发作性炎性疾病。根据题干，患者尿酸水平高达 918μmol/L，有高尿酸血症；每于饮酒或劳累之后，右手指关节及左足大趾内侧肿痛，以夜间痛为重，考虑痛风发作。

1015. ABE　1. 痛风性关节炎：中青年男性多见。常常首发于第一跖趾关节，或踝、膝等关节。起病急骤，24 小时内发展至高峰。2. 痛风石：首发症状出现未经治疗的患者，多年后约 70% 可出现痛风石，常出现于第一跖趾关节、耳郭、前臂伸面、指关节、肘关节等部位。3. 肾脏病变：（1）痛风性肾病：起病隐匿，早期仅有间歇性蛋白尿，随着病情的发展而呈持续性，伴有肾浓缩功能受损时夜尿增多，晚期可发生肾功能不全，表现为水肿、高血压、血尿素氮和肌酐升高。少数患者表现为急性肾衰竭，出现少尿或无尿，最初 24 小时尿酸排出增加。（2）尿酸性肾石病：10%～25% 的痛风患者有尿酸结石，呈泥沙样，常无症状，结石较大者可发生肾绞痛、血尿。当结石引起梗阻时导致肾积水、肾盂肾炎、肾积脓或肾周围炎，严重者可致急性肾衰竭。感染可加速结石的增长和肾实质的损害。4. 眼部病变：肥胖的痛风患者常反复发生睑缘炎，在眼睑皮下组织中发生痛风石。有的逐渐长大、破溃形成溃疡而使白色尿酸盐向外排出。部分患者可出现反复发作性结膜炎、角膜炎与巩膜炎。在急性关节炎发作时，常伴发虹膜睫状体炎。眼底视盘往往轻度充血，视网膜可发生渗出、水肿或渗出性视网膜脱离。

1016. BCE　急性痛风发作期主要临床表现为关节疼痛，所以急性痛风发作期应先止痛。止痛药物如下。1. 非甾体类：包括塞来昔布、扶他林、依托考昔、吲哚美辛；2. 秋水仙碱：可以迅速缓解关节的疼痛，但需要在疼痛发作的 36 个小时之内使用，这样才能够得到较好的效果。且秋水仙碱的副作用较大，可出现腹痛、腹泻和恶心、呕吐。3. 糖皮质激素。

1017. EF　糖尿病多饮、多尿、多食和消瘦，严重高血糖时出现典型的"三多一少"症状，多见于 1 型糖尿病。发生酮症或酮症酸中毒时"三多一少"症状更为明显。甲状腺功能亢进症简称"甲亢"，是由于甲状腺合成释放过多的甲状腺激素，造成机体代谢亢进和交感神经兴奋，引起心悸、出汗、进食和便次增多和体重减少的病症。多数患者还常常同时有突眼、眼睑水肿、视力减退等症状。

1018. ACDFG　糖尿病多饮、多尿、多食和消瘦，严重高血糖时出现典型的"三多一少"症状，多见于 1 型糖尿病。发生酮症或酮症酸中毒时"三多一少"症状更为明显。根据题干可知，患者甲状腺功能正常，排除甲六；有血糖异常，需完善糖尿病及并发症筛查，糖尿病的并发症可累及全身多个系统，如心脑血管、神经系统、肾脏、眼、口腔、皮肤等（包括肝功能，尿微量白蛋白排泄率，眼底检查，肌电图及下肢血管 B 超）。

1019. CDEFG 血清胰岛素和 C 肽水平可反映胰岛 β 细胞的储备功能。2 型糖尿病早期或肥胖型血清胰岛素正常或增高，随着病情的发展，胰岛功能逐渐减退，胰岛素分泌能力下降；分型的主要依据是胞浆胰岛细胞抗体（IAAS）和谷氨脱羧酶抗体（GAD – Ab）；ICAs 被认为是预测 IDDM 的较好标志。

1020. B 1. 肾小球高滤过和肾脏肥大期，这种初期改变与高血糖水平一致，血糖控制后可以得到部分缓解。本期没有病理组织学损伤。2. 正常白蛋白尿期，GFR 高出正常水平。肾脏病理表现为 GBM 增厚，系膜区基质增多，运动后尿白蛋白排出率（UAE）升高（< 20μg/min），休息后恢复正常。如果在这一期能良好的控制血糖，患者可以长期稳定处于该期。3. 早期糖尿病肾病期，又称"持续微量白蛋白尿期"，GFR 开始下降到正常。肾脏病理出现肾小球结节样病变和小动脉玻璃样变。UAE 持续升高至 20～200μg/min 从而出现微量白蛋白尿。本期患者血压升高。经 ACEI 或 ARB 类药物治疗，可减少尿白蛋白排出，延缓肾脏病进展。4. 临床糖尿病肾病期，病理上出现典型的 K – W 结节。持续性大量白蛋白尿（UAE > 200μg/min）或蛋白尿大于 500mg/d，约 30% 患者可出现肾病综合征，GFR 持续下降。该期的特点是尿蛋白不随 GFR 下降而减少。患者一旦进入Ⅳ期，病情往往进行性发展，如不积极加以控制，GFR 将平均每月下降 1ml/min。5. 终末期肾衰竭，GFR < 10ml/min。尿蛋白量因肾小球硬化而减少。尿毒症状明显，需要透析治疗。

1021. C 第 1 期的病理改变是微血管瘤，视网膜可以出现散在的小的血管瘤。第 2 期视网膜可以出现黄白色的硬性渗出，并且有一些出血斑。第 3 期视网膜出现白色的软性渗出。第 4 期视网膜出现新生血管和玻璃体出血。第 5 期视网膜有新生血管和纤维增殖。第 6 期视网膜有新生血管和纤维增殖，并且出现视网膜剥离。其中第 1 期、第 2 期、第 3 期称之为非增殖性视网膜病变，第 4 期、第 5 期、第 6 期称之为增殖性视网膜病变。

1022. CEG 患者身高 160cm，体重 75kg，计算 BMI = 75kg/1.6m² = 29.3 > 28，肥胖诊断成立，建议患者生活方式调整，运动减重；患者血糖高，建议在饮食运动的基础上，加双胍类药物或噻唑烷二酮类药物改善胰岛素抵抗，增加胰岛素敏感性。

1023. EFH SU 类降糖药第一代药物甲苯磺丁脲、氯磺丙脲等已少用。一般来说，格列本脲作用强、价廉，但容易引起低血糖，老年人及肝、肾、心、脑功能不好

者慎用。二甲双胍是 T2DM 患者控制高血糖的一线用药和联合用药中的基础用药。噻唑烷二酮类药物中最早应用于临床的是曲格列酮，由于有严重的肝脏毒性，并且有导致肝坏死的报道，故已禁止使用，目标在我国上市的主要是罗格列酮和吡格列酮。

1024. ABDEFG 糖尿病患者常见血脂异常，在血糖控制不良时尤为明显。表现为三酰甘油、总胆固醇、低密度脂蛋白胆固醇水平升高。高密度脂蛋白胆固醇水平降低。放免或酶联方法可灵敏地检出尿白蛋白排泄率，早期糖尿病肾病尿白蛋白轻度升高。眼底荧光造影有助于判断病情进展。

1025. AB 患者血糖略高于正常，复查空腹血糖，加早餐后 2h 血糖，以及 OGTT 可诊断是否为糖尿病。IVGTT 为静脉糖耐量试验，仅用于评价葡萄糖利用和临床研究；D、E 为诊断库欣病的试验；F、G 为诊断垂体性尿崩症的试验；酚妥拉明试验为诊断嗜铬细胞瘤的试验。

1026. D WHO 对于糖尿病中空腹的定义为 8～10 小时没有热量的摄入。

1027. ABCE 糖尿病的临床表现常被描述为"三多一少"，即多尿、多饮、多食和体重减轻。

1028. C 当空腹血糖 6.11～7.0mmol/L（110～126mg/dl），2 小时后血糖水平 ≤7.8mmol/L，说明人体进食葡萄糖后血糖调节能力尚好，但对空腹血糖的调节能力减退，可诊断为空腹血糖调节受损。

1029. ABC 空腹血糖受损是指 2 小时血糖正常 ≤ 7.8mmol/L；而空腹血糖高于正常，但尚未达到糖尿病水平，即 ≥6.1mmol/L 但 <7.0mmol/L。空腹血糖调节受损是从正常过渡到糖尿病的一个过渡阶段，在此阶段，宜对患者健康宣教，如果注意饮食疗法和运动疗法，血糖有可能逐渐变为正常。否则的话，也有可能发展成为糖尿病。

1030. FG

1031. CDEG 患者为 IFG，应每 1 年进行一次 OGTT，戒烟，患者肥胖，应减肥，并避免高脂高糖饮食。

1032. ABD 空腹血糖受损是从正常发展到糖尿病的一个过渡期，每年需完善空腹血糖和餐后 2 小时血糖监测，复查 OGTT 以及血脂。

1033. A 糖尿病的诊断一般不难，空腹血糖大于或等于 7.0mmol/L，和/或餐后两小时血糖大于或等于 11.1mmol/L 即可确诊。

1034. ABE 糖尿病分型通过临床表现、空腹及餐后血糖、C 肽检查、谷氨酸脱羧酶抗体 ICA、IAA、GAD 抗体检查后多可以做出鉴别。1 型糖尿病患者体内胰岛素决定缺乏，2 型是相对缺乏，所以以检查体内胰岛素水平、C 肽水平一般就可以做出初步鉴别。

1035. G 糖基化血红蛋白（HbA1c）是葡萄糖与血红蛋白非酶促反应结合的产物，反应不可逆，HbA1c水平稳定，可反映取血前3个月的平均血糖水平。是判断血糖控制状态最有价值的指标。

1036. E 原发性失效是指糖尿病患者在严格饮食及运动治疗的同时，口服磺脲类药物连续治疗1个月，糖尿病症状未得到有效控制。

1037. G 磺脲类药物原发性失效患者占5%～20%，多见于肥胖的2型糖尿病患者。

1038. F 考虑患者出现继发性失效，是指糖尿病患者应用磺脲类药物曾有效地控制血糖，但在治疗一段时间后在足量正确地使用某种磺脲类药物足够长时间的前提下突然或逐渐变为无效或效果很差。

1039. ADEH 继发性失效大部分原因不明，推测p细胞功能逐渐丧失和外周组织对胰岛素抵抗不能缓解可能是重要因素。注意是否存在应激。联合用药可以降低继发性失效的发生率，如与双胍类药物、噻唑烷二酮类阿卡波糖、胰岛素合用。

1040. ABEFG 某些药物可增强磺脲类药物的降血糖作用，包括非甾体类抗炎药物和其他具有高蛋白质结合力的药物、水杨酸、磺胺、氯霉素、丙磺舒、香豆素、二甲双胍、阿卡波糖、单胺氧化酶抑制剂及β受体拮抗剂。当服用本品的患者接受这些药物治疗时，应严密监测低血糖的发生。当应用格列吡嗪治疗的患者停用这些药物时，则应密切观察血糖控制不良的情况。

1041. DEG 患者血糖浓度异常，故进行血糖指标诊断。糖尿病的诊断指标如下：1.空腹血糖（FPG）2.随机血糖3.口服葡萄糖耐量试验（OGTT）糖负荷后2小时血糖（2hPG）。低血糖发作时查血糖、胰岛素、C肽。胰岛β细胞自身免疫性损伤引起胰岛素分泌绝对不足，起病急，代谢紊乱重，易发生酮症。多发生于青少年，但也可见于成年甚至老年人。血清中常可检出胰岛或胰岛素相关抗体，如胰岛细胞抗体（ICA）、胰岛素抗体（IAA）、谷氨酸脱羧酶抗体（GAD）；可与其他自身免疫疾病并存。需注射胰岛素以维持生命。

1042. D 在临床上，谷氨酸脱羧酶抗体阳性，可以作为1型糖尿病发病初期的免疫标志；根据题干，该患者胰岛素绝对缺乏，谷氨酸脱羧酶抗体（+），诊断为1型DM。

1043. H 1型糖尿病患者因自身胰岛素分泌的绝对缺乏，故胰岛素治疗是必要措施。无论采用何种胰岛素治疗方案，患者都应该首先接受饮食和运动治疗，并学会定期自行监测血糖，及时调整治疗方案，促使血糖达标。

1044. DH 1型糖尿病患者的辅助治疗用药：α-葡萄糖苷酶抑制剂是一类新型的口服降糖药，其作用原理是抑制小肠上段的葡萄糖苷酶，阻断碳水化合物分解成单个的葡萄糖，未分解的碳水化合物到达小肠的中下段，再被缓慢吸收到血液中，因此，血糖不会集中在小肠的上端吸收而使血糖急剧增加，能改善餐后血糖的高峰。患者餐后4小时出现低血糖。说明发生低血糖后的反跳性高血糖，本药可以使用。还可以改用快速胰岛素类似物，防止发生低血糖现象。

1045. DFG 中长效胰岛素的主要作用是为机体提供最基础的胰岛素需求。根据题干，该患者空腹血糖很高，可采用在睡前使用中效胰岛素或在睡前使用长效胰岛素类似物，在晨起时使用长效胰岛素。

1046. FGH 出现"第二天空腹血糖很高"的原因如下：1.睡前中效胰岛素剂量过大或不足。反跳性引起低血糖。导致空腹血糖过高。2.糖尿病"黎明现象"。指糖尿病患者在黎明时分出现血糖升高的现象，其基本特点是患者的血糖昼夜曲线发生了变化，即患者的血糖没有在午夜轻微下降，而在黎明时分（清晨5时左右）却明显升高。应在晚餐前或临睡前加用一次胰岛素。

1047. B 胰岛素抗药性是指每日胰岛素需要量超过200U，历时48小时以上，同时无酮症酸中毒及其他内分泌病引起的继发性糖尿病者称为胰岛素抗药性。

1048. AFH 当出现胰岛素抗药性，可通过更换胰岛素制剂（如果原来使用动物胰岛素，可以改用人胰岛素制剂）；改变胰岛素注射方式（皮下改静脉）或者加用激素。

1049. D 痛风的病因主要是体内嘌呤代谢障碍，尿酸排泄减少，尿酸盐结晶沉积于组织，导致的急性关节炎症的表现。痛风多在夜间突然出现，多有单个关节的红肿热痛等表现。根据题干，年轻男性饮酒后出现拇趾疼痛难忍，无法入睡，考虑痛风急性发作。

1050. E

1051. DH 痛风是一种由于嘌呤生物合成代谢增加，尿酸产生过多或因尿酸排泄不良而致血中尿酸升高，尿酸盐结晶沉积在关节滑膜、滑囊、软骨及其他组织中引起的反复发作性炎症性疾病。

1052. BDE 仅有10%～20%的血尿酸高者发生痛风。尿酸不能被人体利用或体内分解，体液pH7.4，温度37℃时，呈尿酸钠形式溶解，浓度超过417μmol/L（7mg/dl）时，成针状结晶析出。尿酸在酸性液体中时，最大溶解度降到380μmol/L（6.4mg/dl）。尿酸盐结晶可沉积到中枢神经以外的软组织，容易沉积到温度较低或pH较低的肢体远端小关节。尿酸盐结晶被白细胞、巨噬细胞吞噬清除时，细胞器被激活破坏，释放出细胞因子、组胺、蛋白水解酶、趋化因子等，引起快速发展的炎症反应，关节内骨膜和神经末梢被侵蚀，疼痛剧烈。多次复发造成骨质破坏、畸形、肿大。大量尿酸盐聚集成结节，称痛风石。由肾排出的尿酸盐结晶会沉积引起间质性肾炎，或肾结石，可引起间质纤维化，或肾小管阻塞、肾衰竭。

1053. ABEF

1054. D 痛风石是由于患者长期尿酸升高，尿酸盐沉积于软组织，纤维组织导致纤维组织增生而形成的结节，是痛风的特征性表现。

1055. CDEF 秋水仙碱、非甾类抗炎药（NSAIDs）和糖皮质激素是急性痛风性关节炎治疗的一线药物，应尽早使用。急性发作期不进行降尿酸治疗，但已服用降尿酸药物者不需停用，以免引起血尿酸波动，导致发作时间延长或再次发作。（1）非甾类抗炎药：可有效缓解急性痛风关节炎症状。常用药物：吲哚美辛、双氯芬酸、依托考昔等。常见不良反应有胃肠道溃疡及出血，应警惕心血管系统不良反应。活动性消化性溃疡禁用，伴肾功能不全者慎用。（2）秋水仙碱：小剂量秋水仙碱（1.5mg/d）有效，且不良反应少，在48小时内使用效果更好。（3）糖皮质激素：用于 NSAIDs、秋水仙碱治疗无效或禁忌、肾功能不全者。短期口服中等剂量糖皮质激素或关节腔注射对急性痛风关节炎有明显疗效亦可行。促肾上腺皮质激素（ACTH）25U 静脉滴注或 40～80U 肌内注射，必要时可重复。

1056. BDE 1. 别嘌醇：通过抑制黄嘌呤氧化酶使尿酸生成减少，通常作为痛风慢性期降尿酸治疗的首选。为避免用药后血尿酸迅速降低诱发急性关节炎，应从50～100mg/d 开始，每隔几周增加 50～100mg，至血尿酸水平达到治疗目标为止（小于 300μmol/L），最大剂量不超过 900mg/d。2. 用药期间多饮水，每次饭前口服碳酸氢钠等碱性药，严禁饮酒。

1057. ABCEF 2 型糖尿病也可使血糖升高到该程度，故初诊时血糖高不属于诊断 1 型糖尿病的依据。

1058. ABDEF 1 型糖尿病的胰岛素治疗目标是保证患者有良好的生活质量（即尽可能避免严重的低血糖发生）和满意控制代谢水平（即积极预防糖尿病并发症）。严格控制血糖只是其中运用的手段，而不是治疗目的。

1059. AB 因为该患儿并未出现酸中毒，不需要静脉补液，故只需要降血糖，消酮体。

1060. AE 目前我国治疗 1 型糖尿病的主要方法为皮下注射胰岛素，可多次注射也可预埋胰岛素泵进行输注。

1061. E 目前我国采用葡萄糖75g 的 OGTT 诊断妊娠期糖尿病。诊断标准：禁食至少 8 小时。检查时，5 分钟内口服含 75g 葡萄糖的液体 300ml，分别测定孕妇服糖前及服糖后1、2 小时的血糖水平。

1062. ABCDF 行75g OGTT，妊娠妇女 2h≥7.8mmol/L 或空腹≥7.0mmol/L 即可诊断。

1063. D 妊娠期间首次发生或发现的糖尿病或糖耐量降低（不包括孕前已诊断糖尿病的患者），空腹血糖大于等于 5.1mmol/L，则为妊娠期糖尿病。妊娠期糖尿病患者的糖代谢异常大多于产后能恢复正常，但将来患 2 型糖尿病机会增加。妊娠期糖尿病需进行合理的饮食控制和运动锻炼，大多数妊娠期糖尿病孕妇通过生活方式的干预即可使血糖达标，不能达标的妊娠期糖尿病孕妇应首先推荐应用胰岛素控制血糖，口服降糖药慎用。

1064. ABCDE 妊娠中、晚期，孕妇体内抗胰岛素样物质增加，如雌激素、孕酮、皮质醇和胎盘胰岛素酶等使孕妇对胰岛素的敏感性随孕周增加而下降。对于胰岛素分泌受限的孕妇，妊娠期不能代偿这一生理变化而使血糖升高，使原有糖尿病加重或出现 GDM。由于胎儿已娩出，故体内抗胰岛素样物质会相应减少，因此胰岛素需要量也会随之减少。

1065. ABCD **1066. ABCDE** **1067. ABCDEF**

1068. ABCDF **1069. B** **1070. ABCDEFG**

1071. AB **1072. ABCDEFH** **1073. ABCDF**

1074. ABCEG 儿童型糖原累积症以四肢无力为主要临床表现，类似肢带型肌营养不良症。常有呼吸困难、发绀、心脏扩大、心力衰竭及腓肠肌肥大等表现。空腹血糖及糖耐量曲线正常，血脂正常。血清 CK 升高，肝功在正常范围（成年型）。活检：肌纤维出现大小不等的散在空泡。PAS 染色可见阳性颗粒。电子显微镜下：糖原沉积于肌壁上，肌原纤维内和吞噬性空泡内肌纤维稀少、肿胀。肌电图示强直电位活动，见肌纤颤电位，运动单位电位正常或时限缩短。

1075. ABFGH 患者血压正常，无失血脱水等表现，故不需大量补液；由于患者的咳嗽、喘憋、呼吸困难主要为肌无力导致，故应用喘定以及地塞米松也不能改善原发肌无力。

1076. BCDG 本病尚缺乏特效治疗。一般采取对症治疗，如高蛋白低糖饮食，加强呼吸肌锻炼，可用重组人酸性麦芽糖酶的酶替代疗法或 GAA 转基因疗法。

1077. ABDEF

1078. ABE BMI 18.5～23.9 为正常，24.0～27.9 为超重，≥28.0 为肥胖。该患者 BMI 为 26 kg/m²，还没达到肥胖症的诊断标准，该患者无头痛、头晕等表现，各瓣膜区未闻及病理性杂音，故不考虑冠心病和原发性高血压。

1079. ABCDEF **1080. ACF** **1081. A**

1082. A 急性胰腺炎腹痛：为最早出现的症状，往往在暴饮暴食或极度疲劳之后发生，多为突然发作，位于上腹正中或偏左。疼痛为持续性进行性加重，似刀割样。疼痛向背部、胁部放射。

1083. ABCDE **1084. B**

1085. C 青年人中的成人发病型糖尿病（MODY）：

是一种以常染色体显性遗传方式在家系内传递的早发糖尿病。临床主要特点：①有 3 代或以上家族直系亲属内糖尿病发病史，呈常染色体显性遗传；②无自发酮症倾向，糖尿病确诊后至少在两年内不需使用胰岛素控制血糖；③家系内至少有 1 个糖尿病患者的诊断年龄小于 25 岁。此家系的特点为连续 3 代中均可见家系成员受累（糖尿病或空腹血糖受损），符合常染色体遗传模式；家系中有 1 个成员在 25 岁之前发病，可认为此家系为早发病家系；家系中受累者无需胰岛素治疗并且无酮症倾向提示非胰岛素依赖，以上特点符合青少年发病的成年型糖尿病（MODY）的临床诊断。

1086. ABC MODY 的临床特点包括：①家系内至少三代直系亲属内均有糖尿病患者，且其传递符合常染色体显性遗传规律；②家系内至少有一个糖尿病患者的诊断年龄在 25 岁或以下。

1087. B MODY2 是葡萄糖激酶基因突变，导致刺激胰岛素分泌所需血糖浓度阈值升高至 6.0 ~ 7.0mmol/L，多数基因突变携带者的临床特征是空腹和餐后血糖轻度升高，空腹血糖多在 5.5 ~ 8.0mmol/L，且不会随着病程进行性显著加重。大约 50% 的女性携带者可能有妊娠糖尿病。该例患者和家族中其他受累者没有典型的"三多一少"症状，PBG 不高，而以轻度 FBG 升高（FBG 6.0 ~ 7.0mmol/L）为特征；经单纯饮食治疗即可良好控制血糖，血糖水平无进行性加重趋势；患者和家族中其他受累者均无合并其他器官受累（非糖尿病肾病、胰腺发育不全等）的表现。该患者临床表现与 MODY2 的临床特征高度吻合，强烈提示 MODY2 的可能。

1088. A 大多数 MODY2 患者仅需要饮食控制，除了怀孕期间，一般很少需要药物治疗。该患者分娩后，未行规则治疗，未严格控制饮食，监测 FBG 6.0 ~ 7.0mmol/L，PBG 不超过 9.0mmol/L，根据患者情况，仅需饮食控制即可。

1089. BEF 患者有糖尿病史，出现意识障碍时，应考虑到高渗性昏迷、低血糖、乳酸性酸中毒以及脑血管意外等多种情况，快速检查已经显示血糖 42mmol/L，所以病因应该不考虑低血糖。

1090. B 诊断依据：血糖 > 33.3mmol/L，血 Na^+ 156mmol/L，血渗透压 = 2（Na^+ + K^+）+ BUN + BS = 392.2mmol/L，说明该患者为高渗性昏迷。

1091. ABEF 糖尿病高渗性昏迷需动态监测血糖和血渗透压，监测电解质及肾功能，关注患者尿量。

1092. ABCE 糖尿病高渗状态和酮症的治疗原则包括：监测血糖、血酮、血常规、电解质、尿常规、肾功能。伴有心功能不全者监测中心静脉压，以指导输液速度和补液量；补液为首要，立即补液纠正脱水状态；小剂量普通胰岛素静脉滴注；积极补钾；不必积极补碱。

1093. BCDE 高渗性高血糖状态常见于以往无糖尿病史的老年人，因此当老年人出现不明原因的昏迷伴高钠血症，应警惕高渗性昏迷的可能，不能立即用糖水救治，只能在测血糖排除糖尿病后才能使用糖水。

1094. BDEF 患者毛细血管血糖较高，血钠及尿素氮明显升高，高渗性昏迷诊断明确。高渗患者因大量失水，常有急性肾前性肾功能不全，应及时大量补液，纠正失水及休克，使肾功能恢复正常；如因担心肾功能，谨慎补液，会错失抢救时机，导致患者死亡。

1095. D 5% 糖水含糖量远远超过正常血糖水平，在高渗糖毒性严重的情况下，即使掺入胰岛素，静滴后也会加重病情，因此治疗上以补充等渗盐水为主。

1096. AB 结合题干，该患者经大量补液后血压 120/70mmHg，心率 92 次/分，休克得以纠正；血肌酐 143μmol 较前下降，考虑为肾前性肾功能不全，随循环改善可能恢复。

1097. D 胃转流术（也叫胃旁路术）是目前应用最广泛、手术难度相对低、安全性相对较高的治疗 2 型糖尿病的术式，可调节胃绑带术、胃底折叠术、袖状胃成形术均为限制性手术，虽然减重效果良好，但对糖尿病的长期缓解作用均不如胃转流术和胆胰转流术；可调节胃绑带术还存在套管所致的胃壁腐蚀，故临床已较少采用；胆胰转流术适用于严重病态肥胖伴有糖尿病的患者，手术难度大，远期营养并发症多，该患者 BMI 为 31.6kg/m²，故不宜采用该术式。

1098. C 倾倒综合征是术后早期较常见的消化道并发症之一，与进餐的种类、速度有关，故宜缓慢进食并选择低升糖指数的食物。胰岛细胞增生所致的低血糖临床罕见且目前未被充分证实。其术后仅 2 个月，发生胰岛细胞增生的可能性亦不大。贫血虽是手术的并发症，但多发生在手术半年后且与进餐无关。

1099. ABCDFGH 控制饮食和适量运动是糖尿病预防和治疗的基石，即使在胃转流术糖尿病完全缓解后也不应忽视，平时应注意监测血糖、血压、血脂、电解质等代谢指标，并注意微量元素及维生素补充，避免发生贫血、脱发、夜盲、代谢性骨病等营养性并发症。甲状旁腺激素升高可早期提示血钙、维生素 D 缺乏及代谢性骨病，故应监测；手术对甲状腺功能影响较小，故甲状腺激素不作为术后常规监测项目。

1100. ABCE 关于代谢手术治疗糖尿病的机制，目前比较肯定的是食物摄入、吸收的减少，肠道菌群及内环境的改变、胃肠激素分泌模式的改变包括 GLP-1 分泌的增加及 ghrelin、PYY 分泌的减少。

1101. ABDEG 依据患者病史和体格检查，考虑患者存在肺部和足部感染，患者存在糖尿病肾病，可导致血肌酐升高、尿蛋白增加，且可造成肾性贫血。患者双足麻木，需考虑糖尿病神经病变；间歇性跛行、皮肤颜色变暗需考虑糖尿病外周血管病变。

1102. ABCFGHIJ 依据患者病史和体格检查，考虑患者存在肺部和足部感染，因此可出现血白细胞升高和相关部位的细菌学培养阳性结果。患者存在糖尿病肾病，可导致血肌酐升高、尿蛋白增加，且可造成肾性贫血。患者近期存在急性感染，可加重贫血，甚至导致血清白蛋白降低。急性感染和贫血均可导致红细胞沉降率加快。患者无肝脏疾病病史，没有血转氨酶升高的相关提示。

1103. ABDE 肢体血管彩色多普勒超声显像可显示动脉结构和功能异常，包括内膜粗糙、管壁增厚、节段性狭窄、附壁血栓形成等情况。X线检查可显示局部骨质破坏、骨髓炎、骨关节病变以及软组织肿胀、脓肿、气性坏疽等征象。神经电生理检查可了解神经传导速度、肌肉功能状态等。多功能血管病变诊断仪可检测趾压指数（TPI）和踝压指数（API），如 < 0.9 为轻度供血不足，0.5~0.7 易出现间歇性跛行，0.3~0.5 可产生静息性足痛，< 0.3 提示发生肢端坏疽的可能性大。以上四项均常用于糖尿病足的辅助诊断。对于此例糖尿病足的患者来说，血管造影检查容易造成血栓脱落，且患者肾功能差，容易导致造影剂肾病，而 CT 检查不是糖尿病足局部病变诊断的常用项目。

1104. BCEF 糖尿病足患者由于存在应激状态，血糖多难以控制，因此需应用胰岛素治疗，以强化血糖控制，如患者进食状况良好，应首选皮下注射胰岛素治疗，而不宜采用静脉输注胰岛素的方法控制血糖。依据药敏试验选择合适的抗生素控制局部感染，治疗时间可根据临床征象、红细胞沉降率及外周血白细胞、放射学及微生物的检查结果来决定，对于未累及骨的感染，治疗时间约需 2 周，有骨髓炎者则需几个月。但一般不用抗真菌药预防性治疗，以免加重肝肾负担。抗血小板药物可改善微循环，有利于增加伤口局部的血液供应。对于伤口局部应彻底清创，充分引流脓液，去除感染严重的组织，移除慢性肉芽组织内衰老的结缔组织，可促进伤口愈合。因此，应采取综合治疗方案以保护足部功能，不能首选截肢治疗。

1105. F 糖尿病患者合并高血压，基线血压水平明显影响患者临床治疗获益，应合理启动降压药物治疗。该患者属于糖尿病合并正常高值血压患者（收缩压 130~139mmHg 或舒张压 80~89mmHg），评估无糖尿病并发症，存在不良生活方式，可仅接受生活方式干预 3 个月并随访血压变化。

1106. ABCDEF

1107. BCDEF 糖尿病患者血压管理目的是最大程度减少远期心脑血管事件发病率和死亡率。强调在控制血糖基础上积极降压治疗，治疗重点从"越低越好"到

"越早越好"。降压治疗遵循以下四项原则，即小剂量开始、优选长效制剂、联合用药和个体化原则。

1108. B 若 3 个月生活方式干预血压仍不达标，则应加用降压药物治疗。糖尿病患者血压 > 130/80mmHg（eGFR≥50ml/min），收缩压超出目标血压 <20mmHg，故应采取生活方式干预 + 开始应用 ACEI 或 ARB，并酌情调整剂量。

1109. ABCDEFGHIJKL 根据患者青年女性，院外曾诊断为"2 型糖尿病"和"高血压"可知既往患糖尿病，需完善血糖，血脂，糖化血红蛋白；以及糖尿病并发症筛查，包括眼底检查，颈部血管 B 超等。血压控制不佳，需监测血压，踝臂血压指数及脉搏波传导速率。高血压需要评估左心室是否肥大，故需完善心脏超声；入院常规需完善三大常规及生化。

1110. F 患者体格检查还存在超重、皮肤菲薄和腹部紫纹，应注意皮质醇增多症继发糖尿病和高血压的可能，故应检测 ACTH 和 Cor。

1111. C 患者存在血 ACTH 和 Cor 水平的增高，大、小剂量地塞米松抑制试验有助于皮质醇增多症的鉴别诊断。

1112. D 患者大、小剂量地塞米松抑制试验提示小剂量不被抑制和大剂量可以抑制，肾上腺 CT 未见异常，而垂体 MRI 提示占位，最可能的诊断是库欣病。

1113. ABCDEFGHJ 因痛风患者尿液 pH 较低，尿酸盐大多转化为尿酸，而尿酸比尿酸盐溶解度更低，易形成纯尿酸结石，X 线常不显影，故不考虑双肾 X 线检查。

1114. ABDF

1115. BCDF 秋水仙碱在控制痛风急性发作时首次口服剂量 1.0mg，以后每 2h 给予 0.5mg 口服，直至出现下列停药指征：疼痛和炎症明显缓解；出现恶心、呕吐、腹泻；24 小时总量达 6mg。

1116. DEF 结合题干，患者肾小球滤过率为 92ml/min，可使用别嘌醇，通过抑制黄嘌呤氧化酶，使次黄嘌呤及黄嘌呤不能转化为尿酸，从而减少内源性尿酸合成，降低血尿酸浓度。可使用 200~300mg/d 之间。

1117. ABCDFGHIJ 根据题目，患者需排除示化脓性关节炎和痛风，完善血常规看白细胞及中性粒细胞是否升高排除感染；需完善血尿酸和尿尿酸排除痛风；完善左跖趾关节 X 线检查和关节腔穿刺，滑囊液细菌培养和细胞学检查，明确诊断；红细胞沉降率评估疾病是否在活动期；既往该患者有血脂紊乱史，故需完善血脂监测。

1118. CDF A 和 B 选项提示化脓性关节炎的可能，但根据提示可以排除。C 项为化脓性关节炎和痛风急性发作时共有的特点。D 项为痛风和假性痛风共有的特点。E

项二羟焦磷酸钙是假性痛风的特征。尿酸钠盐结晶是痛风的特征。

1119. CF　吲哚美辛属于非甾体抗炎药物，止痛方案可选50mg，每日若3次服用3天，改为25mg，每日3次，服用4～7天；或50mg，每日3次服用3天，改为25mg，每日3次，服用至症状缓解后。

1120. E　该患者血压、血糖正常，不考虑选用他汀类降LDL-C。TG>2.3mmol/L，可考虑贝特类。结合其为痛风患者可选择可降低血尿酸的药，其中非诺贝特有促尿酸排泄作用，尽管目前还没有资料证明它可以降低血脂紊乱患者发生痛风的风险，但在临床上仍然可以考虑将它优先用于伴发TG升高为主的血脂紊乱的痛风患者。

1121. AE　对现阶段高的LDL-C和TC应停用成分不明且疗效难以明确的中成药。甲状腺功能减退时存在血浆脂蛋白的代谢紊乱，但这种代谢紊乱是可逆的，在服用甲状腺激素进行替代治疗后可促进胆固醇向胆酸的转变，使LDL-C、总胆固醇的水平恢复正常。

1122. CDF　他汀类药物可引起肌病，包括肌痛、肌炎和横纹肌溶解。肌痛表现为肌肉疼痛或无力，不伴CK升高。肌炎有肌肉症状，并伴CK升高。横纹肌溶解是指有肌肉症状，伴CK显著升高超过正常上限的10倍和肌酐升高，常有褐色尿和肌红蛋白尿，这是他汀类药物最危险的不良反应。对于合并甲状腺功能减退的患者，使用他汀更易出现肌病。本病例出现的肌无力情况需要在肌溶解、甲减肌病、多发性肌炎中进行鉴别。

1123. ABCDE　**1124. ABDEF**　**1125. ABCDEF**

1126. ABDEF　代谢综合征主要是由以肥胖症、糖尿病或糖调节受损、高三酰甘油血症及低、高密度脂蛋白胆固醇血症为特点的血脂紊乱以及高血压组成。

1127. ADE　单纯的脂肪肝不需要吃药治疗。只需要增加运动，控制饮食，通过增加能量的消耗和减少能量的摄入，保持身体的能量，适度负平衡就可以。

1128. ABCDEF　肥胖患者应控制总进食量，采用低热卡、低脂肪饮食，宜食蛋白质丰富而热量少的食物，加强体育锻炼和体力活动，制定中等强度的有氧运动，需设定体重控制的短期和长期目标；健康教育包括生活方式调整，关注血压、血糖、血脂，合理控制饮食。

1129. A　痛风是一种由于嘌呤生物合成代谢增加，尿酸产生过多或因尿酸排泄不良而致血中尿酸升高，尿酸盐结晶沉积在关节滑膜、滑囊、软骨及其他组织中引起的反复发作性炎性疾病。

1130. ACDE　急性期痛风治疗包括：患者戒烟戒酒，患足制动以及服用非甾体消炎药（吲哚美辛），秋水仙碱或者激素。

1131. D　**1132. CEFH**　**1133. B**　**1134. B**　**1135. D**

1136. A　**1137. D**　**1138. BCD**　**1139. AD**　**1140. A**

1141. ABCDE　老年男性左脚第1跖趾关节疼痛2小时，首先考虑痛风性关节炎，需完善血常规（看白细胞和中性粒细胞是否升高，排除感染）和血尿酸水平（痛风患者往往血尿酸水平升高），受累关节X线拍片（骨质呈虫噬样缺损表现）或关节液检查以及秋水仙碱诊断性治疗。

1142. AB　白细胞升高为化脓性关节炎和痛风急性发作时共有的特点。尿酸水平升高为痛风和假性痛风共有的特点，故可排除化脓性关节炎和假性痛风性关节炎。

1143. C　秋水仙碱是第一个用于痛风抗炎镇痛治疗的药物，目前仍是痛风急性发作的一线用药，对其他原因引起的关节疼痛无效。它不影响尿酸盐的生成、溶解及排泄，因而也无降血尿酸作用。结合题干，老年男性，左脚第1跖趾关节疼痛2小时。关节液常规：少量白细胞，镜检发现尿酸盐结晶；左足X线片：第1跖趾关节骨质呈虫噬样缺损。考虑痛风性关节炎，故可口服秋水仙碱止痛。

1144. DE　该患者口服秋水仙碱不耐受且疼痛仍未缓解，可向关节腔内注射曲安奈德或皮下注射阿那白滞素止痛。

1145. DF　该患者肥胖，有糖尿病、高血压病史，血压控制目标为130/80mmHg；因利尿剂对血糖血脂有影响，建议停用呋塞米，改用ACEI类降压药。

1146. ABCDE　**1147. ABC**　**1148. BCDEF**　**1149. D**

1150. E　**1151. ABCEF**　**1152. ABCD**　**1153. ABC**

1154. ABCDE　**1155. ABCE**　**1156. ABCD**　**1157. ABCD**

1158. ABDEF　**1159. ACEF**

第十章 水、电解质代谢和酸碱平衡失常

一、单选题：每道试题由 1 个题干和 5 个备选答案组成，
  题干在前，选项在后。选项 A、B、C、D、E 中只有
  1 个为正确答案，其余均为干扰选项。

1. 就细胞内外水的分布而言，有效溶质不包括
  A. 钠离子　　　　　　　B. 氯离子
  C. 尿素　　　　　　　　D. 钙离子
  E. 葡萄糖

2. 对于钠钾的分布和代谢，下列说法错误的是
  A. 肾有较好的排钠功能，但无有效的保钾能力
  B. 细胞膜上的钠泵，使细胞排钠保钾
  C. 体内 98% 的钾分布在细胞内，2% 在细胞外
  D. 血浆钾仅占总量 0.3%
  E. 肺是排钾的主要器官

3. 下列叙述错误的是
  A. 细胞外液占体重的 15% ~30%
  B. 血浆占体重的 4% ~5%
  C. 组织间液占体重的 11% ~26%
  D. 细胞内液占体重的 35% ~45%
  E. 成人体液量占体重的 55% ~65%

4. 关于低张性失水，叙述错误的是
  A. 以盐的丢失为主
  B. 水也丢失
  C. 血钠常低于 130mmol/L
  D. 血浆渗透压常 <280mmol/L
  E. 口渴感明显

5. 关于血管升压素分泌增多所致水中毒，叙述错误的是
  A. 低钠血症明显　　　　B. 尿钠排出减少
  C. 血浆渗透压低　　　　D. ADH 分泌增多
  E. 尿相对密度正常或升高

6. 低血钾的原因不包括
  A. 呕吐、腹泻、胃肠引流
  B. 精神性食欲减退
  C. 大量利尿
  D. 肾上腺皮质功能减退
  E. 静脉滴注大量葡萄糖加胰岛素

7. 当血管升压素和醛固酮分泌增多时，以下叙述正确的是
  A. 水、钠和钾的排出量均增加

  B. 水、钠和钾的排出量均减少
  C. 水和钠排出量减少，钾排出量增加
  D. 水和钾排出量减少，钠排出量增加
  E. 水排出量增加，钠和钾排出量均减少

8. 血钾过高最主要的毒性是
  A. 导致急性心力衰竭　　B. 引起麻痹性肠梗阻
  C. 诱发代谢性酸中毒　　D. 引起心脏停搏
  E. 引起急性肾小管坏死

9. 代谢性酸中毒患者在补碱治疗中发生手足搐搦可能是由于
  A. 血浆游离钙减少　　　B. 发生低钾血症
  C. 发生脑水肿　　　　　D. 甲状旁腺功能减退
  E. 发生高镁血症

10. 下列各项检查中，不符合代谢性酸中毒的是
  A. $CO_2CP < 22.45mmol/L$　　B. 血 pH <7.35
  C. BE > +3mmol/L　　D. 重碳酸盐 <23mmol/L
  E. 动脉血 $PCO_2 < 35mmHg$

11. 关于 0.9% 氯化钠溶液，叙述正确的是
  A. 与正常人血浆 pH 值相等
  B. 与正常人血浆钠离子浓度相等
  C. 与正常人血浆氯离子浓度相等
  D. 与正常人血浆渗透压相等
  E. 与正常人血浆无相关性

12. 下列代谢性酸中毒中伴反常性碱性尿的是
  A. 糖尿病酮症酸中毒　　B. 肾小管酸中毒
  C. 乳酸性酸中毒　　　　D. 乙醇性酸中毒
  E. 腹泻所致酸中毒

13. 关于成人每日水的出入量，其中不显性皮肤蒸发的量为
  A. 约 300ml　　　　　　B. 约 500ml
  C. 50 ~100ml　　　　　D. 650 ~1600ml
  E. 1500 ~2500ml

14. 关于渗透压下列说法错误的是
  A. 临床上以 mOsm/L 表示液体的渗透压
  B. 血浆渗透压可用冰点渗透压计测定
  C. 机体主要依靠肾维持钠的平衡来调节渗透压
  D. 钠离子是血浆中的主要阳离子，是维持血浆渗透压平衡的主要因素

E. 钙离子为维持血浆渗透压平衡的主要因素

15. 关于人体内环境，下列说法正确的是

A. 细胞内外液所含成分无差异

B. 大分子物质能进入细胞膜

C. 细胞内外液渗透压平衡主要依靠钠离子在细胞内外移动来调节

D. 人体有完善的体液容量和渗透压调节功能

E. 水摄入调节主要依靠组织调节

16. 对于等渗性失水，合理的补液方法是

A. 0.9% 生理盐水 1000ml + 5% 葡萄糖 500ml + 5% 碳酸氢钠 100ml

B. 0.9% 生理盐水 1000ml + 10% 葡萄糖 500ml + 5% 碳酸氢钠 100ml

C. 0.9% 生理盐水 1000ml + 10% 葡萄糖 250ml + 5% 碳酸氢钠 100ml

D. 5% 盐水 1000ml + 5% 葡萄糖 500ml + 5% 碳酸氢钠 100ml

E. 3% 盐水 1000ml + 5% 葡萄糖 500ml + 5% 碳酸氢钠 100ml

17. 乳酸性酸中毒时血乳酸大于

A. 5mmol/L

B. 1mmol/L

C. 2.5mmol/L

D. 0.5mmol/L

E. 10mmol/L

18. 血浆渗透压的计算公式为

A. $2（Na^+ + K^+）mmol/L + 葡萄糖 mmol/L + 尿素氮 mmol/L$

B. $3（Na^+ + K^+）mmol/L + 葡萄糖 mmol/L + 尿素氮 mmol/L$

C. $4（Na^+ + K^+）mmol/L + 葡萄糖 mmol/L + 尿素氮 mmol/L$

D. $（Na^+ + K^+）mmol/L + 葡萄糖 mmol/L + 尿素氮 mmol/L$

E. $2.5（Na^+ + K^+）mmol/L + 葡萄糖 mmol/L + 尿素氮 mmol/L$

19. 在有氧条件下乳酸钠需转化为 HCO_3^- 而起作用，进行转化的部位为

A. 肺

B. 血液

C. 肾

D. 肝

E. 体液

20. 关于水的代谢下列说法错误的是

A. 水的排泄主要依赖于抗利尿激素醛固酮和肾的调节

B. 心钠素对电解质和水的重吸收有调节作用

C. 低渗性失水属于缺钠性低钠血症

D. 低渗性失水时，血尿素氮/肌酐比值大于 20:1

E. 红细胞、血红蛋白、尿素氮均降低

21. 关于转移性低钾血症的说法，错误的是

A. 心肺复苏后，使肾上腺素分泌增多，促进钾进入细胞内

B. 叶酸治疗贫血使钾减少

C. 反复输入冷存洗涤过的红细胞，可引起转移性低血钾

D. 低温疗法使钾进入细胞内

E. 代谢性或呼吸性碱中毒，一般血 pH 每升高 0.1，血钾约下降 0.2mmol/L

22. 关于稀释性低钾血症，下列说法错误的是

A. 细胞外液水潴留

B. 血钾浓度相对降低

C. 机体总钾量正常

D. 细胞内钾正常

E. 细胞内钾偏低

23. 关于钾丢失，下列说法错误的是

A. 碱中毒恢复期钾丢失过多

B. 酸中毒恢复期钾丢失过多

C. 应用青霉素可引起钾丢失

D. 应用庆大霉素可引起钾丢失

E. 应用低渗糖液可引起钾丢失

24. 关于水钠代谢失常，下列说法错误的是

A. 右心衰引起的少尿属肾前性少尿

B. 肾衰竭引起的少尿属肾前性少尿

C. 代谢性酸中毒补碱过多可引起高钠血症

D. 原发性醛固酮增多症时，使血钠增高，渗透压增高

E. 摄入甘草类药物时，可引起钠摄入过多

25. 对于正常人体液的叙述，错误的是

A. 体液容量相对恒定

B. 体液电解质相对恒定

C. 体液渗透压相对恒定

D. 体液酸碱度相对恒定

E. 体液总量与年龄无关

26. 关于人体水的代谢，下列说法错误的是

A. 正常人每日水的排出和摄入量是平衡的

B. 成人每日需水量约 30 ~ 40ml/kg

C. 按热量的估计需水量约为 1ml/kcal

D. 正常的体液维持着电荷的恒定

E. 成人每日需水量约 20 ~ 30ml/kg

27. 关于酸碱平衡失常，错误的说法是

A. Na_2HPO_4 在 CO_2 强酸作用下转化为 $NAHPO_4$ 经肾排除

B. 血中酸以 NH_4^+ 形式经肾排除

C. 碳酸刺激呼吸中枢，经肺排出二氧化碳，碳酸下降

D. 体内酸性物质增多，经缓冲系统 HCO_3^- 被消耗

E. 碳酸氢盐/碳酸的值小于 20∶1 时称代谢性碱中毒

28. 碱缺失时，体液表现为

A. SB 减少   B. BB 增多

C. AB 增多   D. HCO_3^- 增多

E. 以上都不是

29. 由静脉输注高渗溶液易引起

A. 水肿   B. 出血

C. 静脉炎   D. 发热

E. 咳嗽

30. 机体体液总量为

A. 0.2×体重（kg） B. 0.3×体重（kg）

C. 0.4×体重（kg） D. 0.6×体重（kg）

E. 0.5×体重（kg）

31. 对于女性低渗性失水的补液量，正确的计算方法是

A.（所测血细胞比容 −0.43）×体重×200/0.42

B.（所测血细胞比容 −0.42）×体重×200/0.42

C.（所测血细胞比容 −0.44）×体重×200/0.42

D.（所测血细胞比容 −0.45）×体重×200/0.42

E.（所测血细胞比容 −0.46）×体重×200/0.42

32. 对于男性低渗性失水的补液量，正确的计算方法是

A.（所测血细胞比容 −0.48）×体重×200/0.48

B.（所测血细胞比容 −0.42）×体重×200/0.42

C.（所测血细胞比容 −0.46）×体重×200/0.42

D.（所测血细胞比容 −0.44）×体重×200/0.42

E.（所测血细胞比容 −0.45）×体重×200/0.42

33. 高钙危象的处理选择

A. 大量静滴生理盐水、利尿、透析、降钙素

B. 大量维生素 D 肌注、25% 硫酸镁静滴

C. 大量维生素 D 肌注、静滴 PTH

D. 5% 硫酸镁静滴、静滴 PTH

E. 大量 1，25（OH）$_2$D$_3$ 口服，静滴 PTH

34. 急性高镁血症的紧急治疗措施是

A. 静脉输注葡萄糖 B. 静脉输注碳酸氢钠

C. 静脉输注葡萄糖酸钙 D. 静脉输注生理盐水

E. 使用利尿剂加速镁的排出

35. 盛暑行军时大量出汗可发生

A. 低容量性高钠血症 B. 低容量性低钠血症

C. 高血压   D. 高容量性低钠血症

E. 水肿

36. 重度低钾血症患者常有

A. 神经 – 肌肉的兴奋性升高

B. 心律不齐

C. 胃肠道运动功能亢进

D. 代谢性酸中毒

E. 少尿

37. 下述哪项不是低钾血症对骨骼肌的影响

A. 肌无力   B. 肌麻痹

C. 超极化阻滞   D. 腱反射亢进

E. 兴奋性降低

38. 治疗代谢性碱中毒时输入等渗盐水是因为

A. 恢复细胞外液量

B. 补充水分

C. 增加尿中 $NaHCO_3$ 的排出

D. 等渗盐水内钠较血清钠低

E. 等渗盐水含 Cl^- 较血清氯含量高，纠正低氯性碱中毒

39. 低容量性低钠血症对机体最主要的影响是

A. 酸中毒   B. 氮质血症

C. 循环衰竭   D. 脑出血

E. 神经系统功能障碍

40. 水过多和水中毒可见于

A. 缺钠性低钠血症 B. 稀释性低钠血症

C. 消耗性低钠血症 D. 低渗性失水

E. 低血容量性高钠血症

41. 高钾血症的常见原因不包括

A. 摄入过多   B. 肾小球滤过率下降

C. 肾小管分泌钾减少 D. 长期胃肠减压

E. 细胞内钾移至细胞外

42. 低钾血症的患者补钾后病情仍无改善时，应首先考虑缺乏

A. 镁   B. 磷

C. 钠   D. 氯

E. 铜

43. 重度脱水合并休克首选的治疗措施是

A. 静脉补液   B. 药物治疗

C. 饮食疗法   D. 口服补液

E. 胰岛素治疗

44. 引起低钠血症的病因不包括

A. 低渗性失水   B. ADH 和醛固酮分泌增多

C. 有效血容量下降 D. 肝硬化腹水

E. 高脂血症

45. 等渗性失水的常见病因是

A. 肺炎高热　　　　B. 长期应用利尿剂

C. 急性肠梗阻　　　D. 糖尿病昏迷

E. 给予高浓度要素饮食

46. 外科患者出现等渗性失水，当出现严重休克症状时，丢失的体液量占体重的

　　A. 2%~3%　　　　B. 3%~4%

　　C. 4%~5%　　　　D. 5%~6%

　　E. 6%~7%

47. 使用氯化钾补钾，速度一般每小时不超过多少克

　　A. 1g　　　　　B. 2g

　　C. 3g　　　　　D. 4g

　　E. 5g

48. 肠梗阻患者血清钾检测值为2.9mmol/L，临床上一般不表现为

　　A. 四肢无力　　　B. ST段降低

　　C. 皮肤苍白　　　D. 反常性酸性尿

　　E. 口苦

49. 等渗性失水多发生在

　　A. 胃肠液急性丧失　　B. 吞咽困难

　　C. 大量出汗　　　D. 慢性肠梗阻

　　E. 低位小肠瘘

50. 高钾血症和低钾血症均可出现的临床表现为

　　A. 代谢性酸中毒　　B. 代谢性碱中毒

　　C. 肾小管泌氢增加　　D. 心律失常

　　E. 肾小管泌钾增加

51. 关于补钾注意事项的叙述不正确的是

　　A. 尿量须在50ml/h以上

　　B. 停止静脉补钾24小时后的血钾正常，可改为口服补钾

　　C. 严重心律失常患者须采取缓慢静脉滴注的方法

　　D. 静脉滴注葡萄糖加胰岛素或碳酸氢钠，可加重低血钾，非必须情况时不宜采用

　　E. 补钾后可加重原有的低血钙而出现手足搐搦，应及时补给钙剂

52. 高钾血症对心血管系统的影响不包括

　　A. 心动过速　　　B. 窦性心动过缓

　　C. 窦性停搏　　　D. 传导阻滞

　　E. 心脏停搏

53. 低渗性失水时，体液的容量改变为

　　A. 细胞外液正常，细胞内液减少

　　B. 细胞外液轻度减少，细胞内液显著减少

　　C. 细胞外液减少，细胞内液正常

　　D. 细胞内外液按比例减少

　　E. 细胞外液显著减少，细胞内液轻度减少

54. 细胞内的钾转移到细胞外引起高钾血症见于

　　A. 碱中毒　　　　B. 静脉输入大量葡萄糖

　　C. 静脉输入大量胰岛素　D. 溶血性贫血

　　E. 静脉输入大量氨基酸

55. 对于低钾血症患者，最正确的补钾配液是

　　A. 10%氯化钾10ml+10%葡萄糖溶液500ml

　　B. 15%氯化钾20ml+5%葡萄糖溶液250ml

　　C. 15%氯化钾10ml+10%葡萄糖溶液100ml

　　D. 15%氯化钾10ml+5%葡萄糖溶液500ml

　　E. 10%氯化钾30ml+10%葡萄糖溶液500ml

56. 可引起低渗性失水的情况不包括

　　A. 失盐性肾炎　　　B. 急性肾衰竭多尿期

　　C. 大量呕吐　　　D. 过量使用排钠性利尿药

　　E. 肾小管酸中毒

57. 低钠血症的最早表现为

　　A. 软弱无力　　　B. 心动过缓

　　C. 肠麻痹　　　　D. 腱反射减退

　　E. 不断恶心、呕吐

58. 可引起浓缩性高钾血症的因素不包括

　　A. 重度失水　　　B. 碱中毒

　　C. 休克　　　　　D. 失血

　　E. 酸中毒

59. 引起外科手术后低血钾的原因不包括

　　A. 术后禁食或厌食　　B. 胃肠引流

　　C. 术后注射大量葡萄糖液　D. 呕吐

　　E. 术后肾衰竭少尿

60. 治疗低钾血症最常用的药物是

　　A. 氯化钾　　　　B. 枸橼酸钾

　　C. 醋酸钾　　　　D. 谷氨酸钾

　　E. L-门冬氨酸钾镁溶液

61. 血浆中Na^+浓度为

　　A. 125mmol/L　　　B. 138mmol/L

　　C. 142mmol/L　　　D. 145mmol/L

　　E. 158mmol/L

62. 酸中毒时，组织缺氧改善的主要机制是

　　A. 组织利用氧的能力增强

　　B. 促进了氧在肺部的弥散

　　C. 血红蛋白携氧能力增强

　　D. 血红蛋白释放氧能力增加

　　E. 改善了组织的灌注

63. 下列关于高钾血症的叙述不正确的是

　　A. 一般无特异症状

B. 血清钾 >6.0mmol/L 时，心电图 P 波消失

C. 血清钾 >5.5mmol/L

D. 高钾血症严重时可引起房室传导阻滞

E. 心电图早期改变为 T 波高尖，P 波下降

64. 低钾血症出现肌无力的顺序依次为

A. 四肢肌、躯干肌、呼吸肌

B. 四肢肌、呼吸肌、躯干肌

C. 躯干肌、呼吸肌、四肢肌

D. 躯干肌、四肢肌、呼吸肌

E. 呼吸肌、四肢肌、躯干肌

65. 下列不符合低钾血症临床表现的是

A. 肌无力，腱反射减弱

B. 反常性碱性尿

C. 腹胀、肠麻痹

D. 口苦、恶心

E. 心悸、（室性）心律失常、室颤

66. 以下关于低钾血症的检查，叙述不正确的是

A. 血清钾低于 3.5mmol/L 可确诊

B. 血气 pH 值降低，碱剩余（BE）减少

C. CO_2CP 升高，尿 pH 值呈酸性

D. 尿钾 <20mmol/L 多提示胃肠道失钾

E. 尿钾 >20mmol/L 多提示肾脏失钾

67. 适用于肝衰竭伴低钾血症患者治疗的药物为

A. 氯化钾   B. 枸橼酸钾

C. 醋酸钾   D. 谷氨酸钾

E. L–门冬氨酸钾镁溶液

68. 低钠血症是指血清钠低于

A. 100mmol/L   B. 110mmol/L

C. 120mmol/L   D. 135mmol/L

E. 145mmol/L

69. 高钠血症水丢失过多的途径不包括

A. 胃肠道   B. 皮肤

C. 肾内   D. 呼吸道

E. 肾外

70. 失钠性低钠血症的补钠公式为

A. 缺钠（补钠）数（mmol）=（120 – 实测血钠）×0.7（女性 0.6）×体重（kg）

B. 缺钠（补钠）数（mmol）=（130 – 实测血钠）×0.5（女性 0.6）×体重（kg）

C. 缺钠（补钠）数（mmol）=（140 – 实测血钠）×0.6（女性 0.5）×体重（kg）

D. 缺钠（补钠）数（mmol）=（150 – 实测血钠）×0.7（女性 0.6）×体重（kg）

E. 缺钠（补钠）数（mmol）=（160 – 实测血钠）

×0.5（女性 0.6）×体重（kg）

71. 以下关于高渗性失水的叙述不正确的是

A. 细胞外液水分和钠离子同时损失

B. 失水大于失钠，细胞外液渗透压增高

C. 缺水量占体重的 2%～4%，患者以口渴为主，无其他症状

D. 缺水量占体重的 4%～6%，患者血压下降乃至休克，少尿乃至无尿

E. 缺水量占体重的 6% 以上，患者可出现烦躁、谵妄、昏迷等脑功能障碍症状

72. 纠正低钾、低氯性碱中毒时，补充钾盐时应该

A. 先补充氯离子

B. 经静脉快速输注

C. 尿量 >30ml/h 时补钾

D. 常用口服法进行补钾

E. 每日补充钾盐量最多可达 250mmol

73. 重度低钠血症、伴有周围循环衰竭时的治疗原则是

A. 立即应用缩血管药物

B. 大量皮质激素抗休克

C. 首先快速高渗盐水，然后输注 10% 葡萄糖液

D. 首先快速补给胶体液和晶体液，然后快速输注高渗盐水

E. 首先快速补给胶体液和晶体液，然后可缓慢输注高渗盐水

74. 关于高钾血症的治疗原则，叙述不正确的是

A. 输注高渗（25%）葡萄糖溶液＋胰岛素以促进钾进入细胞内

B. 5% $NaHCO_3$ 溶液 150～250ml 静脉输注以升高血 pH

C. 阳离子交换树脂口服或保留灌肠以清除细胞外液中钾离子

D. 血液透析或腹膜透析以清除细胞外液中钾离子

E. 紧急状态下直接静脉推注氯化钙

75. 等渗性失水引起体液容量的变化为

A. 以血液浓缩为主

B. 只有组织间液减少

C. 血浆、组织间液、细胞内液都减少，以血浆减少为主

D. 血浆、组织间液、细胞内液都减少，以细胞内液减少为主

E. 血浆、组织间液、细胞内液都减少，以组织间液减少为主

76. 急性肠梗阻患者大量呕吐，脉细数，血压下降，可能的原因是

A. 低渗性失水   B. 等渗性失水

C. 高渗性失水　　　　D. 低钾血症

E. 高钾血症

77. 机体维持体液平衡，保持内环境稳定，主要是通过

A. 肾脏调节　　　　　B. 肾素 - 醛固酮系统

C. 内分泌系统　　　　D. 神经系统

E. 下丘脑 - 垂体后叶 - 抗利尿激素系统

78. 低钾血症的病因不包括

A. 长期大量呕吐、腹泻

B. 胃肠引流

C. 使用排钾利尿药

D. 急性肾功能衰竭少尿期

E. 肾上腺盐皮质激素分泌过多

79. 低钾血症的最早临床表现为

A. 肠麻痹　　　　　　B. 口苦、恶心

C. 肌肉无力　　　　　D. 反常酸性尿

E. 腱反射减退

80. 缺钾性碱中毒时出现反常性酸性尿，原因是

A. 肾小管排 K^+ 减少，H^+ 增多

B. 血中 H_2CO_3 升高

C. 肾小管对 HCO_3^- 的重吸收增加

D. $Na^+ - H^+$ 交换减少

E. 以上都不是

81. 等渗性失水补钾时每小时尿量必须超过

A. 20ml　　　　　　B. 30ml

C. 40ml　　　　　　D. 50ml

E. 60ml

82. 治疗高血钾引起的心脏停搏可选用

A. 阿托品　　　　　　B. 肾上腺素

C. 溴苄铵　　　　　　D. 氯化钙

E. 氯化钾

83. 急性肾衰竭患者少尿期或无尿期，需紧急处理的是

A. 低氯血症　　　　　B. 低钠血症

C. 低钾血症　　　　　D. 高钾血症

E. 高镁血症

84. 慢性肾衰竭伴急重症高钾血症患者最佳的治疗方法为

A. 停止高钾饮食或含钾药物

B. 阳离子交换树脂及山梨醇

C. 排钾利尿剂

D. 血液透析

E. 清除体内积血或坏死组织

85. 慢性消耗性疾病晚期常发生

A. 正常容量低渗性低钠血症

B. 缺钠性低钠血症

C. 稀释性低钠血症

D. 消耗性低钠血症

E. 高血容量性低钠血症

86. 低钠血症常发生

A. 口渴　　　　　　　B. 四肢抽搐

C. 肠麻痹　　　　　　D. 尿量增加

E. 直立性低血压

87. 低渗性失水又称为

A. 原发性缺水　　　　B. 急性缺水

C. 中度缺水　　　　　D. 混合性缺水

E. 慢性或继发性脱水

88. 代谢性酸中毒可引起血钾增高，但在纠正酸中毒后需及时补钾，这是因为

A. 为了防止发生代谢性碱中毒

B. 钾从细胞内转移至细胞外，部分从尿中排除

C. 酸中毒时体内总钾实际上并不增高，而是减少

D. 钾从细胞外进入细胞内，钾从尿中排出，细胞外钾被稀释

E. 酸中毒纠正后，细胞内外液 $H^+ - K^+$ 交换停止，而尿排钾仍在继续

89. 高钾血症时的心电图表现不包括

A. Q - T 间期延长　　B. T 波狭窄、高耸

C. QRS 综合波增宽　　D. R 波低

E. P 波压低

90. 下列关于低钾血症的病理生理，叙述不正确的是

A. 易产生缺钾性代谢性酸中毒

B. 组织学表现有间质性肾炎伴不同程度肾小管损害及间质纤维化

C. 近曲小管上皮细胞出现空泡变性、萎缩，小管细胞破坏及刷状缘损害

D. 电镜下见间质纤维化组织增生，肾小管基底膜增厚、排列不规则及线粒体肿胀

E. 常见房性、房室交接处或室性期前收缩

91. 高渗性失水时血清钠常高于

A. 110mmol/L　　　　B. 120mmol/L

C. 130mmol/L　　　　D. 140mmol/L

E. 150mmol/L

92. 低渗性失水的实验室检查结果不包括

A. 红细胞计数、血红蛋白增高

B. 血浆晶体渗透压低于 280mOsm/L

C. 血清钠 < 150mmol/L

D. 血非蛋白氮和尿素氮增高

E. 尿 Na^+ 和 Cl^- 明显减少，比重低

93. 代谢性酸中毒最易发生于

    A. 挤压综合征   B. 感染性休克

    C. 急性阑尾炎   D. 支气管肺炎高热

    E. 急性肠梗阻

94. 关于水、电解质和酸碱平衡失调的治疗，正确的是

    A. 重度缺水也不必补充胶体溶液

    B. 10%葡萄糖酸钙溶液不能静脉注射

    C. 纠正呼吸性酸中毒的主要措施是补充碱剂

    D. 5%碳酸氢铵是临床上最常用的等渗碱性溶液

    E. 低钾血症难以纠正时，应考虑在补钾的基础上补镁

95. 当同时存在水、电解质和酸碱平衡失调时，首先应

    A. 调节 Ca^{2+} 不足   B. 调节 K^+ 不足

    C. 调节 Cl^- 不足   D. 调节酸碱不足

    E. 调节容量不足

96. 血浆渗透压增高最敏感的临床指标是

    A. 口渴   B. 尿少

    C. 尿比重增加   D. 皮肤弹性差

    E. 以上均是

97. 以下关于静脉补液的叙述，不正确的是

    A. 等渗性失水最好用平衡盐溶液

    B. 轻度或中度低钠血症首选等渗盐水纠正

    C. 高渗性失水补充等渗或高渗溶液

    D. 等渗性失水用等渗盐水补充可致高氯血症

    E. 估计缺水量后，先补计算的 1/2，加上当天生理需要量和继续丢失量

98. 外科患者最容易发生的体液失调类型为

    A. 急性水中毒   B. 慢性水中毒

    C. 高渗性失水   D. 等渗性失水

    E. 低渗性失水

99. 等渗性失水患者，大量输入生理盐水可导致

    A. 高钾血症   B. 低钾血症

    C. 低氯血症   D. 高钙血症

    E. 高氯血症

100. 代谢性酸中毒患者的突出表现是

    A. 呼吸慢而浅   B. 呼吸快而深

    C. 呼气中带有酮味   D. 腱反射减弱或消失

    E. 面唇潮红

101. 常用的平衡盐溶液为

    A. 5%葡萄糖氯化钠溶液

    B. 5%碳酸氢钠溶液

    C. 5%碳酸氢钠 1/3 和等渗盐水 2/3

    D. 1.25%碳酸氢钠 1/3 和等渗盐水 2/3

    E. 1.86%乳酸钠 2/3 和复方氯化钠 1/3

102. 幽门梗阻时，不可能出现的血清离子浓度变化是

    A. 血 K^+ 下降   B. 血 H^+ 下降

    C. 血 Na^+ 下降   D. 血 Cl^- 下降

    E. 血 HCO_3^- 下降

103. 以下说法中最恰当的是

    A. 高渗性失水最易发生细胞内水肿

    B. 低渗性失水不易发生休克

    C. 低渗性失水口渴极明显

    D. 等渗性失水直接减少细胞内液容量，对渗透压的影响较小

    E. 高渗性失水不容易出现神经系统症状，主要表现为口渴、尿少、尿比重高

104. 大量使用可能产生低渗性失水的利尿剂是

    A. 螺内酯   B. 50%葡萄糖液

    C. 20%甘露醇液   D. 25%山梨醇液

    E. 依他尼酸

105. 血清钾浓度为 3.0mmol/L，血清钠浓度为 125mmol/L，可诊断为

    A. 低血钾高渗性失水   B. 高血钾重度缺钠

    C. 低血钾中度缺钠   D. 低血钾等渗缺钠缺水

    E. 低渗性失水

106. 高渗性失水时补充水分可使用

    A. 生理盐水   B. 等渗盐水

    C. 5%葡萄糖注射液   D. 0.9%氯化钠注射液

    E. 复方氯化钠溶液

107. 等渗性失水多发生于

    A. 水分摄入不足   B. 水分丧失过多

    C. 渗透性利尿   D. 消化液急性丧失

    E. 消化液长期慢性丧失

108. 高渗性失水的患者，最典型的早期症状是

    A. 体重减轻   B. 口渴、口干

    C. 尿少、尿比重升高   D. 眼窝凹陷

    E. 皮肤弹性差

109. 以下关于失水的叙述，不正确的是

    A. 高渗性失水：细胞外缺水大于细胞内缺水

    B. 低渗性失水：又称慢性缺水或继发性缺水

    C. 等渗性失水：水和钠成比例地急剧丧失

    D. 高渗性失水：缺水大于缺钠

    E. 低渗性失水：细胞外缺水小于细胞内缺水

110. 关于机体水钠代谢失调，下列叙述正确的是

    A. 缺水就是指水分的减少

    B. 高渗性失水的治疗应以补盐为主

C. 低渗性失水时尿中可以不含钠

D. 各种原因引起的缺水都使体重减轻

E. 重度等渗性失水需大量补液时以生理盐水为宜

111. 正常成人每日需要的钾盐量为

    A. 1~1.5g   B. 2~3g

    C. 3.5~4g   D. 5~6g

    E. 7~8g

112. 低渗性失水应在尿量超过多少后开始补钾

    A. 10ml/h   B. 20ml/h

    C. 30ml/h   D. 40ml/h

    E. 50ml/h

113. 在小肠吸收、摄入的 K^+ 90% 以哪种形式排出

    A. 尿   B. 粪

    C. 汗   D. CO_2

    E. O_2

114. 大面积烧伤、剥脱性皮炎可引起

    A. 低渗性失水   B. 等渗性失水

    C. 高渗性失水   D. 低钾血症

    E. 高钾血症

115. 等渗性失水的诊断标准不包括

    A. 尿比重增高

    B. 可有代谢性碱中毒或酸中毒

    C. 血液浓缩

    D. 血清 Na^+ 和 Cl^- 浓度降低

    E. 临床表现有大量消化液或其他体液丧失

116. 等渗性失水患者给予补充液体治疗时应首选

    A. 5% 葡萄糖盐水   B. 平衡盐溶液

    C. 10% 葡萄糖   D. 5% 葡萄糖

    E. 5% 碳酸氢钠

117. 低渗性失水时，在血清钠尚未明显降低之前，尿钠含量

    A. 正常   B. 快速增高

    C. 略高   D. 逐渐升高

    E. 减少

118. 成人血清钠检测值为 128mmol/L，估计每公斤体重应补充氯化钠的量为

    A. 0.25~0.45g   B. 0.50~0.75g

    C. 0.80~1.00g   D. 1.05~1.25g

    E. 1.5~2.50g

119. 关于潴钠性高钠血症的治疗原则不正确的是

    A. 控制钠摄入

    B. 监护心肺功能

    C. 输液应缓慢防止发生肺水肿

D. 多饮水，同时使用排钠性利尿药

E. 8% 葡萄糖液静点

120. 等渗性失水伴酸中毒患者，在补充等渗盐水和碱性溶液，纠正失水酸中毒后需注意可能发生

    A. 低钠   B. 低镁

    C. 低钾   D. 低氯

    E. 高钠

121. 低钾血症的神经肌肉系统表现不包括

    A. 嗜睡   B. 抑郁

    C. 易激惹   D. 精神错乱

    E. 烦躁不安

122. 高钾血症出现心律失常首选的治疗措施为

    A. 停止一切钾盐的摄入

    B. 5% $NaHCO_3$ 溶液静脉推注

    C. 利多卡因治疗

    D. 25% 葡萄糖溶液 + 胰岛素静脉推注

    E. 10% 氯化钙 20~30ml 加入 5% 葡萄糖注射液中静脉滴注

123. 当需要补钾时，100ml 液体中含钾量不能超过

    A. 3ml   B. 4ml

    C. 5ml   D. 6ml

    E. 10ml

124. 低钾血症可引起

    A. 呼吸性酸中毒   B. 代谢性碱中毒

    C. 等渗性失水   D. 低渗性失水

    E. 高渗性失水

125. 以常规静脉滴注法补钾，静脉液体以含氯化钾多少为宜

    A. 1.0~1.5g/L   B. 1.5~3.0g/L

    C. 3.0~3.5g/L   D. 3.5~4.0g/L

    E. 4.0~4.5g/L

126. 低渗性失水患者在治疗过程中，最重要的措施是

    A. 积极去除或控制原发疾病

    B. 避免输液过多、过快

    C. 必须根据临床表现、尿量等调整补液量、速度和种类

    D. 每天复查电解质和动脉血气分析，及时调整治疗

    E. 纠正水钠代谢失调，采取先盐后糖，糖盐交替，必要时补充胶体液

127. 关于低钾血症的临床表现，叙述不正确的是

    A. 低血钾可加重洋地黄中毒

    B. 均有典型的心电图改变

    C. 肌无力为最早出现的临床表现

D. 出现腱反射减弱或消失

E. 临床表现和细胞内外钾缺乏的严重程度相关

128. 患者的血钾浓度为 6.5mmol/L 时，首要的处理措施是

A. 静注 10% 葡萄糖酸钙

B. 透析治疗

C. 停止一切钾的摄入

D. 输血

E. 静注葡萄糖胰岛素液

129. 细胞代谢所必需的环境是血液酸碱度（pH 值）平均为

A. 6.5   B. 7.0

C. 7.4   D. 7.6

E. 7.8

130. 下列各项组合中，能准确判断酸中毒性质、严重程度和代偿情况的是

A. 血常规

B. 静脉血和尿的 pH 值

C. 动脉血 pH 值和 HCO_3^-

D. 动脉血和静脉血 $PaCO_2$

E. 动脉血和尿的 pH 值

131. 血浆 HCO_3^- 低于 10mmol/L 时，应给予碱剂治疗。临床最常用的碱性药物是

A. 碳酸氢钠   B. 乳酸钠

C. 三羟甲基氨基甲烷   D. 枸橼酸

E. 枸橼酸钾

132. 创伤性休克早期最常出现的酸碱失衡类型是

A. 呼吸性碱中毒   B. 代谢性碱中毒

C. 代谢性酸中毒   D. 呼吸性酸中毒

E. 呼吸性酸中毒合并代谢性酸中毒

133. 代谢性酸中毒在没有发展到循环衰竭程度时，首选的治疗措施应该是

A. 使用乳酸钠   B. 实施病因治疗

C. 使用枸橼酸钾   D. 使用碳酸氢钠

E. 使用三羟氨基甲基甲烷

134. 代谢性碱中毒的最常见原因是

A. H^+、Cl^- 大量丧失

B. 输入大量碳酸氢钠溶液

C. 输入大量复方氯化钠溶液

D. 低钾血症

E. 利尿剂的作用

135. 关于体液的叙述不正确的是

A. 构成体液的主要成分是水和电解质

B. 电解质作为体内各种成分的溶剂，构成了体液的主要成分

C. 水的总体液量在正常人占体重的 44% ~85%

D. 细胞外液占体重的 20% ~25%

E. 保持水、电解质和酸碱平衡，是维护机体内在环境稳定、进行正常新陈代谢必不可少的重要条件

136. 人体内摄入水量的主要来源是

A. 肝糖原的分解

B. 饮料和食物

C. 糖类在生物氧化过程中生成

D. 脂肪在生物氧化过程中生成

E. 蛋白质在生物氧化过程中生成

137. 转移性低钾血症的重要特点为

A. 反复发作的周期性瘫痪

B. 有引起低钾血症的可疑病史

C. 伴有乏力症状

D. 伴有麻痹症状

E. 伴有心律失常等表现

138. 对出现中枢神经系统症状的重症患者，可选用的治疗方法为

A. 限制水的摄入量

B. 血管升压素 Ⅱ 受体拮抗剂

C. 给予强效利尿剂

D. 腹膜透析

E. 滴注高渗盐水，根据有无周围水肿加用利尿剂

139. 在调节体温的过程中，皮肤每天约蒸发水分

A. 100ml   B. 350ml

C. 500ml   D. 650ml

E. 800ml

140. 人体排出水分的最主要途径为

A. 肾脏排尿   B. 皮肤蒸发

C. 肺呼出水分   D. 肠排粪

E. 细胞内外离子交换

141. 低钾性碱中毒的最常见病因为

A. 尿毒症   B. 胃肠减压

C. 术后少尿   D. 挤压创伤

E. 糖尿病酸中毒

142. 重度缺钾患者每日补钾量以不超过多少

A. 100mmol   B. 200mmol

C. 300mmol   D. 400mmol

E. 500mmol

143. 肾功能障碍或大量快速补液的等渗性失水患者应警惕

A. 高钾 B. 高氯性酸中毒

C. 低氯性碱中毒 D. 低钾性碱中毒

E. 血钠过高

144. 严重高钾血症时出现危及生命的紧急情况时应采取的紧急处理不包括

A. 静脉推注钙剂拮抗 K^+ 的心脏毒性

B. 应用碱剂、葡萄糖胰岛素溶液、β_2 受体激动剂

C. 应用阿托品类药物

D. 呼吸肌麻痹时可进行呼吸肌辅助治疗

E. 当严重心律失常甚至心脏停搏时，紧急安装心脏起搏器或电除颤

145. 低渗性失水一般不会出现的改变为

A. 口渴明显 B. 恶心、呕吐、肌肉痉挛

C. 尿比重低 D. 尿内 Cl^- 很少

E. 血清 Na^+ 降低

146. 某患者做消化道手术后禁食 1 周，仅静脉输入葡萄糖盐水，此患者最容易发生的电解质紊乱是

A. 低血钠 B. 低血钙

C. 低血镁 D. 低血磷

E. 低血钾

147. 低钾血症的心电图表现为

A. T 波低平，Q－T 间期缩短

B. T 波高尖，Q－T 间期缩短

C. ST 段压低，T 波高尖

D. T 波高尖，Q－T 间期延长

E. ST 段压低，T 波压低或双相，T 波后出现 U 波

148. 低渗性失水时，血清 Na^+ 尚未减少之前，尿中的 NaCl

A. 正常范围 B. 略高于正常范围

C. 时高时低 D. 减少或缺乏

E. 由低升高

149. 下列不属于低钾血症原因的是

A. 进食减少 B. 代谢性酸中毒

C. 胃肠失钾 D. 大量放腹水

E. 慢性肾盂肾炎

150. 张力为 1/2 的液体是

A. 2：3：1 含钠液 B. 2：6：1 含钠液

C. 4：3：2 含钠液 D. 5% 碳酸氢钠

E. 2：4 含钠液

151. 等渗性失水引起血压下降的主要原因是

A. 慢性肠梗阻

B. 细胞内、外液同时丢失

C. 低钾使心肌收缩力减弱

D. 低血钠导致血管张力降低

E. 细胞外液容量急剧减少导致循环血量降低

152. 高渗性失水是指

A. 失水 ＞ 失钠，细胞外液呈高渗状态，血清钠 ＞ 150mmol/L 的失水

B. 失水 ＞ 失钠，细胞外液渗透压 ＞ 280mOsm/L，血清钠 ＞ 135mmol/L 的失水

C. 失钠 ＞ 失水，细胞外液渗透压 ＜ 310mOsm/L，血清钠 ＜ 135mmol/L 的失水

D. 失钠 ＞ 失水，细胞外液渗透压 ＜ 280mOsm/L，血清钠 ＜ 145mmol/L 的失水

E. 失水 ＜ 失钠，细胞外液渗透压 ＝ 280mOsm/L，血清钠 ＝ 135mmol/L 的失水

153. 低钙血症的病因不包括

A. 甲状旁腺激素活动减少

B. 甲状旁腺功能亢进

C. 成骨速度超过骨吸收

D. 治疗高钙血症时使用磷酸盐或降钙素

E. 输入大量血库存血，血浆 Ca^{2+} 被多余的枸橼酸盐结合

154. 碱中毒时手足搐搦的原因不包括

A. 神经肌肉兴奋性增高

B. 伴低钾时可有痉挛性瘫痪（硬瘫）

C. 蛋白结合钙增加

D. 乙酰胆碱释放增多

E. 游离钙减少

155. 高渗性失水时，实验室检查不会出现的是

A. 尿量减少 B. 尿比重增高

C. 血红蛋白增高 D. 血浆渗透压增高

E. 代谢性碱中毒

156. 引起假性高血钾的原因不包括

A. 采血时反复握拳 B. 采血时止血带过紧

C. 采血时标本溶血 D. 采血时对局部拍打

E. 采血时喝大量的水

157. 血钠在 48 小时迅速降至多少时可致神经系统永久性损伤或死亡

A. 98mmol/L 以下 B. 108mmol/L 以下

C. 118mmol/L 以下 D. 128mmol/L 以下

E. 138mmol/L 以下

158. 可引起等渗性失水的情况不包括

A. 反复大量放胸腔积液 B. 呕吐

C. 腹泻 D. 胃肠引流

E. 失盐性肾炎

159. 维持和调节酸碱平衡的因素不包括
- A. 离子交换调节
- B. 缓冲系统调节
- C. 肾调节
- D. 肺调节
- E. 中枢调节

160. 幽门梗阻所致持续呕吐可造成
- A. 低氯低钾性酸中毒
- B. 低氯高钾性酸中毒
- C. 低氯低钾性碱中毒
- D. 低氯高钾性碱中毒
- E. 以上都不对

161. 下列关于低钾血症的治疗原则，叙述不正确的是
- A. 一般尽量口服或经胃肠管饲补充
- B. 若胃肠不能利用或急危重者可静脉输液补钾
- C. 尽量避免输注葡萄糖及碱性液体
- D. 输液早期宜选用林格液或生理盐水
- E. 严重低钾血症患者补充氯化钾的速度应每小时不超过 1g 氯化钾

162. 患者，女，35 岁。幽门梗阻性缺水，K^+ 3.1mmol/L，剩余碱 11mmol/L，PCO_2 45mmHg，pH 值 7.54。该患者可诊断为
- A. 高渗性失水合并低钾血症
- B. 代谢性碱中毒合并低钾血症
- C. 代谢性碱中毒合并呼吸性碱中毒
- D. 代谢性酸中毒合并低钾血症
- E. 代谢性碱中毒合并呼吸性酸中毒

163. 患者，男，56 岁。因肠梗阻 3 天入院，患者主诉口渴、全身无力、不能坐起。检查：脉搏 120 次/分，血压 75/60mmHg，眼窝内陷，皮肤弹性差，尿比重 1.004，血清 Na^+ 130mmol/L。最可能诊断为
- A. 慢性缺水
- B. 等渗性失水
- C. 高渗性失水
- D. 低渗性失水
- E. 缺钠性休克

164. 患者，男，38 岁。清晨欲起床时发现四肢不能活动。既往有 6 年甲亢病史。查体：突眼（±），眼睑及眼球活动自如，甲状腺 Ⅱ 度肿大，双下肢无感觉障碍及肌萎缩，血钾 2.8mmol/L。患者最可能诊断为
- A. 原醛症
- B. 甲亢伴周期性瘫痪
- C. 重症肌无力
- D. 感染性多发性神经炎
- E. 癔症性瘫痪

165. 患者，男，28 岁。十二指肠残端瘘 15 天，目前进食少，全身乏力，直立时晕倒。血清 K^+ 3mmol/L，Na^+ 125mmol/L，其水盐代谢失调应为
- A. 低钾血症，高渗性失水
- B. 高钾血症，低渗性失水
- C. 低钾血症，等渗性失水
- D. 低钾血症，低渗性失水

166. 患者，男，35 岁。因幽门梗阻呕吐 9 天，血压 90/75mmHg，血钾 3.1mmol/L，pH 值 7.5，患者可能会发生的是
- A. 呼吸性酸中毒
- B. 呼吸性碱中毒
- C. 代谢性酸中毒
- D. 代谢性碱中毒
- E. 低钾血症

167. 患者，男，33 岁。腹痛伴频繁呕吐 3 天，以肠梗阻收入院，血 Na^+ 133mmol/L，血 K^+ 3mmol/L，HCO_3^- 8mmol/L，血压 80/60mmHg。治疗应首先采取
- A. 胰岛素
- B. 纠正低血钾
- C. 纠正酸中毒
- D. 急诊手术，解除肠梗阻
- E. 纠正低血容量

168. 患者，男，28 岁。极度口渴、乏力、尿少，尿中钠高，血清钠 >150mmol/L，其水与电解质平衡紊乱的类型是
- A. 等渗性失水
- B. 水中毒
- C. 高渗性失水
- D. 水肿
- E. 低渗性失水

169. 患者，女，33 岁。因急性肠梗阻 2 天入院。患者诉无明显口渴感，全身乏力。查体：脉搏 105 次/分，血压 95/60mmHg，眼窝凹陷，皮肤弹性差，尿比重 1.025，血清 Na^+ 134mmol/L。患者最可能的诊断是
- A. 高渗性失水
- B. 低渗性失水
- C. 等渗性失水
- D. 缺钠性休克
- E. 继发性缺水

170. 患者，男，51 岁。经结肠破裂修补术。术后 5 天，血钠 136.0mmol/L，血钾 6.8mmol/L，血 pH 值 7.3，近 24 小时尿量 520ml，患者应诊断为
- A. 低渗性脱水
- B. 高渗性脱水
- C. 低钾血症
- D. 高钾血症
- E. 高血钠症

171. 患者，女，51 岁。高温环境下工作引起大量出汗，因工作繁忙进水进食少，口渴明显，血清 Na^+ 158mmol/L。该患者补液宜选
- A. 0.45% 氯化钠溶液
- B. 10% 氯化钠溶液
- C. 5% 氯化钠溶液
- D. 0.9% 氯化钠溶液
- E. 1.25% 碳酸氢钠 2/3 和高渗盐水 1/3

172. 患者，男，43 岁。慢性肾炎病史多年，近 1 年经常出现双下肢水肿，一直服双嘧达莫（潘生丁）及氢氯噻嗪治疗。近 1 周感觉腹胀，双下肢无力，首先

考虑的是

A. 肾功能严重减退　　　B. 低钾血症

C. 高血压　　　　　　　D. 酸中毒

E. 水中毒

173. 患者，女，38 岁，因幽门梗阻入院。查体：血氯 83mmol/L，血钾 3.2mmol/L，应补给的液体是

A. 生理盐水 + 氯化钾

B. 10% 葡萄糖液 + 氯化钾

C. 复方氯化钠液

D. 1.25% 碳酸氢钠溶液 + 氯化钾

E. 20% 氯化铵溶液 + 氯化钾

174. 患者，男，45 岁，体重 50kg。胃大部切除术后 2 天，HCO_3^- 为 17mmol/L，输液时应首选的液体为

A. 5% 葡萄糖氯化钠溶液

B. 含 5% 碳酸氢钠 50ml 的葡萄糖溶液

C. 含 5% 碳酸氢钠 100ml 的葡萄糖溶液

D. 含 5% 碳酸氢钠 150ml 的葡萄糖溶液

E. 含 5% 碳酸氢钠 200ml 的葡萄糖溶液

175. 患者，男，54 岁。因肠梗阻入院，出现严重脱水，代谢性酸中毒，低钾血症，中毒性休克。抢救患者首先应

A. 尽快解除肠梗阻

B. 纠正脱水

C. 补钾纠正低钾血症

D. 补充碱性液体，纠正代谢性酸中毒

E. 液体复苏纠正休克的同时，解除肠梗阻

176. 患者，男，40 岁。因反复呕吐 4 天入院。血清钠 118mmol/L，脉搏 120 次/分，血压 70/50mmHg。患者应诊断为

A. 轻度缺钠　　　　　　B. 中度缺钠

C. 重度缺钠　　　　　　D. 中度缺水

E. 水中毒

177. 患者，男，55 岁。长期严重低钾血症，该患者血清钾每上升 1mmol/L 需补钾约

A. 100mmol　　　　　　B. 200mmol

C. 300mmol　　　　　　D. 320mmol

E. 350mmol

178. 患者，男，50 岁。反复呕吐 4 天，尿少，四肢厥冷。查体：血压 90/60mmHg，血钠 128mmol/L。诊断可考虑为

A. 低渗性失水　　　　　B. 高渗性失水

C. 等渗性失水　　　　　D. 水中毒

E. 高渗性重度失水

179. 患者，男，40 岁。矿工，体重 60kg。被困井下 7

天，获救后出现嗜睡、幻觉、谵妄、定向力失常，血清钠 155mmol/L。应初步诊断为

A. 低渗性轻度失水　　　B. 低渗性中度失水

C. 高渗性中度失水　　　D. 高渗性重度失水

E. 水中毒

180. 患者，女，体重 50kg。因烧伤行暴露疗法后诉口渴。查体：唇舌干燥、皮肤弹性差、眼窝明显凹陷。按照经验法，该患者累积失液量最少为

A. 500ml　　　　　　　B. 1000ml

C. 1500ml　　　　　　D. 2000ml

E. 2500ml

181. 患者，男，43 岁。因小肠瘘入院。患者主诉口渴、尿少、厌食、恶心、软弱无力、脉细速。血红蛋白 16g/L，血钠 132mmol/L，CO_2 CP 27mmol/L。患者应诊断为

A. 高渗性失水　　　　　B. 等渗性失水

C. 低渗性失水　　　　　D. 代谢性酸中毒

E. 代谢性碱中毒

182. 患者，男，50 岁。患十二指肠溃疡近 18 年，胃镜检查诊断有幽门梗阻，近 10 天来持续性呕吐。可造成

A. 低氯高钾性碱中毒　　B. 低钾性酸中毒

C. 低氯低钾性酸中毒　　D. 低氯高钠性碱中毒

E. 低氯低钾性碱中毒

183. 患者，女，60 岁。因呕吐不能进食 3 天，今日觉软弱无力，腹胀难忍，心悸。检查腱反射减弱，血压 100/60mmHg，心电图发现 U 波。该患者发生了

A. 低钾血症　　　　　　B. 高钾血症

C. 代谢性酸中毒　　　　D. 代谢性碱中毒

E. 高渗性失水

184. 患者，女，40 岁。因急性肠梗阻频繁呕吐，出现口渴、尿少、脱水征、血压偏低。在纠正此患者脱水的过程中，应特别注意发生

A. 低钙血症　　　　　　B. 低钾血症

C. 低钠血症　　　　　　D. 低氯血症

E. 低镁血症

185. 患者，男，35 岁。反复大量呕吐伴少尿、恶心、乏力。查体：脉搏 110 次/分，血压 86/60mmHg，皮肤弹性差，舌干燥，眼窝凹陷，四肢厥冷，血钠 135mmol/L。应考虑存在

A. 等渗性失水　　　　　B. 低渗性失水

C. 高渗性失水　　　　　D. 水中毒

E. 继发性缺水

186. 患者，男，27 岁。因肠梗阻术后出现腹胀、无力，怀疑低钾血症，行心电图检查，下列心电图表现有

辅助诊断意义的是

A. QT 间隙缩短   B. ST 段增高

C. 出现 U 波   D. T 波单相

E. P 波异常

187. 患者，男，38 岁。外伤后发生急性肾衰竭。实验室检查：血钾 >5.5mmol/L，可采用的降低血钾的方法是

A. 大量补充平衡液

B. 输入 5% 葡萄糖液 500ml

C. H_2 受体拮抗剂

D. 滴入 25% 葡萄糖溶液 200ml

E. 5% 碳酸氢钠溶液 150ml 静脉注射

188. 患者，男，43 岁。晨起胃痛，呕吐数次，腹胀，经药物治疗后缓解。第 2 天腹胀逐渐加重，恶心。查体：腹部膨隆，腹软，无压痛，无反跳痛，肠鸣音弱。心电图 T 波降低，出现 U 波。该患者首先可考虑为

A. 低钾血症   B. 低钙血症

C. 低磷血症   D. 低钠血症

E. 低镁血症

189. 患者，女，36 岁。重症胰腺炎 2 天入院。脉搏 119 次/分，呼吸浅，10 次/分。使用高频正压给氧后，血气分析结果：血 pH 7.55；$PaCO_2$ 29mmHg；HCO_3^- 21mmol/L。其治疗方法为

A. 输 5% 氯化钠溶液 B. 输 0.1mol/L 盐酸溶液

C. 输平衡盐溶液   D. 积极处理原发病

E. 输等渗盐水溶液

190. 患者，女，39 岁。腹胀呕吐已半年，多于午后发作，吐出隔夜食物，吐量较大，吐后舒服，由于长期呕吐除失水外还会造成

A. 低氯、高钾性碱中毒

B. 低氯、高钾性酸中毒

C. 低氯、低钾性碱中毒

D. 低氯、低钾性酸中毒

E. 低氯、低钾血症

191. 患儿，女，6 岁。因水肿、尿少，给予利尿消肿治疗，诊断为"肾病综合征"，发生腹胀、乏力、膝反射减弱、心音低钝，心电图出现 U 波，治疗中需及时补充

A. 钠盐   B. 钾盐

C. 钙剂   D. 氯化钠

E. 维生素

192. 患者，男，40 岁。因有等渗性失水、低钾血症，经快速大量补液、补钾后，全身感觉异常及心跳不整

齐，查血压 90/60mmHg，脉搏 50 次/分，神志淡漠，ECG 示 T 波高尖。患者采取的紧急治疗措施不包括

A. 给予镁剂

B. 静脉补充 5% 碳酸氢钠

C. 停止所有钾盐的摄入

D. 静推 10% 葡萄糖酸钙

E. 静脉补充高渗糖水和胰岛素

193. 患者，女，46 岁。因肺心病慢性呼吸衰竭入院。血气分析：pH 7.1，$PaCO_2$ 75mmHg，PaO_2 50mmHg，HCO_3^- 27.6mmol/L，BE −5mmol/L。患者的酸碱失衡类型为

A. 代谢性酸中毒   B. 呼吸性酸中毒

C. 呼吸性碱中毒   D. 代谢性碱中毒

E. 呼吸性酸中毒合并代谢性酸中毒

194. 患者，男，44 岁。重症胰腺炎 2 天入院。查体：血压 80/65mmHg，血清 Na^+ 133mmol/L，K^+ 3.1mmol/L，Ca^{2+} 1.9mmol/L。患者的治疗首选

A. 补钙治疗   B. 补钠治疗

C. 解钾治疗   D. 补钾治疗

E. 抗休克，补充血容量

195. 患者，男，61 岁。因肺源性心脏病急性加重入院。血气分析：pH 7.25，$PaCO_2$ 70mmHg，HCO_3^- 30mmol/L。对此患者酸碱失衡的治疗措施应为

A. 静脉滴注 5% 碳酸氢钠

B. 静脉滴注盐酸精氨酸

C. 给予利尿剂

D. 补充氯化钾

E. 改善通气功能

二、多选题： 每道试题由 1 个题干和 5 个备选答案组成，题干在前，选项在后。选项 A、B、C、D、E 中至少有 2 个正确答案。

196. 应用下列哪些方法可促使肾脏排钾

A. 应用呋塞米   B. 应用氢氯噻嗪

C. 高渗盐水静滴   D. 应用依他尼酸

E. 高盐饮食

197. 碱中毒时手足搐搦的原因是

A. 神经肌肉兴奋性增高

B. 伴低钾时可有硬瘫

C. 蛋白结合钙增加

D. 乙酰胆碱释放增多

E. 游离钙减少

198. 以下改变中不属于高渗性失水的有

A. 血钠升高，血浆渗透压 >310mmol/L

B. 尿少、尿钠浓度增加

C. 尿相对密度低

D. 细胞水肿

E. 体内总钠量增多

199. 慢性呼吸衰竭出现酸碱平衡失调可能包含的类型有

A. 呼吸性酸中毒

B. 呼吸性酸中毒 + 代谢性碱中毒

C. 呼吸性酸中毒 + 代谢性酸中毒

D. 呼吸性碱中毒

E. 呼吸性酸中毒 + 代谢性酸中毒 + 代谢性碱中毒

200. 呼吸性酸中毒合并代谢性酸中毒血气与离子的改变有

A. pH 下降　　　　　　B. HCO_3^- 减少

C. 血钾增高　　　　　　D. 血氯减少

E. $PaCO_2$ 增高

201. pH 7.35 ~ 7.45 可见于

A. 酸碱平衡正常

B. 代偿性酸中毒

C. 失代偿性酸或碱中毒

D. 代偿性碱中毒

E. 呼吸性酸中毒 + 代谢性碱中毒

202. 主要调节钙、磷代谢的激素有

A. 甲状旁腺激素　　　　B. 1,25 $(OH)_2D_3$

C. 甲状腺激素　　　　　D. 糖皮质激素

E. PRL

203. 高钙危象可采取的措施有

A. 大量补液　　　　　　B. 活性维生素 D 对抗

C. 降钙素肌内注射　　　D. 腹膜透析

E. 硫酸镁肌内注射

204. 等渗性失水的病因有

A. 消化道丢失　　　　　B. 皮肤丢失

C. 肾丢失　　　　　　　D. 补充水分过多

E. 组织间液贮积

205. 高钾血症的治疗原则包括

A. 积极治疗原发病

B. 紧急对抗心律失常

C. 降低血钾

D. 立即停止钾盐（包括药物及食物）的摄入

E. 大量补液

206. 在少尿基础上，可能出现高血钾的情况有

A. 休克　　　　　　　　B. 静脉补 K^+ 过多

C. 盐皮质激素过多　　　D. 摄入 K^+ 过多

E. 输大量库存血

207. 可引起高钾血症的情况有

A. 瘢痕性幽门梗阻　　　B. 大面积软组织挫伤

C. 横纹肌溶解　　　　　D. 急性肾衰竭

E. 大面积烧伤

208. 有效 Posm 减低，尿钠 <15mmol/L，多见于

A. 胃肠丢失　　　　　　B. 利尿后期

C. 水肿状态　　　　　　D. 皮质醇缺乏

E. 渗透性利尿

209. 钾离子的主要生理作用有

A. 维持细胞内液的渗透压

B. 参与细胞的正常代谢

C. 增强神经、肌肉的应激性

D. 对心肌有增强作用

E. 抑制神经、肌肉的兴奋性

210. 低钾血症可见于

A. 长期不能进食者

B. 严重呕吐患者

C. 急性肾衰竭少尿期患者

D. 肾小管酸中毒患者

E. 使用排钾性利尿药者

211. 等渗性失水又可称为

A. 急性缺水　　　　　　B. 混合性缺水

C. 原发性缺水　　　　　D. 继发性缺水

E. 重度缺水

212. 糖尿病时体内哪些物质堆积可导致阴离子隙（AG）增高

A. 丙酮　　　　　　　　B. 乙酰乙酸

C. β 羟丁酸　　　　　　D. 丙酮酸

E. α 酮戊二酸

213. 对缺水患者做每日输液计划时应包括的内容有

A. 脱水量（失衡量）　　B. 每日生理需要量

C. 1/2 额外丢失量　　　D. 额外丢失量

E. 失衡量的 1/2

214. 由低氧引起的呼吸性碱中毒可见于

A. 慢跑　　　　　　　　B. 休克

C. 心衰　　　　　　　　D. 高原缺氧环境

E. 肺炎

215. 低钠血症的种类包括

A. 低血容量低渗性低钠血症

B. 正常容量低渗性低钠血症

C. 高血容量性低钠血症

D. 低血容量等渗性低钠血症

E. 正常容量高渗性低钠血症

216. 尿钠 >22mmol/L，多见于

A. 服用利尿剂早期

B. 烧伤

C. 肾上腺皮质功能不全

D. 失盐性肾炎

E. 渗透性利尿

217. 轻度低钾血症的临床表现有

A. 室上性心动过速　　B. 室性心动过速

C. 窦性心动过速　　　D. 房性及室性期前收缩

E. 室颤

218. 细胞外液中主要的阴离子是

A. Na^+　　　　　　B. K^+

C. Ca^{2+}　　　　　D. HCO_3^-

E. Cl^-

219. 正常 AG 代谢性酸中毒的主要原因有

A. 肾脏排 H^+ 障碍

B. 胃肠道丢失 HCO_3^- 过多

C. 使用含盐酸药物过多

D. 非挥发性物质产生过多

E. 酸性物质排出减少

220. 代谢性碱中毒的治疗原则有

A. 低钾时补钾

B. 纠正原发病

C. 血容量不足时扩容

D. 低氯血症时给生理盐水

E. 严重者应首选生理盐水，适量补充为原则

221. 等渗性失水的处理原则为

A. 消除原发病因

B. 补充血清氯

C. 防止血液浓缩

D. 防止或减少水和钠的继续丧失

E. 补充等渗液体、平衡盐溶液或生理盐水

222. 代谢性碱中毒合并呼吸性碱中毒的特征为

A. pH 下降　　　　　B. pH 升高

C. $PaCO^2$升高　　　D. HCO_3^- 增多

E. $PaCO_2$ 下降

223. 代谢性碱中毒的临床表现为

A. 缺氧　　　　　　　B. 躁动不安

C. 高血压　　　　　　D. 喉头痉挛

E. 手足搐搦

224. 高钾血症患者的血清钾 >7.5mmol/L 时，心电图改变可有

A. P 波上升　　　　　B. P 波消失

C. QRS 波增宽　　　　D. 心室率不规则

E. T 波变高变尖

225. 下列可引起低钙血症的疾病有

A. 甲状旁腺功能低下

B. 胰腺炎

C. 急性或慢性酒精中毒

D. 使用苯巴比妥抗痉挛

E. 分泌类 PTH 多肽物质的肾恶性肿瘤

226. 使用 5% 碳酸氢钠液治疗高钾血症时减量或停用的指标为

A. 恢复正常窦性心律

B. QRS 波群变窄

C. T 波高尖程度减退

D. QT 间期缩短

E. P-R 间期缩短

227. 用 5% 碳酸氢钠溶液治疗高钾血症的原因为

A. 增加血容量以稀释血钾浓度

B. 促使 K^+ 移入细胞内

C. 碱化尿液，使 K^+ 从尿中排出增多

D. Na^+ 可对抗 K^+ 的心肌毒性作用

E. 有助于纠正酸中毒

228. 代谢性碱中毒考虑补酸的情况有

A. 血 pH >7.6

B. 血 pH >7.0

C. 对氯化钠治疗反应不佳

D. 对补钾治疗反应不佳

E. 伴显著通气（$PaCO_2$ >60mmHg）

229. 镁离子的生理代谢功能有

A. 维持细胞膜的稳定性

B. 参与体内多种酶促反应

C. 调节离子通道

D. 维持细胞内液的渗透压和酸碱平衡

E. 调节甲状旁腺激素（PTH）的分泌和活性

230. 抗利尿激素代偿性分泌增多时

A. 毛细血管静水压升高

B. 有效循环容量减少

C. 肾上腺皮质功能减退

D. 体液积聚在组织间隙

E. 胶体渗透压下降

231. 高钾血症对神经肌肉系统的影响主要表现为

A. 感觉异常　　　　　B. 肌肉疼痛

C. 肌束震颤　　　　　D. 吞咽、发音及呼吸困难

E. 脑神经支配肌肉震颤

232. 以下关于转移性低钾血症的说法，叙述正确的有

    A. 钡剂促使钾向细胞内转移

    B. β_2 受体拮抗药促使钾进入细胞内

    C. 碱中毒时促进钾向细胞内转移

    D. 甲状腺性周期性瘫痪促使钾向细胞内转移

    E. 胰岛素过多时，促进钾进入细胞内

233. 下列关于抑制骨吸收治疗高钙危象的药物，叙述正确的有

    A. 二膦酸盐治疗高钙危象时须从静脉途径给药，维持输注 4 小时以上

    B. 降钙素可直接抑制破骨细胞功能，快速抑制骨吸收，促进尿钙排泄，降低血钙

    C. 硝酸镓为抗癌药，有阻抑 PTH 和 OAF 的骨吸收作用

    D. 降钙素与糖皮质激素或普卡霉素（光辉霉素）合用可产生拮抗作用

    E. 氨磷汀（WR－2721）用于原发性甲旁亢及肿瘤所致高钙血症，也能直接抑制骨钙吸收，减少肾小管钙的重吸收

234. 对于钾丢失的说法，叙述正确的有

    A. 应用低渗糖液可引起钾丢失

    B. 应用青霉素可引起钾丢失

    C. 应用庆大霉素可引起钾丢失

    D. 碱中毒恢复期钾丢失过多

    E. 酸中毒恢复期钾丢失过多

235. 下述关于低钾的临床表现，叙述正确的有

    A. 麻痹性肠梗阻   B. 室性心动过速

    C. 呼吸困难、吞咽困难 D. 糖耐量增强

    E. 缺钾性肾病

236. 低渗性失水时可出现

    A. 脉搏细速   B. 血压正常

    C. 尿量少   D. 直立性眩晕

    E. 皮肤弹性差

237. 缺钠性低钠血症常与低渗性失水同时发生，常见的病因为

    A. 大剂量利尿药

    B. 选择性醛固酮分泌不足

    C. 肾上腺皮质功能减退

    D. 慢性心力衰竭

    E. 肝硬化腹水

238. 引起低钙血症患者维生素 D 不足的疾病有

    A. 假性甲旁减   B. 高磷血症

    C. 吸收不良综合征   D. 低镁血症

    E. 肾小管酸中毒

239. 低钙血症患者心血管系统症状的心电图表现为

    A. Q－T 间期缩短   B. Q－T 间期延长

    C. T 波平坦或倒置   D. T 波高尖

    E. ST－T 段改变

240. 高镁血症的心电图表现为

    A. Q－T 间期缩短   B. P－R 间期延长

    C. T 波平坦或倒置   D. T 波高耸

    E. QRS 波增宽

241. 小儿长期患低钙血症可出现的表现有

    A. 皮肤干燥、鳞屑增多

    B. 指甲易断、指甲横沟

    C. 牙齿发育不全，有龋齿

    D. 秃头、毛发稀疏

    E. 发生青光眼

242. 高渗盐水对抗高血钾的作用机制是

    A. 钠拮抗钾对心脏的抑制作用

    B. 造成药物性酸中毒，促使钾进出细胞

    C. 钠有抗迷走神经作用，有利于提高心率

    D. 钠增加血浆渗透压、扩容，起到稀释性降低血钾

    E. 可增加远端肾小管中钠含量增加钠钾交换，增加尿钾排出量

243. 低钾血症神经肌肉系统的外周表现有

    A. 感觉异常   B. 深反射机制失常

    C. 肌束颤动   D. 腱反射增强

    E. 肌痛

244. 稀释性低钠血症时，实验室检查可见

    A. 细胞内液钠浓度降低

    B. 血清钠浓度降低

    C. 总钠量正常

    D. 总钠量降低

    E. 细胞外液渗透压增高

245. 下述治疗中，易引起转移性低钾血症的有

    A. 注射呋塞米   B. 补充过量的碱性药物

    C. 注射氨茶碱   D. 静脉输入大量的葡萄糖

    E. 注射胰岛素

246. 缺钾性代谢性碱中毒的发病机制为

    A. 缺钾时 H^+ 转入细胞内

    B. Cl^- 缺乏

    C. 肾重吸收性 Na^+ 增多

    D. 肾排 H^+ 减少

    E. 肾重吸收性 HCO_3^- 增多

247. 稀释性低钠血症的病因为

    A. 肾病综合征

B. 选择性醛固酮分泌不足

C. 肾上腺皮质功能减退

D. 慢性心力衰竭

E. 肝硬化腹水

248. 代谢性碱中毒的特点为

A. 血 Mg^{2+}、Ca^{2+} 离子下降

B. pH 升高

C. 血容量不足

D. 碱性尿

E. 血 K^+、Cl^- 增加

249. 呼吸性酸中毒时

A. pH 下降   B. CO_2 潴留

C. H^- 浓度下降   D. 血 $PaCO_2$ 增高

E. 肺通气或换气功能障碍

250. 呼吸性碱中毒多见于

A. 水杨酸制剂中毒   B. 吗啡类药物中毒

C. 高温环境下劳动   D. 颅脑损伤

E. 手术后过度呼吸换气

251. 关于钾的正常生理代谢机制，下列说法正确的有

A. 体内 98% 的钾分布在细胞内，2% 在细胞外

B. 血钾水平可以代表体内全部 K^+ 的变化

C. K^+ 的平衡主要在远端肾单位通过阳离子交换实现的

D. 醛固酮分泌增加，肾小管远端留 Na^+ 排 K^+

E. 酸中毒可促使远端肾小管分泌 H^+ 增加，K^+ 滞留

252. 稀释性低钠血症常见于

A. 慢性心功能不全   B. 肝硬化

C. 肾衰竭   D. 肾病综合征

E. 原发性醛固酮增多症

253. 可引起钾向细胞内转移的因素有

A. 剧烈运动后休息   B. 胰岛素

C. 儿茶酚胺   D. 酸中毒

E. 低钾型周期性瘫痪

254. 代谢性碱中毒合并呼吸性碱中毒多见于

A. CO 中毒   B. 胃肠引流

C. 应用利尿剂   D. 严重低钾血症

E. 肝性脑病时出现过度通气

255. 高钾血症的早期心电图表现为

A. QRS 波增宽   B. P 波下降

C. Q－T 间期延长   D. ST 段降低

E. T 波高尖

256. 水中毒时要分析的情况有

A. 与缺钠性低钠血症进行鉴别

B. 水过多的病因和程度

C. 有效循环血容量情况

D. 心、肺、肾的功能状态

E. 血浆渗透压情况

257. 转移性低钠血症时，实验室检查可见

A. 机体内总钠量正常   B. 细胞内钠减少

C. 血清钠增高   D. 细胞内钠增多

E. 血清钠减少

258. 轻度缺水型低渗性失水的临床表现为

A. 明显口渴   B. 乏力头昏

C. 手足麻木   D. 尿 Na^+ 减少

E. 血清钠低于 130mmol/L

259. 高钾血症的临床表现有

A. 松弛性四肢瘫痪   B. 皮质酮增高

C. 低血糖   D. 少尿或尿毒症

E. 烦躁不安、昏厥和神志不清

260. 可引起一过性碱中毒的情况有

A. 血容量不足   B. 胃引流

C. 呕吐   D. 血液透析

E. 糖尿病酮症胰岛素治疗后

261. 呼吸性碱中毒的治疗措施正确的有

A. 轻度者一般不需要治疗，严重者需处理原发病因

B. 用纸袋罩住口鼻进行呼吸，以增加呼吸道死腔，提高 $PaCO_2$

C. 可吸入含 5% CO_2 的氧气

D. 有手足抽搐者，可给葡萄糖酸钙静脉注射

E. 对 pH＞6.5 的重症患者，可行气管内插和控制呼吸，使 pH 迅速下降

262. 肾脏调节酸碱平衡的方法有

A. 体内脱氨基作用   B. $NaHCO_3$ 的再吸收

C. 排泌可滴定酸   D. 生成和排泌氨

E. 离子交换和排泌

263. 细胞内液中主要的阴离子是

A. Na^+ B. HPO_4^{2-}

C. K^+ D. 蛋白质

E. Cl^-

264. 高镁血症的表现包括

A. 嗜睡   B. 肌力减退

C. 软瘫   D. 腱反射消失

E. 昏迷

265. 肾功能不全患者发生高钾血症时，正确的治疗措施是

A. 11.2% 乳酸钠溶液 50ml

B. 10% 葡萄糖酸钙 100ml

C. 25% 葡萄糖溶液 400ml 加入胰岛素 20U

D. 口服交换树脂

E. 8 小时内缓慢静脉滴注

266. 大多数高钠血症的发病机制有

A. 自由水减少   B. 水摄入减少

C. 水丢失增加   D. 体内钠增加

E. 意外摄入大量食盐

267. 低血容量性高钠血症的临床表现为

A. 脱水   B. 口渴多饮

C. 舌干而皱缩   D. 皮肤弹性差

E. 血压下降

268. 低钠血症时可见的情况有

A. 水中毒   B. 低渗性失水

C. 血液浓缩   D. 红细胞计数减少

E. 血浆蛋白及血细胞比积均增高

269. 适用于低钾血症肾小管酸中毒患者治疗的药物有

A. 氯化钾   B. 枸橼酸钾

C. 醋酸钾   D. 谷氨酸钾

E. L–门冬氨酸钾镁溶液

270. 关于低钾血症的补钾治疗，叙述正确的有

A. 最好是饮食补钾

B. 枸橼酸钾含钾 13～14mmol/g，最常用

C. 肝性脑病合并低氯性碱中毒应同时补给盐酸精氨酸

D. 使用 L–门冬氨酸钾镁溶液时，应同时测定血镁或同时进行试验性治疗

E. 谷氨酸钾含钾约 4.5mmol/g，用于肝衰竭伴低钾血症者

271. 引起肾小管分泌钾减少的因素有

A. 盐皮质激素缺乏

B. 肾小管对 ALD 不敏感

C. 减少使用保钾性利尿剂

D. 减少使用血管紧张素转换酶抑制剂

E. 急、慢性肾衰竭

272. 长期低钙血症患者的神经肌肉系统症状可表现为

A. 记忆力减退   B. 性格改变

C. 抑郁、焦虑   D. 四肢麻木或刺痛

E. 儿童智力障碍

273. 等渗性失水体内水分缺乏或丧失可能会出现

A. 细胞外液血浆容量迅速减少

B. 醛固酮分泌增加

C. 细胞外液肾脏血流量减少

D. 细胞外液中渗透压的变化

E. 细胞外液中钠离子浓度的变化

274. 关于低钙血症的症状，下列说法正确的有

A. 长期低钙血症，可引起白内障

B. 长期低钙血症，可引起青光眼

C. 长期低钙血症，可引起基底神经节钙化

D. 少数患者可出现颅内压增高与视盘水肿

E. 长期慢性低钙血症，可引起锥体外系神经症状

275. 关于低钾血症的治疗，叙述正确的有

A. 轻者可口服氯化钾，每日 3～6g，并鼓励进食含钾的食物

B. 缺钾较重与不能口服氯化钾或出现严重心律失常、神经肌肉症状者，可静脉补钾

C. 可以使用氯化钾静脉推注

D. 经雾化吸入补钾可以静脉补钾，且能及时缓解呼吸肌麻痹

E. 快速补钾应在心电图监护下进行

276. 下列情况中患者易出现手足搐搦的有

A. 等渗性失水   B. 低渗性失水

C. 高渗性失水   D. 代谢性碱中毒

E. 酸中毒（代谢性）

277. 当等渗性失水患者的体液在短期内迅速丢失达体重的 5%，即丧失细胞外液总量的 25% 时，患者可出现的临床表现有

A. 脉搏细速   B. 肢端湿冷

C. 血压上升   D. 严重休克

E. 血压下降

278. 用于治疗高渗性失水的有

A. 0.45% 氯化钠溶液   B. 5% 葡萄糖溶液

C. 5% 碳酸氢钠液   D. 9% 氯化钠液

E. 平衡盐溶液

三、共用题干单选题：叙述一个以单一患者或家庭为中心的临床情景，提出 2～6 个相互独立的问题，问题可随病情的发展逐步增加部分新信息，每个问题只有 1 个正确答案，以考查临床综合能力。答题过程是不可逆的，即进入下一问后不能再返回修改所有前面的答案。

（279～281 共用题干）

患者，男，40 岁，因"食管癌致进食困难 1 个月余"来诊。乏力、极度口渴、尿少而色深。查体：体温、血压均正常；体重 60kg；眼窝凹陷，舌干燥，皮肤弹性差。

279. 该患者应诊断为

A. 轻度高渗性失水   B. 中度高渗性失水

C. 重度高渗性失水   D. 等渗性失水

E. 低渗性失水

280. 该患者当天补液量约为（不包括当天生理需水量）

  A. 500ml   B. 1000ml

  C. 3000ml   D. 4000ml

  E. 4500ml

281. 补液后口渴减轻，尿量增多，测定血钾浓度为 **3.1mmol/L，补给钾盐的尿量标准是**

  A. 20ml/h   B. 25ml/h

  C. 30ml/h   D. 35ml/h

  E. 40ml/h

（282~284 共用题干）

  患者，男，50岁，因"上腹隐痛不适，食欲减退3个月"来诊。体重50kg。实验室检查：Hb 80g/L，血浆清蛋白 30g/L，血清钠 130mmol/L，钾 4.5mmol/L，动脉血 pH 7.35。胃镜：胃体癌。

282. 该患者可能存在

  A. 高渗性失水 B. 等渗性失水

  C. 低渗性失水 D. 高钾血症

  E. 稀释性低血钠症

283. 患者在水、电解质和酸碱平衡方面的主要病理生理变化为

  A. 血浆容量减少超过组织间液的减少

  B. 组织间液减少超过血浆容量的减少

  C. 细胞内液减少

  D. 细胞内、外液等量减少

  E. 细胞内液移向细胞外间隙

284. 按血清钠浓度和公式计算需补充的钠盐量（mmol/L）为

  A. $12×50×0.4$ B. $12×50×0.5$

  C. $12×50×0.6$ D. $12×50×0.7$

  E. $12×50×0.8$

（285~286 共用题干）

  患者，男，35岁，因"双下肢不能活动1个月"来诊。既往有甲状腺功能亢进症病史。

285. 为明确诊断，应立即进行的检查是

  A. 甲状腺功能 B. 血钾测定

  C. 血钠测定   D. 血氯测定

  E. 血气分析

286. 该患者最可能的诊断是

  A. 重症肌无力

  B. 周期性瘫痪

  C. 周期性神经炎

  D. 甲状腺功能亢进性肌病

  E. 肌营养不良症

（287~288 共用题干）

  患者，女，45岁，因"幽门梗阻"行持续胃肠减压15d，每日补10%葡萄糖溶液 2500ml，5%葡萄糖盐水 1000ml，10%氯化钾溶液 30ml。2d 前开始出现全腹膨胀，无压痛及反跳痛，肠鸣音消失，每日尿量 1500ml 左右。

287. 出现这种情况最可能的原因是

  A. 低钾血症   B. 低钠血症

  C. 高钾血症   D. 高钠血症

  E. 低钙血症

288. 首选的治疗方案是

  A. 补充氯化钠溶液 B. 补充葡萄糖

  C. 补充葡萄糖酸钙 D. 补充氯化钾

  E. 补充碳酸氢钠

（289~291 共用题干）

  患者，男，36岁，因"头晕、乏力、恶心、呕吐5h"来诊。体重50kg。实验室检查：血清钠 130mmol/L，血清钾 4.5mmol/L；尿相对密度 1%。

289. 该患者的电解质失衡为

  A. 高渗性失水 B. 等渗性失水

  C. 低渗性失水 D. 低钾血症

  E. 高钾血症

290. 该患者的治疗主要为

  A. 补充高渗氯化钠溶液

  B. 补充等渗氯化钠溶液

  C. 补充低渗氯化钠溶液

  D. 补充氯化钾溶液

  E. 补充葡萄糖溶液

291. 对该患者应补钠盐的总量估计为

  A. 10g   B. 15g

  C. 20g   D. 25g

  E. 30g

（292~293 共用题干）

  患者，女，68岁，因"呕吐、腹泻、意识障碍2d"来诊。既往有糖尿病病史。血糖 44.2mmol/L。疑为高渗性非酮症糖尿病性昏迷。

292. 拟用公式计算患者渗透压，应进一步检查

  A. 中心静脉压

  B. 尿相对密度和尿渗透压

  C. 血钾、钠及尿素氮

  D. 阴离子间隙

  E. 血钾和血钠

293. 如患者的血钠为 162mmol/L，适宜的治疗是

  A. 快速静脉滴注大量低渗氯化钠溶液

  B. 静脉滴注大量等渗氯化钠溶液

C. 静脉滴注等渗氯化钠溶液 + 小剂量胰岛素

D. 静脉滴注低渗氯化钠溶液 + 大剂量胰岛素

E. 静脉滴注低渗氯化钠溶液 + 小剂量胰岛素

（294~295 共用题干）

患者，女，60 岁，因"咳嗽、咳痰 10 年，加重 1 周，嗜睡 3d，呼吸困难、不能平卧 1d"来诊。查体：嗜睡状态，口唇发绀，颈静脉怒张，端坐位；桶状胸，双肺对称性湿性啰音；HR 120 次/分，律不齐，右房室瓣区 3 级收缩期杂音；肝肋下 3cm，肝颈静脉回流征（+）；双下肢水肿。血气分析：pH 7.26，PCO_2 85mmHg，BE － 4mmol/L，PO_2 45mmHg；血钾 3.7mmol/L，钠 136mmol/L，氯 82mmol/L。ECG：肺性 P 波，电轴左偏，$V_4 \sim V_6$ T 波倒置。胸部 X 线片：双肺纹理增强、紊乱，透过度增强，心影增大，右下肺动脉增宽，主动脉结突出、钙化。

294. 该患者的水盐代谢紊乱是

　　A. 呼吸性碱中毒

　　B. 呼吸性酸中毒 + 代谢性酸中毒

　　C. 代谢性酸中毒

　　D. 低钾血症

　　E. 低钠血症

295. 经过 2d 的治疗，血气分析：pH 7.46，PCO_2 77mmHg，PO_2 56mmHg，BE ＋15mmol/L；血钾 4.3mmol/L，钠 136mmol/L，氯 90mmol/L。此时的水、电解质紊乱诊断是

　　A. 代谢性酸中毒

　　B. 呼吸性碱中毒

　　C. 呼吸性酸中毒 + 代谢性碱中毒

　　D. 低钾血症

　　E. 低钠血症

（296~299 共用题干）

1 岁男孩，体重 10kg，因腹泻呕吐 2 日住院。唇樱红色，口腔黏膜干燥，眼窝下陷，眼睑不能闭合，两肺无异常，舟状腹，皮肤弹性差，小便少。测 T 36℃，心率 140 次/33，律齐，有力。呼吸深而速，35 次/分，临床诊断为：急性婴儿腹泻。

296. 若患者有脱水，其程度应为

　　A. 轻度　　　　　　　　B. 中度

　　C. 重度　　　　　　　　D. 极重度

　　E. 不存在脱水

297. 若患者有酸碱平衡失调，应为

　　A. 代谢性酸中毒　　　　B. 呼吸性酸中毒

　　C. 代谢性碱中毒　　　　D. 呼吸性碱中毒

　　E. 混合性酸碱平衡失调

298. 该患儿已丢失体液量为

　　A. 400ml　　　　　　　B. 500ml

　　C. 1200ml　　　　　　 D. 300ml

　　E. 200ml

299. 该患儿生理需要量为

　　A. 400ml　　　　　　　B. 500ml

　　C. 600ml　　　　　　　D. 700ml

　　E. 1000ml

（300~301 共用题干）

8 岁男孩，因呕吐伴手足搐搦 2 日住院。患者曾发生呕吐三次。住院时疲乏无力，尿少，口渴。测血浆钠 131mmol/L。

300. 若患者有脱水，其程度应为

　　A. 轻度　　　　　　　　B. 中度

　　C. 重度　　　　　　　　D. 极重度

　　E. 不存在脱水

301. 患者手足搐搦的原因为

　　A. 缺 Na^+　　　　　　　B. 缺 Ca^{2+}

　　C. 缺 Mg^{2+}　　　　　　D. 缺 K^+

　　E. 缺 Cl^-

（302~304 共用题干）

患者，男，63 岁，主因四肢抽搐伴有意识丧失 10 多分钟就诊，诊时已停止发作。既往有糖尿病、高血压病、睡眠呼吸暂停综合征。据家属描述患者夜间使用无创呼吸机改善通气，1 天前因呼吸机损坏未修理，停用呼吸机。查体：意识淡漠，精神不佳，可正确对答，口唇无紫绀，双肺未闻及干湿啰音，腹型肥胖，双下肢可凹性水肿，双足动脉搏动未扪及，双巴氏征未引出。

302. 接诊后首先应进行下列哪项检查

　　A. 血糖　　　　　　　　B. 尿酮体

　　C. 血气分析　　　　　　D. 心电图

　　E. 脑电图

303. 经检查后血气分析提示 pH 7.30，PCO_2 72mmHg，PO_2 59mmHg，考虑该患者存在

　　A. 急性呼吸性酸中毒

　　B. 慢性呼吸性酸中毒

　　C. 代谢性酸中毒

　　D. 代谢性碱中毒

　　E. 过度通气

304. 目前哪种氧疗方式效果最佳

　　A. 持续低流量吸氧

　　B. 持续面罩吸氧，氧浓度 50%

　　C. 无创呼吸机辅助通气

　　D. 立即气管插管，转往 ICU 进一步诊治

　　E. 高流量吸氧（FiO_2 ＞50%）

(305~307 共用题干)

患者，女，91 岁，昏迷，不进食水 5 天来诊，无发热等主诉。既往体健。来诊时血压 50/32mmHg，血钾 5.3mmol/L。血气分析：pH 7.02，PCO₂ 38mmHg，PO₂ 80mmHg，SB 16.9mmol/L，钠 151mmol/L，血糖 33.3mmol/L。白蛋白 26.5g/L，肌酐 421μmol/L，尿素氮 47mmol/L，渗透压 399mmol/L。

305. 下列哪种诊断正确

    A. 低血容量休克

    B. 感染中毒性休克

    C. 急性呼吸窘迫综合征

    D. 尿毒症

    E. 高钾血症

306. 患者存在何种酸碱失衡

    A. 呼吸性酸中毒   B. 代谢性酸中毒

    C. 呼吸性碱中毒   D. 代谢性碱中毒

    E. 以上都有

307. 给患者扩容、补液、升压、补碱、降糖治疗后，血压维持在正常低限，患者心率升至 130~140 次/分，心电图提示：室速。肌酐、白蛋白、渗透压大幅下降，查血糖降至 5.3mmol/L，血钾 1.7mmol/L。患者心律失常的原因可能是

    A. 低血糖反应   B. 补液过快过多

    C. 急性心肌梗死   D. 低钾血症

    E. 升压药物作用过强

(308~310 共用题干)

患者，男，表现为多饮、口渴，反复尿路结石，诊断为甲状旁腺功能亢进症，术后 2 周出现口周麻木和刺痛，双侧拇指强烈内收，掌指关节屈曲，指骨间关节伸展，呈助产士手状，腕、肘关节屈曲呈鹰爪状。

308. 该该患者此时最可能的诊断是

    A. 过度通气引起了呼吸性碱中毒

    B. 癫痫大发作

    C. 低钾血症

    D. 低钙血症发作

    E. 癔症

309. 出现这种情况的原因可能是

    A. 甲状旁腺切除不彻底

    B. 误将甲状腺切除导致

    C. 甲状腺切除过多，出现了甲状旁腺功能减低

    D. 特发性甲状旁腺功能减低晚期发病型

    E. 营养不良

310. 对该急症最恰当的治疗措施为

    A. 10% 葡萄糖酸钙 10~20ml 静脉推注，必要时可

       重复

    B. 口服补钙

    C. 口服活性维生素 D

    D. 噻嗪类利尿药

    E. 口服西咪替丁

(311~313 共用题干)

患者，男，42 岁。10 年前曾患肺结核。近半个月来咳嗽，痰中带血。2 天前突然烦躁不安，肌肉无力，继而昏睡。查体：血压 95/65mmHg，心率 90 次/分，呼吸 22 次/分，神经系统检查无阳性表现，血 K⁺ 4.01mmol/L，血 Na⁺ 108mmol/L，心电图正常。

311. 患者应首先给予的治疗为

    A. 抗结核药物治疗   B. 纠正电解质紊乱

    C. 抗休克治疗   D. 预防感染

    E. 限制水摄入量

312. 补充 Na⁺ 时，血 Na⁺ 升高速度不应超过

    A. 0.5mmol/（L·h）

    B. 0.5~1mmol/（L·h）

    C. 1~1.5mmol/（L·h）

    D. 1~2mmol/（L·h）

    E. 1.5~2.5mmol/（L·h）

313. 引起此症状最可能的原因是

    A. 下丘脑分泌 ADH 增高

    B. 感染致水、电解质紊乱

    C. 肾排水障碍

    D. 水摄入过多

    E. 异源性 ADH 分泌而致 ADH 异常增多

(314~319 共用题干)

患者，女，42 岁。体重 60kg。因幽门梗阻 5 天入院。实验室检查：血清钠 128mmol/L。

314. 患者水和钠代谢紊乱属于

    A. 等渗性失水   B. 低渗性失水

    C. 高渗性失水   D. 水中毒

    E. 高钾血症

315. 患者缺钠的程度属于

    A. 轻度缺钠   B. 中度缺钠

    C. 重度缺钠   D. 轻至中度缺钠

    E. 中至重度缺钠

316. 患者按补钠公式计算，当天补钠总量应是

    A. 100mmol   B. 120mmol

    C. 150mmol   D. 210mmol

    E. 420mmol

317. 患者在补钠治疗时，最高可输入的氯化钠浓度为

    A. 0.9%   B. 2%

C. 3%　　　　　　　　　D. 5%

E. 10%

318. 患者的首日补钠量应控制在

A. 累计损失量的 1/3～1/2

B. 当日生理需要量

C. 累计损失量的 1/2～2/3

D. 累计损失量的 1/2，并加上当日生理需要量

E. 累计损失量的 1/3～1/2，并加上当日生理需要量

319. 患者在补钠时，血钠上升速度最高为

A. 10mmol/L　　　　　　B. 12mmol/L

C. 13mmol/L　　　　　　D. 14mmol/L

E. 15mmol/L

（320～323 共用题干）

患者，女，44 岁。因腹痛，呕吐，停止排气、排便 2 天就诊。尿量 600ml/d。查体：血压 100/70mmHg，皮肤干燥，眼窝凹陷，腹胀，肠鸣音亢进。血白细胞 12 × 10⁹/L，血清钾 3.7mmol/L. 血清钠 128mmol/L，血清氯 101mmol/L。

320. 患者存在的体液代谢失调为

A. 等渗性失水　　　　　B. 低渗性失水

C. 水中毒　　　　　　　D. 高渗性失水

E. 没有出现缺水

321. 诊断的主要依据是

A. 尿量 600ml/d　　　　B. 停止排气、排便

C. 血清钾 3.7mmol/L　　D. 血清氯 101mmol/L

E. 血清钠 128mmol/L

322. 纠正患者症状的正确方法是

A. 给予甘露醇　　　　　B. 补充 5% 氯化钠

C. 补充 0.45% 氯化钠　　D. 给予呋塞米

E. 给予高渗葡萄糖溶液

323. 患者经治疗后症状、体征改善，观察尿量及复查血生化，下列指标不正常的是

A. 血清氯 115mmol/L　　B. 尿量 50ml/h

C. 血白细胞 9.8×10⁹/L　D. 血清钠 135mmol/L

E. 血清钾 3.6mmol/L

（324～327 共用题干）

患者，男，38 岁。原体重 70kg，失水后烦躁，心率加快，血清钠 158mmol/L，现体重 67kg。

324. 该男子的失水性质为

A. 等渗性失水　　　　　B. 高渗性失水

C. 低渗性失水　　　　　D. 没有出现缺水

E. 水中毒

325. 失水的程度属于

A. 轻度失水　　　　　　B. 中度失水

C. 重度失水　　　　　　D. 极重度失水

E. 以上都不是

326. 该男子的已丢失体液量为

A. 2000ml　　　　　　　B. 3000ml

C. 1000ml　　　　　　　D. 200ml

E. 1500ml

327. 对此患者的补液种类应为

A. 以补水为主，补钠为辅

B. 以补等渗溶液为主

C. 以补高渗溶液为主

D. 以补钠为主

E. 以补钙为主

（328～331 共用题干）

患者，男，51 岁。因高热 2 天未能进食，自述口渴、口干、乏力、尿少色黄。检查：有脱水征，尿比重 1.028，血清钠浓度为 156mmol/L。

328. 该患者可诊断为

A. 高渗性失水轻度失水 B. 高渗性失水中度失水

C. 高渗性失水重度失水 D. 低渗性失水

E. 等渗性失水

329. 该患者的缺水量占体重的

A. 2% 以下　　　　　　B. 2%～4%

C. 4%～6%　　　　　　D. 6%～8%

E. 8% 以上

330. 该患者治疗首先应给予

A. 3%～5% 的高张盐水 B. 5% 碳酸氢钠

C. 5% 葡萄糖溶液　　　D. 葡萄糖盐水

E. 平衡液

331. 补液同时应注意监测血钠水平，并在血清钠恢复正常水平后适当补钠，尿量多少后应同时补钾

A. ＞20ml　　　　　　　B. ＞30ml

C. ＞40ml　　　　　　　D. ＞50ml

E. ＞60ml

（332～334 共用题干）

患者，男，25 岁。因绞窄性肠梗阻行小肠切除术，术后 4 天仍恶心、呕吐，无明显腹痛。查体：患者倦怠、乏力，血压 110/90mmHg，脉搏 100 次/分，体温 38℃；全腹膨胀，无肠型、压痛和肠鸣音，白细胞 8.5×10⁹/L，血清钠 140mmol/L，动脉血 pH 值为 7.30，血清钾 3mmol/L，腹部透视 4～6 个气液平面。临床诊断为术后肠麻痹。

332. 此诱因可能是

A. 腹膜炎　　　　　　　B. 手术创伤反应

C. 肠粘连　　　　　　　D. 低钾血症

E. 代谢性酸中毒低血钾

333. 该患者心电图可能会有的改变是

A. Q-T 间期延长　　　　B. T 波高而尖

C. PR 间期延长　　　　D. QRS 波增宽

E. T 波低宽、ST 段降低

334. 患者的治疗重点是

A. 胃肠减压

B. 大量抗生素

C. 手术解除肠粘连

D. 纠正碱中毒静脉滴注氯化钾

E. 纠正酸中毒静脉滴注氯化钾

(335~337 共用题干)

患者，男，40 岁。急性肠梗阻 2 天，呕吐频繁、乏力、口渴、尿少、口唇干燥、眼窝下陷、皮肤弹性差，脉搏 116 次/分。化验：Hb 163g/L，血细胞比容 0.55，血清钠 140mmol/L，血清钾 4mmol/L。

335. 该患者可能发生

A. 低渗性失水，低钾血症

B. 高渗性失水，高钾血症

C. 等渗性失水，低钾血症

D. 高渗性失水，低钾血症

E. 等渗性失水，高钾血症

336. 治疗措施应是

A. 快速输入高渗葡萄糖

B. 吸氧

C. 静脉点滴 5% 碳酸氢钠

D. 静脉滴注升压药物

E. 快速输入等渗电解质溶液、胶体液

337. 低钾血症时，最早出现的临床表现是

A. 心电图改变　　　　B. 肌无力

C. 口苦、恶心　　　　D. 心脏传导阻滞

E. 室颤

(338~340 共用题干)

口咽食管疾病患者，女，45 岁。因未补充水分已有 3 天，出现明显口渴、尿少、唇干舌燥、皮肤弹性差等症状。尿常规检查：尿比重 1.040，血清钠 >150mmol/L。

338. 当前患者可诊断为

A. 低渗性失水　　　　B. 等渗性失水

C. 高渗性失水　　　　D. 高钾血症

E. 低钾血症

339. 患者体重为 60kg，实际缺失的水量最少为

A. 2000ml　　　　　　B. 2400ml

C. 3000ml　　　　　　D. 3600ml

E. 4000ml

340. 具体在补液时，第一天的补液量约为多少

A. 800ml　　　　　　B. 1000ml

C. 1200ml　　　　　　D. 3000ml

E. 4000ml

(341~342 共用题干)

患者，男，70 岁。腹泻 2 天，未进食，入院诉头晕，乏力，恶心，呕吐，血清钠 132mmol/L，血清钾 3.51mmol/L。考虑患者的电解质失调类型为

341. 诊断可考虑为

A. 高钾血症　　　　　B. 等渗性失水

C. 低钾血症　　　　　D. 低渗性失水

E. 高渗性失水

342. 若患者入院时 pH 7.33，后续是否补充碱剂应依据

A. 血钠测定　　　　　B. 血钾测定

C. 尿量测定　　　　　D. 呼吸频率

E. 血气分析

(343~346 共用题干)

患者，男，32 岁。体重 60kg，肠梗阻 3 天入院，有尿少、厌食、恶心、乏力的症状，脉搏 105 次/分，血压 90/60mmHg，舌干燥，眼窝下陷，皮肤干燥、松弛，但不口渴。尿比重 1.013，血清 Na^+ 135mmol/L。

343. 该患者可考虑为

A. 等渗性失水　　　　B. 低渗性失水

C. 高渗性失水　　　　D. 原发性缺水

E. 真性缺水

344. 最好采用何种液体进行纠正

A. 林格液　　　　　　B. 平衡盐溶液

C. 5% 葡萄糖盐水　　　D. 5% 葡萄糖溶液

E. 10% 葡萄糖溶液

345. 除补给生理需要量外，还约给予多少液体才能纠正

A. 1500ml　　　　　　B. 2000ml

C. 3000ml　　　　　　D. 3500ml

E. 4000ml

346. 该患者如单纯用 0.9% 氯化钠液补充，长期使用将会出现

A. 急性水中毒　　　　B. 慢性水中毒

C. 病情缓解　　　　　D. 高氯血症性酸中毒

E. 低钾血症

(347~350 共用题干)

患者，男，62 岁。腹痛，呕吐，停止排气、排便 2 天。查体：腹胀，肠鸣音亢进。血白细胞 12×10^9/L，血清钾 3.2mmol/L，血清钠 136mmol/L，血清氯 99mmol/L。

347. 患者应诊断为

A. 低钠血症　　　　　B. 高钾血症

C. 低钾血症　　　　　　D. 低氯血症

E. 高钠血症

348. 患者心电图检查可能出现的异常是

A. 高尖 T 波　　　　　　B. QT 间期缩短

C. T 波变宽　　　　　　D. T 波倒置

E. ST 段抬高

349. 对此种电解质紊乱的治疗是

A. 利尿　　　　　　　　B. 补钾

C. 给予低渗盐水　　　　D. 给予高渗盐水

E. 给予等渗盐水

350. 该患者在纠正电解质紊乱时要保证

A. 尿量小于 5ml/h　　　B. 尿量大于 5ml/h

C. 尿量大于 10ml/h　　　D. 尿量大于 20ml/h

E. 尿量大于 40ml/h

（351～353 共用题干）

患者，男，21 岁。反复呕吐 15 天，入院就诊时全身乏力。

351. 各种类型缺水所共有的症状为

A. 口渴　　　　　　　　B. 尿少

C. 呕吐　　　　　　　　D. 烦躁

E. 手足麻木

352. 对鉴别失水类型价值最小的检查项目为

A. BUN 测定　　　　　　B. 尿比重测定

C. 尿 Na^+ 测定　　　　D. 血气分析

E. 血清 Na^+ 测定

353. 在补液时，在尚未监测尿量的情况下不应补充

A. 0.9% 盐水　　　　　　B. 5% 葡萄糖

C. 10% 葡萄糖酸钙　　　D. 10% 氯化钾

E. 血浆白蛋白

（354～355 共用题干）

患者，女，55 岁。因幽门梗阻行胃次全切除术，术后第 4 天排气 2 次，但腹胀逐渐加重，恶心，无呕吐，腹胀明显，无压痛，无反跳痛，肠鸣音弱，心电图示 T 波降低。

354. 根据目前情况应诊断为

A. 绞窄性肠梗阻　　　　B. 弥漫性腹膜炎

C. 吻合口瘘　　　　　　D. 低钾血症

E. 术后感染

355. 为了证实诊断应进行的检查为

A. 腹部 B 超　　　　　　B. 腹部穿刺

C. 测定血钾　　　　　　D. 胃肠造影

E. PET

四、案例分析题： 每道案例分析题至少 3 个提问。其中正确答案有 1 个或多个，根据选项重要程度不同而得分权重不同。选对得分，选错扣分，扣至本问得分为 0。案例分析题的答题过程是不可逆的，即进入下一问后不能再返回修改所有前面的答案。

（356～358 共用题干）

患者，男，60 岁，因"咳嗽、发热 2d，昏迷 1h"来诊。高血压及糖尿病病史 3 年，糖尿病单用饮食控制。查体：P 110 次/分，BP 130/60mmHg；瞳孔等大，无嘴歪、肢瘫，皮肤弹性差；肺部可闻及湿性啰音；心律齐；左侧 Babinski 征可疑阳性。实验室检查：血 WBC 15×10^9/L，Hb 150g/L；尿糖（＋＋＋），尿酮体（±）；血糖 42.4mmol/L。

356. 为明确诊断，应立即进行的检查项目包括

A. 中心静脉压测定　　　B. 血钾测定

C. 血钠测定　　　　　　D. 阴离子间隙

E. 肾功能测定　　　　　F. 血气分析

G. 颅脑 CT

357. 该患者易出现

A. 高渗性失水　　　　　B. 等渗性失水

C. 高钠血症　　　　　　D. 血浆渗透压升高

E. 酮症酸中毒　　　　　F. 高钾血症

G. 低渗性失水

358. 对此患者应采用的治疗方案有

A. 应用等渗氯化钠溶液

B. 应用低渗氯化钠溶液

C. 应用碳酸氢钠

D. 纠正离子紊乱

E. 应用小剂量胰岛素

F. 应用大剂量胰岛素

（359～361 共用题干）

患者，男，72 岁，因"发热伴腹泻 6d，无尿 1d，昏迷 2h"来诊。查体：BP 80/60mmHg；肢端冷。实验室检查：血糖 26mmol/L，BUN 14mmol/L，血钠 156mmol/L，血钾 6.2mmol/L，CO_2CP 10mmol/L。

359. 该患者可出现的水盐代谢失衡为

A. 轻度失水　　　　　　B. 中度失水

C. 重度失水　　　　　　D. 代谢性酸中毒

E. 呼吸性酸中毒　　　　F. 高钾血症

G. 高钠血症

360. 该患者可行的治疗方法是

A. 经口下胃管补水

B. 给予 10% 葡萄糖溶液

C. 给予 5% 葡萄糖溶液

D. 给予 0.9% 氯化钠溶液

E. 给予 0.45% 氯化钠溶液

F. 给予 10% 氯化钾溶液

G. 给予 50% 葡萄糖溶液

361. 针对该患者的高钾血症，下列治疗方法中不适当的是

A. 静脉滴注 5% 碳酸氢钠溶液

B. 立即静脉注射 50% 葡萄糖溶液 60～100ml

C. 立即透析

D. 静脉注射 10% 葡萄糖酸钙溶液 20～30ml

E. 控制感染

F. 避免应用血库钾

G. 停止含钾饮食和含钾药物

(362～365 共用题干)

患者，男，50 岁。患食管癌导致进行性吞咽困难、无法进食 4 天。患者自觉极度口渴、唇舌干燥。查体：眼窝下陷、皮肤失去弹性。

362. 此时患者的初步诊断为

A. 轻度等渗性失水　　　B. 中度等渗性失水

C. 重度等渗性失水　　　D. 轻度低渗性失水

E. 中度高渗性失水

363. 该患者当日补液量约为（不包括当日生理需水量）

A. 500ml　　　　　　　B. 1000ml

C. 3000ml　　　　　　 D. 4000ml

E. 4500ml

364. 补液后口渴减轻，尿量增多，测定血钾浓度为 3.1mmol/L，补给钾盐的尿量标准是

A. 20ml/h　　　　　　 B. 25ml/h

C. 30ml/h　　　　　　 D. 35ml/h

E. 40ml/h

365. 该患者的治疗措施中正确的是

A. 所需补水量宜在 2 天内补给

B. 给予 0.45% 的氯化钠溶液静脉滴注

C. 给予 5% 的葡萄糖溶液静脉滴注

D. 给予 0.9% 的氯化钠溶液静脉滴注

E. 补液量中应包括每天的生理需要量 1000ml

(366～369 共用题干)

患者，男，54 岁。体重 54kg，上腹胀痛伴呕吐 4 天，呕吐物为隔日所进食物，量约 1200ml/次。查体：血压 105/60mmHg，皮肤干燥，眼球下陷，上腹部隆起，可见胃型和胃蠕动波，Chvostek 征（＋），血清钠 128mmol/L。

366. 患者目前存在的水代谢紊乱是

A. 轻度等渗性失水　　　B. 中度等渗性失水

C. 重度等渗性失水　　　D. 轻度低渗性失水

E. 中度低渗性失水　　　F. 重度低渗性失水

367. 目前最可能合并的电解质与酸碱平衡紊乱是

A. 低钾低氯性碱中毒，低钠血症

B. 低钾高氯性碱中毒，低钙血症

C. 低钾高氯性酸中毒，高钙血症

D. 高钾低氯性碱中毒，低钙血症

E. 高钾低氯性碱中毒，高钙血症

F. 高钾低氯性酸中毒，高钙血症

368. 造成上述水电解质紊乱最可能的原因是

A. 急性胃肠炎　　　　　B. 闭袢性结肠梗阻

C. 麻痹性肠梗阻　　　　D. 上消化道大出血

E. 机械性幽门梗阻　　　F. 完全性低位小肠梗阻

369. 为纠正缺水，应该遵循的治疗原则包括

A. 积极治疗原发病

B. 输注速度先慢后快

C. 补液总量力争一次完成

D. 每天补充生理需要量 9g

E. 静脉补充含盐溶液或高渗盐水

F. 治疗当天给予计算量的 1/2

(370～376 共用题干)

患者，男，63 岁。食管癌术后 1 年，近来出现消瘦，进食困难，四肢软弱无力，恶心，腹胀。

370. 血生化检查发现血钾 2.9mmol/L，血钠 129mmol/L。患者存在的电解质紊乱是

A. 低钾血症　　　　　　B. 高钾血症

C. 低钠血症　　　　　　D. 高钠血症

E. 低钾血症和低钠血症

371. 患者应采取的治疗措施为

A. 进行补钾治疗

B. 进行血液透析治疗

C. 进行补钠治疗

D. 在补钠的同时进行补钾治疗

E. 进行输血治疗

372. 该患者的补钾量应为

A. 50mmol　　　　　　 B. 200mmol

C. 300mmol　　　　　　D. 400mmol

E. 500mmol

373. 该患者的心电图会出现的变化有

A. ST 段压低　　　　　 B. T 波高尖

C. 出现 U 波　　　　　 D. T 波低平

E. Q－T 间期延长

374. 下列叙述中，符合该患者临床表现的是

A. 肌无力　　　　　　　B. 尿量少

C. 心率快　　　　　D. 肠鸣音活跃

E. 腱反射减退

375. 关于补钾的注意事项，叙述正确的有

A. 每日尿量 >700ml、每小时 >30ml 时补钾安全

B. 低钾血症时将氯化钾加入生理盐水中静脉滴注

C. 通常补钾都采取缓慢静脉滴注的方法

D. 每小时输注较高浓度钾溶液的患者，应进行持续心电监护和每小时测定血钾

E. 难治性低钾血症需注意纠正酸中毒和低钙血症

376. 该患者补钾过程中出现高钾血症合并心律失常，治疗时应首先应用

A. 阳离子交换树脂

B. 输注 25% 葡萄糖溶液

C. 5% 碳酸氢钠 100ml 静脉滴注

D. 11.2% 乳酸钠 50ml 静脉滴注

E. 10% 葡萄糖酸钙 20ml 静脉注射

答案和精选解析

一、单选题

1. C　细胞内外水有效溶质包括：钠离子、氯离子、钙离子和葡萄糖。

2. E　细胞膜上的钠泵，使细胞排钠保钾，体内 98% 的钾分布在细胞内，2% 在细胞外，肾有较好的排钠功能，但无有效的保钾能力，血浆钾仅占总 0.3%。

3. E　血浆 4% ~5%，细胞外液 15% ~30%，组织间液 11% ~26%，细胞内液 35% ~45%，成人体液 50% ~60%，新生儿占 75% ~80%。

4. E　低张性失水又称低渗性脱水，主要特点是水和钠同时缺失，但以盐的丢失为主，缺钠多于缺水，血清钠离子浓度减低（常 < 130mmol/L），血浆渗透压减低（常 < 280mmol/L）；临床表现为疲乏感，恶心，呕吐，头晕、手足麻木、神志不清、昏迷，肌腱反射减弱或消失等，但口渴不明显。

5. B　血管升压素分泌增多所致的水中毒系因 ADH 分泌增多，使大量水在体内潴留，体液量明显增多，血钠被稀释，低钠血症明显，血清 Na^+ 浓度 <130mmol/L，血浆渗透压降低 < 280mmol/L，尿钠排出增加，但体钠总量正常或增多，尿相对密度正常或升高。

6. D　导致低钾血症的常见原因有：（1）消化道梗阻、术后长期禁食或厌食、昏迷、精神性食欲减退等导致钾摄入不足；（2）长期大量呕吐、腹泻、持续胃肠引流减压、肠瘘等，从消化道途径丧失大量钾；（3）长期应用呋塞米或噻嗪类排钾利尿药大量利尿，肾小管性酸中毒，急性肾衰竭多尿期，以及肾上腺皮质功能亢进导致肾上腺盐皮质激素分泌过多，使肾排出钾增多；

（4）长期输注不含钾盐的液体，或肠外营养液中钾补充不足；（5）钾向组织内转移，见于静脉滴注大量葡萄糖和胰岛素，或代谢性、呼吸性碱中毒者。

7. C　抗利尿激素分泌增加，可促进肾远曲小管和集合管对水重吸收，减少水排出；而醛固酮分泌增加，可促进肾小管对钠的重吸收，减少钠离子的排泄，增加钾离子的排泄，从而降低细胞外液渗透压。因此，当血管升压素和醛固酮分泌增多时，水和钠的排出量减少，而钾排出量增加。

8. D　高钾可使心肌受抑，心肌张力减低，引起窦性心动过缓、房室传导阻滞、室性期前收缩等心律失常，最主要的毒性是引起心脏停搏或心室颤动，是导致患者死亡的主要原因之一。

9. A　代谢性酸中毒可使钙离子与蛋白结合降低，从而使游离钙水平增加；在补碱治疗纠正代谢性酸中毒的过程中，因与蛋白结合增多，血浆游离钙减少，可产生手足搐搦。

10. C

11. D　0.9% 氯化钠溶液又称为生理盐水，它的渗透压值与正常人血浆渗透压相等，主要用于供给电解质和维持体液的张力。

12. B　经典型肾小管酸中毒主要由远端肾小管酸化功能障碍引起，实验室检查特点有：（1）AG 正常的高氯性代谢性酸中毒；（2）伴有低钾血症和高尿钾，低血钙、低血磷；（3）反常性碱性尿：即使在严重酸中毒时，尿 pH <6.0；（4）尿总酸和 NH_4^+ 显著降低。

13. B　水的排泄主要依赖于肾的调节，此外汗液及呼吸也起部分调节作用，正常成人肾脏每日排水量为 800 ~1000ml，经皮肤不显性皮肤蒸发水分约 500ml，肠道排出量 100 ~150ml，呼吸道排出量约 350ml。

14. E　血浆的渗透压主要来自溶解于其中的晶体物质，特别是电解质，机体主要依靠肾维持钠的平衡来调节渗透压；有效血浆渗透压 =2（钠离子浓度 + 钾离子浓度）+ 葡萄糖（mmol/L）+ 尿素氮（mmol/L），临床上以 mOsm/L 表示液体的渗透压，可用冰点渗透压计测定血浆渗透压。其中，钠离子是血浆中的主要阳离子，是维持血浆渗透压平衡的主要因素。

15. D　细胞外液是细胞存活和活动的液体环境，被称为人体的内环境。细胞内液和细胞外液电解质的组成上有明显差异，细胞外液阳离子以钠离子为主，阴离子以氯离子为主，而细胞内液阳离子以钾离子为主，阴离子以磷酸二氢根以及蛋白质离子为主。大分子物质无法直接通过细胞膜，而需要膜泡运输（例如：胞吞作用、胞饮作用等）；细胞内外渗透压平衡主要依靠 $Na^+ - K^+$ 泵来维持；水的摄入主要依靠神经调节，当有效循环血容量减少、体液高渗或口腔黏膜干燥时，刺激下丘脑的

渴感中枢，引起口渴而增加水的摄入，当摄入量达到一定程度后，渴感消失。水的排泄主要依赖于抗利尿激素、醛固酮和肾的调节，汗液及呼吸也起部分调节作用；人体有复杂且完善的神经、体液调节系统维持容量以及渗透压的稳态。

16. A 平衡盐溶液是治疗等渗性脱水比较理想的制剂，为患者的首选，目前常用平衡盐溶液为复方氯化钠混合液，即 0.9% 生理盐水 1000ml + 5% 葡萄糖 500ml + 5% 碳酸氢钠 100ml，可使血容量得到尽快补充。

17. A 乳酸性酸中毒者血乳酸显著升高（超过 5mmol/L），Na^+ 变化不大，阴离子间隙超过 18mmol/L。

18. A

19. D 在有氧条件下，乳酸钠可在肝脏内转化为碳酸氢盐发挥作用。

20. E 低渗性失水：血钠（130mmol/L）和血浆渗透压（280mOsm/L）降低，至病情晚期尿少，尿比重低，尿钠减少；血细胞比容（每增高 3% 约相当于钠丢失 150mmol）、红细胞、血红蛋白、尿素氮均增高，血尿素氮/肌酐（单位均为 mg）比值 >20：1（正常 10：1）。

21. E 转移性低钾血症是指因细胞外钾转移至细胞内引起，表现为体内总钾量正常，细胞内钾增多，血清钾浓度降低，可见于：（1）心肺复苏后或急性应激状态，使肾上腺素分泌增多，可促进钾进入细胞内；（2）使用叶酸治疗贫血使钾减少；（3）反复输入冷存洗涤过的红细胞，可使进入人体后细胞外钾迅速进入细胞内，引起转移性低血钾；（4）低温疗法使钾进入细胞内；（5）代谢性或呼吸性碱中毒，一般血 pH 每升高 0.1，血钾约下降 0.7mmol/L；（6）输注大量葡萄糖液，特别是同时应用胰岛素时。

22. E 稀释性低钾血症是指细胞外液水潴留时，血钾浓度相对降低，而机体总钾含量和细胞内钾正常，见于水过多和水中毒，或过多过快补液而未及时补钾时。

23. E 排出钾过多：主要经胃肠或肾丢失过多的钾。（1）胃肠失钾。因消化液丢失而失钾，见于长期大量的呕吐、腹泻、胃肠引流或造瘘等。（2）肾脏失钾。①肾脏疾病：急性肾衰竭多尿期、肾小管酸中毒、失钾性肾病、尿路梗阻解除后利尿、Liddle 综合征；②内分泌疾病：原发性或继发性醛固酮增多症等；③利尿药：如呋塞米、依他尼酸、布美他尼、氢氯噻嗪、美托拉宗、乙酰唑胺等排钾性利尿药，或甘露醇、山梨醇、高渗糖液等渗透性利尿药；④补钠过多致肾小管钠 – 钾交换加强，钾排出增多；⑤碱中毒或酸中毒恢复期；⑥某些抗生素，如青霉素、庆大霉素、羧苄西林、多黏菌素 B 等。

24. B 肾前性少尿主要由肾脏灌注不足所致，常见于大出血、胃肠道液体大量丢失、手术、脓毒血症、急性左、右心衰致心排血量降低等情况；肾小管上皮细胞损伤、坏死导致急性肾衰竭，属于肾性少尿。

25. E 正常人的体液总量占体重的百分比随年龄的增长而下降，新生儿占体重的 75% ~ 80%，成人为 50% ~ 60%。

26. E 正常的体液维持着电荷的恒定，是机体发挥各种生理功能和新陈代谢正常进行的前提；正常人每日水的排出和摄入量是平衡的，成人每日需水量约 30 ~ 40ml/kg，按热量的估计需水量约为 1ml/kcal，摄入的水分绝大部分来源于饮水及食物中产生的内生水。

27. E

28. A 碱缺失时，HCO_3^- 减少，AB 是指实际碳酸氢盐，碱缺失时减少。BB 是指血液中具有一切缓冲作用的碱（负离子）的总和，碱缺失时，BB 也减少。SB 是指标准碳酸氢盐，碱缺失时减少。

29. C 长期输注高渗、过酸或过碱或刺激性强的溶液，引起静脉炎或静脉血栓造成渗漏（输液常见）。

30. D 机体体液总量 = 0.6×体重（kg）。

31. B 女性低渗性失水的补液量计算公式 =（所测血细胞比容 – 0.42）×体重×200/0.42。

32. A 男性低渗性脱水补液量可按下列公式计算：（所测血细胞比容 – 0.48）×体重×200/0.48。

33. A

34. C 高镁血症的紧急处理措施有：使用钙离子，如静脉注射 10% 葡萄糖酸钙或 10% 氯化钙；使用胆碱酯酶抑制剂等。

35. B 盛暑行军时大量出汗可发生：高渗性失水、等渗性失水、低容量性低钠血症（低渗性失水）。

36. B 低钾血症最早的临床表现是全身性肌无力，先是四肢软弱无力，之后可延及躯干和呼吸肌，出现呼吸肌麻痹，呼吸困难等神经肌肉兴奋性减低；消化系统受累，患者可有厌食、恶心、呕吐、腹胀、肠蠕动消失等肠麻痹表现；心脏受累表现为窦性心动过速、传导阻滞和心律不齐；中枢神经系统受累，表现为萎靡不振、意识淡漠、反应迟钝、定向力障碍、嗜睡或昏迷等。

37. D 低钾血症最早的临床表现是全身性肌无力，先是四肢软弱无力，之后可延及躯干和呼吸肌，出现呼吸肌麻痹，呼吸困难等神经肌肉兴奋性减低，还可有软瘫、腱反射减退或消失等。

38. E 39. C 40. B 41. D 42. A 43. A 44. D

45. C 46. E 47. A 48. C 49. A 50. D 51. A

52. A

53. E 低渗性脱水时，细胞外液渗透压降低，水分向细胞内转移，故细胞外液显著减少，细胞内液轻度减少。

54. D

55. A 一般用法是将 10% 氯化钾注射液 10 ~ 15ml 加

入 10% 葡萄糖注射液 500ml 中滴注（忌直接静脉滴注与推注），用于严重低钾血症或不能口服者。补钾剂量、浓度和速度根据临床病情和血钾浓度及心电图缺钾图形改善而定。氯化钾浓度一般不超过 0.3%，即 10% 的葡萄糖溶液 1000ml 加入氯化钾不能超过 30ml。浓度过高对静脉刺激性大，可引起疼痛。还可能抑制心肌，导致心脏骤停。

56. C　**57.** A　**58.** B　**59.** E　**60.** A　**61.** C　**62.** D

63. B　**64.** A　**65.** B　**66.** B　**67.** D　**68.** D　**69.** E

70. C　**71.** D　**72.** C　**73.** E　**74.** E　**75.** A　**76.** B

77. A　**78.** E　**79.** D　**80.** A　**81.** B　**82.** D　**83.** D

84. D　**85.** D　**86.** E　**87.** B　**88.** D　**89.** A　**90.** A

91. E　**92.** C　**93.** B　**94.** E　**95.** E　**96.** A　**97.** C

98. D　**99.** E　**100.** B　**101.** D　**102.** E　**103.** D

104. E 过量使用噻嗪类、依他尼酸、呋塞米等排钠性利尿药可能产生低渗性失水。

105. C　**106.** C　**107.** D　**108.** B　**109.** A　**110.** C

111. B　**112.** C　**113.** A　**114.** B　**115.** D　**116.** B

117. E　**118.** B　**119.** E　**120.** C　**121.** B　**122.** B

123. A　**124.** B　**125.** B　**126.** B　**127.** B　**128.** C

129. C　**130.** B　**131.** C　**132.** C　**133.** B　**134.** A

135. B　**136.** B　**137.** A　**138.** E　**139.** C　**140.** A

141. B　**142.** B　**143.** B　**144.** C　**145.** A　**146.** E

147. D　**148.** D　**149.** B　**150.** C　**151.** B　**152.** A

153. B　**154.** C　**155.** E　**156.** E　**157.** B　**158.** E

159. E　**160.** C　**161.** C　**162.** B　**163.** C　**164.** B

165. D　**166.** D　**167.** E　**168.** C　**169.** C　**170.** D

171. A　**172.** B　**173.** A　**174.** A　**175.** E　**176.** C

177. B 严重低钾血症者需静脉滴注补钾，静脉补钾的速度以 20～40mmol/h 为宜，血清钾每上升 1mmol/L 需补钾约 200mmol，相当于氯化钾 15g。

178. A　**179.** D　**180.** D　**181.** B　**182.** E　**183.** A

184. B　**185.** A　**186.** C　**187.** E　**188.** A　**189.** D

190. C　**191.** B　**192.** D　**193.** C　**194.** E　**195.** E

二、多选题

196. ABCDE 利尿药如呋塞米、依他尼酸、布美他尼、氢氯噻嗪等均有促进肾脏排钾作用；高渗盐水静滴或高盐饮食时，钠过多可导致肾小管钠－钾交换加强，引起钾排除增多。

197. ACDE 碱中毒时手足抽搐的原因有：神经肌肉兴奋性增高，蛋白结合钙增加，乙酰胆碱释放增多，游离钙减少。

198. CDE 高渗性脱水即细胞外液减少合并高血钠，其特点是失水多于失钠，血清 Na$^+$ > 150mmol/L，血浆渗透压 > 310mOsm/L，细胞外液量和细胞内液量都减少，又称低容量性高钠血症。高渗性脱水早期，由于血液被

浓缩，血钠升高，抑制了肾上腺分泌醛固酮。醛固酮有保钠排钾的作用，分泌减少之后，保钠功能减弱，所以尿钠增多。

199. ABCDE 呼吸功能障碍导致血 PaCO$_2$ 增高、pH 下降、H$^+$ 浓度升高，发生呼吸性酸中毒。在持续或严重缺氧的患者体内，组织细胞能量代谢的中间过程，如三羧酸循环、氧化磷酸化和有关酶的活性受到抑制，使能量生成减少，体内乳酸和无机磷产生增多，导致代谢性酸中毒（实际碳酸氢盐 AB < 22mmol/L）。此时患者表现为呼吸性酸中毒合并代谢性酸中毒。慢性呼吸衰竭当体内 CO$_2$ 长期增高时，HCO$_3^-$ 也持续维持在较高水平，导致呼吸性酸中毒合并代谢性碱中毒。故慢性呼吸衰竭可出现呼吸性酸中毒，呼吸性酸中毒＋代谢性碱中毒，呼吸性酸中毒＋代谢性酸中毒，呼吸性碱中毒，呼吸性酸中毒＋代谢性酸中毒＋代谢性碱中毒。

200. ABCE 呼吸性酸中毒合并代谢性酸中毒，血 pH 明显下降，HCO$_3^-$ 减少、PaCO$_2$ 升高；代谢性酸中毒时钾转移到细胞外，H$^+$ 进入细胞内，血清钾升高；血氯可正常或升高。

201. ABDE pH 7.35～7.45 可见于正常人，还可见于以下情况：呼吸性酸中毒＋代谢性碱中毒，呼吸性碱中毒＋代谢性碱中毒，呼吸性碱中毒＋代谢性酸中毒，代偿/失代偿性代谢性碱中毒，代偿/失代偿性呼吸性碱中毒，代偿性呼吸性酸中毒。

202. AB　**203.** ACD　**204.** ABE　**205.** ABCD

206. ABDE　**207.** BCDE　**208.** ABCD　**209.** ABC

210. ABDE　**211.** AB

212. BCD AG 增高常见于：①肾功能不全导致的氮质血症或尿毒症引起磷酸盐和硫酸盐的潴留；②严重低氧血症，各种原因的休克时，组织缺氧引起乳酸堆积；③糖尿病时体内乙酰乙酸、β 羟丁酸、丙酮酸等的堆积；④饮食过少致饥饿性酮症酸中毒。

213. BDE 缺水患者所需补液量应根据临床表现，估计丧失水量占体重百分比，总补水量还应该包括每日生理需要量、额外丢失量以及不显性失水、尿和胃肠道失衡量的 1/2。

214. BCDE　**215.** ABC　**216.** ACDE　**217.** CD

218. DE　**219.** ABC

220. ABCD 代谢性碱中毒首先应积极治疗原发疾病，血容量不足时应予以扩容治疗，对丧失胃液所致的代谢性碱中毒，输注等渗盐水或葡萄糖盐水，即可纠正；低氯血症时可给予生理盐水；代谢性碱中毒时常伴有低钾血症，可同时补给氯化钾，补充后 K$^+$ 进入细胞内将其中的 H$^+$ 交换出来，加速碱中毒的纠正。严重碱中毒时，为迅速中和细胞外液中过多的 HCO$_3^-$，应首选 0.1～0.2mol/L 稀盐酸溶液，可将 1mol/L 盐酸 100ml 溶入

1000ml 0.9%NaCl 或 5%葡萄糖溶液中，经中心静脉导管缓慢滴入。

221. ADE　222. BDE　223. ABDE　224. BCD

225. ABCD　226. ABC　227. ABCE　228. ACDE

229. ABCE

230. ABDE　抗利尿激素代偿性分泌增多，可使血管和内脏平滑肌收缩，产生加压作用，引起毛细血管静水压升高，胶体渗透压下降；抗利尿激素可使肾小管上皮细胞对水的通透性增加，水重吸收增加，使体液易积聚在组织间隙，有效循环容量减少。

231. ABCD　血清钾浓度高于 5.5mmol/L 称为高钾血症；高钾血症一般无特异症状，主要表现为肌束轻度震颤，四肢及口周感觉异常，肢体软弱无力，极度疲乏，肌肉酸痛，腱反射减退或消失，血钾浓度达 7mmol/L 时可引起四肢麻木软瘫，先为躯干后为四肢，最后影响到呼吸肌，引起吞咽、发音及呼吸困难。

232. ACDE　233. ABCE　234. BCDE　235. ABCE

236. ACD　237. AC

238. ABCE　维生素 D 不足是引起低钙血症的主要原因之一，主要见于食物中维生素 D 摄入缺少或光照不足；梗阻性黄疸、慢性腹泻、脂肪泻、吸收不良综合征等影响肠道吸收，肝硬化或肾衰竭等导致维生素 D 羟化障碍；以及假性甲旁减、高磷血症、肾小管酸中毒等疾病。

239. BC　240. BDE　241. ABCD　242. ACDE

243. ABCE　低钾血症引起的神经肌肉系统常见症状有肌无力和发作性软瘫，受累肌肉以四肢最常见，表现为肌束颤动和肌痛，可伴有四肢麻木感等感觉异常，软瘫、腱反射减退或消失、深反射机制失常等。

244. ABC　稀释性低钠血症系指由于体内水分潴留，总体水量过多，总体钠不变或有轻度增加，而引起低血钠。

245. BDE　补充过量的碱性药物、静滴大量葡萄糖、注射胰岛素均可以引起转移性低血钾症。

246. ABCE　247. ADE　248. ABCD　249. ABDE

250. ACDE　251. ACDE　252. ABCD　253. ABCE

254. BCDE　代谢性碱中毒是细胞外液碱增多或氢离子丢失引起 pH 升高，以血浆 HCO_3^- 原发性增多为特征，多与血容量不足、Cl^- 或钾丢失有关；而呼吸性碱中毒是指肺泡通气过度引起的 $PaCO_2$ 降低、pH 升高，以血浆 HCO_3^- 浓度原发性减少为特征。代谢性碱中毒合并呼吸性碱中毒多见于胃肠引流、应用利尿剂、严重低钾血症及肝性脑病出现过度通气等情况。

255. ABE　256. ABCDE　257. ADE

258. BDE　轻度失水：当每千克体重缺钠 8.5mmol/L（血浆钠 130mmol/L 左右）时，血压可在 100mmHg 以上，患者有疲乏、无力、尿少、口渴、头晕等。尿钠极低或测不出。

259. ABDE　高钾血症的临床表现有：（1）心血管症状：高钾使心肌受抑，心肌张力减低，故有心动过缓和心脏扩大，心音减弱，易发生心律失常；（2）神经肌肉症状：早期常有四肢及口周感觉麻木，极度疲乏，肌肉酸疼等；血钾浓度达 7mmol/L 时四肢麻木及松弛性四肢瘫痪，最后影响到呼吸肌，发生窒息，中枢神经系统可表现为烦躁不安、昏厥或神志不清；（3）其他症状：所有高钾血症均有不同程度的氮质血症和代谢性酸中毒，加重少尿或尿毒症；部分患者可有皮质酮增高。

260. BCDE　261. ABCD　262. BCDE　263. BD

264. ABCDE

265. ABCD　高钾血症是导致肾功能不全患者死亡的主要原因之一，需紧急处理，具体措施包括：（1）停用一切含钾药物和食物；（2）对抗钾离子心肌毒性：10%葡萄糖酸钙 100ml 静脉滴注；（3）促进钾转移至细胞内：25%高渗葡萄糖溶液 400ml + 胰岛素 20U 缓慢静注；（4）伴代谢性酸中毒者可补充碱剂：5%碳酸氢钠 150～250ml 或 11.2%乳酸钠溶液 50ml 静脉输注，既可提升血pH 纠酸又可促进钾离子向细胞内流；（5）清除细胞外液中过多钾离子：口服离子交换树脂、保留灌肠、利尿剂或血液透析（用于内科治疗不能纠正的严重高钾血症）。

266. ABC　267. ABCDE　268. ABCE　269. BC

270. ACDE

271. ABCD　（1）肾小管分泌钾减少；（2）盐皮质激素缺乏：醛固酮（ALD）缺乏见于 Addison 病和选择性ALD 过少症，常伴有特发性无症状的高血钾。（3）肾小管对 ALD 不敏感：某些疾病如系统性红斑狼疮、淀粉样变性、慢性间质性肾病及某些先天性肾疾患，肾小管对ALD 的敏感性下降，肾排钾功能障碍，从而使血钾升高。假性 ALD 过少症的原因是肾小管对 ALD 不敏感，多发生在儿童，特别见于新生儿。（4）减少钾排泄的药物：①应用保钾性利尿药；②血管紧张素转化酶抑制药；③其他包括非甾体抗炎药、环孢素等。血容量不足，酸中毒以及高渗状态均可加重高血钾的发生。

272. ABCE　273. ABC

274. ACDE　长期慢性低钙血症可表现为骨痛、病理性骨折、骨骼畸形等，常伴有皮肤干燥、无弹性、色泽灰暗和瘙痒，易出现毛发稀疏、指甲易脆、牙齿松脆等现象；低钙血症引起白内障较为常见；长期慢性低钙血症，可引起基底神经节钙化及锥体外系神经症状，少数患者可出现颅内压增高与视盘水肿。

275. ABDE　276. BD

277. ABE　若在短期内体液丧失量达到体重的 5%，即丧失细胞外液的 25%，则会出现脉搏细速、肢端湿冷、血压不稳定或下降等血容量不足之症状。当体液继续丧失达体重的 6%～7% 时（相当于丧失细胞外液的 30%～35%），则有更严重的休克表现。

278. AB

三、共用题干单选题

279. B　高渗性脱水的特点是水和钠同时丧失，但缺水多于缺钠，血清钠高于正常范围（＞150mmol/L），血浆渗透压＞310mmol/L；轻度缺水者除口渴外，多无其他症状，缺水量为体重 2%～4%；中度缺水者有极度口渴，伴乏力、尿少、尿比重高、唇舌干燥、皮肤失去弹性、眼窝凹陷、烦躁不安、肌张力增高、腱反射亢进等表现，缺水量为体重的 4%～6%；重度缺水除上述症状外，出现躁狂、幻觉、谵妄、甚至昏迷等脑功能障碍的症状，缺水量为体重的 6% 以上。该患者以乏力、极度口渴、尿少而尿比重高为主要表现，查体可见眼窝凹陷、舌干燥、皮肤弹性差等脱水表现，应考虑中度高渗性脱水。

280. C　中度高渗性脱水缺水量为体重的 4%～6%，即 $60 \times 4\% \sim 6\% = 2400 \sim 3600$ml。

281. C　补钾时必须检查肾功能和尿量，每日尿量＞700ml，每小时＞30ml 则补钾安全。如患者同时服用保钾利尿药，补钾时尤应密切观察。

282. C　患者血清钠 130mmol/L，属于低渗性失水。患者病史中无明显稀释性低钠血症的表现。

283. B　患者为低渗性失水，失水＜失钠，因此是组织间液减少超过血浆容量的减少。

284. C　补钠量可参照下述公式计算：补钠量（mmol/L）＝（142mmol/L－实测血清钠）×0.6×体重（kg）。

285. B　患者双下肢不能活动 1 个月，可能与钾离子代谢有关的疾病，所以应进行血钾测定。

286. B　若患者出现低钾血症，结合病史，则周期性麻痹的可能性最大。

287. A　288. D　289. C　290. A　291. D　292. C

293. E　血钠大于 155mmol/L，血渗透压大于 350，选用低渗液。

294. B　295. C

296. B　中度失水：当失水量达体重的 4%～6% 时，醛固酮分泌增加和血浆渗透压升高，此时口渴严重，咽下困难，声音嘶哑；有效循环容量不足，心率加快；皮肤干燥、弹性下降；进而因细胞内失水出现乏力、头晕、烦躁。

297. A　严重腹泻、呕吐等均可引起消化液中的碱性物质丢失过多，引起代谢性酸中毒，代谢性酸中毒最明显的临床表现是呼吸加快、加深，典型者称为 Kussmaul 呼吸。该患儿因急性腹泻出现呼吸深而速，应考虑代谢性酸中毒。

298. B　299. E

300. A　根据缺钠程度，低渗性脱水可分为三度。轻度脱水：血清钠＜135mmol/L；中度脱水：血清钠＜130mmol/L；重度脱水：血清钠＜120mmol/L。该患者血清钠为 131mmol/L，属于轻度脱水。

301. B　低钙血症时常表现为神经肌肉兴奋性升高，出现口周和指（趾）尖麻木及针刺感、手足抽搐、腱反射亢进、Chvostek 征阳性等，严重可导致喉、气管痉挛、癫痫发作甚至呼吸暂停。患者手足搐搦应首先考虑缺钙所致。

302. C　老年男性，有睡眠呼吸暂停综合征病史，停用呼吸机后出现抽搐及神志障碍，考虑急性呼吸衰竭可能性大，首选血气分析检查。

303. A　304. C

305. A　患者严重失水，血容量减少，加上酸中毒引起的微循环障碍，若未能及时纠正，最终可导致低血容量性休克。血压下降，肾灌注量的减少，引起少尿或无尿，严重者发生肾衰竭。

306. B　307. D

308. D　甲状旁腺功能亢进症患者术后出现口周麻木刺痛、手足搐搦发作，首选考虑低钙血症。

309. C　甲状旁腺分泌甲状旁腺素在调节体内钙的代谢和维持钙平衡方面发挥重要作用，甲状旁腺切除引起甲状旁腺素分泌缺乏，是造成低血钙的主要原因；该患者应甲状旁腺功能亢进行手术治疗，术后 2 周口周麻木和刺痛，手足肌肉痉挛等低血钙症状，应考虑甲状旁腺切除过多，而出现了甲状旁腺功能减低，导致甲状旁腺素分泌不足所致。

310. A　甲状旁腺切除术后 24～48 小时内血清钙会明显下降，严重者可发生手足抽搐；一旦出现手足抽搐、喉头痉挛等症状时应立即处理，治疗首选 10% 葡萄糖酸钙 10～20ml 静脉推注，通常用药后立即起作用，必要时可重复。

311. B　312. B　313. E　314. B　315. B　316. E
317. D　318. E　319. E　320. B　321. E　322. B
323. A　324. B　325. C　326. B　327. A　328. B
329. C　330. C　331. E　332. B　333. E　334. B
335. C　336. E　337. B　338. C　339. B

340. D　补液量（ml）＝［血清钠测定值（mmol/L）－血清钠正常值（mmol/L）］×体重（kg）×3＝（150－142）×60×3＝1440ml，计算所得的补液量不宜在当日全部输入，一般可 2 日内补完。此外，还需补充每日正常需要量 2000ml。故第一天的补液量约为 3000ml。

341. D　342. E　343. A　344. B　345. C　346. D
347. C　348. D　349. B　350. E　351. B　352. A
353. D　354. D　355. C

四、案例分析题

356. BCDEF 根据病史及现症状疑诊为 DKA，就诊时必须完善的检查包括血糖、电解质、血尿素氮、肌酐、二氧化碳、血酮和尿酮、计算阴离子间隙、动脉血气分析（DKA 患者）、肾功能测定、血细胞计数和分类及心电图检查。

357. ACD 358. ADE

359. CDFG 患者腹泻，无尿，为重度失水表现；患者血钠高于正常值（130～150mmol/L），为高钠血症；患者血钾高于正常值（3.5～5.5mmol/L），为高钾血症；患者 CO_2CP（CO_2 结合力）低于正常值（22～29mmol/L），为代谢性酸中毒，当 CO_2CP 高于正常值时，为呼吸性酸中毒。

360. ADE 该患者为重度失水，低血容量性休克，血液浓缩，治疗关键是合理补充血容量，纠正休克。补液首选晶体液，可选等渗溶液或者低渗溶液，患者昏迷状态，可尝试插胃管，补充必要水分。

361. ABC 对糖尿病酮症酸中毒伴高渗高血糖综合征患者，若不当的补碱，可能会诱发脑水肿，应使用别的治疗措施纠正高钾血症，且该患者的血糖异常，不适合使用 50% 葡萄糖溶液；目前还未达到透析的指征，不应立即透析。

362. E 该患者因进行性吞咽困难、无法进食出现极度口渴、唇舌干燥，查体：眼窝下陷、皮肤失去弹性，符合中度高渗性失水特点。

363. C 高渗性失水的治疗应首先以快速纠正细胞外液容量缺乏，改善组织灌注纠正休克为主，所需补充液体量应根据临床表现，估计丧失水量占体重百分比，然后按每丧失体重 1% 补液 400～500ml 计算。该患者诊断为中度高渗性失水，缺水量约为体重的 4%～6%，对应补液量约为 3000ml。

364. C 补钾时必须检查肾功能和尿量，每日尿量＞700ml，每小时＞30ml 则补钾安全。

365. ABC 高渗性失水通常分两个阶段治疗，首先应快速纠正细胞外液容量缺乏以改善组织灌注、休克，首选静脉输注 5% 葡萄糖溶液，所需补水量宜在 2 天内补给；高渗性脱水者体内总体钠是减少的，故在纠正脱水过程中，应适当补充钠，首选给予 0.45% 的氯化钠溶液静脉滴注。

366. E 367. A 368. E 369. AE 370. E 371. D

372. C 参照血清钾水平，大致估计补钾量。①轻度缺钾：血清钾 3.0～3.5mmol/L，可补充钾 100mmol（相当于氯化钾 8.0g）；②中度缺钾：血清钾 2.5～3.0mmol/L，可补充钾 300mmol（相当于氯化钾 24g）；③重度缺钾：血清钾 2.0～2.5mmol/L，可补充钾 500mmol（相当于氯化钾 40g）。但每日补钾以不超过 200mmol（氯化钾 15g）为宜。

373. ACDE 374. ABCE 375. ABCD 376. E

第十一章 营养性疾病

一、单选题：每道试题由 **1** 个题干和 **5** 个备选答案组成，题干在前，选项在后。选项 **A、B、C、D、E** 中只有 **1** 个为正确答案，其余均为干扰选项。

1. 视力和暗适应异常的原因是
　　A. 缺锌引起维生素 A 代谢障碍
　　B. 铁摄入不足或吸收不良
　　C. 缺锌引起维生素 C 代谢障碍
　　D. 缺铁引起维生素 D 吸收不良
　　E. 缺硒引起维生素 B 代谢不良

2. 维生素 B_1 缺乏的早期表现不包括
　　A. 乏力　　　　　　　B. 头痛
　　C. 肌肉酸痛　　　　　D. 食欲减退
　　E. 体重减轻

3. 典型新生儿维生素 K 缺乏症，多于生后 2 ~ 5 天起病，主要症状为
　　A. 胃肠道出血
　　B. 口腔和阴囊的皮肤黏膜病变
　　C. 中度或晚期神经疾病
　　D. 暗适应力减退或夜盲
　　E. 外周神经上升性对称性的感觉、运动和反射功能障碍

4. 烟酸缺乏症的最典型症状是皮炎，常在肢体暴露部位对称出现，常见部位不包括
　　A. 手背　　　　　　　B. 足背
　　C. 腕　　　　　　　　D. 前臂
　　E. 肢体受摩擦处

5. 体内含量最多的无机盐是
　　A. 钙　　　　　　　　B. 磷
　　C. 镁　　　　　　　　D. 硅
　　E. 硒

6. 小儿锌缺乏的最主要原因是
　　A. 吸收利用障碍　　　B. 摄入不足
　　C. 丢失过多　　　　　D. 需要量增加
　　E. 代谢障碍

7. 碘的生理作用不包括
　　A. 影响大脑生长发育及功能
　　B. 增加细胞线粒体能量代谢
　　C. 提高钠－钾 ATP 酶泵作用

D. 促进新蛋白质分解
　　E. 促进营养的吸收和利用

8. 目前已知的导致人类智力损害的最主要原因是
　　A. 地方性甲状腺肿　　B. 克汀病
　　C. 碘缺乏病　　　　　D. 基因突变
　　E. 染色体畸变

9. 以下不属于人体类脂的是
　　A. 磷脂　　　　　　　B. 糖脂
　　C. 固醇　　　　　　　D. 类固醇
　　E. 胆固醇

10. 成人体内的组织脂肪主要是
　　A. 棕色脂肪　　　　　B. 白色脂肪
　　C. 中性脂肪　　　　　D. 黄色脂肪
　　E. 类脂

11. 以下脂质中属于肝脏代谢脂肪时合成的物质，构成细胞膜、合成各种类固醇激素和胆汁酸的原料的是
　　A. 胆固醇　　　　　　B. 中性脂肪
　　C. 磷脂　　　　　　　D. 游离脂肪酸
　　E. 类脂

12. 存在于人体内的脂质不包括
　　A. 胆固醇　　　　　　B. 中性脂肪
　　C. 磷脂　　　　　　　D. 游离脂肪酸
　　E. 纤维素

13. 食物中的脂类主要是
　　A. 卵磷脂　　　　　　B. 脑磷脂
　　C. 脂肪　　　　　　　D. 胆固醇
　　E. 纤维素

14. 维生素 A 缺乏的临床表现不包括
　　A. 暗适应力减退或夜盲
　　B. 皮肤干燥、易脱屑
　　C. 生长发育障碍
　　D. 血红蛋白、血细胞比容升高
　　E. 消化道和呼吸道感染性疾病发生率增高

15. 铁元素在人体中的作用不包括
　　A. 对免疫系统有重要影响
　　B. 合成血红蛋白，参与氧的运输和储存
　　C. 与体内的能量释放密切相关
　　D. 提高中性粒细胞对细菌的杀伤能力

E. 参与细胞色素、细胞色素氧化酶、过氧化物酶和过氧化氢酶的合成

16. I 度营养不良的体重是标准体重的

    A. 50% 以下   B. 45% ~ 50%

    C. 50% ~ 60%   D. 60% ~ 75%

    E. 75% ~ 90%

17. 蛋白质缺乏病的临床表现不包括

    A. 高血压

    B. 脉搏细缓

    C. 食欲不佳，体重低于正常

    D. 消化功能减退

    E. 表情淡漠、反应迟钝

18. 关于维生素的说法不正确的是

    A. 酵母含有较多的烟酸

    B. 烟酸是水溶性维生素

    C. 谷物中烟酸、色氨酸含量低

    D. 色氨酸不能转化为烟酸

    E. 乳类和蛋类烟酸含量低，但色氨酸含量高

19. 对营养不良的患者，下列说法不正确的是

    A. 静脉导管可用于抽血标本

    B. 静脉营养液为氨基酸、葡萄糖、乳化脂肪

    C. 由静脉输液不宜用高渗溶液

    D. 开始时应少食多餐

    E. 葡萄糖与脂肪供给热量的比例不能小于1

20. 一切生物体维持生命活动所需能量的主要来源是

    A. 糖类   B. 脂肪

    C. 蛋白质   D. 氨基酸

    E. 膳食纤维

二、多选题：每道试题由 1 个题干和 5 个备选答案组成，题干在前，选项在后。选项 A、B、C、D、E 中至少有 2 个正确答案。

21. 以下关于维生素 D 说法错误的有

    A. 维生素 D 既是维生素也是激素

    B. 过度暴露于阳光会引起维生素 D_3 中毒

    C. 成人缺乏维生素 D 能使骨量减少或骨质疏松加剧，引起软骨病、肌无力及骨折风险增加

    D. 维生素 D 缺乏可引起继发性甲状旁腺功能减退

    E. 肥胖患者可适当补充维生素 D

22. 硒中毒的主要临床表现有

    A. 脱发   B. 脱指（趾）甲

    C. 皮肤苍白   D. 发育迟缓

    E. 牙损伤

23. 婴儿期有维生素 E 吸收不良，很易发生重度维生素 E

缺乏，如不及时治疗则可迅速出现神经症状，主要影响

    A. 脊髓后束   B. 脊髓前束

    C. 脊髓小脑束   D. 脊髓丘脑束

    E. 前庭神经小脑束

24. 维生素 K 缺乏症的常见临床表现为

    A. 表浅的皮肤紫癜和瘀斑

    B. 鼻出血

    C. 齿龈渗血

    D. 深部组织血肿

    E. 关节腔出血

25. 新生儿及婴儿晚发维生素 K 缺乏症的病因为

    A. 母孕期使用利福平

    B. 母孕期使用双香豆素等口服抗凝药

    C. 母孕期使用阿司匹林

    D. 母孕期使用苯妥英钠

    E. 长期奶粉喂养

26. 人体的必需氨基酸有

    A. 缬氨酸   B. 异亮氨酸

    C. 亮氨酸   D. 甘氨酸

    E. 苯丙氨酸

27. 以下属于非必需氨基酸的有

    A. 蛋氨酸   B. 苏氨酸

    C. 酪氨酸   D. 组氨酸

    E. 天门冬氨酸

28. 微量元素锌的生理作用有

    A. 促进生长发育

    B. 维持正常食欲和味觉

    C. 促进生殖器官和性腺发育

    D. 促进维生素 C 代谢

    E. 促进组织修复再生，加速创伤愈合

29. 属于人体组织脂肪的有

    A. 棕色脂肪   B. 白色脂肪

    C. 中性脂肪   D. 黄色脂肪

    E. 类脂

30. 构成细胞膜的主要原料有

    A. 中性脂肪   B. 磷脂

    C. 胆固醇   D. 蛋白质

    E. 类固醇

31. 关于磷脂的叙述，正确的是

    A. 磷脂是构成细胞膜的主要原料

    B. 磷脂是恒定的供给能量来源

    C. 磷脂可以帮助物质进出细胞

D. 磷脂对糖的吸收起决定的作用

E. 磷脂随所构成的脂蛋白解体而直接排出体外

32. 构成机体的有机成分有

A. 碳水化合物　　　　　B. 脂肪

C. 蛋白质　　　　　　　D. 常量元素

E. 微量元素

33. 与其他内分泌代谢疾病不同，营养性疾病具有的特点有

A. 地区特征　　　　　　B. 时代特征

C. 流行特征　　　　　　D. 阶级特征

E. 隐匿特征

34. 蛋白质缺乏的常见症状有

A. 代谢率下降　　　　　B. 对疾病抵抗力减退

C. 暴躁、易激怒　　　　D. 儿童的生长发育迟缓

E. 身体质量下降

35. 蛋白质营养不良的临床类型有

A. 消瘦型　　　　　　　B. 水肿型

C. 腹突型　　　　　　　D. 肌肉萎缩型

E. 混合型

36. 以下物质中，属于单糖的有

A. 葡萄糖　　　　　　　B. 果糖

C. 麦芽糖　　　　　　　D. 蔗糖

E. 纤维素

37. 以下物质中，属于低聚糖的有

A. 葡萄糖　　　　　　　B. 果糖

C. 麦芽糖　　　　　　　D. 蔗糖

E. 纤维素

38. 以下物质中，属于多糖的有

A. 葡萄糖　　　　　　　B. 果糖

C. 麦芽糖　　　　　　　D. 淀粉

E. 纤维素

39. 糖类的作用有

A. 提供人体能量来源

B. 机体的构成成分

C. 节约蛋白质作用和抗生酮作用

D. 参与机体病理状态的修复

E. 调解生理功能和供给能量

40. 蛋白质在人体内的主要生理功能有

A. 构建和修复组织

B. 参与机体病理状态的修复

C. 参与机体生理功能的调节

D. 调解生理功能和供给能量

E. 供给人体能量

41. 以下物质中，属于可溶性膳食纤维的有

A. 薯类　　　　　　　　B. 水果

C. 魔芋　　　　　　　　D. 蔬菜中的纤维素成分

E. 燕麦中的半纤维素成分

42. 膳食纤维摄入过多会产生有害作用，常见的有

A. 影响胃酸的利用

B. 引起腹胀、排便次数增多

C. 影响多种矿物质的吸收利用

D. 影响脂溶性维生素的吸收

E. 影响水溶性维生素的吸收

43. 以下必需宏量元素中，属于矿物质的有

A. 钾　　　　　　　　　B. 钠

C. 钙　　　　　　　　　D. 磷

E. 硫

44. 常量矿物质的主要作用有

A. 形成骨骼等硬组织，支撑保护机体，维持有力的运动形式

B. 维持组织细胞的渗透压与细胞膜的通透性

C. 调节体液的 pH 值，维持体液的酸碱平衡

D. 维持神经、肌肉细胞膜的生物兴奋性，传递信息，使肌肉收缩

E. 对免疫系统的发育、维持和调节起着十分重要的作用

45. 维生素 A 的作用有

A. 维持上皮细胞的完整性

B. 构成血红蛋白，参与氧的运输和储存

C. 促进硫酸软骨素等黏多糖的合成

D. 维持正常的免疫功能

E. 对维持生殖系统正常功能有一定作用

46. 蛋白质缺乏综合征的临床表现包括

A. 头发枯黄稀疏、容易脱落

B. 双颊凹陷呈猴腮状

C. 体弱无力，萎靡不振

D. 血压、体温偏低

E. 脱水、碱中毒及电解质紊乱

47. 被称为条件必需氨基酸或半必需氨基酸的是

A. 缬氨酸　　　　　　　B. 亮氨酸

C. 半胱氨酸　　　　　　D. 酪氨酸

E. 苯丙氨酸

三、共用题干单选题： 叙述一个以单一患者或家庭为中心的临床情景，提出 2～6 个相互独立的问题，问题可随病情的发展逐步增加部分新信息，每个问题只

有 **1** 个正确答案，以考查临床综合能力。答题过程是不可逆的，即进入下一问后不能再返回修改所有前面的答案。

（48 ~ 50 共用题干）

患儿，男性，3 岁。6 个月时因奶水不足开始饮食喂养。患儿逐渐出现食欲差，消瘦，动作缓慢，四肢有轻度水肿出现。听诊心率 59 次/分，触诊肝肋下 3cm，腹部叩诊浊音界扩大。

48. 该患儿的诊断应考虑为

　　A. 先天性心脏病　　　　B. 肝炎

　　C. 甲减　　　　　　　　D. 蛋白质缺乏病

　　E. 膳食纤维不足症

49. 引起该患儿水肿的主要原因是

　　A. 血浆蛋白含量低　　　B. 血浆脂肪含量低

　　C. 血浆糖含量低　　　　D. 体内水缺乏

　　E. 体内维生素缺乏

50. 对该患儿首先进行的治疗是

　　A. 纠正营养不良

　　B. 纠正脱水

　　C. 应用脱水药治疗水肿

　　D. 纠正酸中毒

　　E. 应用抗生素治疗预防感染

四、案例分析题：每道案例分析题至少 3 个提问。其中正确答案有 1 个或多个，根据选项重要程度不同而得分权重不同。选对得分，选错扣分，扣至本问得分为 0。案例分析题的答题过程是不可逆的，即进入下一问后不能再返回修改所有前面的答案。

（51 ~ 54 共用题干）

患者，女，65 岁。因多尿、多饮 8 年，双下肢水肿 3 个月入院。患者 8 年前因多尿、多饮，查空腹血糖 8.2mmol/L，餐后 2 小时血糖 15.6mmol/L，诊为 2 型糖尿病，之后一直口服列格列嗪、二甲双胍降糖治疗，严格饮食控制，血糖控制达标。近 1 年来，患者每日仅食少量蛋类及精细米面。3 个月前发现双下肢水肿，食欲减退，时有恶心，乏力懒动，精神抑郁，略有胸闷憋气，症状逐渐加重，15 天来患者软弱无力，不能活动，精神症状明显。既往有抑郁病史，已缓解。查体：生命体征平稳，表情淡漠，答非所问，左下肺呼吸音减弱，右下肺呼吸音消失，心音低钝，腹软无压痛，双下肢凹性水肿，双小腿及足部皮肤暗红，皮温正常，足背、踝、小腿下部触觉及痛觉减退，双足动脉搏动正常。

51. 入院后考虑患者可能的诊断有

　　A. 2 型糖尿病　　　　　B. 营养不良

　　C. 肾病综合征　　　　　D. 糖尿病肾病

　　E. 肾小球肾炎　　　　　F. 病毒性心肌炎

　　G. 心功能不全

52. 为明确诊断，患者需进一步做的检查有

　　A. 血糖、HbA1c

　　B. 肝、肾功能、电解质、血浆白蛋白水平、血酮水平

　　C. 双下肢静脉 B 超

　　D. 胸片

　　E. 超声心动图、心电图

　　F. 双肾 B 超

　　G. 尿常规

　　H. 血常规

53. 入院后查 FBG 4.8mmol/L，HbA1c 6.7%，肝、肾功能、电解质、血浆白蛋白在正常范围。尿常规：Pro（－），KET（－），GLU（＋）。双下肢静脉 B 超未见血栓形成。心电图：非特异性 ST－T 改变。胸部 CT：双侧胸腔积液，心脏增大。腹部 B 超：少量腹水。结合患者病史及检查结果，考虑诊断为

　　A. 慢性心功能不全　　　B. 糖尿病周围神经病变

　　C. 脚气病　　　　　　　D. 肺源性心脏病

　　E. 风湿热　　　　　　　F. 病毒性心肌病

　　G. 肺炎

54. 关于脚气病，下列说法正确的是

　　A. 其病机为原发性或继发性原因导致维生素 B₁ 缺乏

　　B. 又称硫胺素缺乏症

　　C. 常见于以精细米面维生者

　　D. 补充维生素 B₁ 治疗有效

　　E. 脚气病患者 α－酮酸还原受阻

　　F. 可有外周神经、心血管、大脑、胃肠道等相关表现

答案和精选解析

一、单选题

1. A　锌能促进维生素 A 代谢和生理作用。缺锌引起维生素 A 代谢障碍而血清维生素 A 降低，暗适应时间延长、产生夜盲等。

2. E　维生素 B₁ 缺乏症初期可表现为食欲减退、乏力、头痛、肌肉酸痛。随着病情加重，可出现典型的心血管系统与神经系统症状。如感觉和运动障碍、肌力下降、疲劳、心悸、气急、下肢水肿等。长时间缺乏维生素 B₁ 还可出现体重减轻等。

3. A　新生儿维生素 K 缺乏的主要症状分早发型、经典型和迟发型。1、早发型：指发生于出生 24 小时内（包括分娩时）的新生儿维生素 K 缺乏引起出血。2、经

典型：指发生在生后 1 ~ 7 天的新生儿维生素 K 缺乏引起出血，较常见，病情轻者具有自限性，预后良好。多数新生儿于生后第 2 ~ 3 天发病，最迟可于生后 1 周发病（早产儿可延迟至 2 周）。出血部位以脐残端、胃肠道（呕血或便血）、皮肤受压处（足跟、枕、骶、骨部等）及穿刺处最常见。此外，还可见到鼻出血、肺出血、尿血和阴道出血等。3、迟发型：指发生在出生 8 天后的维生素 K 缺乏性出血，较为常见，多发生在生后 2 周至 2 个月，死亡率和致残率高，应高度关注。此型发生隐蔽，出血之前常无任何先兆，多以突发性颅内出血为首发临床表现。典型新生儿维生素 K 缺乏症，多于生后 2 ~ 5 天起病，主要症状为胃肠道出血。

4. E 烟酸缺乏症的最典型症状是皮炎，常在肢体暴露部位对称出现，以手背、足背、腕、前臂、手指、踝部等最多，其次则为肢体受摩擦处。

5. A 钙是人体含量最多的一种无机盐，正常人体内钙的含量为 1200 至 1400 克，约占人体重量的 1.5% 至 2.0%，其中 99% 存在于骨骼和牙齿之中。另外 1% 的钙，大多数呈离子状态存在于软组织，细胞外液和血液中与骨钙保持着动态平衡。

6. B 锌缺乏的病因如下。1. 摄入不足：锌摄入不足是小儿锌缺乏的主要原因。2. 丢失过多。3. 需要量增加。4. 先天性代谢障碍。

7. D 碘能够促进身体的生长发育，尤其是大脑的生长发育和功能；促进蛋白质的合成，也可以调节身体内的水盐代谢，促进营养及维生素的吸收和利用，也参与甲状腺激素的合成。碘能增加细胞线粒体能量代谢，提高钠 - 钾 ATP 酶泵作用。

8. C 碘是合成甲状腺激素的原料，缺碘甲状腺激素少，甲状腺激素是促进大脑发育的激素，所以缺乏会导致人类智力损害。地方性甲状腺肿、克汀病、基因突变、染色体畸变不一定会导致智力损害。

9. E 类脂指的是与脂和油很类似的化合物，种类很多，主要分为 5 大类：1. 磷脂：含有磷酸、脂肪酸和氮的化合物；2. 鞘脂类：含有磷酸、脂肪酸、胆碱和氨基醇的化合物；3. 糖脂：含有碳水化合物、脂肪酸和氨基醇的化合物；4. 类固醇及固醇：类固醇都是相对分子质量很大的化合物，如动植物组织中的胆固醇和植物组织中谷固醇；5. 脂蛋白类：是脂类与蛋白质的结合物。

10. B 通常来说，人体脂肪组织可以分为棕色脂肪和白色脂肪两种。白色脂肪一般会堆积于皮下，即皮下脂肪，主要的作用是负责储存多余热量；而棕色脂肪可以有效地分解引发肥胖的白色脂肪，将后者转化成二氧化碳、水以及热量。棕色脂肪仅在人类婴儿时期帮助维持体温的作用。而随着年龄的不断增长，棕色脂肪就会慢慢地消失。

11. A 胆固醇是肝脏代谢脂肪时合成的物质，是构成细胞膜的重要成分，合成各种类固醇激素如性激素、皮质激素、维生素 D 和胆汁酸的原料。

12. E 脂质包括磷脂、固醇和脂肪。固醇包含胆固醇、性激素和维 D。脂肪包括中性脂肪和游离脂肪酸。不包括纤维素。

13. C 食物中的脂类主要是是油和脂肪，一般把常温下是液体状态的称作油，而把常温下是固体状态的称作脂肪。

14. D 维生素 A 缺乏的临床表现如下。1. 眼部异常：是维生素 A 缺乏的早期表现，患者多表现为视物不清、畏光、干眼症等。其中视物不清，暗适应能力下降严重者会发展为夜盲甚至全盲。2. 皮肤异常：缺乏维生素 A 会导致汗腺萎缩，表现为皮肤干燥、脱屑、粗糙，有痒感。3. 生长发育障碍：维生素 A 的缺乏使机体骨组织生长受阻，导致儿童长骨增长缓慢，增长迟滞，并且齿龈发生角化增生，影响成釉质细胞的发育，临床观察可见患者身高发育落后，牙釉质易剥落，失去光泽。4. 贫血：维生素 A 可以维持上皮细胞的分化从而促进铁的吸收，当维生素 A 缺乏时，铁不能正常地被红细胞吸收会造成贫血；5. 免疫力下降：由于维生素 A 直接影响上皮细胞的体液免疫和细胞免疫，对机体起特异性免疫和非特异性免疫的作用，如果缺乏会导致机体的抵抗力下降，容易继发感染某些疾病，且易迁延不愈，如消化道感染、泌尿系感染、呼吸道感染等；6. 其他：还可能会影响味觉、嗅觉的功能，导致食欲下降。

15. D 铁元素在人体中的作用如下。1. 合成血红蛋白：参与氧的运输和储存。2. 组成肌红蛋白：铁也是肌肉中肌红蛋白的组成成分，可结合并储存氧，为肌肉活动时提供能量；与体内的能量释放密切相关；3. 参与细胞色素酶、过氧化氢酶合成：使体内氧化还原反应能正常进行；4. 其他作用：维持免疫系统正常的功能、参与维生素 A 及其他微量元素的代谢。与中性粒细胞对细菌的杀伤能力无关。

16. E 营养不良临床分为三度，具体如下：Ⅰ度体重减低 15% ~ 25%，是标准体重的 75% ~ 90%，腹部皮褶厚度为 0.8 ~ 0.4cm；Ⅱ度体重减低 25% ~ 40%，是标准体重的 60% ~ 75%，腹部皮褶厚度小于 0.4cm；Ⅲ度体重减低大于 40%，小于标准体重的 60% 以下，腹部皮褶消失。

17. A 蛋白缺乏的主要临床表现为营养不良和原发病。患者逐渐消瘦，严重者呈恶病质状态。胃黏膜萎缩，胃酸分泌减少，消化酶降低，导致食欲减退。疲乏无力也是常见的症状。患者不喜欢运动，体力下降，表情淡漠，反应迟钝，记忆力减退。多数伴有轻度至中度贫血，常常眩晕，体位性低血压及心动过缓。水肿性疾病的发生与血浆有效渗透压降低有关。

18. D 维生素是维持身体健康所必需的一类有机化合物。烟酸是水溶性维生素，酵母含有较多的烟酸，谷物中烟酸、色氨酸含量低，乳类和蛋类烟酸含量低，但色氨酸含量高；动物细胞可将色氨酸转变成烟酸。

19. A

20. A 糖类是最主要的供能物质，人体进行各项生命活动所消耗的能量主要来自于糖类的氧化分解，约占人体能量供应量的70%。

二、多选题

21. BD 维生素D既是维生素也是激素；阳光中只有波长290~315nm的紫外线B能穿透皮肤，由此将皮肤中的7-脱氢胆固醇转化为维生素D₃，但不足以满足人体维生素D的生理需求，大部分人仍需要额外补充维生素D来达到推荐的摄入量；低1,25-二羟基维生素D₃水平会使肠钙吸收减少，从而导致继发性甲状旁腺功能亢进；成人缺乏维生素D能使骨量减少或骨质疏松加剧，引起软骨病、肌无力及骨折风险增加；老年人和肥胖患者可适当补充维生素D。

22. ABCE

23. AC 维生素E有保护神经系统免受氧化损伤的作用，儿童发育过程中的神经系统对缺乏尤为敏感，缺乏维生素E可发生神经方面的症状，主要影响脊髓后束和脊髓小脑束，第三和第四脑神经核，周围神经的大髓鞘轴突管，脑干的细长核和楔形叶，以及肌肉和视网膜。

24. ABC 维生素K缺乏除原发病的症状、体征外，其余的主要表现为出血。常见临床表现：①黏膜、皮肤出血：如皮肤紫癜、瘀斑，鼻出血，牙龈出血等。②内脏出血：如呕血、黑便、血尿及月经过多等，严重者可致颅内出血。③外伤或手术后伤口出血。④新生儿出血症：多见于出生后2到3天，常表现为脐带出血、消化道出血等。本病出血一般较轻，罕见有肌肉关节及其他深部组织出血的发生。

25. ABCD 新生儿维生素K缺乏的主要病因为先天性因素、母乳喂养因素、自身维生素K合成不足、存在先天性的肝胆疾病、母亲生产前应用药物等。母亲产前应用某些药物：如抗惊厥药（苯妥英钠、苯巴比妥、卡马西平）、抗血小板聚集药物（阿司匹林）、抗凝药（双香豆素和华法林）、抗结核药（利福平和异烟肼）等。可诱导肝线粒体酶增加，加速维生素K的降解氧化或阻断维生素循环而产生维生素K缺乏。

26. ABCE 必需氨基酸一共有八种，即：赖氨酸、色氨酸、苯丙氨酸、甲硫氨酸、苏氨酸、异亮氨酸、亮氨酸、缬氨酸。

27. BCDE 非必需氨基酸：甘氨酸、酪氨酸、组氨酸、苏氨酸、胱氨酸、天门冬氨酸、脯氨酸、丝氨酸、

谷氨酸、精氨酸。当摄入蛋白质水平超过需要量时，过量的蛋白质被机体降解，释放出的氮转化为尿酸。蛋白质大幅度过量时会引起尿酸过多和关节痛风。

28. ABCE 锌为人体内的一种微量元素，具有重要的生理功能，主要包括促进生长发育、促进组织修复再生加速创伤愈合、维持食欲和味觉、促进生殖器官和性腺发育、增强免疫功能及其他功能。

29. AB

30. BCD 细胞膜的化学组成基本相同，主要由脂类、蛋白质和糖类组成，各成分含量分别约为50%、40%、2%~10%，其中脂类的主要成分为磷脂和胆固醇。

31. AC 磷脂主要作用之一是乳化作用。分解过高的血脂和过高的胆固醇，清扫血管，使血管循环顺畅，被公认为血管清道夫。磷脂主要作用之二是增智。人体神经细胞和大脑细胞是由磷脂为主所构成的细胞薄膜包覆，磷脂不足会导致薄膜受损，造成智力减退，精神紧张。磷脂主要作用之三是活化细胞。磷脂是细胞膜的重要组成部分，肩负着细胞内外物质交换的重任。

32. ABC 人体由无机物和有机物构成，无机物主要为钠、钾、磷和水等；有机物主要为碳水化合物、脂类、蛋白质与核酸等。

33. ABCE 不同地区营养性疾病的发生有明显的不同，如在碘缺乏的我国的贵州、云南和广西等地区，由碘缺乏所导致的甲状腺肿、克汀病等疾病很常见，经济不发达地区营养不良、发育迟缓和消瘦等疾病常见。因此营养疾病具有地区性、流行性和起病隐匿性。不同时期营养性疾病发病情况也不同，因此具有时代性。

34. ABDE 蛋白质缺乏的常见症状：第一、免疫力下降，抵抗力下降容易得病。第二、身体素质下降，有明显的疲劳感。第三、蛋白质构成体内很多的酶和辅酶，当酶的调节能力下降时体内的生化代谢率下降，如果是儿童则会生长发育迟缓。

35. ABE 蛋白质营养不良的临床类型如下。①消瘦型：热能严重摄入不足，临床表现为明显消瘦，皮下脂肪消失、肌肉萎缩，体重低于正常体重的60%以上。②水肿型：多见于急性严重蛋白质缺乏，可出现眼睑肿胀，满月脸，身体低垂部水肿，可出现肝大或出现腹水。③混合型：最常见的一种，兼有程度不等的消瘦型和水肿型临床表现。

36. AB 常见的单糖有果糖、葡萄糖、半乳糖、核糖等。

37. CD 常见的低聚糖有：水苏糖、麦芽糖、低聚果糖、低聚乳果糖、蔗糖、大豆低聚糖半乳糖、木低聚木糖等。

38. DE 多糖是由多个单糖组成的聚合糖高分子碳水化合物，主要包括均一性多糖和不均一性多糖。均一性

多糖：均一性多糖是由一种单糖分子缩合而成的多糖，主要有淀粉、糖原、纤维素、几丁质、琼脂、菊糖等。不均一性多糖：不均一性多糖是由不同的单糖分子缩合而成的多糖，主要有透明质酸、黏多糖、氨基多糖、硫酸软骨素等。

39. ABC 糖类的主要功能有：一、供给能量：每克葡萄糖产生 4000 卡能量；二、构成机体组织：构成细胞和组织，主要以糖脂，糖蛋白和蛋白多糖的形式存在，分布在细脑膜，细胞器膜，细胞质以及细胞间质中；三、维持脑细胞的正常功能；四、糖蛋白和蛋白多糖有润滑作用，可控制细脑膜的通透性。五、节约蛋白质作用和抗生酮作用。

40. ABCD 蛋白质的主要生理功能有：构成机体组织、器官的重要组成部分，人体的皮肤肌肉骨骼都是由蛋白质组成的，它是人体组织更新和修复的主要物质；参与机体生理功能的调节；修补人体组织，参与机体病理状态的修复；调解生理功能和供给能量；另外，核蛋白是构成细胞合并影响细胞功能，激素可以调节体内各器官的生理活性。人体的主要供能物质是糖类和脂肪，而非蛋白质。人体进行各项生命活动所消耗的能量主要来自于糖类的氧化分解。

41. ABCE 可溶性膳食纤维即水溶性膳食纤维，广泛存在于成熟的水果、海藻类等食物中，如苹果、海带、裙带菜等，螃蟹、虾等甲壳类动物的壳中含有的甲壳质，也属于水溶性膳食纤维。水溶性膳食纤维食物还包括玉米、秋葵、燕麦、土豆、魔芋、薯类等。

42. BCD 膳食纤维摄入量过大时，才可能会对身体产生危害，常见的有害作用如下。1. 引发胃肠不适：引起腹胀、排便次数增多；2. 影响其他营养成分吸收，如影响多种矿物质的吸收利用和脂溶性维生素的吸收；3. 诱发低血糖等。

43. ABCDE 人体必需的矿物质有钙、磷、钾、钠、氯、硫等需要量较多的宏量元素，铁、锌、铜、锰、钴、钼、硒、碘、铬等需要量少的微量元素。

44. ABCD 常量矿物质元素的主要生理作用有：1. 构成骨骼等硬组织，支撑保护机体，维持有力的运动形式。2. 维持组织细胞的渗透压与细胞膜的通透性，调节体液的酸碱度，维持稳定的酸碱平衡；3. 维持神经、肌肉细胞的生物兴奋性，传递信息，使肌肉收缩。同时也是构成酶系统的激活剂或组成成分；4. 参与血液凝固过程。

45. ACDE 维生素 A 的作用是维持正常的视觉功能；维持上皮细胞的完整性；促进免疫球蛋白合成，维持正常的免疫功能；促进硫酸软骨素等黏多糖的合成，促进正常的骨骼发育和生长；促进细胞增殖，维持正常的生殖功能，抑制肿瘤生长，抗衰老，预防肥胖，预防脱发等。

46. ABCD 蛋白质缺乏综合征的主要表现为淡漠、嗜睡、萎靡不振、厌食、动作缓慢、体弱无力。面部、四肢、会阴皮肤干燥，伴色素沉着，角化过度，呈鱼鳞状。头发枯黄稀疏、干燥无光泽，质脆易折断。消瘦、双颊凹陷呈猴腮状。低体温、低血压、低体重，因有全身水肿，有时体重可正常。心动过缓，肝肿大，可有胸水、腹水，四肢消瘦。轻度贫血，可同时伴有维生素缺乏的表现。

47. CD 半胱氨酸和酪氨酸在体内能分别由蛋氨酸和苯丙氨酸合成，如果膳食中能够直接提供两种氨基酸，则人体对蛋氨酸和苯丙氨酸的需要减少 30% 和 50%，所以半胱氨酸和酪氨酸被称为条件必需氨基酸或半必需氨基酸。

三、共用题干单选题

48. D **49. A** **50. A**

四、案例分析题

51. ABCDEFG 患者有 2 型糖尿病病史，严格饮食控制，近期出现双下肢水肿，除需诊断患者原发病，即 2 型糖尿病以外，还需考虑患者下肢水肿的原因。通常患者出现水肿需考虑营养不良性、肾源性水肿（如肾病综合征、糖尿病肾病、肾小球肾炎等）、心源性水肿（如心功能不全、病毒性心肌炎等）、肝源性水肿、结缔组织病性水肿、变态反应性水肿、内分泌性水肿及其他特发性水肿等。

52. ABCDEFGH 为明确诊断，需完善患者血糖控制水平、血生化等检查，完善双下肢静脉 B 超，明确有无下肢静脉血栓形成，行胸片、心电图、超声心动等检查评价患者心功能，双肾 B 超、尿常规、血常规、血白蛋白水平等明确有无肾脏疾病、营养性疾病等。

53. C 脚气病多见于以多食精细米面者，尤其是未控制的糖尿病患者，其维生素 B_1 缺乏，可引起乏力、头痛、肌肉酸痛、恶心、呕吐、腹痛等非特异症状，还会出现外周神经病变、心脏增大等表现。

54. ABCDF 脚气病患者 α–酮酸氧化受阻。

第十二章　胃泌素瘤

一、单选题：每道试题由 1 个题干和 5 个备选答案组成，题干在前，选项在后。选项 A、B、C、D、E 中只有 1 个为正确答案，其余均为干扰选项。

1. MEN－1 相关的胃泌素瘤最常合并的内分泌腺瘤病是

　　A. 甲状旁腺腺瘤　　　　　B. 催乳素瘤

　　C. 肾上腺腺瘤　　　　　　D. 嗜铬细胞瘤

　　E. 甲状腺腺瘤

2. 可用于鉴别胃泌素瘤与胃窦 G 细胞增生的实验室检查是

　　A. 胃液分析　　　　　　　B. 蛋白餐刺激试验

　　C. 钙剂激发试验　　　　　D. 胰泌素激发试验

　　E. 空腹血清胃泌素测定

二、多选题：每道试题由 1 个题干和 5 个备选答案组成，题干在前，选项在后。选项 A、B、C、D、E 中至少有 2 个正确答案。

3. 下列指标中提示胃泌素瘤预后不良的有

　　A. 肝转移　　　　　　　　B. 伴库欣综合征

　　C. 肿瘤直径＞3.0cm　　　D. 与 MEN－1 相关

　　E. 原发瘤位于胰腺

4. 佐林格－埃利森综合征（ZES）包括

　　A. 胰岛素瘤　　　　　　　B. 胰高血糖素瘤

　　C. 胃泌素瘤　　　　　　　D. 胃窦 G 细胞增生

　　E. 胃窦 D 细胞增生

三、共用题干单选题：叙述一个以单一患者或家庭为中心的临床情景，提出 2～6 个相互独立的问题，问题可随病情的发展逐步增加部分新信息，每个问题只有 1 个正确答案，以考查临床综合能力。答题过程是不可逆的，即进入下一问后不能再返回修改所有前面的答案。

（5～7 共用题干）

　　患者，女，47 岁，因"反复腹痛伴腹泻 2 年"来诊。查体：轻度贫血貌；HR 100 次/分，律齐；腹软，全腹轻压痛、无反跳痛，肠鸣音亢进。胃镜：胃及十二指肠多发溃疡，胃黏膜皱襞肥大。

5. 最可能的诊断是

　　A. 消化性溃疡　　　　　　B. 溃疡性结肠炎

　　C. 胃泌素瘤　　　　　　　D. 胃癌

　　E. 萎缩性胃炎

6. 下列检查中有助于进一步明确诊断的是

　　A. 肠镜　　　　　　　　　B. 上消化道钡餐造影

　　C. 腹部 CT　　　　　　　 D. 粪常规及细菌培养

　　E. 血清胃泌素测定

7. 下列药物中首选

　　A. 雷尼替丁　　　　　　　B. 奥美拉唑

　　C. 柳氮磺吡啶　　　　　　D. 奥曲肽

　　E. 丙谷胺

（8～9 共用题干）

　　患者，男，40 岁，因"突发上腹疼痛 2h"来诊。既往半年内有类似发作史 3 次，均诊断"上消化道穿孔并弥漫性腹膜炎"。查体：急性病容，强迫屈曲位；板状腹，全腹压痛、反跳痛，肝浊音界消失。腹部 X 线立位片：膈下游离气体。腹部 CT：胰颈部有一直径 1.0cm 肿块。

8. 应高度怀疑

　　A. 胃癌　　　　　　　　　B. 消化性溃疡复发

　　C. 胃泌素瘤　　　　　　　D. 胰腺癌

　　E. 胰腺炎

9. 下列检查中最有助于了解有无转移灶的是

　　A. 腹部 MRI

　　B. 生长抑素受体闪烁扫描

　　C. 经皮肝门静脉分段采血

　　D. 选择性动脉胰泌素注射试验

　　E. 选择性动脉造影

四、案例分析题：每道案例分析题至少 3 个提问。其中正确答案有 1 个或多个，根据选项重要程度不同而得分权重不同。选对得分，选错扣分，扣至本问得分为 0。案例分析题的答题过程是不可逆的，即进入下一问后不能再返回修改所有前面的答案。

（10～12 共用题干）

　　患者，女，48 岁，因"腹痛、腹泻半年，加重伴呕吐 15d"来诊。患者频繁呕吐，夜间吐酸性液约 1500ml，腹泻 10 余次，为黄色稀水样便，伴消瘦、乏力、食欲减退。查体：BP 100/60mmHg；心、肺无异常；腹平软，剑突下压痛，肝、脾不大，移动性浊音（－），肠鸣音亢进。

10. 为明确诊断应立即选择的检查项目包括

　　A. 胃液分析　　　　　　　B. 血清胃泌素测定

　　C. 胃镜　　　　　　　　　D. 生长抑素受体闪烁扫描

E. 血生化　　　　　　F. 肠镜

11. 实验室检查：血钾 3.0mmol/L；血清胃泌素 500pg/ml；胃液 pH 3.2。胃镜：食管多处糜烂及陈旧性出血，胃底黏膜粗大、肥厚，胃窦部黏膜明显充血，十二指肠球部及降部可见数处大小不等糜烂及溃疡。下一步治疗应包括

A. 给予质子泵抑制剂

B. 给予胃黏膜保护剂

C. 补液

D. 给予 H_2 受体拮抗药

E. 静脉应用喹诺酮类抗生素

F. 纠正低钾血症

12. 经上述处理后患者腹痛、腹泻等症状明显改善。为进一步明确诊断应选择的检查包括

A. 胃泌素激发试验

B. 腹部 MRI

C. 生长抑素受体闪烁扫描

D. 经皮肝门静脉分段采血

E. 选择性动脉胰泌素注射试验

F. 腹部 CT 平扫及增强

G. 肠镜检查

（13 ~ 15 共用题干）

患者，男，58 岁，因"十二指肠溃疡穿孔修补术后 6 个月再次出现黑粪"来诊。患者反复腹痛、腹泻 20 多年，多次胃镜检查为"消化性溃疡"，长期间断服用雷尼替丁，6 个月前因"十二指肠溃疡急性穿孔"行"十二指肠溃疡穿孔修补术"，现再次出现黑粪。其父亲有类似病史，死于消化道大出血。查体：BP 100/76mmHg；意识清楚，贫血貌；双肺呼吸音粗，无啰音；HR 90 次/分，律齐；腹软，无压痛，肝、脾未触及肿大。

13. 患者入院后做了下列检查，可提示胃泌素瘤的是

A. 基础胃酸分泌量（BAO）10mmol/h

B. 基础胃液 pH <2

C. 最大胃酸分泌量（MAO）100mmol/h

D. BAO/MAO 比值为 80%

E. 空腹血清胃泌素 1750pg/ml

F. 基础胃液分泌量 120ml/h

14. 实验室检查：血钙 3.8mmol/L，PTH 80pmol/L。颈部 B 超：右侧甲状旁腺腺瘤（直径 0.5cm）。腹部 B 超、MRI 均无异常。生长抑素受体扫描：十二指肠异常信号。结合胃液分析及胃泌素测定结果，目前诊断考虑 MEN－1 相关胃泌素瘤。下一步的治疗方法为

A. 补液

B. 利尿

C. 皮下注射降钙素

D. 行甲状旁腺腺瘤切除术

E. 行胰十二指肠切除术

F. 给予质子泵抑制剂

G. 行胃大部切除术，并探查十二指肠

15. 患者拒绝手术治疗，要求药物治疗。关于胃泌素瘤药物治疗，叙述正确的有

A. 生长抑素类似物奥曲肽的抑酸作用较质子泵抑制剂强

B. 理想的有效剂量应能使下一次给药前胃酸分泌维持在 10mmol/h 以下

C. 质子泵抑制剂可发生继发性失效

D. 抑酸药物剂量是一般消化性溃疡的 2 ~ 8 倍

E. 需监测胃酸分泌情况调整抑酸药用量

F. 质子泵抑制剂是首选的内科治疗药物

（16 ~ 19 共用题干）

患者，男，40 岁。因反复呕吐、腹泻 2 年余，加重 4 日入院。患者 2 年前无明显诱因反复出现呕吐，呕出胃内容物，伴腹泻，解水样便，伴上腹胀痛，2 年余来反复行胃镜、腹部 B 超及 CT 均未发现明显异常，当地医院予抑酸剂治疗后症状有所缓解，停药后症状反复。后考虑"肠易激综合征"予以调节肠道菌群等治疗，症状亦反复，4 日前上述症状加重而入院，入院后出现大量水泻导致严重低钠、低氯、低钾血症转入重症监护病房，经治疗后好转转入消化内科治疗病程中患者经抑酸剂治疗后，呕吐、腹泻缓解，现患者再次出现呕吐、腹泻。

16. 根据病史摘要，最可能诊断考虑

A. 肠易激综合征　　　B. 慢性胰腺炎

C. 肠梗阻　　　　　　D. 幽门梗阻

E. 胃泌素瘤　　　　　F. 血管活性肠肽瘤

17. 2 年来反复行胃镜、腹部 B 超及 CT 均未发现明显异常的原因是因为

A. 症状不典型　　　　B. 接受调节肠道菌群治疗

C. 肿瘤较小　　　　　D. 间断接受抑酸剂治疗

E. 病变部位位于垂体　F. 病变部位位于下丘脑

18. 为明确诊断，需要行哪些检查

A. 血清胃泌素测定

B. 胃液分析

C. 钙输注试验

D. 钙－五肽胃泌素试验

E. 继续行腹部 B 超、CT 检查

F. 头颅 MRI

19. 经反复多次 B 超检查发现胰体部下方低回声实性肿块，上腹部 CT 增强后发现胰腺左后下方肠系膜上动脉旁占位，超声内镜示肠系膜上动脉旁见一 31.6mm

×20.4mm 均匀低回声椭圆肿块。治疗方案为

A. 质子泵抑制剂治疗

B. 高选择性胃迷走神经切断术

C. 奥曲肽

D. 肿瘤切除术

E. 胃全切除术

F. 腹腔动脉插管行介入化疗

答案和精选解析

一、单选题

1. A MEN-1 型，其特征是主要累及甲状旁腺、内分泌胰腺、垂体前叶，肾上腺皮质、胸腺等内分泌组织的多灶性内分泌肿瘤。

2. B 蛋白餐刺激试验：蛋白餐包括20g 脂肪、30g 蛋白质、25g 糖类，摄食前以及摄食后多次取血测定血清胃泌素值直至摄食后 2h。可用来鉴别胃窦 G 细胞增生和胃泌素瘤。胃泌素瘤患者一般餐后较基础值升高幅度不足 50%。只有胃窦 G 细胞增生超过 100%，甚至 200% 或以上。

二、多选题

3. ABCE 胃泌素瘤来源于 G 细胞，60%~70% 的胃泌素瘤为恶性，常伴有淋巴结或肝转移，主要临床表现为顽固性消化性溃疡和腹泻，约 75% 的患者表现为腹痛，与胃酸高分泌有关；60% 的患者伴出血、穿孔或幽门梗阻等并发症。肿瘤直径 >3.0 cm、原发瘤位于胰腺、肝转移、伴库欣综合征提示胃泌素瘤预后不良。

4. CD

三、共用题干单选题

5. C 患者反复腹痛伴腹泻，胃镜是胃及十二指肠多发溃疡，提示胃泌素瘤可能性大。消化性溃疡主要表现周期性上腹痛。溃疡性结肠炎主要表现为黏液便，病变在结肠。萎缩性胃炎和胃癌通过胃镜检查可排除。

6. E 胃泌素瘤患者主要表现是胃泌素异常升高，因此诊断胃泌素瘤的最灵敏和具有特异性的检测方法是测定血清胃泌素浓度。

7. B 胃泌素瘤其临床表现主要与大量胃酸分泌有关，因此抑制胃酸分泌的药物最有效。质子泵抑制药是最佳选择，其效果可持续超过 24 小时。H_2 受体拮抗药也可缓解症状，减少酸分泌和治愈溃疡。

8. C 患者既往多次发作上腹疼痛和上消化道穿孔，考虑是胃酸分泌过多的表现，腹部 CT 发现胰颈部有一直径 1.0cm 肿块，而胃泌素瘤多见于胰腺组织，因此考虑胃泌素瘤可能性最大。

9. B 生长抑素受体闪烁扫描是对神经内分泌消化道等疾病及肿瘤的一项检查，对于胃肠道内分泌肿瘤具有定位的价值。

四、案例分析题

10. ABCDE 患者近来多次呕吐，呕吐液量较大，血压偏低，失水严重，不能耐受肠镜检查。患者目前腹痛、腹泻及呕吐原因尚不明确，结合患者呕吐酸性液体较多及疼痛位置，需要完善胃镜明确胃、十二指肠情况，需要通过胃液分析明确胃内 pH 值，以及排除可能引起胃酸分泌过多的原因，比如：生长抑素受体及胃泌素情况。患者大量呕吐，电解质丢失较多，完善生化检查，以进一步明确患者病情。

11. ABCDF 结合患者实验室检查，患者胃液 pH 值偏低，胃泌素分泌较多，考虑食管糜烂及十二指肠糜烂与胃酸分泌过多有关。应该给予抑酸护胃治疗，质子泵抑制剂、H_2 受体拮抗药可以抑制胃酸分泌。患者血压偏低，血容量不足，应该给予补液治疗。患者血钾偏低，需及时纠正低钾血症。

12. ACDE B 超、CT、MRI 常用于术前肿瘤的定位检查。肠镜检查用于诊断下消化道疾病。

13. BCDEF 胃泌素瘤的患者，胃泌素分泌过多，导致胃酸分泌过多，胃液 pH 值偏低，故除 A 选项外，均符合胃泌素瘤的诊断。

14. ABCDF

15. BDEF 生长抑素及其类似物：生长抑素有抑制肿瘤释放胃泌素、抑制壁细胞泌酸的双重作用，同时也有抑制肿瘤生长和转移的作用。抑酸效果弱于质子泵抑制药。部分应用 H_2 受体拮抗药的患者可出现继发性失效。

16. E

17. ACD 本例可能为多发小溃疡，经抑酸剂治疗后小溃疡愈合，故胃镜无阳性发现。

18. ABCE 患者考虑胃泌素瘤，可检查血清胃泌素浓度，胃液分析明确 pH 值。钙输注试验：钙离子可刺激肿瘤释放促胃泌素，静注钙剂后分次抽血查血清促胃泌素。促胃泌素瘤者于输注后 3h 血清促胃泌素值达高峰，常 >400pg/ml。钙输注试验为激发试验。腹部 B 超 CT 明确胃泌素瘤位置及大小。

19. ACD 结合该胃泌素瘤位置及无远处转移情况，首选手术切除。该肿瘤有高胃酸分泌的特点，且具有大量生长抑素受体表达，应用质子泵抑制剂及生长抑素类似物（奥曲肽）可缓解症状。

第十三章　胰高血糖素瘤

一、单选题：每道试题由1个题干和5个备选答案组成，题干在前，选项在后。选项A、B、C、D、E中只有1个为正确答案，其余均为干扰选项。

1. 胰高血糖素瘤的临床表现不包括

A. 肺栓塞

B. 坏死松解游走性红斑（NME）

C. 抑郁症

D. 多发性神经根炎

E. 糖尿病

2. 胰高血糖素瘤的定位诊断中阳性率最高的是

A. B超　　　　　　　B. CT

C. MRI　　　　　　　D. 腹腔动脉造影

E. 经皮肝穿刺插管选择性门静脉造影

二、多选题：每道试题由1个题干和5个备选答案组成，题干在前，选项在后。选项A、B、C、D、E中至少有2个正确答案。

3. 胰高血糖素瘤的定性诊断检查包括

A. 血浆胰高血糖素测定

B. 精氨酸激发试验

C. 生长抑素敏感试验

D. 胰岛素 C－肽水平测定

E. 皮肤活检

4. 关于胰高血糖素瘤的病理生理机制，叙述正确的有

A. 体重减少与胰高血糖素对脂肪和蛋白质代谢的作用有关，胰高血糖素过多增加了热量的消耗

B. 贫血的原因可能为胰高血糖素的促分解作用造成氨基酸缺乏、营养不良

C. 肿瘤分泌的因子与凝血因子 X 相似，所以易发生血栓栓塞症

D. NME 可能与高胰高血糖素血症引起的皮肤组织的色氨酸丢失有关

E. 糖尿病的严重程度常与血清胰高血糖素水平一致

5. 胰高血糖素瘤的临床三联征包括

A. 正细胞正色素性贫血

B. 糖尿病

C. 腹泻

D. 表皮坏死剥脱性移行性红斑

E. 舌炎

三、共用题干单选题：叙述一个以单一患者或家庭为中心的临床情景，提出2～6个相互独立的问题，问题可随病情的发展逐步增加部分新信息，每个问题只有1个正确答案，以考查临床综合能力。答题过程是不可逆的，即进入下一问后不能再返回修改所有前面的答案。

（6～8 共用题干）

患者，女，35 岁，因"反复皮疹、口干、多饮、消瘦、乏力 2 年"来诊。查体：贫血貌，颈静脉稍充盈；双肺呼吸音清，无啰音；HR 96 次/分，律齐，心尖部可闻及 3/6 级收缩期杂音；腹平软，肝、脾肋下未触及；双下肢压凹陷性水肿，大腿周径左侧与右侧相差 3.5cm，双下肢膝腱反射消失；下腹、臀部、腹股沟、大腿等皮肤皱褶处脱屑性红色丘疹及斑疹，部分有水泡形成、结痂及色素沉着。

6. 最可能的诊断是

A. 糖尿病　　　　　　B. 缺铁性贫血

C. 风湿性心瓣膜病　　D. 胰高血糖素瘤

E. 下肢深静脉血栓形成

7. 本病的确诊依据之一是

A. 超声心动图　　　　B. 皮肤活检

C. 腹部 CT　　　　　 D. 腹腔动脉造影

E. 血胰高血糖素测定

8. 下列治疗措施中不宜应用的是

A. 达卡巴嗪　　　　　B. 氟尿嘧啶

C. 奥曲肽　　　　　　D. 糖皮质激素

E. 平衡氨基酸溶液

（9～11 共用题干）

患者，男，55 岁，因"反复腹泻、皮疹、消瘦，活动后气促 1 年"来诊。查体：重度贫血貌，口唇无发绀，颈静脉充盈；双肺呼吸音清，双肺底少许湿性啰音；HR 98 次/分，律齐，心尖部可闻及 3/6 级收缩期杂音；腹平软，肝、脾肋下未触及；双下肢压凹陷性水肿；大腿、腹股沟等皮肤脱屑性红色斑丘疹，部分结痂及色素沉着。

9. 诊断应首先考虑

A. 肠源性皮炎

B. 慢性胰腺炎

C. 胰高血糖素瘤

D. 慢性血栓栓塞性肺动脉高压

E. 心功能不全

10. 最有助于病因诊断的检查是

A. 超声心动图 　　B. 上、下肢动脉血气分析

C. 血胰高血糖素测定 　　D. 右心导管检查

E. 肺功能检查

11. 患者突发气促症状明显加重。查体：端坐呼吸，未发现口唇发绀，SpO_2 85%。应首先考虑并发

A. 肺栓塞 　　B. 急性左心衰竭

C. Ⅰ型呼吸衰竭 　　D. Ⅱ型呼吸衰竭

E. ARDS

四、案例分析题： 每道案例分析题至少 3 个提问。其中正确答案有 1 个或多个，根据选项重要程度不同而得分权重不同。选对得分，选错扣分，扣至本问得分为 0。案例分析题的答题过程是不可逆的，即进入下一问后不能再返回修改所有前面的答案。

（12~15 共用题干）

患者，女，62 岁。以"上腹部不适 3 个月，发现胰腺、肝占位病变 1 个月"为主诉入院。既往有 10 年的血糖增高史，2000 年和 2005 年两次诊断为 2 型糖尿病在我院内分泌科住院治疗。入院查体：消瘦，轻度贫血貌；面部、浅表淋巴结无肿大；下肢轻度水肿，可见散在红色斑片状皮疹，皮肤干燥。经皮肤科会诊后诊断为"湿疹"。实验室检查：白细胞和血小板正常，血红蛋白 10.5g/L，白蛋白 32g/L，红细胞沉降率 34mm/h，空腹血糖 13.2mmol/L，餐后 2 小时血糖 18.3mmol/L。

12. 根据病史摘要，诊断为

A. 胰腺癌 　　B. 胰高血糖素瘤

C. 2 型糖尿病 　　D. 胰多肽瘤

E. 慢性胰腺炎 　　F. 生长抑素瘤

13. 超声、CT 检查示胰体尾有 55mm × 67mm 肿块，肝内多发低密度影，肾门水平的腹主动脉旁亦见 15mm 结节。为明确诊断，还需行哪些检查

A. 对肿块进行活检 　　B. 血浆胰高血糖素测定

C. 对皮疹进行活检 　　D. 血胃泌素

E. 血胰多肽 　　F. 血生长抑素

14. 当地医院给予腹腔动脉灌注化疗（奥沙利铂 150mg + 丝裂霉素 10mg + 氟尿嘧啶 1.0g）1 次。后因患者一般状况逐渐变差，未能继续化疗。当地医院最有可能的诊断为

A. 胰腺癌伴肝转移 　　B. 胰高血糖素瘤

C. 2 型糖尿病 　　D. 胰多肽瘤

E. 慢性胰腺炎 　　F. 生长抑素瘤

15. 明确诊断后，治疗方案为

A. 质子泵抑制剂治疗

B. 高选择性胃迷走神经切断术

C. 奥曲肽

D. 肿瘤切除术

E. 复方氨基酸支持治疗

F. 腹腔动脉插管行介入化疗

（16~19 共用题干）

患者，男，35 岁。以"反复全身红斑、水疱 3 年余"入院。红斑、水疱伴有痒感，以四肢明显，无明显关节疼痛和发热，在当地医院间断给予抗生素治疗，部分红斑可脱屑消退，遗留暗褐色色素沉着，但皮疹容易反复。入院前 4 个月发现血糖升高，诊断为"2 型糖尿病"，给予"二甲双胍和格列齐特"控制血糖，平时血糖控制在 7mmol/L 左右，有"贫血"病史 1 年，未行特殊治疗，否认过敏史。

16. 根据病史摘要，诊断为

A. 湿疹 　　B. 2 型糖尿病

C. 胰多肽瘤 　　D. 慢性胰腺炎

E. 生长抑素瘤 　　F. 胰高血糖素瘤

17. 为明确诊断，还需行哪些检查

A. 口服糖耐量 　　B. 血浆胰高血糖素测定

C. 对皮疹进行活检 　　D. 血胃泌素

E. 血胰多肽 　　F. 促胰液素激发试验

18. 本例可能出现的阳性检查结果为

A. 120 分钟负荷血糖为 15.6mmol/L

B. 空腹胰高血糖素水平为 352ng/L

C. 胰泌素激发试验阳性

D. 血胃泌素 123pg/ml

E. 超声、CT 检查示胰体尾有 42mm × 57mm 肿块

19. 明确诊断后，进一步治疗方案为

A. 质子泵抑制剂治疗

B. 高选择性胃迷走神经切断术

C. 奥曲肽

D. 肿瘤切除术

E. 复方氨基酸支持治疗

F. 腹腔动脉插管行介入化疗

答案和精选解析

一、单选题

1. D 胰高血糖素瘤是胰岛 α 细胞瘤，可分泌过量的胰高血糖素，临床主要表现为皮肤游走性、坏死溶解性红斑、糖尿病、贫血、舌炎及口角炎、外阴阴道炎、低氨基酸血症、抑郁症等，又称为高血糖皮肤病综合征。多为恶性，常早期转移。

2. D 腹腔动脉和胰动脉血管造影对胰岛细胞瘤的诊

断可达70%以上。

二、多选题

3. ABCE　胰高血糖素瘤分泌过量的胰高血糖素，主要表现为皮肤游走性、坏死松解游走性红斑、糖尿病、贫血、舌炎及口角炎、外阴阴道炎、低氨基酸血症等，多为恶性，定性诊断检查包括：（1）血浆胰高血糖素测定：多显著增高，可超过1000pg/ml，为正常值5～10倍；（2）精氨酸激发试验：使用精氨酸作为胰腺α细胞的促分泌剂，注射后血浆胰高血糖素增高，但此试验并非胰高血糖素瘤的特异性诊断方法；（3）生长抑素敏感试验；（4）皮肤活检：皮肤损害呈坏死溶解、移行性红斑改变有助于胰高血糖素瘤的诊断。

4. ABCD　胰高血糖素会促进脂肪、蛋白这些非糖物质转化为葡萄糖，葡萄糖代谢分解提供能量，这样会导致体内脂肪、蛋白消耗，体重减低，营养不良，造血原料减少，易引起贫血。凝血因子 X 是凝血过程中的关键凝血因子，如果肿瘤分泌的因子与该因子相似，可能会导致凝血功能亢进，引起血栓。坏死松解性游走性红斑（NME）是胰高血糖素瘤综合征最具有特征性的皮肤表现，皮损发生率为68～90%。发生机制可能是胰高血糖素升高后，促进分解代谢和糖异生，造成低氨基酸血症，使皮肤营养不良。

5. BDE　表皮坏死剥脱性移形性红斑、糖尿病、舌炎是该病标志性特征，较为常见。贫血及腹泻也可见于该病，但无特异性，不属于临床三联征。

三、共用题干单选题

6. D　患者反复皮疹、口干、多饮、消瘦，属于糖尿病表现，查体提示下腹、臀部、腹股沟、大腿等皮肤皱褶处脱屑性红色丘疹及斑疹，考虑胰高血糖素瘤可能性最大。胰高血糖素瘤主要表现为皮肤游走性、坏死松解游走性红斑、糖尿病、贫血、舌炎及口角炎、外阴阴道炎、低氨基酸血症等。

7. E　本病胰高血糖素水平多显著升高，可超过1000pg/ml，为正常值5～10倍，口服或静脉注入葡萄糖往往不能抑制胰高血糖素的分泌，有助于诊断。

8. D　糖皮质激素会促进胰高血糖素分泌，升高血糖，加重病情。

9. C　患者主要表现为反复腹泻、皮疹、消瘦，大腿、腹股沟等皮肤脱屑性红色斑丘疹，有糖尿病和皮疹的多种表现，因此考虑胰高血糖素瘤。

10. C

11. A　该病容易形成静脉血栓，且患者突发呼吸困难，低氧血症，则考虑是肺栓塞可能性大。

四、案例分析题

12. B

13. ABDEF　未确诊前还需行对肿块进行活检、血浆胰高血糖素测定、血胃泌素、血肠多肽、血生长抑素。

14. A　35%～87%的胰高血糖素瘤为恶性，而在这些病例中，在获得诊断时已有50%的患者出现肝和淋巴结等处转移。如果当地医院曾经验和条件限制不进行血清胰高血糖素测定，而对发现的胰腺、肝脏的多发占位病变易误诊为胰腺癌肝转移。

15. CDEF　明确诊断为胰高血糖素瘤后，如果情况允许手术切除，首选手术切除，若不可手术，也可经腹腔动脉插管介入治疗，这两者均可从根源上解决问题。生长抑素（奥曲肽）可以抑制胰腺分泌激素，减轻症状。该疾病通常消耗大量氨基酸，可以输入氨基酸，对症治疗。

16. F　坏死溶解游走性红斑是胰高血糖素瘤综合征的最具特征性的表现，几乎见于所有患者的某一时期，以坏死溶解游走性红斑为主诉者占67%～72%。

17. BCF　1. 高胰高血糖素血症是胰高血糖素瘤特征性诊断依据，对诊断及鉴别诊断都很重要。正常人血浆胰高血糖素值为25～250pg/ml，胰高血糖素瘤患者则常在1000pg/ml以上；其他原因如肾衰竭、肝硬化或肝衰竭、极度的应激反应等也可导致高胰高血糖素血症，但均不超过500pg/ml。2. 动态试验：（1）促胰液素激发试验：促胰液素对正常人和糖尿病患者的胰高血糖素分泌起兴奋作用或抑制作用。胰高血糖素瘤患者在静脉注射促胰液素2U/kg后，血浆胰高血糖素迅速上升到正常高限的2倍以上，1h后恢复正常。血浆中增加的主要为分子量3.5kD的胰高血糖素。（2）精氨酸激发试验：在30min内静脉注射精氨酸30g，胰高血糖素瘤患者血浆胰高血糖素明显上升，常较注射前升高30%以上，其中主要为分子量为3.5kD的胰高血糖素，分子量9～12kD的胰高血糖素也增加。（3）生长抑素敏感试验：静脉输注生长抑素可使正常人和胰高血糖素瘤患者外周血胰高血糖素和胰岛素水平降低。正常人血糖改变不明显，但胰高血糖素瘤患者血糖升高，这是因为此种患者尽管外周血胰高血糖素降低，但其体内总量仍增多。（4）外源性胰高血糖素敏感试验：静脉注射0.5mg胰高血糖素后，正常人血浆胰岛素迅速上升，继而血浆葡萄糖增高。胰高血糖素瘤患者由于体内长期内源性胰高血糖素升高，对外源性胰高血糖素不敏感，血浆葡萄糖上升不明显。如本试验的结果呈迟钝反应，强烈提示胰高血糖素瘤，但如呈敏感反应仍不能完全排除本病。3. 皮肤活检：取典型的皮肤损害的边缘皮肤做活检，可见在生发层和角质层之间的棘细胞层有坏死和溶解，真皮层正常。4. 定位诊断：由于胰高血糖素瘤通常体积较大，呈实质性肿块并具有丰富的血液供应，较其他胰腺内分泌肿瘤容易做出定位诊断。B超检查无创伤、无痛苦，可诊断胰高血糖素瘤的原发病灶和有无转移，必要时可反复对比检查，且较经济。CT 检查对胰高血糖素瘤有很高的准确性和敏感性。由于约 92% 胰高血糖素瘤是高度血管化的肿瘤，对 B 超和 CT 检查未能发现肿瘤病灶的患者，应行选择性或超选择性腹腔动脉造影检查，其诊断率可达 80%。经皮肝穿刺门静脉系置管取血（PTPC）检查对本病的确诊和定位都有重要意义，但对多数患者无必要。且由于胰高血糖素瘤常常是发作性分泌胰高血糖素，故有时也会有取样误差，影响结果的分析和判断。

18. ABCE 考虑该患者为胰高血糖素瘤，该疾病特点为分泌大量胰高血糖素，体内血糖水平较高，存在特异性的皮肤坏死表现。实验检查中可通过胰泌素激发试验验证。该肿瘤常见的发现位置为胰腺体尾。

19. CDE 营养支持、手术和生长抑素等激素是本病主要的治疗方法，而手术切除肿瘤是治疗本病的根本方法。肿瘤一经切除，胰高血糖素、血糖、氨基酸水平可完全恢复正常，皮损可在术后数日内改善。而化疗效果欠佳，故本例暂不考虑化疗。

第十四章　受体的检测方法及分子生物学技术的应用

一、单选题：每道试题由 1 个题干和 5 个备选答案组成，题干在前，选项在后。选项 A、B、C、D、E 中只有 1 个为正确答案，其余均为干扰选项。

1. 受体的类型不包括

A. 离子通道受体

B. 电压门控通道受体

C. G－蛋白耦联受体

D. 具有酪氨酸激酶活性的受体

E. 细胞内受体

2. 受体的性质多为

A. 氨基酸衍生物　　　B. 类固醇

C. 糖蛋白　　　　　　D. 脂肪酸衍生物

E. 脂多糖

二、多选题：每道试题由 1 个题干和 5 个备选答案组成，题干在前，选项在后。选项 A、B、C、D、E 中至少有 2 个正确答案。

3. 受体的学说包括

A. 脱逸学说　　　　　B. 占领学说

C. 速率学说　　　　　D. 同步学说

E. 二态模型学说

答案和精选解析

一、单选题

1. B 受体的类型：1. 离子通道受体：当受体激活后，离子通道开放，促进细胞内、外离子跨膜流动，引起细胞膜去极化或超极化，产生兴奋或抑制效应。N 胆碱受体、兴奋性氨基酸受体、γ－氨基丁酸受体等属于这类受体。2. G 蛋白耦联受体：肾上腺素、多巴胺、5－羟色胺、M 胆碱、前列腺素及一些多肽类等的受体都属于这类受体。它们通过与不同膜上 G 蛋白耦联，使配体的信号通过第二信使 cAMP、磷酸肌醇、二酰基甘油及 Ca^{2+} 传至效应器，从而产生效应。3. 具有酪氨酸激酶活性的受体：属于具有酪氨酸激酶活性的受体有胰岛素、胰岛素样生长因子、表皮生长因子、成纤维生长因子、血小板源性生长因子及某些淋巴因子的受体。4. 调节基因表达的细胞内受体：肾上腺皮质激素、雌激素、孕激素、甲状腺素都是非极性分子，可以自由透过细胞膜的脂质双分子层，与胞内的受体发生结合，传递信息。所有甾体激素受体都属于一个有共同结构和功能特点的大家族。

2. C 受体是一类存在于胞膜或胞内的，能与细胞外专一信号分子结合进而激活细胞内一系列生物化学反应，使细胞对外界刺激产生相应的效应的特殊蛋白质（糖蛋白）。

二、多选题

3. BCE 受体的学说包括：1. 占领学说：药物产生效应至少应具备 2 个性质：亲和力和内在活性。2. 速率学说：药物效应与单位时间内药物与其受体接触的总次数成正比。3. 二态模型学说：受体蛋白大分子本身就存在两种类型的构象状态，即有活性的活化态（松弛型构象）R 和无活性的静息态（紧密型构象）T，二者处于动态平衡，L 为变构常数。药物与受体结合通过空间结构和各种近距离作用力的吸引，使受体产生塑性形变，因药物的诱导而逐渐与药物相契合。